인간발달과 수행

Human Development *and* Performance

THROUGHOUT the LIFESPAN

2nd Edition

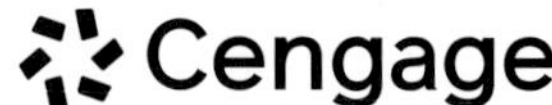

Human Development and Performance Throughout the Lifespan,
Second Edition

Anne Cronin
Mary Beth Mandich

Original edition © 2016 Delmar, a part of Cengage Learning.
Human Development and Performance Throughout the Lifespan, 2nd Edition by Anne Cronin and Mary Beth Mandich
ISBN:9781133951193

This edition is translated by license from Delmar, a part of Cengage Learning, for sale in Korea only.

ISBN: 978-89-6069-929-8

Cengage Learning Korea Ltd.
14F YTN Newsquare 76 Sangamsan-ro
Mapo-gu Seoul 03926 Korea

Cengage is a leading provider of customized learning solutions with employees residing in nearly 40 different countries and sales in more than 125 countries around the world. Find your local representative at: **www.cengage.com**.

To learn more about Cengage Solutions, visit **www.cengageasia.com**.

Every effort has been made to trace all sources and copyright holders of news articles, figures and information in this book before publication, but if any have been inadvertently overlooked, the publisher will ensure that full credit is given at the earliest opportunity.

Printed in Korea
Print Number: 02 Print Year: 2025

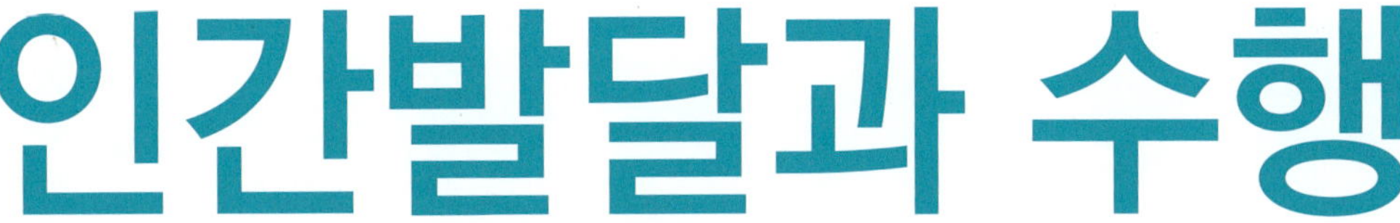

ANNE CRONIN · MARY BETH MANDICH 저

양영애 외 공역

Human Development *and* Performance THROUGHOUT the LIFESPAN

2nd Edition

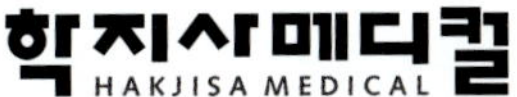

Cengage

Australia • Brazil • Canada • Mexico • Singapore • United Kingdom • United States

인간발달과 수행 2판

Human Development and Performance THROUGHOUT the LIFESPAN 2nd edition

2021년 3월 15일 2판 1쇄 발행
2025년 8월 15일 2판 2쇄 발행

지은이 | ANNE CRONIN · MARY BETH MANDICH
옮긴이 | 양영애 외
펴낸이 | 김진환
펴낸곳 | 학지사메디컬 HAKJISA MEDICAL
04031 서울특별시 마포구 양화로 15길 20 마인드월드빌딩
대표전화_ 02-330-5188 팩스_ 02-326-0338
등 록 | 2010년 2월 8일 제313-2010-36호
메 일 | hakjisamd@hakjisamd.co.kr
홈페이지 | http://www.hakjisamd.co.kr

ISBN 978-89-6069-929-8 93510

가 격 | 36,000원

역자 소개

대표역자

양영애 인제대학교

편집위원

강현도 평창군 정신보건복지센터
김정기 대구보건대학교
박수정 대구보건대학교
박수희 호남대학교
박주영 가톨릭상지대학교
성윤정 경운대학교
오혜원 우석대학교
이보민 경운대학교
이혜경 경북과학대학교
장태용 강동성심병원
조미림 동명대학교
최현세 분당서울대병원

참여역자

김은정 전 광양보건대학교
김태훈 동서대학교
김한수 대구보건대학교
김희수 한림성심대학교
박경영 중원대학교
박보라 우석대학교
박주형 청주대학교
유찬욱 경복대학교
정복희 호원대학교
조미숙 나사렛대학교
채경주 경복대학교
최지은 대구가톨릭대학교

역자 서문

과학의 발전, 보건, 환경 등의 개선으로 인해 인간의 수명과 기대수명도 지속적으로 높아지고 있으며 과거와 달리 현재는 인간이 단순히 오래 사는 것이 아닌 건강하고 행복하게 사는 것이 중요하게 인식되어 삶에 있어서 인간의 역할과 수행을 바라보게 되었습니다.

인간에게는 발달의 생애주기가 존재하며 각 단계별로 영아기, 유아기, 아동기, 청소년기, 성인기, 노년기를 거쳐서 성장합니다. 하나의 수정란이 태아로 형성되어 출생을 하게 되면 감각, 운동 및 지능을 끊임없이 발달시키고 변화하면서 각 생애주기에 맞는 적절한 활동과 역할을 수행하게 됩니다.

본 교재는 이전 판에 더 새롭게 보완되어 출간되는 책으로 각 분야의 전문가들이 인간의 성장과 발달과정 중 기대되는 수행에 관한 내용을 담고 있으며, 이전에 발간된 책에서도 관련 분야 학문의 발전에 기여하였다는 좋은 평가를 받고 있습니다. 이번 책이 인간을 이해하고 서비스를 제공하는 작업치료, 물리치료 및 다양한 전공 분야에서 사용되어 국민건강과 삶의 질 향상에 기여하기를 원합니다.

끝으로 바쁘신 중에도 심혈을 기울여 책이 완성될 수 있도록 힘써 주신 여러 교수님들, 책 마무리까지 세밀하게 검토해 주신 편집 관계자 여러분들, 항상 좋은 책의 발행을 통하여 학문의 발전에 기여해주시는 학지사메디컬 김진환 사장님께도 감사의 인사를 전합니다.

2021년 3월

대표저자 양영애

저자 서문

이 교재의 목적은 의료보건 중, 특히 작업치료와 물리치료 같은 재활 학문 분야에서 일할 계획이 있는 입문 수준의 학생들에게 전 생애에 걸친 규범적 생활 과제와 역할의 개요를 제공하기 위함이다. 의료기관 평가위원회(Joint Commission)는 모든 의료보건 제공자가 연령에 맞는 의료계획을 제공할 것을 요구한다. 이 교재는 전형적인 생활 과제의 개발에 대한 정보를 제공할 뿐만 아니라 질병이나 장애가 인간 직업에 미치는 영향에 대한 특별한 관점에 대해서도 논의한다. 마지막으로 상기 정보는 10년이 넘는 시간 동안 보건 관리(health care)에 대한 기준인 세계보건기구(World Health Organization)의 국제 기능장애 및 건강분류 (International Classification of Functioning, Disability and Health, ICF)에 포함되어 있으며 이 교재의 기반이다.

참고한 또 다른 문서 및 개념으로 생애주기 모델(모자 건강 단체, the Bureau of Maternal and Child Health에서 체계화된 틀을 적용함), 작업과학 관련 분야인 2020 건강한 사람들(Healthy People 2020)이 있고, 그 외에도 여러 학문의 관련 문헌에서 최신 이론 모델을 참고했다. 또한 이 교재는 활동 중인 전문가(특히 ICF와 같은 새로운 모델의 개념적 틀에 대해 교육을 받지 않은 전문가)를 위한 자료로 만들었다. 각 장에는 이전 연구에 부연하여 현재의 연구와 기반 과학적 연구결과가 포함되어 인간발달의 측면에 대한 이해를 제공할 것이다.

1960년대부터 장애에 대한 임상학적 · 사회적 관점에 대한 중요하고도 아마도 혁명적이라 할 수 있는 변화가 있었고, 이는 의료서비스나 공공정책에 영향을 미쳤다. 이러한 영향의 근거 중 하나는 장애를 가진 개인이 교육권 및 고용권을 포함하여 사회에 참여할 수 있는 권리를 보장하는 많은 법안이 통과되었다는 것이다. 또한 20장에서 논의한 바와 같이 건강과 관련된 삶의 질에 대한 관념은 생의학적 및 심리사회적 중재의 결과를 판단하기 위한 허용된 척도가 되었다. 요약하자면 건강은 가능한 한 최대로 정상적이며 바람직한 생애 역할에 참여할 수 있는 능력으로 점차 인식되고 있다.

이러한 배경에서 성공적인 중재를 할 수 있도록, 특히 재활 분야에서 보건전문가 교육을 통해 준비된 전문가를 만들어야 한다. 종종 학문적 이론과 임상실무 사이에 단절이 존재한다고 언급되지만, 이 교재는 재활전문가를 위한 임상사례 연구 및 이론적 적용 사례의 광범위한 사용 시 그 차이를 좁히는 것을 의도하였다. 우리의 바람은 이 과학, 이론, 임상사례의 편집이 우리가 치료하는 개인들에게 어떻게 완전한 참여결과를 촉진시킬 것인가에 대한 미래 세대의 학습을 용이하게 만드는 것이다.

이 책에 대한 도움말

우리는 건강과 참여라는 새로운 개념을 쉽게 이해할 수 있도록 현재 많은 핵심 분야의 정보를 통합할만한 자원이 없다는 것을 알고 있다. 작업치료사, 물리치료사와 같은 전문가들은 항상 인간의 생애에 대해 연구해왔다. 치료사들은 또한 의학, 심리학, 사회학 그리고 전문적인 역할을 연구해왔다. 그러나 방금 설명한 패러다임 변화는 21세기의 재활 전문가들은 장애인이 원하는 사회적 역할에 참여할 수 있도록 돕기 위해 표준적 발달을 위한 삶의 역할이나 과제에 대한 지식을 통합할 수 있도록 요구할 것이다. 이 교재는 2차 발달 체계를 통한 ICF 모델에 개념적 기초를 두었다. 우리는 본문 전반에 걸쳐 작업치료 과학 분야의 기초적인 구성요소들을 많이 포함하도록 특별히 주의를 기울였다. 인간의 작업에 대한 연구는 본질적으로 인간의 발전에 대한 이해에 바탕을 두어야 하며, 이 교재는 이 연구 분야의 학생들에게 기초를 다지는데 큰 도움을 제공할 것이다.

이 교재는 다음을 통해 입문 단계인 전문가의 요구를 충족시킬 것이다. 즉 활동과 참여에 대한 삶의 과제 관점에서 건강 및 장애를 모두 볼 수 있도록 할 것이다. 생애 발달은 전통적으로 다양한 건강상태에 대해 이해를 쌓기 위한 기초 지식으로 여겨졌지만, 최근 목표 설정 및 중재 계획에 대한 발달학적 정보를 사회와 입법 동향에 적용시켜야 할 필요성이 증가되고 있다. 점차적으로 대인관계, 사회 및 환경적 역할에 참여함으로써 개인의 건강 관련 삶의 질을 향상시키는 기능적 결과에 관한 목표를 반영하고 문서화하는 능력을 바탕으로 재활, 특히 작업치료 및 물리치료에 대한 상환이 이루어진다.

이 교재를 활용하기 위해서는 인간발달 또는 장애모델에 대한 사전 지식이 필요하지 않으며, 이는 입문 단계의 독자에게 적합하다. 그러나 기초 해부학, 심리학, 생리학을 안다면 학생들이 각 장의 구조적 기능 부분을 이해하는 데 도움이 될 것이다. 인간의 발달과 사회학에 대한 선행 학습은 학생들이 이전에 배운 이론을 보건의료 전문가로서 그들의 지식에 적용할 수 있도록 할 것이다.

이 책의 구성

본문은 크게 세 부분으로 구성되어 있다. 즉 기능, 장애 및 건강, 생애 단계 특성에 대한 이해, 발달 및 수행에 대한 특별한 주제로 이루어져 있다. 도입부에서는 독자에게 건강 및 장애 분야에 대한 최신 개념 및 이론적 모델을 소개한다. 앞의 3개 장은 ICF, 생애주기 모델 및 전통적인 발달이론을 포함한 이론적 체계를 소개한다. 성공적인 건강 중재는 문화적 유능성을 가지고 치료적 중재에 학습 및 의사소통 전략을 적용할 수 있는 임상가들을 필요로 한다. 마지막으로, 환경적 배경이 건강과 참여에 미치는 영향을 1부에서 고려한다. 이 책의 2부인 "생애 단계의 특징"은 전통적인 발달체계를 따른다. 그러나 모든 장에서는 기초 생리학적 내용을 소개하고 더불어 특정 생애 단계의 발달적 특징을 제시한다. 본문처럼 신체계통 전반에 걸친 인간발달 연구에 대한 360° 접근방식은 물론 수행과 관련된 여러 측면(운동학, 심리학적, 사회학적)을 결합한 교재는 거의 존재하지 않는다. 2부에는 다양한 생애 단계에서 장애가 미치는 영향을 다루는 장을 배치하였다. 이 책의 마지막 부분인 "인간발달과 수행에 대한 특론"은 작업치료사 및 물리치료사를 위한 최신 주제를 다루고 있다. 제20장 "안녕, 예방 및 건강증진"은 독자들이 질병에 대해 치료하는 것 이상의 노력을 하며 또한 예방과 건강증진에 참여하는 의료서비스 전문가의 책임에 대한 분석을 독자들이 할 수 있도록 한다. 보건정책의 ICF 상황적 요인은 21장 "공공정책과 의료서비스"에서 논한다. 마지막으로, 22장 "생애에 걸친 인간 수행의 평가"는 활동과 참여 수준의 결과에 대한 문서화와 함께 근거 기반 치료에 대한 책임 의무를 독자들에게 소개한다.

이 책의 특징

이 교재는 독자들에게 ICF와 관련된 체계적 개념을 중심으로 구성된 생애 발달에 대한 많은 양의 정보를 제공한다. 모든 장에는 실제 임상상황을 기반으로 한 사례 연구가 있으며, 이는 학생들이 교재의 정보를 실제 환경에 적용하는데 도움이 될 것이다. 또한 대부분의 장에는 "~에 대해 말하다"라는 섹션이 있다. 이 섹션은 각 장의 내용과 관련된 개인(전문가, 장애인 및 그 가족 모두)의 허물없는 글이다. 그들은 각 장에서 논의된 문제들에 대해 독특한 관점을 가지고 개인들의 실제 어려움과 경험을 현실감 있게 만들어준다. 이 글들은 독자가 감성 지능적 학습 측면에서 이해하도록 작성되었다.

2판에서 추가된 것

CHAPTER 1

- 이 분야에서의 최신 용어 및 구조적 체계와 가장 최신 ICF 및 임상체계를 완전히 수정했다.
- 과거의 임상원칙에 ICF을 적용한 평가를 반영하였다.
- 작업모델을 소개하고 ICF의 맥락 및 임상체계에서의 인간 작업에 대해 정의하였다.

CHAPTER 2

- 새로 추가된 장으로 1장에서의 내용 일부가 포함되어 있다.
- 생애 과정에 대한 측면에서 건강을 살펴보는 것에 대한 필요성의 증가를 보여주었다.
- 생애주기 이론(LCT)을 소개하였다.
- ICF의 사용에 생애주기 이론을 결합하였다.
- 가족에 대해 더 초점을 맞추었다. 즉 체계적 가족발달 모델(SFD)과 가족발달 이론을 포함시켰다.

CHAPTER 3

- 전판에서는 2장이었다.
- 거의 수정하지 않았으며 새로운 견해 및 최신 임상과 관련된 내용을 추가하였다.

CHAPTER 4

- 주류 미국 문화 규범 및 지식 그리고 임상 환경에서 직면할 수 있는 다른 인구 집단에서 정의하는 문화적 규범에 대한 이해에 대해 초점을 맞추어 다시 작성하였으며 많이 수정되었다.
- 변화하는 문화적 요구에 대응하는 것과 현역 임상가의 능숙한 경험에 대한 내용을 추가했다.
- 빈곤 및 인간 작업과 같은 사회적 요소 간의 상호작용을 나타낼 수 있는 작업 박탈에 초점을 두었다.

CHAPTER 5

- 이 장은 많이 수정되었다. 언어적 구조에 대한 경시 및 기능적 의사소통에 대해 더 초점을 맞추었다.
- 의료 전문가들이 알아야 할 의사소통의 발달 및 본질, 모든 종류의 국제 의사소통의 강화에 대해 강조하기 위해 다시 작성하였다.
- 생애 과정 전반에 걸쳐 인간 발달 및 인간 기능을 위한 의사소통의 필수적 역할을 보여주는 사례를 추가하였다.

CHAPTER 6

- 전판에서는 3장이었다.
- 많이 수정된 장으로 ICF와의 상관관계에 더 초점을 두었다.
- 사용 의존적 뇌가소성, 체화된 인지 그리고 실행 기능과 관련된 최신 신경과학에 대한 논의를 포함시켰다.
- 정신기능 및 학습에 대한 새로운 이론과 견해를 소개하였다.

CHAPTER 7

- 전판에서는 18장이었다.
- ICF 적용을 이해하는 것에 대한 평가 내용을 수정하였다.
- 유니버셜 디자인과 가상 환경과 같은 새로운 견해와 개념을 추가하였다.
- 사회적 · 문화적 환경 그리고 인간 작업의 잠재적 영향에 대한 논의를 확장했다.

CHAPTER 8

- 전판에서는 6장이었다.
- 배아 및 태아에 대한 윤리적 결정에 대한 논의를 추가했다.
- 줄기세포와 출생전 진단 및 치료에 대한 새로운 정보를 추가했다.
- 출생전 평가 및 진단에 대한 정보를 추가 및 수정했다.

CHAPTER 9

- 전판에서는 7장이었다.
- 생물학적, 환경적 위험에 대한 논의를 심화했다.
- 신생아 금단 증후군을 포함한 섹션을 추가했다.

CHAPTER 10

- 전판에서는 8장이었다.
- 자세적 쏠린머리증과 자기 운동에 대한 섹션을 추가했다.
- 생애주기 이론에서의 양육 및 지지적 환경의 중요성을 포함하여 위험 및 회복력에 대한 논의를 추가했다.

CHAPTER 11

- 전판에는 9장이었다.
- 아동 장애 및 질병과 관련된 사회적 경제적 요소에 대해 논의하였다.
- 영아기에 흔한 장애 및 질병에 대해 소개하였다.
- 가족과 영아의 질병과 장애에 따른 부모 및 형재자매의 작업에 대한 초점을 확장했다.
- 가족 중심 관리에 대한 최적인 임상 기준을 제시했다.

CHAPTER 12

- 전판에서는 10장이었다.
- ICF 체계를 재구성했다.
- 생애 단계와 관련된 신체구조 및 기능에 대한 논의를 확장시켰다.
- 감각 통합과 감각 처리에 대한 이론을 소개하였다.
- 아동 초기의 놀이와 발달 간의 상호작용과 놀이에 대해 더 초점을 맞추었다.

CHAPTER 13

- 전판에서는 11장이었다.
- ICF 체계를 재구성했다.
- 생애 단계와 관련된 신체구조 및 기능에 대한 논의를 확장시켰다.
- 생애 단계 동안의 일상생활활동과 도구적 일상생활활동에 대한 내용을 늘렸다.
- 디지털 통신과 소셜 미디어 사용의 증가에 따른 아동의 사회적 및 의사소통에서의 요구에 대한 변화를 포함시켜 수정하였다.

CHAPTER 14

- 전판에서는 12장이었다.
- 완전히 새로 작성하였고 ICF 체계를 재구성하였다.
- 운전 및 일과 같은 도구적 일상생활활동에 대해 더 집중했다.
- 섭식장애에 대한 논의와 청소년기와 관련된 다른 질환에 대해 추가하였다.

CHAPTER 15

- 전판에서는 13장이었다.
- 외상성 손상뿐만 아니라 학습과 지적 능력에 대한 논의를 확장시켰다.
- 가족 및 자녀를 위한 초기 기능적 측면에 대해 이론적 자료를 통합하였다.
- 자녀가 질병 및 장애를 가진 상황에서의 가족의 스트레스 및 회복력에 대한 내용을 확장시켰다.

CHAPTER 16

- 대인관계, 일 그리고 가족 참여와 관련된 21세기 사회적 경험을 포함하여 21~34세까지 젊은 성인의 변화된 삶의 경험을 반영하여 거의 새롭게 작성하였다.
- ICF 체계를 재구성했다.
- 작업적 정체성 구조를 소개하였다.
- 성인 초기의 직업 및 경력 선택에 대한 내용을 확장하여 추가했다.

CHAPTER 17

- 전판에서는 15장 성인기였다.
- 40~65세까지를 초점에 맞추어 성인 중기라는 새로운 제목을 붙였다.
- ICF 체계를 재구성했다.
- 작업 균형 및 작업적 박탈을 포함하여 이 교재 앞부분에서 소개한 작업에 대한 과학적 구조를 확장시켰다.
- 지역, 사회, 시민의 삶 영역에 대한 내용을 크게 확장시켰다.

CHAPTER 18

- 전판에서는 16장 노화였다.
- 65~80세까지를 초점에 맞추어 성인 후기라는 새로운 제목을 붙였다.
- ICF 체계를 재구성했다.
- 지역, 사회, 시민의 삶 영역에 대한 내용을 크게 확장시켰다.
- 노화와 관련된 작업 정체성의 작업 전환 및 변화에 대한 구조를 소개하였다.

CHAPTER 19

- 전판에서는 17장이었다.
- ICF 체계를 재구성했다.
- 일반적인 장애 상태에 대한 논의를 확장시켰다.
- 장애인 권리 운동과 장애를 가진 개인으로서 자기 결정권 및 자기 옹호의 체계를 독자들에게 소개하였다.
- 직장 환경(보호 작업장, 고용 지원 그리고 통합 고용) 및 거주 환경(집단 주택, 호스피스, 요양원)을 포함한 성인 수행 환경에 대한 논의를 확장시켰다.

CHAPTER 20

- 전판에서는 19장이었다.
- 2020 건강한 사람들을 포함하여 완전히 새로 작성되었다.
- 예방, 안녕 그리고 건강 전략에 대한 광범위한 관점을 제시했다.
- 개인, 집단, 지역 공동체를 고객으로 보는 관점을 제시했다.
- 생활방식 재설계 및 건강신념모델과 같이 새로운 건강 증진 이론적 패러다임을 추가 했다.

CHAPTER 21

- 전판에서는 20장이었다. 완전히 수정되었다.
- 유엔의 장애인의 권리에 관한 유엔 협약 및 의료 정책에 잠재적 영향을 주는 장애 관련 세계보고서에 대한 내용을 제시했다.
- 장애인과 의료 전문가에게 영향을 끼치는 미국법에 대한 내용을 개정했다.
- HIPPA에 대한 논의를 확장시켰다.
- 부담적정 보험법과 그 법의 적용에 대한 정보를 추가하였다.

CHAPTER 22

- 거의 다시 작성하였으며 전판의 21장을 재구성하였다.
- 재활 분야에서 사용할만한 최신 평가도구에 대해 논의하였다.
- 참여 평가에 대한 어려움과 기회에 대해 논의하였다.
- 근거 기반 치료 결과에 대한 필요성을 강조하였다.

피드백

저자들은 이 교재에 대한 어떠한 조언이나 피드백도 환영한다. 독자들은 이 책과 관련된 사항은 다음의 주소로 연락 바랍니다.

Anne Cronin, PhD, OTR/L, FAOTA
Division of Occupational Therapy
PO Box 1939
West Virginia University
Morgantown, West Virginia 26506-9139
acronin@hsc.wvu.edu

MaryBeth Mandich, PT, PhD
Division of Physical Therapy
PO Box 9226
West Virginia University
Morgantown, West Virginia 26506-9226
mmandich@hsc.wvu.edu

감사의 말

이 책의 집필에 도움을 주신 모든 분들께 감사드린다. 첫째, 웨스트 버지니아 대학교(West Virginia University)에서 이 작업에 대한 시간과 지원을 제공해주었다. 두 번째, 자유롭게 집필할 수 있도록 추가 작업을 도와준 교직원들에게 특별한 감사를 드린다. 이 책에 기여한 모든 분들께 감사드린다. 첫 번째로, 바쁜 와중에 이 교재에 대한 작업에서 뛰어난 역할을 수행한 각 장의 저자들에게 감사를 드린다. 두 번째로는, 실제 임상경험을 바탕으로 사례 연구를 제공한 모든 치료사들이 응용 가능하고 적절한 교재를 만들 수 있도록 도와주었다. 마지막으로, "~대해 말하다."부분과 우리에게 나머지 부분을 이야기해준 여러분에게 감사를 드린다. 여러분의 노력이 없었다면 우리 노력이 빛을 바랬을 것이다.

Contributing Authors

Anne Cronin, PhD, OTR/L, FAOTA
Associate Professor
Division of Occupational Therapy
West Virginia University
Morgantown, West Virginia

Garth Graebe, MOT, OTR/L
Assistant Professor
Division of Occupational Therapy
West Virginia University
Morgantown, West Virginia

Ingrid Kanics, MOT, OTR/L
Owner, Kanics Inclusive Design Services, LLC
New Castle, Pennsylvania

Barbara L. Kornblau, JD, OT/L, FAOTA, DAAPM, CCM, CDMS
Coalition for Disability Health Equity, Arlington, Virginia
Florida A & M University, Tallahassee, Florida

Toby Long, PT, PhD, FAPTA
Associate Professor, Department of Pediatrics
Associate Director for Training, Center for Child and Human Development
Director, Division of Physical Therapy, Center for Child and Human Development
Georgetown University
Washington, DC

MaryBeth Mandich, PT, PhD
Professor and Chairperson
Division of Physical Therapy
Associate Dean, Professional and Undergraduate Programs
West Virginia University
Morgantown, West Virginia

Susannah Grimm Poe, EdD
Associate Professor
Department of Pediatrics
WVU School of Medicine
WG Klingberg Center for Child Development
Morgantown, West Virginia

Pamela Reynolds, PT, EdD
Professor
Gannon University
Erie, Pennsylvania

Winifred Schultz-Krohn, PhD, OTR, BCP, FAOTA
Professor of Occupational Therapy
San Jose State University
San Jose, California

Ralph Utzman, PT, MPH, PhD
Associate Professor
Division of Physical Therapy
West Virginia University
Morgantown, West Virginia

Elsie R. Vergara, ScD, OTR, FAOTA
Associate Professor (retired)
Occupational Therapy Program
Department of Rehabilitation Sciences
Sargent College, Boston University
Boston, Massachusett

Contributors:

사례 연구와 "~에 대해 말하다."

Colleen Anderson
Senior Parent Network Specialist
WVU Center for Excellence in Disabilities
Robert C. Byrd Health Sciences Center
West Virginia University
Morgantown, West Virginia
16장 "~에 대해 말하다."

Cristina H. Bolanos, OT, PhD
Instituto de Terapia Ocupacional
General Director
Mexico City, Mexico
4장 "~에 대해 말하다."

Ann Chester, PhD
Vice President for Education Partnerships
Director, HSTA program
WVU Health Sciences Center
West Virginia University
Morgantown, West Virginia
17장 "~에 대해 말하다."

Carrie Cobun
Parent Educator, WVU Center for Excellence in Disabilities
Program Coordinator, WVU Department of Pediatrics
Klingberg Center for Child Development
West Virginia University
Morgantown, West Virginia
15장 "~에 대해 말하다."

Anne Cronin, PhD, OTR/L, FAOTA
Associate Professor
Division of Occupational Therapy
West Virginia University
Morgantown, West Virginia
2, 3, 8, 12, 20, 22장 "~에 대해 말하다."
(모든 장에서의) 사례 연구

Scott Davis, PT, MS, OCS
Assistant Professor
Division of Physical Therapy
West Virginia University
14장 사례 3

Garth Graebe, MOT, OTR/L
Assistant Professor
Division of Occupational Therapy
West Virginia University
Morgantown, West Virginia
6장 "~에 대해 말하다."

Barbara Haase, MHS, OTR, BCN
Occupational Therapist
and
Richard Haase, MA
Rehabilitation Counselor
Huron, Ohio
18장 "~에 대해 말하다."

Tracy Hough, MOT, OTR/L
Staff Occupational Therapist
University of Pittsburgh Medical Center Shadyside
Pittsburgh, Pennsylvania
17장 "~에 대해 말하다."

Chris Klein
비컴 AAC 블로그 사이트 및 AAC 사용자
5장 http://www.becomeaac.com.

Susan Lynch, MD
Associate Professor
Department of Pediatrics
Section of Neonatology
Ohio State University
Director, Comprehensive Center for Bronchopulmonary Dysplasia
Nationwide Children's Hospital

Columbus, Ohio
10장 "~에 대해 말하다."

Corrie Mancinelli, PT, PhD, GCS, CEEAA
Associate Professor
Division of Physical Therapy
West Virginia University
Morgantown, West Virginia
19장 "~에 대해 말하다"

MaryBeth Mandich, PT, PhD
Professor and Chairperson
Division of Physical Therapy
West Virginia University
Morgantown, West Virginia
1, 7, 9장 "~에 대해 말하다."
8장 사례 1

Hannah McMonagle, RN
Parent
Morgantown, West Virginia
13장 "~에 대해 말하다."

Andrea Earle Mullins, MS, OTR/L
Occupational Therapist
Grafton School
Richmond, Virginia
14장 "~에 대해 말하다."

Hugh Murray, PT, DMDT
President, Huntington Physical Therapy
Huntington, West Virginia
21장 "~에 대해 말하다."

Susie Ritchie, RN, MPH, CPNP
Research Associate Professor (retired)
Department of Pediatrics
West Virginia University
Morgantown, West Virginia
11장 "~에 대해 말하다."

목차

PART 1
기능, 장애 그리고 건강을 이해하기 위한 기초

CHAPTER 1
인간의 수행: 체계 구성을 위한 기능

CHAPTER 2
인간의 수행: 생애 과정적 측면

CHAPTER 3
인간발달의 고전 이론

CHAPTER 4
문화와 발달

CHAPTER 11
영아기 동안의 가족 및 장애 문제

CHAPTER 12
학령전기 발달

CHAPTER 13
아동기와 학령기

CHAPTER 14
청소년기 발달

CHAPTER 15
아동기 동안의 가족 및 장애 문제

CHAPTER 16
성인 초기

CHAPTER 22
생애에 걸친 인간 수행의 평가

PART 1

기능, 장애 그리고 건강을 이해하기 위한 기초

Foundations for Understanding Function, Disability, and Health

CHAPTER 1

인간의 수행: 체계 구성을 위한 기능

Human Performance: Function as an Organizing Framework

학습목표

이 장을 끝낸 후 독자는 다음을 할 수 있어야 한다.

- 삶의 질을 정의하고 그 정의를 건강 성과와 연관 짓는다.
- 장애의 개념을 정의하고 실제 상황에 그 개념을 적용한다.
- 기능, 활동, 제한 및 장애의 의학적 및 사회적 모델을 설명한다.
- "신체구조 및 기능", "활동 및 참여", "개인적 요소" 및 "환경적 요소"와 같이 ICF의 체계적 관점에 대해 정의하고 이에 대한 사례를 제시한다.
- 인간 활동의 과정에서 배경적 요소를 구별한다.
- ICF가 재활전문가 이론의 틀에 어떠한 영향을 미치고 있는지 논의할 수 있다.

주요 용어

개인적 요소 personal factors

건강 health

국제기능장애 건강분류체계 international classification of functioning and disability and health (ICF)

규범의 normative

기능 function

능력 capacity

배경적 요소 contextual factors

비규범의 nonnormative

비규범적 영향 nonnormative influences

사회적 모델 social model

삶의 질 quality of life

도구적 일상생활활동 instrumental activity of daily life (IADL)

신체구조 body structure

신체기능 body functions

정신운동 영역 psychomotor domain

역사 관련 영향 history–normative influence

연령 관련 영향 age–normative influence

위험요소 risk factor

의학적 모델 medical model

이론의 틀 frame of reference

인지적 영역 cognitive domain

일상생활활동 activity of daily living (ADL)

작업 occupations

작업 모델 occupational model

장벽 barrier

장애 disability

장애화 disablement

전문가 간 교육 interprofessional education (IPE)

정서적 영역 affective domain

촉진제 facilitator

환경적 요소 environmental factor

활동 activity

활동 제한 activity limitation

서론 INTRODUCTION

인간은 수많은 성과를 낼 수 있는 복합적인 생명체이다. 인간의 수행 및 건강에 대한 관심으로 전 생애에 걸쳐 인간 개개인에게 영향을 주는 생물학적, 행태론적, 심리적, 사회적, 환경적 요소를 이해하는 것은 필수적이다. 다른 모든 생명체들처럼 인간에게도 생애주기가 있다. 즉 출생기, 유아기, 사춘기, 성인기, 노년기를 걸쳐 결국에는 죽음에 이르게 된다. 현재 인간의 수명은 한 세기 또는 그 이상으로 연장이 가능해졌다. 한 세기에 이르는 생애 동안 인간은 자기 안에서 정신적 과정을 연구하고 학습하고 분석할 수 있는 특별한 **능력(capacity)**을 가진다. 다른 생명체에 없는 호기심, 인지, 자기 자신의 행위 및 행동에 대해 설명하려는 욕구를 보인다.

인간의 생애주기 동안 반드시 달성해야 하는 일련의 도전 및 과제가 존재한다. 일부 과제는 전형적인데 이들 과제는 걷거나 글을 읽기 위한 학습과 관련된 일반적인 시기, 과정과 같이 대중적으로 볼 수 있는 일반적인 양식 및 경험과 일치한다. 또 어떠한 과제들은 비전형적이다. 이들 과제는 대중적으로 공통적인 양식이 없다. 비전형적인 과제의 예로는 질병 및 장애를 극복하는 것을 들 수 있다. 이 교재에서는 비전형적인 경험이 생애 과정에 영향을 미치는 잠재적인 영향뿐만 아니라 인간 발달 및 수행에서의 전형적인 양식을 강조할 것이다. 비전형적인의 또 다른 말은 비정형이다. 때에 따라서 이 두 용어가 혼용되어 사용될 수 있다. 다음 장은 건강한 인간이 경험할 수 있는 생애주기에 대한 최신의 이론적 모델을 소개하고 설명할 것이다. 삶의 질과 양은 완전히 다른 문제이다. **삶의 질(quality of life)**은 기본적인 욕구 및 복합적인 욕구가 모두 충족됨으로써 삶에 대해 만족하는 것으로 정의될 수 있다. Maslow는 생존을 위한 가장 기본적인 욕구에서부터 자아실현 및 사랑에 대한 욕구까지 인간의 욕구를 계층화시켜 정의내렸다(1954년). 참된 삶의 질이란 개인의 욕구를 적절하게 충족시키는 것이다.

건강, 기능 및 장애에 대한 정의 DEFINING, HEALTH, FUNCTION, AND DISABLEMENT

건강(health)에 대한 정의로써 가장 보편적으로 받아들이는 것은 1946년 세계보건기구가 수립한 헌법 서문에서의 단순히 질병이나 허약함이 없는 상태가 아니라 신체적, 정신적, 사회적으로 완전한 안녕 상태로 건강을 정의한 것이다(WHO, 1948). 건강은 삶에 몰입하기 위한 의욕 및 개인의 행동을 조절하는 감각, 타인과 교류하고 소통하고자 하는 욕구 그리고 가장 중요한 개인의 자아존중감을 포함한다. 건강은 모든 인간에게 잠재되어 있는데 이러한 건강은 사회 정책, 지역사회 지원 시스템 및 환경을 통해 건강, 최적의 발달 그리고 삶의 질을 증진시킬 수 있다. 개인의 삶의 질을 증진을 목적으로 한 전문가들은 개인의 내적요인과 사회적 · 환경적인 요소와 같은 외적요인 모두 복합적으로 이해하는 것이 중요하다.

건강에 대한 WHO의 정의는 기대한 결과를 달성할 수 있는 적절한 수준의 기능을 개인이 수행할 때 제시된다. **기능(function)**은 사람이나 사물에 존재하는 목적으로 보통 정의되는 동의어로는 목적 또는 작업을 들 수 있다[메리엄 웹스터사(社), 2014]. 사회학자인 Nagi는 1965년에 랜드마크 논문에서 기능은 주어진 질병이나 건강 상태와 같이 유전되지 않는다고 주장했다. 예를 들어, 두 사람이 만성 허리 통증을 가지고 있다. 한 사람은 직장 및 일상활동에 적응하여 적응된 환경에서 참여를 지속할 것이다. 또 다른 사람은 계속 앉아 있는 상태로 바뀌게 되어 작업 활동과 같은 정상적인 역할과 멀어지고 이로 인해 우울해질 수 있다. 따라서 개인의 기능적인 상태는 만성 허리 통증과 같은 질환으로 정의내릴 수 없다.

질병이나 건강 상태가 기능의 결정적인 요소는 아니지만 하나의 요소가 될 수 있다는 것은 **장애(disablement)**라고 알려진 사회적인 개념의 하나의 전제가 된다. 장애는 사회의학적 개념으로 위험요소, 중재 또는 악화로 인한 개인적 · 환경적인 요소를 고려하여 기능을 위한 건강 상태에 영향을 끼치는 결과로 **장애(disability)**를 설명한 것이다(Verbrugge & Jette, 1994). **위험요소(risk factor)**는 건강을 해치는 개인적 또는 환경적 요소로 완전한 발달을 위한 잠재력의 실현 방해로 이어진다(UHHS 2010). 장애는 인간 기능, 활동, 참여에 대한 다양한 차원의 문제를 아우른다(WHO, 2001b).

장애에 대한 개념적 체계
CONCEPTUAL FRAMEWORKS OF DISABLEMENT

장애에 대한 개념은 전통적으로 건강을 논의하는 데 사용된 두 가지 핵심 개념 체계로 통합된다. 첫 번째는 질병, 외상 또는 다른 건강 상태로 인해 장애를 가진 사람을 강조하는 **의학적 모델(medical model)**이다(세계보건기구, 2001b). 의학 모델에서 장애는 그 문제를 바로 잡을 수 있는 전문가에 의해 개별적인 치료 형태를 제공하는 의료서비스가 필요한 사람을 특징으로 한다. 중재의 핵심은 의료서비스이며 중재에 대한 주요한 특징은 의료서비스 정책을 변화시키는 것이다. 치료사들은 의학 모델 내에서 약화와 같은 손상을 찾아내며 개인의 능력을 향상시킬 수 있는 전략을 개발하거나 손상을 보상할 수 있는 방법을 학습하는 것을 도울 것이다. 예를 들어, 척수손상 환자의 사례에서 치료사는 근력 강화를 위한 활동을 제시하고 이와 동시에 일생생활활동을 할 수 있도록 새로운 방법을 훈련시킨다. **일상생활활동(activities of daily living; ADL)**은 개인의 일상적인 환경(집, 취미, 일 등) 내에서의 일상적인 자조활동을 뜻한다. 휠체어 및 보조적 이동 수단과 같은 특수한 장치들은 추가적인 보상의 예이다. 이것은 재활문헌에 따르면 전통적인 접근방법 중 하나이다.

사회적 모델(social model)은 질병, 외상 또는 건강 상태와 관련된 기능 상실을 사회 정책의 변화에 영향을 받는 사회 환경적 측면으로 바라본다. 척수손상 환자를 다시 예로 들면 사회적 모델에서는 이 환자가 척수손상 그 자체 때문이 아니라 동네 가게, 대중교통, 극장 등에 갈 수 없기 때문에 장애를 가진다고 주장한다. 문제에 대한 초점은 사회 정책에 맞춰져 있다. 이러한 정책의 한 예로 1990년에 잠재적으로 장애를 가진 개인의 접근성과 인권을 보장하는 미국 장애인법을 들 수 있다. 또 다른 실례로 척수손상 환자는 일터나 학교에 가기 위한 개조된 자동차가 필요하지만 이러한 차량을 구매할 경제력이 없다. 어느 정도의 경제력을 가지는 것은 의학 문제가 아니라 사회적인 문제이다. 그림 1-1은 젊은 척수손상 환자에 대한 두 가지의 이미지를 보여준다. 왼쪽 그림은 의료서비스를 받고 있지만 배경적 한계를 가지는 의료적 모델을 보여준다. 오른쪽 그림은 지역사회 내에서 가치 있는 활동에 참여하는 젊은이를 보여

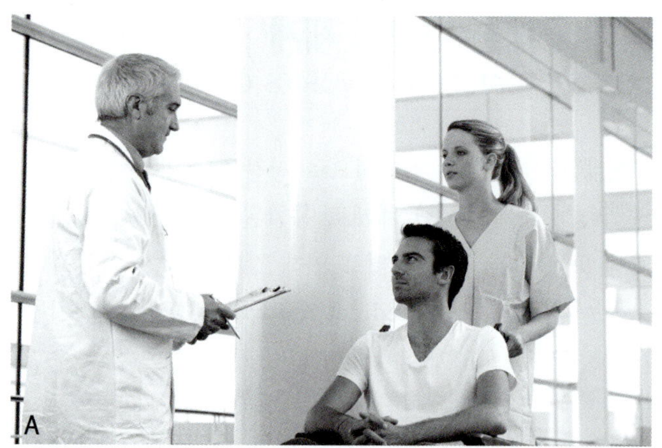

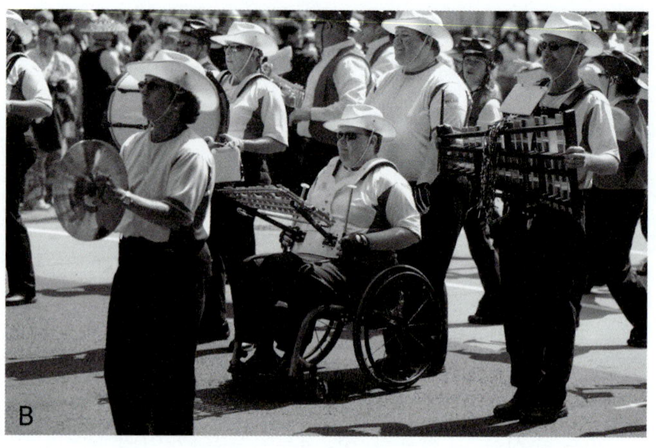

그림 1-1 A. 의료적 모델 B. 사회적 모델

준다. 두 번째 사진은 사회적 모델을 나타낸다.

또 다른 사례를 살펴보면 지난 20여 년 동안 주의력 결핍장애는 많은 관심을 받아왔다. 이 질환은 미국 및 서유럽에서 발병이 증가되었다. 같은 시기에 동유럽, 남미, 아프리카에서는 발병이 상대적으로 낮았다. 이러한 질환을 확인하는 빈도의 차이는 아이의 행동에 대한 사회적인 기대와 관련 있는 것으로 보인다. 충동성, 산만함, 과도한 활동 수준은 학생 수가 많은 초등학교 교실에서 방해가 된다. 대안적인 교육 및 사회적 기회를 가진 문화에서는 아이의 이러한 행동을 장애로 판단하지 않을 것이다.

국제기능장애 건강분류체계

THE INTERNATIONAL CLASSIFICATION OF FUNCTIONING, DISABILITY AND HEALTH (ICF)

세계보건기구(WHO)는 질병의 국제적 분류(international classification of disease; ICD)를 통해 질병의 보편적 분류를 위한 출처로 인식되어 왔다. ICD는 미국 의료서비스 시스템 내 의료비 상환 코드를 위한 기본 체계로 제공된다. ICD는 사회적 상황과 손상 및 질병으로 인한 외부적인 요인뿐만 아니라 질병과 다양한 징후 및 증상을 분류하기 위한 코드를 제공한다. ICD는 최초에 세계보건기구 국제표준분류체계 내에 있었고 국제건강통계에 대한 분류 및 발표를 통해 국제적인 공통점을 찾아낼 수 있게 고안되었다(세계보건기구 2014).

2001년 세계보건기구 회원국들은 연구, 보고 및 기준 수립을 목적으로 장애를 분류하기 위한 시도를 수십 년에 걸쳐서 시도하였고 마침내 새로운 분류 시스템을 승인하였다. WHO(1993)는 손상, 불능, 장애에 대한 국제분류(international classification of impairments, disability, and handicap; ICIDH)로 알려진 자체 전신 모델을 1980년에 개발했다. 하지만 세기말에 이 모델은 **국제기능장애 건강분류(international classification of functioning, disability and health)**, 약어로 ICF로 알려진 새로운 모델이 선호되면서 폐기되었다. 예전의 분류와 달리 ICF는 장애의 개념을 덜 강조하고 건강을 강조하는 목적으로 명시되었다. ICF의 머리글자에는 장애라는 용어를 제목으로 포함하지 않았다. WHO(2001a)는 ICF 홈페이지에서 어떤 인간이라도 언제든지 기능이 감소하며 장애 개념을 "대중화"할 수 있다고 말한다. 그러므로 기능의 연속체(continnum of function)는 기본적인 구성요소이며 이는 이전의 장애라는 용어에 대한 부정적인 의미를 피할 수 있다. 또한 ICF는 개인(사람) 또는 환경(사회적 · 신체적)에 기여할 수 있는 기능이라는 요소의 영향력을 인정한다. 최종적으로 ICF는 건강과 삶의 질과 관련된 구성요소들을 실질적으로 정의하도록 도와준다.

현재의 ICF 모델은 (1) 건강 상태, (2) 배경적 요소(환경적 및 개인적)의 두 가지로 구성되어 있는 표로 나타낼 수 있다. 장애 및 기능은 건강 상태와 배경적 요소 사이의 상호작용의 결과로 여겨지고 개인이 참여하고자 하는 활동이 존재한다.

표 1-1 신체구조와 기능

신체구조	신체기능
신경계의 구조들	정신적 기능들
눈, 귀 그리고 관련된 구조들	감각 기능 및 통증
목소리, 말과 관련된 구조들	목소리 및 말 기능
심혈관계, 면역계, 호흡기계의 구조들	심혈관계, 혈액계, 면역계, 호흡기계의 기능
소화계. 대사계, 내분비계와 관련된 구조들	소화계, 대사계, 내분비계의 기능
비뇨생식 및 생식계와 관련된 구조들	비뇨생식 및 생식과 관련된 기능
움직임과 관련된 구조들	신경근골격계 및 움직임 관련 기능
피부 및 그와 관련된 구조들	피부와 그와 관련된 구조의 기능

Source: Towards a Common Language for Functioning, Disability, and Health(ICF), World Health Organization(2002).

신체구조와 기능 Body structure and function

신체구조(body structure)는 신경계 또는 움직임과 관련된 구조와 같이 신체 부위별로 해부학적으로 분류된다. 신체기능(body function)은 이름에서 알 수 있듯이 본질적으로 생리적이며 정신적 기능, 심혈관계 기능 또는 움직임과 관련된 기능과 같이 기능적 시스템에 의해 조직화된다(WHO, 2001b). 표 1-1은 현재의 ICF 모델(WHO, 2001b)에서 제시된 신체구조와 기능을 요약한다.

활동과 참여 Activities and participation

활동(activity)은 개인에 의한 과제의 수행으로 정의되며, 관련된 요소로 능력에 대한 인식을 포함한다. 능력은 재활 환경과 같이 통제된 환경 내에서 작업을 수행하기 위한 개인의 능력과 관련된 요소이다. 능력이란 이름에서 암시하듯이 통제된 외부요인 내 최적의 환경에서 개인이 할 수 있는 것을 뜻한다. 용어가 암시하듯이 능력은 통제된 개인이 외부요인을 최적의 환경에서 수행할 수 있는 것처럼 나타난다. 인간 기능의 두 번째 수준은 **참여(participation)**이다. 즉 살아가면서 처한 상황, 가장 일반적으로 삶의 과제 또는 활동에 관여하는 것이다. 수행은 보통 과제가 수행되는 실제 환경과 관련된 요소이다(WHO, 2001b). 중증 외상성 뇌손상(TBI)을 가진 환자의 경우를 생각해보자. 어느 시점에서의 재활병원 전문가들은 환자가 걷고 말하고 자조 활동을 확실히 할 수 있도록 노력할 것이다. 그러나 사실 환자가 재활치료실에서 작업치료사의 감독 하에 옷을 입었다고 해서 언젠가 집으로 돌아가면 매일 일어나서 스스로 일상적으로 자조 활동을 할 수 있다고 보장할 수는 없다. 따라서 개인은 어떠한 기능적인 과제를 스스로 처리할 능력이 있지만 전문가의 도움과 반복된 재활 훈련 없이 개인이 어떠한 활동을 할 수 있을 때 그 과제에 대한 수행을 확신할 수 있을 것이다. 표 1-2는 ICF 차원에서의 활동 및 참여를 요약한 것이다(WHO, 2001b).

표 1-2 활동 및 참여

학습하고 지식을 적용함
일반적인 과제 및 필요성
의사소통
이동
스스로 돌봄
집안 생활
사람들 간의 교류 및 관계
주요 삶의 영역
이웃, 사회, 시민의 삶

Source: Towards a Common Language for Functioning, Disability, and Health(ICF), World Health Organization(2002).

배경적 요소 Contextural factors

ICF의 가장 주목할 만한 측면 중 하나는 ICF 분류의 두 번째 부분인 배경적 요소라는 개념을 사회적 모델로 통합한 것이다. **배경적 요소(contextural factor)**는 활동과 관련이 있는 것으로 보이며 ICF 모델에서도 그 관계가 나타난다. 배경적 요소는 개인적(내재적)이거나 환경적(외재적)일 수 있다. **개인적 요소(personal factor)**에는 건강에 영향을 주는 개인의 특성이 포함되어 있는데 이는 동기 부여, 운명론 또는 성격과 같은 문화적인 측면을 갖는다. **환경적 요소(environmental factor)**에는 개인이 살아가는 신체적, 사회적 그리고 태도와 관련된 환경적인 배경을 포함한다. 표 1-3은 ICF에서 설명된 환경적 요소의 몇 가지 예를 열거하였다. 개인적 요소에는 나이, 성별, 교육, 직업, 대처 방법, 신앙, 사회적 배경, 과거 및 현재 경험 등 개인의 특성이 포함될 수 있다.

ICF 한정어 및 코드 ICF qualifiers and coding

ICF는 코딩 시스템이므로 기능 및 장애의 연속성을 따라 각 구성요소에 따른 한정적인 용어(또는 한정어)가 적용된다.

활동과 참여는 기능의 연속체로 표현된다. 장애가 긍정적일 때 "기능(functioning)"으로, 한정어가 부정적일 때 "장애(disability)"로 치우친다. 활동은 일반 등급 점수 척도에 의해 자격이 부여되며 활동이 긍정적으로 가면 "기능"으로 가게 되고 부정적으로 가면 "활동 제한"을 가지게 된다. ICF에서 **활동 제한(activity limitation)**은 기능의 연속체를 장애 범위로 이동시키는 서술어이다.

마찬가지로, 참여는 등급에 따라 한정되는데 참여가 긍정적으로 가면 "수행" 가능한 것이고 부정적으로 가면 "참여 제한"을 가지게 된다. 활동 제한과 같이 참여 제한이라는 부정적인 용어는 장애의 범위에서 어떤 사람이 기능하는 것을 의미한다. ICF 코드와 한정어를 적용함으로써 말로 장애에 집중하는 것을 피하고 기능의 연속체에 대한 짤막한 묘사로 개인의 활동과 기능을 설명하도록 한다.

배경적 요소는 방해 또는 촉진 요소와 같은 이분법적 시스템에서 한정된다(WHO, 2001b). 방해 요소는 낮은 사회적·경제적 지위와 같이 건강을 돕는 요인에 개인의 접근이 제한되는 것을 예를 들 수 있다. 반대로 촉진 요소는 건강을 위한 참여에 도움을 주는 것을 뜻한다. 예를 들어, 높은 사회적·경제적 지위를 가진 경우 자신의 필요에 따라 집을 개조할 수 있는 경제적인 능력이 있기 때문에 하반신 마비가 있는 사람이라도 자택에서 매우 독립적 생활을 할 수 있다.

실제로 ICF를 적용하기
PUTTING THE ICF INTO PRACTICE

최근에 물리치료 문헌에서는 걷기 또는 보행 기능에 관해 ICF 원리를 간단히 적용하였다. Fritz와 Lusardi(2009)는 보행 속도, 즉 사람이 얼마나 빨리 걷는지는 "활력징후(vital sign)"로 간주해야 한다고 주장한다. 저자는 얼마나

표 1-3 ICF의 환경적 요소

영역	구성요소의 예시
생산 및 기술	섭취, 일상생활, 이동, 의사소통, 고용, 여가, 공적 및 사적인 이용을 위한 구조의 설계를 위한 생산 및 기술
환경에 대한 자연적 인공적 변화	물리적 지형, 인구, 기후, 빛, 소리, 공기의 질
지지 및 관계	즉각적이고 확장된 가족, 친구, 전문가
태도	개인의 태도 및 사회적인 규범
서비스, 체계, 정책	건축 정책, 소비재 생산, 주거 서비스, 공공장소, 의사소통 및 대중매체 서비스, 시민 및 법적 서비스, 경제 정책, 건강 서비스

Adapted from—Source: Towards a Common Language for Functioning, Disability, and Health(ICF), World Health Organization(2002).

빠르게 걷는지와 다른 독립성의 측면 사이의 상관관계를 보여주는 연구를 기초로 그 전제를 두었다. 시간당 약 5km를 걸어야 그 사람이 지역사회에서 걸을 수 있으며 참여가 가능하다고 여긴다. 물리치료사는 종종 임상에서 10m를 몇 초에 걷는지 검사한다. 지역사회에서 보행하기 위해서는 약 7초 만에 10미터를 걸을 수 있어야 한다. 임상(또는 표준) 설정에서 10미터 도보를 하는데 걸리는 시간은 사람의 보행 능력을 나타낸다. 그 사람이 지역사회에서 보행할 능력이 있다면 의욕, 기회 또는 지형과 같은 다른 요소에 의해 참여가 결정된다. 이러한 점들은 배경적 요소이기도 하다. 수행은 능력과 배경적 요소를 모두 반영하는 지역 환경에서의 실전 보행을 뜻한다. 나아가 Fritz와 Lusardi(2009)는 걸음걸이 속도가 지역사회 시스템 내에서 이동하고 참여하는 능력과 관련이 있을 뿐 아니라 일생생활에서의 독립성과 같은 다른 활동과 참여 측면에도 관련이 있다고 설득력 있는 주장을 펼쳤다. 이러한 상호 관계는 그림 1-2에 요약되어 있다.

ICF에서 정의한 활동 및 참여는 성인의 정상적인 행동에 초점을 맞추었다. 2007년 세계보건기구(WHO)는 ICF-CY(WHO, 2007)라고 알려진 아동 및 청소년에 초점을 둔 ICF 버전을 발표했다. ICF-CY의 틀은 기존의 ICF을 반영했지만, 발달 연속체에 맞게 아동을 다룬다. 이 모델에서는 영양실조와 같은 신체적 및 사회적 환경의 영향을 포함하도록 하고 분류체계에서 발달지연이 있는 아동을 포함하도

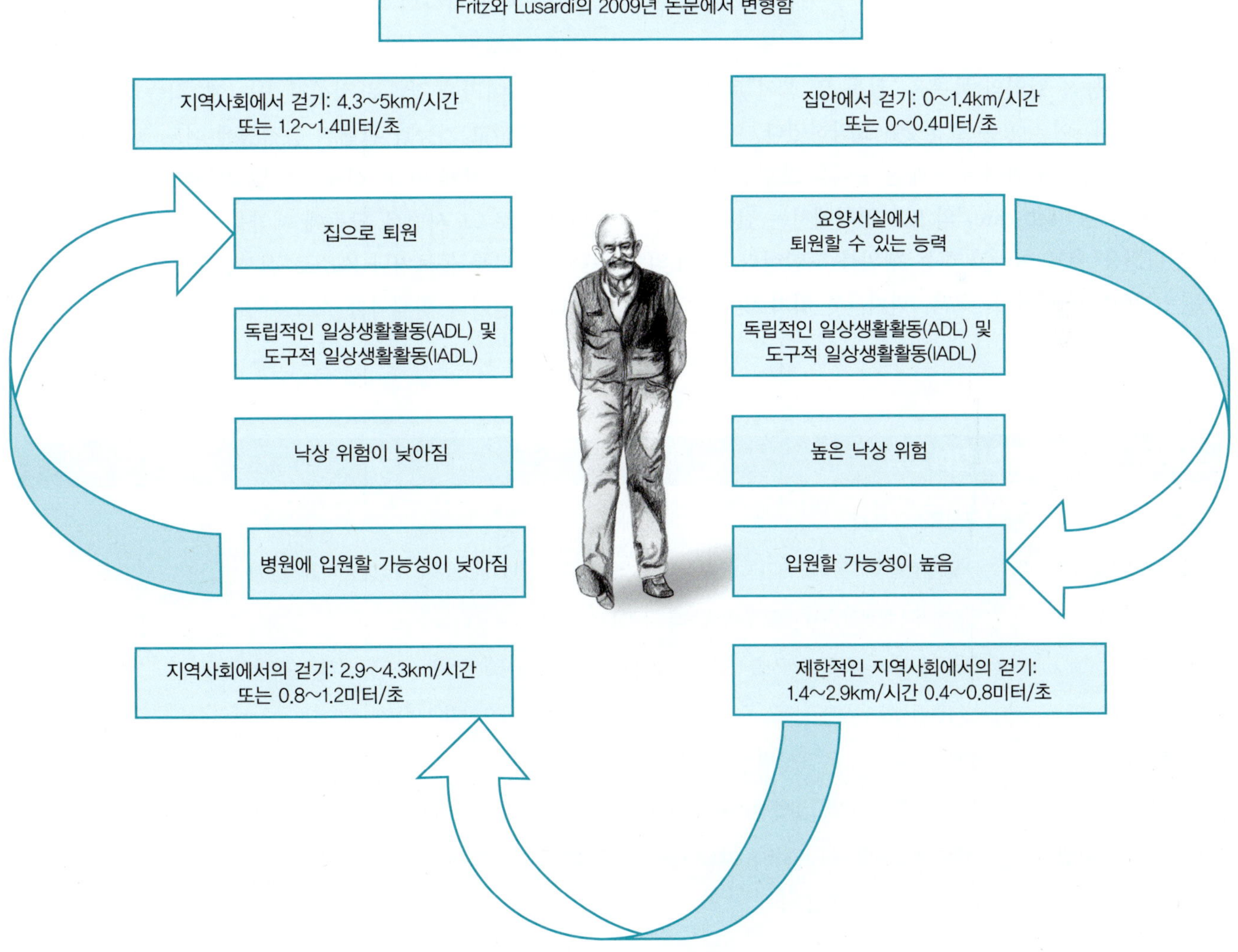

그림 1-2 보행 속도와 활동에 대한 다른 차원과의 관계

록 한다(Lollar & Simeonsson, 2005).

수행 및 기능 영역
DOMAINS OF PERFORMANCE AND FUNCTION

전통적으로 인간 발달에 대한 심리학적 연구에서 세 가지 영역, 즉 인지, 정서 및 정신 운동(psychomotor)을 다루었다. **인지적 영역(cognitive domain)**에서는 사고가, **정서적 영역(affective domain)**에는 감정이, **정신운동 영역(psychomotor domain)**에는 움직임이 포함된다. ICF는 그 능력을 평가하고 추론할 수 있는 행위에 대해 더 구체적이고 상세한 분석을 한다. ICF는 인지, 정서, 정신 운동을 '정신기능'의 단일 범주에 결합한다. 정신기능은 6장(WHO, 2001a)에 자세히 설명할 것이다. 이러한 인간 행동의 광범위한 영역 또는 ICF 용어인 신체구조 및 기능은 기능이 발휘되는 체계를 제공한다.

ICF는 기능적 영역의 목록을 "활동 및 참여"로 분류하여 정의하였다. 이 내용은 표 1-2에 요약하였다. 이러한 기능적 영역은 기능과 관련된 오래된 용어를 포함한다. 예를 들어, "자조 관리(self care)"의 ICF 영역에서는 전통적으로 일상생활활동(ADL)이라고 하는 행위를 포함한다. ADL의 예로는 개인위생(화장실, 목욕, 먹기, 옷 입기 및 몸 단장하기)을 들 수 있다. ICF 영역에서의 "집안 생활"은 전통적으로 도구적 일상생활활동(instrumental activities of daily living; IADLs)으로 알려진 것보다 더 복잡한 기능적 행위를 포함한다.

이러한 영역들은 일반적으로 연속된 행위뿐만 아니라 연속적으로 인지하는 것을 포함하는 일상생활에서의 활동이다. 그 예로 식료품 쇼핑, 돈 관리, 식사 준비, 교통수단 사용 등을 들 수 있다. "이동성"에 대한 ICF 영역은 신체적인 기능과 관련 있는데 어떠한 이동수단을 통해 어떠한 환경에서 이동할 수 있는지 능력을 포함한다. 신체의 기능적 능력은 업무 수행, 생산 활동, 여가 활동을 바탕으로 한다. 표 1-4는 "활동 및 참여 영역"과 관련된 실질적인 정의에 대한 요약을 보여준다.

앞서 언급한 외상성 뇌손상 환자의 상태를 설명하기 위해 재활에서 어떻게 "활동 및 참여"에 대한 ICF 영역을 사용하는지를 하나의 예로 들 수 있다. 한 사람이 신경계의 구조, 구체적으로 대뇌이마엽에 지속적이고 심각한 손상을 입었다. 이러한 결과로 정신적 기능(예: 학습과 기억), 언어 기능 그리고 기능과 관련된 움직임에 어느 정도 또는 심각한 영향을 받게 된다. 신체구조 및 기능에서의 이러한 손상의 결과로 그 사람은 활동에 제약을 받게 된다. 그녀는 그녀 스스로를 돌보거나 스스로 식사를 할 수 없을 수 있다. 그녀는 걷거나 휠체어를 스스로 밀고 갈 수 있을 수 있다.

표 1-4 ICF의 활동 및 참여 영역

영역	구성요소의 예시
학습 및 지식의 적용	글 읽기 학습과 같은 기본적인 학습 및 사고, 독서, 글쓰기, 계산 그리고 문제 해결에 지식을 적용함
일반적인 과제 및 요구	단순하거나 복잡한 과제 해결, 일과 업무를 처리함, 스트레스에 대처함
의사소통	언어적 및 비언어적인 메시지를 받음, 말하기, 비언어적인 메시지를 생산함, 대화 및 토의에 참여함
이동	신체의 자세를 유지하고 바꿈, 물건을 운반함, 걷거나 교통수단을 이용하여 이동함
스스로 돌봄	빨래, 화장실 가기, 옷 입기, 먹기, 마시기, 건강 챙기기
집안 생활	주거지를 얻음, 집안일, 집안 물건 관리, 다른 사람을 도움
사람들 간의 교류 및 관계	사회적 역할에 걸맞는 관계를 형성하고 유지함, 차별 없이 적절하게 반응하기, 종속적 및 권위, 가정 유지 및 친밀한 관계 유지
주요 삶의 영역	교육, 고용, 경제적인 삶
이웃, 사회, 시민의 삶	지역사회에서의 삶, 기분전환 및 여가, 종교 및 정신적, 정책 및 시민의 삶

그녀는 주위 환경에 맞게 적절하게 행동할 수 없을 수도 있다. 따라서 당분간 그녀는 심각한 참여 제한을 갖게 된다. 그녀는 집안 환경에서 기능적인 활동을 할 수 없으며 직장이나 학교로 돌아가기는 훨씬 어렵다. 그녀의 인간관계는 그녀의 의존성 때문에 변한다. 여가 활동은 불가능하다. 지원을 받을 수 있다면 그녀는 그 나이에 적절한 역할 내에서 직장, 학교, 여가, 가정으로 궁극적으로 돌아가는 것을 목적으로 적합한 활동에 중점을 둔 재활을 시작할 수 있다. 따라서 그녀의 참여 제한은 줄어들고 장애라는 부정적인 측면에서 기능적인 측면으로 기능 연속체가 대체될 수 있다.

앞선 예는 후천적 장애가 있는 사람에 대한 ICF 사용을 보여준다. 그 예에서 개인은 외상성 뇌손상을 초래한 사고가 발생하기까지 정상적 발달 및 기능 수행의 방향으로 가고 있었다. 사고 시점부터 그녀의 인생 방향이 바뀌었다. ICF는 또한 선천성 장애가 있는 사람의 삶의 질과 기능을 이해하는 데 사용할 수 있다. 예를 들어, 청각장애를 갖고 태어난 아기는 정상과는 다른 발달 경험과 요구를 가질 것이다. 아기는 자신의 환경에서 소리 정보를 받지 못하기 때문에 정신적 기능의 발달에 어려움을 겪을 것이다. 아기는 같은 이유로 언어 및 사회성 발달에 장애가 있을 것이다. 청력소실은 하나의 특정 감각기관으로 인한 것이지만 발달에 미치는 영향은 광범위할 수 있고 문제를 밝혀낼 수 없거나 또는 치료 없이는 다른 아이와 매우 다르게 발달할 수 있다.

청각장애와 같은 선천적인 문제의 경우 중재는 소년이 일반적인 발달 시기에 맞는 정상 발달 경험을 할 수 있는 전략에 초점을 맞출 것이다. 이 예시에서 달팽이 이식처럼 기술적인 중재는 소리 정보 입력을 제공하고 정상 발달 궤도로 복귀하는데 도움을 줄 것이다. 또 다른 중재는 언어치료, 발달 치료, 특수교육을 포함할 수 있다.

임상 이론의 틀
CLINICAL FRAMES OF REFERENCE

재활 전문가들은 이러한 장애에 대한 개념을 실제 임상에서의 이론의 틀로 받아들였다. **이론의 틀(frame of reference)**은 클라이언트 관리에 대한 접근방식을 구성하는 이론적인 관점 또는 시각이다. 두 가지의 전문가 집단, 즉 작업치료사와 물리치료사는 장애를 다루는 데 있어서 배경적인 이론의 틀이 서로 다르다. 이론의 틀은 의료전문가들이 임상적 추론을 하는데 도움을 주고 평가 전략, 중재 목표, 퇴원계획을 확인하고, 참여 및 지역사회 관련 활동을 위한 도움을 제공한다.

작업치료사는 전통적으로 장애에 대한 의학적 모델뿐만 아니라 사회적 모델과 긴밀히 연결되어 있다. 작업치료를 위한 임상 가이드에서, 무질병에 관심을 두는 의학적 모델과 기대되는 인간의 작업에 대한 수행 능력에서 사회적 측면에 더 초점을 맞추는 **작업 모델(occupational model)**은 다소 차이가 있다. 이 교재에서 **작업(occupation)**이라는 용어는 "사람들이 필요하고 원하고 또는 반드시 해야 하고 그 사람에게 의미가 있는 모든 것"(Wilcock, 2006, p. 9)이라고 설명된다. 작업 과학이라고 불리는 작업의 학제간 연구는 일상에서의 인간 작업에 대해 의미, 가치, 에너지를 어떻게 부여하는지에 초점을 맞춘다.

이 교재 전반에 걸쳐 우리는 어떻게 사람들이 각각의 발달 기간 동안 작업을 일반적으로 수행하는지, 사람들이 작업을 선택하는데 영향을 주는 요소 그리고 사회 안에서 작업이 건강 및 참여에 어떻게 영향을 주는지에 관한 작업에 대해 탐구할 것이다.

작업치료 실행체계(the occupational therapy practice framework; OTPF)는 ICF 모델과 매우 유사하며 특히 배경적인 요소를 강조한 작업적 측면을 반영한다. OTPF는 작업을 "사람들이 일상생활 그리고 일생 동안 참여하는 것"이라고 설명한다.

작업은 배경 안에서 일어나며 클라이언트 요소, 수행기술 및 수행패턴 간의 상호작용으로 나타난다. 작업은 시간이 지남에 따라 발생되며 클라이언트에 대한 목적, 의미 및 유용함에 대한 인식을 갖는다. 그리고 작업은 다른 사람에게 관찰되거나(예: 식사 준비), 오로지 개인만이 알 수 있다(예: 교과서를 읽으면서 학습함) "(AOTA, 2014, p. 9). OTPF는 작업치료 영역을 삶에 있어 건강과 참여를 지원하는 작업"이라고 설명하고 그 용어는 ICF 모델과 매우 유사하며 그림 1-3에서 나타나 있다.

작업치료 실행체계(2014)는 클라이언트 또는 사람, 그룹 또는 전 인구를 대상으로 한 중재를 강조한다. 물리치료는 또한 오랜 의학적 모델을 가지며 가장 최근에 장애에 대한 주요한 이론의 틀로 채택했다. 전문가를 위한 주요 학술지에서 발표된 물리치료 분야의 저명한 논문에서 Alan Jette는 Nagi의 개정판을 기반으로 하는 장애 모델의 채택을 제안했고 세계보건기구의 ICIDH모델(Jette, 1994)과 유사하게 재편성하였다. Jette의 논문 및 관련 용어는 1997년에 발표되어 2001년 미국 물리치료협회(APTA)에 의해 개정된 임상을 위한 물리치료 가이드와 통일하였다. Jette(2006)는 세계보건기구 등에서 만들어진 장애 개념 모델의 통합에 대한 역사를 요약하며 기능, 장애, 건강에 대한 표현을 통일하는 것을 권고하였다. 2008년 미국 물리치료협회 위원들은 모든 ICF를 모든 차후 문서를 위한 이론적 체계로 ICF를 채택했으며 협회는 ICF와 내용을 일치시키기 위해 치료 가이드와 같은 핵심 문서를 개정하였다. 2011년 Jette, Nancy와 Latham이 편집한 물리치료 특별발간에서는 재활 전문가 장애의 새로운 개념을 정립하기 위한 과정을 요약하였다. 2014년 가을 새로 개정된 임상을 위한 물리치료 가이드 3.0(Guide to Physical Therapy Practice 3.0)은 온라인 문서 형식으로 출간되었다. 이 새로운 형태의 가이드는 ICF와 같이 구성체계를 통일했다.

재활 분야에서 클라이언트는 삶의 질을 향상시키거나 유지하기 위한 목적으로 전문가를 자주 찾는다. 그러므로 추구하는 치료결과 또는 목표는 활동 및 참여에 초점을 맞추어야 한다. “신체구조와 기능” 영역은 오로지 활동과 참여의 기초가 되는 치료적 중재에 집중해야 한다. 이 관점은 재활 전문가에게 평가, 치료 및 보상을 포함한 모든 측면에서 중요한 영향을 미친다.

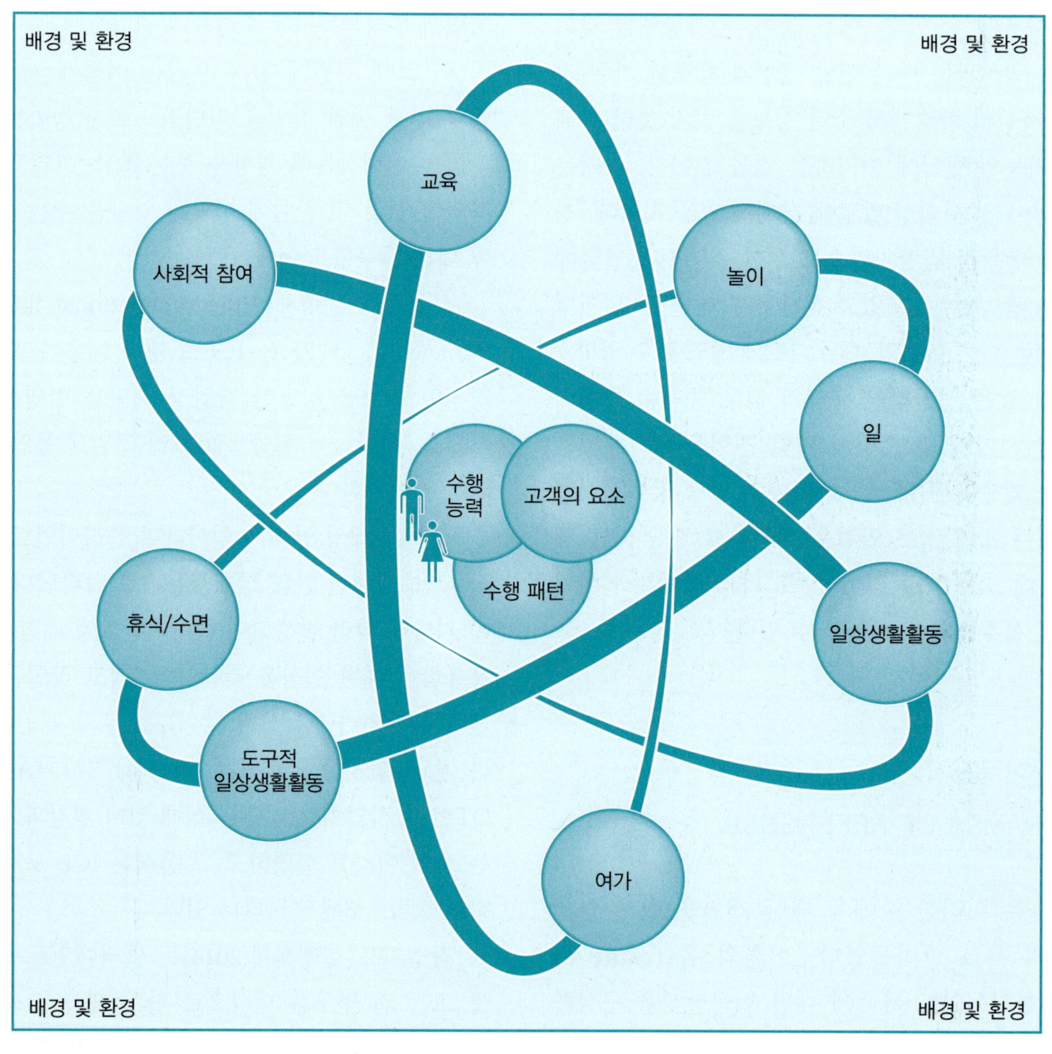

그림 1-3 작업치료 영역

작업치료사와 물리치료사를 비롯한 많은 의료전문가들은 ICF의 용어와 분류를 실제 임상에서 사용하고 다른 의료 분야 전문과들과 소통한다(Stucki, Ewert, & Cieza, 2003). 중요한 도구로써의 ICF는 직접적으로 임상에 적용할 수 있지만 프로그램 평가 및 프로그램 개발을 돕는 도구로도 점차 많이 사용되고 있다(Üstün et al., 2003). ICF는 임상적 추론을 통해 기대하는 치료결과 또는 목표를 활동과 참여에 초점을 맞추어야 한다는 것을 일깨워준다.

ICF와 재활

THE ICF AND REHABILITATION

WHO가 ICF를 발표하고 그 후 10년 동안 ICF는 점점 더 많은 주요 논문에서 재활치료 결과를 표현하기 위한 용어의 기준이 되고 있다(Frontera, Grimby, Basford, Muller, & Ring, 2008). 따라서 모든 재활전문가들은 반드시 ICF 용어를 잘 이해하고 올바로 사용해야 한다. ICF와 ICF-CY를 임상에 적용시키는 기준은 본질적으로 학제간에 이루어졌으며 이에 대한 이점은 널리 언급되었다(Cramm, Aiken, & Stewart, 2012). 지난 10년 동안 ICF 용어 사용을 권장하거나 권장하는 분야가 점점 늘어나고 있다. 예를 들어, Linden(2012)은 ICF 용어를 정신건강 전문가들의 임상적 정의 필요성에 대한 해결책으로 제시했다.

Steiner(2002) 등은 ICF를 재활치료를 위한 임상 문제 해결 도구로 사용하는 것에 대해 논의했다. ICF를 임상 목적으로 사용하는 것과 관련된 한 가지 쟁점은 용어와 개념을 평가에 통합하는 것이다. Goldstein, Cohn과 Coster(2004)는 ICF를 하향식 접근법으로 적용하여야 의미가 있다고 제안했다. 22장에서 논의하겠지만 하향식 평가는 반드시 참여 측면에서 어떠한 결과가 요구되는지를 파악한 후 평가 진행을 시작해야 한다. 평가 진행의 나머지 단계는 어떠한 요소가 참여를 가능하게 하고 어떠한 추가적인 요소가 기대하는 결과를 이끌어내는지 파악하는데 중점을 둔다. 치료 중재는 수행을 향상시키거나 또는 참여에 방해가 되는 것을 극복하는 전략의 발전과 관련 있다. 재활전문가들은 참여에 대한 평가가 보통 거의 이루어지지 않는다는 점에서 이러한 관점은 어려움이 있다. O'Neil(2006) 등은 경직성 양측 마비를 가진 아동과 청소년에 대한 광범위한 평가를 실시하였는데 대다수가 활동과 신체구조 및 기능을 평가했지만 일부만 참여에 대한 평가를 시행하였다.

Resnik와 Plough(2009)는 특정 척도에서 참여 관련 항목을 결정하기 위해 광범위한 검토와 내용 분석을 수행했다. 그들은 9가지의 활동 참여 차원과 모두 관련된 항목이 존재하는 5가지 측정방법을 제시했다(표 1-2 참조). 이 특정 척도는 이후 장에서 더 자세히 논의할 것이다. 그러나 현재 척도를 분석하고 참여 중심적 척도를 개발해야 하는 필요성의 결과로 ICF의 적용을 이해하는 것이 중요하다. Van der Zee(2011) 등은 외래 환자의 재활기간 동안 변화에 대한 민감도를 4가지 참여 척도로 연구하고 가장 좋은 민감도를 보여주기 위해 USER-참여 제한 척도를 보고했다.

참여를 강조하는 새로운 검사와 척도를 개발하는 것 외에도 의무기록에서 기록되는 기능적 독립평가(functional independence measure; FIM)와 같은 재활 분야에서 일반적 평가척도에 ICF를 적용하려는 시도가 보고되고 있다(Ptyushkin, Vidmar, Burger, & Marincek, 2012). 또한 Ptyushkin(2012) 등은 의무기록에서 찾아볼 수 있는 수많은 분야별 세부 평가들을 완료해야 한다는 점이 평가의 완성을 복잡하게 만드는 요소 중 하나라고 언급했다. 투쉬킨은 예전부터 큰 규모의 다학적팀이 관여하는 외상성 뇌손상(TBI) 환자의 기록을 연구했기 때문에 저자는 결과 측정을 표준화시키는 ICF 용어의 잠재력에 대해 특히 열의를 보였다.

점점 더 많은 논문들이 ICF와 ICF-CY가 임상 환경에 어떻게 영향을 미치는지에 대해 언급하고 있다. Sullivan과 Cen(2011)은 뇌졸중 후 보행장애가 있는 사람을 평가하기 위해 다양한 통계분석 기법을 포함한 지식 변환(KT)이라는 기술을 사용했다. 저자는 장애가 참여에 있어서 직접적인 영향을 준다는 것은 통계적으로 유의하지 않았다고 언급했다. 그러나 활동에 있어서의 간접적인 영향은 통계적으로 유의했다. 즉 이 연구를 통해 재활 결과는 활동 및 참여 영역에 중점을 두어야 한다는 개념이 입증되었다. Darrah, Wiart와 Magill-Evans(2008)는 소아 물리치료사를 대상으로 치료 목표 수립의 개념으로 참여를 사용하는지에 대해 조사하였다. 저자는 치료사의 78%가 활동이나 참여 수준의 목표를 어느 정도 세웠음을 밝혀내었다. 그러나 낮은 수준의 목표 달성으로 참여를 즉흥적으로 해석할 수 있다는 점도 발견했다. ICF는 또한 뇌졸중 환자들의 장기적 목표를 밝혀내는 연구를 통해 제시된 예와 같이 지역사회에 기반한 더 장기적인 결과를 재활 과정의 중심에 두도록 했다(Sumathipala, Radcliffe, Sadler, Wolfe, & McKevitt, 2012). 저자는 ICF 체계가 뇌졸중 환자의 장기적 목표에 미치는 배경적인 요소의 영향을 조사하는 데 특히 유용하다고 결론을 냈다.

ICF 자료에 인용된 핵심적인 가능성 중 하나로 팀 기반의 의료서비스 관리에서의 전문가 간 의사소통 향상에 대해 주목하는 것은 중요하다. 21세기에 미국 보건의료 시스템이 변화를 겪음에 따라 의료팀은 높은 수준 및 비용 대비 효율적인 치료를 중요한 기본 원칙으로 고려된다(Sheldonet al., 2012). 뇌신경 재활 환경에서의 ICF 적용에 대해 논의하는 연구에서 팀은 개별 치료 방식이기보다는 업무의 통합으로 여겨진다(Rentsch et al., 2003). 저자는 뇌신경 재활의 일상 치료에서의 ICF의 적용이 팀 단위의 소통 및 기록, 각 분야 간의 치료 그리고 궁극적으로 재활에 대한 체계적인 접근을 가능하게 했다고 언급했다. 의료서비스에 대한 새로운 경향을 다루기 위해 보건 전문가 교육 과정에 **전문가 간 교육(interprofessional education; IPE)**을 채택하기 시작하였다. 전문가 간 교육 진흥 센터(CAIPE)에서는 "두 명 이상의 전문가가 서로 협력하고 양질의 서비스를 향상시키기 위해 서로에게 배우는 경우"(2002)라고 IPE를 정의했다. 2008년 설문조사에서 Mueller, Klingler, Paterson과 Chapway는 물리치료사와 작업치료사에게 IPE에 대한 생각을 물었다. 응답자 중 97%는 IPE에 대해 긍정적으로 언급했고 그 중 65%는 치료 환경에서, 26%는 학급 환경에서 IPE를 적용해야 한다고 주장했다.

예상대로, ICF와 ICF-CY가 환영받았던 것에 대한 열광적인 반응은 일부의 우려로 완화되었다. Stucki, Ewert와 Cieza(2002)는 재활에서의 ICF 적용에 대해 논했는데 ICF 분류체계가 포괄적임에도 불구하고 원본 형태로 다루기가 어렵고 비실용적이라고 비판했다. Haglund와 Henriksson(2003)은 작업치료사에게 적용하는 ICF 분류 개념의 유용성에 대해 평가했다. 그들은 작업치료사가 평가한 33명의 학습장애를 앓고 있는 아이를 대상으로 ICIDH-2 분류를 두 가지의 분야별 세부 분류로 비교해 보았으며 그 결과 ICF가 특별히 분야별 세부 평가 및 분류체계를 대체할 만큼 작업치료의 개념을 모두 포함하기에는 부족하다고 결론을 내렸다.

이 연구에서는 활동과 참여의 개념을 구별하기가 어렵다는 점을 주요 비판 중 하나로 언급했다. 활동과 참여는 개념적으로는 분리되어 있지만 임상 환경에서 밝혀진 문제를 부호화시키기 어렵게 만든다(Crammet al., 2012; Jette, 2006). 간행된 논평에서, Ring(2010)은 ICF가 유용한 평가도구가 아니며 카테고리와 틀이 사용하기에는 너무 부정확하다고 언급했다. Wiegand(2012) 등은 ICF의 세계적인 확산과 임상 적용을 검토한 결과 용어와 개념이 성공적으로 재활에 스며들었음에도 불구하고 재활치료에 미치는 영향은 특수하다는 점을 발견했다.

여러 문제가 있음에도 불구하고 어떤 사례에서 개정된 ICF와 ICF-CY는 어떻게 장애를 살펴보고 분류하는지에 대해 막대한 영향을 미쳤다. ICF 체계는 결과의 배경적 요소에 미치는 영향에 관한 결과 및 고려로써 장기적 참여에 초점을 맞추는 것과 같이 많은 개념들이 내재되어 있다. ICF는 생애주기 이론(life course theory; LCT), 임상에서의 작업치료 체계, IPE 그리고 팀 기반 의료서비스와 같이 다른 의료 분야에서의 동향을 나타내는데 도움을 준다. 모든 의료전문가는 ICF를 그들이 속한 의료체계 분야에 적용할 수 있어야 하며 치료를 위한 모든 참여 수준에서 통합을 보장하도록 노력해야 한다.

생애 과정 동안의 인간 기능에 대한 관점들
DIMENSIONS OF HUMAN FUNCTION OVER THE LIFE SPAN

일생 동안의 인간 기능을 연구하기 위해서는 발달과 노화 모두가 계속적으로 진행된다는 것을 염두에 두는 것이 중요하다. 일생 동안 발달은 중단되지 않는다. 비록 우리는 성숙이라는 단어를 더 선호하기는 하지만 매우 어리다고 여겨지는 수정되는 순간부터 노화가 시작된다. 이 교재에서는 정상 노화에 초점을 맞춘다. 정상 노화는 성숙 또는 시간의 경과에 따른 결과로써의 기능의 변화와 관계있는 발달과정이다. 당신이 겪고 있는 노화에 영향을 주는 3가지 유형에 대해 살펴볼 것이다. 이 3가지에는 (1) 연령 관련 영향, (2) 역사 관련 영향, (3) 비규범적 영향이 있다.

연령 관련 영향 Age-normative influence

연령 관련 영향(age-normative influences)은 발달에 대한 연대기적인 측면이다(Hayslip, Patrick, & Panek, 2011). 나이에 맞는 많은 변화는 신체적이며 유기체의 성숙을 또한 반영한다. 태아기와 유아기의 발달에 관해 배울 때 발달에 있어서 연령 기준에 맞는 많은 패턴들을 보게 될 것이다. 발달의 중요한 시점은 연령을 기준으로 예상하는 발달의 예로 발달지연을 가진 어린아이를 선별검사할 때 사용된다. 2장에서는 발달 모델이 일생 전반에 걸쳐 건강에 미치는 영향에 대해 논의할 것이다.

역사 관련 영향 History-normative influence

코호트(cohort)는 인구 통계에서 정의한 하나의 세대 집단이다. "베이비 붐 세대" 코호트는 최근 미국인이 경험한 가장 유명한 코호트 중 하나이다. 베이비 붐 세대는 2차 세계대전 이후의 베이비 붐 시기에 미국에서 태어난 세대인데 대략 1944년과 1964년 사이이다. **역사 관련 영향(history-normative influences)**은 그 당시 코호트에 영향을 주는 발달적 측면이라고 할 수 있다(Hayslipet al., 2011). 예를 들어, 베이비 붐 세대는 호황기에 태어나서 그들의 부모보다 더 많은 것을 성취할 거라고 강하게 믿었다. 미국 역사는 코호트에서 설명한 모든 미국인에서는 볼 수 없는 독특한 특징을 가진 베이비 부머의 세계관에 영향을 끼쳤다. 베이비 붐 세대는 자신감 있고 독립적이다. 이 세대의 구성원들은 개혁의 시대에 성장해서 그들이 성인이 되었을 때 세상을 바꿀 수 있다고 믿었다. 베이비 부머는 또한 지위, 혜택, 명성을 얻기 위해 일을 중요시 여긴다고 알려졌다.

4장에서는 하위문화의 개념에 대해 소개하였다. 베이비 붐 세대가 경험한 역사적 영향은 독특한 하위문화를 낳았다. 발달을 공부하는 학생들은 아동 연구에서 역사 관련 영향을 거의 찾을 수 없지만 청소년기부터는 역사가 발달에 영향을 주는 중요한 요소가 된다. 예를 들어, 대학에 들어가는 젊은이들을 요즘은 넷 세대(또는 인터넷 세대)라고 일부 알려졌다. 이 세대에 대한 역사적인 영향은 그들은 환경의 일부로 컴퓨터를 인식하고 실생활의 확장으로 가상 세계를 받아들인다는 점이다. 이러한 인식은 인류 역사상 독특한 것이며, 우리는 이러한 점이 어떻게 성인의 기능과 의사결정에 영향을 미치는지 목격하게 될 것이다. 16장은 오늘날의 젊은이들이 세계 경제 침체의 영향을 얼마나 크게 받는지에 대해 다룰 것이다. 17장에서는 베이비 붐 세대의 구성원인 현재 노년층과 X세대로 알려진 상대적으로 더 젊은 연령층을 구분해서 설명할 것이다. 중년층의 인간 수행 및 기능을 고려할 때 발달의 경향을 이해하기 위해 역사관련 영향도 고려하는 것이 필수적일 것이다.

비규범적 영향 Nonnormative influence

우리가 살펴볼 발달에 영향을 주는 마지막 유형은 비규범적 영향이다. **비규범적 영향(nonnormative influences)**은 나이 또는 개인적인 역사와 관련 없이 발달에 영향을 주는 요소이다. 비규범적 영향은 장애의 종류 및 영향에 대한 예시를 통해 이 책의 많은 장에서 언급될 것이다. 다른 비규범적 영향으로 가정폭력, 질병, 빈곤을 들 수 있다.

요약

인간의 수행 및 기능에 관한 연구는 삶의 질을 회복하기 위해 재활이나 다른 중재를 필요로 하는 사람들의 배경을 이해하는 데 중요하다. 일상생활에서의 작업 참여는 긍정적 발달 및 건강 유지의 핵심이며 이 교재 전반에 걸쳐 논의될 것이다. 행동과 발달에 대한 규범적 영향 및 비규범적 영향은 연령별 코호트와 연관 지어 이 교재의 2장에서 설명될 것이다. 재활전문가는 개인이 최대한 건강한 상태일 수 있는 요소들 간의 복잡한 관계에 대해 반드시 이해해야 한다. 이 장에서는 일생에 걸친 인간 수행의 연구에 도움을 줄 수 있는 기본적인 용어 및 단어를 소개하였다. 사례 1에서 선천적으로 발달장애를 가진 젊은이인 제이든을 소개할 것이고 이러한 장애는 그가 활동 및 주요 삶의 영역에 참여하는 것을 잠재적으로 제한한다. 사례 2에서 린다는 공동체를 잘 형성하여 그녀의 딸이 가진 후천적 질병에 도움이 되는 아동 치료를 제공받을 수 있었다. 그녀의 경우 회복하기를 원하는 삶의 역할을 가지고 있다. 이 두 사례는 선천적 장애 및 후천적 장애에 대한 ICF의 적용을 나타낸다.

이 교재의 1부를 살펴보면 WHO ICF 용어를 사용한 것을 볼 수 있으며 종종 동일한 개념으로 더 흔히 사용되는 임상 용어와 병행하여 썼다. 1부는 모든 발달 수준에서 인간의 수행과 기능에 영향을 미치는 매우 중요한 체계에 대해 다룰 것이다. 2부에서는 일생 동안의 발달을 단계별로 살펴볼 것이다. 2부의 모든 부분에서 ICF 체계를 각 장을 구성하는데 사용하였다. 각 장의 소개 후에 신체기능 및 구조에 대한 주요 문제로 시작해서 활동 및 참여 영역으로 넘어갈 것이다. 그리고 각 장에서 중점을 두는 발달 기간 내의 전형적인 작업의 예를 제시할 것이다. 인간의 작업은 일생에 걸쳐 더 다양하고 복잡해지는데 이러한 점은 이 교재에서도 반영되었다.

학령전기 동안의 활동 참여는 아이의 발달된 기술과 함께 확대된다. 이 책에서 이러한 시점 이후를 중점적으로 다룰 것이다. 많은 장에서는 성인기의 활동 및 참여에 대해 다룰 것이다. 왜냐하면 이러한 관점의 변화들이 삶의 발달 과정의 변화를 반영하기 때문에 후기 성인기에 대한 장에서 신체 및 구조에 대한 내용을 다시 다룰 것이다.

이 교재의 마지막 부분은 삶의 질을 향상시키는데 도움을 주는 의료전문가로서 기능적 수행 및 능력에 영향을 주는 특정한 사회적 · 전문적 경향에 대해 초점을 맞추었다. 교재 전반에 걸친 사례 연구 및 임상적 예시는 독자들이 일상적인 기능을 하는데 있어서 발달 문제의 영향을 이해하는데 도움을 줄 것이다.

사례 1

제이든

제이든은 2년 6개월 된 아기이다. 제이든은 그 또래에 걸맞는 정신 및 감각기능을 가지고 있지만 신경근 골격 및 움직임 관련 기능의 손상을 가지고 있다. 충분하지 못한 근육 조절로 인해 이차적으로, 제이든은 분명하게 말하지 못했는데 이는 구음장애(dysarthria)로 알려져 있다. 큰 근육들이 모두 조화롭게 움직이지 못해서 자세 조절, 움직임, 의사소통 및 정밀한 운동 조절에 제한을 가지고 있다. 제이든은 일부의 소리와 함께 제스처와 표정을 통해 의사소통을 한다. 제이든은 최근에 특수 유치원에 다니고 있다. 그는 작업치료, 물리치료, 언어치료를 태어날 때부터 받고 있고 지난 2년 동안 운동 조절은 서서히 향상되고 있다.

제이든은 매우 사교적이지만 구음장애로 인한 말 패턴 때문에 말로 의사소통을 잘하지 못한다. 제이든은 지능적으로 학급 활동을 따라가는데 문제가 없으며 이야기 시간은 특히 좋아한다. 제이든의 부모는 제이든이 5살이 되면 근처 학교에서 정규 수업을 받기를 원하고 제이든이 일반 학교에 갈 수 있으려면 어떠한 최선의 도움이 필요한지에 관심이 많다. 의사소통, 움직임 그리고 자기 관리는 만약에 제이든이 일반 학교에 가는데 추가적으로 필요한 세 가지의 가장 중요한 참여 영역이다. 제이든의 물리치료사는 제이든의 움직임 선택에 대해 연구하고 있다. 제이든은 병원에서는 보행기를 잡고 걷지만 바깥에서는 유모차로 산책한다. 물리치료 중재는 제이든이 또래 학생들과 함께 학교 환경에서 독립적으로 다니도록 보조도구(다리 보조기, 휠체어, 전동 스쿠터)를 사용해서 이동을 극대화시키는 데 중점을 둘 것이다.

제이든은 신체 움직임의 제한과 충분치 못한 근육 협응으로 인해 혼자 옷 입고 씻고 화장실을 이용하는 것을 배우는데 어려움이 있다. 제이든의 가족은 그가 힘들어하는 과제를 도와준다. 제이든은 자기 관리 활동뿐만 아니라 놀이를 할 때도 도움이 필요하고 자기 또래 친구들과 교류가 많지 않다. 작업치료에서는 제이든이 혼자 옷을 입고 개인위생 과제를 하여 자기 관리 방법을 배울 수 있도록 옷에 익숙해지기 위한 훈련을 시킬 것이다. 작업치료사는 제이든의 가족과 함께 제이든이 어른의 도움 없이도 옷이나 다른 물건과 가까워지도록 필요한 옷가지나 과제물을 준비할 것이다. 더불어 작업치료사는 제이든이 스스로 그리고 다른 친구들과 놀이활동

사례 1 (계속)

을 잘 할 수 있도록 도움을 줄 것이다. 이러한 놀이는 전자 게임, 보드 게임, 창의적인 놀이를 포함한다.

언어치료는 제이든이 어른 및 또래 친구들과 말로 소통하는 것을 돕는데 집중할 것이다. 언어치료사는 제이든이 조음 능력을 훈련하는 동안 의사소통을 돕는 수단으로 그림판과 같이 대체 의사소통 시스템을 이용할 수도 있다. 왜냐하면 의사소통은 학교생활의 모든 측면에 필수적이어서 작업치료, 물리치료, 언어치료의 모든 상황과 모든 과제에서 제이든이 의사소통하도록 협력해야 할 것이다. 제이든은 움직임, 자기 관리, 놀이 또는 보조도구 없이 의사소통하기에 있어서 일반적으로 나이에 걸맞는 능력을 갖지 못했다. 치료의 목표는 제이든이 자신의 능력을 극대화하고 보통의 방법으로 참여할 수 있는 능력이 부족할 때 제이든에게 과제 참여를 위한 대체 방법을 알려주는 것이다.

도움이 되는 질문

생각해 볼 몇 가지 질문들:

1. 2살 반 된 아이의 정상적인 활동과 참여 역할은 무엇이라고 생각하는가?
2. 의료모델, 사회모델, 장애모델 이론의 틀에서 제이든의 사례는 어떻게 볼 수 있을까?
3. 제이든의 사례에서 고려해야 할 환경적(배경적) 요소는 무엇인가?
4. 이와 같은 사례에서의 전문가 간의 관리 모델은 어떻게 되는가?

사례 2

린다

린다(Linda)는 신체의 왼쪽 약화를 동반한 오른쪽 뇌혈관 발작(cerebrovascular accident; CVA)을 가진 60세 여성이다. 린다는 회복을 위해 병원에서 5주간을 보낸 다음 재활치료를 받았고 이제 집에 돌아왔다. 린다는 미혼모인 30세 딸과 2명의 외손주와 함께 살고 있다. 린다는 왼쪽 발가락을 끌면서 독립적으로 걷기가 가능하고 워커를 이용해서 집 1층 곳곳을 돌아다니며 걷는다.

린다는 어느 정도 갖춰진 상태에서 스스로 먹고 몸단장을 할 수 있지만 의자에서 의자로 이동할 때는 최소한의 도움이 필요하고 침대에서 일어나기 위해서는 완전한 도움을 필요로 한다. 린다는 오른손으로 거의 모든 과제를 수행하고 왼손으로는 일부 활동에 약간의 도움을 준다. 린다의 왼쪽 어깨와 팔꿈치는 약한데 근력검사 점수로 "적당함(fair)" 정도이다. 린다는 오로지 거친 움직임만으로 먼쪽 팔을 조절할 수밖에 없다.

린다는 뇌혈관 발작이 있기 전까지 딸을 도와서 양육을 도왔는데 자신마저 딸의 보살핌을 받는 것이 딸에게 큰 부담이 될 것 같아서 걱정하고 있다. 물리치료사와 작업치료사는 린다의 집에 찾아가서 린다가 일상생활에 돌아가서 여러 과제를 수행하는 것을 돕는다. 낙상 위험을 줄이기 위해 집안 환경을 분석하고 손으로 잡을 수 있는 안전바 및 쉽게 접근할 수 있는 손잡이를 설치하여 린다 스스로 생활할 수 있도록 하였다. 물리치료사는 린다가 집안에서 이동하는데 중점을 두어 근력을 키우고 잘 걸을 수 있도록 도울 것이다. 작업치료사와 물리치료사 모두 린다가 일상생활에서 독립적인 활동을 다시 할 수 있도록 협업해야 한다.

린다는 예전 삶의 역할을 되찾고 요리와 보육에 더 많이 참여하기를 원한다. 작업치료사는 린다와 함께 신체 조절 능력을 되찾고 해야 할 일을 잘 정리하도록 도와서 이러한 일들을 린다가 쉽게 마무리하도록 할 것이다. 린다는 이러한 능력을 다시 회복하기 위해 치료뿐만 아니라 집 개조 및 보조도구가 필요할 수도 있다.

이러한 도움에도 불구하고 린다는 생필품 구입, 가사일 및 다른 사람들의 일을 돕는 것과 같은 가정생활 영역에서 지속적인 도움이 필요할 것이다. 린다는 그녀의 딸과 함께 작업치료사, 물리치료사는 집안에서의 역할과 기대하는 바를 수정하는데 도움을 줄 수 있을 것이다. 예를 들어, 현재의 몸 상태를 가지고 린다가 집안일을 하는 것보다는 아이를 더 잘 돌볼 수 있을 것이다. 린다는 예전의

사례 2 (계속)

취미 활동으로 돌아가거나 새로운 취미를 찾는데 도움이 필요할 수 있다. 완전히 성인의 역할 및 참여가 가능하려면 재활병원을 넘어서 사회생활로 돌아가기 위한 치료적인 도움이 필요할 것이다.

도움이 되는 질문

생각해 볼 몇 가지 질문들:

1. 린다의 경우 참여 역할은 제이든의 경우와 어떻게 다른가? 연령에 따른 참여 기대에 대한 관점에서 논의해 보시오.
2. 일상적인 과제에 참여하기 위한 린다의 능력에는 어떠한 배경적 요소가 영향을 미칠 수 있는가?
3. 당신은 **표 1-4**에 제시된 활동 및 참여 영역에 린다의 현재 수행 단계를 적용할 수 있는가? 모든 영역이 CVA의 영향을 똑같이 받았는가? 그렇지 않다면 가장 영향을 받은 영역은 무엇인가?

임상에서의 ICF에 대해 말하다

MARYBETH MANDLCH
소아물리치료사

수년 전, 내가 연차가 낮은 치료사였을 때 나는 척추갈림증을 가진 12~13세의 소년을 치료하고 있었다. 나와 함께 치료하기 직전까지 그 아이는 걷는 것을 포기했다. 그 아이는 허리 아래가 마비되었기 때문에 나와 치료하기 전 최근까지 걷기를 포기했다. 허리에서부터 마비되었기 때문에 그는 휠체어를 타면 비교적 잘 다닐 수 있었다. 그 아이가 걷기를 포기한 이유는 에너지 소비 또는 게으름이나 체중증가를 신경쓸 필요가 없었기 때문이다. 그 아이가 걷기를 포기한 이유는 매우 단순하다. 일어날 때마다 그는 반사적으로 대변을 보았다. 지금은 이것이 최근에 발생된 문제인지 또는 이전에 가지고 있었던 문제인지 기억하지 못한다. 그러나 사춘기가 시작되면서 그는 걷기의 "댓가를 치루기"를 꺼려했다.

많은 지식이 있었지만 현명하지는 못한 신입 치료사로서, 나는 이 아이의 보행능력 회복을 중요한 치료목표로 결정했다. 그때는 나도 어렸고 그와 꽤 친하게 지냈기 때문에 그 아이도 걷는 것을 한번 시도하는 것을 동의했다. 그 아이와 나는 매일 교실에서 나와서 보조기를 차고 걷기 연습을 시작했다. 매일 아무도 그 아이의 문제를 모르게 그 아이가 실수로 대변을 본 뒤에는 내가 뒤처리를 했다. 하지만 마침내 나는 그 아이가 어떠한 두려움을 가지고 있다는 것을 인정했다. 이러한 반사적인 반응은 도저히 받아들여질 수 없었고 그 아이의 요청으로 걷기 훈련을 중단했다.

현재 척추갈림증과 같이 선천적인 문제를 포함하여 척수손상을 가진 환자에게 걷기를 장려하는 것은 긍정적인 여러 이유들이 존재한다. 걷기는 뼈를 튼튼하게 유지시킨다. 걸으면서 소비하는 에너지는 체중증가를 조절한다. 많은 환자들은 정상인 또래와 함께 똑바로 서는 것을 좋아한다.

하지만 그 당시 내가 문제에 접근했던 방식이 지금에서야 그 아이의 기능적인 능력을 분명히 무시했다는 것을 뒤늦게 깨달았다. 나는 신체구조 및 기능의 수준에 초점을 맞추었고 더 나아가 일부 활동 수준에도 집중했다. 내가 완전히 초점을 놓쳤던 부분은 참여였다. 사실 내가 그 아이에게 걷기를 강요한 것은 그 아이의 활동을 제한하고 참여를 심각하게 방해했다. 하지만 마지막에는 그 아이가 또래 친구들과 함께 참여하는 것이 가장 중요했다.

ICF와 그 전의 ICIDH 모델은 우리에게 장애를 가진 개인을 위한 결과와 목표 설정에 있어서의 우리의 시야를 확장해야 한다는 점을 알려주었다. 이번 장에서 논의한 바와 같이 신체구조 및 기능의 제한이 있다고 해서 반드시 활동 및 참여가 제한되는 것이 아니

임상에서의 ICF에 대해 말하다 (계속)

다. 반대로 활동에 대한 제한은 없지만 환경적 또는 사회적 장벽으로 인해 사회적 기능 수행이 불가능할 수 있다. 장애가 있는 개인을 효과적으로 치료하기 위해서 활동 및 참여가 정상적인 기능에 포함되며 이 능력의 회복은 모든 중재 프로그램의 한 부분으로 존재함을 아는 것이 중요하다. 이러한 점은 재활전문가에게 전적으로 위임된다. 치료사의 시각은 더 이상 단순히 치료실, 아파트 또는 체육관 내로 한정되어서는 안 된다. 우리는 넓게 세상을 바라봐야 한다. 우리는 클라이언트의 신체적, 사회적, 문화적, 환경적 배경에 맞는 발달 및 기능이 무엇인지 이해할 필요가 있다. 만약에 사회에서 어떠한 장벽이 존재한다면 우리는 그 장벽을 제거해야 하는데 클라이언트의 입장을 대변해야 한다.

ICF는 우리가 관련된 시스템을 분류하는데 도움을 준다. 하지만 ICF를 바르게 적용하려면 일생에 걸친 정상적인 발달 및 기능적 과제에 대해 이해할 필요가 있다. 우리의 바람은 이 교재가 재활전문가들이 지식 체계를 자신의 중재에 통합하는 것을 배우는데 도움이 되는 것이다.

REFERENCES

American Occupational Therapy Association. (2014). *Occupational therapy practice framework: Domain and process* (3rd ed.). Bethesda, MD: AOTA Press.

American Physical Therapy Association. (2001). *Guide to physical therapist practice* (2nd ed.). Alexandria, VA: American Physical Therapy Association.

American Physical Therapy Association. (2014). Guide to physical therapist practice 3.0 (3rd ed.). Alexandria, VA: American Physical Therapy Association. Retrieved from: http://guidetoptpractice.apta.org/. Accessed 10/30/2014. American Physical Therapy Association. (1997). *Guide to physical therapist practice* (1st ed.). Alexandria, VA: American Physical Therapy Association.

Centre for the Advancement of Interprofessional Education (CAIPE). *The definition and princples of inter professional educa- tion.* (2002). Retrieved from www.caipe.org.uk

Cramm, H., Aiken, A., & Stewart, D. (2012). Perspectives on the International Classification of Functioning, Disability and Health: Child and Youth Version (ICF-CY) and occupational therapy practice. *Physical & Occupational Therapy in Pediatrics.* Retrieved from http://informahealthcare.com/potp

Darrah, J., Wiart, L., & Magill-Evans, J. (2008). Do therapists' goals and interventions for children with cerebral palsy reflect prin- ciples in contemporary literature? *Pediatric Physical Therapy, 20*(4), 334–339.

Fritz, S., & Lusardi, M. (2009). Walking speed: The 6th vital sign. *Journal of Geriatric Physical Therapy, 32*(2), 2–5.

Frontera, W. R., Grimby, G., Basford, J., Muller, D., & Ring, H. (2008). Publishing in physical & rehabilitation medicine. *American Journal of Physical Medicine and Rehabilitation, 87*(3), 215–220.

Goldstein, D., Cohn, E., & Coster, W. (2004). Enhancing partici- pation for children with disabilities: Application of the ICF enablement framework to pediatric physical therapist practice. *Pediatric Physical Therapy, 16,* 114–120.

Haglund, L., & Henriksson, C. (2003). Concepts in occupational therapy in relation to the ICF. *Occupational Therapy International, 10*(4),253–268.

Hayslip, B., Patrick, J., & Panek, P. (2011). *Adult development and aging*(5th ed.). Malabar, FL: Krieger Publishing Company.

Jette, A. M. (1994). Physical disablement concepts for physical therapy research and practice. *Physical Therapy, 74,* 380–386.

Jette, A. M. (2006). Toward a common language for function, disability, and health. *Physical Therapy, 86*(5), 726–734.

Jette, A. M., & Latham, N. K. (2011). Disability research: Progress made, opportunities for even greater gains. *Physical Therapy, 91*(12), 1708–1710.

Linden, M. (2012). What is health and what is positive? The ICF solution. *World Psychiatry, 11*(2), 104–105.

Lollar, D. J., & Simeonsson, R. J. (2005). Diagnosis to function: Classification for children and youths. *Developmental and Behavioral Pediatrics, 26*(4), 323–330.

Maslow, A. (1954). *Motivation and personality.* New York: Harper & Row.

Merriam-Webster, Incorporated (2014). Function. *Merriam-Webster Dictionary.* Retrieved from www.merriam-webster.com /dictionary/function

Mueller, D., Klingler, R., Paterson, M., & Chapman, C. (2008). Entry-level interprofessional education: Perception of physical and occupational therapists currently practicing in Ontario. *Journal of*

Allied Health, 37(4), 189–195.

Nagi, S. (1965). Some conceptual issues in activity limitation and rehabilitation. In M. Sussman (Ed.), *Sociology and rehabilitation* (pp. 100–113). Washington, DC: American Sociological Association.

O'Neil, M., Fragala-Pinkham, M., Westcott, S. L., Martin, K. Chiarell, L., Valvano, J., & Rose, R. (2006). Physical therapy clinical management recommendations for children with cerebral palsy-spastic diplegia: Achieving functional mobility outcomes. *Pediatric Physical Therapy, 18,* 49–72.

Ptyushkin, P., Vidmar, G., Burger, H., & Marincek, C. (2012). Use of the International Classification of Functioning, Disability and Health in traumatic brain injury rehabilitation: Linking issues and general perspectives. *American Journal of Physical Medicine and Rehabilitation, 91*(13), 548–554.

Rentsch, H., Bucher, P., Dommen Nyfeler, I., Wolf, C., Hefti, H., Fluri, E., Wenger, U., Walti, C., & Boyer, I. (2003). The implementation of the "International Classification of Functioning, Disability and Health" (ICF) in daily practice of neurorehabilitation: An interdisciplinary project at the Kantonsspital of Lucerne, Switzerland. *Disability and Rehabilitation, 25*(8), 411–421.

Resnik, L., & Plow, M. A. (2009). Measuring participation as defined by the International Classification of Functioning, Disability and Health: An evaluation of existing measures. *Archives of Physical Medicine and Rehabilitation, 90,* 856–866.

Ring, D. (2010). Commentary: The World Health Organization's International Classification of Functioning, Disability and Health: Invaluable framework, questionable research tool. *Journal of Hand Surgery of America 35*(11), 1806.

Sheldon, M., Cavanaugh, J., Croninger, W., Osgood, W., Robnett, R., Seigle, J., & Simonson, L. (2012). Preparing rehabilitation healthcare providers in the 21st century. *Work, 41*(3), 269–275.

Steiner, W., Ryser, L., Huber, E., Uebelhart, D., Aeschlimann, A., & Stucki, G. (2002). Use of the ICF model as a clinical problemsolving tool in physical therapy and rehabilitation medicine. *Physical Therapy, 82,* 1098–1107.

Stucki, G., Ewert, T., & Cieza, A. (2003). Value and application of the ICF in rehabilitation medicine. *Disability and Medicine, 25*(11–12), 628–634.

Sullivan, K. J., & Cen, S. Y. (2011). Model of disablement and recovery: Knowledge translation in rehabilitation research and practice. *Physical Therapy, 91*(12), 1892–1904.

Sumathipala, K., Radcliffe, E., Sadler, E., Wolfe, C. D., & McKevitt, C. (2012). Identifying the long-term needs of stroke survivors using the International Classification of Functioning, Disability and Health. *Chronic Illness, 8*(1), 31–44.

U.S. Department of Health and Human Services Health Resources and Services Administration Maternal and Child Health Bureau (USHHS). (2010). *Rethinking MCH: The life course model as an organizing framework.* Bureau of Maternal and Child Health. Retrieved from http://mchb.hrsa.gov/lifecourse/rethinkingmchlifecourse.pdf

Üstün, T. B., Chatterji, S., Bickenbach, J., Kostanjsek, N., & Schneider, M. (2003). The International Classification of Functioning, Disability and Health: A new tool for understanding disability and health. *Disability and Rehabilitation, 25,* 565–571.

van der Zee, C. H., Kap, A., Rambaran, M., Schouten, E., & Post, M. (2011). Responsiveness of four participation measures to changes during and after outpatient rehabilitation. *Journal of Rehabilitation Medicine, 43*(11), 1003–1009.

Verbrugge, L., & Jette, A. (1994). The disablement process. *Social Science and Medicine, 38,* 1–14.

Wiegand, N. M., Belting, J., Fekete, C., Gutenbrunner, C., & Reinhardt, J. (2012). All talk, no action?: The global diffusion and clinical implementation of the International Classification of Functioning, Disability and Health. *American Journal of Physical Medicine and Rehabilitation 91*(7), 550–560.

Wilcock, A. (2006). *An occupational perspective of health* (2nd ed.). Thorofare, NJ: SLACK Incorporated.

World Health Organization (WHO). (1948). *Definition of health.* World Health Organization. Retrieved from www.who.int /about/definition/en/print.html

World Health Organization. (1993). *International Classification of Impairments, Disabilities and Handicaps.* World Health Organization. Retrieved from http://whqlibdoc.who.int/publications/1980/9241541261_eng.pdf

World Health Organization (2001a). *ICF: International classification of functioning, disability and health.* World Health Organization. Retrieved from http://www.who.int/classifications/icf/en/

World Health Organization. (2001b). *ICF: International classification of functioning, disability and health.* Geneva, Switzerland: World Health Organization.

World Health Organization (2014). Risk Factor. Retrieved from http://www.who.int/topics/risk_factors/en/

World Health Organization. (2007). *International classification of functioning, disability and health—children and youth version.* Geneva, Switzerland: World Health Organization.

World Health Organization. (2014). *The WHO Family of International Classifications.* Retrieved from www.who.int/classifications/en/

CHAPTER 2

인간의 수행: 생애 과정적 측면

Human Performance: The Life Course Perspective

학습목표

이 장을 끝낸 후 독자는 다음을 할 수 있어야 한다.

- 발달, 성숙 및 성장이라는 용어의 기능적 차이를 포함하여 발달과 관련된 주요 용어를 정의하고 설명한다.
- 생애주기 이론(life course theory; LCT) 및 이와 관련된 의미에 대해 논의한다.
- 인간 게놈 프로젝트(Human Genome Project)의 의미와 인간 참여에 관한 연구에서 행동 유전학의 영향력 증가에 대해 생각해본다.
- 보건정책 및 교육정책과 모범 사례 모두에 영향을 끼치는 조기 프로그래밍의 개념에 대해 논의한다.
- 핵심 용어의 올바른 적용을 포함하여 인간 발달 및 운동조절에 관한 시스템 이론에 대해 논의한다.
- 유전학의 주요 용어를 정의하고 행동 발달 및 건강에 적용한다.

주요 용어

가족 발달이론 family development theory
건강 궤도 health trajectory
건강불균형 health disparity
결정인자 determinant
계층 모델 hierarchical model
고유수용감각기 proprioceptor
기술 skill
길항제 antagonist
누적 효과 cumulative impact
돌연변이 mutation
동적 계통 이론 dynamical systems theory
말초신경계 peripheral nervous system (PNS)
맞섬유전자 allele
몸감각 somatosensory
민감기 sensitive period
발달 development
발달계통 이론 developmental systems theory (DST)
발달이정표 developmental milestone
보호요소 protective factor
생애주기 건강발달 모델 life course health development model
생애주기 이론 life course theory (LCT)
성숙 maturation
신경가소성 neuroplasticity
심폐계통 cardiopulmonary system
역량 강화 competence promotion
예방과학 prevention science
예상적 조절 anticipatory control
우발적 조절 emergent control
운동조절 motor control
운동조절 효과기 계통 effector system of motor control
위험감소 risk reduction
위험요소 risk factor
유전 가능성 heritability
유전자형 genotype
유전체학 genomics
자유도 degrees of freedom
자율신경계 autonomic nervous system (ANS)
작업 참여 occupational engagement
작용제 agonist
장애인교육법 individuals with disabilities education Act (IDEA)
제어 매개 변수 control parameter
초기 프로그래밍 early programming
중추신경계 central nervous system (CNS)
진화 심리학 evolutionary psychology
체계적 가족발달 모델 systemic family development model (SFD)
특수 감각 special senses
표현형 phenotype
학습 learning
행동 유전학 behavioral genetics
환경적 제약 environmental constraint
회복력 resilience
후성설 epigenesis
후성 유전학 epigenetics

서론 INTRODUCTION

19세기 또는 그 이전에 어린이 그림을 본다면 21세기의 대부분의 사람들은 그림 속 인물의 비율이 다소 괴상하다는 것을 발견할 것이다(그림 2-1). 20세기 초의 예술에서는 사회 아이들이 성인과 정량적으로 다르다는 공통적인 사회적 믿음이 반영되었기 때문이다. 아이들이 분명히 작다는 사실을 감안할 때 예술가들은 더 작은 차원에서 어른의 비율을 염두에 두어 그렸기 때문에 그림이 비현실적으로 보인다.

1920년부터, 즉 1차 세계대전이 끝날 무렵 인간 발달의 본질을 발견하기 위한 과학적 관심이 생기기 시작했다. 이 분야의 핵심은 지능 및 운동 소질과 같은 요소의 예측에 대한 관심에 기초한 인간 발달을 연구할 수 있도록 한 연방 기금에 근거한다. Charles Darwin의 19세기 저서는 인간은 환경에 적응할 수 있으며 긍정적인 특성이 생존을 향상시킬 수 있다고 주장했다. 20세기부터 현재까지 인간 발달은 질적인 변화에 중점을 둔 연구 분야였다. 다음 장에서 논의되는 인간 발달 주요 이론의 대부분은 초기 몇 년에 중점을 두어 인간이 생애주기 동안 어떻게 변화하는지를 이해하는 데 대한 관심의 증가를 나타낸다.

생애주기 동안의 행동 변화 LIFE SPAN BEHAVIORAL CHANGE

사람은 생애주기 동안, 특히 초기 삶에서 행동의 증가를 필

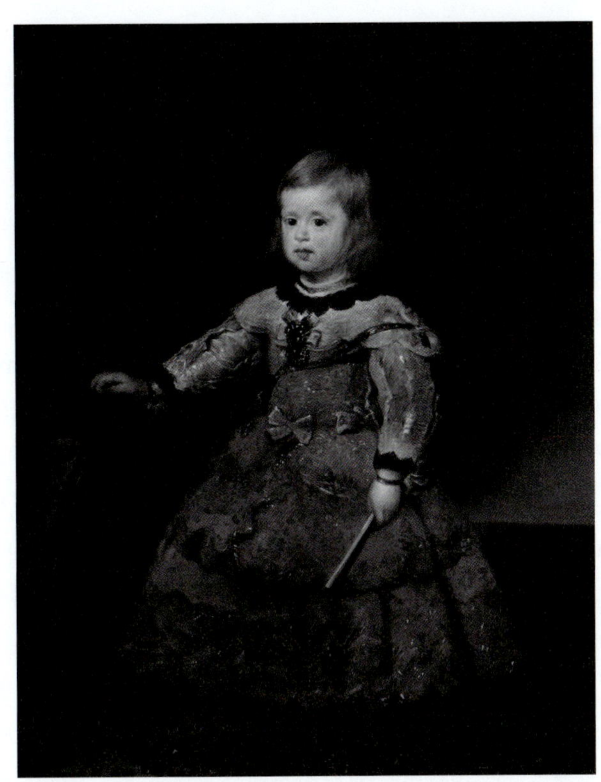

그림 2-1 "Margarita가 3살 아이일 때" Diego Velazquez의 초상화에서 아이는 매우 어른처럼 보인다.

요로 한다. 조직 및 진행의 변화와 관련된 질적인 변경은 성숙으로 여겨진다. 이 교재에서의 **성숙(maturation)**은 시간이 지남에 따라 생물학적, 사회적, 감정적으로 성장하는 개인의 과정을 의미하며, 단순한 수준에서 보다 복잡한 수준의 기능으로 점진적으로 변화한다. 시간의 경과에 따라 발생하는 인간의 양적 변화(신장, 체중 및 신체적 특성의 변화)는 성장으로 분류된다. **발달(development)**의 과정은 걸음마 학습과 같이 성숙 과정 및 성장에 영향을 많이 받는 수행의 변화를 나타낸다(Payne & Isaacs, 2012). 예를 들어, 뇌의 성숙은 조기 행동 습득에, 특히 초기 유아기 동안 중요한 역할을 한다. 다양한 환경적 영향에도 불구하고 모든 신체계통이 충분히 성숙되면 대부분의 아이는 걷기 시작한다. 구르기나 기기와 같이 성숙을 통해 주로 획득된 행동을 **발달이정표(developmental milestone)**라고 한다. 또 다른 주요 발달과정은 환경과의 상호작용을 통해 새로운 행동을 학습하는 것이다. **학습(learning)**은 환경적 노출뿐 아니라 피드백 및 연습과 같은 요소에 따라 달라진다. 학습을 통해 습득한 행동을 일반적으로 기술이라고 한다. 이와 관련하여 작업 참여의 개념은 "자신의 노력, 의욕 및 주의력를 완전히 포함하는 방식으로 작업을 수행하는 사람"(Christiansen & Townsend, 2010, p. 8)이라고 설명된다. 개인이 **기술(skill)**을 학습하고 습득함에 따라 일상생활에서 작업에 참여할 수 있는 방법을 획득한다.

성숙과 학습의 역할에 대한 질문은 전자는 생물학적 진행 과정에 기초하고 후자는 주로 환경적 상호작용에 바탕을 두었는데 이는 초기 발달 이론가들 사이에서 가장 큰 논란거리–선천성–후천성 논란–중의 하나가 되었다. 인간의 본질로 인해 시간이 흐름에 따른 발달 변화를 믿는 이론가들은 인간의 행동이 전적으로 환경에 대한 노출로 인해 발생한다고 믿는 사람들을 직접적으로 반대했다. 비록 모든 행동들은 선천성과 후천성 모두로부터 서로 다른 영향을 받는다는 것에 대한 이해를 통해 이러한 논란은 본질적으로 해결되었지만 20세기 후반, 신경과학과 유전학 연구의 발전으로 인해 이 장의 뒷부분에서 언급할 논쟁이 다시 반복되고 있다.

1930~1950년대까지의 이론에 대한 논쟁의 한 예는 Arnold Gesell, Payne와 Isaacs(2012)의 운동 이론을 들 수 있다. McGraw는 일란성 쌍둥이 Johnny와 Jimmy에 대한 1930년 고전적 연구로 오늘날까지 기억되고 있다. 쌍둥이는 유년기에 걸쳐 관찰되었으며, 한 쌍둥이는 더 큰 자극을 위해 장난감과 같은 것의 기회를 더 제공받았다(McGraw, 1935). 이러한 고전적 연구에서의 몇 가지 중요한 발견은 오늘날에도 여전히 받아들여지고 있다. 예를 들어, 롤러 스케이트와 같은 일부 기술은 조기에 시작할 때 더 잘 배우고 습득되는 것처럼 보인다. 아이들은 직접 타보는 상황에 노출되거나 연습 없이는 롤러스케이트를 타거나 배우지 못한다. 그림 2-2에서 어린 소녀가 스케이팅 기술을 익히는 것을 볼 수 있다. 이러한 기술과 달리 걷거나 기는 등의 기술은 환경 노출에 영향을 덜 받는다. Arnold Gesell은 환경적 경험과 상관없이 발달의 획득이 이루어진다고 강하게 믿었다.

물론 우리가 21세기의 관점에서 발달에 대한 논쟁을 되돌아볼 때 이분법이 없다는 것을 우리는 이미 알고 있다. 유전학에 대한 최신 과학의 발견 및 신경과학은 이러한 논쟁을 해결하기보다는 더 확대시켰다. 예를 들어, 성숙이 집중되는 시기 동안 돌아눕기와 같은 행위 습득은 만약 환경이 극도로 제한되는 경우 영향을 받을 수 있다. 문화 간 연

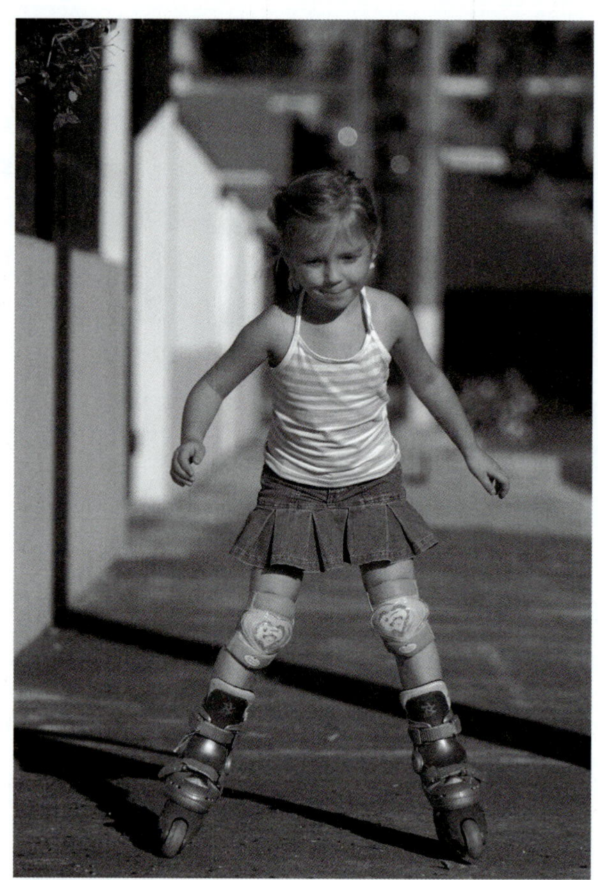

그림 2-2 인라인 스케이트를 타는 것을 배우는 것은 McGraw의 연구에 바탕으로 반복적인 연습이 필요하다. 이러한 기술은 생애 초기에 가장 잘 습득할 수 있다.

구는 유아 보육 실태에 대해 잘 보여준다. 만약에 상대적으로 지지가 잘 되는 환경이라면, 약 1세 때부터 걸을 수 있다. 하지만 매우 제한된 환경에서는 발달이정표가 지연될 수 있다. 마찬가지로, 바이올린 연주와 같은 기술은 분명히 환경적 노출과 습관에 달려 있지만 아주 어린아이라도 바이올린 연주를 배우기 위해서는 어느 정도의 성장과 성숙이 우선되어야 한다는 점에는 이견이 없다.

신경과학과 생애주기에 따른 발달

NEUROSCIENCE AND LIFE COURSE DEVELOPMENT

선천성-후천성이라는 관점에 대한 논란의 핵심 중 하나는 신경과학 또는 신경계의 연구로부터의 얻어지는 정보가 폭발적으로 많다는 점이다. 20세기 후반 인간 두뇌에 대한 기능적 영상 연구는 젊은 뇌가 환경적 영향에 매우 민감하다는 것을 나타내며, 이러한 반응은 인간의 생애주기 동안 지속적으로 감소한다.

모든 신체계통이 삶의 변화를 겪는 동안 중추신경계가 행동의 발달 변화를 좌우하는 핵심 요소라는 점은 의심의 여지가 없다. 이 교재의 목적으로 중추신경계는 즉 뇌와 척수는 두개골과 척주로 덮이면서 보호되는 신경계의 한 부분이다. **말초신경계(peripheral nervous system; PNS)**는 주로 신경 및 신경뿌리로 구성되어 중추신경계의 조절 중추와 근육, 샘 또는 피부와 같이 외부로 연결된 신경과 신경뿌리로 일차적으로 구성되어 있다. **자율신경계(autonomic nervous system; ANS)**는 말초신경계의 부분으로 조절 시스템으로 활동하는데 의식 수준 아래에서 광범위하게 기능하며 내장 기능을 조절한다. 자율신경계는 뇌와 말초신경계의 특수한 부분에 의해 지시받는다. 말초와 연결되는 자율신경계의 부분은 교감신경계와 부교감신경계로 세분화된다. 교감신경계는 "투쟁 도주(fight or flight)" 행위를 제어하며 높은 수준의 각성과 관련이 있다. 반대로 부교감신경계는 소화, 배설 및 성적 기능과 같은 기본적인 생리적 행위를 중재한다.

1960년대 발달의 여러 영역에 대한 연구는 신경과학과 아동 발달 연구를 결합시켰다. 첫 번째로, 언어발달에 대한 연구는 유아 언어의 생물학적 성향을 뒷받침하며, 두 번째로 뇌의 시각적인 부분의 발달과 관련된 노벨상 수상 연구는 행위 발달(Segalowitz & Schmidt, 2003)로 인한 뇌 성숙에 대한 McGraw의 초기 연구를 지지하는데 영향을 끼쳤다. Hubel과 Wiesel(1962)의 후기 연구는 신경가소성에 대한 과학적 발전에 있어서 역시 중요했다. **신경가소성(neuroplasticity)**은 개인의 경험을 통해 변화하기 위한 인간 두뇌의 능력을 나타내는데 그 두뇌에는 가소성(plastic)과 가단성(malleable)이 존재하며 두뇌가 구조적, 기능적으로 변화는 환경적인 경험을 통해 유도된다. 한때 영향력 있었던 주장은 유전자가 뇌 기능을 총괄하는 뇌 성장을 지배함으로써 궁극적으로는 행위를 지배한다는 것이었다(계층적 모델). 그러나 이제는 이 성장 모델이 단방향인 위에서 아래로의 흐름이 아니라는 것이 분명해졌다. 다시 말해, 뇌의 성숙으로 인해 아동이 우연히 어려운 활동에 열중할 때 활동과 관련된 중추신경계의 기능은 이러한 활동에 참여함으로써 수정된다(Segalowitz & Schmidt, 2003). 중추신경계의 연결뿐만 아니라 세포 및 대사기능에 대한 유전적 영향에 대한 역할은 행동 유전학으로 알려진 연구 분야를 발전시켰다. **행동 유전학(behavioral genetic)**은 인간을 포함한 모든 동물에서 행동의 유전학적 역할을 조사하는 연구 분야이다. 행동 유전학자들은 유전된 행동 특성을 연구한다. 인간의 경우 쌍둥이 연구 또는 입양된 사람들에 대한 연구가 가장 흔하다. 발달 행동 유전학의 목표는 신경계에 의해 매개되는 것처럼 유전적 및 환경적 영향이 행동의 발달을 어떻게 이끌어 내는지를 밝혀내는 것이다(Saudino, 2009).

유전과 생애 과정 동안의 발달: 선천성-후천성에 대한 재고

GENETICS AND LIFE COURSE DEVELOPMENT: NATURE-NURTURE REVISITED

2001년에 인간 게놈의 대략적인 초안이 발표되었고, 몇 년 후에는 서열이 완성되었다. 게놈은 세포핵에서 유전자 명령의 전체 집합이며, **게놈학(유전체학, genomics)**은 게놈의 맥락에서의 유전 암호에 대한 연구이다. 유전체학 및 관련 분야의 목표는 생물체가 구성되고 작용하는 방식에 대한 완전한 그림을 완성하는 것이다(Watson, 2003). **유전자형(genotype)**은 세포, 유기체 또는 개인(즉 개인의 특정 대립 유전자 구성)의 유전적인 구성이다. 유기체의 유전자형은 유전자 코드 내에서 전달되는 유전명령이다. 외모와 행동이 환경 및 발달 조건에 의해 변경되기 때문에 동일한 유전자형을 가진 모든 생물체가 동일한 방식으로 보이거나 작용하지는 않는다. 마찬가지로, 비슷하게 보이는 모든 유기체가 반드시 동일한 유전자형을 갖는 것은 아니다.

표현형(phenotypes)은 유기체의 관찰 가능한 특성 또는 특징, 행위 및 행위 산물의 복합체이다. 표현형은 유기체의 유전자 표현의 결과이며 환경적 요소의 영향뿐만 아니라 이 둘 사이의 상호작용에 기인한다. 따라서 유전자형과 표현형이 동일하다면 그 특성은 유전자형에 기인할 수 있다. 그러나 유전자형과 표현형이 서로 다른 범위에서 다른 몇몇 요소들은 표현형의 변화를 설명해야 한다. **유전 가능성(heritability)**이라는 용어는 유전자형에 기인하는 표현형의 다양성을 설명하는데 사용된다(Saudino, 2009).

최근 수십 년 동안 **진화 심리학(evolutionary psychology)**으로 알려진 분야는 점점 더 주목을 받았다. 진화 심리학이란 행동의 원천인 인간의 뇌가 환경 내에서 유기체가 직면하는 반복되는 문제를 해결하기 위해 진화하는 특수한 기전을 갖는다는 개념과 함께 진화 생물학을 심리학에 적용하는 것으로 정의된다(Bjorklund, Ellis,& Rosenberg, 2007). 진화 심리학의 핵심 전제는 행위가 특정 자극 범위에 반응하기 위해 본질적으로 설계된 기전을 반영한다는 개념을 포함한다. 진화 심리학은 단순히 유전적 결정론의 측면에서 현대에 비판받았다. 진화 심리학은 또한 개개인에 보이는 표현형의 엄청난 변화를 설명할 수 없었기 때문에 비판받았다(Bjorklund et al., 2007). 사실 유전자형에 대한 간단한 지식으로부터는 표현형을 거의 예측하지 못했다(Wermter et al., 2010). 이러한 어려움 중 일부는 게놈 자체의 본질로 인해 발생할 수 있다.

인간 게놈 프로젝트(Human Genome Project)는 최초의 완전한 인간 게놈 서열을 완성했다. 이 시기에 수천 개의 인간 게놈의 서열이 밝혀졌으며 더 많은 게놈은 더 낮은 해상도로 매핑되었다. 데이터 결과는 의학 및 여러 과학 분야에서 사용되고 있으며 게놈 연구가 질병의 진단과 치료의 발전으로 이어질 것으로 크게 기대하고 있다. 인간 게놈은 약 2만 개의 단백질 코딩 유전자를 포함하고 있으며, 단백질 코딩 서열은 게놈의 아주 작은 부분(약 1.5%)만을 차지하고, 그 나머지는 비(非)코딩 리보핵산(RNA) 분자, 조절 DNA 서열 및 다른 서열들이 존재한다. 이 코드는 삼중자 서열(triplet sequence) 내에서 아미노산을 코딩하는 뉴클레오티드 염기쌍으로 표현된다. 아미노산은 단백질의 구성요소이다. 주목해야 할 한 가지 중요한 점은 유전자가 기능이나 행동을 직접적으로 부호화하지 않는다는 것이다(Bjorklund et al., 2007). 또 다른 중요한 요소는 유전자가 지속적으로 영향력을 발휘하지 않지만 환경적 효과에 민감한 다른 유전자의 경우 유발요인에 의해 그 스위치가 켜지거나 꺼질 수도 있다. 마지막으로 유전자는 변화거나 변이될 수 있다. **돌연변이(mutation)**는 유기체의 유전자 또는 염색체 내의 DNA 서열의 변화로 부모형(parental type)에서 발견되지 않는 새로운 기질 또는 특성을 생성한다. 의학 유전학에서 광범위하게 연구되는 일반적인 돌연변이 유형은 단일 뉴클레오티드 다형성(single nucleotide polymorphism; SNP)이다. 그 이름에서 알 수 있듯이, SNP 돌연변이는 하나의 염기쌍만을 포함한다. 그러나 그것은 정신건강 장애 또는 암과 같은 질병의 표현형 발현에 엄청난 영향을 미칠 수 있다(Wermter et al., 2010). **맞섬유전자(allele)**는 특정 염색체의 특정 위치를 차지하는 한 쌍 또는 일련의 유전자 중 하나이다. 맞섬유전자는 이미 존재하거나 돌연변이의 결과일 수 있다.

Wahlsten(2003)은 행동과 관련된 유전자의 영향에 대한 연구에 내포된 가능성을 요약했다. "유전자나 환경"은 한때 시대에 뒤떨어진 것으로 여겨졌지만, 장기간에 걸친 뇌의 변화와 숨은 행동은 시간이 지남에 따라 적응된 유전자의 결과라는 일부 주장이 다시 주목받았다. "유전자와 환경의 추가"는 20세기 후반의 타협점이었고 유전적 개념의 기초가 되었다. 즉 총 변화에 대해 유전적 다양성에 기여하는 주어진 어떠한 특징 및 행위는 정량화될 수 있으며 나머지로는 환경적 영향으로 인한 변동성이 동반된다. "유전과 환경의 상호 의존성"을 강조하는 세 번째 접근법은 유전자와 환경 사이의 양방향적 영향을 주장하는 것으로 유명하다. 이러한 사상을 주장하는 학파에서는 결정론이라는 개념이 제거되었다. 오히려 배경(context)의 발달이 이루어지는데 있어서 결정적 특징으로 존재한다. 이러한 배경은 유기체에 작용하는 요소뿐만 아니라 외부 요인이 영향력을 발휘하는 유기체의 생애를 포함하여 광범위하게 해석될 수 있다(Wahlsten, 2003). 예를 들어, 그림 2-3에서 볼 수 있듯이 유전적 영향과 환경적 영향은 건강을 증진시키거나 질병을 유발하는데 같은 목적으로 상호작용할 수 있다. 반면에, 건강한 생활습관 행동은 유전적 영향을 상쇄하고 질병 상태를 감소시킬 수 있다.

Wermter(2010) 등은 유전자-환경 양방향 영향에 대한 주요한 사례를 검토했다. 이들은 표현형 변이가 두 가지 방법 중 하나로 설명될 수 있다는 이론을 세운다. 첫째, 환경적 요소는 표현형의 변화를 유도할 수 있지만 특정 유전자형이 존재하는 경우에만 발생한다. 또는 특정 유전자형은 특정 환경적인 조건에서만 질병을 유발할 수 있다. 예를 들어, 우울증 연구에서 신경전달물질인 세로토닌이 핵심 요소이고 세로토닌을 위한 전달 유전자와 관련된 다형태(polymorphism)가 존재한다. 학대 행위에 대한 초기 환경적 노출은 운송 시스템에 영향을 미치는 특정 맞섬유전자를 지닌 개인에만 영향을 미쳤다.

Wermter(2010) 등은 또한 최근 선진국에서의 주요한 공중보건 문제인 비만과 관련된 유전자 및 환경의 상호작용에 대한 흥미로운 의견을 제시했다. 최근 몇 년 동안 비만의 급증은 생활방식을 포함한 환경적 요소가 분명하게 영향을 미쳤음을 보여준다. 10가지 이상의 유전자가 다른 돌연변이와 관련하여 식욕과 신체 크기를 조절하는 역할을 한다고 보고되는데 당뇨병과 같은 비만 및 관련 질환을 유발시킨다. 두 가지 조건이 겹치지만 칼로리 및 영양 공급의 제한 효과는 개개인에 따른 특정 유전 형태의 맞섬유전자에 따라 비만 및 당뇨병의 표현형에 다른 영향을 미친다(Wahlsten, 2003). 마찬가지로, 비만과 관련된 유전자형의 영향은 환경(**식이요법과 생활방식**)이 유전자형을 도울 때만 발현된다. 신약 개발 연구를 비롯한 건강 분야의 연구자들은 암과 같은 심각한 상태를 포함하여 건강 상태를 어떻게 치료할 것인지에 대한 이해를 발전시킨 후성 유전학의 중요성을 강조한다. **후성 유전학(epigenetics)**은 표현

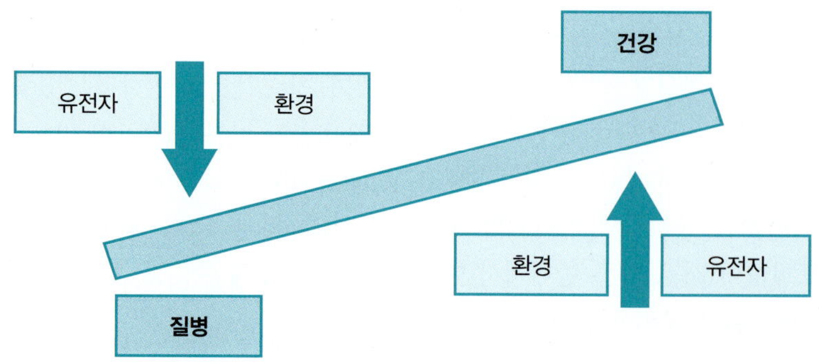

그림 2-3 건강에서의 환경적-유전적 상호작용

형이 환경적 반응을 지시하는 것과 반대로, 개개인의 유전자형이 지배적인 환경에 어떻게 반응하는지에 대한 연구이다. 이러한 변화의 대부분은 개인의 DNA와 RNA의 비(非)부호화된 부분에 발생되는 것으로 여긴다. 유전자가 작동하거나 작동하지 않는 환경적 변화에 대해 완전히 이해할 수 있다면 행위나 약물을 통해 이러한 "(유전자)스위치"를 제어할 수 있고 따라서 예를 들면 개인이 비만 및 당뇨병에 걸릴 수 있는 가능성을 감소시킬 수 있다(Duarte, 2013).

Saudino(2009)가 행동과 관련된 많은 연구설계 및 방법을 요약한 바로는 기질에 유전적 요소가 있음에는 의심의 여지가 없다고 밝혔다. 이것은 형제가 경험하는 것과 같은 공통적인 환경이 기질의 차이를 설명하지 못한다는 것을 의미하며, 이러한 기질적 차이는 유전적 영향에 기인할 수밖에 없다. 기질의 본질에 대한 최근의 리뷰 기사에서, Shiner(2012) 등은 기질과 연관된 일생 동안의 영향을 해석하기 위한 패러다임으로 "차별적 감수성(differential susceptibility)"에 대한 개념을 소개한다. 이 저자는 차별적 감수성을 "적응의 장점"이라는 개념으로 확장하여 정의내리며, 일부 특성(예: 두려움 없음)은 특정 환경에서 긍정적 적응을 가져오고 다른 환경에서는 부정적인 적응을 초래할 것임을 의미한다. 이들 작가는 행위에 대한 유전적 및 환경적 영향에 대한 향후 연구에서는 위험성과 탄력성 평가를 통해 차별적 감수성이라는 개념을 포함시켜야 한다고 결론을 내린다. Guerra와 Leidy(2008)는 아동기 공격성 연구의 최근 발전에 대해 요약하면서 소규모의 공통된 환경적 기여와 함께 적당한 유전적 그리고 공통되지 않은 환경적 영향을 기록한 많은 연구들이 존재한다고 언급했다. 즉 불쾌한 환경에 놓일 때 호의적이지 않고 비양심적인 기질 특성을 가진 개인이 폭력적인 행동을 일으키기 쉽다는 것을 의미한다. 유전학과 환경 사이의 이러한 상호작용 효과를 양측 모두에 반영하는 행위의 여러 측면에 대한 많은 문헌이 존재한다.

발달계통 이론
DEVELOPMENT SYSTEMS THEORY

발달이론은 전통적으로 시간의 경과에 따른 행동의 변화를 설명하고, 예측하고, 영향을 미치는 시도로 여겨져 왔다. 앞선 논의에서 분명히 알 수 있듯이 인간 발달을 설명하기 위해 단순히 계층적 시도를 하는 것은 시대에 뒤떨어진 것으로 간주된다. 대신에 시스템의 개념은 인간의 행동과 건강에 영향을 주는 상호작용의 복잡성을 해결하기 위해 많은 상황에서 적용되었다. 이전에 논의된 여러 과학적 진보를 통합하려는 생물학적 발달 및 생물학적 진화 모델들에서 종종 **발달계통 이론(developmental systems theory; DST)**이라는 용어를 적용하였다. 발달계통 이론은 생물학을 통한 설명이 유전자와 자연선택보다 더 많은 요인이 포함되어야 한다는 관점에서부터 현대의 진화 이론이 생애 과정의 본질을 완전히 잘못 이해하고 있다는 관점에 이르기까지 다양한 입장을 수용한다(Oyama, Griffiths, & Gray, 2001). 이 이론은 발달과정에서 유전자, 환경 및 후성 인자의 동시다발적 기여를 강조한다. 발달계통 이론은 관계적 상호작용에 의한 선천성-후천성 논란을 해결하려는 시도로 알려졌다(Lerner, 2002). 즉 여러 개인적 단계(유전적, 신경적 및 행동적)와 여러 환경적 단계(물리적, 사회적) 사이의 상호작용은 시간이 지남에 따라 발생하고 그 결과로 인간은 더 성숙한다. **후성설(epigenesis)**은 유기체의 발달이 상대적으로 비구조화된 상태에서 더 체계적인 상태로 이동함에 따른 발달과정에서의 차이를 설명한다. 후생적 발생 동안 유기체의 작용은 자기 자신의 발달에 영향을 끼친다. 예를 들어, 아이가 좋아하는 이야기를 읽어줄 때 집중한다면 이 집중하는 과정은 주의를 기울이는 데 필요한 신경 기전을 향상시킬 것이다(Bjorklund et al., 2007). 발달계통 이론에 대한 전반적인 개요가 이 책에서 제시된다. 발달계통 접근법을 활용하기 위해 더 많은 특수한 접근법들이 존재한다.

운동조절의 시스템 이론
SYSTEMS THEORY OF MOTOR CONTROL

인간 기능의 정신운동 영역은 20년 이상 시스템적 관점에서 관찰되어왔다. 사실, 발달계통 이론은 동적 계통 이론보다 전에 또는 비슷한 시기에 존재했다. 동적 계통 이론은 물리와 수학 분야에서 발전하였으며 복잡한 입자의 자율형성을 지칭한다. 이 이론은 복잡한 동적 계통의 장기적인 질적 행동을 다룬다. 원래의 이 이론은 행성의 궤도와 전자회로의 움직임과 같이 주로 기계적인 시스템 운동을 다루었다. **동적 계통 이론(dynamical systems theory)**은 인간 발달과 수행의 연구와 관련된 많은 다른 분야로 흡수되었다. 특히 동적 계통 이론은 최근 인간 발달의 측면을 설명하기 위해 사용되었다(Miller, 2009). 이러한 체계 내에서 인간 발달은 일정하고, 유동적이며, 우발적 또는 비선형적이며, 다차원적인 것으로 본다(Spencer et al., 2006).

동적 계통 이론은 Esther Thelen, Thelen과 Bates(2003)에 의해 책에서 광범위하게 논의되었다. 인간 발달의 바탕에, 동적 계통 이론은 행위가 자기 조직화되며 그들이 활동하는 환경이나 상황에 따라 어떠한 행위가 나타날 것이라는 점을 강조한다. 유아의 움직임과 운동학습에 관한 Thelen의 연구는 임상에서의 작업 및 물리치료 적용에 큰 영향을 끼쳤다. 이 교재의 다음 장에서 발달의 배경에 대한 그녀의 연구에 대해 언급할 것이다. 발달 및 이론에 대한 이 논의가 중요한 이유는 동적 계통 이론의 움직임이 어떻게 생성되는지, 즉 이 분야에서는 **운동조절(motor control)**로 알려진 것에 대한 신경과학적 연구에 자주 적용되었기 때문이다. 발달 및 운동조절의 동적 계통적인 관점에는 예전 모델과 구분되는 세 가지 중요한 특징들이 존재한다. 첫 번째는 어떠한 시점에 행동은 여러 복잡한 계통의 다양한 상호작용의 결과라는 발상이다. 이러한 상호작용은 제어 매개 변수 및 환경적 제약에 따라 발생한다(Kamm, et al., 1991). **제어 매개 변수(control parameter)**는 과제가 실행될 때 존재하는 하나의 조건으로 동적 계통 이론 내의 하위 시스템 중 하나인 변화 함수가 될 수 있다. **환경적 제약(environmental constraint)**은 동적 계통 이론 내에서 행동이나 진행을 느리게 하고, 제한하거나, 방해하는 환경에서의 어떠한 요소이다.

두 번째로, 동적 계통은 시간에 의존한다. 이 경우, 시간은 인간의 나이 또는 인간 발달의 궤도 내에서 그 사람이 어디에 위치하는지라고 생각할 수 있다. 개인의 현재 운동수행 능력은 과거의 경험과 미래의 잠재적 경험에 대한 인식을 제공한다.

독자가 이해해야 하는 동적 계통 이론의 세 번째 특징은 동적 계통이 비교적 안정적이며 계통의 안정성을 돕는 제어 매개 변수를 포함한다는 점이다.

운동에 관한 중추신경계의 명령 패턴을 나타내는 운동 프로그램의 생성은 지시에 의해 생성되지는 않지만 환경 내에서 무엇이 진행되는지에 따라 유연해야 한다. 예를 들어, 초인종을 울리는 과제를 생각해보자. 중추신경계에 대한 한 가지 선택 사항은 단순히 팔을 높이 들어서 앞으로 뻗어 검지손가락 끝이 버튼에 닿아야 한다는 점이다. 그러나 사람이 무거운 상자를 들고 있는 상황을 고려해보라. 이 경우 버튼을 누르는 과제는 공간 내에서 신체를 움직임으로써 수행되므로 개인은 팔꿈치로 초인종을 누르게 된다. 이 예에서 제어 매개 변수는 무거운 상자를 들고 있는 것이다. 운동 프로그램은 유연하고 여러 계통에서 어떠한 상황이 발생하는지를 기반으로 나타난다. 물리학 분야와 공통된 정의를 적용하여, 동작을 완전히 특정하는 데 필요한 범위의 최소한의 수를 **자유도(degrees of freedom)**라고 한다.

환경적 제약은 움직임을 형성하고 일반적으로 자유도를 한정시키는 것을 돕는 광범위한 환경 조건이다. 앞선 예에서 손을 사용해서 벨을 누르지 못하는 것이 제약이 될 수 있다. 왜냐하면 움직임의 선택이 제한되기 때문이다. 앞에서 논의한 바와 같이, 계통 이론에서 중추신경계는 더 이상 인간의 운동기능을 위한 주요 결정인자가 아니라 오히려 운동행동을 중재하는 핵심 하위 시스템 중 하나이다. 마찬가지로 시스템 처리의 결과는 확률론적이지 결정론적이지 않다(Shumway-Cook & Woollacott, 2012).

동적 계통 이론의 두 번째 주요 요소는 행동의 **우발적 조절(emergent control)** 개념이다. 즉 개인은 현재의 조건을 충족시키기 위해 무수한 방법으로 과제를 변경하게 된다. 우발적 조절은 **예상적 조절(anticipatory control)** 개념과 함께 발생한다. 즉 운동 프로그램은 환경과 상호작용하기 전에 조절된다는 것을 의미한다. 예를 들어, 누군가 당신에게: "상자를 들어 올릴 때 조심하세요. 아주 무겁습니다!"라고 한다면 운동 프로그램은 상자가 비어 있을 것으로 예상했을 때보다 팔다리를 더 뻣뻣하게 하고 더 많은 근육을 긴장시킬 것을 지시한다. 게다가 계통학적 관점에서의 행동은 자기 조직화된다고 여겨진다. 이 개념은 계통 간에 매우 복잡한 상호작용이 존재함을 암시하며, 이는 행동 결과를 발생하기 위해 무한한 방법으로 동시에 작용한다(Kamm et al., 1991). 그림 2-4는 발달계통 이론은 계통 이

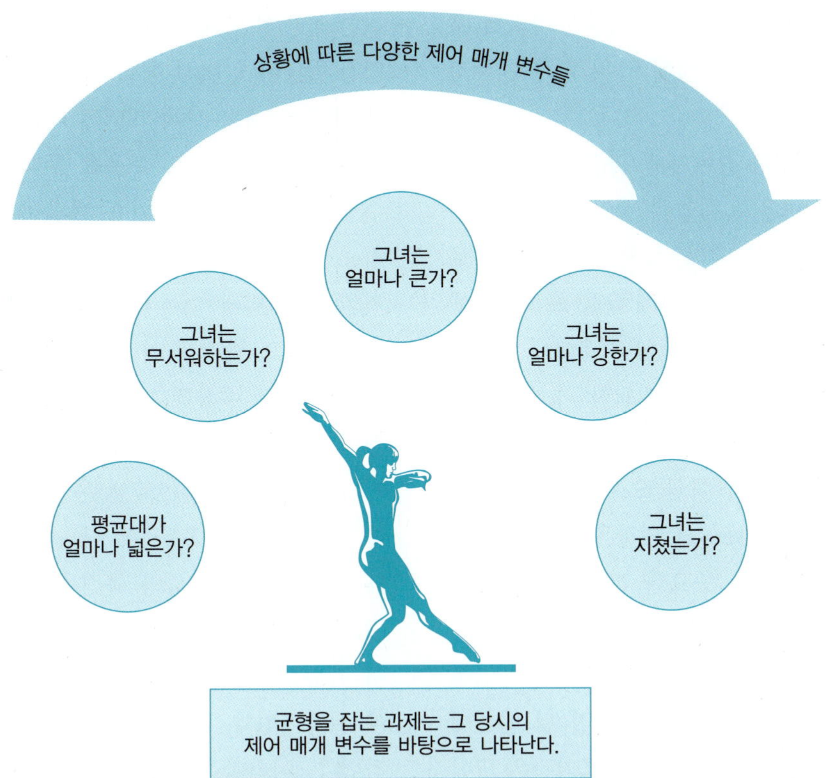

그림 2-4 시스템 이론은 여러 시스템(계통)들의 상호작용을 나타내는데 여러 개의 원과 평균대 위에 균형을 잡는 행위를 우발적인 과제로 표현했다.

론의 공통된 설명을 나타내는데 주어진 시스템 내에서, 이 경우 운동 과제에서 작용하는 서로 연결되는 일련의 순환 고리 또는 제어 매개 변수를 보여준다.

동적 계통 이론은 정신운동의 행동을 결정하는 데 중추신경계 이외에 시스템 및 하위 시스템의 중요성을 다룬다. 운동 행동을 실행하는 핵심 시스템 중 하나는 근골격계 시스템인데 **운동조절 효과기 계통(effector system of motor control)**으로 알려져 있다. 근골격계가 어떻게 작용하는지에 대한 구체적인 매개 변수는 하나의 메시지로 코딩되는데 이를 운동 프로그램이라고 하고 중추신경계에서 척수로 보내져서 근육으로 전달된다. 근육은 이 프로그램에 따라 작용한다. 예를 들어, 운동 프로그램은 주동근과 길항근의 상반수축 대 동시수축의 정도를 정한다. 주동근은 주된 운동을 담당하며 예를 들어 그림 2-5에서 볼 수 있듯이 위팔두갈래근은 팔꿈치 굽힘근의 주동근이다. 위팔세갈래근은 팔꿈치 굽힘근의 길항근이 된다.

운동 프로그램에 의해 정해진 수많은 상반억제가 존재할 때 팔꿈치 굽힘근(위팔두갈래근)은 팔꿈치를 펴는 동안

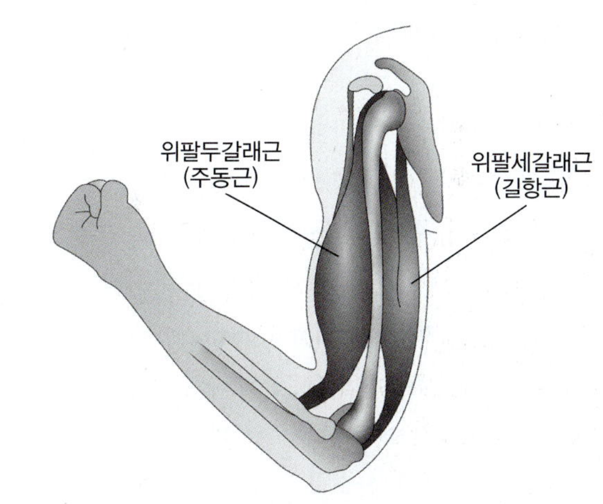

그림 2-5 이 그림에서 팔꿈치 굽힘근인 위팔두갈래근이 활동한다. 팔꿈치를 굽히는 동안 길항근인 위팔세갈래근은 상반억제된다.

상대적으로 억제되며 팔꿉관절이 유연하게 펴지도록 한다. 상대적으로 유연한 팔꿉관절이 요구되는 과제 중 하나는 바이올린 연주이다. 하지만 중추신경계가 길항근에 많은 양의 동시수축을 정할 때 관절은 상대적으로 뻣뻣해진다. 상대적으로 팔꿈치가 뻣뻣해지는 과제로 뜨거운 물이 가득

담긴 냄비를 들어 올리는 것을 예로 들 수 있다. 따라서 운동 프로그램은 관절의 뻣뻣함을 조절하기 위해 근육 수축 정도 및 패턴을 정한다.

근육에 의해 실행되는 것과 같이 운동 프로그램을 통해 조절되는 운동의 다른 측면은 움직임의 힘(force) 또는 긴장, 시간(timing) 및 방향의 정도이다. 물론, 근육은 관절로 연결된 뼈대계통을 통해 작용하기 때문에 운동 프로그램에 영향을 끼칠 수 있다. 근수축에 의해 힘이 지렛대에 적용됨에 따라 뼈와 관절은 실제로 지렛대의 정교한 시스템을 형성한다.

감각기능은 또한 운동조절의 핵심 요소이다. 시력 및 청력과 같은 **특수감각(special sense)** 기관은 환경 제약에 대해 알려주고 운동결과에 대한 중요한 피드백을 제공한다. **몸감각(somatosensory)** 계통은 피부에 위치하여 촉각, 압각, 통각 및 온각에 대한 정보를 제공하는 감각수용기를 포함한다. 고유수용감각기는 근육, 힘줄, 관절 및 인대에 위치한 감각수용기이다. 속귀에 존재하는 안뜰기관은 또한 기능적으로 고유수용감각계이다. 고유수용감각기는 우리에게 공간에서의 신체의 위치와 움직임에 대한 정보를 제공한다. 기능의 운동 영역을 중재하는 데 중요한 역할을 하는 것 외에도, 감각계는 또한 인지 및 정서적 영역에서 중요한 역할을 한다. 감각 입력을 받아 처리하는 능력은 모든 행동 영역에서 중요하며, 반대로 이 능력의 부족은 세 가지 행동 영역 모두에 영향을 끼친다.

행동 중재에서, 특히 운동 행동에서의 또 다른 중요 생리학적 계통은 심폐계통이다. 심폐계통은 심장과 폐로 이루어져 있다. **심폐계통(cardiopulmonary system)**은 모든 기관에 산소를 포함한 혈액을 공급하여 정상적인 기능을 하도록 한다. 심폐기능이 정상적일 때 운동조절계는 과제를 수행하는데 필요한 산소를 보유한다. 근육의 생리기능은 정상이지만 심폐기능이 손상된 경우 운동조절의 문제를 야기할 수 있다. 운동조절의 맥락에서, 심폐계통은 운동 수행의 지구력을 돕는다.

가족 체계론 FAMILY SYSTEMS

기능의 인지적, 정서적 영역으로 돌아가서, 가족은 개인을 위한 필수적인 배경 요소이다. 가족은 모든 삶의 단계 동안 인간 발달에 있어서 핵심적인 특징이다. 가족 및 가족 형성에 대한 이해는 전체 개인에 대한 시각을 제시하고 개인이 사는 동안의 압박 및 도움을 문맥상 적절히 이해하는데 필수적이다(그림 2-6). **가족 발달이론(family development theory)**은 시간이 지남에 따른 가족의 진화를 강조한다. 초기의 가족 발달 이론가들은 모든 가정이 동일한 방식으로 발전하고 또 발전 중인 가정은 이미 정해진 단계를 밟아 나갈 것이라고 주장했다(Laszloffy, 2002). 가족 발달의 핵심적인 정의는 개인보다는 가족에 초점을 맞춘다는 점이다.

Duvall의 모델(1957년)은 가족 발전의 8단계를 정의했다. 이 8단계는 표 2-1에 나타나 있다. 이 이론은 전 세계 대다수의 가족 형성의 특징을 가족 생애주기로 설명한다(Berk, 2010). Duvall의 모델은 개개인별 가족 생애주기에서 가능한 변화나 다양성을 설명하지 않았기 때문에 시대에 뒤떨어진다. 또한 이 모델은 한 세대 내의 가족만을 고려했다. 이러한 한계에도 불구하고, Duvall의 가족 생애주기에 대한 설명은 성인의 발달에 있어서 스트레스 및 영향력을 고려할 때 유용한 지침이 된다.

체계적 가족발달 모델(systemic family development model; SFD)은 시스템 이론에 기초한 과정 중심 모델이다. 이 모델은 모든 가정이 공통된 발전 과정을 공유한다는 것을 인정한다. 그러나 개별 가정 내에서 이 과정이 어떻게 나타나는지에 차이가 있다. Laszloffy(2002)는 SFD 모델에서 모든 가족이 경험하는 공통적인 과정은 "스트레스 요인

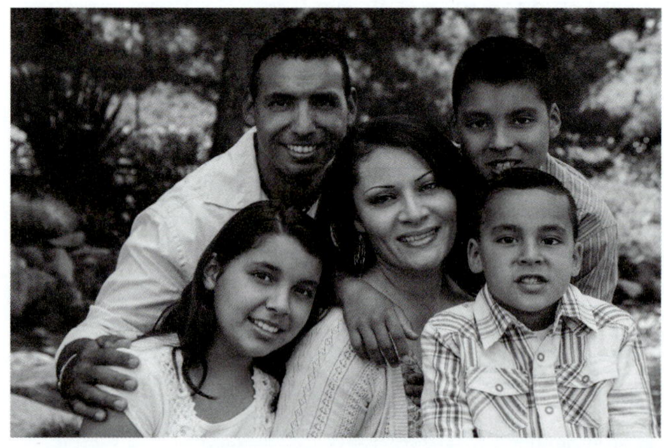

그림 2-6 개개인이 인격을 형성하는데 가족은 중요한 역할을 한다.

표 2-1 가족 생애주기의 과정들

단계	발달 과제
1단계: 가족으로부터의 기본적인 경험들	부모, 형제, 또래 친구들과의 관계 유지 중등 교육 이수
2단계: 집으로부터 벗어나기	부모로부터 근본적으로 자신을 분리 부모와 성인 대 성인의 관계 형성 또래와 친밀한 관계 형성 일을 시작하고 직업관을 형성 경제적인 독립
3단계: 결혼 전 단계	배우자 선택 연애 경험 형성 다른 누군가와 가정을 이루는 것을 선택
4단계: 아이 없는 부부 단계	현실적으로 그리고 정서적으로 함께 사는 방법을 발전시킴 가족 및 또래와의 관계를 배우자에게 맞춤
5단계: 어린아이가 있는 가정	아이를 위한 공간을 만들기 위해 가족 시스템을 인식함 부모로서의 역할에 적응하고 발전시킴 부모 및 조부모로써의 역할을 위해 가족 간의 관계를 인식함 또래 간의 관계를 형성시키기 위해 자녀를 도움
6단계: 청소년이 있는 가정	청소년인 자녀에게 더 많은 자유를 허용하게 하기 위해 부모 자식 간의 관계를 조정함 중년으로서의 관계 및 직업적인 문제에 집중하기 위해 가족 간의 관계를 조정함 가정을 돌보는데 책임을 짐
7단계: 자녀를 독립시킴	자녀와 성인 대 성인의 관계로 조정 부부로서 살아가기 위해 다시 적응함 가정 내 사돈 집안 및 손자를 받아드리기 위해 적응함 가족의 장애 및 죽음에 대처하기
8단계: 후기 가정생활	스스로 또는 다른 이들의 신체적 능력 감소에 대처 가정을 유지하기 위해 자녀의 역할이 중요해지는 것에 적응함 어르신으로서의 지혜로움 및 경험에 가치를 둠 배우자 및 친구의 죽음에 대처함 죽음, 삶을 돌아보고, 회상하며, 정리하기 위해 준비하기

(가족 체계에 힘을 가하여 변화시키고 적응하도록 압박을 가하는 현상)"(발달계통 이론 p. 7)이라고 주장한다. 변화와 적응 과정의 최종 결과는 발전으로의 전환이다. 한 가족이 전환에 성공할 때 가족 역할과 관계의 변화는 필연적으로 발생한다. SFD 모델의 강점으로 이 모델은 가족이 하나의 세대 수준으로 줄일 수 없고 복잡하고 다양한 세대가 존재한다고 가정한다.

시스템과 건강: 생애주기 이론과 건강 발달 모델

SYSTEMS AND HEALTH: LIFE COURSE THEORY AND HEALTH DEVELOPMENT MODEL

시스템 이론 및 발달, 동적 및 가족 체계와 같은 다양한 응용 프로그램은 현재 큰 지지를 받고 있다. 많은 새로운 이론들의 그 기초는 시스템 이론과 밀접하게 연관되어 생겨났다. 그러한 이론 중 하나는 **생애주기 이론(life course theory; LCT)**으로 알려져 있다. 생애주기 이론은 사람들의 삶, 구조적인 배경, 사회 변화를 연구하는 종합 패러다임이다. 저자는 Lu와 Halfon(2003)이 설명한 인간 발달,

삶의 질, 요즘 건강 트렌드인 유년기 비만, 천식, 당뇨병, 발달 및 행동 문제를 모두 고려하기 위해 생애주기 이론(LCT) 패러다임을 사용할 것이다. 생애주기 이론은 주로 그 이론의 네 가지 핵심 원칙을 요약한 Glen H와 Elder, Jr에 영향을 받았다. 첫 번째, 시간과 장소의 변화에 따라 인간 발달이 일어난다. 둘째, 인간의 삶은 특정 시점에 발생한다. 예를 들어, 선진국에서 전체 지능지수는 지난 100년 동안 9~12포인트 상승했는데 이를 플린효과라고 한다. 이는 2012년에 태어난 사람이 1912년에 태어난 사람보다 지능이 더 높게 측정될 가능성이 있음을 의미한다. 이러한 변화는 오로지 유전적 변화에 기인한 것 같지는 않다. 따라서 지난 세기 동안 교육, 건강 및 영양은 이러한 변화의 가장 중요한 역할을 해왔다(Watson, 2003, p. 381). 세 번째로, 인간 발달과 사회적 현상 사이의 상호작용을 들 수 있다. 예를 들어, 후기 산업혁명 사회의 초기에 몇 년을 지내는 것은 한 사람의 삶의 과정에 영향을 미칠 수 있다. 마지막으로, Elder는 선택을 일생 동안의 발달에 영향을 미치는 매개 변수로 여긴다. 예를 들어, 개인은 예술 특성화 학교와 같은 교육 시스템에 배치될 수 있으며 이는 사람에게 평생 동안 영향을 끼칠 수 있다(Elder, 1998; Lerner, 2002). 발달계통 이론의 일부로서, 생애주기 이론은 최근 미국의 보건 정책에 큰 영향을 미쳤다.

2010년 미국 보건복지부 소속 모자(母子)보건국(MCH)은 체계를 구성하기 위한 생애주기 모델이라는 책을 발표했다. 생애주기 모델을 적용함으로써 제기되는 결과는 개인 및 대중의 건강을 극대화하는 정책을 펼치는데 도움이 된다(미국 보건복지부USHHS, 2010a).

이 정책 방침서의 이론적 토대는 건강의 형평성 및 불균형과 같은 문제에 대한 논의와 함께 어떻게 생물학적·환경적으로 상호작용하는지에 대한 최신 지견이다. **생애주기 건강발달 모델(life course health development model)**(Halfon & Hochstein, 2002)은 무질병보다 건강이 더 중요하며 이 책의 바탕이 되는 기본 전제인 생애주기에 대한 다양한 결정요인에 의해 영향을 받는다고 주장했다.

모자 보건국에서 생애주기 이론(LCT)과 관련된 생애주기 건강발달 모델을 시간 경과에 따른 사람들의 건강과 질병 패턴을 조사하고 설명하는 방법을 통해 조사하였다. 생애주기 이론은 연구자가 개인 및 인구의 잠재력을 최대한 발휘할 수 있는 능력에 영향을 미치는 요소를 밝혀내는데 도움이 되는 도구이다. 또한 인구 집단 전반에 걸친 건강불균형 지속의 이해를 위한 도구 역할을 한다. **건강불균형(health disparity)**은 질병의 발생률, 건강결과 또는 인종, 민족, 사회경제적 집단의 차이를 포함한 서로 다른 인구 전반의 건강 및 의료서비스의 차이를 나타내고 다른 인구 집단의 건강 및 보건 서비스의 질의 차이를 나타낸다. 발달계통 이론은 건강한 사람들로 알려진 국내의 최신 공중보건 의제에서 건강불균형을 "사회적, 경제적·환경적 어려움과 밀접하게 관련되어 있는 특정 유형 간의 건강상 차이로 정의한다. 건강불균형은 인종 또는 민족 집단, 종교, 사회경제적 지위, 성별, 나이, 정신건강, 인지, 감각 또는 신체적 장애, 성적 지향 또는 성별 정체성, 지리적 위치 또는 기타 역사적 특징과 관련된 차별과 연관 지어서 부정적인 영향을 끼친다[미국보건복지부(USHHS), 2010b]. 1장에서 제시된 ICF와 마찬가지로, 발달계통 이론은 건강한 사람들은 건강을 단순히 질병이 없는 것 이상으로 생각한다. 결정요인은 결정에 영향을 주는 요소이다. 건강에서의 결정요인에는 생물학, 유전학 그리고 사회경제적 지위 및 건강관리에 대한 접근(미국보건복지부, 2010b)과 같은 요소가 포함된다. 발달계통 이론의 건강한 사람들은 본문 발달계통 이론 장에서 자세히 다룰 것이다. 생애주기 이론은 인간 발달에 대한 심층적인 이해를 포함하고 사회 내 인구 집단의 건강불균형으로 이어질 수 있는 개인적 및 사회적 요소를 고려한다. 공중보건의 새 의제와 함께 생애주기 이론은 광범위한 사회, 경제 및 환경요인을 인구집단 전반의 지속적인 불평등 문제의 원인이 될 수 있다고 생각한다(Halfon & Hochstein, 2002). 생애주기 이론은 ICF에 인구중심적 범위를 제공하며 지역사회의 일부로서 개인에 기본적으로 초점을 맞춘다.

생애주기 이론은 본문 전체에서 다루게 될 몇 가지 중요한 개념을 제시한다. 첫 번째는 **건강 궤도(health trajectories)**라는 개념에 초점을 맞춘다는 점이다. 물리학에서 궤도(trajectory)는 중력이나 물리적 추진력과 같은 외부 힘의 영향으로 전진하는 물체에 의해 형성된 경로이다. 건강에서 궤도는 개인이 성장하고 성숙함에 따라 내적 및 외적 영향을 받을 가능성이 있는 건강 또는 장애에 대한 예측된 패턴이다. 건강 궤도가 시작된다면 개인의 생애 과정을 바꿀 수 있다. 생애주기 이론은 개인뿐 아니라 인구 및 지역사회와 같은 집단의 궤적 또한 고려한다.

조기 프로그래밍(early programming)은 생애주기 이론의 또 다른 핵심 개념이다. 인간 발달과 관련된 책에서 초기 경험이 개인의 미래 건강과 발달을 "프로그램"할 수 있음을 보여준다[미국보건복지부(USHHS), 2010a]. 이 조기 프로그래밍은 개인의 건강에 긍정적 또는 부정적 영향을 줄 수 있다. 중요하거나 **민감기(sensitive period)**가 있다는 인식은 새로운 것이 아니지만, 이러한 인식은 실제의 본래 범위를 넘어선다. 즉 부정적인 사건과 그에 대한 노출이 사람의 생애 과정에 영향을 끼칠 수 있는데 만약 민감한 발달 시기 동안 부정적인 사건이 발생한다면 그 영향은 가장 클 수 있다. 개인의 청력상실을 예로 들 수 있다. 유년기에 청력상실은 언어학습 및 의사소통에 심각한 영향을 끼친다. 인간 언어학습의 민감한 시기는 태어나서부터 6세 사이이다. 청력상실은 언어의 집중적인 학습 시기에서 크게 벗어나게 할 수 있다. 성인기에 얻은 것과 동일한 청력상실은 분명히 개인에게 영향을 미치지만, 언어에 대한 개인의 이해를 제한하지 않을 것이다. 의사소통을 이미 배운 성인은 청각상실을 효과적으로 보상할 수 있다.

건강 궤도에 있어서 민감한 기간을 인식하는 것 외에도 생애주기 이론 모델은 발달 기간 동안 증가하거나 빈번히 발생하는 영향에 기인하는 **누적 효과(cumulative impact)**를 고려한다. 긍정적 그리고 부정적인 누적 경험은 개인의 향후 건강 패턴 및 양식에 영향을 주는 프로그래밍을 일으킬 수 있다. 이 개념은 조기 프로그래밍 개념과 유사하지만 시간이 지남에 따라 자주 반복되는 작은 스트레스 요인조차도 수용한다는 점에서 다르며 개인의 건강 및 발달에 중대한 영향을 미칠 수 있다. 생애주기 이론은 누적 효과와 마찬가지로 위험요소 및 보호요소의 중요성을 강조한다. **위험요소(risk factor)**는 질병에 걸릴 확률을 예측하는 것으로 알려진 가족 및 지역사회 환경의 특성이다. 예를 들어, 부모가 앉아서 잘 움직이지 않고 가족 식사에서 패스트푸드를 자주 먹이는 경우 소아 비만의 위험요소가 된다. **보호요소(protective factor)**는 위험의 부정적 영향에 반하여 긍정적인 영향 또는 완충 작용을 함으로서 한 가정이 건강한 식사를 한다면 또래 및 지역사회의 건강에 해로운 식습관으로부터의 부정적인 영향을 줄일 수 있다. 위험요소 및 보호요소의 영향을 통해서도 건강 궤도가 바뀔 수 있다.

모자보건국(MCH)은 체계를 구성하기 위한 생애주기 모델을 제목으로 하는 미국보건복지부의 생각에 대한 문서에서는 생애 초기에 네 가지 핵심 아이디어로 설명된 핵심 생애주기의 개념을 요약했다.

- 오늘 어떠한 것을 경험하고 어떠한 상황에 노출된 것은 내일의 건강에 영향을 미친다. (시간)
- 건강 궤도는 중요하거나 민감한 기간 동안에 특히 영향을 많이 받는다. (시기)
- 생물학적, 물리적, 사회적 등 광범위한 지역사회 환경은 건강을 유지하는 데 큰 영향을 준다. (환경)
- 유전적 구성은 질병 상태에 대한 보호요소와 위험요소를 모두 제공하지만, 건강의 불평등은 유전학과 개인의 선택보다 그 이상을 반영한다. (형평성) [미국보건복지부(USHHS), 2010a, p. 4].

이러한 특징들에 의해 분명히 밝혀진 바와 같이, 일반적으로 시스템 이론과 특히 생애주기 이론은 **예방과학(prevention science)**이라는 연구 분야를 탄생시켰다. Gest와 Davidson(2011)은 예방과학을 인간 발달, 지역사회 및 임상 심리학, 정신의학, 공중보건, 역학과 같은 영역에 뿌리를 둔 학제 간 분야로 정의내린다. 이들은 정신의학 분야에서 국가가 주도해서 위험감소 및 역량 강화에 집중하는 예를 제시한다. 위험감소는 이름에서 알 수 있듯이 위험요소를 줄이는 것과 관련 있다. **역량 강화(competence promotion)**는 회복력을 높이기 위해 고안된 교육 및 공공보건 정책을 포함한다. **회복력(resilience)**은 스트레스와 변화가 존재하는 동안에도 원하는 결과가 나타남을 설명하는 개념이다. 분열 및 회복의 각 시기를 극복하는 능력은 사람들로 하여금 다음 변화에 더 잘 대처할 수 있게 한다. 예방과학이 유전자-환경 상호작용의 복잡성을 다루기 때문에 일부 저자들은 자연 환경적 요소와 관련된 건강을 반영하기 위해 ICF를 수정할 것을 요구했다(Day, Theurer, Dykstra, & Doyle, 2012). 예방과학은 20장에서 더 자세히 논의할 것이다.

보건 전문가와 인간 발달에 대한 지식
HEALTH PROFESSIONALS AND THE KNOWLEDGE OF HUMAN DEVELOPMENT

공동위원회는 병원 및 병원 부속 의원을 위한 국가 인증기관이다. 1991년에 공동위원회는 환자의 평가, 치료 및 돌봄에 책임이 있는 모든 종사자들이 "연령에 적합한 의료서비스"를 제공할 수 있는 능력을 갖추도록 하는 기준을 발표했다. 그 결과, 그 기준을 준수하는 것을 보여주기 위해 모든 의료서비스 전문가를 대상으로 개발된 교육 프로그램이 필요했다(Haxton & Van Dyke, 1992). ICF의 개념을 생애주기 이론의 개념과 결합하고 공중보건 정책을 수립하기 위한 "건강한 사람들"의 지침에 따라, 미국에서 발전하는 새로운 의료시스템은 삶의 모든 의미 있는 측면에서 개인의 참여를 매우 강조한다. 예를 들어, 뇌성마비가 있는 6세 청소년의 경우 참여는 학교에 다니는 것뿐만 아니라 놀이터에서 친구들과 놀고 그 지역의 레크리에이션 활동을 할 수 있음을 의미한다. 그러나 발달계통 이론에서 허리 통증 환자에게 참여는 생활비를 벌고 자녀가 활동하는 데에 참여하며 가정을 유지하고 배우자와 친밀한 관계를 맺고 의미 있는 여가 활동에 동참하는 것을 의미한다. 중재의 목표를 개별화하는 것은 중요하지만 모든 재활전문가들은 연령에 맞는 평가, 중재, 목표에 대한 일반적인 지식 체계를 가지고 있어야 한다. 이 교재는 이러한 관점을 발전시키기 위한 개요를 제공하고자 한다.

생애주기 이론, ICF 및 시스템
LIFE COURSE THEORY, THE ICF, AND SYSTEMS

이번 장에서 논의한 인간 생애 발달에 적용되는 다양한 시스템 이론은 1장에서 제시된 ICF와 중요한 관계를 맺고 있다. 이러한 관계를 이해하는 것이 재활전문가에게 중요하다. 첫째, ICF와 마찬가지로 모든 시스템 이론은 결과의 단순한 결정요인을 피한다. 오히려 여러 시스템 또는 요인의 동적인 상호작용을 기본 개념으로 삼는다. 즉 질병을 진단받거나 어디에서 태어나는지와 같은 문제가 어떻게 벌어질지는 예측하지 못한다. 동적인 상호작용이 예측 가능한 결과에도 존재한다는 것을 파악할 수 있다. 이러한 점을 이해하는 것이 재활전문가에게 있어서 중요하다. 예를 들어, 다운증후군 아동의 경우 유전자형의 일부에 여분의 21번째 염색체가 존재한다. 하지만 유전자형 수준이 모든 것을 결정하지는 않는다. 다운증후군 환자는 광범위한 측면에서 활동과 참여가 가능할 수 있다. 21번째 염색체가 전체 유전자 코드를 나타내지는 않기 때문에 일부의 경우는 다른 유전적 요인과 관련이 있다. 다운증후군 아동은 학습하기 위해 이용 가능한 신경자극을 극대화할 수 있도록 조기에 중재를 받는 것이 매우 중요하다고 알려져 있다. 예를 들어, 언어 습득을 위한 결정적 또는 민감한 기간은 생애 처음 5년이다. 그림 2-7과 같은 아동이 부모에게 자극이 풍요롭고 지지적인 환경을 조성하는 방법을 가르치는 발달 전문가로부터 적절한 서비스를 받는다면 여분 염색체로 인한 부정적인 영향의 누적은 최소화 될 것이다. 오늘날 다운증후군 아동의 IQ는 보통 0~50년 전의 아동보다 높다(Lerner, 2002). 생애주기 이론에 따르면, 이러한 긍정적인 결과는 다운증후군 아동이 조기 중재가 가능한 곳에서 태어났음을

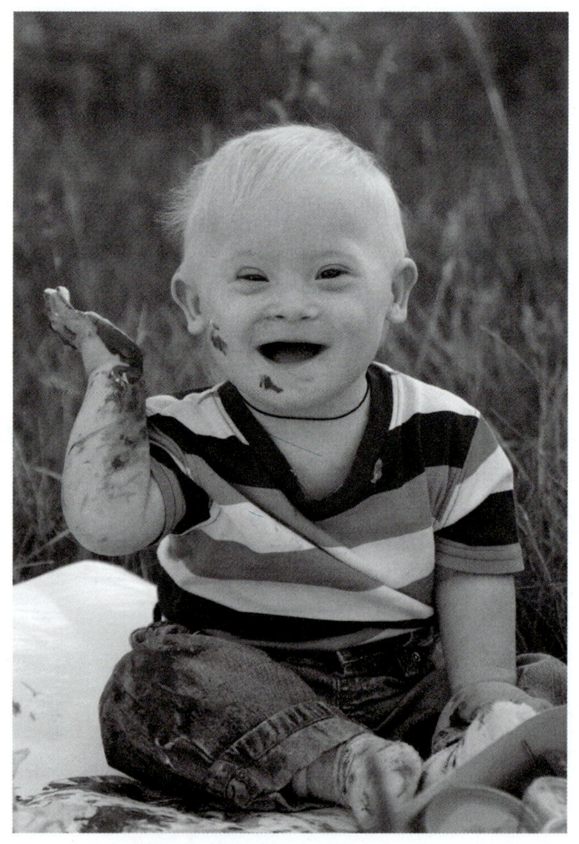

그림 2-7 다운증후군을 가진 이 어린 소년은 조기에 충분한 도움을 제공받는 환경에 있기 때문에 그의 미래는 밝을 것이다.

암시한다.

미국은 **장애인교육법(individuals with disabilities education act; IDEA)**의 일환으로 모든 주에서 어떠한 형태로든 조기 중재 서비스를 제공한다. 이 서비스는 본문 21장에서 논의될 것이다. 장애인교육법(IDEA)은 주 및 공공기관이 장애아동에게 조기 중재, 특수 교육 및 관련 서비스를 제공하는 방법을 규제하는 미국 연방법이다. 그것은 출생부터 21세까지의 장애아동의 교육적 요구에 관여한다. 조기 중재라는 용어를 IDEA에서는 장애의 의미를 최소화하기 위해 조기 프로그래밍이라고 표현했지만, 다른 많은 국가에서도 이름은 달라도 비슷한 법안이 존재한다. 이러한 경우, 정책은 지속적으로 다운증후군 아동을 분리하거나 보호시설에 보낼 수 있다. 국가 정책 및 조기 프로그래밍 모델 외에도 전 세계에 충분한 자원을 지원받는 부모는 수영, 승마, 체조 또는 춤과 같은 프로그램을 통해 특별한 요구를 가진 자녀를 도울 수 있다. 생애주기 이론에서 어린이의 환경을 최적화하는 것은 다운증후군과 관련된 알려진 위험요소를 줄이기 위한 보호요소로 여겨진다. ICF에서 이러한 요소들은 상황적 요소로 간주될 수 있는데, 이는 촉진 또는 억제 중 하나이다. 모든 이론 체계에서 시스템과 이들이 상호작용하는 방식은 다운증후군 아동의 미래를 예측한다. 이러한 아이들과 관련된 건강 및 교육 전문가들은 평생 ICF 및 생애주기 이론의 시스템 및 이론적 체계를 이해하는 것이 중요하다. 이들 전문가들은 잠재적으로 시스템에 영향을 끼칠 뿐만 아니라 그 시스템의 일부분이기도 하기 때문이다.

요약

이 글을 통해 독자들은 일상생활의 발달적 측면과 사회적 측면 모두에서 공유된 경험을 가진 사람들의 집단(cohort)에 중점을 둘 것이다. 작업 참여(occupational engagement)는 발달과정에 따른 개인의 기술과 능력을 반영하는 참여패턴의 핵심이 될 것이다. 작업 참여 패턴과 사회 참여는 건강에 크고 지속적인 영향을 끼친다.

의료서비스 종사자들은 발달 궤도를 긴 안목을 가지고 안정 및 변화 패턴으로 고려할 것을 요구받는다. 발달단계의 전환은 다음 장에서 논의될 것이다. 각 장의 마지막에 나오는 사례는 보건계통의 학생들이 임상적인 배경 내에서 각 장의 정보를 적용해볼 수 있도록 하고 발달 궤도에 대한 이해를 높이는 데 도움이 되도록 하였다. 이 장의 사례는 이러한 패턴을 분명히 보여주는데 도움을 줄 것이다. 두 사례 모두 1형 당뇨병 환자이며 치료 및 생활습관 변화가 요구되는 심각환 질환을 가졌다. 사례 1의 청소년은 그녀의 질병 상태가 또래로부터 그녀를 어떻게 분리시키는지를 보여주며 이는 그녀의 또래에 맞는 주요 발달과정을 반영한다. 두 번째 사례는 고령의 여성으로 60세 전까지 당뇨나 또래와 상관없이 삶의 중요한 역할을 계속해왔다.

살면서 겪는 특별한 일 또는 전환점과 같이 발달의 생애주기 모델은 더 개인적인 영향에 대해 고려한다. 이 교재에서 중점적으로 다루는 살면서 겪는 특별한 일은 주로 손상 및 장애와 관련된 것이다. 비록 손상 및 장애에 대한 예시가 생애주기의 각 장에 제시되지만 가족의 기능에 대한 구체적인 정보와 가정 및 사회적 맥락 내 장애의 영향은 다른 장에서 제시된다. 그리고 예시와 함께 이전 장의 정보와 발달 및 삶의 경험과의 상호작용에 대해 깊이 탐구할 것이다.

사례 1

메러디스(16세)

메러디스는 제1형 당뇨병을 진단받은 16세 소녀로 부모와 함께 살고 있다. 메러디스는 둘째이다. 그녀의 오빠는 고등학교 미식축구 선수이다. 그녀의 부모는 오빠가 경기가 있을 때 참석해서 응원했다. 매러디스의 동생은 8살이고 체조를 매우 잘한다. 메러디스는 플룻을 연주하고 지난 2년 동안 학교 밴드에서 활동했다. 밴드 활동을 좋아했지만 메러디스는 부모님이 그녀가 형제들처럼 체육에 소질이 없는 것에 실망한 것 같이 항상 느꼈다.

메러디스는 심각한 어지러움과 힘 빠짐을 느끼기 시작했다. 이러한 이유로 결국에는 의사로부터 당뇨 진단을 받게 되었다. 메러디스는 혈당 모니터를 보는 법을 배웠고 스스로 인슐린 주사를 놓는 법도 배웠다.

메러디스는 인기 많은 그녀의 형제와 다르게 항상 수줍어했는데 단 한 명의 절친이 있었다. 메러디스는 밴드에 계속 참석할 수 있을지에 대해 특히 밴드 캠프에 참석에 대해 걱정했다. 메러디스는 놀림 받고 어떠한 집단에도 속하지 못할 거라고 걱정했다. 그녀는 정말 남자친구를 사귀고 싶지만 당뇨와 같이 거슬리는 질병을 가진 사람과는 누구도 사귀고 싶지 않을 것이라고 생각했다. 그녀는 점점 더 슬프고 우울해졌다. 하지만 그녀는 본성은 지나치게 성실했기 때문에 혈당과 인슐린을 모니터하는 것에 집착했다.

도움이 되는 질문

생각해 볼 몇 가지 질문들:

1. 메러디스의 나이가 당뇨병 진단을 받고 그녀가 보인 반응의 한 원인이라는 것에 대해 어떻게 생각하는가?
2. 이 교재의 자료를 이용하여 당뇨병에 후성유전학이라는 용어를 접목하라.
3. 당뇨병은 사람들로 하여금 수많은 질병에 걸리게 될 위험에 놓이게 한다. 위험감소, 역량 강화, 회복력을 메러디스의 진단 후 초기 단계에 적용하라. 당신이 보건전문가라면 이러한 개념을 어떻게 적용할 것인가?
4. 엘더(Elder)의 생애주기 이론의 4가지 법칙을 적용하라.
5. 메러디스가 새로운 질병에 대처할 때 가족 시스템은 어떻게 잠재적인 장벽 및 도움이 될 수 있는가?

사례 2

메러디스(76세)

매러디스는 76세 여성으로 자택에 남편과 함께 살고 있다. 그녀는 청소년기 이후로 제1형 당뇨병을 진단받고 지속적으로 인슐린을 투여받고 있다. 청소년이었을 때 메러디스는 당뇨병을 관리하고 그녀의 이러한 상태가 사회활동 및 여가활동에 참여하는데 얼마나 영향을 끼칠지 매우 신경을 썼다. 메러디스는 수년 동안 당뇨병을 매우 잘 관리했고 또한 성인이 되어서도 배우자, 엄마, 주부, 교회 임원이라는 역할을 잘 수행했다. 그녀의 자녀들이 출가한 이후 교회 모임에서 더 많은 시간을 보냈다. 이 시기에 그녀는 당뇨성 망막증으로 인한 심각한 시각장애 및 관상동맥질환을 포함한 장기간의 당뇨 합병증에 시달렸다.

메러디스는 교회에서 원로인데 그녀와 그녀의 남편 대럴은 교회 어르신 활동 프로그램에 적극적으로 참여하고 있다. 메러디스 일반적으로 일주일에 10~12시간을 교회 관련 활동에서 보낸다. 집에서는 대럴은 종종 혼란스러워하며 그녀에게 의지해서 일상적인 활동을 대처하고 이끌어간다.

어지러움이 점점 더 심각해지면서 메러디스는 병원을 찾았다. 이 시기에 그녀는 여러 작은 뇌졸중(부분적 가역성 허혈성 신경학적 결손)의 근거가 될 수 있는 오른쪽 중간대뇌동맥에 경색이 있음을 검사를 통해 알게 되었고 병원에 입원했다. 24시간 내에 일과성 허혈 발작 징후는 잦아들고 그녀의 상태는 안정되었다. 메러디스는 재활과 추가적인 평가를 위해 전문요양시설에 입원하였다. 전문

사례 2 (계속)

요양시설에서의 메러디스는 스스로 걸을 수는 있지만 지구력이 나쁘고 매일매일 스스로를 돌보는 신체활동을 할 수 없고 잦은 휴식이 필요하다. 메러디스는 대부분의 과제를 오른손으로 수행하고 왼손은 일부 활동에 어설픈 도움만 준다. 왼쪽 어깨와 팔꿈치는 약하며 근력 검사에서 보통(fair) 정도의 근력을 가진다. 메러디스는 먼쪽 팔을 오로지 크고 어설프게 움직인다.

매러디스는 집으로 돌아가고 싶어 한다. 그녀는 물건이 어디에 있고 어떻게 작용하는지 잘 아는 집에서 기능을 더 잘 수행할 수 있다고 주장한다. 시력장애로 인해 집에서 스스로 할 수 있었던 식사 및 개인위생과 같은 일을 이제는 도움을 받아야 한다. 메러디스는 목욕하기, 바지 입기, 머리 손질을 위해 중등도의 신체적 도움이 필요하다. 그녀는 집에서 재활 및 도움을 받고 싶어 한다. 메러디스는 자택에 시력장애에 도움이 되는 많은 시설을 갖추어서 이러한 환경에서 기능적으로 충분히 생활할 수 있을 것이라고 생각한다. 또한 메러디스는 스스로를 대럴의 보호자라고 생각하고 그를 혼자 집에 두는 것에 대해 걱정했다. 대럴은 메러디스가 입원한 이후로 식사 배달 서비스를 받고 있다. 대럴은 전에 집안일을 한 적이 없어서 그가 다니는 목사의 말로는 그냥 물건을 쌓아 놓고 있다고 했다.

당뇨병은 매러디스가 재활치료 공간에서 매일 활동하는 능력에 큰 영향을 주고 있다. 상태가 점점 호전되었기 때문에 메러디스는 집안 환경에서 이러한 몸 상태에 적응하기 위한 계획을 세울 수 있었다. 최근의 일과성 허혈 발작(TIA) 전까지 심각한 만성질환에도 불구하고 메러디스는 집안일과 사회활동에 완전히 참여할 수 있었다. 메러디스는 그녀의 질병보다 간병인, 주부, 교회 임원과 같은, 살아가면서 주어진 본인의 역할에 더 가치를 두고 있다.

도움이 되는 질문

생각해 볼 몇 가지 질문들:

1. 매러디스의 사례를 청소년기부터 성인기까지 생애주기 건강발달 모델의 개념에 어떻게 적용시킬 수 있는가?
2. 메러디스는 힘 빠짐과 피로로 인해 걷기가 힘들다. 계단 오르기 또는 세탁하기와 같이 어떠한 선택적 과제를 통해 메러디스의 운동 능력에 시스템 이론의 용어를 적용할 수 있는가?
3. 이 장에서 논의한 누적효과의 개념을 메러디스의 사례에 어떻게 적용할 수 있는가?
4. 1장의 ICF 모델을 이용하여 뇌졸중 전후의 메러디스의 건강 상태를 파악하라.
5. 보건전문가로서 생애주기 이론들과 이 장에서 소개된 메러디스의 사례에서 나타난 여러 관점을 동료들과 논의해보라.

전환점에 대해 말하다

ANNe CroNIN
작업치료사, 교사

보건전문가가 되는 과정에는 해부학, 생리학, 신경생물학 및 기타 많은 매우 복잡하고 기술적인 연구 분야가 필요하다. 우리가 실제 임상 환경에서 전문가로서 처음 고객과 소통하기 시작할 때, 평가 및 서류적인 절차 그리고 특수한 중재 전략의 적용을 통해 신입 치료사들은 고객이 삶의 가치를 되찾고 자신의 삶의 방식에 맞는 기능을 유지하기 위해 어떻게 도움을 줄 것인지에 대해 집중하는데 이는 실전 능력이라고 할 수 있다. 이는 모든 임상가들에게 중요한 문제이다.

몇 년 동안의 임상활동 이후에, 나는 몇 년 전에 클라이언트였던 사람들을 만나기 시작했다. 예전 클라이언트 분들이 재활 경험에 대해 어떻게 기억하는지를 알고 매우 놀랐다. 클라이언트 분들은 치료보다는 자신이 만든 관계, 그들이 배운 정보, 주변 사람들의 태도 등에 에너지를 더 집중했다. 일상생활에서 양말 신기와 같은 과제를 하지 않을 때 몇 시간씩 소요하면서 그 과제를 수행했던 것

전환점에 대해 말하다 (계속)

을 웃어넘길 것이다. 예전 클라이언트들은 또한 치료사가 표시해 놓은 지점을 놓친 위치에 대해서 이야기했다. 한 고령의 여성 클라이언트는 워커를 사용하여 걷기 훈련을 한 물리치료사와 그 클라이언트가 차의 모든 기능을 작동할 수 있다고 확신하고 차의 안전성을 살펴본 작업치료사에 대해 언급했다. 그 클라이언트가 집으로 돌아왔을 때 워커를 조종해서 집 계단을 내려서 창고로 가기가 어려웠고 워커를 차 안으로 들고 타는 것이 불가능해서 워커 없이는 드라이브 스루가 가능한 장소만 운전해 갈 수 밖에 없었다. 왜냐하면 그녀의 워커는 집 창고에서 그녀를 기다리고 있었기 때문이다.

대중교통이 없는 교외 지역에 홀로 살았던 이 여성의 경우, 예전과 동일하게 이동하는데 워커와 승용차를 동시에 사용할 수 없다는 사실은 상당한 장애가 되었다. 고객의 배경 및 생애 단계에 더 큰 관심을 기울였다면 치료사의 목표는 신체적 능력 회복보다는 바깥에서 이동하는 요령에 더 초점을 맞추었을 것이다. 생애주기 모델에서 엉덩이뼈 골절은 이동성의 감소로 인한 고립된 삶의 방식으로 인해 큰 전환점으로 작용할 수 있다. 운전 능력 감소도 유사한 결과를 초래하는 전환점이 될 수 있다. 생애주기에 대한 관점을 얻음으로써 의료서비스 종사자는 고객이 직면하고 있는 전환점을 이해하고 되도록이면 그 부정적인 영향을 최소화하도록 도와줄 수 있어야 한다.

나는 약 20년 동안 의료전문가가 되기 위해 공부하는 학생들을 가르치고 있다. 나는 가르칠 때 되도록이면 많은 임상 사례를 활용하려고 한다. 덕분에 나는 학생들을 위한 많은 사례 연구를 저술하게 되었다. 몇 년 전 창작의 고통을 겪고 있을 때 나는 의학적 배경과 기능적 수행에 대해 동일한 기본 임상 사례를 적용할 수 있고 연령, 가정환경, 사회 및 개인적인 목표 등을 바꿀 수 있으며 전혀 다른 임상적 추론을 할 수 있음을 깨달았다. 문화 및 살면서 겪는 일로부터의 영향은 개인적 관심사 및 삶으로부터 얻는 경험의 질 모두에 대한 초점 자체를 완전히 바꿀 수 있다. 개개인은 자신의 발달 경험을 지속하고 또한 자신의 꿈, 욕구, 가치를 어떠한 평가, 치료 또는 퇴원 계획보다도 더 우선시하는 것이 중요하다.

REFERENCES

Berk, L. (2010). *Exploring lifespan development* (2nd ed.). Prentice Hall.

Bjorklund, D. F., Ellis, B. J., & Rosenberg, J. S. (2007) . Evolved probabilistic cognitive mechanisms: An evolutionary approach to gene X environment X development interactions. In R. V. Kail (Ed.), *Advances in child development and behavior* (vol. 35; pp. 1–36). New York: Elsevier.

Christiansen, C., & Townsend, E. (2010). *Introduction to occupation: The art and science of living* (2nd ed.). New Jersey: Pearson.

Day, A. M., Theurer, J. A., Dykstra, A. D., & Doyle, P. C. (2012). Nature and the natural environment as health facilitators: The need to reconceptualize the ICF environmental factors. *Disability and Rehabilitation, 34*(26), 2281–2290.

Duarte, J. (2013). Epigenetics primer: Why the clinician should care about epigenetics. *Pharmacotherapy, 33*(12), 1362–1368.

Duvall, E. M. (1957). *Family development, 1st edition.* Philadelphia: J. B. Lippincott.

Elder, G. H., Jr. (1998) . The life course and human development. In W. Damon (Series Ed.) & R. M. Lerner (Vol. Ed.), *Handbook of child psychology: Vol. 1. Theoretical models of human development* (5th edition, pp. 939–991). New York: Wiley.

Gest, S. D., & Davidson, A. J. (2011). A developmental perspec-tive on risk, resilience, and prevention. In M. K. Underwood & L. H. Rosen (Eds.), *Social development: Relationships in infancy, childhood, and adolescence* (pp. 427–454). New York: The Guilford Press.

Guerra, N. G., & Leidy, M. (2008). Lessons learned: Recent advances in understanding and preventing childhood aggres-sion. In R. V. Kail (Ed.), *Advances in child development and behavior* (vol. 35; pp. 287–330). New York: Elsevier.

Halfon, N., & Hochstein, M. (2002). Life-course health develop-ment: An integrated framework for developing health, policy, and research. *Milbank Quarterly, 80,* 433–479.

Haxton, R. K., & Van Dyke, P. (1992). Age-appropriate care: A system designed to make it happen. *Journal for Healthcare Quality, 14*(4), 20–23.

Hubel, D. H., & Wiesel, T. N. (1962). Receptive fields, binocular interaction and functional cat's visual cortex. *Journal of Physiology (London), 160*(1), 106–154.

Kamm, K., Thelen, E., & Jensen, J. (1991). A dynamical systems approach to motor development. In J. Rothstein (Ed.), *Movement science* (pp. 11–23). Alexandria, VA: American Physical Therapy Association.

Laszloffy, T. (2002). Rethinking family development theory: Teaching with the systemic family development (SFD) model. *Family Relations, 51,* 206–214.

Lerner, R. M. (2002). *Concepts and theories of human development* (3rd edition) New Jersey: L. Erlbaum & Associates.

Lu, M., & Halfon, N. (2003). Racial and ethnic disparities in birth outcomes: A life-course perspective. *Maternal & Child Health Journal. 7*(1), 13–30.

McGraw, M. (1935). *Growth: A study of Johnny and Jimmy.* New York: Appleton-Century-Crofts.

McGraw, M. (1945). *Neuromuscular maturation of the human infant* (1962 reprint of 1945 edition). New York: Hafner Press, 1962.

Miller, P. (2009). *Theories of developmental psychology* (5th ed.). New York: Worth Publishers.

Oyama, S., Griffiths, P. E., & Gray, R. D. (2001). *Cycles of contingency: Developmental systems and evolution.* Cambridge: MIT Press.

Payne, V. G., & Isaacs, L. D. (2012). *Human motor development: A lifespan approach.* New York: McGraw-Hill.

Saudino, K. J. (2009). The development of temperament from a behavioral genetics perspective. In Patricia Bauer (Ed.), *Advances in child development and behavior* (vol. 37). Burlington, MA: Academic Press, Elsevier.

Segalowitz, S. J., & Schmidt, L. A. (2003). Developmental psychol-ogy and the neurosciences. In J. Valsiner & K. Connolly (Eds.), *Handbook of developmental psychology* (pp. 48–71). London, England: Sage Publications.

Shiner, R. L., Buss, R. A., McClowry, S. G., Putnam, S. P., Saudino, K. J., & Zentner, M. (2012). What is temperament now? Assessing progress in temperament research on the twenty-fifth anniversary of Goldsmith, et al. (1987). Child *Development Perspectives, 6*(4), 436–444.

Shumway-Cook, A., & Woollacott, M. (2012). Motor control issues and theories. In *Motor control: Translating research into clinical practice* (4th ed., pp. 1–20). Baltimore: Lippincott, Williams and Wilkins.

Spencer, J. P., Clearfield, M., Corbetta, D., Ulrich, B., Buchanan, P., & Schöner, G. (2006). Moving toward a grand theory of devel-opment: In memory of Esther Thelen. *Child Development,* 77, 1521–1538.

Thelen, E., & Bates, E. (2003). Connectionism and dynamic systems: Are they really different? *Developmental Science, 6,* 378–391.

Wahlsten, D. (2003). Genetics and the development of brain and behavior. In J. Valsiner & K. Connolly (Eds.), *Handbook of developmental psychology* (pp. 18–47). London, England: Sage Publications.

Watson, J. D. (2003). *DNA: The secret of life.* New York: Alfred A. Knopf, Random House.

Wermter, A., Laucht, M., Schlmmelmann, B., Banaschweski, T., Sonuga-Barke, E., Rietschel, M., & Becker, K. (2010). From nature versus nurture, via nature and nurture, to gene x envi-ronment interactions in mental disorders. *Early Childhood and Adolescent Psychiatry, 19,* 199–210.

U.S. Department of Health and Human Services Health Resources and Services Administration Maternal and Child Health Bureau (USHHS). (2010a). Rethinking MCH: The life course model as an organizing framework. Bureau of Maternal & Child Health. Retrieved from http://mchb.hrsa.gov/lifecourse /rethinkingmchlifecourse.pdf

U.S. Department of Health and Human Services (USHHS). (2010b). *Healthy People 2020.* Retrieved from http://healthypeople.gov/2020/

CHAPTER 3

인간발달의 고전 이론

Classic Theories of Human Development

학습목표

이 장을 끝낸 후 독자는 다음을 할 수 있어야 한다.

- 이론의 적용에 대해 정의하고 설명한다.
- 이론의 분류를 정의하고 정확하게 적용한다.
- 기능 영역에 있어서 주요 고전 발달이론가들의 공헌을 이해하고 설명한다.
- 인간의 다양한 수행 영역에 대한 이론적인 구조를 적용한다.
- 인간 발달을 이해하는데 있어서 이론의 역할에 대해 생각한다.

주요 용어

강화 reinforcement

게슈탈트 학파 Gestalt school

경험주의 학파 empiricist school

고전적 조건화 classical conditioning

구성주의 이론 constructivist theories

근접발달 영역 zone of proximal development

기질 temperament

닫힌회로 이론 closed-loop theory

동화 assimilation

레브 비고트스키 Vygotsky, Lev

로렌스 콜버그 Kohlberg, Lawrence

로버트 시어스 Sears, Robert

로비 케이스 Case, Robbie

머틀 맥그로우 McGraw, Myrtle

메리 아인스워스 Ainsworth, Mary

모델링 modeling

민감기 sensitive period

발달이론 developmental theory

순응 accommodation

스키너 Skinner, B. F. B.F

스텔라 체스 Chess, Stella

아놀드 게젤 Gesell, Arnold

아브라함 H. 매슬로우 Maslow, Abraham H.

알렉산더 토마스 Thomas, Alexander

앨버트 밴두라 Bandura, Albert

에릭 에릭슨 Erikson, Erik

엘레노어 깁슨 Gibson, Eleanor

열린회로 이론 open-loop theory

운동학습 motor learning

운동행동 motor behavior

응용행동분석(ABA) applied behavior analysis (ABA)

이반 파블로프 Pavlov, Ivan

자아실현 self-actualization

자연주의 학파 nativist school

쟝 피아제 Piaget, Jean

조작적 조건화 operant conditioning

존 듀이 Dewey, John

존 보울비 Bowlby, John

존 왓슨 Watson, John

중요한 시기 critical period

지그문트 프로이트 Freud, Sigmund

행동주의 behaviorism

서론 INTRODUCTION

사람들은 어떠한 용어가 지니는 의미에 대한 공통된 생각을 이론(theory)이라고 말한다. 아마도 가장 넓은 의미에서 이론은 어떠한 현상에 대해 설명하는 것을 의미하는 것으로 생각된다. 예를 들어, 어떠한 사람이 왜 특정 유형의 행위가 발생되는지에 대한 이론을 가질 수 있다. 한 개인은 특정 유형의 행위가 발생하는 이유에 대한 이론을 가질 수 있다. 이론은 일반적으로 현상이 어떻게 작용하는지에 대한 일련의 명제 또는 가설을 통해 인간의 행동을 설명하려는 시도로 정의된다. 이론의 목적은 그 현상을 설명, 예측 또는 통제하려고 시도하는 것이다. 그림 3-1에서 볼 수 있듯이 이론은 종종 여러 변수 간의 복잡한 상호작용을 다루려고 시도한다. Thomas(2001)는 인간 발달이론을 요약한 그의 책의 개요에서 중요 변수(critical variables)를 확인하고 이러한 변수가 상호작용하는 방식에 대한 이론을 제시한다. Miller(1983)는 이론이 특정 기준을 충족시켜야 한다는 것에 주목한다. 이 기준은 논리적이고 경험적으로 정확해야 한다. 즉 이는 내부적으로 일관성이 있고 관찰에 의해 검증되어야 한다는 것을 의미한다. 또한 이론은 실험이 가능하고, 관찰된 현상의 넓은 범위를 다루며, 다룰 수 있는 숫자 내의 구조 및 명제를 포함해야 한다. 일반적으로 **발달이론(developmental theory)**은 환경적 경험보다 성숙과 관련된 변화에 대해 상대적으로 더 많이 다룬다. 이러한 이유로 발달 변화는 숙련도, 과거 경험 및 기대되는 능력의 순서 및 유형에 대한 문화적 다양성과 같은 영향에 대한 다른 유형의 변화에 덜 민감한 경향을 가진다. 선천성 및 후천성의 복잡한 상호작용은 비록 초기 발달 연구에서 중요하게 논의되었지만 현재는 하나의 가정으로 받아들여지고 있다.

이론은 일반적으로 사실로 여겨지는 일련의 관찰들을 설명하기 위해 만들어진다. 그러나 이론 자체는 사실이 아니기 때문에 잘못이 입증될 수 있다. 이 장에서 논의된 이론 중 일부도 그 분야에 중요한 영향을 미쳤지만 실제로는

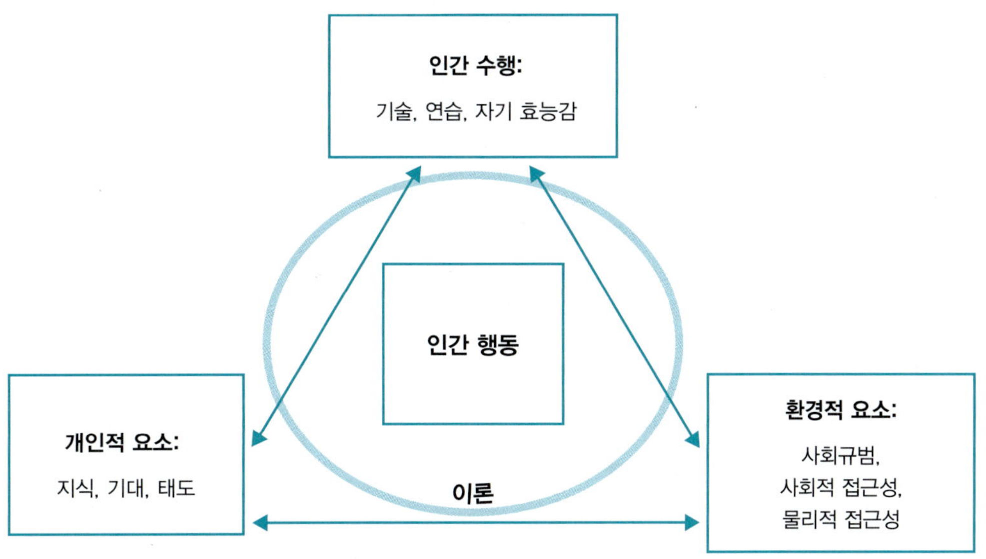

그림 3-1 이론은 여러 요소와 상호작용함으로써 인간의 행동을 설명하려 한다.

오류가 있음이 입증되었다. Piaget와 같은 다른 이론가들은 지식 및 추가적인 연구의 발전에 의해 크게 변화했다. 이 장에서 논의하는 이론은 폐기되지 않고 거부, 개정 또는 강화를 통해 고전으로 여겨지며 그 가치를 계속 유지하고 있다.

환자가 자신의 잠재력을 충분히 인식하도록 돕는 치료사 및 다른 관계자들은 자신들의 중재에 도움이 되는 이론을 종종 적용한다. 1장에서 언급했듯이 이론 자료가 체계화되고 임상에서 기능적으로 해석될 때 이러한 이론은 지식 체계가 될 수 있다. 예를 들어, 어떤 사람이 발달에 관련된 지식 체계에서 주어진 임상 시나리오에 접근할 수 있고 또 어떤 사람은 같은 문제를 학습 관련 지식 체계로 접근할 수 있다.

이론의 분류 CLASSIFICATION OF THEORY

여러 가지 방법으로 이론을 분류할 수 있다. 한 이론이 분류 패러다임 중에 어디에 위치하는지 이해하는 것은 여러 이론들 간 관계에 대한 개념을 형성하는데 도움을 준다. 전통적으로, 발달이론은 다음에 논의되는 바와 같이 분류체계에 따라 분류되고 있다.

선천성 대 후천성 Nature versus nurture

2장에서 논의된 바와 같이 선천성 대 후천성에 대한 분류는 행동에 있어서 유전자가 결정적인지 환경적 경험이 중요한 역할을 하는지에 대한 역사적 관점을 반영한다. 과거에 선천성-후천성은 발달 심리학에서 그리고 심지어 철학에서 중요한 논점이었다. 21세기에는 행동은 선천성 및 후천성 모두로부터의 필연적인 산물이라고 받아들여진다. 하지만 아직까지 학자들은 이 둘의 상대적인 기여도에 대해 논쟁한다. 선천성-후천성 논쟁은 생득-습득, 성숙-학습, 생물-문화, 자연주의-경험주의로 설명되기도 한다(Miller, 1983). 인간 게놈의 연구를 포함한 현대의 과학적 방법들은 2장에서 논의된 것처럼 선천성-후천성 논쟁에 새로운 차원을 제공하는 역할을 하였다.

질적 대 양적 Qualitative versus quantitative

질적 이론은 인간이 어떠한 양적 또는 발달순서보다는 개인의 자질 또는 특징을 기반으로 다른 이와 구별될 수 있다고 주장한다. 예를 들어, 행동 습득의 질적인 본질을 강조하는 이론은 어떠한 시점에서의 행동이 개인의 성숙된 성격을 반영한다고 주장할 것이다. 이러한 특성이 발달하기 전까지 이러한 행동은 관찰될 수 없다. 양적 이론은 행동을 발달의 순차적인 단계로 설명한다. 양적 이론은 발달을 주로 여러 기술을 습득하는 것으로 본다. 따라서 능력의 출현 또는 부족은 단지 충분한 양의 전제 조건 노출이나 기술의 존재 또는 부재와 관련 있다.

안정성 대 불안정성 Stability versus instability

안정성을 강조하는 이론은 사람이 계속해서 그 역할에 따라 기대되는 행동을 하기 때문에 미래의 행동은 현재의 행동으로 예측할 수 있다는 것이다. 행동을 불안정하다고 정의한 이론은 개인의 삶의 각 시점에 다른 법칙이 적용된다. 따라서 인간은 예측할 수 있기 전에 적용 가능한 규칙들을 알아야 한다. 유사한 방식으로 가끔 사용되는 또 다른 분류는 연속성 대 불연속성이다. 연속성은 생애에 걸쳐서 적용할 수 있는 동일한 발달 법칙이 존재한다고 주장하고 불연속성은 생애의 각 시점에 다른 법칙이 적용된다고 주장한다.

환원주의 대 비환원주의 Reductionist versus nonreductionist

환원주의 이론은 수많은 행동이 연결된 작은 행위들이 모인 것이라고 주장하고 비환원주의 이론은 행위를 어떠한 의미로도 분리될 수 없는 합으로 여긴다.

유기체적 대 기계론적 Organismic versus mechanistic

유기체적으로 분류된 이론에 따르면 인간은 환경 내에서 행동하고 그 행동으로 인해 그 환경을 바꿀 수도 있다. 기계론적 모델에서 인간은 환경에 반응하기 때문에 인간의 행동에 의지보다는 환경이 더 중요하다고 여긴다. 기계는 외부의 영향 없이는 스스로 활동할 수 없다. 따라서 그 이름을 기계론적 또 "기계 같이"라고 불렀다(Miller, 1983; Reese & Overton, 1970).

앞서 언급했듯이, 이론을 분류하는 것은 이론들 간의 차이를 비교하게 할 뿐만 아니라 이론가에 의해 정립된 전반적인 개념에 대한 지식을 간략하게 제공한다. 즉 분류는 상호배타적이지 않다. 예를 들어, 기계론적 이론은 또한 환원주의적, 안정적 그리고 양적일 수 있다. 유기체 이론은 불안정적, 비환원주의적 그리고 질적일 수 있다.

이론을 분류하는 마지막 방법은 그 이론이 주장하고자 하는 행동의 영역을 통한 것인데 여기에서는 논의 목적으로 사용될 것이다. 1장에서 언급한 인간 수행 영역은 정서적, 인지적, 정신운동 영역이다. 다음에 언급할 이론들은 수행 영역별로 다양한 배경 내에서 인간의 기능을 설명하고 묘사하며 예측하는 것을 궁극적인 목표로 삼는다.

정동 영역 AFFECTIVE DOMAIN

정동 영역은 감정에 기초가 되는 여러 특징들을 포함한다. 이 영역은 성격, 기질뿐만 아니라 인지 영역의 지적 측면도 일부 포함한다. 이 영역에서는 정동 영역의 이해를 강조한 이론들을 소개할 것이다.

프로이트 이론 Freudian theory

성격 발달을 구체화한 중요한 이론가로 **Sigmund Freud**가 있다. 프로이트는 1856년 모라비아(현재 체코-역자 주) 출생으로 후에 그의 발달이론이 정신분석학파의 기반이 된 오스트리아에서 삶의 대부분을 보냈다. 정신분석이론의 주 개념은 파괴 본능과 사랑 본능의 역동적 갈등인데 후자인 사랑 본능은 리비도(libido)라고 알려져 있다. 프로이트는 인간 정신을 원자아(id), 자아(ego), 초자아(superego)로 구분했다. 원자아는 가장 기본적인 본능과 욕구이며, 자아는 지적 활동과 논리적 사고 및 판단을 통해 적절한 해결책을 찾으며, 초자아는 옳고 그름에 대해 의식하고 인식한다. 프로이트는 꿈을 무의식적인 정신 과정의 반영으로 보아 정신분석의 도구로 꿈의 해석(dream interpretation)을 사용했다.

프로이트는 발달을 질적이고 단계적인 것으로 보았다. 그는 히스테리 증상을 겪고 있는 여성에 대한 임상 연구를 근거로 아동발달이론을 제시했다. 프로이트는 5세 이전의 아동발달을 구강기, 항문기, 남근기의 세 단계로 나누었는데, 구강기는 대략 영아기로서 먹고 구강 탐색(oral exploration)을 하는 시기이며, 항문기는 배변 조절이 가능하여 배변 훈련이 적합한 시기이며, 남근기는 성기에 대한 탐색 및 성별 차이 인식이 이루어지는 시기이다. 이후 잠복기를 지나 성을 인식하는 청소년기인 생식기에 도달한다(Puner, 1947). 각 단계를 거치는 것은 성적 기능뿐 아니라 아동이 자신 및 타인과 관계하는 방식을 결정한다(Miller, 1983).

이후 프로이트 학파의 초기 멤버 Alfred Adler와 Carl Jung은 심리 사상을 정리해 프로이트로부터 독립적인 학파를 세웠다. Alfred Adler와 Carl Jung 모두 프로이트만큼 성격에서의 성적 요소를 중요하게 다루지는 않았다. Carl Jung의 접근은 보다 도덕적이고 종교적인 성향을 띠었지만 꿈의 중요성에서는 프로이트의 전통적 개념을 고수했다. 반면 Alfred Adler의 경우 프로이트 학파의 가장 고전적인 부분에 반대했다(Puner, 1947). Alfred Adler는 인간 동기에 대한 설명에서 생물학적 요소보다 사회적 요소를 더 강조했으며, 정신분석을 사용하지 않았고 치료자와 환자가 동등한 입장에 있다는 철학을 고수했다. 이러한 Alfred Adler의 접근법은 개인심리학(individual psychology)으로 알려졌다(Chaplin & Krawiec, 1960).

많은 반론이 제기되기도 했지만 프로이트는 다양한 방식으로 심리학에 큰 영향을 미쳤다. 현재에는 그의 방식이 너무 직관적인 것처럼 보이지만, 프로이트는 발달이 연구할 가치가 있는 개념임을 인식한 선구자 중 한 사람이다. 성인이 하는 행동의 원인은 과거에서 찾을 수 있기 때문이다. 또한 프로이트는 동기심리학(psychology of motivation)에 주목한 선구자이기도 하며 임상심리가 하나의 학문으로 인정받도록 했다. 프로이트 이전의 정신건강 전문가는 주로 정신과 의사로 진단을 내리고 정신장애에 대한 설명을 제공하는 것이 일차적인 역할이었다. 정신분석을 통해 프로이트는 심리치료가 학문으로서의 역할을 할 수 있는 기반을 마련했다(Chaplin & Krawiec, 1960).

프로이트 이론은 또한 Erik Erikson, Rene Spitz, Robert Sears, and Margaret Mahler을 포함하여 다른 수많은 심리학자들에게 영향을 미쳤다(Thompson & Goodman, 2011). Freud의 딸(Anna Freud)은 어린이와 청소년을 분석하기 위한 기술 발전을 위해 그녀 경력 대부분의 시간을 투자했다. 그녀는 아버지보다 더 많은 시간을 직접 관찰하는데 보냈고 인격의 기능, 특히 자아의 행동에 대한 발달선(developmental lines)을 강조하는 진단 프로파일을 개발했다(Austrian, 2002).

에릭슨 이론 Erikson's theory

발달심리의 핵심적인 이론가들 중 **Erik Erikson**은 독특한 역할을 했다. 에릭슨의 이론은 일차적인 심리사회적 발달에 중점을 둔 것으로 전 생애에 걸친 발달을 다루는 몇 안 되는 이론 중 하나이다. 따라서 그의 이론은 인간발달 연구에서 유용하게 사용되고 있다. 21세기 들어 발달 영역에 주된 영향을 미친 다른 이론들처럼 에릭슨 또한 그 이론의 뿌리를 프로이트에 두고 있어 종종 신(新)프로이트 학파(neo-Freudian)로 분류되기도 한다. 에릭슨 또한 프로이트처럼 심리 구조의 역동적인 영향을 믿지만 프로이트의 엄격한 생물학적 접근 대신 발달에 미치는 사회문화적 영향에 더욱 주목했다(Miller, 1983). 표 3-1에서 이 두 이론의 기본 단계를 비교했다.

에릭슨은 발달을 단계별로 갈등 또는 위기가 나타나고 이를 해결해가는 과정으로 보았다. 또한 이러한 갈등이나

표 3-1 심리 구조의 역동적인 영향에 대한 Freud와 Erikson의 이론 비교

Erikson의 성격발달 단계의 긍정적인 결과							
1	2	3	4	5	6	7	8
신뢰 대 불신	자율성 대 수치/회의	주도성 대 죄의식	근면 대 열등감	친밀감 대 고립감	정체성 대 역할 혼미	생산성 대 자기침체	자아통합 대 절망
아기는 반드시 사랑, 신뢰 관계를 형성해야 한다.	아이는 기능적 움직임의 발달에 의지를 보인다.	아이는 더 자신감을 갖게 되면서 사회화를 시도하려고 한다.	아이는 또래와 비교되는 것에 직면하고 새로운 능력을 요구받는다.	친구 및 연인 간의 친밀한 관계의 발전에 대한 압박이 존재한다.	개인은 성인의 직업 역할을 통해 성취하고자 한다.	개인은 선택한 직업 역할에 대한 만족감을 발전시키려고 한다.	개인은 성취감 및 삶의 만족감을 찾으려고 한다.
Freud의 생물학적 단계							
구강기	항문기	남근기	잠복기	생식기			

표 3-2 Erikson 단계의 요약

단계	(대략적) 연령	과업 또는 목표	부정적 해결
I. 신뢰 대 불신	~생후 1년	아기는 충족되어야 하는 욕구를 배운다: 부모는 부재 후에 돌아올 것이다. 강화(contigencies)	타인에 대한 두려움
II. 자율성 대 수치/회의	1~2세	타인과 다른 '자신의' 소망을 차별화함; 기본적인 심리적 기능 및 사회적 교환을 통제하는 법을 배움("안 돼"라고 말함)	불안, 의존성
III. 주도성 대 죄의식	3~5세	놀이를 통해 무엇을 만들거나 구축하기 시작함; 부모를 역할 모델로서 받아들임; "바빠."	신념과 행동이 잘못되었거나 열등하거나 나쁜 것이라는 믿음
IV. 근면 대 열등감	아동기(6~12세)	학교에 들어감; 아동은 자신의 성취를 매우 자랑스러워함	지속적인 실패 시 열등감을 갖게 됨
V. 정체성 대 역할 혼미	청소년기	또래와의 관계의 중요성; 부모와의 분리; 이전 해결책들의 통합	역할을 확인하지 못하고 자아정체성 및 자아의식을 구축하지 못함
VI. 친밀감 대 고립감	성인 초기	이전 단계들에서 구축된 정체성 이용; 친구, 가족, 배우자와의 친밀한 관계 형성	의미 있는 관계를 형성하지 못함; 헌신을 두려워함
VII. 생산성 대 자기침체	성인 중기	더 큰 그림의 일원이 됨; 가족 또는 작업을 통해 사회에 자취를 남기기 원함	삶이 의미 없다는 믿음, 극도의 자아도취
VIII. 자아통합 대 절망	노년기	삶을 살아갈 가치가 있는 것이라는 믿음; 지속적인 공헌을 함; 삶에 대한 다소의 회한	이룬 것 혹은 이루지 못한 것에 대한 후회

위기는 긍정적이거나 부정적으로 해결될 수 있는데, 그 결과가 미래의 기능을 결정한다고 보았다. 표 3-2에 에릭슨의 발달단계를 요약했다. 에릭슨이 발달심리 영역에 공헌한 바는 크다. 앞서 말한 바와 같이 생애 전 영역에 걸친 발달의 변화를 다룬 에릭슨의 사상은 새로운 것이었다. 어떤 연구자는 에릭슨의 이론을 연구로써 증명하기도 했으며(Feldman, 1999) 개인의 성격 형성에 중요한 영향을 주는 문화적·사회적 관점은 현대의 문화관과도 일치한다. 그러나 에릭슨의 이론은 예측이 제한적이며 발달을 기계론적으로 생각했다는 한계가 있다(Miller, 1983; Feldman, 1999).

프로이트 및 신프로이트 학파는 근본적으로 '무엇이 사람으로 하여금 특정 행동을 하도록 하는가'라는 동기심리학을 추구했다. 특히 프로이트의 원자아, 자아, 초자아라는 성격 구조들 간의 역동적 변화는 동기의 무의식적 본성을 드러냈다.

매슬로우 이론 Maslow's theory

인간 동기에 대한 주된 연구를 한 또 다른 학자로 **Abraham H. Maslow**가 있다. 매슬로우의 이론은 욕구위계이론을 유기체적으로 정리하였다(그림 3-2). 이 피라미드의 가장 아래에 위치한 심리적 욕구, 그 다음은 안전이고 그 다음은 사랑과 소유이며, 다음은 존중에 대한 욕구, 마지막 가장 상위의 욕구는 자아실현이다. 매슬로우에 의하면 인간은 특정 시기별로 다른 욕구의 우선순위에 따라 행동한다. 먹는 것 같은 제일 하위의 욕구가 해결되지 못하면 만족되지 못한 그 욕구에 강박적이게 될 것이며, 반면 일단 욕구가 만족되면 거기에서 벗어나 더 상위의 욕구를 추구하게 된다는 것이다. 사랑과 소유의 욕구는 친밀감에 대한 욕구를

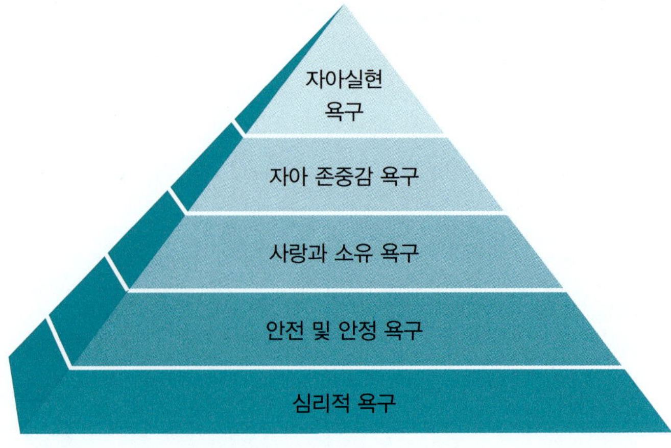

그림 3-2 Maslow의 욕구위계이론

반영하며, 존중감은 자신과 타인을 긍정적으로 생각하는 욕구로서 통제감 및 자신감과 관련 있다. **자아실현(self-actualization)**은 자신이 되고자 하는 것을 이루어내려는 욕구이다(Chaplin & Krawiec, 1960). Maslow의 패러다임으로 장애라는 주제를 논의해 본다면 흥미로울 것이다. ICF 모델에 의하면 개인이 자아를 실현하는데 방해가 되는 요소로 내적 장벽과 외적 장벽이 존재할 수 있다.

콜버그 이론 Kohlberg's theory

동기와 관련된 연구로 도덕 행동(moral behavior)과 이타주의(altruism)에 관한 것들이 있다. 심리학자들은 도덕성 발달이 어떤 과정으로 진행되는지, 반사회적이고 폭력적인 행동은 어떤 원인으로 표출되는지를 이해하고자 했다. **Lawrence Kohlberg**는 특히 도덕성, 사회적 의식 같은 상위 수준의 행동 발달에 주목했다. 콜버그에 의하면 도덕적 사고(moral thinking)는 전인습적 단계(preconventional stage), 인습적 단계(conventional stage), 후인습적 단계(postconventional stage) 또는 자율적 단계(autonomous)로 나뉜다(Kohlberg, 1974).

전인습적 단계는 4~10세의 아동에서 나타나는 것으로 규범을 보상받거나 처벌받는 것으로 이해하는 사고를 바탕으로 그것에 복종하는 단계이다. 이 세 단계는 다시 각각 두 가지 수준으로 나누어져서 총 여섯 개 수준으로 세분화된다. 전인습적 단계의 가장 아래 수준은 처벌을 피하기 위해 규범에 복종하는 것이고, 두 번째 수준은 개인적인 이익을 얻기 위해 규범을 따르는 것이며 이는 실용적 상호주의의 개념이다.

인습적 단계는 청소년 전기에 나타나는 것으로 책임감 있는 시민으로서 사회질서 유지를 위해 규범을 지키는 단계이다. 즉 세 번째 수준은 타인에 대한 존중감으로써 규범을 지키는 것이며, 네 번째 수준은 사회 규칙을 유지하기 위해 규범을 지키는 것으로 사회질서를 유지하는 것이 중요하다는 관점을 갖게 된다.

마지막 단계는 후인습적 도덕성이다. 이 수준에서 도덕적 원칙은 개인에게 사회 구조를 능가하는 의미를 가진다. 다섯 번째 수준에서 개인은 일반적으로 합의된 권리들인 사회적 계약(social contract) 개념에 기반하여 행동한다. 이때 개인적인 가치관은 스스로 이해한 옳고 그름에 기인하며, 가장 기초적인 원칙이 된다. 미국 헌법 또한 이 도덕적 단계를 반영한다. 마지막 여섯 번째 수준은 자신의 양심의 규칙과 도덕적 원칙을 고수하는 것이다(Kohlberg, 1974 ; Feldman, 1999). 이러한 도덕적 사고의 발달단계는 판단 같은 인지적 처리과정의 발달과 별개로 생각하기 어렵다. 콜버그는 도덕의 최상위 단계는 인지 구조가 완전히 발달되지 않은 최소 13세 이전에는 성취하기 어려우며 모든 사람이 최상위 단계까지 발달하는 것 또한 아니라고 했다.

콜버그 이론은 개인의 도덕적 성장에 선형 발전 경로가 있다는 개념에 기초한 단계 이론이다. 이와 같은 단계 이론은 문화적인 영향을 받아서 특이하거나 비정형적인 삶의 경험을 가진 개인을 나타내지 못했기 때문에 많은 비판을 받았다. 일부 연구는 콜버그의 이론을 지지하지만 이를 비판하는 연구도 있다. 첫째, 콜버그의 이론은 도덕 행동보다는 도덕 판단에 적합하다는 것이다. 즉 인간은 가장 높은 단계를 바탕으로 판단하기는 하지만 판단과 행동이 언제나 일치하지는 않는다. 둘째, 콜버그의 이론은 보살핌(caring)(Gilligan, 1982)과 같은 다른 도덕적 가치를 배제하고 정의를 강조한다고 비판받는다. 마지막으로 콜버그의 이론은 후기 산업화 서구 문화에 바탕을 둔 도덕을 나타내고 그가 활동해온 시간적 틀 내에 제약을 받는다는 비판을 받았다(Harkness, Edwards, & Super, 1981).

성격(personality)은 개인의 영속적인 감정과 행동 특성을 반영하는 반면 **기질(temperament)**은 개인이 반응하는 성향이라고 생각되어 왔다(Feldman, 1999). 기질에 대한 고전 연구들은 **Alexander Thomas**와 **Stella Chess**에 의해 다시 연구되었다. 이들은 정신분석학파나 행동주의 학파의 설명력과 예측 능력을 만족하지 못했다. 그들이 정의한 분류에 따라 다양한 기질 분류의 안정성과 예측 유용성에 대한 광범위한 연구가 이루어졌다(Kagan, 2005). 기질 연구가 현재 의미가 있는 이유는 신경약리학에 근거하기 때문이다. 어떤 개인의 두뇌에 존재하는 화학적 신경전달물질의 상대적인 양이 어떤 시점에서 개인의 행동 패턴과 반응 패턴을 결정하는 데 중요한 역할을 한다는 개념은 오늘날 실험실에서 진행되는 많은 연구들의 기초가 된다. Alexander Thomas와 Stella Chess가 발표한 개념은 표 3-3에 요약되어 있다.

기질에 관한 최근의 개념은 그것이 유전적으로나 환경

표 3-3 Alexander Thomas와 Stella Chess의 기질 요소

활동성(activity level)	운동 활동 및 활동적인 시간과 비활동적 시간의 비율
규칙성(rhythmicity)	생리적 기능의 예측성 또는 비예측성
접근-회피(approach/withdrawal)	새로운 자극이나 환경에 대한 반응
적응성(adaptability)	새롭거나 변화된 상황에 대한 전반적(즉각적이지 않은) 반응
반응 역치(sensory threshold)	반응을 도출해내는 데 필요한 감각자극의 수준
기분(quality of mood)	긍정적 감정 행동과 부정적 감정 행동의 비율
반응의 강도(intensity of reactions)	인간이 하는 반응의 에너지 수준
주의산만성(distractibility)	지속하는 행동을 방해하는 외부 자극의 정도
지속성(persistence)	방해를 직면한 상황에서의 활동 지속성
주의(attention)	중단 없이 활동이 수행되는 기간

적으로 영향을 받는 뇌의 기본 화학조직의 질서정연한 변화로 여긴다(Kagan, 2005). 인간 유전학은 또한 생애주기 동안의 기질 연구에 크게 기여했다. 기질에 대한 유전적 영향은 20~60%의 범위로 추정되고 나머지는 환경으로 인해 영향을 받는다(Saudino, 2009). 이는 생애에 걸쳐 기질이 어떻게 상대적으로 유지되는지를 설명한다. 하지만 2장에서 논의되었던 유전자와 환경 간의 동적인 상호작용에 대한 내용은 기질의 지속성을 설명하기 위해 중요하며 나아가 기질 측정과 관련된 최근 연구를 해석하는데 중요한 요소가 된다(Saudino, 2009).

보울비 이론 Bowlby's theory

정동 영역에 대한 논의는 타인과의 상호작용에 대한 정동 요소에 대한 논의 없이는 불완전할 것이다. 프로이트 학파에 영향을 받은 **John Bowlby**는 가정에서의 경험이 정서적 행복과 관련이 있다는 것을 관찰한 정신과 의사였다. 제2차 세계대전 후, Bowlby는 정신건강 클리닉의 책임자로 초빙되었다. 이를 위해 모자 분리(mother-child separation)의 연구를 중심으로 한 연구 부서를 신설했다. Bowlby는 신생아와 어린아이가 정상적인 감정적 애착을 갖게 하기 위해서는 엄마와의 친밀하고 지속적인 관계가 필요하다는 믿음을 공식화했다. 그는 자신의 이론에 윤리적 연구를 접목시켰는데 동물발달에 있어서 각인(imprinting) 및 중요 시기에 대해 매료되었다. 분리불안 현상에 대해서도 심도 있게 연구했다.

1950년 Bowlby는 **Mary Ainsworth**와 함께 후에 명성을 더 높이게 해준 연구를 진행했다. Ainsworth는 영국에서 Bowlby와 작업한 후 우간다로 가서 모자 상호작용의 질적 연구를 수행했다. Ainsworth는 낯선 상황(strange situation)에 대한 실험적 패러다임을 개발했다. 이 방법은 모자 놀이, 분리, 재회, 낯선 사람 만나기의 단계적 시나리오로 구성되어 있다(Bretherton, 1994).

Ainsworth와 Bowlby는 애착을 안정(secure), 회피(avoidant), 양가감정(ambivalent)의 세 범주로 나누었다. 범주의 분류 기준은 아동이 엄마와 분리된 후 다시 만났을 때 보이는 반응이다. 안정적으로 애착이 형성된 아동의 경우 엄마를 '홈베이스'로 여긴다. 엄마가 없어지면 불안해하며 돌아온 엄마를 다시 보게 되면 행복해하고 즐거워한다. 반면 회피적인 아동은 함께 있거나 가까이 있을 때 엄마를 찾지 않고 엄마가 다시 돌아와도 회피한다. 한편 양가적인 아동은 엄마가 옆에 있을 때는 탐색 행동이 감소하지만 엄마가 없으면 심술을 부리거나 짜증을 내며, 엄마가 다시 돌아오면 안심하는 반응과 화내는 반응을 오락가락하며 보인다(Feldman, 1999). Ainsworth는 또한 아동이 보내는 신호를 엄마가 알아차리는 민감도가 애착의 질을 결정하는 중요한 요소라고 정의하였다.

이러한 감정적 영역에서의 발달이론들은 인간의 모든 신체적, 인지적, 사회적 영역에 영향을 미친다. 인간 기능의 영역은 무엇이든 간에 환경 내에서 능력을 나타낸다. 이러한 이론들이 최근 과학 문헌으로부터 섬섬 더 사라지고 있기 때문에 이러한 이론가들이 기여한 바를 존중하는 것은 중요하다. 사회발달에 대한 최근 연구, 특히 이목을 끄는 아동 및 청소년의 폭력적인 행동에 대한 연구는 고위험군인 아이나 청소년을 중재하기 위한 관련 임상적 적용과 함께 초기 발달의 위험성과 취약성에 대한 적절한 이해에 도움을 준다(Thompson & Goodman, 2011).

인지 영역 COGNITIVE DOMAIN

ICF에 따르면, 인지적 영역에는 포괄적 그리고 특정한 정신기능이 포함된다. 이러한 기능들은 인간의 모든 인지적 측면의 토대를 제공하며 이는 6장에서 자세히 다룰 것이다. 인지기능이 어떻게 발달되는지, 환경에 어떻게 영향을 받는지, 어떻게 인지가 지속되는지에 대한 이해는 학습 예방 및 치료 패러다임을 설계하는데 중요하다. 여기에서 인지 이론의 역사에 대해 소개할 것이다. 인지 신경과학 영역은 빠르게 성장하고 있으며 인지 이론은 인지에 대한 과학적 이해의 발달에 따라 변화하고 있다.

피아제 이론 Piaget's theory

지금까지 "고전적" 단계 이론 또는 인지 발달에 대한 질적 이론은 **Jean Piaget**의 인지 발달이론과 관련 있다. 쟝 피아제의 이론은 인간이 무엇을 알고 있는지, 어떻게 알게 되었나에 대해 이해하기 위한 방향으로 연구를 해나갔다. 피아제는 1986년 스위스에서 태어나 일찍이 생물학에 흥미를 보였고 그의 나이 10살 때 첫 논문을 발표했다. 그 후 그의 나이 21세 때 박사학위를 받고 Theodore Simon을 만나 파리 소르본 대학에서 연구를 계속해 나갔다. Simon은 파리에서 Alfred Binet와 함께 일했고 피아제에게 파리 아동들과의 인터뷰를 통해 지능검사를 표준화하는 작업을 도와줄 것을 제안했다. 이 경험은 피아제가 세심한 경험적 관찰을 통해 지능의 본질을 확인하도록 자극했다(Miller, 1983). 피아제는 루소 연구소에서 책임연구자로 스위스로 돌아와 인지 발달이론의 기초가 되는 일련의 실험을 시작했다.

피아제의 이론은 복잡하며 그의 죽음 이후에도 여전히 진화하고 있다. 피아제는 생물학에 대한 지식을 바탕으로 조직(organization)과 적응(adaptation)이라는 두 가지 기능적 불변 요소를 가정했다. 조직은 각 부분이 고차원으로 통합하려는 경향을 말한다(Austrian, 2002; Miller, 1983). 적응은 주어진 환경에서 기능을 허용하는 기본적인 생물학적 욕구이다. 피아제는 적응으로부터 자신의 이론에 필수적인 **동화(assimilation)**와 **조절(accommodation)**의 과정을 정의하고 이들 과정을 그의 이론에 통합시켰다. 동화는 환경적 요소들을 변화시켜서 이것을 유기적 구조에 통합되도록 한다. 적응의 기능은 그림 3-3처럼 아동의 인지구조에 맞추어질 수 있도록 경험이나 관찰을 수정한다(Flavell, 1963). 예를 들어, 아동이 다리가 넷 달린 동물들을 '개'라고 칭할 때 동화 과정이 발생한다. 아이는 관찰 대상(소, 닭, 말)을 현재의 가정(개는 다리가 넷이다)에 맞추어 수정해 볼 것이다. 조절은 환경에 일치하도록 기능을 변화시키는 것이다(Flavell, 1963). 예를 들어, 아동은 학습을 통해 소를 '큰 개'라 할 수도 있다. 이는 개에 관해 사전에 학습한 것을 수정한 것이다. 곧 아동은 조절 과정을 통해 '소'의 두드러진 특징과 개와의 차이를 습득하게 된다.

피아제 이론의 인지적 구조는 도식(schema)으로 알려져 있다. 도식은 비슷한 행동 단계들의 집합 또는 연관된 정신적 표상들이다(Flavell, 1963; Miller, 1983). 동화와 조절의 균형을 평형상태(equilibration)라고 한다. 평형상태는 동화나 조절 어느 한쪽도 우월하게 지배적이지 않은 상태를 의미한다. 반대로 비평형상태(disequilibration)는 유기

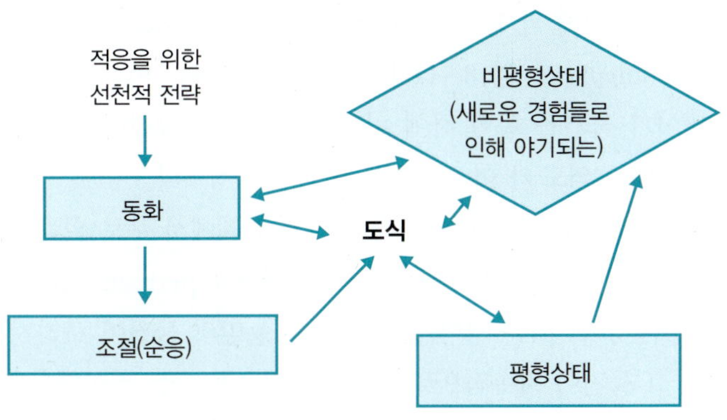

그림 3-3 Piaget가 설명한 도식의 적응 및 형성

체나 환경 어느 한쪽이 바뀜으로 인해 균형이 깨진 상태이다(Miller, 1983).

피아제는 대표적인 계층적 또는 단계적 이론가이다. 그는 인지발달을 네 단계로 나누어 설명했는데 인지발달은 전 단계와 질적 차이를 보이면서 다음 단계로 진행된다고 했다. 피아제의 이론에는 몇 가지 양적 요소들이 있는데 이것들은 계속 변화되어 왔다(Miller, 1983). 피아제 이론은 양적 측면이 비교적 적지만 고전적인 이론으로 여겨지고 있다.

감각운동기 Sensorimotor stage

첫 번째 인지발달단계는 감각운동기(sensorimotor stage)로 세부적으로는 6단계로 나뉜다. 생활연령과 반드시 일치하지는 않지만 감각운동기는 대략 생후부터 만 2세까지이다. 첫 번째 하위 단계는 반사적(reflexive) 기능을 하는 단계로 생후 1개월까지 지속된다. 이 기간 동안 영아는 의지적 행동은 거의 하지 않으며 대부분 외부자극에 대한 반사적 행동을 한다. 빨기(sucking)나 발로 차는 행동이 예이다. 두 번째 하위 단계는 일차순환반응기(primary circular reactions)로 약 1~4개월까지 해당된다. 신생아 반사(neonatal reflex)를 시작으로 영아는 그 행동을 계속 의지적으로 반복할 수 있게 된다. 아기가 반복적으로 물건을 두드리거나 치는 행동이 예이다. 세 번째 하위 단계는 이차순환반응기(secondary circular reactions)로 이 시기에 영아는 자신이 움직이는 것보다 목표물에 더 목표를 두어 더욱 지속적으로 반응하는 행동을 보인다. 이차순환반응은 4~8개월 즈음에 일어난다. 이 시기에 대한 예로 자주 거론되는 것은 딸랑이 장난감을 흔드는 것이다. 네 번째 하위 단계는 이차순환반응의 협응(coordination of secondary circular reactions)이다. 약 8~12개월까지로 간주하는 이 기간에는 영아가 물건을 목적 하에 사용하여 목표를 달성하는 행동을 한다. '의도'가 이 시기의 두드러진 특징이다.

감각운동기의 처음 네 개의 하위 단계에서 주로 획득되는 또 다른 개념으로 대상 영속성(object permanence)을 들 수 있다. 이는 영아가 보고 있는 눈앞의 물건이 사라져도 그 물건이 지속적으로 존재하고 있음을 아는 것이다. 예로는 받침대가 있는 의자에 앉아 있는 아기가 갖고 놀던 장난감을 바닥으로 떨어뜨렸을 때(자신의 시야에서 사라졌을 때) 장난감이 있는 바닥으로 시선이 따라오는 것이다. 부모가 장난감을 올려주면 아기는 다시 바닥으로 떨어뜨리곤 한다. 이러한 과정을 여러 번 반복하면서 아기는 눈앞에서는 사라져도 물건이 존재하고 있음을 '학습'하게 된다.

후기의 두 감각운동기인 다섯 번째, 여섯 번째 하위 단계는 각각 12~18개월, 18~24개월에 해당한다. 다섯 번째 하위 단계는 삼차순환반응(tertiary circular reaction)이 일어나는 시기로 행위를 통해 결과를 도출하는 실험적인 행위가 방법과 결과로 나타나게 되는 시기이다. 이 시기에 영아는 시행착오를 겪으면서 새로운 방식으로 문제를 해결할 수 있게 된다. 전통적인 예로는 막대를 사용하여 멀리 있는 장난감을 가까이 끌어당기는 것이다. 여섯 번째 하위 단계는 지적 결합을 통한 새로운 방법 창조(invention of new means through mental combination)이다. 이 시기에 영아는 실험하지 않고 생각을 해서 환경을 조작할 방법을 궁리하게 된다(Flavell, 1963; Miller, 1983; Feldman, 1999).

전조작기 Preoperational stage

전조작기는 감각운동기의 다음 단계이며 보통 2~7세 사이에 발생한다. 전조작기에는 인지 발달의 여러 중요한 측면이 발생한다. 첫 번째는 상징 기능인데 아이들은 어떠한 것을 대신해서 기호를 사용할 수 있다. 피아제는 기호의 개념을 보편적으로 받아들여지는 기표로 사용하는데 이 기표는 이들이 표현하는 것과 다른 의미를 내포한다. 단어가 가장 흔한 기호인 반면에 상징(symbols)은 내부 기표(internal signifier)이며 일반적으로 표현하려는 것과 어느 정도 유사하다. 피아제는 언어가 상징 기능이 발달한 결과로 발달하는 것이 분명하다고 확신했다(Flavell, 1963).

전조작기의 다른 특징은 자기중심성(egocentrism)으로 타인의 관점을 받아들이지 못한다는 것이다. 예를 들어, 이 시기의 아동은 숨바꼭질을 할 때 들키기 쉬운 곳에 숨으면서 자신의 눈에는 술래가 보이지 않으므로 자신도 술래의 눈에 보이지 않을 것이라고 믿는다(Feldmen, 1999). 자기중심성의 다른 대표적인 예로는 '스위스산 실험'이 있다. 인형들이 장난감 산의 여러 방향을 올라가게 할 때 아동은 테이블 반대편에 있는 사람은 자신이 보는 것과 다른 광경을 보는 것을 이해하지 못한다.

전조작기의 또 다른 특징으로는 중심화(centration)가 있다. 중심화는 아동이 사물의 두드러진 특성 하나에만 초점을 맞추고 다른 특성들은 배제한다는 것이다. 예를 들어, 아동은 너비가 다른 두 유리컵을 볼 때 (컵의 너비에만 초점을 맞추며 이 초점을 높이로 확장하지 못해) 눈앞에서 같은 양의 물을 다른 컵에 따라도 물의 양은 같다는 사실을 알지 못하는 것이다(Flavell, 1963). 전조작기의 사고는 행동의 가역성을 알지 못한다. 전조작기 후기에는 이러한 집중적이고 고착적이며 바꿀 수 없는 사고에서 조금씩 유연해져 구체적 조작기로 전환된다.

구체적 조작기 Concrete Operations

피아제 이론의 다음 단계는 구체적인 작업이며 일반적으로 7~12세 사이에 발생한다. 구체적 조작기 동안 아동은 확장할 수 있는데, 즉 환경을 조직하고 조작하기 위한 체계적·인지적 구조를 사용한다. 이 시기에 그들은 행동의 가역성을 이해할 수 있으므로 덧셈, 뺄셈, 곱셈, 나눗셈의 수학적 개념을 파악할 수 있다. 이제 아동은 모양이나 크기의 차이에도 불구하고 동일한 것임을 아는 동일성(identity)이라는 개념을 이해한다. 이는 보존(conservation)이라는 개념이 완전히 진화하도록 한다. 구체적 조작기 동안 아동은 거리, 시간 및 속도 간의 관계도 이해하게 된다(Feldman, 1999).

형식적 조작기 Formal Operations

피아제 이론의 마지막 단계는 형식적 조작기이며 일반적으로 12세 이상에서 발생한다. 피아제에 따르면, 모든 사람들이 형식적 조작기 단계에 이르는 것은 아니라는 점을 유념하는 것이 중요하다. 일반적으로 형식적 조작기는 보다 더 복잡한 인지적 도전에 노출되었을 때 도달하게 된다. 이 단계에 도달한 사람은 추상적인 표현을 통한 정신적 조작 수행이 가능하다. 형식적 조작기는 또한 가설적 연역 추론(hypothetico-deductive reasoning)을 가능하게 한다(Feldman, 1999). 표 3-4는 Erikson과 Freud 다음으로 Piaget가 설명한 기본 발달 단계를 나타내었다. 이 표에서는 이 세 명의 중요한 이론가들 간의 몇 가지 관점의 차이를 제시한다.

지금까지의 내용은 피아제 이론을 간략하게 요약해서 보여주었다. 발달 심리학 분야에서 피아제는 매우 중요하다. 그의 가장 중요한 공헌 중 하나는 인식과 학습을 포함하여 마음에 대한 연구를 관찰 가능한 것으로 만들었다는 점이다. 예전에는 이러한 주제는 오로지 철학에서만 다루었다. 아동을 역동적인 힘으로 개념화한 것은 피아제의 이론이 구성주의로 분류되어 아동이 환경과의 상호작용으로 활발하게 지식을 구성하는 것을 보여준다(Thompson & Goodman, 2011). **구성주의 이론(constructivist theories)**은 사람들이 일련의 개별 구조를 통해 세상에 대한 의미를 만들어 가는 방식에 중점을 두는 학습 및 교육에 대한 접근 방식을 강조한다. 구성주의 이론은 학생들이 환경을 직접 경험할 수 있는 학습 과정을 반영하고 학생들은 새로운 지식을 습득하고 실험하기 위해 환경에 따라 행동하도록 요구받는다.

피아제의 이론은 생물학에 뿌리를 두고 있지만 사회

표 3-4 Erikson, Freud, Piaget의 기본 단계 비교

Erikson의 성격발달 단계의 긍정적인 결과							
1	2	3	4	5	6	7	8
신뢰 대 불신	자율성 및 수치/회의	주도성 대 죄의식	근면 대 열등감	친밀감 대 고립감	정체성 대 역할 혼미	생산성 대 자기침체	자아통합 대 절망
Freud의 생물학적 단계							
구강기	항문기	남근기	잠복기	생식기			
Piaget의 인지 발달 단계							
감각운동	전조작기	구체적 조작기	형식적 조작기				

적 · 물리적 환경도 인지발달의 주요한 측면으로 통합시켰다(Beilin, 1994). 그의 이론이 알려진 지 반세기가 지나는 동안 많은 부분이 비판되고 수정되었다. 주된 비판적 관점 중 하나는 피아제가 격차(decalage, 전이의 의미) 과정이 수평적으로 이루어진다고 한 것에 대해서이다. 이는 아동이 인지발달 전반에 걸쳐 균등하게 발달하여 같은 시기에 다른 발달단계로 진입하지 않는다는 것인데, 실제로 아동은 일부 영역에서 다음 단계로 나아갈 때 지연되는 현상을 보일 수 있다는 것이다. 발달심리학자 **Robbie Case**는 이러한 문제를 제기하고 피아제의 감각운동기를 재분류하고자 했다. Case는 피아제의 감각운동기의 마지막 세 하위 단계가 감각운동기에 가까운 것으로 보았다. 또한 특정 맥락의 지식과 일반적 지식 사이에는 피드백 회로가 있다고 주장했다. Case는 초기 인지기능에서는 생물학적 요소인 반사가 일차적인 것이지만 나이가 들어감에 따라 문화와 사회의 영향이 더 커지는 것이라고 결론내렸다(Thomas, 2001). 마지막으로, 뇌 전기 활동과 기능적 이미지 분석을 통해 지식의 습득을 연구하는 능력은 인지 심리학의 지형을 극적으로 바꾸어 놓았다.

비고츠키 이론 Vygotsky's theory

인지발달을 연구한 또 다른 중요한 이론가로는 러시아의 **Lev Vygotsky**가 있다. Vygotsky는 짧은 생애를 살았기 때문에(1896~1934) 그의 이론은 처음부터 피아제의 이론처럼 주목받지는 못했다. 그럼에도 그의 연구는 20세기 중반 이후 지속적으로 재조명되었다. Vygotsky는 인지발달에서의 사회문화적 중요성을 강조한 것에서 피아제와 구별된다. 이는 러시아 혁명 직후였던 당시 아동에 대한 공적 지원의 중요성을 강조했던 공산주의 사상의 영향도 있다. Vygotsky는 발달이론을 이해하기 위해서는 아동의 문화적 환경이 아동에게 얼마나 영향을 주는지 평가해야만 한다고 강하게 주장했다. 이를 위해 Vygotsky가 사용한 중요한 용어가 **근접발달 영역(zone of proximal development; ZPD)**이다. 이는 아동이 과업을 성공적으로 완수하도록 하는, 외부인으로부터의 최소한의 도움이 필요한 단계를 의미한다. 그림 3-4은 근접발달 영역의 네 단계를 제시하고 있다.

Vygotsky는 타인으로부터의 지원을 스캐폴딩(scaffolding, 비계설정)이라고 하였다. 또한 인지발달에서 아동의 혼잣말(private speech; 혼자서 중얼거리며 퍼즐을 맞추는 것 등)의 중요성을 강조했는데, 이러한 개인적 언어는 언어의 학습을 완성시키지만 약 9세가 되면 내적 언어로만 표현하는 것이 아니라 정신적 처리과정으로 사용한다고 했다(Feldman, 1999). 심리학자들은 아동의 학습 및 발달에서의 문화적 영향에 대한 연구에서 Vygotsky의 이 이론을 사용해왔다. 심리학자인 Valsiner는 Vygotsky의 개념을 확장하여 자유활동영역(zone of free movement)과 장려된 행동영역(zone of promoted action)의 두 영역을 추가했다. 자유활동영역은 아동에게 환경 내에서 가능한 모든 자원을 제공하는 것이다. 장려된 행동영역은 자유활동영역 내에서 보호자(양육자)에 의해 이끌어지는 활동이나 자극을 의미한다(Thomas, 2001). 이 이론은 문화적 정체성 및 다양성을 추구하는 오늘날의 사회적 · 지적 환경에서 매우 가치

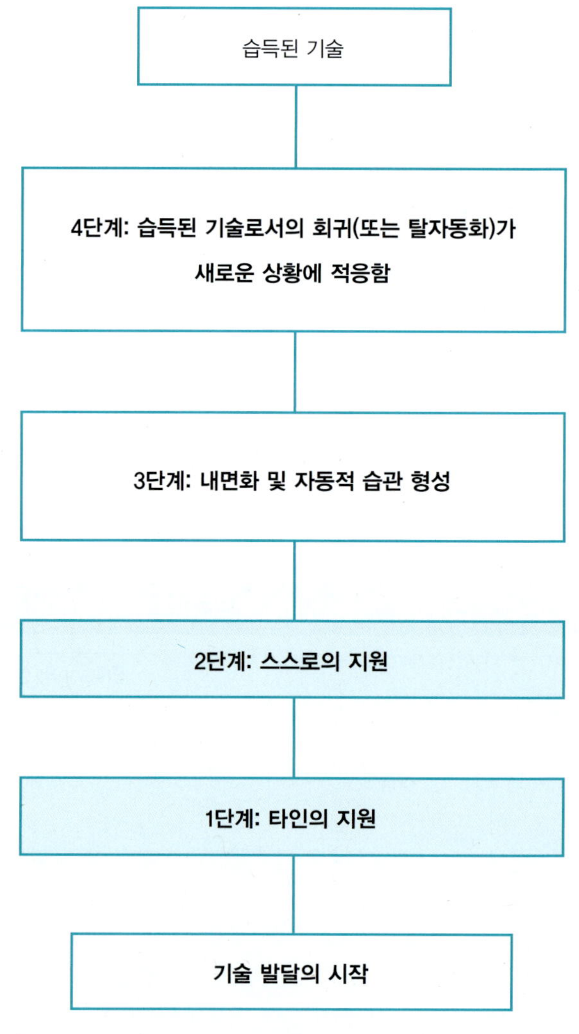

그림 3-4 Vygotsky의 근접발달 영역

있는 것으로 보인다.

듀이 이론 Dewey's theory

피아제의 연구는 교육자들에게 다방면의 영향을 주었으며 능동적 학습(active learning)과 준비성(readiness) 개념도 포함된다. Vygotsky의 이론은 집단 학습(group learning)과 또래 지도(peer teaching) 같은 교육적 혁명을 가져왔다. 미국 교육에서 **John Dewey**(1859~1952)만큼 큰 영향을 미친 사람은 없을 것이다. 듀이는 발달심리학자라기보다는 사회심리학자이고 교육 철학가였으며 교육 체계에 큰 영향을 주었다. 듀이는 Vygotsky처럼 인간 정신을 이해하는 데 문화적 환경이 중요하다고 믿었다. 또한 생물학과 사회학이라는 두 근본적인 심리학을 연구해야 한다고 여겼다. 그는 심리학 실험실이 현실 세계와의 관련성이 부족하다고 비판하면서 아동이 어떻게 학습하는지를 연구하기 위한 가장 완벽한 '실험실'은 학교라고 했다. 듀이는 발달이 선천적으로 진행되는 과정이라는 피아제의 주장에 동의하지 않는 대신, 사회적 목표에 맞추어 아동의 지적 발달을 기반으로 하는 적절한 교육으로 발달이 이루어질 수 있다고 믿었다. 또한 그는 피아제의 단계적 개념에도 동의하지 않았다. 듀이는 학교를 사회 진보의 수단으로 보았고 교육의 가장 중요한 성과는 성장(growth) 촉진이며 교육의 주된 목적은 생애학습자(lifelong learner)를 길러내는 것이라고 했다(Cahan, 1994).

앞서 말한 이론은 인지 교육뿐만 아니라 공교육 정책 연구에도 큰 영향을 미쳤다. 지식을 배우고 적용하는 능력에는 언어, 감각지각 처리 및 기억을 포함하는 몇 가지 기본 기능이 존재한다.

감각-지각 기능 Sensory-perceptual function

인지적 영역은 정신에서의 입력과 출력(input and product)에 필수적인 감각-지각 기능을 고려하지 않고는 완전히 이해한다고 할 수 없다. 18세기 초 Mill, Kant, Hobes 같은 철학자들이 인간이 세상을 어떻게 알 수 있게 되는지에 관심을 가지면서 지각이라는 개념이 주목받게 되었다. 1700년대 스코틀랜드 철학자 Thomas Reid는 처음으로 감각과 지각을 구분했다(Chaplin & Krawiec, 1960). 일반적으로 감각은 감각기관의 자극으로부터 만들어지는 경험으로 정보를 일차적으로 받아들이는 것이다. 반면 지각은 정보를 감각, 기억, 이전 경험을 토대로 한 예상 등 여러 모드를 사용하여 입력된 감각정보에 의미를 부여하는 것이다.

초기 지각 이론가들은 **자연주의 학파(nativist school)**와 **경험주의 학파(empiricist school)**로 나뉜다. 자연주의자들은 지각을 설명하는 데 유전적 경향과 선천적 능력을 중시한 반면 경험주의자들은 다양한 감각들 간의 관계 형성이 지각의 기초라는 믿음을 가졌다(Chaplin & Krawiec, 1960). Helmohltz(실험심리학자로 신경자극의 속도를 증명한 학자-역자주)는 19세기 중반 경험주의 학파의 대표적인 이론가이다. 그는 청각과 색채지각론을 개발했으며 공간의 특징은 무의식적 추론(unconscious inference)에 의해 지각된다고 했다. 또한 그는 다른 정보의 감각 정보는 이전 경험과 기억에 기인한다고 했다. Helmohltz는 이러한 모든 정보들에 의해 종합적으로 형성된 것이 지각이라고 했다(Chaplin & Krawiec, 1960).

Wundt는 Helmohltz와 동시대 학자로 지각이론에 다른 시각의 분석을 더했다. 그 또한 경험주의자로 이전에 존재한 생각과 기억을 통각집합체[apperceptive mass, 신경조직 내에 이미 존재하는 아이디어나 관념에 새로이 경험하는 아이디어나 관념을 통합하는 현상을 통각(apperception)이라고 하며 이런 통각이 계속되어 하나의 집합을 형성한다-역자주]라고 칭하고 이것이 순수한 지각에 적용됨으로써 통각이 생성된다고 했다. 따라서 통각은 능동적이며 정신 과정의 의식적 생산물인 반면 상대적으로 간단한 지각(perception)은 수동적인 것으로 보았다(Chaplin & Krawiec, 1960).

Wundt의 미국인 제자 중 한 명인 Titchener(1867~1927)는 내성법(introspection)이라는 방법론으로써 자의식(self-consciousness)을 분석했다. Titchener의 이론은 핵심맥락이론(core context theory)이라고 불리며 네 개의 주요 요점이 있다. 첫째, 감각은 주의력에 의하여 군집되며 둘째, 감각의 군집은 심상(images)으로 대체되고 셋째, 심상은 감각 경험에 의미를 제공하며 마지막으로 지각이 만일 일반적인 것이라면 무의식으로 흘러 들어가서 신경세포의 집단화를 표상하게 된다는 것이다(Chaplin & Krawiec, 1960).

19세기 말 독일 심리학자 Wertheimer, Kohler와 Koffka

등은 게슈탈트 학파(Gestalt school, 'Gestalt'는 '전체'를 의미함–역자주)를 창시했다. **게슈탈트 학파(Gestalt school)**는 모든 지각적 현상을 설명하는 데 내성법은 불충분하다고 주장하며 기존 감각 경험에 도전하기 위해 감각을 속이는 반복 실험을 실시했다. 게슈탈트 심리학파는 지각이란 것은 부분적으로 나누어질 수 없고 전체는 부분의 합 이상이라는 결론을 내렸다. 그림 3-5는 게슈탈트 모델에서 말하는 지각적 사고를 보여준다.

20세기 지각 연구에서는 **Eleanor Gibson**과 그녀의 남편 James가 주목받게 된다. Gibson은 종전의 연상심리학(associationism) 이론에 도전하면서 감각자극 자체가 수많은 의미 있는 요소를 포함하며, 실제로 지각적 학습은 그 패턴에 주의를 기울이거나 점점 많아지는 정보들을 서로 구별하는 것을 배움으로써 가능하게 된다고 했다. Gibson의 이론을 뒷받침하는 시지각 검사로 7세, 9세 아동과 성인을 대상으로 비슷한 난화들(scribbles)을 보여주고 피드백 없이 차이를 찾아내는 실험이 실시되었다. 이 실험을 통해 아동과 성인의 정확도에 차이가 있음이 밝혀졌다. 하지만 더 중요한 것은 실험이 진행되는 동안 피험자들의 정확도가 향상되었던 것이다. 피험자들은 많은 시도를 통해 그림의 특정한 모양과 형태에 주의를 확장해나간다. 예를 들어, 아동을 포함한 모든 피험자들은 처음에는 엉킨 선들의 크기나 모습에 초점을 두지만 계속 그림을 보다보면 선의 방향이나 고리 사이의 거리 같은 보다 형태적인 요소에 주의를 기울인다는 것이다.

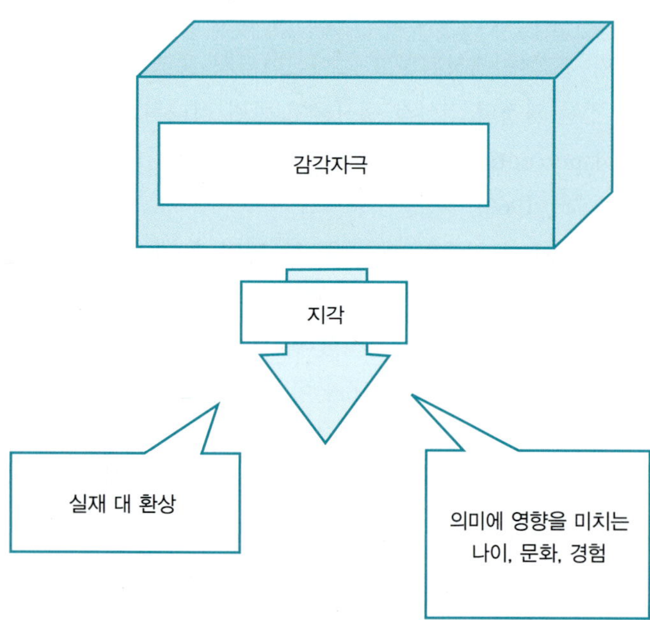

그림 3-5 Gestalt 심리학파의 원칙

Gibson은 탐색적 활동을 통해 획득된 정보의 중요성과 산출 또는 어포던스(affordance)에 대해서도 정의했다. '어포던스'는 탐색자와 관련되는 감각자극의 두드러진 특징으로 어떤 행동을 유도하는 것을 의미한다. Gibson은 영아의 걷기에 대한 연구를 통해 어포던스를 뒷받침하는 근거를 제시했다. 네발기기를 하는 아기와 두 발로 걸음마를 하는 아기 두 집단에게 육안상으로는 같아 보이는 단단한 바닥과 물렁물렁한 바닥 중 하나를 선택하여 이동하도록 했다. 아기들은 일관적으로 단단한 바닥을 선택하여 이동하는 결과를 보였는데, 즉 여기에서는 단단한 표면이 두드러진 특징(salient feature)이라고 할 수 있다.

1960년대 Gibson의 연구는 영아의 지각발달 및 특성에 대해 중점적으로 진행됐다. 그녀의 연구 중 Richard Walk와 함께 실시한 시각절벽(visual cliff)이 가장 널리 알려져 있다. 이 시각절벽은 실제로는 평평하지만 겉보기에는 바닥으로 떨어지는 듯한 느낌을 주는 체크무늬 판인데 아기들에게 이 판을 지나서 엄마에게로 건너가도록 했다. 이 실험에서 6~14개월의 아기들은 결과적으로 시각절벽을 건너가지 못하였다. Gibson의 이러한 선구자적 연구는 오늘날의 지각발달에 대한 이해를 높이기 위한 신경 이미지의 새로운 전략에 접목될 것으로 기대되고 있다(Pick, 1994).

정신운동 영역 PSYCHOMOTOR DOMAIN

20세기 전반기에, 특히 운동 행동에 대한 관심과 함께 아동 발달의 이론적 토대에 있어서 상당한 진전이 있었다. 이 교재에서 **운동행동(motor behavior)**은 관찰되거나 기록될 수 있는 모든 움직임을 포함한다. 20세기 전반에 발발한 전쟁은 미국에 커다란 영향을 끼쳤고 주로 국가적 관심에서부터 아동 발달과 운동행동에 관한 연구가 시작되었다. 예측되는 문제를 중심으로 아동 발달에 대한 관심이 생겨났다. 입대한 많은 남성과 일부 여성을 대상으로 몇 가지 기능들과 관련된 대규모 검사들이 시행되었다. 이로 인해 왜 사람마다 숙련도에 차이가 있는지 그리고 이를 예측할 수 있는지에 대해 관심을 가지게 되었고 큰 액수의 연구비가 지급되어 미국 동부에서는 예일대, 서부에서는 버클리대를 중심으로 발달 연구들이 시행되었다. 운동 발달이론은 본래보다 매우 성숙한 습득된 운동행동에 초점을 맞추었다.

게젤 이론 Gesell's theory

Arnold Gesell(1880~1961)은 1911년부터 1948년까지 예일 아동발달클리닉 소장으로 재직했고 1948년 퇴직 후 게젤연구소에서 연구를 지속했다. Gesell의 연구는 Charles Darwin, G. E. Coghill 등의 영향을 많이 받았다. Gesell은 Darwin을 참조하여 생물학적 구조와 방법론을 확고히 했다. 한편 도롱뇽의 보행 발달을 연구한 발생학자 Coghill은 운동 유형이 신경 성숙의 변화를 기초로 일어난다고 관련시킨 연구자인데 Gesell은 행동이 특징적인 패턴을 가진다는 것과 그 패턴의 본질은 신경구조 성숙의 반영이란 것을 주장했다. 이러한 그의 주장은 패턴의 발생이 유전적인 성숙과정과 직접적인 연관이 있다는 Coghill의 관점에 영향을 받은 것이다(Thelen & Adolph, 1994). Gesell의 '실험실'에는 복잡한 영사 도구와 아동이 가지고 놀 수 있는 다양한 장난감이 있었다. 그의 과학적 업적은 다양한 과제에 접근하는 개별적인 아동에 대한 정확한 평가이다. 물론 Gesell은 아동 수행에서의 개별적 차이에 대해서도 연구했지만 그것은 환경에 의한 것보다는 타고난 유전적인 차이에서 기인한 것으로 보았다.

현재까지 가장 지속적으로 영향력을 끼치는 Gesell의 업적은 행동과 개발을 대규모로 표준화시켜 발표한 것이다. 게젤발달검사(Gesell Schedule)라고 불리는 이 평가는 오랜 기간에 걸쳐 실시된 수많은 발달검사의 기준을 형성했다. Gesell은 또한 발달지수에 대한 개념에도 기여했는데 지능지수 개념을 반영하여 검사결과에 나타난 기준치의 행동을 실제 연령으로 나눈 뒤 100을 곱해서 점수를 냈다. Gesell은 교사이자 심리학자, 훈련된 소아과 의사였으므로 소아의학 분야에 큰 영향을 주었다. 특히 그는 발달소아학이라는 분야를 설립하고 소아과 의사는 반드시 발달에 관한 훈련을 받아야 한다는 개념을 확립하는 데 중대한 기여를 했다.

Gesell의 이론은 이 교재에서 논의된 어떤 것보다도 성숙을 가장 강조한 이론일 것이다. 그는 새로운 발달 행동을 획득하게 하는 것은 유전적인 추동으로서 이는 타고난 잠재력이 펼쳐지는 것이라고 믿었다. 이러한 신념으로부터 Gesell은 발달의 진행법칙(laws of developmental direction)을 정리했으며 이것을 발달이정표 획득의 경향에 맞추어서 정리하면 다음과 같다.

1. 발달은 머리 방향(cephalocaudal)으로부터 진행된다. 영아는 머리, 어깨에서부터 조절 능력을 획득하고 점차 척추 쪽으로 내려가서 마지막으로 다리를 조절하게 된다.
2. 발달은 몸쪽에서 먼쪽(proximal to distal)으로 진행된다. 영아는 손과 발을 통제하여 움직이기 전에 어깨와 골반을 먼저 조절하게 된다.
3. 발달은 안쪽에서 가쪽(medial to lateral)으로 진행된다. 안쪽–가쪽의 발달은 몸쪽먼쪽 발달과 유사하다. 손의 발달로 예를 들면 쥐기 발달은 자뼈(ulnar) 쪽에서 노뼈(radial) 쪽으로 진행된다.
4. 발달은 중력에 대항하며 진행된다. 영아는 완전히 엎드린 자세에서부터 팔꿈치로 지탱하여 엎드린 자세를 취하고, 손으로 엎드린 몸을 들어 올리게 되고, 그 다음에는 사지로 몸을 지탱하며 최종적으로 서고 걸을 수 있게 된다.

Gesell이 밝힌 또 다른 원리로는 영아는 처음에 비대칭에서 출발하여 대칭을 획득하고, 다시 우세손 발달 같은 비대칭을 획득하게 된다는 기능적 비대칭(functional asymmetry)과 역행하는 환경에도 불구하고 영아가 발달을 진행해가는 최적의 현실화(optimal realization), 상호교류(reciprocal interweaving)가 있다(Thelen & Adolph, 1994). 상호 교류는 발달하는 동안 아기가 교대로 우세한 길항적 행동을 보이는 것을 말한다. 이는 굽힘–폄(flexion–extension)과 접근–회피(approach–avoidance)의 교대적인 행동을 예로 들 수 있다. 비우세한 행동이 나타나지 않을 수 있지만 더 높은 기능 수준으로 다시 나타날 수 있다(progressive spiral). 이것에 대한 간단한 예는 보행 발달에서 살펴볼 수 있다. 아기를 똑바로 서 있게 만들면, 아이는 처음에 반사적으로 지지와 걷기 움직임을 보인다. 이러한 반응이 사라진 약 5~6개월 된 아기를 서게 하면 다리가 지면에 닿기를 거부하며 소위 뛰기 놀이를 한다. 그러고 나면 자세 조절면에서 더 성숙하게 서 있을 수 있다.

Gesell이 아동 발달 연구에 미친 영향은 예상치 못한 부정적인 결과를 낳았다. 첫째, 운동발달에 관한 그의 연구는 생물학적 기전에 발달을 접목시키는 데 있어 매우 설득력이 있어서 수십 년 동안 운동발달 과정의 추가 연구에 대해 큰 관심을 갖지 않았다(Thelen & Adolph, 1994). 둘째, 더 널리 퍼진 영향으로 Gesell이 성숙에 초점을 맞추었다는 점을 들 수 있다. 그는 발달이 외부적인 힘의 영향을 적게 받는다고 믿었기 때문에 많은 소아과 의사와 아동발달 전문가가 발달 문제를 관망하는 태도를 가지게 한 책임이 있다는 것이다. 다시 말해, Gesell식의 접근은 아기가 걷지 못하는 것을 걱정하는 부모에게 아기에게 시간을 주고 다만 더 지켜보라고 하는 것인데 이는 발달과정을 변화시킬 수 있는 여지가 적다고 보는 것이다. 이러한 Gesell의 관점에 대해 지난 20년간의 연구들이 이의를 제기해왔다.

맥그로우 이론 McGraw's theory

2장에서 처음 언급된 운동 개발 분야에도 지속적인 영향을 미친 Gesell의 동시대인은 **Myrtle McGraw**였다. McGraw는 성숙주의자로 분류되는데, Gesell과 마찬가지로 기본적인 구조의 변화와 기능의 변화 간의 상관관계에 관심을 가졌기 때문이다. McGraw는 Gesell과 달리 환경이 자기 자신보다 더 큰 영향력을 가진다고 보고 환경이 발달 구조에 영향을 끼쳐 잠재적으로 변화시킨다고 믿었다.

McGraw는 발달에 대한 엄격한 생물학적인 설명에 이의를 제기했다. 그녀는 **중요한 시기(critical periods)**에 대한 개념을 도입했다. 중요한 시기는 발달 사건이 발생할 수 있는 제한된 시간이며, 유기체가 특정한 종류의 행동을 배우는 데 가장 적절한 시기이다. 하지만 그녀는 결정적인 시기는 배타적이지 않으며, 이는 아이들이 가장 잘 학습할 수 있는 가장 효율적인 시기일 뿐이라고 명시했다. McGraw의 중요한 시기는 교육과 신경과학 모두에서 널리 받아들여져 왔다. 최근 적용한 예는 그림 3-6에 제시된 연구표이다. 생애주기 모델에서 사용되는 최신 용어는 **민감기(sensitive period)**이다. 민감기는 발달기간 동안 더 연장되어 개인이 특정 유형의 환경 자극을 더 잘 받아들일 때 더 잘 학습하는 경향이 있다.

McGraw는 환경이 발달에 미치는 영향이 적다는 주장에 동의하지 않았다. 그녀는 많은 행동에는 습득된 요소의 특징이 있다고 믿었다. 또한 McGraw는 기능들이 상위 수준으로 이행되는 동안 비조직화되고 퇴화되는 시기가 있다고 했다. 그녀의 이론은 Gesell이 실제로 기능의 저하를 제안하지 않았다는 점에서 Gesell의 상호 엇갈림 이론과 다르다. McGraw는 이 시기가 실제로는 새로운 행동을 지원하기 위해 신경구조가 재조직화되는 과정이라고 믿었다(Bergenn, Dalton & Lipsitt, 1994). 예를 들어, 매우 어린아이는 물에서 숨을 참을 수 있고 부드럽게 움직이는 반면 더 큰 아이는 물속에서 발버둥을 친다. 이런 과정을 McGraw는 실제 수영 활동을 발달시키기 전 재조직화하기

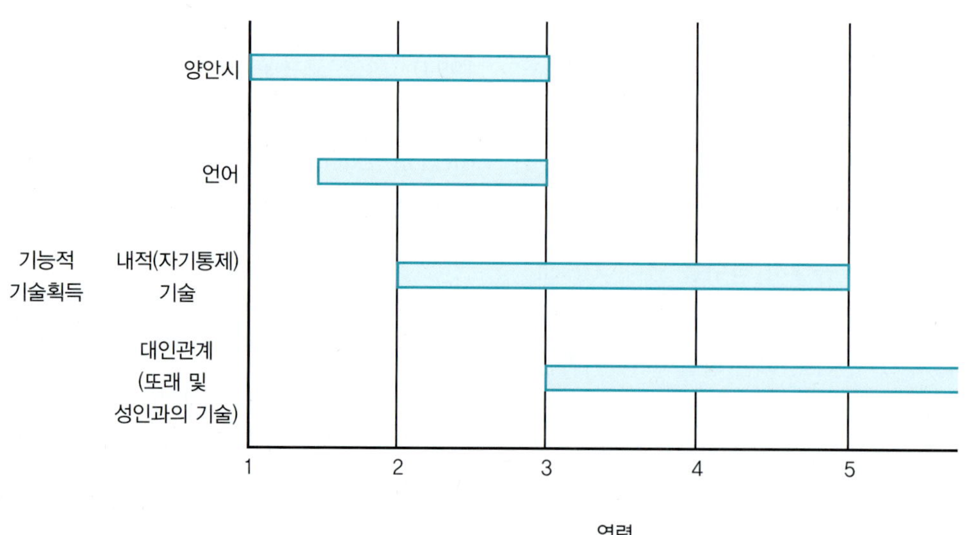

그림 3-6 McGraw의 '중요한 시기'의 예

때문에 퇴화처럼 보이는 시기로 보았다(McGraw, 1945). 신경발달과 가역성에 대한 연구들은 신경계에서 시냅스가 활성화되고 발달하는 것과 동시에 휴지기 또는 소멸이 함께 나타나는 패턴이 형성되는 과정을 보여줌으로써 이 주장을 뒷받침한다.

운동학습 이론 Theories of motor learning

우리는 환경의 상대적 영향의 연속성에 따라 운동학습으로부터 운동발달을 구분했다. **운동학습(motor learning)** 이론은 특정 유형의 학습과 개인이 과제 및 환경 간의 상호작용으로 움직임을 위한 해결방안을 모색하는 것, 사고 이후 치료적 중재에 대한 접근 방식을 모두 포함한다. 운동조절은 2장에서 이미 소개했는데 자세 및 움직임 조절에 대한 연구를 포함하고 보통 중추신경계의 역할이 강조된다. 운동학습은 그 자체로 측정할 수 없고 운동수행으로 판단할 수 있다. 여기에서는 운동학습에 대한 고전 이론들을 소개할 것이다.

닫힌회로 이론 Closed-loop theory

운동학습 그 자체는 측정할 수 없으며 단지 운동수행을 통해 판단할 수 있다. 이러한 운동학습에 대한 몇 가지 고전 이론이 있다. 그 중 하나는 **닫힌회로 이론(closed-loop theory)**이다. 닫힌회로 이론은 피드백에 의존적이다[즉 자극-반응-자극의 회로(고리)가 닫혀 있다는 것이다]. 닫힌회로 이론은 Jack A.Adams가 주장한 것으로, 그는 감각 피드백이 운동기술 수행을 성공적으로 향상시킨다고 믿었으며 이러한 패러다임을 다음과 같이 제시했다. "만일 전혀 새로운 움직임을 하는 경우, 움직임이나 움직임에 근접한 기억흔적(memory trace)을 가지게 된다" 그리고 목표가 달성될 때 감각경험이나 피드백에 의해 수정된 기억흔적을 기초로 하여 감각운동계획이 작용하는 지각흔적(perceptual trace)을 만들어낸다. 그렇게 각각의 실행이 완성될 때마다 새로운 기억흔적이 저장된다. 이 모델과 유사한 것으로는 컴퓨터 워드프로세스를 사용하는 것을 생각해 볼 수 있다. 저장된(기억흔적) 문서를 출력하기 위해 워드프로세스 프로그램(신경 네트워크)을 사용하게 된다. 문서를 수정하고자 할 때는 다시 능동적인 기억(지각흔적)을 끌어내어 편집하고 그것을 다시 저장한다.

운동학습의 닫힌회로 이론은 두 가지 측면에서 비판을 받아왔다. 첫째, 던지기 같은 경우 이 움직임을 하는 동안 피드백을 통한 수정을 하기에는 너무 빠르다는 점이 문제점으로 지적되었다. 둘째, 동물과 인간의 실험 연구결과 새로운 기술 습득에 심각한 손상이 있어서 감각신경을 통한 입력이 적은 경우에도 움직임을 생성하는 능력이 나타난다는 것이다.

열린회로 이론 Open-loop theory

Adams와 동시대 학자 중 하나인 Richard Schmidt는 닫힌회로 이론의 일부 한계를 지적하며 운동학습의 열린회로 이론을 주장했다. **열린회로 이론(open-loop theory)**에서는 운동반응의 도식이 존재하여 움직임은 일련의 집합적인 규칙으로 구성된다는 것이다. 이 규칙들은 반응 특정화(response specification)로 알려져 있는데, 운동신경을 자극시키는 신경경로를 통해 일어난 운동 프로그램을 전체적으로 바라보았다. 앞서 말한 바와 같이 운동하는 동안 그리고 운동이 일어난 뒤, 몇 개의 감각경로가 내재적이고 외재적인 피드백을 시스템에 제공하게 된다. 실제로 일어난 감각 결과들은 피드백을 통해 얻어지며, 기대된 감각 결과와 비교되어 도식과 반응 특정화의 일부로서 산출된다. 만일 오류가 감지된다면 도식은 수정된다. 이 운동학습 이론은 실제의 감각 결과와 기대 감각 결과를 비교하는 비교측정기(comparator)를 설정한다(Shumway-Cook & Woollacott, 2001). 따라서 운동학습의 열린회로 이론은 다양한 환경과 상황에서의 적절한 연습을 실제로 하는 것이 최선이라고 할 수 있다. 이에 대한 연구는 성인보다는 어린 아동의 경우에서 더 입증되었다(Shumway-Cook & Woollacott, 2001).

단계 이론 stage theories

열린회로 및 닫힌회로 이론과 더불어 운동학습의 단계적 특징을 다룬 이론이 있다. Fitts와 Posner는 운동학습을 인지적, 연합적, 자동화의 세 가지 단계로 정의했다(Shumway-Cook & Woollacott, 2001). 이 단계들은 그림 3-7에 나타내었다. 댄스 수업에 참여해 본 적이 있는 사람

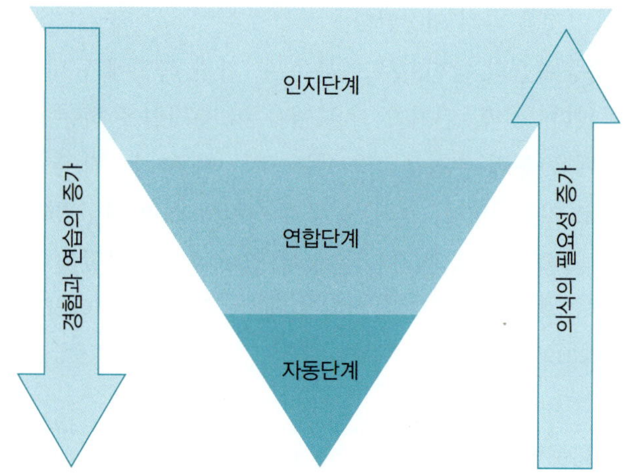

그림 3-7 Fitts와 Posner의 운동학습의 3단계

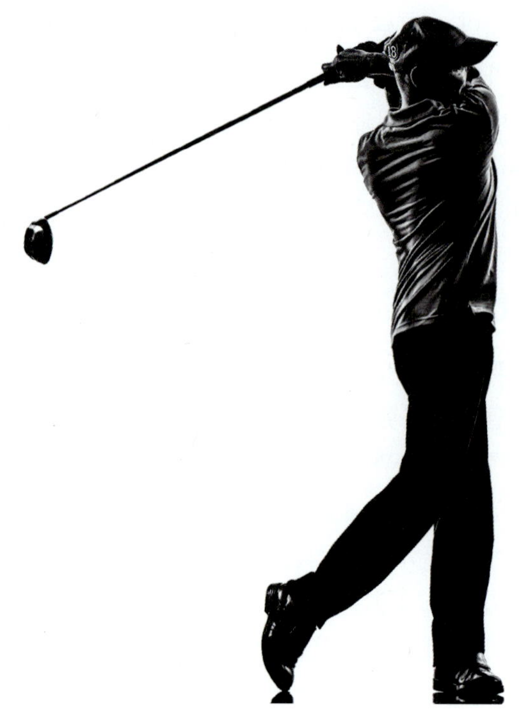

그림 3-8 운동학습 단계를 거친 골프 선수

은 언어적 시연 과정에 참여해 본 경험이 있을 것이다. 학습의 초기 인지적 단계는 학습자가 움직임을 시작하도록 요구하는데, 이 시기에서의 너무 많은 피드백이나 지도는 방해가 될 수 있다. 이와는 달리, 연합적 단계에서는 피드백과 지도가 운동기술을 교정하고 향상하는 데 큰 도움이 된다. 마지막으로 자동화 단계에서는 움직임이 자동적으로 전개된다. 사실 한 번 기술이 잘 습득되고 나면 그 기술에 대한 과도한 집중은 오히려 "분석에 인한 마비"(paralysis by analysis)를 발생시킬 수 있다. 분석에 의한 마비라는 용어는 스포츠 수행에 대한 연구에서 사용되었으며 운동선수가 운동에 대해 과도하게 생각할 때 친숙하고 잘 배운 운동패턴에 혼란이 생기는 것을 나타낸다. 이 경우, 기술에 주의를 기울일수록 더 최악이 된다. 타격 슬럼프에 빠져 있는 야구 선수의 경우 이 상태로 인해 고통받는다. 또 다른 예로는 익숙한 작업을 가르칠 때 잠시 멈추어야 할 필요가 있는데 초보자에게 어떠한 작업을 설명할 때 강사는 이미 그 능력이 자동 모드로 전환되었기 때문에 그것을 의식해서 다시 가져오는 과정을 거쳐야 한다. 운동학습 단계의 누적된 결과는 그림 3-8에서 볼 수 있듯이 새로운 운동기술을 습득하는 것이다.

운동조절의 계층적 모델은 20세기 중반에서 후반에 걸쳐 Coghill, Gesell 그리고 McGraw와 함께 운동을 조절하는 신경학적 기전을 설명하면서 널리 받아들여졌다. 앞서 언급한 저자들이 발달의 계층구조를 강조했음에도 불구하고, 이 운동조절 모델은 성숙화가 진행됨에 따라 운동 통제를 위한 고차원의 중추 역할이 증가한다고 강조한다. 일차적으로 척수 수준에서 발생되는 반사가 가장 원시적인 운동 패턴이다. 아기가 성장함에 따라 처음에는 자세반사 패턴으로 나타나는 중간 수준의 조절과 성숙한 자세 반응(똑바로 세우기, 보호하기 위한 폄, 평형)이 발달된다. 움직임에 대한 행동 발현은 중추신경계의 성숙을 직접적으로 반영한 것이다. 신경계 손상이 발생한 경우, 하위 조절중추가 다시 운동 시스템에서 통제력을 발휘하며, 보다 높은 수준의 통제를 활성화하려는 것이 재활 과정의 과제였다.

계층적 조절 모델은 더 이상 운동조절의 궁극적인 이론으로 받아들여지지 않고 있다. 이 모델에 대해 반대하는 몇 가지 이유는 발달이 중추신경계 성숙을 완벽하게 반영하지 못하며, 하향식 조절이 부정되었다는 점을 포함한다. 현재 받아들여지는 운동조절 모델은 신경중추 간의 정교한 다방면 의사소통과 함께 작동하는 여러 시스템을 포함한다(Horak, 1991). 오늘날 대부분의 문헌에서는 2장에서 논의된 운동조절의 동적 시스템 이론을 강조한다. 운동조절에 적용되는 시스템 이론은 여러 가지 현상을 설명할 수 있다는 점에서 매력적인데, 예를 들어 앞서 언급한 사실로 서로 다른 반응은 동일한 신경로의 자극으로부터 발생될 수 있다. 시스템 이론에서 참여 시스템의 구성 및 상호작용은 새로운 작업의 환경적 제약에 의해 변화될 것이다.

지속적인 다중영역: 행동주의
CONTINUOUS MULTI-DOMAIN: BEHAVIORISM

수행에 대한 마지막 이론들은 한 가지 영역에 국한되지 않는다. 이러한 이론적 관점을 행동주의라고 하고 모든 행동 영역들을 포함한다. **행동주의(behaviorism)**의 시작은 러시아 과학자 **Ivan Pavlov**의 **고전적 조건화(classical conditioning)** 실험이다. Pavlov는 배고픈 개에게 음식을 줄 때마다 종을 울려 종소리만으로도 개의 침이 분비되는 조건화 실험을 수행했다(Feldman, 1999). 침 분비는 조건적 반응(CR), 종소리는 조건화 자극(CS), 음식의 제공은 비조건화 자극(UCS)이다. Pavlov는 심리학 영역에서 체계적인 실험이 가능하다는 사실을 증명했고, 객관적인 결과 기록의 가능성을 제시하는 공헌을 했다(Chaplin & Krawiec, 1960). 그림 3-9에 고전적 조건화 과정의 예를 제시했다. 사전에 제공되는 중립적 자극은 '조건화된' 반응을 이끌어낸다는 사실에 주목해야 한다. 이러한 학습 유형은 의식 수준 밑에서 일어나므로 이와 반대로 반응하는 것은 어렵다. 고전적 조건화의 중요한 특징은 대상은 수동적이며, 외부 사람 또는 사건이 행동을 강화한다는 것이다. 이 이론은 심리학적 연구의 생산적 모델을 통해 증명돼 왔으나 실제 인간의 생활 환경에서 적용되는 것에는 제한점을 보여왔다. 환자가 능동적으로 행동을 변화시키도록 돕는 치료사들은 아래 소개할 이론들을 더 자주 사용해왔다.

미국에 행동주의 이론을 처음 도입한 학자는 **John Watson**(1878~1958)이다. 1913년 Watson은 행동심리학을 행동을 예측하고 조정하기 위한 것으로 제안했다(Horowitz, 1994). Watson은 자극-반응 관계가 유기체와 환경 간에 필수적인 것으로 보았다(Chaplin & Krawiec, 1960). 그는 자신에게 건강한 영아 12명을 맡긴다면 환경 통제를 통해 의사나 법률가로도, 거지나 도둑으로도 길러낼 수 있다고 장담한 것으로 유명하다(Horowitz, 1994). Watson의 리틀 앨버트 실험(little Albert experiment) 또한 잘 알려져 있다. 11개월 아기인 Albert에게 흰 쥐를 보여줄 때마다 쇠막대로 소음을 지속적으로 내자, 원래는 흰 쥐에 대한 공포가 없던 Albert는 흰 쥐를 두려워하는 조건반사를 일으키게 되었다. 이후 Albert는 토끼나 털 코트, 산타 마스크를 봐도 울음을 터뜨려서 Watson은 이런 조건화 반응을 다른 자극으로도 일반화할 수 있었다(Miller, 1983). Watson은 극단적인 환경론자였다. 유전의 역할도 인정했지만, 그는 기능보다 구조 통제를 우선시했다. **Skinner**는 Pavlov 실험에서의 음식이나 종소리 같은 정해진 자극에 의해 도출된 행동을 반응(respondents)으로 분류했다. 그러나 Skinner는 특정 유발 자극(eliciting stimulus)만으로는 행동의 큰 틀을 연구할 수 없다고 주장했다. 그보다는 대부분의 행동은 방출되는 것으로, 특정 반응을 이끌어내는 특정 자극임을 증명하는 것은 불가능하다고 가정했다. 이러한 행동을 조작이라고 한다(예: 아기가 젖병으로 분유를 마시는 행동을 보임). 강화물(reinforcer)은 조작적 행동의 결과이다. 긍정적인 강화물(예: 젖병으로 분유를 먹고 느끼는 즐거운 포만감)은 그 행동을 증가시키는 기대되는 결과이다. 그러나 부정적인 보상은 그 행동을 감소시키는 결과이다. 그림 3-10에서 흔한 임상적 시나리오를 보여준다. 이 시나리오에서 아기가 젖병으로 분유를 먹고 위식도역류를 부정적인 강화물로 경험했다. 이러한 경험으로 먹기를 거부할 가능성이 높아진다. 작업치료사들은 먹기와 관련된 회피적인 결과로 인해 먹기를 거부하는 아기를 종종 치료한다.

처벌(punishment)은 반응에 잠재적인 영향을 주지만, Skinner는 처벌이 행동을 조절하는 데 효과적이지 못한 것으로 단지 일시적으로 반응을 감소시킬 뿐 영구적인 지속성은 없다고 했다. 다시 말해 개체는 처벌을 회피하는 방법을 익히게 되며, 이로 인해 처벌이 사라지고 난 뒤 행동이 다시 발생할 때 그 행동이나 조작 상황의 강도가 더 세어짐으로 인해 더 이상 이전의 처벌이 효과를 발휘할 수 없다는 것이다(Chaplin & Krawiec, 1960). Skinner는 조작적 행동을 포함한 **강화(reinforcement)**로 우연적(간헐적) 강화를 포함한 강화계획(reinforcement schedule)을 분석하는 과학적 공헌을 했다. 강화계획은 간격(경과된 시간)과 비율(반응 횟수)에 맞추어서 구성될 수 있으며 지속적이거나 고정적 또는 가변적으로 이루어질 수 있다. 그는 스키너 상자(Skinner box)라고 부른 상자에 동물을 넣고 상자 속 지렛

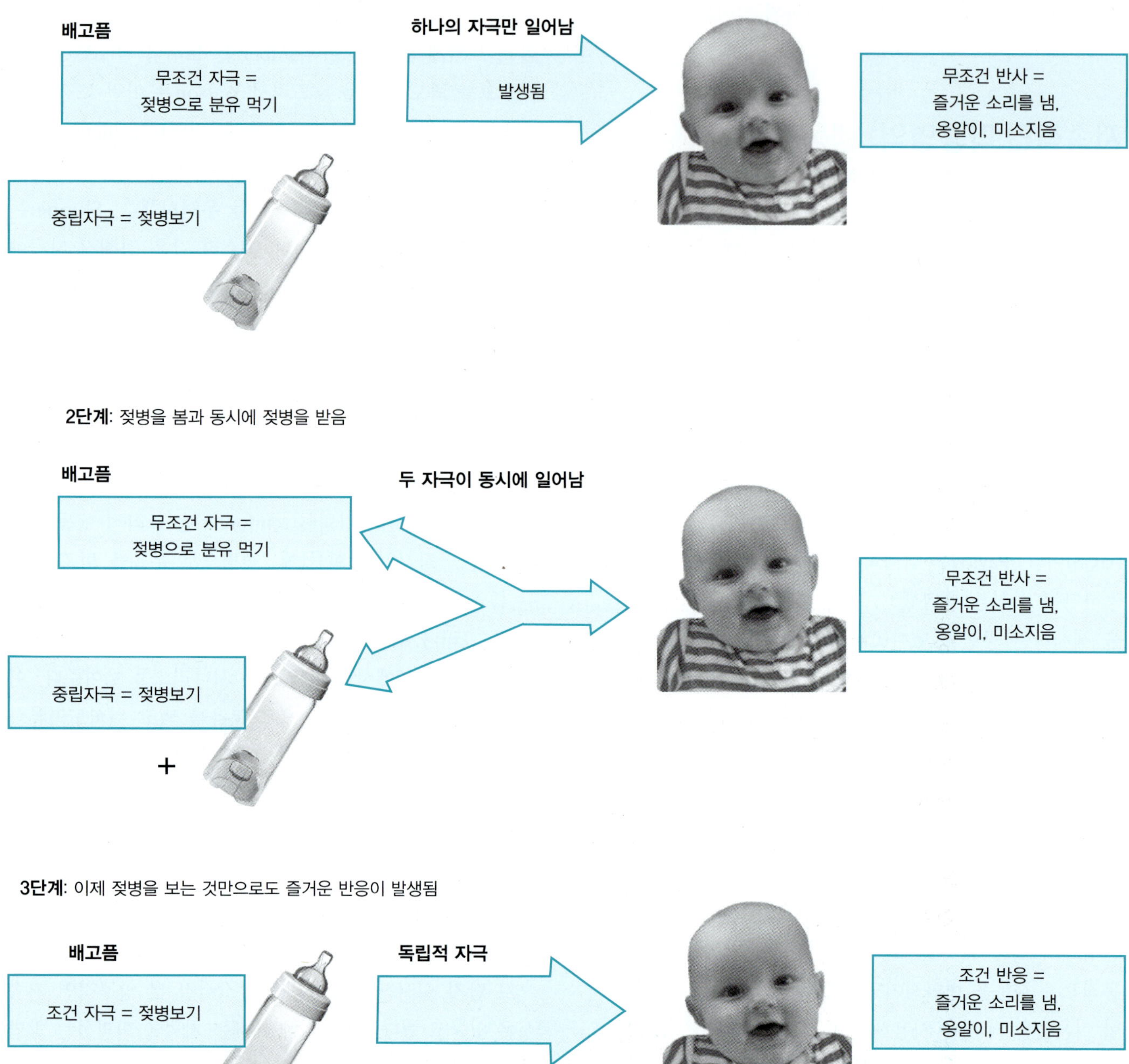

그림 3-9 고전적 조건화 과정

대를 동물이 누르면 과자나 먹이가 나오게 하여 조작적 행동에 다양한 강화계획이 어떻게 영향을 주는지를 연구했다. 또한 보상에 대한 철회(withdrawal) 결과로 반응 강도가 저하된 상황에서의 간헐적 강화에 대한 연구도 실시했다. Skinner는 일반적으로 지속적 강화가 간헐적 강화보다 긍정적 행동을 더 빨리 소멸시킴을 발견했다. 소멸은 망각보다 더 빨리 나타나는데 이는 조작적 행동의 효력이 상실되기 때문이다(Chaplin & Krawiec, 1960).

행동주의자들 또 그 중에서도 특히 Skinner는 인간 행동 연구에 엄청난 기여를 했다. 첫째, 행동주의자들은 경험

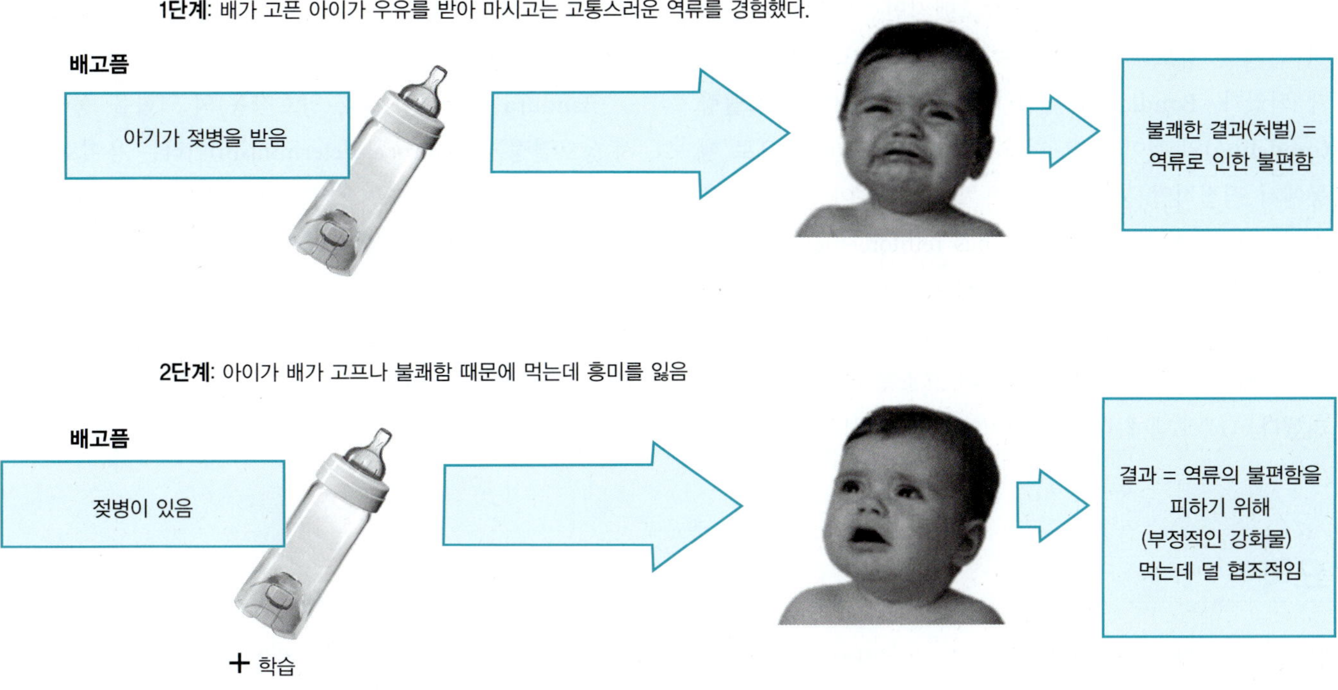

그림 3-10 조작조건화 과정

Source: adapted from Kaplan & Sadock, 1998.

적인 방법이 인간의 수행을 이해하는데 생기는 의문에 중요한 답이 될 수 있다는 생각을 대중화했다. 둘째, 그들은 사회에 중대한 영향을 끼쳤는데 특히 실제 육아에서 보상 및 처벌이라는 개념이 중요해졌다. 마지막으로, 행동주의자들은 과학자에게 동물의 행동 형성을 통해 행동에 대한 조작의 효과에 대한 수많은 연구를 수행할 수 있는 수단을 제공했다. Skinner의 **조작조건화(operant conditioning)** 원리는 **응용행동분석(applied behavior analysis; ABA)**으로 알려진 행동 제어의 한 형태를 탄생시켰다. ABA는 적절한 행동 반응을 형성하기 위해 원하고 원치 않는 행동을 제어하기 위해 선행, 결과 및 보강의 원칙을 사용한다. ABA는 조작조건화와 마찬가지로 종종 타고난 특성을 무시한다는 점에서 비판을 받지만 자폐증 관리 시 가장 잘 문서화되고 널리 사용되는 치료방법 중 하나이다(Rosenwasser & Axelrod, 2001).

사회학습 이론 Social learning theory

사회학습 이론은 행동주의적 관점이 남긴 자연스러운 유산이다. 이 이론은 아동이 어떻게 규칙을 배우고 사회적 기능을 하기 위한 행동을 습득하는지에 초점을 둔다. 사회학습 이론가로 가장 많이 거론되는 학자는 **Robert Sears**와 **Albert Bandura**로, 연구를 함께 하지는 않았지만 스탠포드대 동료였다. 이들은 사회학습 이론에 각자 큰 공헌을 했다. Sears가 발전시킨 사회학습 이론은 Hull의 연구를 바탕으로 했지만 개체의 기능에서는 정신분석이론 개념을 적용했다. 한 예로 아동이 엄마에게 어떻게 의존하게 되는지에 대한 설명에서, 엄마가 아동의 욕구 상태인 배고픔이나 불편 같은 상황을 감소시켜주는 행동을 지속적으로 함에 따라 아동에게는 그런 행동들이 엄마와 결부되어 결국 엄마 자체가 강화물이 된다는 것이다. 이에 더해 아동은 자신과 엄마를 분리해내지 못하기 때문에 엄마의 행동을 모방함으로써 재생산하고, 궁극적으로 자기 자신에게 강화를 하게 된다는 것이다(Grusec, 1994). 결국, 사회적 학습 이론가들은 추진력을 덜 강조하고 이중, 삼중의 상호작용에 대한 행동 사슬의 증거를 더 자세히 살펴보기 시작했다(Miller, 1983). Sears는 사회발전을 단계별로 일어나는 것으로 보지 않고 오히려 학습, 신체적 성숙, 기대의 사회적 기준 세 가지로 설명 가능한 기전을 제시했다(Grusec, 1994).

Bandura의 연구는 정신분석을 적용하지 않았다. 그는 초기부터 조작적 원리를 강조했지만, 시간이 지나면서 인지적 정보처리과정이 이론의 주된 요소로 자리잡게 되었다. Bandura가 남긴 가장 중요한 개념은 **모델링(modeling)**일 것이다. Bandura와 Walter는 기본적으로 행동에서 직접적인 강화나 처벌이 필요 없는 아동도 있음을 가정했다. 대신 대리강화(vicarious reinforcement)라고 알려진 타인의 행동을 강화하는 행동을 관찰함으로써 아동이 관찰을 통해 강화의 규칙을 습득하는 과정을 정리했다. Bandura는 모델링의 네 가지 주된 요소를 다음과 같이 정리했다. (1) 모델에 대한 집중, (2) 과거 경험 유지, (3) 반응을 물리적으로 재생산하는 능력, (4) 반응을 생산하기 위한 동기가 그것이다.

Bandura는 사회적 교류(상호작용)의 역학을 정리하면서 상호결정론(reciprocal determinism)이라는 용어로 인간이 사회적 상호작용을 일으키는 환경을 창조 또는 결정하게끔 하는 행동의 개념을 정리했다(Miller, 1983). 앞서 말한 것처럼 사회학습 이론은 행동주의적 전통을 가지고 있지만 Bandura의 사회학습 이론은 기억, 심상, 문제 해결과 관련된 정보처리이론으로 가장 많이 분류된다(Grusec, 1994).

요약

앞에서 설명한 모든 이론은 심리학 및 인간행동을 이해하고자 하는 각 분야에 큰 영향을 준 것들이다. 이 책에서는 기능을 이해하기 위해 각 장을 신체적, 심리적, 사회적 범주 셋으로 나누었다. 이 장에서는 인간행동의 본성과 발달에 대한 여러 이론들을 소개했다. 그림 3-1에서 볼 수 있듯이 이론들은 수행과 배경적 요소를 고려하여 인간행동을 설명하려고 한다. 이론은 이 장 서두에서 말한 것처럼 그 자체로 사실인 것이 아니다. 따라서 이론은 변할 수 있고 증명되거나 때로 반증될 수도 있다. 인간 기능을 분석하는데 이론이 주요하게 기여하는 점은 규칙을 정하여 정해진 주제를 연구하도록 인도한다는 것이다. 이러한 규칙들은 또한 Skinner의 이론이 아동 양육에 미친 영향, Vygotsky, Piaget와 Dewey의 이론이 교육에 미친 영향처럼 실제적으로도 활용된다. 이론은 치료계획이 인간 기능을 최대화할 수 있도록 돕는다. 이는 여러 내·외적 상황에서 클라이언트가 최상의 잠재력을 끌어내도록 하는 중재를 할 수 있도록 능력을 연마하게 하는 지속적인 연구 및 분석을 통해서만이 가능하다.

사례 1

미시

미시는 출생 전부터 엄마의 약물 남용으로 인해 신생아금단증후군(neonatal abstinence syndrome; NAS)을 갖고 태어났다. 미시는 잠시 엄마와 함께 있었지만 아동 보호 서비스에 의해 가족으로부터 격리되었다. 미시는 생후 15개월로 현재 위탁가족과 12개월째 지내고 있다. 위탁부모는 그녀를 입양하고 싶어 했다. 그 엄마는 마약 재활 프로그램에 참여했고 앞으로 미시를 집으로 데려오기를 희망한다. 감독된 방문 동안 미시는 양엄마에게 매달리고 헤어지지 않으려고 했다. 조기 중재팀이 미시를 치료하기 위해 집을 방문하는 경우 미시는 양엄마가 그녀를 내려놓을 때마다 울었다. 게다가 그녀는 매우 부끄러움이 많고 의존적이며 인지 및 언어발달뿐만 아니라 운동발달이 지연되었다. 미시는 아직 걷지 못하지만 서서 잡고 발걸음을 뗀다. 미시는 유전적으로 이름뿐만 아니라 마마, 다다 말고는 어떠한 단어도 말하지 못한다.

도움이 되는 질문

생각해 볼 몇 가지 질문들:

1. 체스와 토마스에 의해 논의된 차원을 통해 미시의 기질을 분석하라. 어떠한 유전적 · 환경적 요소가 미시의 기질에 영향을 끼쳤는가?
2. 당신은 발달전문가로서 어떻게 미시를 치료하기 위해 소통할 것인가?
   a. 조작조건화의 원리를 사용한다.
   b. 피아제 원리와 같이 상호작용적 학습을 사용한다.
3. 아인스워스의 지식 체계에 따라 미시의 애착에 대해 논의하라.
4. 미시는 에릭슨 단계 중 어떤 단계에 있는가? 미시가 속한 단계와 관련된 발달 과제는 어떻게 나타나는가?

사례 2

브라이언

브라이언은 자폐스펙트럼장애를 진단받은 4세 남자아이이다. 브라이언의 대부분의 운동행동은 걷고, 뛰는 능력으로 특징지어지지만 균형(balance)과 협응(coordination)이 필요한 움직임은 어렵다. 브라이언은 세발 자전거를 보조바퀴 없이 타는 법을 배우고 싶어 한다. 브라이언은 말을 별로 할 줄 모르지만 제스처와 소리로 원하고 필요한 것을 알린다. 브라이언은 기분이 안 좋을 때 자신을 꼬집는 등과 같이 문제가 있는 행동을 보인다. 브라이언은 공립학교 프로그램에 참여하고 있는데 ABA 치료사들은 선생님께 어떻게 그를 가르칠지를 알려준다.

도움이 되는 질문

생각해 볼 몇 가지 질문들:

1. 응용행동분석은 조작조건화의 원리에 크게 바탕을 둔다. 긍정적인 행동(단어를 말함) 또는 원치 않는 행동(꼬집기)을 통해 원하는 행동을 늘리고 원치 않는 행동을 줄이기 위해 조작조건화를 어떻게 적용할지에 대해 논의하라.
2. 운동학습 이론 및 단계를 브라이언이 세발 자전거를 어떻게 탈지를 가르치는 과정에 적용해보라.
3. 사회학습 이론(시어즈와 밴두라)을 통해 브라이언이 하는 행동의 맥락을 분석하라. 그 이론이 자폐를 가진 아이에게 적용될 수 있는가? 당신의 대답을 정당화하라.

누가 진짜 이론에 대해 신경쓰는가에 대해 말하다

ANNE CRONIN
작업치료학 박사, 치료사, 교사
소아작업치료사

대부분 그렇듯이 나 또한 심리학 수업에서 이 장에서 다룬 이론가들을 처음 접했다. 솔직히 크게 재미있지는 않았지만 그 중 파블로프의 개 실험 같은 것은 흥미로웠다. 하지만 당시에는 큰 의미가 없는 수업이었다. 나중에 대학원생이 되어서야 사회학 이론들은 경영학에 적용되고 경제 이론들은 인간행동에 적용되는 식으로 모든 수업이 가치 있는 이론을 소개하고 있음을 알게 되었다. 나는 때로는 즐겁게, 때로는 힘들게 공부해나갔다.

내가 처음 작업치료사로서 일하게 된 것은 발달장애 성인을 위한 요양시설에서였다. 내 업무에는 사람들이 시설에서 지역사회로 옮겨갈 수 있도록 돕는 일도 포함됐다. 리키라는 30대 중반 남성이 있었다. 그는 중증 뇌성마비 환자로 말을 잘 할 수 없었고 생활 전반에 걸쳐 도움을 받아야 했다. 그럼에도 사교성이 좋고 쾌활했으며 유머감각도 뛰어났고 관습적인 의미로는 불안정할지언정 추론 능력도 훌륭했다. 리키는 시설 내에서 예외적인 존재로 인식되어 특별대우를 받았다. 혼자만의 방이 있었고 도우미도 본인이 선택했으며 직원들과 함께 식사를 하기도 했다. 당시 젊은 치료사와 사회복지사로 구성됐던 야심찬 우리 팀은 리키가 지역사회에 적응할 수 있도록 2년간 준비했다. 우리가 리키를 데리고 그가 살게 될 아파트를 보러 가기 전까지 리키는 우리의 실제 목표를 알지 못했다. 아파트에 도착하자 리키는 고함을 지르며 발작을 했고 우리는 아연실색했다. 리키는 그때까지 우리가 제공해왔던 모든 서비스들을 거부했다. 그 과정에서 우리는 혼란스러웠고 상처도 받았다.

이후 의료사회학 박사과정을 밟을 때도 나는 리키가 왜 그랬는지를 이해할만한 이론을 찾지 못했다. 나는 계속 작업치료 이론 개발에 몰두했고 작업치료 교수도 되었다. 스스로를 좋은 치료사라고 믿었고, 내가 가진 전문지식에 대한 근거도 확신했다. 이후 칼 막스, 에밀 뒤르켐, 칼 만하임의 이론을 접하게 됐고, 그 과정에서 사회적 관점의 영향을 더욱 받게 되었다. 이런 거대한 이론들과 씨름을 하면서 이 이론들이 어떻게 신념과 지식으로 정리됐는지, 어떻게 이후 세대를 위한 과학에 영향을 주었는지 알게 되었다.

고립과 소외에 관한 뒤르켐의 이론을 공부하면서, 임상가의 도전은 클라이언트의 삶과 개인적 기대에 관한 정보를 수집하는 것을 넘어 문제 해결을 위해 다양하고 복잡한 방식으로 자신의 전문성이 제공할 수 있는 최선의 방법들을 통합해야 함을 깨달았다. 그제서야 나는 리키를 이해할 수 있었다. 요양시설은 리키에게는 집과 같았다. 그곳에서 많은 사랑과 관심을 받았던 그에게 지역사회는 두려운 정글과도 같은 것이었다. 사회에서 리키 같은 사람은 변종으로 보이고 거부당한다. 리키의 관점에서 우리가 하려던 일은 자신의 집, 가족, 안전한 곳에서 그를 소외시키고 고립시키는 것이었다. 내가 얼마나 바보 같았는지를 깨닫게 되었다. 전문적인 목표와 가치에만 초점을 맞추는 동안, 인간 존재와 리키가 가장 중요하게 생각했던 작업에 대한 인식을 놓쳐버린 것이었다. 리키의 사례는 균형이 결여된 지식은 의미 있는 일상 환경에서의 참여를 이끌어내지 못하는 '성과'만을 낳는다는 사실을 알려주었다. 이론은 인생 전반의 기능 수행에 영향을 주는 실제 인적 요소들을 다루기 위한 지식과 연구를 통합할 수 있도록 해주는 역동적인 도구이다.

REFERENCES

Austrian, S. G. (2002). *Developmental theories through the life cycle.* New York: Columbia University Press.

Beilin, H. (1994). Jean Piaget's enduring contribution to developmental psychology. In R. D. Parke, P. A. Ornstein, J. J. Rieser, & C. Zahn-Waxler (Eds.), *A century of developmental psychology* (pp. 257–290). Washington, DC: American Psychological Association.

Bergenn, V. W., Dalton, T., & Lipsitt, L. P. (1994). Myrtle B. McGraw: A growth scientist. In R. D. Parke, P. A. Ornstein, J. J. Rieser, & C. Zahn-Waxler (Eds.), *A century of developmental psychology* (pp. 389–423). Washington, DC: American Psychological Association.

Bretherton, I. (1994). Origins of attachment theory. In R. D. Parke, P. A. Ornstein, J. J. Rieser, & C. Zahn-Waxler (Eds.), *A century of developmental psychology* (pp. 431–471). Washington, DC: American Psychological Association.

Cahan, E. D. (1994). John Dewey and human development. In R. D. Parke, P. A. Ornstein, J. J. Rieser, & C. Zahn-Waxler (Eds.), *A century of developmental psychology* (pp. 145–167). Washington, DC: American Psychological Association.

Chaplin, J. P., & Krawiec, T. S. (Eds.) (1960). *Systems and theories of psychology.* New York: Holt, Rinehart and Winston.

Chess, S., & Thomas, A. (1987). *Know your child: An authoritative guide for today's parents.* New York: Basic Books.

Erikson, E. H. (1963). *Childhood and society.* New York: Norton.

Feldman, R. S. (Ed). (1999). *Child development: A topical approach.* Upper Saddle River, NJ: Prentice Hall.

Flavell, J. H. (1963). *The developmental psychology of Jean Piaget.* Princeton, NJ: D Van Nostrand.

Gilligan, C. (1982). In a different voice: Women's conceptions of self and morality. *Harvard Educational Review, 47*(4).

Grusec, J. E. (1994). Social learning theory and developmental psychology: The legacies of Robert Sears and Albert Bandura. In R. D. Parke, P. A. Ornstein, J. J. Rieser, & C. Zahn-Waxler (Eds.), *A century of developmental psychology* (pp. 473–497). Washington, DC: American Psychological Association.

Hall, M. H. (1974). An interview with "Mr. Behaviorist," B. F. Skinner. In *Readings in Psychology Today* (pp. 114–119). Del Mar, CA: Ziff-Davis.

Harkness, S., Edwards, C. P., & Super, C. M. (1981). The claim to moral adequacy of a highest stage of moral judgment. *Developmental Psychology, 17*(5), 595–603.

Horak, F. (1991). Assumptions underlying motor control for neurologic rehabilitation. In M. J. Lister (Ed.), *Contemporary management of motor control problems: Proceedings of the II step conference* (pp. 11–27). Alexandria, VA: Foundation for Physical Therapy.

Horowitz, F. D. (1994). John B. Watson's legacy: Learning and environment. In R. D. Parke, P. A. Ornstein, J. J. Rieser, and C. Zahn-Waxler (Eds.), *A century of developmental psychology* (pp. 233–256). Washington, DC: American Psychological Association.

Kagan, J. (2005). Temperament. *Encyclopedia on Early Childhood Development.* Retrieved from http://www.child-encyclopedia .com/en-ca/home.html

Kohlberg, L. (1974). The child as moral philosopher. In *Readings in Psychology Today* (pp.186–191). Del Mar, CA: Ziff-Davis.

McGraw, M. (1945). *Neuromuscular maturation of the human infant.* New York: Columbia University Press.

Miller, P. H. (Ed). (1983). *Theories of developmental psychology.* San Francisco: W. H. Freeman.

Pick, H. L. (1994). Eleanor J. Gibson: Learning to perceive and perceiving to learn. In R. D. Parke, P. A. Ornstein, J. J. Rieser, & C. Zahn-Waxler (Eds.), *A century of developmental psychology* (pp. 527–544). Washington, DC: American Psychological Association.

Puner, H. W. (Ed.) (1947). *Freud: His life and his mind.* New York: Grosset and Dunlap.

Reese, H. S., & Overton, W. F. (1970). Models of development and theories of development. In L. R. Goulet & P. B. Baltes (Eds.), *Life-span developmental psychology.* New York: Academic Press.

Rosenwasser, B., & Axelrod, S. (2001). The contribution of applied behavior analysis to the education of people with autism. *Behavior Modification, 25*(5), 671–677.

Saudino, K. J. (2009). The development of temperament from a behavioral genetics perspective. In P. Bauer (Ed.), *Advances in child development and behavior* (pp. 201–231). New York: Elsevier.

Shumway-Cook, A., & Woollacott, M. (2012). *Motor control: Translating research into clinical practice* (4th ed.). Philadelphia: Lippincott, Williams and Wilkins.

Thelen, E., & Adolph, K. (1994). Arnold L. Gesell: The paradox of nature and nurture. In R. D. Parke, P. A. Ornstein, J. J. Rieser, & C. Zahn-Waxler (Eds.), *A century of developmental psychology* (pp. 357–387). Washington, DC: American Psychological Association.

Thomas, R. M. (Ed). (2001). *Recent theories of human development.* Thousand Oaks, CA: Sage.

Thompson, R. A., & Goodman, M. (2011). *The architecture of social developmental science: Theoretical and historical perspectives.* In M. K. Underwood & L. H. Rosen (Eds.), *Social development: Relationships in infancy, childhood, and adolescence* (pp. 3–28). New York: The Guilford Press.

CHAPTER 4

문화와 발달

Culture and Development

학습목표

이 장을 끝낸 후 독자는 다음을 할 수 있어야 한다.

- 일상적인 결정을 내리는 데 있어서 규범과 가치로부터의 영향에 대해 논의한다.
- 문화적 인식과 문화적 역량에 대한 필수 요소에 대해 설명한다.
- 문화가 개인의 지각, 신념 및 가치를 형성하는 방식에 대해 알아본다.
- 문화, 민족 및 인종이라는 용어 간의 복잡한 상호작용과 차이점에 대해 논의한다.
- 의사소통, 통제, 자아 정의의 문화적 차이점을 설명한다.
- 기대되는 발달 및 발달과정이 어떻게 문화적인 영향을 받는지에 대해 이해한다.
- 사회경제적 요소가 발달에 어떠한 영향을 미치는지 설명한다.
- 준언어(paralanguage)를 정의하고 그것이 문화 및 생애주기 발달과 어떤 관련이 있는지에 대한 예를 제시한다.

주요 용어

가치 values
개인주의적 문화 individualistic culture
건강 문해력 health literacy
근접학 proxemics
급성빈곤 acute poverty
만성빈곤 chronic poverty
문화 culture
문화적 유능성 cultural competence
문화적 유동성 cultural fluidit
문화적 의식 cultural awareness
문화적 적응 acculturation
문화 중개사 cultural broker
민족 ethnicity
민족 중심 ethnocentric
발달 적소 developmental niche
빈곤 poverty
상호 의존 interdependence
습관 habit
언어적 유능성 linguistic competence
인과관계 causal attribution
인종차별 racism
일상 routine
자기 표상 self-representation
작업적 박탈 occupational deprivation
제한적 · 형식적 의사소통 restrained formal communication
종교 religion
준언어 paralanguage
집단주의 문화적 특성 collectivistic culture characteristics
평등주의 egalitarianism
표현적 · 공개적 의사소통 expressive/overt communication
하위문화 subculture

사례 1

난가네

난가네는 스리랑카에서 남편을 잃은 76세 여성이다. 난가네의 남편이 작년에 사망했을 때, 아들은 난가네가 시카고에 있는 가족과 함께 지내도록 했다. 스리랑카에서는 자식, 특히 아들이 나이 든 부모를 부양해야 한다. 난가네의 아들인 아소카는 51세이며 20년 동안 시카고 지역에서 살았다. 아소카와 그의 아내, 두 명의 10대 딸은 미국 시민권자이다. 아소카와 그의 아내는 지역 대학에서 정규직으로 일하는 연구원이다.

난가네는 넘어져서 엉덩이뼈가 부러졌다. 치료를 위해 전문요양시설(SNF)로 보내졌다. 집으로 돌아가기 위해 난가네는 워커를 이용해서 걷고, 혼자 화장실에 가고 혈압을 조절하고, 전반적인 근력 및 지구력을 향상시킬 필요가 있다. 낙상하기 전에는 스스로 옷을 입고 가족들을 위해 식사를 준비했으며 다시 집으로 돌아가서 이러한 일을 다시 하기를 희망했다.

난가네는 며느리가 집에서 자신을 돌보지 않고 가두는 것에 대해 분노를 표했다. 전문요양시설에서 난가네는 대부분의 치료에 비협조적이었다. 지속적인 통증으로 치료에 참여가 제한적이었음에도 난가네는 모든 약물을 거부했다. 난가네는 물리치료에 전혀 참여하지 않았다. 그녀는 작업치료사와 함께 스스로 돌봄 활동에 일부 참여하고자 했지만 그녀의 비협조로 인해 치료받는 것보다 퇴원하는 게 나을 정도였다.

난가네의 문제를 해결하기 위해 치료팀은 가족을 만났다. 그녀의 10대 손녀가 문화 중개사로 일했기 때문에 난가네가 전문요양시설의 일시적인 성격과 여기에서 제공하는 전문적인 돌봄 서비스를 이해하지 못했다는 것을 확인했다. 독실한 불교신자인 난가네는 살면서 매일 아침 명상을 했다. 이러한 일상은 전문요양시설에서 방해를 받았고 그 곳에서는 이른 아침에 필요한 사생활과 조용함이 없었다. 난가네는 이러한 점에서 심한 상실감을 느꼈다.

이 장을 살펴보고 나서 우리는 건강관리와 삶의 질을 최적화하는 맥락에서 난가네와 그녀의 가족이 직면한 문제로 되돌아갈 것이다.

서론 INTRODUCTION

2장에서 생애주기 이론을 소개했다. 설명한 바와 같이 이 이론의 네 가지 핵심은 다음과 같다. (1) 오늘의 경험과 노출은 내일의 건강에 영향을 끼친다. (2) 건강 궤도는 중요한 시기 또는 민감기에 특히 영향을 받는다. (3) 더 넓은 지역사회 환경(생물학적, 신체적, 사회적)에서 건강을 유지할 수 있는 능력에 큰 영향을 끼친다. (4) 유전적 구성이 질병에 대한 보호요소 및 위험요소를 제공하지만 불평등이 유전적 그리고 개인적 선택보다 더 큰 영향을 미친다[미국 보건복지부(MCH), 2010, p. 4)]. 과학의 발전과 사회 배경에 대한 이해의 증가 덕분에 이 생애주기 이론은 널리 받아들여지고 있다.

거의 2세대 전만 해도 대다수의 미국인들은 다른 나라에서 온 사람을 전혀 만나보지 못했거나 그들의 지역에서 사람들과 소통하기 위해 외국어를 배울 필요가 없었다. 이민, 소셜 미디어, 여행이 증가하면서 보통 사람들도 전 세계에 존재하는 수많은 인종적 다양성에 대해 더 많이 의식하게 되었다(Balcazar, Suarez-Balcazar, Taylor-Ritzler, & Keys, 2011). 오늘날 사람들은 개인적인 접촉, 소셜 미디어, 인터넷 등을 통해 건강하거나 건강하지 못한 새로운 생활방식에 종종 노출된다. 사회경제적 차이, 문화적 가치, 문화 장벽은 모두 오늘날의 의료서비스 현장에 중요한 요소들이다.

규범(norms)은 집단 내 개별적인 기능을 안내하는 합의된 기대 및 규칙이다. 규범은 연령, 성별, 장소 및 문화를 포함한 많은 요인에 따라 달라질 수 있다. 이 장에서는 문화적 규범에 중점을 둘 것이다. 문화적 규범은 개인이 반드시 기능을 수행해야 하는 집단이나 사회에 적합한 행동의 적합성과 일관성의 발달을 돕는다(Scott & Marshall, 2009). 한 문화 내에 사는 개인의 경우 규범은 명시적으로 언급되지 않을 수도 있지만 집단 구성원의 규칙으로 이해한다. **가치(value)**는 적절한 행동 과정이나 결과에 대한 폭넓은 선호이다. 가치는 종종 "모든 사람에 대한 평등 권리"와 같은 사람의 옳고 그름을 반영한다. 가치는 규범에 대한 정당화뿐만 아니라 선과 악, 욕망 및 혐오의 개념으로 작용한다. 문화적 규범은 규칙을 제공하고, 가치는 행동을 판단하고 평가하기 위한 지침을 제공한다.

세계화로 인해 점점 더 다양한 인종 및 민족 인구가 전 세계에 존재한다. 의료전문가의 가장 큰 과제 중 하나는 건강을 유지하고 삶의 질을 높이는데 도움을 줌과 동시에 사람들 간의 차이를 존중하고, 해결하고, 이어주는 다리의 역할을 해야 한다는 점이다. 여기에는 우리 자신의 문화적 규범과 가치를 인식할 뿐만 아니라 타인의 문화에 대해 배워 고객이 직면할 모든 유형의 문제에 도움을 주는 중재자 역할이 포함된다. 이를 위해 문화적 차이에 민감해야 하며 우리와 다른 문화를 가진 사람들과 긍정적이고 생산적으로 상호작용하는 기술을 습득해야 한다(Royeen & Crabtree, 2006). 이 장에서 우리는 문화가 생애 발달 과정에 영향을 미치는 요소를 고려할 것이다. 예를 들어, 한 문화 집단은 아기의 첫걸음을 중요한 사건으로 여길 수 있지만, 다른 문화 집단은 아이가 집안일을 돕거나 집안의 동물을 돌볼 수 있는 능력을 더 크게 여긴다. 유사하게, 난가네의 경우 집안 내의 어르신들은 존경을 받았으며 문화적 기대를 통해 장성한 자녀의 가정 돌봄을 기대했을 것이다. 난가네의 아들은 엄마와 동일 가치를 지녔지만 미국의 의료시스템은 요양시설에서 집안 생활 능력에 대한 서비스를 제공한다. 아들은 최상의 과학적 치료를 받을 것이냐, 엄마를 집에서 모시면서 제한된 치료를 받게 할 것인가를 선택해야 했다. 아들은 미국인의 관점으로 최선인 전문요양시설을 선택했다. 하지만 이는 난가네의 전통적인 가치를 무시했다.

이 장에서 또 강조하는 점은 인종, 문화 및 불균형 사이의 상호 연결성을 이해하는 것이다. 2장에서 설명한 조기 프로그래밍에 대한 생애주기 이론의 생각은 초기 경험이 개인의 미래 건강 및 발달을 "프로그램"할 수 있다고 가정한다(USHHS MCH, 2010). 이 조기 프로그래밍은 개인의 건강에 긍정적 또는 부정적 영향을 끼친다. 의료 모델 내에서 이상적인 결과는 완치 또는 완전한 기능의 회복을 기대한다. 서양 의학 및 재활 분야에서는 개인(고객)이 자신의 회복을 위해 적극적으로 노력할 것이라는 기대가 있으며, 회복은 일상생활활동에서 환자가 독립적으로 살아가는 것으로 이어진다(Royeen & Crabtree, 2006). 비록 이러한 회복이 미국에서는 이상적이지만 미국에서 가까운 멕시코에서는 대가족이 사랑과 지지를 통해 돌보는 것이 이상적이다. Bolanos(2003)는 독립을 위한 재활치료의 동기부여가 종종 어렵다고 언급한다. 왜냐하면 가족이 더 이상 도움을 주지 않을 때에만 어르신이 독립적으로 생활할 수 있기 때문이다.

이 장의 목적은 생애 과정에서 인간의 발달과 성과에 대한 문화의 영향을 이해하는 것이다. 독자들을 돕기 위해 몇 가지 용어의 정의를 먼저 소개할 것이다.

용어 정의 DEGINITION OF TERMS

이 장의 일부 개념은 다차원이며 다른 상황에서 다르게 정의될 수 있다. 문화 관련 용어에 대한 정의는 이 교재에서 일관되게 사용된다.

문화 Culure

문화(culture)는 "한 세대에서 다음 세대로 전해 내려오는 인간 집단에 의해 공유되는 가치관, 믿음, 태도, 관습, 언어, 행동"의 집합이다. Spector(2012)는 문화가 서로 연결된 상징들의 거미망이며 인간의 선택을 만들고 제한하는 장치의 역할을 한다고 덧붙였다. 사람들은 사회의 복잡성을 경험하면서 문화를 배운다. 비록 문화는 대체로 의식적이지만 시간이 지남에 따라 문화는 인격에 깊이 내재되어 결국 무의식적으로 변화한다. 일반적으로 지역사회의 젊은 이들에게 문화를 가르친다. 그림 4-1은 부족 복장을 하고 있는 아메리카 원주민인 어린아이들을 보여준다. 북아메리카의 "국가들의 모임"과 같은 행사 및 모임은 문화유산을 보존하는 한 방법이다.

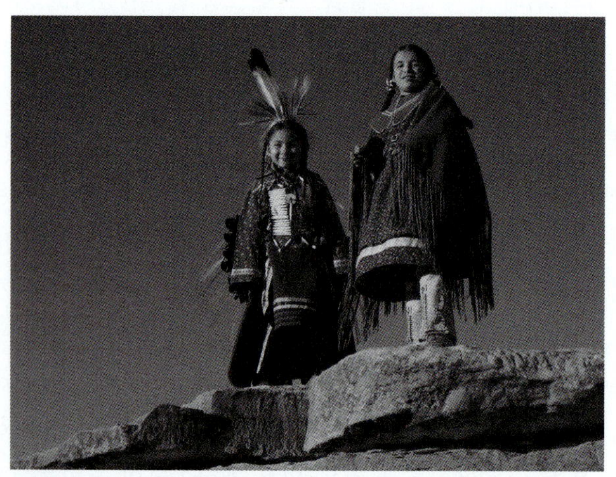

그림 4-1 이 어린 소녀들은 전통 부족 의상을 입음으로써 자신의 출신에 대한 자긍심을 표현한다.

문화는 매우 다양하고 다차원적이기 때문에 개인은 모든 문화적 배경 내에서 **문화적 유능성(cultural competence)**을 위해 필요한 특정한 기술을 습득하기는 어려울 것이다. 많은 학자들이 개별적인 수준에서 문화적 유능성에 대해 논의하였지만 보다 더 정확한 개념은 문화적 유동성 개발이다. **문화적 유동성(cultural fluidity)**은 문화적 차이에 대한 이해와 일상 내 작업에서 그것이 어떻게 나타나는지에 대한 이해로, 개인이 새로운 가치와 신념을 고려하고 이해하는 기준점으로 자신에게 우선적인 문화를 생각할 수 있도록 한다. 문화적 유동성의 발달은 스스로의 문화적 신념에 대한 적극적인 자기 검토와 다른 사람에 대한 문화적 감수성을 통해 그 영향을 평가하여 긍정적인 대인 간 교류를 돕는 것이 요구된다. 의료서비스에서 일하는 모든 사람은 고객 관리 및 직장 내 교류에서 문화적 유동성을 보여주어야 한다.

문화적 유능성이라는 용어는 문화적 유동성의 구성과 함께 종종 광범위하게 상호 교환적으로 사용된다. 문화적 역량이라는 용어는 의료서비스 환경에서 오랫동안 널리 사용된 용어이다. 이 교재에서 문화적 유능성이라는 용어는 Cross, Bazron, Dennis와 Isaacs(1989)는 "시스템, 에이전시 또는 전문가들 사이에 함께 모여 그 시스템, 기관 또는 그러한 직업들이 서로 다른 문화 상황에서 효과적으로 일할 수 있도록 하는 일치된 행동, 태도 및 정책 집합으로 정의되었다. 이 교재에서 유능성(competence)이라는 단어를 사용하는데 다소 논란이 있는데 다른 배경의 사람들과 효과적으로 교류하기 위한 지속적인 역동적 과정이라고 하기보다는 그 능력을 유한하다고 한정시켰기 때문이다. Alfred Irving ("Pete") Hallowell은 주요 연구 분야가 아메리카 원주민인 인류학자였는데 그는 문화적 숙달(cultural proficiency)이라는 용어를 제안했다. 그는 사회의 다양성에 대한 문화적 반응은 제도화된 문화적 숙달을 위한 최선의 반응과 함께 부정적인 결말로 명백한 문화적 파괴를 반영하는 연속체를 볼 수 있었다고 언급했다. 그림 4-2는 Cross(1989) 등에 의해 설명된 문화적 행동의 연속체를 보여준다. 이 그림은 제도적 차원에서 문화적 숙달의 개념을 이끌어내는 문화적 행동의 연속체를 보여준다.

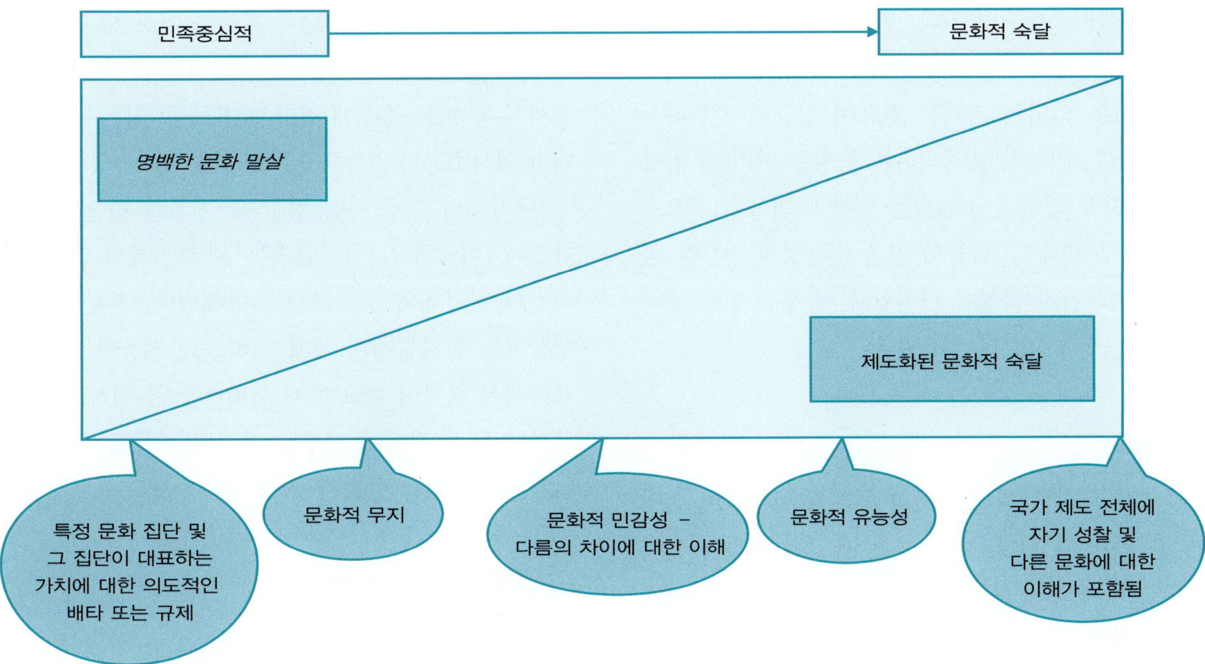

그림 4-2 이 도표는 제도적 차원의 문화적 숙달을 발생시키는 문화적 행동의 연속체를 나타낸다.

인종 Race

과학계에서는 인구집단(Caucasoid, Mongoloid, Negroid, Australoid)을 설명하는데 일반적으로 사용되는 인종 범주는 사회적으로 구성되어 있으며, 인종집단을 생물학적으로 정의할 수 없다는 데에는 의견이 일치한다(Williams & Templeton, 2003). 인종의 사회적 개념과 집단은 인류 역사에 따라 다양하며 지역 집단의 신념과 사회적 경험에 기초를 두고 있다. 가장 일반적으로 인종이라는 단어의 사용은 특정 사회 집단을 의미한다. 예를 들어, 히스패닉 및 라틴계라는 용어는 인종이 아니라 문화 집단을 지칭하지만 일부 논문에서는 인종 범주로 나타나 있다.

인종차별(racism)은 실제로 인간에게 인종이 존재하며, 이러한 인종들 중 일부는 본질적으로 다른 인종보다 우월하거나 열등하다는 관점에 바탕을 둔 행동, 실천 또는 신념의 전형이다. 결정적으로 게놈 데이터는 과학적 의미에서 진정한 인간 간에 인종이 없다는 것을 보여준다. 하나의 활동으로, 인종차별은 다른 인종이나 인종적 출신을 가진 사람들을 차별하는 행동이다.

민족 Ethnicity

인종과 민족의 개념은 둘 다 문화적으로 구성된 개념이기 때문에 혼동하기 쉽다. 가장 일반적으로 인종이라는 용어는 피부색, 머리카락 색, 눈 모양 등과 같은 사람의 신체적

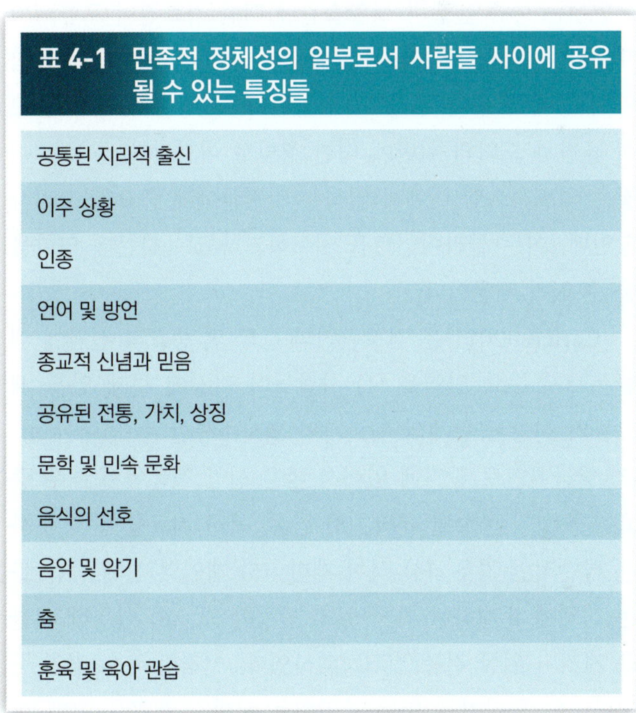

표 4-1 민족적 정체성의 일부로서 사람들 사이에 공유될 수 있는 특징들
공통된 지리적 출신
이주 상황
인종
언어 및 방언
종교적 신념과 믿음
공유된 전통, 가치, 상징
문학 및 민속 문화
음식의 선호
음악 및 악기
춤
훈육 및 육아 관습

인 외모를 나타내는 데 사용된다. 민족성은 문화적 정체성과 조상, 언어, 믿음과 같은 행위와 관련이 있다. 민족성은 주류와 구별되는 의미를 지니고 있으며 집단에 속한다는 의미를 포함한다. 민족성을 정의하는 특성은 여러 가지 중 하나일 수 있지만 집단이 공유하는 일부 특성을 기반으로 한다. Spector(2012)는 사람들이 민족 정체성의 일부를 공유할 수 있는 몇 가지 특성을 나열한다. 공통된 민족 정체성의 일부 예는 표 4-1에 나타나 있다.

종교 Religion

종교는 체계적인 신념 체계로 문화 체계에 반영되며 신앙에 대한 헌신이 포함된다. 이 장에는 종교에 대한 논의가 포함되어 있다. 종교와 문화는 민족과 밀접한 관련이 있기 때문이다. 실제로 Spector(2012)는 종교가 민족 발전의 주된 원인이라고 언급한다. 문화적으로 충분한 보살핌을 제공하는 종교의 역할을 고려할 때 Carteret(2011)은 "문화 간의 표현(cultural presentation)과 관련하여 사람들은 종종 개인의 문화적 신념 및 행동을 개인의 종교를 기반으로 한 신념 및 행동과 분리시키는 방법을 요구받는다"고 언급한다. 이러한 매우 복잡한 질문에 대한 최선의 대답은 문화와 종교를 동전의 양면이라고 생각하는 것이다(p. 1). 종교는 의료서비스 제공자들에게 특히 중요한 고려사항이다. 종교 규범에는 종종 건강과 생활습관에 대한 가르침이 포함되기 때문이다. Spector(2012)는 "종교적 규범 준수는 영적 조화와 건강에 도움이 된다"고 언급한다. 질병은 때때로 종교적 규범과 도덕의 위반에 대한 형벌로 여겨진다(p. 12). 이것은 의료시스템 내에서 일하는 사람들에게 중요한 고려사항인데, 이는 클라이언트을 지도하거나 교육하는데 영향을 줄 수 있기 때문이다.

Carteret(2011)은 건강관리와 문화 및 종교적 신념에 대한 6가지 주요 영역을 (1) 사람들이 건강에 문제 있을 때 그들의 신앙 공동체의 지도자와 의사소통할 수 있어야 함, (2) 클라이언트 관리에 있어서 많은 신앙 전통에서 매우 중요하게 여기는 성별 규칙, (3) 겸손, 특히 치료를 받지 못하는 극단적인 경우, (4) 식이 제한, (5) 개인의 신체 공간 또는 신체에 존재하는 가치 있고 신성한 것, (6) 신성한 시간을 지키기 위한 전통으로 정의하였다. 이러한 주요 영역 중 하나라도 물리치료 또는 작업치료 서비스 제공을 크게 향상시키거나 방해할 수 있다. 환자가 치료 시 언급하는 문제에 초점을 맞추는 것 외에도 숙련된 치료사들은 치료 과정에서 수용 또는 준수에 영향을 미칠 수 있는 가치와 걱정에 대한 의사소통이 가능하도록 대화를 할 수 있어야 한다.

난가네의 경우 아침 명상 및 기도를 하는 전통 신앙을 가졌다. 이러한 그녀의 일과는 심각한 개인 및 건강문제에 직면한 난가네의 종교의식을 방해했다. 전문요양시설에서 생활하는 환자들에게 예배 서비스를 제공하였지만 그녀의 요양시설 직원이 불교 예배 서비스를 잘 이해할 수 없었다. 그녀의 영적 지원이 제대로 제공되지 못했기 때문에 이는 난가네가 재활을 받는데 큰 영향을 주었다.

하위문화 Subculture

하위문화(subculture)는 어떤 식으로든 주된 문화 그룹과 차별화된 문화의 하위 집단이다. 예를 들어, 어떠한 사람이 문화적으로 미국에 속하며 하위문화로는 여성이고 다른 하위문화로 재활치료에 종사하며 심지어 더 작은 단위의 하위문화로 작업치료사일 수 있다. 대부분의 개인은 많은 문화 또는 하위문화의 일부이며, 이러한 문화적 영향은 특정 시점에서 개인의 사회적, 정서적 상황에 따라 다르다. 하위문화는 많은 특징을 기반으로 하는데 가장 일반적인 것들은 지위, 민족 배경, 종교, 교육 및 거주지이다(Royeen & Crabtree, 2006).

문화는 한 개인에게 하나의 조직적인 영향력을 끼칠 뿐만 아니라 개인의 사회적 경험의 결합으로 존재한다. 어떤 사람들은 스스로를 두 가지의 주된 문화에 의해 영향을 받는 것으로 인식하여 스스로를 이중문화에서 자랐다고 표현할 수도 있다. 예를 들어, 미국의 부모들에 의해 입양된 아시아인 아이거나 아프리카계 미국인과 앵글로색슨계 미국인 부모를 둔 사람이 있을 수 있다. 문화는 진로나 직업적인 문제에 특정될 수 있다. 미국 의료시스템 내 하위문화를 이루는 사람들이 있을 수 있다. 한 개인은 민족문화, 국가문화, 신앙기반문화, 가족문화, 전문 분야 문화 등을 가질 수 있다. 의료전문가여도 모든 문화적 관련성에 익숙할 수 없기 때문에 환자가 일상에서 작업을 수행하는데 기여하는 의미에 대해 이해하는 것은 임상 환경 내 문화적으로 적합한 치료를 제공하는데 필수적이다.

학습된 가치 체계로서의 문화
CULTURE AS A SYSTEM OF LEARVED VALUES

개인의 문화 공동체는 젊은 아메리카 원주민 댄서의 예처럼 문화 전통의 지속을 촉진하고 문화 발전의 궤도를 구축한다(Keller, 2007). 서유럽의 어린이들은 숟가락과 포크를 사용하여 스스로 먹는 법을 배운다. 숟가락과 포크 사용은 일반적으로 4세에 완성된다. 그러나 대만에서 자란 아이들은 젓가락을 써야 한다. 젓가락을 사용하려면 더 정교한 손기술이 필요하며, 어린이는 6세 정도가 되어야 이 기술을 완전히 익힐 수 있다. 이러한 문화적 궤적 중 일부는 예측가능한 문제 해결 패턴으로 이어지며, 다른 문화권 출신의 사람들은 동일한 시나리오라도 서로 다른 기대를 가지고 있기 때문에 전혀 다른 문제들을 찾아낼 수 있다. 예를 들어, 할머니가 미국에서 뇌졸중(뇌혈관 사고)을 겪는다면 할머니를 최고의 병원으로 모시고 가서 지역 최고의 재활시설에 모시는 게 이상적이다. 할머니는 이전 생활방식으로 돌아갈 준비가 될 때까지 재활치료를 계속하게 된다. 그녀가 독립생활로 돌아갈 수 없다면, 아들이나 딸과 함께 살기 위해 이사하거나, 요양원으로 옮기거나, 간병인과 함께 자신의 집에 머무는 것을 고려해볼 수 있다. 멕시코에서는 동일한 시나리오가 매우 다르게 보일 수 있다. 가족 구성원이 장애가 있을 때 가장 먼저 가족의 도움을 찾는다. 외부인의 도움이나 치료를 받는 것은 최후의 수단으로 생각할 수 있다. 멕시코의 일반적인 문화적 가치는 가족이 서로를 돌보고 가족 중 어르신을 특별히 생각해야 한다는 점에 있다. 멕시코 할머니는 최고의 의료서비스도 받지만 아들이나 딸의 집으로 모시고 갈 것이다. 할머니를 중요하게 생각하고 돌봐드려야 하지만, 그녀가 독립을 되찾도록 요구하는 것은 잔인하며 가족 내에서 더 이상 할머니를 돌보지 않는 것을 반영할 수도 있다. 멕시코의 세계관에서 할머니를 요양원에 보내거나 고용된 간병인과 함께 자신의 집으로 보내는 것은 무모하고 이기적인 것으로 보일 수 있다.

문화적 인식 Cultural awareness

다른 문화적 배경을 가진 사람들을 상대하는데 능숙해지려면 새로운 문화에 대한 학습이 이루어져야 한다. 이 학습 경로는 그림 4-2에 나타나 있다. 이 모델에서 문화 파괴성은 문화 집단에 해를 끼치려는 태도나 관행으로 귀결되는 극도의 인식 부족 또는 배려 부족을 특징으로 한다. 아랍 문화의 여성 고객이 남성 물리치료사에게 치료받는 것이 편하다고 추정할 수도 있다. 많은 문화 집단에서 성 역할과 성 중심의 상호작용 패턴을 강력하게 금지했다. 이러한 일반적인 문화적 신념과 가치 중 일부는 인터넷을 검색하여 찾을 수 있다. 인터넷 자료는 이해까지 보장하지는 않지만, 생각할 수 있는 출발점을 제공하고 의료서비스 제공자가 클라이언트에게 물어야 하는 질문을 작성하는 데 도움을 줄 수 있다. 물리치료사 및 작업치료사들은 자신의 치료방식을 변경하거나 성별 역할에 대해 다른 신념을 가진 고객을 이해해야 한다.

문화적 무능은 문화적으로 다양한 사람들의 필요와 선호에 효과적으로 대응할 수 있는 충분한 이해나 자원들이 부족함에도 불구하고 문제에 대한 일부 인식을 반영한다. 물리치료가 필요한 아랍 여성의 예시에서, 남성 물리치료사가 아랍 여성이 자신의 치료를 거부한 것에 대해 이해해도 그녀의 요구에 맞는 여성 물리치료사를 찾지 못한다면 문화적 무능이 발생한다. 물리치료사가 아랍 여성을 치료할 여성 물리치료사를 찾아서 문제를 해결하지 않으면 어떻게 될까? 그는 단순히 아랍 여성이 치료를 거부했다는 사실을 문서화하고 그녀의 걱정을 이해하거나 해결하려고 시도하지 않을 수 있다. 사람들이 그 물리치료사가 했던 것처럼 모든 사람들을 동일하게 대할 때 모든 사람이 똑같이 생각하고 반응한다고 마음속으로 가정해버린다. 이러한 믿음을 문화적 무지라고 한다. 문화적 무지를 가진 임상가는 적극적으로 차별하지는 않지만, 사람들이 주류 문화에 따를 것이라는 믿음을 가진다.

문화적 인식(cultural awareness)은 동일한 시나리오를 보는 다른 방법이 있으며 관점은 자신의 문화적 배경에 의해 형성된다. 문화적 인식은 문화가 어떻게 그들의 고유한 인식 및 가치를 형성하는지를 깨닫는 지 도움을 준다. 이번 장의 목표 중 하나는 독자들이 대인 관계와 전문적인 임상 의사소통을 발전시킬 수 있는 기본적인 문화적 인식을 형성하는 데 도움을 주는 것이다. 표 4-2에는 문화적 인식과 관련된 많은 행동들이 요약되어 있다.

문화적 인식을 형성하는 과정은 자기반성으로부터 시작된다. 당연히 대부분의 사람들은 자신이 세상을 보는 방식

표 4-2 문화적 인식
어떤 것이 문화인지 그리고 어떤 것이 아닌지에 대해 정확히 파악
하위문화와 문화 간의 다양성에 대한 통찰력
개인의 정체성과 삶의 선택에 있어서의 문화의 중요한 역할에 대한 이해
문화적으로 형성된 고유한 가치, 믿음, 인식, 편견에 대해 의식함
자신과 다른 문화를 가진 사람에 대한 반응을 반영
다른 문화적 배경을 가진 사람들과 의미 있는 교류를 추가하고 참여함
개인뿐만 아니라 지역사회에서 정신 및 신체건강에 영향을 끼치는 문화적 가치를 인식

이 옳다고 믿는 경향이 있다. 사람들이 세상을 이해하는 데 올바른 방법으로 오로지 자신의 문화를 고집하면 **민족 중심(ethnocentric)**적이라고 한다. 자신이 소속된 집단을 다른 사람들보다 우월하다고 생각하는 사람들 또는 사회 집단은 민족 중심적이다. 예를 들어, 미국과 캐나다의 많은 지역에서 흔히 볼 수 있는 유럽의 주류 규범적 가치가 사실 문화적 가치의 한 종류라는 것을 배우는 것은 문화에 대한 논의 및 문화적 유동성에 대한 기초를 형성하는데 유용한 계기를 제공한다. Royeen과 Crabtree(2006)는 독자들이 고려해야 할 주요한 미국의 주요 가치를 나열했다. 여기에는 과학적 성향, 진보와 변화, 물질주의, 개인주의, 도덕적 성향, 시간적 성향, 가만히 있기보다는 행동하기, 평등주의, 여성의 역할 및 위생이 포함된다.

과학적 성향 Scientific orientation

미국인의 대부분은 일생생활에서의 전반적인 경험은 과학적 설명이 가능하다고 믿는다. 이는 어린 자녀 육아법에 관한 책의 확산과 모든 활동 제한 또는 발달상의 차이를 분석하고 치료해야 한다는 믿음을 반영한다. 다른 문화에서는 대가족이 육아에 필요한 모든 지원을 제공하고 발달의 차이는 자연스러워서 그 원인을 찾거나 치료하려고 하기보다는 순응하도록 한다. 예를 들어, 칠레 시골에 사는 6살짜리 아이의 가족은 아이가 학교에 다니기 전에 아이를 위해 어떤 종류의 의료서비스도 찾지 않았다. 등교하는 첫날, 엄마는 그와 함께 가서 개조된 교구를 들고 왔다. 엄마와 아이 모두 갈림손, 갈린발 증후군을 가졌다. 이 증후군과 관련된 기형은 심각하며 일상적인 과제 및 이동을 제한한다. 교내 작업치료사가 왜 치료를 더 일찍 시작하지 않았는지 물었을 때 엄마는 이렇게 말했다. "제가 학교 다닐 때 사용한 물건을 들고 와서 아들이 사용할 수 있게 했다." 이 가족에게는 발달치료가 가능했겠지만 외부의 특별한 도움을 찾지 않았다. 칠레의 작업치료사는 학교에서 이 아이에게 필요한 도움을 총동원하려고 했다. 미국에서 동일한 일이 발생한 경우 아동 방치로 간주되어 아이를 집으로부터 격리시킬 수 있다.

진행과 변화 Progress and change

Royeen과 Crabtree(2006)에 따르면 미국인들은 "지금-여기(here-and-now)에 사로잡혀 있으며 미래의 안정과 풍요로움을 위한 즉각적인 결과와 만족을 추구한다"(p. 7)라고 설명한다. 이는 개인 및 사회적 이동성에 대한 기대와 관련 있다. 미국인들은 세계에서 자발적인 개인의 이동 비율이 가장 높은 국가 중 하나이다(Cohn & Morin, 2008). 미국인에게 왜 이사를 하는지 물으면 가장 일반적인 대답은 일자리를 찾기 위해서이다. 세계 대부분의 지역에서 계획적으로 가족을 떠나는 개념은 특이할 뿐만 아니라 반항적인 것으로 간주된다.

대부분의 미국인들은 변화를 피할 수 없는 삶의 일부로 생각하지만, 다른 많은 문화권의 사람들은 그들의 전통을 미래에 대한 지침으로 여긴다.

물질주의 Materialism

아마도 과학적 성향과 발전에 대한 문화적 가치 간에 관련성이 존재할 수 있는데 미국인들은 성인이 되어서의 성공을 재화를 획득하는 것을 통해 측정한다. Royeen과 Crabtree는 물질주의가 부분적으로 개인적인 노력의 측정 가능한 결과를 찾는 방법이라고 제안한다. 서양 문화권의 사람들은 텔레비전 리모컨 및 차고의 자동 개폐 장치와 같은 장비가 필요하다고 생각하기 때문에 물질적 안락함과 편의를 얻기 위해 노력한다.

개인주의 Individualism

서구 문화, 특히 미국은 아동의 독립과 호기심을 자극한다.

각각의 사람들은 심지어 그 목표로 인해 가족과 멀리 떨어져 지낼 수 있다고 해도 개인적인 목표를 추구하고자 한다. 예를 들어, 놀이 중에 일어난 탐험의 정도를 통해 한국과 미국 아기를 비교한 실험에서이다(Kim, Kim, & Rue, 1997). 두 그룹 모두 장난감을 탐색하지만 "미국 아기는 한국 아기보다 보통 훨씬 더 많이 탐험했다(p. 190). 이 같은 차이는 문화적으로 한국인 엄마들이 아이들의 독립성보다는 상호 의존성에 초점을 맞추고 있기 때문으로 풀이된다.

도덕적 성향 Moralistic orientation

세계 다른 지역에서 민족 중심적이라고 여길 정도로 미국인들은 자신의 가치에 대해 자신감을 가진다. 미국의 도덕주의의 결과로 미국인들은 자신의 방식이 최고라고 가정하고 다른 사람들을 자신의 사고방식으로 굴복시키기를 원한다. 또한 미국인들은 다른 사회에서 발달 문제에 접근하는 다른 방식을 부정적으로 판단할 수 있다. 갈림손 및 갈린발 증후군을 가진 어린 소년의 앞선 사례로 돌아가서, 훈련된 미국 치료사로서의 첫 반응은 아이가 학교에 입학하기 전에 가족이 아이에게 도움을 주지 않았던 것에 대해 분노하였다. 칠레의 건강관리 시스템이 이와 같은 어린이들을 위한 많은 혹은 그 이상의 도움을 주고 있다는 것을 알게 되고 이에 대해 깊이 생각해 보았다. 미국과 다른 점은 가족과 지역사회가 장애를 아무렇지 않게 받아들여서 가족들이 도움을 구하지 않았다는 것이다.

시간적 성향 Time orientation

시간은 미국 사회에서 가치 있는 것으로 여겨진다. 식기 세척기, 의류 건조기와 같은 장치는 대부분의 가정에서 일반적으로 사용된다. 미국 어린이들은 학교 시스템을 시작하는 5세부터 본인의 활동을 계획하고 매일 일정을 소화하도록 배운다. 생활의 결과물보다는 생활의 과정에 더 초점을 맞춘 문화권의 사람들에게 미국의 삶의 속도는 매우 바쁘고 부질없어 보일 수 있다.

가만히 있기보다는 행동하기 Doing rather than being

미국인들은 종종 "직업윤리"로 묘사되는 활동을 긍정적으로 받아들인다. "바쁘게 지내기" 및 "문제로부터 벗어나기"와 같은 일반적인 표현은 목표 중심으로 시간을 생산적으로 사용하는데 가치를 두는 것을 반영한다. 이것은 직장뿐만 아니라 여가 활동에서도 마찬가지다. 예를 들어, 미국인들은 단순히 친구들과 함께 휴식을 취하는 대신 여가 시간에 특정한 활동을 하도록 계획한다. 이것은 의료서비스 환경에서도 마찬가지로 살펴볼 수 있다. 미국에서 재활을 받을 때 환자는 매일 최소 3시간의 적극적인 치료에 참여할 수 있어야 한다. 전통적인 재활 환경은 환자가 겪고 있는 극적인 삶의 변화에 대한 자기 성찰이나 사색할 시간이 거의 없이 힘든 일정을 소화하게 한다.

평등주의 Egalitarianism

평등주의는 모든 사람들이 평등하다고 믿는 것이다. 모든 사람들 중에는 권력을 가진 사람도 포함되며, 결과적으로 규칙과 기준이 협상될 수 있다고 기대하게 한다. 미국인들은 고정된 사회적 지위에 기초하기보다는 개인적 가치로 사람을 판단하려는 경향이 있다. 종종 다른 문화적 배경을 가진 사람들을 대할 때 이러한 점은 미국인들이 큰 어려움을 겪게 되는 문제 중 하나가 된다. 일반적으로 미국인들은 더 큰 재산, 더 많은 나이 또는 더 높은 사회적 지위를 가진 사람들에게 자동적으로 경의를 보이지 않는다. 미국인들은 이름으로 사람들을 부르려는 것이 몸에 배어 있어서 물리치료사들은 고령의 환자를 미첼 부인이 아니라 "메리"라고 부른다. 나이가 많은 사람이나 다른 문화권의 사람들에게 상대적으로 낯선 사람이 자신의 이름을 부르는 것은 무례하다고 인식된다. 또한 미국에서는 사람들이 동등한 권리, 동등한 사회적 의무 및 자신의 잠재력을 개발할 수 있는 동등한 기회를 가지고 있는 것으로 본다. 장애인교육법(IDEA, 2004)은 미국 전역의 장애아동에게 학교 접근 및 특수 교육 서비스를 보장하는 법률이다. 이 법에 따르면 장애아동은 특수교육 교실로 분리되는 것이 아니라 가능한 한 일반 교실에서 아이들과 함께 생활해야 한다. 특수교육이 필요한 아동의 교육에 대한 이러한 접근방식은 많은 비용이 들어서 국제적으로 널리 통용되지는 않는다.

여성의 역할 Role of women

미국, 특히 미국 의료서비스 시스템에서 여성은 다른 많은 국가에서보다 공적인 역할을 수행하고 더 많은 책임과 권한을 갖는다. 여성의 수용할 만한 어떠한 복장 및 행동에 대해 직업 및 사회적 환경 모두에서 큰 제약이 없다. 해외여행을 하는 미국 여성들은 다른 문화권의 사람들이 자신의 복장과 행동에 전적으로 근거하여 자신의 지위와 심지어는 성적 허용을 추측한다는 사실로 인해 곤란해질 수도 있다. 임상 환경에서, 자신의 문화적 배경 내에서 나이가 많은 남성은 젊은 여성 치료사를 거부할 수도 있다. 또한 다른 문화적 배경을 가진 여성들에게 바라는 많은 "전통적인" 의상 스타일은 스스로 돌봄 기술의 재학습을 돕는 치료사에게 어려움으로 다가온다. 예를 들어, 미국의 치료사는 그림 4-3에 나타난 것과 같이 인도와 스리랑카에서 여성이 입는 사리를 착용하는데 도움을 주는 것이 어렵다는 것을 깨달을 수도 있다.

위생 Hygiene

이후의 장에서 볼 수 있듯이 개인위생은 아동 사회화에 핵심이며 일상생활을 하기 위해 성인에게 꼭 필요한 것이다. 보통의 미국인들은 매일 목욕을 하고 옷을 갈아입기를 원한다. 미국인들은 자연적인 체취를 불쾌하게 여기는 경향이 있으며, 예상되는 청결 수준을 유지하지 못하면 사람의 사회적 관계에 부정적인 영향을 줄 수 있다고 생각한다. 향수 및 탈취제는 서양 문화에서 널리 사용되지만, 이러한 향은 다른 문화적 배경을 가진 사람들을 불편하게 할 수 있다.

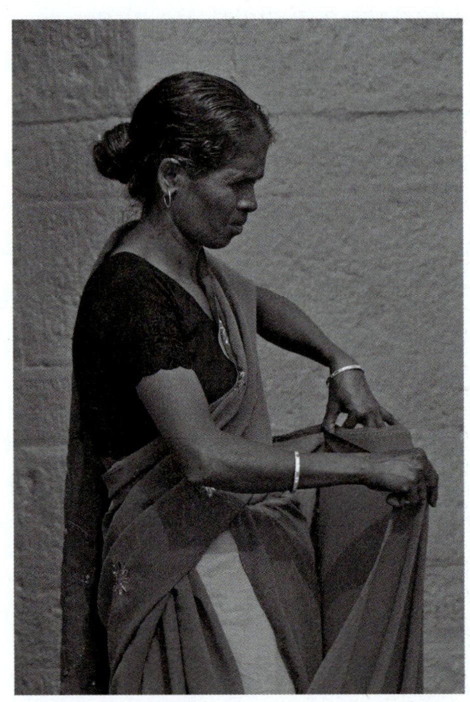

그림 4-3 인도출신의 전통을 중시하는 여성은 만약 물리치료사가 그녀에게 다시 옷을 입는 법을 배우는 것을 도우려고 할 때 사리를 어떻게 다루는지를 미국에서 자란 물리치료사에게 가르쳐야 한다.

하위문화에 대한 인식 Awareness of subcultures

우리는 이러한 "미국주의"에 대한 목록을 생각함으로서 학생들이 문화의 역동적 특성에 대해 더 깊이 이해하는데 도움이 되기를 바란다. 미국 문화의 보편성을 살펴봤고 이번에는 일부 하위문화를 생각해 보고자 한다. 주류 미국 문화에는 많은 하위문화가 있다. "디지털 원주민"은 오늘날의 대학 학부생을 설명하는 데 일반적으로 사용되는 용어이다. 그들은 인터넷에 평생 영향을 받아온 받아온 세대이다. 그림 4-4의 청년과 같은 디지털 원주민은 통신 기술과 소셜 미디어를 광범위하게 사용하여 전 세계에 어떻게 정보를 전달하고 사용하는지를 변화시킨다. 우리가 생애과정 발달에 대한 논의로 넘어갈 때 인터넷의 문화적 영향에 대해 감안할 것이다.

다른 미국의 하위문화는 "베이비 붐 세대" 또는 "밀레니엄 세대"와 같이 역사적 시기의 장소에 의해 정의된 집단(cohort)을 포함한다. 이 집단은 미국의 주류와 구별되는 사회 및 역사적 경험을 공유한 하위문화를 가진다. 하위문화는 역사와 관련이 있을 수 있지만, 다른 특징에 근거하여 정의될 수도 있다. 그들은 남부사람(Southerner), 시골뜨기(hillbilly), 북부사람(Yankee)과 같은 용어에 반영되어 있듯이 지역과 관련 있을 수 있다. 남자 노동자(Joe Six-pack), 교육열 높은 엄마(soccer mom), 상류층과 같은 구분은 연령, 지리 또는 민족이 아닌 사회 계층을 기반으로 하는 하위문화를 반영한다. 인터넷 기반의 하위문화도 존재한다. 이들은 게임과 같은 특정 주제, 텀블러와 같은 블로그 사이트 또는 대중매체의 다양한 관점을 위한 인터넷 팬 사이트를 기반으로 할 수 있다.

미국의 문화적 규범에 대한 논의는 문화적 인식을 발전시키기 위한 토대를 제공하며, 다른 문화적 배경을 가진 사람들과의 상호작용에서 성찰의 필요성을 보여준다. 문화의 영향은 널리 퍼져 있으며 개인이 참여하는 작업을 형성시킨다. 이것과 관련된 습관과 일상은 문화적으로 예상되거나 규정되는 행동 패턴이다. 이러한 행동 패턴은 문화와

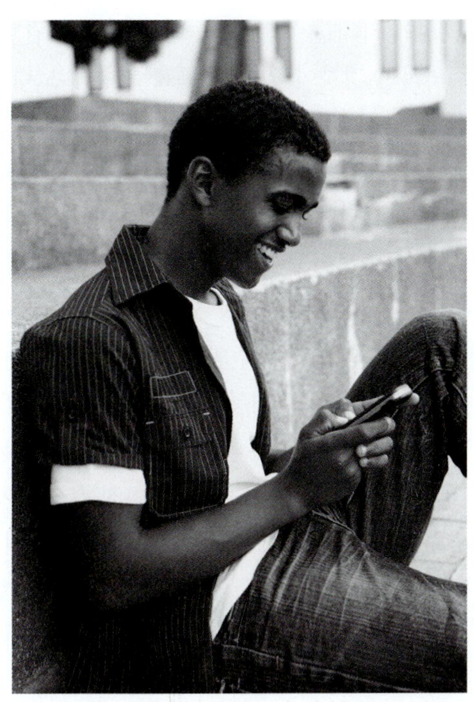

그림 4-4 스마트폰으로 문자만 쓰는 것이 아니라 계속해서 인터넷과 SNS와 연결되는데 이것은 인류사에 전례가 없었다.

너무나 밀접한 관련이 있으므로 문화라는 용어를 정의하는 일부가 된다. 예를 들어, 습관은 "관습에 따른 관행 또는 익숙함(Dictionary.com, 2014)으로 정의된다. 더 넓은 의미에서 습관은 자동화될 때까지 규칙적으로 따르는 학습된 행동 패턴이다. 일상은 습관보다 더 복잡하다. 일상은 예측 가능하고 지속적으로 반복되는 행동 패턴이다. 일상은 유치원에서의 일일 활동 스케줄과 같이 분명할 수 있고, 아침에 일어나거나 출근하는 시간 동안의 과제를 수행하는 패턴 및 타이밍과 같이 암묵적인 것이 될 수 있다. 아침 일과와 같은 일상은 하나 이상의 습관이 포함될 수 있다. 보통 사람의 하루는 대부분 일상 및 습관으로 구성된다. 문화는 사람들이 습관과 일상에 어떻게, 왜, 언제, 어디에서 관여하는지에 영향을 미친다.

문화적 적응 ACCULTURATION

문화적 적응(acculturation)은 외부인들이 어떤 민족의 문화적 배경에서 성장한 것으로부터 핵심 문화적 가치를 유지하면서 자신이 살고 있는 특정 지역사회에 있는 방식에 익숙해지는 과정을 뜻한다. 이민자들은 새로운 문화에 적응하는 것이 일반적이다. 인간은 평생 의식적으로, 무의식적으로 문화를 배운다. 우리는 자신과 다른 문화의 일부분을 선택해 통합함으로서 그 문화에 적응하게 된다. 문화적 적응의 한 예로 호주에 거주하는 미국인이 오후 티타임이라는 "비미국적인" 의례를 받아들이는 것을 들 수 있다.

미국에서는 멕시코계 미국인, 폴란드계 미국인 및 아프리카계 미국인과 같은 명칭을 사용하여 본래의 민족 문화 및 공동의 국가 문화를 인정한다. 이러한 지칭은 또한 대부분의 사람들이 하나 이상의 문화 그룹의 구성원임을 반영한다. 이민자 집단의 경우, 이민자 자녀가 자신을 두 문화적 또는 다문화적으로 인정하는 것이 일반적이다. 두 문화에서 자란 사람은 두 문화에서 효과적이고 쉽게 상호작용할 수 있으며 하나 이상의 언어를 유창하게 말할 수 있다. 다문화에서 자랐다고 하는 자신을 정의하는 사람은, 특히 의료서비스 환경에서 더 효과적으로 일할 수 있는데 왜냐하면 다른 문화적 배경을 가진 사람들 사이에서 소통의 가교 역할을 하는 **문화 중개사(cultural broker)** 역할의 기능을 수행할 수 있기 때문이다. Jezewski와 Sotnik(2001)은 문화 중개사는 갈등을 줄이거나 발전을 위해 서로 다른 문화적 배경을 가진 사람들이나 집단을 연결하거나 중재하는 소통자(communicator)로 정의했다. 문화 중개사의 역할은 일반적으로 통역하는 것 이상이지만 언어가 여러 문화가 겹치는 상황에서 통역은 큰 도움이 된다.

문화적 특징들 CULTURAL CHARACTERISTICS

사람들의 그룹을 특성화하기 위해 이러한 광범위한 범주의 사용은 문화적 능력 발달을 위한 전체 궤도에 적용하기에는 유용하지 않다. 표 4-3은 일반적으로 알려진 문화적 특성의 예를 보여준다. 서로 다른 문화 세계관을 반영하는 이러한 문화적 특징 중 일부는 독자에게 "서양이 아닌" 시선을 위한 통찰력을 제공하기 위해 소개할 것이다.

표 4-3에 제시된 네 가지 대조되는 문화적 특징들 각각에 대해 간략히 논의할 것이다. 사회적 배경 내에서 행동하는 개인을 고려할 때 보편성이 일반적인 경향 및 문화적 행동을 지나치게 단순화한다는 것을 이해하는 것이 중요하

다. 예를 들어, 난가네의 경우 그녀의 아들은 그녀와 같은 기본 문화적 배경과 문화적 신념 체계를 가지고 있다. 그럼에도 난가네의 아들은 미국 의료시스템이라는 배경 내에서 엄마가 치료를 받으시도록 했고 난가네는 그와 같은 아들의 선택이 불쾌했기 때문에 그 둘은 사이에 갈등이 생기게 되었다.

문화는 사람들이 자신의 시간을 보내기로 선택한 작업에 영향을 끼친다. 문화는 스스로를 돌보는 일상, 사회적 관계, 건강을 위한 활동 및 성취적 성향과 같은 다양한 일상 활동에 영향을 줄 수 있다. 문화가 폭넓은 영향을 끼치기는 하지만, 언제나 개인적 특성에 의해 조절된다. 문화적 특징을 광범위하게 논의할 때 주의할 점은 어떠한 예시도 한 문화 집단을 절대적으로 설명할 수 없다는 것이다. 문화 집단으로부터의 특정한 특성이 88명 모두를 대표하는 것으로 나타날 때 문화적 고정관념이 심화될 위험이 있다.

문화적 지향성에 대한 이분법은 독립 및 상호의존적 문화적 특성을 언급할 때 "개별주의와 집단주의"라고도 불린다(Green, Deschamps, & Paez, 2005). **집단주의 문화적 특성(collectivistic cultural charateristic)**은 종종 정부의 감독 하에 소유권의 원칙 및 체계 그리고 국가 공동체에 의한 생산 및 보급 수단의 통제를 반영한다. 이러한 문화적 지향성에서 집단 구성원들은 사회적 성공 및 실패에 대한 책임을 공유한다. **개인주의 문화적 특성(individualistic cultural characteristic)**은 집단 안녕보다 개인에 중점을 둔 목표 달성에 가치를 두는 것을 반영한다. 유럽계 미국인은 개인주의적인 경향이 있으며 목표를 향해 노력할 때 종종 단호한 행동을 보인다(Schimmack, Oishi, & Diener, 2005). 이러한 개념은 종종 다른 많은 문화 집단에서의 협력적 성향과 비교되었다. 집단주의라는 용어는 여러 책에서 지나치게 일반적이고 일관되지 않게 정의되었기 때문에 선호되지 않는다(Brewer & Ya-Ru, 2007). Brewer와 Ya-Ru는 "개인주의와 집단주의 성향의 본질에 대한 설명은 그러한 성향이 사회적 행동을 설명하는 데 중요한 역할을 한다"(2007, p. 144)라고 언급한다. 이들은 표 4-3에 제시된 4가지 대조적인 문화적 특성에 초점을 맞추기보다는 집단적 사회 행동의 분석에 사용하기 위해 일관되게 측정할 수 있는 몇 가지 하위 특성을 고려해왔다. 이러한 각 하위 특성은 간략하게 소개되며 표 4-3의 보다 널리 알려진 특성과 연계된다.

상호 의존 Interdependence

상호 의존은 사회적 교류를 고려하는 방식이다. 사람들이 상호 의존에 가치를 둘 때 친밀감은 모든 관계의 열쇠라고 믿는다. 상호 의존은 경쟁보다 협력에서 더 큰 보상이 있다고 인식하는 관점을 사회적 교환(social exchange)으로 여긴다. 상호 의존과 반대되는 사회적 교환 구조는 독립성이다.

상호 의존성의 문화적 가치는 가족 집단이나 신앙공동

표 4-3 4가지 문화적 특징 비교

독립성/개인주의 스스로 관심이 있는 것을 추구하도록 격려하며 자신의 행동에 책임지도록 한다. 개인의 수행이 과제의 성공 혹은 실패를 측정하는 기준이 된다. 개인의 장점을 강조한다.	1	**상호 의존성/집단주의** 집단 구성원들은 행동에 대한 책임을 공유하며 관심 추구는 집단의 요구에 크게 영향을 받는다. 집단의 수행이 성공 혹은 실패를 측정하는 기준이 된다. 집단의 응집력이 강조된다.
적극적 성취 개인에게 도움이 되는 상황과 환경을 통제하는 데 중점을 둔다.	2	**소극적 수용** 자연스러운 과정으로서 환경과 상황을 받아들이는 데 중점을 둔다.
권위주의 명확한 권위와 개인의 자유는 동일시되며, 권위자에 의한 결정으로 대체된다.	3	**평등주의** 결정은 구성원들 간의 협상을 통해 행해지며, 개인의 자유가 과정 안에 포함되어 있다.
표현적/공개적 의사소통 대중적인 의사소통 방법은 전달하고자 하는 내용과 더불어 감정과 분위기를 솔직하게 표현한다.	4	**제한적인 형식적 의사소통** 대중적인 의사소통 방법은 종종 조용하고 통제적이며 감정 표출이 제한된다.

체에 초점을 맞출 수 있으며, 광범위한 사회적 또는 정부 형식(집권적 문화 지향에서 설명한 바와 같이)으로 확장되지 않을 수 있다. 상호 의존성이나 독립성에 대한 문화적 성향은 특정 발달기술의 습득에 영향을 미칠 수 있다. 아시아와 서양의 초등학생들을 비교한 결과, 아시아 아이들은 서양 아이들보다 또래들과 물건을 더 잘 공유한다는 것을 알게 되었다. 아시아 아이들은 "화목적인 상호작용이 매우 가치 있는 것"이라는 문화로부터 영향을 받았고 타인에 대한 배려를 중요시한다(Stewart & McBride- Chang, 2000, p. 333). 서양 아이들과 아시아 아이들이 또래들에 대해 비슷한 수준의 공감을 보였지만, 서양 아이들의 감정 이입은 "다른 사람들과 공유하려는 더 큰 의지로 바뀌지 않았다"(p. 345). 개인의 이익을 넘어선 공동체 복지에 대한 문화적 지지는 아시아 초등학생들의 나눔 능력의 발전에 영향을 미친 것으로 보였다.

적극적 성취 대 소극적 수용

Active achievement versus passive acceptance

인과 귀인(causal attribution)은 사람들이 주변 세계를 이해하고 특정 사건에 대한 이유를 찾는 데 도움이 되는 행동과 사건에 귀속되는 결과이다. 귀인은 설명이 가능한데, 즉 "열심히 공부했기 때문에 시험을 잘 보았다" 또는 대인 관계와 관련 있을 수 있는데, 즉 "이웃들이 너무 떠들어서 잠을 잘 못 잤기 때문에 시험을 잘 보지 못했다." 문화적 배경에서 인과 귀인을 고려할 때 서양 문화 집단의 사람들은 행동을 내부 요소(자기 능력)로 여기고 동아시아 문화의 사람들은 행동을 외부 요소(집단의 노력)로 여기는 경향이 있다(Lieberman, Jarcho 및 Obayashi 2005).

인과 귀인은 종교와 경제 자원을 포함한 많은 요인에 의해 영향을 받을 수 있다. 미국 정부와 사회 시스템은 "개신교 노동 윤리"로 알려진 전통 위에 세워졌다. 개신교 직업윤리는 구원의 길로서 근면과 자기부정을 강조한다. 이 많은 미국인들은 일을 중시하면서도 가족과 사회에 대한 시간 투자를 중요시하는 문화와 상충한다.

이와 유사하게, 보다 집단주의적인 신념 체계를 가진 문화의 구성원들은 오랜 시간 일하고 그들의 자녀나 부모님과 거의 시간을 보내지 않는 미국인들을 현대 미국에서 흔히 볼 수 있는 범죄와 환멸의 문제의 원인으로 볼 수 있다.

권의주의, 평등주의, 자기 표상

Authoritarianism, egalitarianism and self-representation

권위주의는 개인의 자유가 중요하지 않게 여겨지는, 확실하게 인정된 권위에 대한 복종에 우선을 두는 것이다. 권위주의적인 관점을 지지하는 문화는 종종 반대 의견을 가질 기회를 제공하지 않거나 모든 구성원들이 의사결정 과정에서 동등한 목소리를 내지 못한다. 권위주의는 또한 가족의 한 구성원이 의사결정을 하고 다른 가족 구성원들의 의견을 구하거나 고려하지 않는 가족의 구조에도 나타날 수 있다. 또한 권위가 없는 사람들은 순종적일 것이라고 예상한다(Luckman, 2000).

평등주의 관점은 모든 국민에게 동등한 정치적, 경제적, 사회적, 시민적 권리에 대한 믿음을 특징으로 하며, 권위적 관계에서 개개인의 차이에 대한 생각을 가지고 절충하도록 한다. 평등주의 문화에서는 모든 구성원이 의사결정 과정에 포함된다. 이러한 상호작용 방식은 의사결정에 있어 여러 구성원들의 의견이 필요한 가족에게 나타날 수 있다. 평등주의라는 용어는 또한 특정 문화 집단 내에서 구성원의 동등한 권리를 반영하기 위해 사용된다(Downes, 1997). 한 조사에서 대만 내 중국인 부모, 미국 내 이민 1세대 중국인 부모, 미국 내 유럽계 미국인 부모의 부모 육아 관행을 비교했다. 부모님들은 몇 가지 설문지를 작성했으며 가족들이 함께 노는 장면의 영상을 촬영했다. 중국인 부모인 두 그룹은 유럽계 미국인 부모와 비교했을 때 자녀를 더 통제하고 더 큰 순종을 바란다고 보고했다. 중국 부모들은 또한 유럽계 미국인 부모들보다 침착하고, 예의 바르고, 깔끔하다는 속성을 더 중요하게 여겼다. 흥미로웠던 점은 모든 부모는 자녀들에게 따뜻함과 관심을 보였던 것이다. 권위주의적인 중국인 부모는 평등주의 유럽계 미국인 부모와 같은 정도의 다정함을 보였다.

자기 표상(self-representation)은 문화적인 면에서 일종의 집단적 자존감이다. 자기 표상은 집단 내 개인의 가치에 대한 집단의 전반적인 평가를 반영하고, 권력 구조에서 자신의 지위에 대한 집단의 인식을 반영하는 용어이다. 평등주의적인 관점에서 그 집단은 그 집단의 이익을 증진시키기 위한 권위에 도전할 것을 기대할 것이다. 권위주의적인 관점에서 그 집단은 현 상황에 도전하기보다는 그들에게 주어진 역할과 한계를 받아들일 것이다. 자기 표상은 이들 두 가지 구성보다 더 복잡하다. Chiang, Barrett과 Nunez(2000)의 연구를 생각해 보자. 이 연구에서 아이들의 행동에 대한 믿음과 관련하여 대만 엄마와 미국 엄마들을 비교했다. 모든 엄마들은 다양한 행동의 빈도뿐만 아니라 왜 그런 행동들이 일어났다고 보는지 보고하도록 요청받았다. 미국 엄마들은 자녀의 긍정적인 행동의 더 많은 부분을 기질과 능력 같은 내부적 요인 때문이라고 보고 있는 반면 대만 엄마들은 긍정적인 행동을 환경 지원이나 구조와 같은 외부적 요인 탓으로 돌렸다. 이러한 믿음은 부정적인 행동에 대한 믿음과 대조되었다. 대만 엄마들은 자녀들이 보여주는 부정적인 행동(예: 다른 아이를 다치게 하거나 물건을 부수는 행위)을 분노와 공격성 같은 내부적 요인으로 돌렸다. 미국 엄마들은 그들의 아이들이 보여주는 이와 같은 부정적인 행동들을 사고 때문이라고 말했다. 이 조사의 결과 저자들은 "미국인들의 성공은 내적 능력의 결과이고 실패는 자신의 잘못이 아니라고 믿는 경향"이 있다고 결론을 내렸다(p. 365). 미국 엄마들은 부정적인 행동은 아이의 통제를 벗어난 외부의 힘에 의해 발생했기 때문에 아이에게 책임이 없다고 생각했지만 성공은 아이의 능력 덕분이라고 생각했다. 대만 엄마들은 "미국인보다 자식과 자기 자신을 탓할 준비가 되어 있었고, 자신의 긍정적인 행동에 대한 공을 인정받으려 하지 않았다"(p. 365). 이 조사는 문화적 규범이 자녀의 행동 가치에 대한 엄마의 인식에 어떻게 영향을 끼치는지를 반영한다.

의사소통 방식과 문화

Communication style and culture

다양한 의사소통 및 언어 방식이 있지만 여기에는 양극단의 의사소통 방식에 대해 소개할 것이다. 연속체의 한쪽 끝에는 숨김이나 통제된 태도보다는 열린 자세로 감정이나 생각 또는 기분을 전달하는 **표현적 · 공개적 의사소통(expressive · overt communication)** 방식이 있다. 연속체의 다른 끝에는 자신의 감정이나 열정을 다스리고 감정적 만족이 없는 전통적인 기준을 고수해야 하는 **제한적 · 형식적 의사소통(restrained formal communication)** 방식이 있다. 심지어 언어적 상호작용의 양조차도 이러한 형태의 의사소통 방식 안에서 제한될 수 있다. 예를 들어, 일부 미국 원주민 단체들은 세계를 이해하는 방법으로서 언어 능력보다 관찰 능력 개발에 더 큰 중요성을 둔다. 이러한 문화적 강조(cultural emphasis)는 서양 문화 중심으로 훈련된 전문가들에 의해 2개 국어를 사용하는 미국 원주민 아이들에게 언어 지연이 있다는 오진으로 이어졌다(Kalyanpur, 1998).

말하기 동안의 속도와 멈춤의 빈도는 문화 집단마다 다르다(Canino & Spurlock, 2000; Luckman, 2000). "나바조 아이들은 보통 말하는 동안 자주 멈추며 느리고 꼼꼼한 말투를 배운다(Canino & Spurlock, 2000, p. 13). 유럽계 미국 문화를 바탕으로 둔 어른들은 이러한 말의 중단을 말이 끝난 것으로 해석하고 아이가 말을 다 끝내도록 두지 않고 부적절하게 다른 주제로 옮겨갈 수 있다. 많은 아시아와 아메리카 원주민 집단들은 이탈리아와 같은 남부 유럽 배경의 개인들과 대조적으로 말할 때 조용한 목소리 톤과 감정을 자제하는 것을 중시한다. 이탈리아의 언어적 상호작용은 어조 변동의 폭이 넓고 때로는 말이 빠른 경향이 있다.

문화는 사회적 의사소통과 언어 습득 및 비언어적 의사소통 전략에 의해 형성된다. 문화에는 여러 가지 방법이 있으며 단어를 포함하지 않는 문화적 가치를 전달한다. **준언어(paralanguage)**는 문화적 맥락에서 의미를 수정하고 감정을 전달하는 데 사용되는 비언어적 의사소통 요소를 설명하는 데 사용되는 용어이다. 언어는 의식적으로 또는 무의식적으로 표현될 수 있다. 준언어는 모든 언어 메시지와 함께 문화 메시지를 제공함으로써 비효율적인 의사소통을 방지한다.

가장 분명한 언어적 형태는 몸짓, 표정, 자세를 포함하는 언어인 바디랭귀지이다. 북아메리카에서는 흔히 팔과 손을 사용하여 인사하기, 숫자 세기, 흥분 표현하기, 손짓하기, 경고하기, 모욕하기와 같은 많은 것들을 의사소통한다. 스리랑카를 여행하는 동안 저자는 아이들이 좀처럼 손을 흔들거나 미소를 짓지 않았다고 했다. 스리랑카 문화 내의 원주민에게 이러한 점을 질문하자 두 가지 문제가 드러났다. 첫째, 신할라어에서는 "안녕"에 해당하는 단어가 없다. 사람들은 서로 서양과는 다르게 인사했기 때문에 인사로 손을 흔드는 것은 아이들의 문화적 경험에 일부분으로 존재하지 않았다. 또한 질문에 답을 한 그 원주민은 어린아이들이 가정 및 가족의 울타리 내에서 벗어나지 않는다고 말했다. 그들은 집과 가족의 배경 외에 다른 사람들과 교류하도록 장려되지 않았다. 그래서 우리의 문화권 내에서는 아주 흔한 제스처의 의미조차도 무의미하거나 다른 문화권 사람들에게서는 다른 의미로 다가올 수도 있다.

또 다른 종류의 준언어는 **근접학(proxemics)**이라고 불리는 개인적인 공간에 대한 감각이다. 근접학은 비언어적 의사소통에 대한 연구의 하위 범주로서, "본성의 범위에 대한 연구와 개인이 자연스럽게 유지하는 공간적 분리의 영향 및 이러한 분리가 환경적, 문화적 요인과 어떻게 관련되는가에 대한 연구가 포함된다(Proxemics, n.d.). 북미인들(특히 유럽 문화를 전승받은 북미인들)은 많은 개인 공간을 중요시하는 것으로 유명하다. 인구가 많은 보통의 아시아 도시와 같이 복잡한 상태는 보통의 미국인들을 불편하게 만든다. 그림 4-5는 홍콩 시내에 몰려든 쇼핑객들을 보여준다.

옷으로 소통하기 Communication with clothing

우리가 살펴볼 준언어의 마지막 영역은 사람이 어떻게 옷을 입는가에 의해 전달되는 메시지이다. 역사를 통틀어 의복은 기능적이기도 하고 부와 지위를 나타내기도 했다. 옷은 또한 겸손, 믿음 그리고 자부심과 같은 가치들을 반영한다. 심지어 이러한 설명 내에서도, 무엇이 겸손한지는 각 문화에 따라 결정된다. 옷은 또한 집단 구성원과 연관되어 있다. 사람들은 일부 사회 환경과 다르게 옷을 입어 자신의 정체성을 집단에 맞추거나 자신의 다른 정체성을 나타낸다. 사회적 관계를 분명하게 하고 사회적 상호작용을 단순화시키기 때문에 학교 및 직장 환경에서 모두 일반적으로

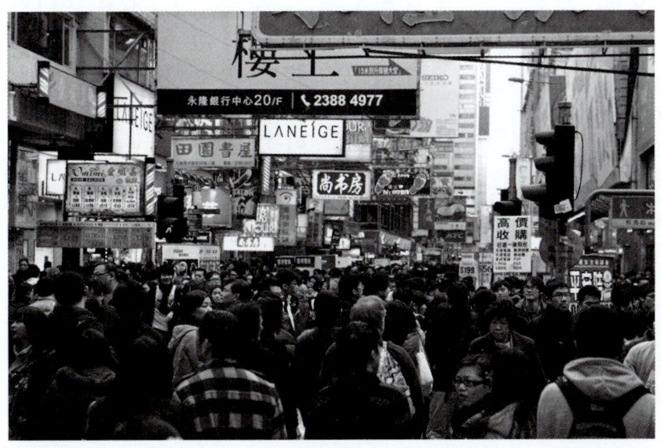

그림 4-5 인구 밀도가 높은 많은 아시아 도시는 낯선 사람들 사이의 개인적 공간을 더 중시하는 문화에서 온 사람에게는 위압적이다.

유니폼을 착용한다. 유니폼이 필요하지 않다고 해도, 의료 서비스 분야의 많은 학생들은 그들이 임상 환경에 있는 동안 복장에 대한 엄격한 기준을 준수하고 있다. 이러한 기준을 지키는 한 가지 이유는 젊은 사람들은 무례하거나 미성숙하다고 볼 수도 있지만 유니폼을 착용한 젊은 대학생들은 고령의 환자에게 그와는 전혀 다른 단정함을 느끼게 하기 때문이다. 학생들은 그들이 의료 분야에서 봉사하는 사람들의 문화적 가치를 수용하도록 적응하지 않음으로써 임상가로서의 고객의 신뢰를 잃을 수도 있다. 이 장 앞부분에서 제시된 문화적 반응의 연속성은 문화적으로 해로운 것으로 간주하게 될 것이다.

맞춤 메시지 Tailoring the message

어떤 경우, 문화적 배경은 개인이 어떻게 건강 관련 정보와 예방을 위한 건강과 관련된 행동에 참여하는 것을 이해하고 이에 대응하는 지에 영향을 끼친다. 예를 들어, 미국에서 안전하게 자기(Safe to Sleep®) 캠페인은 부모들에게 아기가 안전하게 잠들 수 있도록 도움이 되는 방법을 알려주고 영아 돌연사 증후군(SIDS) 및 기타 영아 사망의 원인이 되는 수면 관련 원인의 위험을 줄이기 위한 공중보건 운동이다(Allen, Vessey, & Shapiro, 2009). 미국 인디언 · 알래스카 원주민(AI · AN) 유아는 미국에서 돌연사 증후군(SIDS) 발생률이 가장 높으며, 백인 영아보다 SIDS로 사망할 확률이 거의 3배나 높다. 이 때문에 국립아동보건발달원(NICHD)은 미국 원주민 공동체와 협력해 건강한 원주민 아기 프로젝트를 만들었다. 이 프로젝트를 통해 안전한 유아 수면 및 기타 건강 정보를 현지 지역사회에 공유하기 위한 자료, 메시지 및 지침을 만들었다. 이러한 자료, 메시지 및 방법은 문화적으로 적절하고 토착 지역사회 구성원들이 쉽게 접근할 수 있도록 만들어졌다(NICHD, 2013).

발달에서의 문화적 영향
CULTURAL INFLUENCES ON DEVELOPMENT

인간의 학문은 불가결하게 인간의 문화와 얽혀 있다. 작업치료사 Helene Polatajko는 "사람들이 어떤 것을 이해하느냐는 그들이 무엇을 알고 싶어 하는가와 그것을 얼마나 잘

알고 싶어 하는가에 달려 있다"고 언급했다(2010, p. 59). Whiting과 Beatrice Whiting은 문화적 맥락에서 아동 발달에 대한 연구의 선구자였으며, 발달과 배경적 학습에 대한 문화적 영향에 초점을 맞췄다(Edwards & Bloch, 2010). Whiting의 문화 학습 환경은 생애주기 모델의 초기 프로그램 고려사항의 토대가 된다(USHHS MCH, 2010). 놀이, 사회적 동료, 규칙, 기대되는 행동 패턴과 같은 다양한 경험이 아이들의 학습과 발달을 형성한다는 것은 널리 인정받고 있다(Worthman, 2010). 발달에 대한 문화적 영향은 광범위하게 확대되어 누가 어떤 작업에 참여하는지를 형성한다. 성별, 나이, 종교, 가족 그리고 지역사회의 요구와 같은 요소들은 모두 아이들이 "알고 싶은" 것에 영향을 미치고 그들의 학습 동기를 형성시킨다.

Reghavan, Harkness와 Super(2010)는 어린 아동의 초기 사회 학습 맥락을 **발달 적소(developmental niche)**라고 설명했다. 발달 적소는 아동의 신체적 · 사회적 환경, 관습, 육아 관행 및 보육에 대한 부모의 신념과 상호작용하는 것으로 생각된다. 발달 적소의 각 측면은 역동적이며 개별 아동의 연령, 성별, 기질, 발달 수준 및 재능에 따라 바뀐다. 식사, 개인위생, 사회적 의사소통 및 도움 추구 등을 포함한 어린이의 습관과 일상은 문화적으로 중재되며 건강과 삶의 질을 예상하는 데 도움을 준다. 그림 4-6에서 어린아이가 첫 등교를 하는 것을 볼 수 있다. 아이의 첫 등교는 대부분의 서구 문화에서 중요한 삶의 행사이다. 다른 문화권에서는 가정에서 교육을 하거나 교육을 일종의 선택 사항으로 여길 수 있으므로 "첫 등교 날"을 중요한 행사로 보지 않는다. 이런 방식으로 문화 학습 환경과 건강을 위한 믿음 및 활동에 대한 조기 프로그래밍 간의 관계는 직접적이다. 다양한 국가에서 운동능력 발달의 차이는 문화적 경험과 기대에 기인한다(Hopkins & Westra, 1990; Keller, Yovsi, & Voelker, 2002).

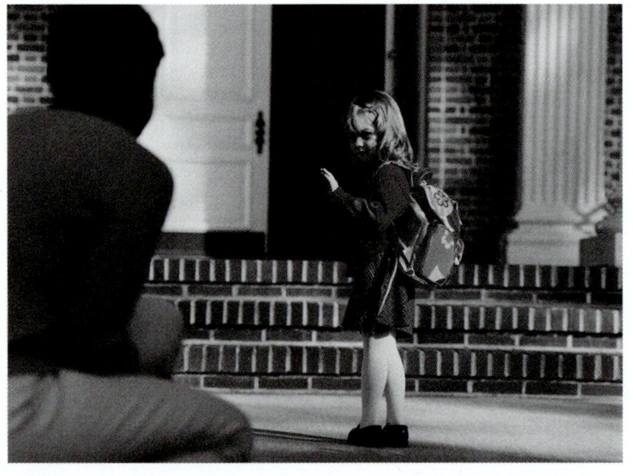

그림 4-6 문화는 일상 행사의 상대적인 중요성을 규정한다. 북미에서 아이는 첫 등교날에 새 옷을 입고 특별한 관심을 받으며 이는 이 행사의 중요함을 보여준다.

다른 문화 집단의 아이들은 표준화된 발달도구에서 운동능력에 차이를 보였다(Crowe, McClain, & Provost, 1999; Kerfield, Gurthrie, & Stewart, 1997). 이러한 차이는 고유한 문화적 기대와 어린이들이 문화 집단 내에서 다양한 활동에 참여할 수 있는 기회에 기인한다. 덴버 발달 선별검사 2(Denver Developmental Screening Test II)를 통해 정상적으로 성장 중인 알래스카 원주민을 평가하였다(Kerfield et al., 1997). 아이들은 덴버 2에 의해 예측한 것보다 많은 대근육 운동능력을 발달시켰다. 저자는 문화적 관습이 이러한 차이에 기여했다고 추정했다. 알래스카 원주민은 답사 활동에 참여할 수 있는 상당한 자유가 제공되며 더 나이가 많은 형제자매들은 종종 어린아이들을 돌보는데 책임을 진다. 더 나이 많은 형제들은 행동에 거의 제한을 두지 않으며, 이 문화적 관행은 알래스카 원주민들이 어린 나이에 운동능력을 발달시킬 수 있는 잠재력을 형성한다. 일부 문화 관행은 운동 발달을 향상시킬 수 있지만, 다른 관행은 발달을 제한할 수 있다.

일반적으로 피바디 발달 운동 척도(Peabody Developmental Motor Scales) (Crowe et al., 1999)를 사용하여 정상적으로 발달 중인 2세 미국 원주민 아동들을 평가했다. 이 평가도구의 미세 소근육 운동(fine motor) 부분에서 어린이의 능력은 상당히 부족하였으며 저자는 문화적 기대가 다시 이러한 차이에서 중요한 역할을 했다고 언급했다. 특히 이 연령대를 위한 미세 소근육 운동 활동의 참여는 문화적 규범이나 기대와 상관없다. Crowe(1999)와 Kerfield(1997) 등은 수집한 데이터는 치료사가 문화적 편견을 피하기 위해 평가도구를 신중하게 선택해야 한다는 점을 강조한다.

빈곤과 발달 POVERTY AND DEVELOPMENT

문화적 규준과 기대가 발달에 미치는 영향과 더불어, **빈곤(poverty)**의 정도 또한 특정 인종집단과 연관하여 고려해야만 한다. 빈곤은 기본적인 자원을 충분히 가지지 못한 상태이다. 어떤 문화도 비참한 빈곤을 인정하지 않지만 빈곤은 모든 인간사회에 어느 정도 존재한다. 절대빈곤(absolute poverty)은 인간의 기본적인 욕구가 심각하게 결핍된 상태를 말하며 일반적으로 음식, 물, 위생, 의류, 피난처, 의료, 교육, 정보 등을 포함한다. 가난은 실직이나 중대한 질병과 같은 특정한 사건에 의해 발생될 수 있다. 이것은 **급성빈곤(acute poverty)**으로 간주되며, 관련된 개인들은 문제가 해결됨에 따라 그들의 상황을 개선할 수 있을 것으로 기대한다. **만성빈곤(chronic poverty)**은 개인들이 그들의 상황 개선에 대한 희망을 거의 갖지 않을 때 발생한다. 삶의 한 방법으로서의 빈곤에 대한 기대는 그것을 뚜렷한 하위문화로 구별하는 것이다. 빈곤에 대한 자기영구적인 하위문화라는 개념은 인류학자 Oscar Lewis(1998년)에 의해 처음 제안되었다. Lewis에 따르면 빈곤의 하위문화에 살고 있는 사람들은 강한 무력감, 고립감, 의존감을 나타낸다고 언급한다. Lewis의 생각은 사람들이 그들의 문화를 바꾸면 가난해지는 것을 멈출지도 모른다는 추측에 기반을 둔 많은 사회 정책의 개발로 이어졌다(Small, Harding, & Lamont, 2010). 만성적인 빈곤 속에서 사는 것이 열망, 대응 전략, 생활방식 선택에 변화가 있다는 증거는 꾸준히 존재하지만, 더 이상 뚜렷한 문화로 여겨지지는 않는다(Copestake & Camfield, 2010).

고등학교 교육의 중단과 빈곤 수준 이하의 소득은 모두 건강에 부정적인 통계적 예측 변수들이다. 제한된 교육적 성취와 빈곤은 인종과 민족 간의 차이를 나타내기 위해 문서화되었다. 히스패닉계가 아닌 백인과 비교했을 때 히스패닉계 및 비히스패닉계 미국 인디언/알라스카 원주민의 격차가 가장 컸다. 비히스패닉계 흑인들은 약간의 차이를 보였지만, 라틴 아메리카와 아메리카 원주민 집단 사이에서 보이는 것보다 작은 정도로 차이를 보였다(CDC, 2011). 질병통제예방센터(2011)는 "고등학교를 졸업하지 않은 장애인의 비율은 2005년과 2009년 모두 장애가 없는 성인의 약 2배였으며, 빈곤층 이하의 생활을 하는 장애인의 비율은 장애가 없는 성인의 2배 이상이었다"고 언급한다(p. 2).

2009년, 유럽 통계학회의 유럽 회담을 위한 유엔 경제위원회는 노숙자를 두 개의 광범위한 집단으로 정의했다. 1차 노숙자라 불리는 첫 번째 집단은 거처 없이 자신이 생활하는 범위 내에서 거리에 사는 사람들을 포함한다. 그림 4-7에 남자와 같은 노숙자, 즉 "거리의 사람"은 전 세계의 도시에서 찾아볼 수 있다. 두 번째로 더 일반적인 유형인 2차 노숙자에는 다양한 유형의 숙박시설(주택, 쉼터, 노숙자 또는 기타 거처를 위한 기관 포함) 사이에서 자주 이동하고 평소의 거주지가 뚜렷이 없는 사람들이 포함된다.

2012년 미국에서 노숙을 경험할 확률은 29명 중 1명이었다. 가장 노숙할 가능성이 높은 집단 중에 가난한 퇴역군인이 포함된다. 감옥에서 출소하는 사람들은 그 다음으로 노숙할 위험이 큰 집단이었다(National Alliance to End Homelessness, 2012). 비록 우리가 종종 노숙자들을 독신 남성으로 생각하지만, 어린이들과 젊은이들은 사실 세계 노숙자 인구의 많은 부분을 차지한다. 노숙자 자녀는 현재 노숙자 인구 중 가장 빠르게 증가하고 있는 계층이고 다른 아이들보다 발육이 더 지연되었을 가능성이 높다(Nunez &

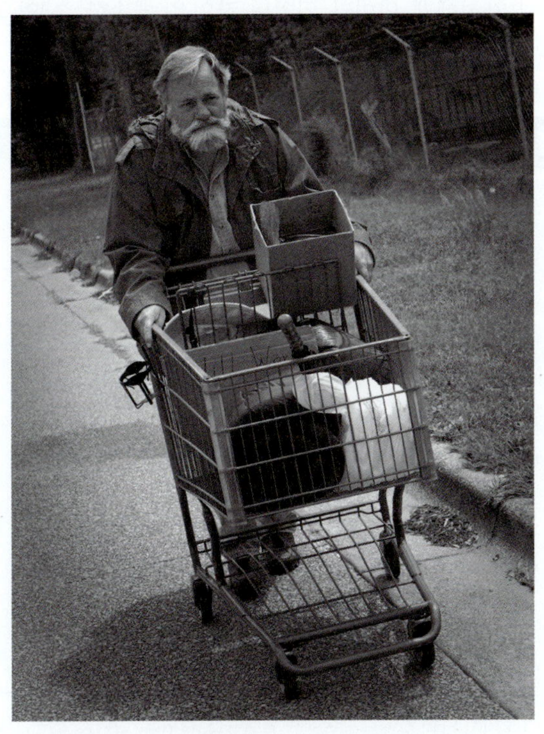

그림 4-7 자신의 소지품을 운반하는 노숙자들은 폭력, 건강 문제, 정신질환에 대한 위험성이 높다.

Fox, 1999; Royen & Crabtree, 2006). 아프리카계 미국인, 히스패닉 및 아메리카 원주민 가정의 아이들은 미국의 유럽계 미국인 가정의 아이들보다 빈곤의 영향을 경험할 위험성이 훨씬 높다(Reviere & Hylton, 1999; Spector, 2012; Wright, 2002).

노숙은 특히 어린이와 청소년에게 좋지 않은 신체적, 정신적 건강, 발달지연, 교육 기회 상실 등 악영향을 끼친다. 노숙자 자녀들을 위한 학교 교육은 종종 중단되고 지연되는데, 노숙자 자녀들은 학습장애를 갖고, 학년을 반복하거나, 학교에서 정학당할 가능성이 두 배나 높다(미국심리학회, 2012). 또 2012년 현재 노숙자 자녀 중 4분의 1이 폭력을 목격했고 22%가 가족과 떨어져 있다. 그 결과, 학령기인 노숙자 아이들의 절반이 우울증, 불안, 외상 후 스트레스 장애, 약물남용 문제를 포함한 정신건강 문제를 경험하고 있다(미국 심리학회, 2012).

작업적 박탈(occupational deprivation)이라는 용어는 외부적인 결과로 인해 가치 있는 작업에 참여할 기회가 제한되는 상태를 설명하는 데 사용된다. 작업적 박탈은 종종 노숙자와 관련 있다. 노숙의 원인에는 경기 침체 또는 배우자의 학대로부터 도망이 있는데 이로 인해 개인은 더 이상 이전에 자신에게 의미가 있었던 작업을 계속할 수 없을 수도 있다.

이 장의 앞부분에서 문화적 유능성이라는 용어를 정의했다. 이와 중요하게 관련 개념은 언어적 유능성이라는 개념이다. 문화적 유능성과 마찬가지로 언어적 유능성은 의료서비스 제공자에게 하나의 목표이다. 언어적 유능성은 "조직과 직원이 효과적으로 의사소통하고, 영어 능력이 부족한 사람들, 문해력이 낮거나 문맹이 아닌 사람과 장애가 있는 사람을 포함한 다양한 청중들이 쉽게 이해할 수 있는 방식으로 정보를 전달할 수 있는 능력"으로 정의된다(국립센터문화적 역량, 2012a). 언어적 유능성에는 대중에게 제공되는 건강 문해력에 효과적으로 대처할 수 있는 기획자 및 제공자 역량이 요구된다. 표 4-4는 조직의 언어적 유능성에 도움을 주는 의견을 제시한다.

문화, 언어 및 건강 문해력
CULTURE, LANGUAGE AND HEALTH LITERACY

건강 문해력(health literacy)은 **언어적 유능성(linguistic competence)**과 관련 있다. 건강지식은 "개인이 질병 예방 또는 치료에 필요한 적절한 건강을 위한 결정 및 서비스를

표 4-4 조직 내 언어적 유능성을 돕기 위해 요구되는 능력
2개국어/이중문화, 다국어/다문화 직원
문화 중개사
원격 기술을 포함한 외국어 통역 서비스
수화 통역 서비스
다국어 통신 시스템
실시간 컴퓨터 지원 번역(CART), 실행 가능한 실시간 기록(VRT)
쉽게 읽을 수 있는 인쇄물, 부족한 글 읽기 능력, 그림 및 상징적인 양식
대체 가능한 양식을 가진 자료(오디오 테잎, 점자, 확대 글자)
인지장애를 가진 사람을 포함하여 정보를 공유하기 위한 다양한 접근
특정 문화, 민족, 언어적 집단의 발전시키고 확인하기 위한 자료
영어가 아닌 다른 민족의 대중매체(텔레비전, 라디오, 인터넷, 신문, 정기 간행물)
문화적 유능을 위한 국립 기관을 통한 적응

제공하는 데 필요한 기본 건강 정보를 습득, 처리 및 이해할 수 있는 능력"이다(USHHS HRSA, 2012). 건강 유지 능력은 자신과 자신의 가족의 건강관리와 관련된 정보를 읽고 이해하는 능력을 포함한다. 여기에는 처방약 병에 쓰여진 지침을 이해하고, 진료 예약표 읽기 및 자택 운동 프로그램 이해와 같은 다양한 능력이 포함될 수 있다. 건강 유지 능력은 읽기 능력에만 국한된 것이 아니다. 집이나 직장에서 일상적으로 글을 읽는 사람도 의료 환경에서 사용되는 복잡하고 낯선 언어에 압도되거나 혼란스러울 수 있다.

인터넷의 광범위한 사용으로 인해 건강전문가들은 분명하고 간결한 정보를 제공하는데 어려움을 겪었다. 건강 상태인 사람들은 인터넷을 사용하여 건강 정보를 검색하기 때문에 그 지식을 통해 의사에게 질문하거나, 통증을 조절하거나, 만성적으로 아픈 상태에 대처하는 방식을 변화시킬 것이다(Fox & Purcell, 2010). 특정 건강 문제에 중점을 두고 인터넷을 즐겨 사용하는 사람은 의료서비스 제공자에게 새로운 연구 정보를 제시하는 위치에 있을 수도 있다. 반대로, 인터넷에는 많은 거짓되고 근거 없는 건강정보가 존재하며, 의료제공자들은 서로 종종 허구로부터 사실을 명확히 하고, 신뢰할 수 있는 건강정보를 찾는 것의 중요성을 안내하는 것에 대해 논의한다.

난가네의 경우 그녀와 가족의 요구를 충족시키기 위해서는 언어적, 문화적 역량이 모두 필요했다. 문화적으로 민감한 대화를 해나감으로써 난가네는 재활 과정을 이해하고 받아들일 수 있었다. 그녀는 아들의 집으로 돌아갈 수 있었고 그녀가 소중하게 여기는 지역사회와 문화적인 관습 모두에서 효과적이고 기능적으로 참여할 수 있었다.

장애에 대한 문화적 신념
CULTURAL BELIEFS ABOUT DISABILITY

우리는 발달 및 행위에 대한 문화와 문화적 영향의 측면을 논의해 보았지만, 문화가 가치와 신념에 영향을 끼친다는 점도 고려해야 한다. 본문 전체에 걸쳐, 우리는 인간의 성과와 발전에 대한 예를 제시하고, 전형적인 수행과 참여의 패턴을 반영할 뿐만 아니라 독자들에게 장애인과 관련된 문제에 대한 통찰력을 제공할 것이다. 장애에 대한 문화적 신념과 관련된 이슈는 본문의 다른 장에서 많이 다루어질 것이다. 5장 "생애 과정에서의 의사소통"에서는 문화와 장애 모두에 관련된 언어와 의사소통 문제를, 6장 "활동과 참여: 지식의 학습과 응용"에서는 학습이론과 사회적 학습에 대해 논할 것이며, 마지막으로 7장 "환경적 배경"에서는 접근성과 이동성에 대한 일상적 공간 및 그와 관련된 문제에 대해 살펴볼 것이다.

요약

문화가 발달에 미치는 독특한 영향을 이해하는 것은 치료사가 적절하고 효과적인 중재 계획을 세우는 데 있어서 더 나은 다양성과 기술을 갖게 한다. 문화는 현실을 볼 수 있는 렌즈와 필터를 모두 제공한다. 이번 장 전반에 걸쳐 문화적 기대와 개발의 상호작용을 설명하기 위해 여러 예시들이 제공되었다. 자녀 양육, 기대되는 활동 및 지역사회 내에서 장애인의 역할에 대한 문화적 차이가 존재한다. 문화적으로 관련된 주제는 그 장의 주제와 관련하여 다음 장에도 언급할 것이다.

여기에서 제시되는 사례가 문화집단을 절대적으로 대표한다고 잘못 해석해서는 안 된다. 다른 국가 및 문화적 배경을 가진 임상가와 고객에 대한 이야기는 더 넓은 세상으로 통하는 창구를 제공하기 위해 포함되어 있지만 단순히 개인적인 이야기로 받아들여야 한다.

사례 1 (계속)

난가네

난가네는 전통의학(아유르베다)을 강하게 믿었고, 관절염과 고혈압을 치료하기 위해 서양 의약품을 사용하기보다는 한약재를 계속 사용하기를 원했었다. 그녀의 주치의는 아유르베딕 의약품을 사용하지 못하게 했는데, 그 이유는 주로 가족 중 아무도 그 약물에 실제로 어떠한 약초가 쓰였는지 설명할 수 없었기 때문이다. 모든 약초는 신할레스(Sinhalese)라고 불렸고, 그 중 일부는 번역이 되지 않았기 때문에 의사와 약사는 잠재적인 약물 상호작용에 대해 걱정했다.

회의를 통해 재활팀은 물리치료사와 관련된 난가네의 문제가 남자 치료사를 배정받았고 미혼인 젊은 남성의 손길을 받고 불편함을 느꼈다는 것을 알게 되었다. 난가네는 운동의 필요성을 이해했으며 물리치료가(큰 치료실보다) 개인실에서 제공되고 여성 치료사가 제공하는 경우 물리치료에 대해 다시 생각해보도록 마음을 열었다. 난가네는 중년 여성 작업치료사를 좋아했지만 그 치료사가 알려준 것과는 다르게 개인위생 과제를 항상 수행했다고 말했다. 작업치료사는 전통적인 스리랑카 일상에 대한 손녀의 관심을 통해 난가네가 이전에 공개하지 않았던 개인적인 습관에 대해 대화를 하도록 마음을 열 수 있었다.

이 회의에서 난가네의 걱정이 대부분 해결되었다. 난가네는 매일 아침 간병사가 가장 처음 방문하는 환자로 정해서, 간병 및 일상 활동을 한 후 아침 식사 전에 레크리에이션실(조용한 장소)에서 30분을 보냈다. 그녀의 손녀는 할머니의 전통 의약품인 약초의 학술명을 찾아서 그 약초를 추가해서 매일 복용하기를 바랐다. 난가네는 당분간 "미국 약"을 복용하는 데에 동의했다.

이러한 회의 이후 난가네는 그녀의 고국과 그 문화에 대한 치료팀의 관심에 기뻐했다. 그녀는 재활 과정을 성공적으로 마치고 가정으로 돌아갈 수 있었다. 퇴원하기 전에 그녀는 모든 치료사들에게 칸디안 사리라는 전통의상을 입는 방법을 가르쳐주고 스리랑카 카레를 소개했다.

사례 2

후안

후안은 푸에르토리코 출신의 2살, 7개월 된 소년이었다. 그의 가족은 최근 아버지가 더 나은 일자리를 찾기 위해 푸에르토리코에서 북동 지역으로 이사했다. 후안은 오른쪽 팔의 기능 상실을 초래하는 팔신경얼기 손상을 갖고 태어났다. 후안의 부모는 북동 지역에 도착하자마자 조기 치료 프로그램에 아들을 등록했다. 후안은 팔에 감각과 운동조절이 부족했다. 그의 가족은 그를 위해 팔 운동을 시켰지만 이사하기 전에는 치료적인 도움을 받지 못했다.

후안의 엄마와의 대화에서 후안은 식사도구를 사용하여 음식을 먹지 않았으며 옷 입기에 전혀 참여하지 않았다고 밝혔다. 후안은 컵으로 마실 수 있었지만 병을 사용하는 것을 선호했다. 엄마는 후안이 건강하다고 했고, 푸에르토리코에 살면서 모든 진료 약속을 잡았지만 오른쪽 팔은 여전히 사용할 수 없었다. 엄마에 따르면 후안이 말을 하고 주로 스페인어를 사용한다고 했지만 초기 평가 시간에 몇 마디만 말하고 부끄러워했다.

발달평가에 따르면 후안은 미세 소근육 운동 능력을 양측 모두에 손상받은 것으로 나타났다. 그는 근력과 운동범위 감소로 오른팔과 손의 사용이 매우 제한적이며 왼손도 미세 소근육 운동 능력이 낮았다. 오른팔에 대한 감각 저하는 잠재적인 안전상 위험을 초래했다. 후안은 작업치료를 받게 되었다. 후안의 초기 중재 계획에는 기본적인 옷 입기 및 스스로 먹기 훈련과 함께 오른쪽 팔을 뻗기 위한 놀이 활동이 포함되었다. 미세 소근육 활동은 놀이와 스스로 먹기 위한 식사도구 사용 훈련을 통해 해결되었다. 후안의 엄마는 이러한 치료계획에 동의했지만 아들의 오른팔을 치료할 수 있는 방법을 알고 싶어 했다.

작업치료사는 후안이 집에서 지내는 모습을 볼 수 있었다. 가족은 세 자녀, 할머니 및 부모와 함께 두 개의 침실과 하나의 욕실이 있는 작은 아파트에 살았다. 부모님은 거실에서 잠을 자는 반면 할머니는 침실 하나를 썼고 세 자녀는 나머지 침실을 함께 썼다. 후안은 형제 중에 가장 어렸지만 유일한 남자 아이였다. 그의 아버지는 종종 작업치료사에게 후안이 얼마나 강하게 자랄 수 있는지 그

사례 2 *(계속)*

리고 치료사가 후안이 강하게 자랄 수 있도록 도울 수 있는지에 대해 자주 질문했다. 부모 모두 추천한 작업치료 활동이 도움이 될 것이라고 말로는 동의했지만, 치료사가 놀이 시간 동안에 추천한 훈련을 하도록 했음에도 불구하고 "후안의 팔을 운동시킬 시간"이 없다고 말했다.

그 후 작업치료사는 그 시점에서 치료 방향을 바꾸고 엄마, 자매들과 함께 후안이 근육을 발달시키는 데 도움을 줄 수 있는 중재 프로그램을 설계한 다음, 스스로 돌보는 능력을 키우는 데 초점을 맞추기보다는 근력을 키우기 위해 오른팔을 사용하는 연습을 해야 한다고 설명했다. 치료시간에는 장난감 망치로 망치질, 톱질과 같은 놀이 활동이 포함되었다. 이러한 활동에는 모든 가족 구성원이 후안을 강하게 만들기 위해 양손을 사용하는 활동을 해야 했다.

후안이 근력을 키웠을 때 작업치료사는 후안의 손가락을 강하게 하는 활동을 진행할 수 있었다. 이러한 활동에는 양말과 신발을 신는 것과 같은 작업이 포함되었지만 후안은 이러한 과제를 손을 강화하는 운동으로 받아들였다. 두 자매는 후안이 강해지도록 도운 것에 크게 기뻐했다. 상호 의존적인 도움을 제공하는 문화적 성향은 중재 계획의 중요한 점으로 작용했다. 이후 방문에서 후안은 오른손을 사용하여 장난감을 고정시켰고 왼손의 미세 소근육 운동 능력이 향상되기 시작했다. 작업치료사는 이 가족을 치료사의 중재에 따르지 않는다고 규정하는 대신 문화적 감수성을 확인하고 가족의 요구에 맞추기 위해 중재를 재조정했다.

도움이 되는 질문

생각해 볼 몇 가지 질문들:

1. Juan의 가족과 같은 문화적 세계관은 개인주의 또는 집단주의 중 어떤 것으로 가장 잘 설명될 수 있는가? 당신이 선택한 것을 설명하라.
2. 이 경우의 작업치료사는 영어를 사용하지만 기본적인 스페인어를 이해한다. 치료를 시작하면서 치료사가 후안을 위해 설정한 목표에 가족이 동의한 것을 확인하기 위해 어떤 전략을 취해야 했는가?
3. 전문 간호시설에는 체계적인 순서가 있으며, 일반적으로 이 기관들은 샤워 시간이나 빈도 또는 매일 기도하는 시간의 보장 등 개인의 기호를 쉽게 수용할 수 없다. 난가네가 전문 간호시설에 머무르는 동안 겪었던 모든 문제 중에서 간호시설이 이를 해결하기 위해 어떠한 노력을 했으며 그 이유는 무엇인가?
4. 치료사가 난가네의 요구를 더 잘 받아들이고 재활 경험을 향상시키기 위해 어떤 노력을 했는가?

국경을 넘는 문화에 대해 말하다

CRISTINA H. BOLAÑOS
작업치료사. 박사
미국 외 지역에서 일하는 치료사

미국의 대부분 치료 전문가들은 멕시코인 전체를 동종 문화 집단으로 생각하지만 멕시코 문화는 그 사람의 출신 지역, 교육 배경, 사회경제적 수준, 종교에 따라 크게 다르며 이는 생활방식과 작업 발달에 영향을 끼친다. 즉 당신이 사는 문화는 당신이 선택한 직업과 사회가 주는 가치에 영향을 준다.

우리나라 대부분의 작업치료사들은 사회가 우리의 직업에 대해 생각하는 가치 때문에 작업치료를 연구하지 않으며, 사람들이 멕시코에서 작업치료를 공부하는 주된 이유는 그들이 진정으로 사람들의 삶을 향상시키는 데 관심이 있기 때문이다. 직업치료는 삶의 다른 단계와 다른 질병에서 삶을 향상시키는 가능성을 제공한다.

국경을 넘는 문화에 대해 말하다 (계속)

나는 멕시코에서 30년 이상 작업치료사로 일해 왔다. 내가 공부를 시작할 때 우리는 독립성, 기능성 및 스스로 돌봄을 강조한 기술을 배웠다. 그러나 우리는 문화와 사회경제적 수준이 어떻게 우리의 치료에 호의적이거나 방해가 될 수 있는지에 대한 통찰력이 부족했다.

멕시코 문화에서는 외부 기관보다는 가족이나 간병인이 아픈 사람을 돌본다. 어르신이 스스로 돌볼 수 있는 경우에도 가족은 그렇게 하지 못하게 한다. 어르신들은 또한 자신의 고유한 작업을 유지하는 것을 방해받는다. 내가 본 많은 부유한 고객들은 집안일에 관심이 없었다. 이는 질병이나 장애 이전에는 하지 않았던 활동이었으며 재활의 일환으로 동기부여가 되어서 따라오지도 않았다.

나중에 내가 물리치료 재활 분야에서 소아과로 직장을 바꿨을 때, 나는 학교에서 아이들의 발달과 작업을 향상시키기 위해 선생님들 및 다른 건강전문가들과 함께 일하기 시작했다. 나는 임상가를 위한 고문 및 연구원을 포함하여 점점 일의 범위를 넓혀 나갔다.

나는 일찍부터 교육자로서 참여해 왔다. 이 분야에서 내가 지속적으로 힘쓰는 것은 학생들이 우리나라의 문화적 가치를 인식하면서 작업적 역량과 사회적 참여의 중요성을 이해하도록 돕고 건강한 작업을 통해 건강에 대한 그들의 공헌을 이해하도록 돕는 것이다.

작업치료사로서 문화가 중재에 얼마나 영향을 끼치는지 분명하게 알기 위해 나에게 작업과 문화 간의 관계를 이해하는 것이 중요했다.

REFERENCES

Allen, P. J., Vessey, J. A., & Shapiro (2009). *Primary care of the child with a chronic condition* (5th ed.). St. Louis, MO: C.V. Mosby.

American Psychological Association. (2012). Effects of poverty, hunger, and homelessness on children and youth. Retrieved from http://www.apa.org/pi/families/poverty.aspx

Balcazar, F., Suarez-Balcazar, Y., Taylor-Ritzler, T., & Keys, C. (2011). *Race, culture, and disability: Rehabilitation science and practice.* Sudbury, MA: Jones and Bartlett Publishers.

Bolanos, C. (2003). Personal communication.

Brewer, M. B., & Ya-Ru, C. (2007). Where (who) are collectives in collectivism? Toward conceptual clarification of individualism and collectivism. *Psychological Review, 114*(1), 133–151.

Canino, I. A., & Spurlock, J. (2000). *Culturally diverse children and adolescents* (2nd ed.). New York: Guilford Press.

Carteret, M. (2011). The role of religion in providing culturally responsive care. *Dimensions of culture: Cross cultural communications for healthcare professionals.* Retrieved from http://www .dimensionsofculture.com/2011/09/the-role-of-religion-in -providing-culturally-responsive-care/

Centers for Disease Control and Prevention (CDC). (2011). Fact sheet—*CDC health disparities and inequalities report—U.S., 2011.* Atlanta, GA: CDC. Retrieved from http://www.cdc.gov/minorityhealth/reports/CHDIR11/FactSheet.pdf

Chiang, T., Barrett, K. C., & Nunez, N. N. (2000) Maternal attributions of Taiwanese and American toddlers' misdeeds and accomplishments. *Journal of Cross-cultural Psychology, 31,* 349–368.

Cohn, D., & Morin, R. (2008). *Who moves? Who stays put? Where's home?* Pew Social & Demographic Trends.

Copestake, J., & Camfield, L. (2010). Measuring multidimensional aspiration gaps: A means to understanding cultural aspects of poverty. *Development Policy Review, 28*(5), 617–633.

Cross, T., Bazron, B., Dennis, K., & Isaacs, M. (1989). *Towards a culturally competent system of care* (vol. I). Washington, DC: Georgetown University Child Development Center, CASSP Technical Assistance Center.

Crowe, T. K., McClain, C., & Provost, B. (1999). Motor development of Native American children on the Peabody Developmental Motor Scales. *American Journal of Occupational Therapy, 53,* 514–518.

Dictionary.com (2014). *Habit.* Retrieved from http://dictionary .reference.com/browse/habit

Downes, N. J. (1997). *Ethnic Americans: For the health professional* (2nd ed.). Dubuque, IA: Kendall/Hunt Publishing Co.

Edwards, C. P., & Bloch, M. (July, 2010). The Whitings' concepts of culture and how they have fared in contemporary psychology and anthropology. In C. P. Edwards & T. Weisner (Guest Eds.), *Journal of Cross Cultural Psychology*, Special Issue, "The Legacy of Beatrice and John Whiting for Cross-Cultural Research," *41*(4).

Fox, S., & Purcell, K. (2010). *Chronic disease and the Internet, Pew Internet & American Life Project.* Washington, DC: Pew Research Center.

Green, E. G., Deschamps, J., & Paez, D. (2005). Variation of individualism and collectivism within and between 20 countries. *Journal of Cross-Cultural Psychology, 36,* 321–339.

Hopkins, B., & Westra, T. (1990). Motor development, maternal expectations, and the role of handling. *Infant Behavior and Development, 13,* 117–122.

Jezewski, M.A. & Sotnik, P. (2001). *Culture brokering: Providing culturally competent rehabilitation services to foreign-born persons.* Center for International Rehabilitation Research Information and Exchange. CIRRIE Monograph Series, John Stone, Ed. Buffalo, NY: CIRRIE.

Jose, P. E., Huntsinger, C. S., Huntsinger, P. R., & Liaw, F.(2000). Parental values and practices relevant to young children's social development in Taiwan and the United States. *Journal of CrossCultural Psychology, 31,* 677–702.

Kalyanpur, M. (1998). The challenge of cultural blindness: Implications for family-focused service delivery. *Journal of Child and Family Studies, 7,* 317–332.

Keller, H., Yovsi, R. D., & Voelker, S. (2002). The role of motor stimulation in parental ethnotheories. *Journal of Cross-Cultural Psychology, 33,* 398–414.

Keller, H. (2007). *Cultures of infancy.* Mahwah, NJ: Lawrence Erlbaum.

Kerfield, C. I., Gurthrie, M. R., & Stewart, K. B. (1997). Evaluation of the Denver II as applied to Alaskan Native children. *Pediatric Physical Therapy, 9,* 23–31.

Kim, W. J., Kim, L. I., & Rue, D. S. (1997). Korean American children. In G. Johnson-Powell and J. Yamamoto (Eds.), *Transcultural child development* (pp. 183–207). New York: John Wiley and Sons.

Lewis, O. (1998). The culture of poverty. *Society, 35*(2), 7.

Lieberman, M., Jarcho, J., Obayashi, J. (2005). Attributional inference across cultures: Similar automatic attributions and different controlled corrections. *Personality and Social Psychology Bulletin, 31*(7), 889–901.

Luckman, J. (2000). *Transcultural communication in health care.* Albany, NY: Delmar.

National Alliance to End Homelessness. (2012). Snapshot of homelessness. Retrieved from http://www.endhomelessness.org/section/about_homelessness/snapshot_of_homelessness

National Center for Cultural Competence. (2012a). Cultural awareness. Retrieved from http://www.nccccurricula.info/awareness/index.html

National Center for Cultural Competence. (2012b). Cultural and linguistic competence: Rationale, conceptual frameworks, and values. Retrieved from http://www.nccccurricula.info/framework/B4.html

National Institute for Child Health and Human Development (NICHD). (2013). Getting safe infant sleep messages into native communities. Retrieved from http://www.nichd.nih.gov/news/resources/spotlight/Pages/091313-HNBP.aspx

Nunez, R., & Fox, C. (1999). A snapshot of family homelessness across America. *Political Science Quarterly, 114,* 289–307.

Polatajko, H. (2010). Chapter 3: The study of occupation. In C. Christiansen & E. Townsend (Eds.), *Introduction to occupation: The art and science of living* (2nd ed., pp. 58–79). New Jersey: Pearson.

Proxemics. (n.d.). In *Merriam Webster Online.* Retrieved from http://www.merriam-webster.com/dictionary/proxemics

Raghavan, C. S., Harkness, S., & Super, C. M. (2010). Parental ethnotheories in the context of immigration: Asian Indian immigrant and Euro-American mothers and daughters in an American town. *Journal of Cross Cultural Psychology, 41*(4), 617–632.

Reviere, R., & Hylton, K. (1999). Poverty and health: An international overview. In R. L. Leavitt (Ed.), *Cross-cultural rehabilitation.* (pp. 59–69). London: W. B. Saunders.

Royeen, M., & Crabtree, J. (2006) *Culture in rehabilitation: From competency to proficiency.* Upper Saddle River, NJ: Pearson Prentice Hall.

Scott, J., & Marshall, G. (2009) *A dictionary of sociology (Oxford dictionary of sociology).* Oxford University Press, USA.

Schimmack, U., Oishi, S., & Diener, E. (2005). Individualism: A valid and important dimension of cultural differences between nations. *Personality & Social Psychology Review, 9,* 17–31.

Small, M., Harding, D. J., & Lamont, M. (2010). Reconsidering culture and poverty. *Annals of the American Academy of Political And Social Science, 629*(1), 6–27.

Spector, R. E. (2012). *Cultural diversity in health and illness* (8th ed.). Stamford, CT: Appleton and Lange.

Stewart, S. M., & McBride-Chang, C. (2000). Influences on children's sharing in a multicultural setting. *Journal of CrossCultural Psychology, 31,* 333–348.

United Nations. (2009). *Enumeration of homeless people, United Nations Economic and Social Council.* Economic Commission for Europe Conference of European Statisticians, Group of Experts on Population and Housing Censuses, Twelfth Meeting, Geneva, 28–30 October 2009.

U.S. Department of Health and Human Services Health Resources and Services Administration Maternal and Child Health Bureau (USHHS MCH). (2010). *Rethinking MCH: The life course model as an organizing framework concept paper,* Version 1.1.

U.S. Department of Health and Human Services, Health Resources and Services Administration (USHHS HRSA). (2012). About health literacy. Retrieved from http://www.hrsa.gov /publichealth/healthliteracy/healthlitabout.html

U.S. Public Law Individuals With Disabilities Education Act (IDEA), 20 U.S.C. § 1400 (2004).

Williams, S. M., & Templeton, A. R. (2003). Race and genomics. *New England Journal of Medicine, 348,* 2581–2582.

Worthman, C. M. (2010), The ecology of human development: Evolving models for cultural psychology. *Journal of Cross Cultural Psychology, 41*(4), 546–562.

Wright, K. (2002). *Homeless in America.* Farmington Hills, MI: Gale Group.

CHAPTER 5

생애 과정에서의 의사소통

LIFE SPAN COMMUNICATION

학습목표

이 장을 끝낸 후 독자는 다음을 할 수 있어야 한다.

- 인간 활동과 참여의 측면으로서 의사소통을 정의한다.
- 문화와 의사소통 간의 상호 관계에 대해 논의한다.
- 언어습득 전 기간에 일반적으로 사용되는 의사소통의 형태를 설명한다.
- 음성, 말하기, 표현언어와 수용언어의 용어 차이를 구별한다.
- 언어습득 전인 사람 또는 의사소통을 위한 구체적인 상징이 제한된 사람과의 의사소통의 의미에 대해 논한다.
- 언어 또는 청각장애가 있는 사람들과의 의사소통을 암묵적으로 어렵게 하는 것이나 의사소통의 한계에 대해 논의한다.
- 의사소통 전략의 증가 및 변화와 관련된 개발, 사회적인 고려사항에 대해 설명한다.
- 의사소통 권리 법안에서 언급된 핵심 및 쟁점에 대해 해석할 수 있어야 한다.

주요 용어

강화대체의사소통 augmentative/alternative communication (AAC)

구체적 기호 concrete symbols

말하기 speech

말하기 장애 speech disorder

명료도 intelligibility

문해력 literacy

미국 수화 American sign language (ASL)

보조공학 assistive technology (AT)

비유전적 문화 요소, 밈 meme

상위 언어 인식 metalinguistic awareness

상징적 의사소통 symbolic communication

상징 전 의사소통 presymbolic communication

수용적 의사소통 receptive communication

어용론 pragmatics

언어 language

언어 이전 시기 prelinguistic period

언어장애 language disorder

언어장애 language impairment

언어적 유능성 linguistic competence

언어해독 language decoding

음성 voice

음운론 phonology

의도적인 행동 intentional behavior

의도하기 전 행동 pre-intentional behavior

의미론 semantics

의사소통 communication

의사소통 권리 법안 communication bill of rights

준언어적 의사소통 paralinguistic communication

청각장애 hearing impairment

추상적 기호 abstract symbols

통사론 syntax

표현적 의사소통 expressive communication

형태론 morphology

사례 1

조나단

조나단은 7세 6개월이며 보조 및 특수 교육 지원을 받으면서 초등학교 2학년 학급에서 정규교육을 받고 있다. 그는 경직형 뇌성마비가 있지만 정상 지능을 가지고 있다. 조나단은 매우 사교적이지만 구음장애 패턴으로 인해 구두로 의사소통을 잘 하지 못한다. 그는 지능적으로 2학년 학급을 따라갈 수 있지만 반에서 내주는 쓰기 숙제를 할 수가 없다. 조나단은 태어날 때부터 작업치료사, 물리치료사 및 언어 병리학자(speech language pathologist; SLP)와 함께 치료를 받아 왔으며 지난 2년 동안 운동조절이 조금은 더 나아졌다. 조나단은 학교에서 수업을 들을 때 휠체어에 앉아서 들었으며 글쓰기를 할 수 없었다. 조나단은 컴퓨터 또는 칠판을 이용한 과제를 수행하기 위해 집게손가락을 분리해서 쓸 수 없었다. 전담 도우미는 조나단이 교내에서 글쓰기, 이동 및 기타 신체적 과제를 수행하는 것을 도와준다. 조나단은 개별 과제에 대한 적절한 도움이 필요하며 집단 내에서는 제대로 능력을 발휘할 수 없다. 그는 혼자서 공부하며 의사소통이 필요할 때 도우미에게 도움을 청한다. 현재까지 조나단은 주로 강화 및 대체의사소통 장치를 사용하여 지시 사항을 제시하거나 직접적인 질문에 답변하기 때문에 조나단의 선생님은 조나단이 협상 및 타협 능력을 익히는 것을 바란다.

조나단은 의사소통 문제를 포함하여 광범위한 재활을 받을 필요가 있다. 독자들이 의사소통의 본질에 대해 더 많이 학습한다면 의사소통과 다른 재활을 위한 요구 간의 상호 관계에 대해 분명히 이해할 것이다.

서론 INTRODUCTION

의사소통(communication)은 기본적인 요구, 바람, 욕구 및 생각과 같은 기능을 공유할 수 있는 방법으로 인간이 상호작용할 수 있는 능력을 포함하여 광범위한 의미를 가진 용어이다(Owens, 2011). 의사소통을 강조하는 발달 및 재활치료는 언어 병리학자의 주요 전문 영역이다. SLP가 일반적으로 의사소통 장애를 해결하는 데 있어서 의료팀에서 주도적인 역할을 하지만, 그 팀의 모든 구성원들은 환자와의 치료적 관계를 구축하기 위한 기본적으로 의사소통이 필요하다. 이 장은 기능적 의사소통, 의사소통의 발달 패턴 및 비언어적 측면에 중점을 두며, 이는 작업치료사와 물리치료사가 효과적인 치료를 하는데 필수적이다.

이 장에서는 모든 형태의 기능적 의사소통에 대해 중점적으로 다룰 것이다. 또한 의사소통에 대한 문화적 영향과 출생부터 성인까지 의사소통의 발달과 유지, 의사소통의 차이, 아동과 성인의 의사소통에 부정적인 영향을 미치는 의사소통 장애에 대해 통합해서 소개할 것이다.

"음성"이 없이 조나단은 동료들과 상호작용하는 데 어려움을 겪게 될 것이므로 사회적으로 배척될 수 있다. 그가 휠체어를 타고 다닌다는 사실은 음성을 거의 못 내는 것보다 아이들과 운동장에서 어울리는 것을 제한할 가능성이 더 적다. 조나단이 음성을 낼 수 있는 장치를 갖고 있어도 기능을 발휘해야 하는 모든 사회적 상황에서 도움이 필요하다.

아동의 언어습득을 위한 특정 연령 관련 이정표는 해당 연령 집단에 관한 장에서 나중에 다룰 것이다.

정의 DEFINITIONS

의사소통에는 많은 측면이 있으며, 그 중 일부는 인지 및 발달에 관한 논의에서 앞서 언급했다. 국립 청각장애 및 기타 의사소통 장애 연구기관은 음성, 말하기 그리고 언어 간의 용어를 구분한다(NIH NID, 2011b). 이러한 용어들은 분명히 구분되기 때문에 이 세 가지 중 하나라도 장애를 가지면 개인의 의사소통 능력에 영향을 끼친다.

음성 Voice

음성(voice)은 전통적으로 허파의 공기가 후두를 통해 밀려들어오면서 만들어지는 소리로 알려져 있다. 즉 운동과 호흡 조절을 통한 소리의 생리적 산물이다. 이러한 맥락에서 음성은 많은 주파수로 구성된 복잡한 톤을 생성하기 위한 성대주름 진동의 결과이다. 입술, 치아 및 혀의 움직임과 위치는 호흡의 도움과 함께 다양한 소리를 낸다. 듣는 기술을 사용해서 유성음과 무성음을 분석해 보자. 손을 후두 위에 대고 "스(s)"소리를 내면서 느껴보라. 아마 후두 부위에서 별로 느낌이 오지 않을 것이다. 공기가 폐에서 나와 입의 죄어진 좁은 부분(constriction)을 통과해 나오면서 소리가 만들어진다. 유성음인 "즈(z)"를 "스(s)"와 비교해보라. 소리를 낼 때 후두에서 진동이 느껴질 것이다. 공기는 폐에서부터 나와 성대의 진동을 거쳐서 복잡한 소리가 만들어진다. 즉 수많은 말소리는 이 유성음으로부터 생성된다.

나중에 우리가 대체 및 강화의사소통에 대해 논의할 때 음성이라는 용어는 또한 전자통신 장치의 디지털 또는 기록된 출력물을 설명하는데 사용될 것이다. 조나단의 경우 음성 개념이 확장되어 통신을 돕기 위한 장치의 소리 출력도 포함된다.

음성은 부모가 아기 울음소리를 듣는 것 또는 말을 형성하는 데 어떻게 사용하는지와 같이 듣는 사람이 어떻게 해석하는지에 따라서만 의미를 전달한다는 점에서 말하기 및 언어와는 구별된다.

말하기 Speech

말하기(speech)는 매우 숙련된 운동조절을 포함하지만, 또한 말 속 생각에 대한 표현도 포함한다. 따라서 말하기는 학습되며, 아이가 발달하는 사회의 문화와 의사소통 형태를 반영한다. 모든 문화와 배경을 가진 사람들은 언어의 기본이 되는 음성을 생성하고 해독하기 위해 광범위한 출생 후 경험이 필요하다.

언어 Language

언어(language)는 특정 그룹의 사람들 안에서 의미를 이해한 단어 또는 표지의 체계이다. 언어를 통해 사람들은 서로 생각과 감정을 표현한다. 언어는 구두 또는 글쓰기, 서명하기 또는 눈 깜빡임이나 입의 움직임과 같은 다른 제스처를 통해 표현될 수 있다. 그것은 언어와 비언어적 의사소통 기술과 개인이 어떻게 언어를 사용하는지를 포함한다.

언어라는 단어는 많은 의미를 내포한다. 인간의 언어에 대한 현대의 관점은 다음과 같다.

- 언어는 특정한 역사적, 사회적, 문화적 상황 내에서 발전한다.

- 규칙에 의해 지배되는 언어는 최소한 5가지의 변수들로 설명된다(음운론, 형태론, 통사론, 의미론, 어용론).
- 언어학습과 사용은 생물학적, 인지적, 심리사회적, 환경적 요소들에 의해 결정된다.
- 의사소통에서 언어를 효과적으로 사용하기 위해서는 인간의 상호작용에 대한 이해, 즉 비구두적 신호, 동기, 사회문화적 역할 같은 연관된 요소들에 대한 이해가 필요하다(미국 언어청각협회, 1983).

위의 정의들은 언어란 수많은 요소들로 인하여 지속적으로 변화하는 특성을 지녔다는 사실을 강조하고 있다. 예를 들어, 진보된 과학기술의 사용으로 인하여 어휘에 새로운 단어들이 도입되었다. 트위터에 글쓰기, 문자 보내기, 이메일 보내기와 같은 개념들은 인터넷과 휴대폰이 발달하기 전까지 존재하지 않았다.

표현적 의사소통(expressive communication)은 생각, 아이디어 또는 감정을 전달하기 위해 언어를 사용하는 것이다. 표현적 의사소통은 말하기, 수화 또는 서면 언어일 수 있다. 표현적 언어는 개념상 비슷하지만 언어를 통해 자신을 표현하는 능력에 초점을 맞춘다. 표현적 언어는 말하기와 서면 의사소통을 모두 포함한다. 표현적 언어 능력에는 어휘, 의미론(단어/문장 의미), 형태론, 통사론(문법 규칙) 등이 있다.

수용적 의사소통(receptive communication)은 구두 및 비언어 메시지를 받아들이고 해석할 수 있는 개인의 능력을 말한다. 전형적인 발달에서 아이들의 언어에 대한 수용적인 이해는 그들의 언어 생산 능력이 차지하는 부분보다 크다. 수용적 언어는 이 개념과 유사하지만, 언어에 기초한 의사소통을 고려하는 것으로 그 범위가 좁다. 수용적 언어 능력에는 수용적 어휘, 지시, 질문에 대한 이해 등이 포함된다.

표 5-1은 음성, 말하기, 언어에 대한 명확한 정의를 제공한다. 음성, 말하기, 언어와 같은 용어는 일상에서의 활동 및 개별적 참여에 따라 그 개념이 분명한 차이를 보이기 때문에 의료전문가들이 이들 용어를 정확하게 이해하는 것이 중요하다.

ICF에서의 의사소통
COMMUNICATION IN THE ICF

ICF에서 "음성 및 말하기 기능"은 신체기능과 구조 아래의 하위 범주로 설명되지만, 이번 장에서는 활동 및 참여와 관련된 의사소통에 초점을 맞춘다. 의사소통에 대한 ICF 정의는 "메시지 받기 및 생성, 대화 진행, 통신장비 및 기술을 포함한 언어, 기호, 상징을 통한 의사소통의 일반적이고 구체적인 기능"이다(World Health Organization, 2001, P. 12). 의사소통은, 특히 교육, 직장, 사회참여 등 대부분의 작업 분야에서 기능적 참여와 대인 상호작용에 필수적이다. 의사소통은 가정, 동료, 신앙단체, 시민활동에 참여하는 것 같이 집단에서의 작업의 기반이 된다. 인터넷이 전 세계적인 가상 사회 연결을 가능하게 만들었기 때문에 의사소통은 이메일 통신, 채팅, 온라인 블로그, 온라인 비디오 공유 등 많은 일상 작업에 있어서 중요한 위치를 차지한다.

표 5-1 말하기와 언어의 분류

음성은 후두의 성대주름 사이에 공기를 밀어 넣어 진동을 일으키면서 내는 소리이다. 개인의 목소리는 학습과 해부학의 결합인 독특한 성질을 가지고 있다. 이러한 특성에는 음고저, 공명, 진폭이 포함된다.
말하기는 언어를 표현하는 한 가지 방법이다. 말하기는 언어를 구성하는 인식 가능한 소리를 내기 위해 혀, 입술, 턱, 발성부의 근육 작용을 정확하게 협응해야 한다. 조음(articulation)은 말소리가 얼마나 분명하게 만들어지는가이다. 아이나 성인은 특정 소리 또는 소리 종류 집단에 말실수를 할 수 있다. 예를 들어, 어린이는 "캣(cat)"을 "탯(tat)"이라고 말할 수 있다.
언어는 사람들이 자신의 생각을 의미 있는 방법으로 표현할 수 있도록 하는 공통 규칙 집합이다. 언어는 구두 또는 쓰기, 수화, 눈 깜빡임이나 입의 움직임과 같은 다른 제스처로 표현될 수 있다. 언어는 듣기, 읽기 또는 다른 부호화 시스템의 해석을 통해 수신될 수 있다.

문화와 의사소통 간의 상호관계
THE INTERRELATIONSHIP BETWEEN CULTURE AND COMMUNICATION

4장의 내용을 다시 생각해보면, 사람들은 시간이 경과됨에 따라 상호작용을 할 때 문화가 형성된다. 두 사람 간 관계에서도 문화는 시간이 흐름에 따라 발전할 수도 있다. 부부는 그들만의 공유된 역사, 언어 패턴, 의식 그리고 그들의 관계에 독특한 성격을 주는 관습들을 발전시킬 것이다. 그래서 우리가 문화를 인종과 민족 집단의 관점에서 생각하는 경향이 있지만, 어떠한 사회적 단위도 시간이 경과됨에 따라 문화를 발전시킬 수 있다(Scott & Marshall, 2009). 비록 문화에 대한 논의로 의사소통과 관련된 장을 시작하는 것이 어색할 수도 있지만, 의사소통과 문화는 긴밀하게 연결되어 있다.

의사소통을 통해서 문화가 형성되고, 통신 및 통신 매체가 없다면 문화적인 가치를 보존하고 전달하는 것은 불가능할 것이다. 게다가 문화는 우리가 배우는 사람으로서 얼마나 그리고 어떤 종류의 언어를 접하는지에 따라 영향을 미친다. 의사소통 방식에서 성별 차이와 같은 많은 문화적 패턴은 문화와 의사소통 간의 밀접한 관계를 반영한다. 의사소통을 통해 우리는 생각과 가치를 표현한다. 우리는 언어, 제스처 그리고 시각적인 이미지를 포함한 많은 방법으로 이를 표현한다. 문화 전달을 위한 기전으로서의 시각적 이미지의 역할은 기술 및 정보 공유의 증가와 관련된 급속한 사회 변화로 커지고 있다. 밈이라는 단어는 사상과 문화 현상의 확산을 설명하기 위해 생물학자인 Richard Dawkins에 의해 만들어졌다.

밈(meme)은 한 사람에서 다른 사람으로 전해지는 것으로 생각되는 문화 또는 행동 체계의 한 요소이다. 의사소통을 통해 일반적으로 밈은 이미지, 비디오 또는 글의 일부로서 인기를 얻고 복사되어 인터넷을 통해 퍼지며, 종종 약간은 변형된다. 밈은 유전자와 마찬가지로 진화하여 서로 간의 의사소통을 통해 전파된다. 밈은 기능적 의사소통의 구성요소로서 Christiansen과 Townsend가 지적한 바와 같이 "창의적 사고를 통해 문화를 표현하기 위한 작업을 창출하는데 특히 중요하다"(2010).

의사소통의 발달
COMMUNICATION DEVELOPMENT

전형적인 발달단계로, 우리는 언어를 의사소통의 중심으로 생각하는데, 보통 이것은 사실이다. 우리는 우리의 생각을 글이나 말로 표현한다. 그러나 의사소통은 종종 말을 주고받지 않고도 발생한다. Rowland(2011)는 온라인 평가도구인 의사소통 매트릭스(Communication Matrix)를 개발하여 발표했다. 이 평가도구는 연령에 관계없이 의사소통 발달의 초기 단계 중 하나인 개인의 의사소통 기술을 명확하게 설명하도록 설계되었다. 이 도구는 이 장에서 초기, 비언어적, 언어 이전 의사소통 발달을 설명하기 위해 사용되었다.

언어 이전 시기(prelinguistic period)는 출생부터 약 12개월까지의 기간으로 아동이 보호자와 함께 환경을 탐색하는 것이 특징이다. 이 시기는 비의도적 · 의도적인 비언어적 의사소통을 특징으로 한다. 이 기간이 끝나면 아이들은 대상을 지칭하기 위해 단어를 사용하는데 이는 언어발달의 중요한 특징이다. 표 5-2는 언어 이전 시기의 특정 의사소통 이정표에 대한 세부 사항을 나타낸다. 언어발달의 지연을 포함하는 많은 발달장애는 초기에 선별되어 치료되는 것이 중요하므로 이 기간에 대해 반드시 이해해야 한다. 이러한 경우로 특히 자폐스펙트럼장애에 해당한다.

의도하지 않은 의사소통
Unintentional communication

신생아가 울며 팔을 버둥대면 아빠가 와서 안아준다. 아기는 아빠를 부를 생각은 없었지만, 아빠가 아기의 괴로움을 인지하고 해석해서 대응했다. **의도하기 전 행동(pre-intentional behavior)**적 의사소통은 비록 그 행동이 개인의 조절하에 있는 것이 아니지만 그 사람의 일반적인 상태(배고픔)를 반영하고, 보호자는 아기의 신체 움직임, 얼굴 표정, 소리로부터 그 의미를 해석한다. 그림 5-1에서 짜증난 아기를 볼 수 있는데 그 아기 주변에 있는 대부분의 어른들은 멈춰서 이야기를 걸 것이다. 그가 받는 관심은 그가 의사소통의 가치를 이해하는 데 도움이 된다. 의도하기 전 행동이란 일반적으로 0~3개월 사이의 발달과정에 있는 아동이 사용하는 정상적인 의사소통의 한 형태이다

표 5-2 언어 이전 시기의 의사소통 이정표

발달이 예상되는 나이	놀이 및 인지 능력	수용적 언어	표현적 언어	소리 내기
0~3개월	눈 마주침 소리에 각성함 말하는 사람의 입을 봄 목소리 내기 놀이를 함	화나거나 친절한 목소리를 구분함	배고픔, 불편함, 지루함에 대한 울음소리가 구분됨 즐거움을 나타내는 목소리를 냄	옹알이(cooing sounds)를 함: 아아아
3~6개월	말하는 사람과 눈 마주치기를 지속 얼굴표정 따라함 직면한 환경에 물체 및 사람에 관심을 가짐	자신의 이름을 인식하기 시작함 '아니'에 반응함	교대로 목소리를 냄 상대방에게 장난감을 보여주려고 함	장난스러운 소리(razzing sound) 및 자음/모음 결합 : 바바바
6~9개월	놀이를 통해 제스처를 따라함 숨겨진 물체를 찾음 장난감을 가지고 놀 때 상대방을 쳐다봄 상대방이 웃을 만한 행동을 함	친근한 사람 또는 애완동물의 이름이 불렸을 때 그쪽으로 다가가거나 쳐다봄	관심을 끌기 위해 소리를 지르거나 꽥 소리를 냄 부모를 보고 미소 짓거나 웃음	혼합 옹알이: 바바타 타다 목소리 어조가 성인의 패턴을 따라함
9~12개월	"까꿍~"과 같은 제스처 게임을 함 다른 사람에게 장남감을 들어서 보임 다양한 물건을 가지고 노는 것에 흥미를 보임	일부 다양한 요구사항에 반응함, 예를 들어 "~을 주세요", "잘 지내?"	안녕하고 손을 흔든다. 방을 가로질러서 장난감을 가리키면 그것을 쳐다봄 상대방에게 어떠한 것을 보여주기 위해 가리킴	

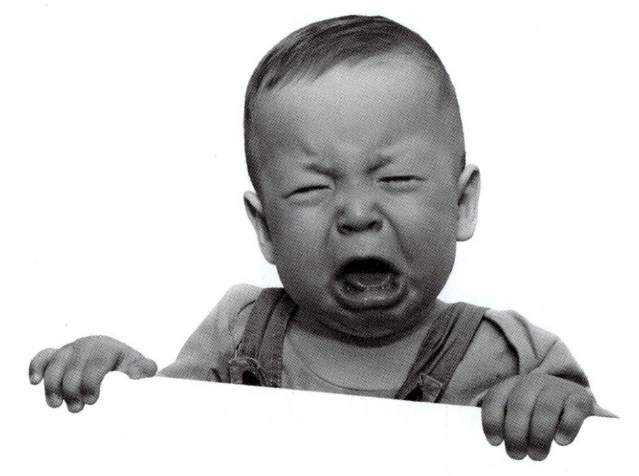

그림 5-1 괴로움을 표현하는 울음은 의도-이전 의사소통의 한 예이다. 음성의 사용과 더불어 준언어(paralanguage) 사용 역시 중요하다.

(Rowland, 2011). 즉 이 시기 아동은 경험을 바탕으로 어떠한 결과를 발생시키는 행동을 할 수 있다는 것을 배운다.

아이들의 의도하기 전 상호작용은 대개 앞의 예에서와 같이 언어적 의사소통과 짝을 이루게 되는데, 아버지는 딸을 편안하게 하고 관심을 이끌어 내기 위해 말을 한다. 이러한 상호작용을 통해 아이는 자신이 소리 내는 것이 긍정적인 사회적 상호작용을 이끌며, 나를 편안하도록 하는 반응을 증가시킨다는 것을 알게 된다. 유아는 나의 행동(울음)이 긍정적 결과(아버지의 주의력)를 발생시킨다는 것을 재빨리 알게 되고, 그 행동을 다른 것을 얻기 위해 사용하는 것을 배운다.

이 학습은 의도적인 행동이라고 불리는 행동 의사소통의 두 번째 단계로 이어진다. **의도적인 행동(intentional behavior)** 단계에서, 행동은 의도적이지만 의사소통은 항상 명확하지는 않다. 이 상태는 아이가 의도적으로 행동에 관여하지만, 그 행동이 전달하는 것은 보호자에 대한 해석을 통해 결정되어야 하기 때문에 여전히 의도하지 않은 의사소통이라고 여겨진다. 정상적으로 발달하는 아동의 경우 이 단계는 생후 3~8개월 사이에 발생하며, 아기가 타인과의 상호작용을 통해 학습함에 따라 1단계와 2단계 사이에 점진적인 변화가 나타난다(Rowland, 2011).

아동의 의사소통 기술 습득과 발달이 지연될 때 아이는 행위적 의사소통에 계속 의존할 수 있으며, 보호자들은 아이들의 필요를 충족시키기 위해 아이의 행동에 대한 의미를 해석하는 법을 배워야 한다. 생후 첫 3개월 동안 의도하지 않은 의사소통이 우세할 때 유아는 목소리를 낸다. 다른 종류의 울음소리 즉 위험, 배고픔, 피로, 불편함 그리고 지루함에 대해 유아는 명확히 의사소통을 할 수 있다.

의도적인 의사소통 Intentional communication

의도적인 의사소통의 가장 초기 형태는 비전형적인 의사소통이라고 불린다. 이 수준에서 행동들은 의사소통을 위해 의도적으로 사용된다. 예를 들어, 아동이 아빠의 컵에 담긴 무언가를 마시고 싶을 때 아이는 컵을 보며 팔을 뻗고, 아빠의 주의를 끌기 위해 앓는 소리를 내거나 소리를 지를 것이다. 이러한 의사소통 행동은 아동과 상황에 따라 다르다. 이러한 의사소통은 의사소통을 시작하는 아동에게 익숙하지 않은 사람들이 아동의 의도를 올바르게 해석하지 못할 수 있으므로 전형적이지 않은 것으로 생각한다. 우리가 성장함에 따라 비전형적인 의사소통은 사회적으로 용인되지 않는다. 정상적으로 발달하는 아동에게 이 단계는 생후 6개월에서 12개월 사이에 일어난다. 이러한 비전형적인 의사소통의 유형은 초기 준언어적 의사소통을 반영한다.

준언어란 문화적인 배경 안에서 의미를 수정하고 감정을 전달하는 데 사용되는 의사소통의 비언어적 요소로 정의된다. 준언어적 의사소통은 특정한 의미를 전달하기 위한 어조, 리듬, 속도, 음의 높낮이 등을 포함하는 말하기 방식을 사용한다.

아동의 비전형적이며 **준언어적 의사소통(paralinguistic communication)**은 사회적 상호작용을 일으키게 되며, 이러한 것을 통해 아이들은 주변 사람들의 행동을 모방하기 시작한다. Camaioni, Aureli, Bellagamba과 Fogel(2003)은 의도적인 의사소통의 시작과 함께 아이들도 의사소통 목적으로 단어와 같은 소리를 사용하기 시작한다고 언급한다. 예를 들어, 아빠를 재미있는 장난감으로 이끌기 위해 손가락으로 가리키면서 "다"라고 하고 소리를 낼 수 있다. 이 과정을 통해 제스처와 말소리는 효과적으로 빠르게 결합된다.

전형적인 의사소통 행동에는 손가락질, 고개를 끄덕이거나 흔들거나, 손을 흔들고, 포옹하고, 원하는 물건을 바라보는 것이 포함된다. 어떤 제스처는 문화마다 독특한 의미를 가질 수 있다. 전형적인 의사소통 행동은 일반적으로 12~18개월 사이에 발달하는 아이들에게서 나타나며, 종종 아이가 처음으로 구어를 사용하는 것과 동시에 나타난다.

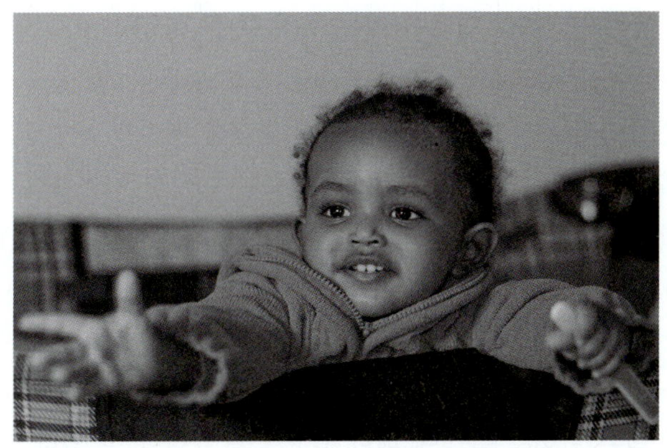

그림 5-2 여자아이는 자신의 의사를 표현하기 위한 준언어를 사용하여 안아달라고 의사소통을 하고 있다.

전형적인 의사소통 행위는 사회적으로 받아들여지며, 성숙함에 따라 우리는 이러한 행위를 언어와 함께 계속해서 사용한다(Rowland, 2011). 그림 5-2는 아기가 물건을 집기 위해 손을 뻗는 초기의 전형적인 의사소통을 보여준다.

상징적 의사소통 Symbolic communication

지금까지 기술된 초기 의사소통 행위들은 모두 의사소통의 상징적 형태로 여겨진다. **상징 전 의사소통(presymbolic communication)**은 단어나 사인과 같은 상징적 의미를 사용하지 않는 의사소통을 말한다. 이런 종류의 의사소통은 다른 사람들과 의미를 공유하지 못한다. 상징 전 의사소통은 전후 사정을 따져봐야 하겠지만 해석할 수 있다. 아이가 작별하면서 손을 흔드는 등의 행동을 흉내낼 때 상황에 따라 그 제스처의 의미가 달라지지는 않는다. 다른 사람들이 해석할 수 있는 획일적이고 문화적으로 일관된 방식으로 제스처를 사용하는 것은 상징적 의사소통의 시작이다. **상징적 의사소통(symbolic communication)**이란 발신자와 수신자 사이의 메시지 공유를 포함한다. 상징적 제스처 의사소통은 종종 아동이 물건의 이름을 말하거나(예: 장난감, 병, 쿠키) 사회적 상호작용을 조절하기 위해 첫 단어를 말하는 것과 거의 비슷한 발달기간에 보인다(예: 안녕, 잘 가, 아니)(Camaioni et al., 2003). 이러한 초기의 상징적 의사소통은 그들이 의도하는 바와 신체적으로도 유사한 구체적인 상징을 사용한다.

구체적 기호(concrete symbol)는 실제 물건, 제스처("나를 들어 올려줘"라고 표현하기 위해 팔을 들어 올리는 것), 소리(개를 의미하는 짖는 소리 등)를 사용하는 것을 포함한다(Rowland, 2011). 대부분의 정상적인 발달을 하고 있는 아이들은 흔히 접할 수 있는 단어를 빠르게 흡수할 수 있다. 예를 들어, 개가 다가오는 것을 본다면 아이는 강아지라고 말할 것이다. 따라서 이는 아이가 개라는 개념을 발전시켜 내부 개념을 표현하는 하나의 단어를 만들어 낼 수 있게 된다. 어린 아동 대부분이 초기에 사용하는 단어들은 사물의 이름과 행동으로 이루어져 있다. 아동은 배가 고프면 먹는 단어로 음식에 대한 필요성을 표현할 수 있다. 마찬가지로, 엄마를 "마마"라고 하는 것과 같이 환경의 다른 사람을 지칭하기 위한 이름을 만들어 낼 수 있다. 아이가 사용하는 단어 모양은 자음-모음(bye, 잘가), 모음-자음(eat, 먹다) 또는 단순 유형(muh-muh, 머머)의 반복으로 구성된 단순 형태를 가진다.

의사소통을 위한 **추상적 기호(abstract symbol)**에는 픽토그램과 알파벳이 있으며 보통 개념, 질 또는 추상적인 생각을 그들이 보여지는 것과 물리적으로 유사하지 않은 방식으로 가리킬 때 사용된다. 그림 5-3은 몇 가지 일반적인 국제 기호를 보여준다. 이러한 표지판들은 전 세계 공공장소, 특히 언어와 문화적 배경이 다른 사람들이 자주 이용하는 공항이나 버스정류장과 같은 공공장소에서 정보를 전달하기 위해 일관되게 사용되는 추상적 기호이다. 구체적인 상징과 마찬가지로, 아이들은 거의 동시에 언어적 · 비언어적 의사소통에서 추상적 개념을 사용하기 시작한다. 일반적인 발달단계에서 이 단계는 생후 12~24개월 사이에 발생한다(Rowland, 2011).

생애 첫 3년은 언어발달에 민감한 시기(NIH NID, 2011b)로 알려져 있다. 이러한 초기 발달기간 동안 성장하고 있는 뇌는 말하기 및 언어 능력을 습득하는 데 가장 개방적이다. 대부분의 아기들은 약 7개월에 소리를 내기 시작하지만 선천적으로 청각장애를 가진 유아들은 그들의 초기 발성에 명백한 결함을 보인다. 조기에 대체보조의사소통 장치와 같이 상징적 표현의 대안적 형태를 중재로 제공하고 해결하려고 할 경우, 아이는 의사소통 장애가 더 심각해

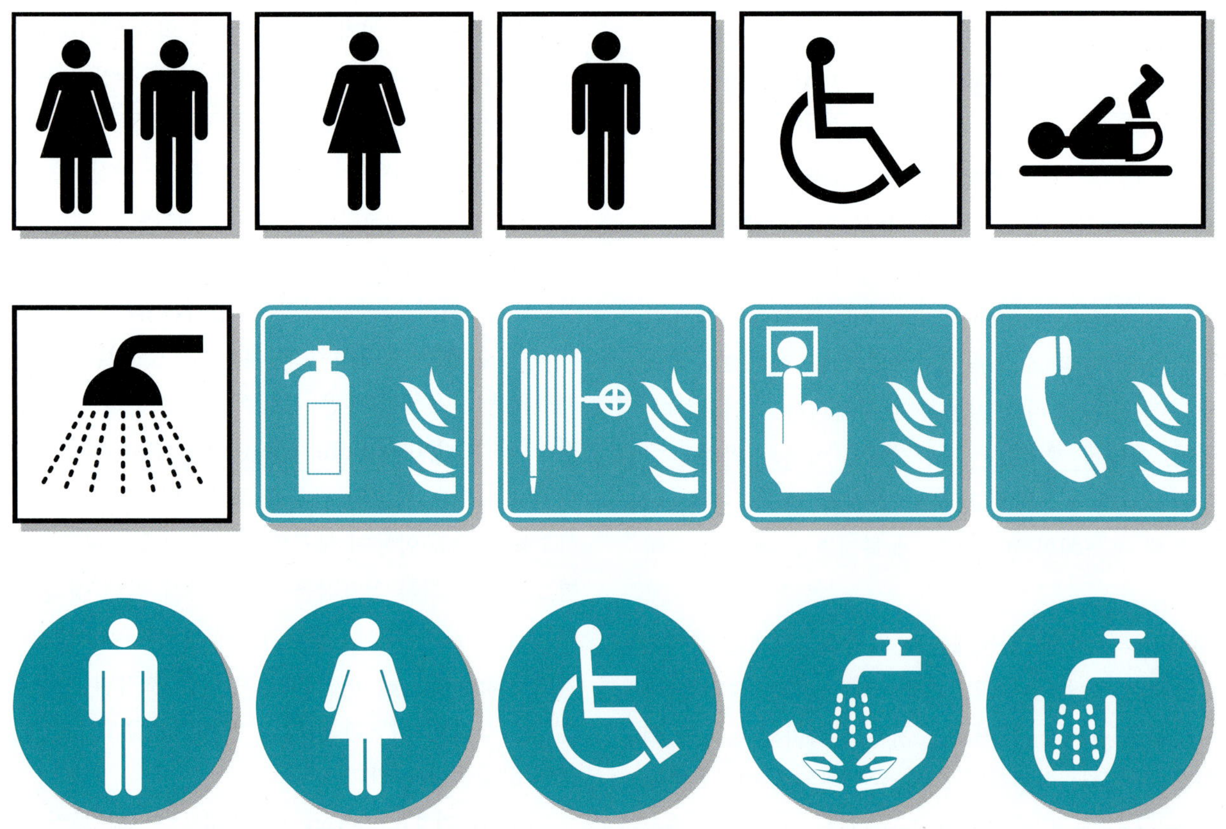

그림 5-3 이러한 상징은 지역 언어를 알 필요 없이 사람들이 필요한 시설을 찾을 수 있게 돕기 위해 국제적으로 광범위하게 사용되고 있다.

질 가능성이 있다. 물리치료사 및 작업치료사들은 종종 발달지연 신생아와 매우 어린 아동에게 중재를 제공한다. 이러한 아동 집단은 의사소통에 어려움을 가지고 있을 확률이 높다. 언어 이전 의사소통에 대한 이해로, 초기 중재 치료사들은 가능한 의사소통 지연이 있는 아동을 더 빨리 선별할 수 있고, 평가를 위해 언어 병리학자에게 이 아이들을 의뢰할 것이다. 초기 유아기는 언어발달에 있어서 민감한 시기이기 때문에 아동을 위한 언어치료가 지연되는 것은 지속적으로 부정적인 영향을 미칠 수 있다.

언어발달 LINGUISTIC DEVELOPMENT

이 장의 앞부분에서 언어를 단어나 기호의 체계로 구성된 인간의 의사소통 방법으로 설명했다. 언어는 구조적이고 전통적인 형식으로 사용된다. 언어는 모방을 통해 습득되고 개개인의 선천적인 신경생물학적 능력(정신적 기능)에 바탕을 둔다는 데에 이견이 없다. 언어발달과 인지발달은 초기 유아기부터 매우 밀접하게 연관되어 있으며, 많은 발달 선별 평가도구들은 인지발달을 평가하기 위해 언어 산출물을 필요로 한다. 복잡한 언어 및 문화적 규칙 내에서 언어가 발달하는 과정은 다차원적이며 아동기 동안 확장된다.

언어발달 연구에 대한 논의에 앞서 언어의 구조를 살펴보고자 한다. 이맘때 언어발달은 관련된 언어에 관계없이 예측 가능한 패턴을 따른다. 다시 말해서, 초기 유아기에 언어를 배우는 것이 어려운 사람은 자라서 어떤 언어라도 배우는데 같은 어려움을 겪을 가능성이 있다.

언어의 구조 Language structure

언어의 규칙들은 음운론, 형태론, 통사론, 의미론, 어용론의 5가지 요소들과 관련해서 연구된다(Owens, 2011). 각 요소에 대한 요약은 표 5-3에 나타나 있다.

음운론 Phonology

음운론(phonology)은 소리가 어떻게 언어로 구성되고 사용되는지에 대한 연구이다. 의미 있는 단어를 생성하는 음소의 조합에 적용되는 규칙을 포함한다. 형태론, 통사론과 함께 음운론은 언어의 구조를 구성한다.

표 5-3 언어발달을 연구하고 정량화하는데 사용되는 매개변수

구조(Structure)
음운론-소리 체계 형태론-단어의 구조 통사론-단어의 순서
의미(Meaning)
의미론-언어의 의미와 관련된 요소
어용론(Pragmatics)
어용론-말하기 규칙과 관례(convention)

형태론 Morphology

형태론(morphology)은 단어의 의미를 바꾸는 변형을 포함한 단어 구조에 대한 연구이다. 형태소에는 특정한 의미를 나타내는 자유형태소, 이 자유형태소와 결합하여 의미를 바꾸는 구속형태소가 있다. 예를 들어, 'dog'라는 단어는 자유형태소이며 듣는 사람에게 특정한 의미를 준다. 만일 's'를 단어에 붙이게 되면 'dogs'가 되고 우리는 이것이 개 두 마리 이상을 의미한다는 것을 안다.

통사론 Syntax

마지막 구조적 요소는 **통사론(syntax)** 혹은 언어의 단어 순서이다. 영어 사용자는 다른 이와 메시지를 교환하기 위해 단어를 사용한다. "나는 피자를 먹는다(I eat pizza)"는 단순한 서술적 메시지를 주는 문장이다. 즉 말하는 사람이 피자를 먹고 있음을 뜻한다는 것을 알 수 있다. 단어의 순서는 말을 전달하는 데 매우 중요하며, 주어(I) 뒤에 동사(eat)가 오고 동사 뒤에 직접 목적어(pizza)가 온다. 영어에서 서술 혹은 진술하는 문장들은 여러 단어 요소들의 기능과 관련해서 특정한 순서를 따른다. "Eat I pizza"처럼 단어 순서를 위반하면 듣는 사람은 이해할 수 없게 된다.

의미론 Semantics

의미론(semantics)은 언어의 의미에 대한 연구이다. 이 논의에서 의미론이라는 용어는 언어의 지시적 그리고 상관적 의미를 설명하는 데 사용된다. 지시적 의미란 개개의 단어 또는 우리가 알고 있는 단어에 대한 지식을 의미한다. '자동차'라는 단어는 사람이 운전하는 비싸고 문이 있는 물체를 떠올리게 한다. 이러한 예는 우리가 광범위한 어휘를 알고 있음을 보여준다. 어휘 항목들은 일련의 의미론적 특징을 가지며 뇌에서 조직화되고 저장된다. 몇몇 연구에 의하면, 고등학교를 마칠 때 즈음 일반 성인은 약 8만 단어의 어휘력을 갖게 된다고 한다(Hulit & Howard, 2005).

어용론 Pragmatics

언어의 마지막 요소는 **어용론(pragmatics)**적 요소이다. 어용론은 모든 의사소통의 맥락이 의사소통의 의미에 기여하는 방식이다. 어용론은 말하기(talking) 규칙들 또는 무엇을 말하고 어떻게 말할 것인지에 관한 규칙들로 이루어져 있다. 다른 이와 대화를 할 때 말하기 행위로 분류되는 발언(utterance)을 한다. 말하기 행위는 현재의 대화 상황에 따라야 한다. 즉 발언 혹은 발언군(group of utterances)은 의사소통의 상황에 적합해야 한다. 예를 들어, "우유 좀 건네줘"는 누군가에게 무엇을 요구하는 합당한 표현이다. 정상적인 상황에서, 말하는 사람은 다른 이로부터 우유를 받기 위해서 먼저 발언을 한다. 의사소통의 어용론적 측면은 문화에 크게 영향을 받는다. 말할 때 눈을 마주치는 것과 제스처를 사용하는 것에 대한 기본적인 사회적 규칙은 전 세계적으로 다양하다.

형태론적 발달 Morphologic development

다음 발달단계의 뚜렷한 특징은 형태론의 출현을 통한 발성의 길이 확장과 조절 혹은 의미의 변화이다(Owens, 2011). 첫 단어의 습득은 12개월 쯤 나타나며, 점차 복잡성이 증가된다. 일반적으로 27~30개월이 되면, 단어를 연결하거나 문장으로 표현하기 시작하며, 다른 사람과 대화할 때 문구("my doggie")와 절("my doggie eating")을 만들기 시작한다(Hulit & Howard, 1993). 문구와 절의 출현은 주어–동사–목적어(SVO) 관계로 구성된 성인 문장 구조를 위한 준비가 되고 있음을 나타낸다. 예를 들어, "빌리는 피자를 먹는다(Billy eats pizza)."라는 말은 SVO 관계가 있는 문장이다. 아동은 서술형 문장들을 만들면서 이러한 목표를 향해 노력하며, 의문문과 명령문 유형의 문장을 만들기 위해 구조적 지식을 발달시킨다.

다양한 형태론적 어형 변화(inflections)도 아동이 단어 의미에 관한 지식을 다듬어나가면서 나타난다(Brown, 1973). 어형 변화(inflections)란 의미를 바꾸는 단어의 변화를 말하며 아동은 굴절 음소를 사용하기 시작한다. 예를 들면, 명사를 단수에서 복수로 바꾸기 위해서는 굴절어미를 첨가하는데(hat–hats) 이것은 복수로 만드는 것에 관한 내적 의미적 지식이 있어야 가능하다. 유사하게, 동사는 "I eat"과 "I eating"에서처럼 굴절어미를 첨가함으로써 시제를 바꿀 수 있다. 단어의 미세한 차이와 발성 길이의 증가는 언어학적 발달 및 인지발달의 산물이다.

습득이란 진공청소기처럼 빨아들이듯이 학습되는 것이 아니라는 것을 명심해야 한다. 환경 내에서 보호자는 끊임없이 아동에게 자극을 준다(Farrar, 1990). 보호자는 아동에게 덜 복잡한 언어로 이야기한다는 사실은 모두 잘 알고 있으며, 보호자는 다양한 상호작용 기법들을 통해서 아동의 언어발달을 자극한다는 사실 또한 알려진 것이다. 보호자는 상호작용을 하는 동안 자주 아동의 발언을 확장시켜 줄 것이다. 아동이 무언가를 마시면서 "마셔요(drinking)"라고 말하면 보호자는 "그래, 너는 마시고 있어(Yes, you are drinking)"라고 말하면서 문장을 확장시켜 줄 것이다. 다른 경우에, 보호자는 아동이 말한 것에 새로운 정보를 추가하기도 하는데 이를 통해 지속적인 자극과 상호작용이 제공된다.

통사론의 발달 Development of syntax

언어발달의 다음 변화는 약 31~34개월에 발생하며 언어발달의 추가 변화를 포함한다. 이 기간 동안의 주요 특징은 의문문과 명령문의 발달이다. 이 단계의 아동은 "그 애는 지금 놀 수 있어? Can she play now?"와 같은, 단어 순서를 가지는 의문문을 만든다. '무엇(what)'과 '어디(where)' 의문문도 대부분 정확하게 사용한다. "마실 것 좀 줘 Give me a drink"와 같은 명령문도 사용하여 타인에게 행위를 요구한다. 이것은 중요한 발달적 진보이며 이 장의 시작 부분에 소개된 조나단의 경우에는 이것에 문제가 있었다.

사례 1 (계속)

조나단

조나단은 강화/대체의사소통(augmentative/alternative communication; AAC) 장치라고 하는 특수한 보조기술 장치를 사용하여 화면의 한 지점을 터치하여 장치가 사전 프로그래밍된 단어나 문장을 말하게 한다. 그가 사용한 장치는 2세 때 받은 장치였다. 이제 조나단은 이 장치를 통한 의사소통에 만족하지 못한다. 조나단이 학교와 지역사회에서 효과적으로 기능하기 위해서는 나이에 맞게 복잡한 언어를 구사할 수 있어야 한다. 그의 언어치료사는 사전에 프로그래밍된 요청을 사용하는 대신 문법을 적용한 문구를 작성할 수 있도록 장치를 업그레이드 했다. 간단한 터치 스크린으로는 이 새로운 시스템에 필요한 제어 옵션의 범위를 다루기에는 역부족이었다. 조나단은 언어를 구사하기 위해 간단한 스위치를 통해 스캔하고 선택하는 법을 배우고 있다. 언어치료사는 장치를 프로그래밍하고 필요한 단어가 있는지 확인하는 데 관여한다. 그러나 이 장치를 기능적으로 사용하려면 조나단이 휠체어에 앉아 있는 동안 장치에 접속할 수 있어야 한다. 물리치료사와 작업치료사는 스위치의 배치, 조나단에게 편한 자세, 움직임 패턴, 에너지 및 피로 수준, 그가 일반적으로 상호작용하는 환경에 대한 평가를 포함한다. 조나단은 새로운 기기를 통해 다양한 방식으로 자신의 삶을 향상시킬 수 있으며, 학업을 진전시키고, 동료와 연령에 맞는 수준으로 의사소통할 수 있으며, 언어 능력을 계속 발전시킬 수 있는 가능성을 제공받을 수 있게 되었다. 언어치료사는 조나단에게 가장 적합한 장치를 찾는데 핵심적인 역할을 했지만, 필요할 때 언제 어디서나 장치에 접속할 수 있도록 신뢰할만한 수단으로 이용할 수 있는 능력을 키우는 것은 물리치료사 및 작업치료사의 역할이다. 전문적인 의사소통과 협업이 없다면 조나단은 자신의 필요에 맞는 의사소통 시스템을 갖추지 못할 것이다.

도움이 되는 질문

생각해 볼 몇 가지 질문들:

1. 왜 작업치료사와 물리치료사가 조나단이 새로운 장치를 사용하도록 도와주어야 하는가? 이는 언어치료사의 고유한 역할 아닌가?
2. 많은 AAC 장치가 비싸기 때문에 일부 학교는 학생들이 이 장치를 집으로 가져가지 않도록 한다. 조나단이 만약 학교에서만 이 장치를 사용할 수 있는 경우 조나단에게 끼치는 영향은 어떠한가?
3. 스마트폰을 포함한 많은 디지털 기술은 입력된 문자를 읽을 수 있다. 이 유형의 기술이 조나단에게 유용한가? 그렇다면 그 이유는 무엇인가?

문장 내포 Sentence embedding

다섯 번째 단계는 일반적으로 35~40개월 사이에 관찰된다. 이 시기의 중요한 언어학적 특징은 문장 내포(sentence embedding)이다. 문장 내포란 문구나 절을 다른 절과 결합하여 더 복잡한 말을 만들어내는 과정을 말한다. 예를 들어, "그걸 테이블 밑에 둬(Put it under the table)"와 같이 전치사구를 말에 덧붙이는 것이다. 묻기의 또 다른 예는 두 개의 절을 결합하여 주절과 독립절이 있는 말을 만드는 것이다. 예를 들어, 아동이 "나는 도움이 되는 아이가 좋아(I like the boy who helped)"라고 말했다고 치자. 이 문장은 독립/종속 절 관계가 있는 복잡한 문장이다. Hulit와 Howard(2005)는 이 기간 동안 어용론을 포함하여 언어의 다른 요소들도 계속적으로 향상된다고 강조한다. 돌아가며 이야기하는(tum–taking) 기술이 향상되어 아동이 대화에 참여하고 주제에 관하여 토론할 때 두 번 이상의 차례가 돌아올 때까지 이야기할 수 있는 수준이 된다. 아동은 보호자와 대화를 나눌 때 중단(pause)의 차이점을 지각하는 것을 학습한다. 짧은 중단은 발언이 시작된다는 것을 의미하는 반면 긴 중단은 발언이 끝났음을 의미한다.

문장 결합하기 Cojoining sentences

마지막 단계는 언어 구성요소들을 아우르는 언어적 숙달이며, 41~46개월 사이 아동에게 해당된다(Owens, 2011). 언어의 어떤 요소들은 여전히 정교하게 다듬어야 하지만, 언어의 생성과 이해에서 꽤 숙달되어 있다. 구조적인 면에서 볼 때 발언은 완전하며 듣는 이의 견해를 생각하기 시작한다(Hulit & Howard, 2005).

예를 들면, 이전에 어떤 것을 요구하는 형태가 "사탕 줘(Give me a pop)"였다면 이 단계에서 아동은 "저녁 다 먹었으니깐 사탕 좀 줄래?(I ate my supper. Why don't you give me some pop?)"라고 말할 것이다. 아동은 듣는 이로 하여금 저녁을 다 먹었으며 이에 대한 보상을 받아야 한다고 상기시키고 있음에 주목해야 한다. 이전 단계에서 문구와 문장 내포 개념을 논의했으며 이에 대한 실례들을 들었다. 아동은 계속해서 문장 내포를 다듬고 문장을 결합하기 시작한다. 이 단계 이전에 "나는 쿠키와 우유를 좋아한다(I like cookies and milk)"와 같이 항목들을 결합하는 것을 보았다. 이 단계에서의 "나는 개를 봤고 비스킷을 그 개한테 줬어(I saw the dog and I gave him a biscuit)"와 같은 문장은 두 개의 문장을 결합하여 하나의 문장으로 만든 것을 보여준다. 아동이 좋아하는 접속사는 그리고(and)이지만 만약(if)과 같은 다른 연결 접속사도 볼 수 있다.

언어 능력 다듬기 REFINING LANGUAGE SKILLS

아동이 매우 짧은 기간 동안 언어의 기본 요소들을 습득한다는 것은 자명한 사실이다. 이 과정은 출생과 동시에 시작되며 성인이 될 때까지 지속된다. 그러나 기본적인 바탕은 학령전기에 이루어진다. 일반적으로 수용언어 능력이 먼저 발달하고 표현언어 능력은 나중에 나타난다. 유아기 2~3단계 지시를 따를 수 있을 때 두 단어 문장을 말할 수 있게 된다. 언어 능력이 향상됨에 따라 말 명료도(speech intelligibility)도 향상된다. 조음(articulation)이란 개별 말소리를 명확하게 생성하고 단어의 소리를 올바르게 결합하는 능력이다. 유아기에는 가족 이외의 사람들이 아이의 말을 이해하기 어려울 수 있다. 조음에는 호흡과 구강/얼굴근육의 매우 숙련된 조절이 필요하다.

명료도(intelligibility)라는 용어는 듣는 사람이 쉽게 이해할 수 있는 말하는 사람의 출력비율을 나타낸다. 보통의 발달과정에서 아이들은 말소리를 습득할 뿐만 아니라 말하는 것을 학습한다. 이러한 말소리들을 주변 사람들이 점점 더 이해하게 된다. 가족 구성원은 종종 외부인보다 훨씬 빨리 말하는 의도를 이해할 수 있다. 표 5-4는 연령에 따라 명료도가 증가하는 패턴을 설명한다. 대부분의 어린이는 5세까지 기능적으로 말 명료도가 발달한다(만약 조음이 불완전한 측면이 있더라도 이해할 수 있음).

표 5-4 예상되는 말 명료도

나이	예상되는 말 명료도
1세 1/2~2세	25~50%
2세~3세	50~75%
4세~5세	75~90%

상위 언어 인식 METALINGUISTIC AWARENESS

상위 언어 인식(metalinguistic awareness)은 언어를 의사소통의 도구뿐만 아니라 사고 과정이라고 생각하는 능력이다. 이 능력은 언어가 조작 가능한 구조를 가지고 있으며 여러 가지 의미를 가질 수 있고 명시적 의미뿐만 아니라 암시적 의미도 있다는 인식을 포함한 언어의 본질을 의식적으로 반영한다(Wagner, Muse, & Tannenbaum, 2007). 나이가 더 많은 아동의 경우 상위 언어 인식은 언어에 대한 지식을 반영하는 자기 성찰적인 작업에 참여할 때 나타난다. 상위 언어 인식은 읽고 배우고 이해하는 데 중요하다(Zipke, 2008). 수수께끼와 단어 놀이를 즐기는 보통의 초등학생은 상위 언어 인식 영역에서 새로운 능력을 보인다.

문자 의사소통 WRITTEN COMMUNICATION

어린 아동은 상위 언어 인식의 출현과 함께 문자 의사소통의 사용은 읽기와 쓰기의 형태로 나타난다. 읽기는 언어를 표현하는 문자로 언어적 의미를 구성하는 능력이다. 읽기는 언어 이해력, 언어적 지식 및 문화적 지식에 기초한 능력이다. 이러한 능력은 개인에게 이미 습득된 유창한 의사소통 시스템을 기반으로 추상적인 알파벳 또는 기호를 배울 때 적용된다. 알파벳 언어는 작문 시스템이 체계적인 단어의 형태로 문자, 말하기와 관련된 작문 체계이다. 학령전기 아동은 알파벳을 알기 시작하고, 잠자기 전과 유치원에서 동화책을 읽으며 이전의 글 읽기 시간을 통해 문자로 표현된 단어를 이해하기 시작한다(Zucker, Cabell, Justice, Pentimonti, & Kaderavek, 2013).

초기 영아기부터 함께 책을 읽는 것은 아동의 삶에 중요한 능력 개발을 돕는 공동 작업이다. Zucker(2013) 등은 조기에 함께 책을 읽는 동안 대화하는 것이 아동의 구어에서 알파벳 사용으로 전환하는 데 도움이 되기 때문에 중요하다고 강조했다. 그림 5-4에서 볼 수 있는 것처럼 부모, 교사 또는 나이 많은 형제자매든 관계없이 글을 읽을 줄 아는 사람은 아이가 의사소통의 한 형태로 알파벳을 사용하는 법을 배우는 데 도움을 줄 수 있다.

언어해독(language decoding)은 문자로 쓰인 단어의 표현을 인식하는 능력이다. 해독을 통해 단어를 나타내는 글자 양식에 대한 지식을 포함하여 글자–소리 관계에 대한 이해를 발전시킨다. 언어해독의 발달을 통해서만 알파벳 기호가 끝없이 다양하게 결합되어 언어로 표현될 수 있다는 것을 알게 된다.

문해력(literacy)은 한 문화에서 공동의 언어로 읽고 쓰는 능력이다(Bittman, Rutherford, Brown, & Unsworth, 2012). "디지털 네이티브(digital natives)"라고 불리는 새로운 세대가 언어를 배우는 데 있어서 의사소통 및 언어 능력과 관련하여 특수화된 문해력, 디지털 문해력이 연구되고 있다. Bittman 등은 디지털 문해력을 "기술 사용의 배경에 대한 비판적 사고"(2012)로 정의했다. 사회적 참여를 지지하는 젊은이들은 디지털 문해력의 가치를 높이 평가한다. 사회적 참여를 통해 동기를 부여받으며, 디지털 문해력은 전통적인 문해력의 발달을 돕는다. 연구에 따르면 인터넷 사용자들은 더 높은 수준의 읽기 능력을 가지며, 인터넷 사용은 보다 높은 학업 성적, 특히 읽기 능력과 관련이 있는 것으로 나타났다(Bittman et al., 2012). 언어 해독 능력 개발에서 함께 책읽기의 중요성에 대한 Zucker(2013) 등이 연구한 결과와 유사하게 Bittman(2012) 등은 자녀와 미디어를 함께 사용하여 의견을 나누는 부모의 역할이 문해력을 키우는 데 단순히 실제 디지털 미디어를 사용하는 것보다 더 중요하다고 하였다.

디지털 문해력은 읽기와 쓰기를 모두 포함한다. 글쓰기는 개인이 생각, 아이디어를 표현하고 감정을 표현할 수 있는 의사소통 도구이다. 해독 능력이 발달하기 전 글쓰기는 단순히 추상적인 디자인을 복사하는 것이다. 어린이가 알파벳 기호를 해독함에 따라 이 능력은 글쓰기를 통해 단어의 형태로 해석될 수 있다. 사람은 읽기를 배우면서 글쓰기를 배우며, 의사소통 능력은 언어 이해력을 초과하지 않는다. 글쓰기는 복잡한 의사소통 형태로, 해독 및 상징적 사고뿐만 아니라 글쓰기 도구 및 개별 미세 소근육 운동조절의 특수한 관리가 요구된다. 글쓰기의 운동 측면은 나중에 생애 과정에 대한 장에서 다시 언급된다.

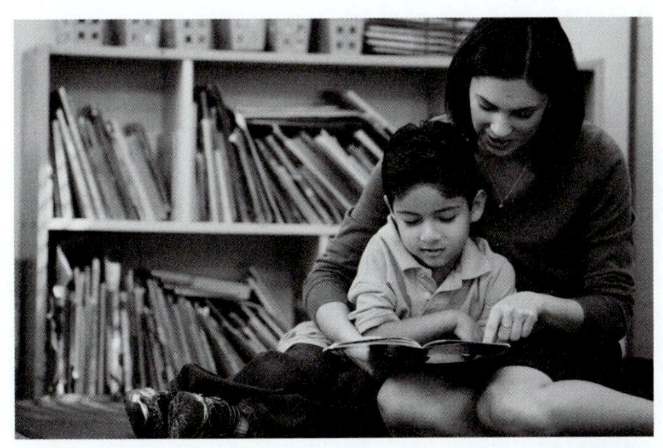

그림 5-4 아이가 전통적인 책과 디지털 형식 모두를 통해 다른 사람의 도움을 받는다면 글로 적힌 언어를 해독(decode)하는 것을 빨리 배울 수 있다.

언어능력의 영향 IMPACT OF LANGUAGE SKILLS

Boroditsky(2011)는 언어는 의사소통뿐만 아니라 언어에 대한 사고를 형성한다고 하였다. 뇌 기능을 연구하는 새로운 기술을 통한 증거는 사람들이 감각 세계를 이해하고 정보를 의식적으로 해석하기 위해 언어에 의존하는 것을 보여준다. Boroditsky의 연구에 따르면 "사고"라고 생각하는 것은 실제로 언어적 · 비언어적 과정의 모음이다. 이러한 연구결과는 계속 논쟁의 여지가 있지만 특정 언어 내의 문법 규칙이 사람들이 색지각(Winawer, et al., 2007), 시공간 및 시간을 포함하여 무수한 방식으로 세상을 해석하는 방식을 형성할 수 있다는 증거도 존재한다(Matlock, Ramscar, & Boroditsky, 2005). 성 평등과 같은 사회적 기준조차도 문법에 대한 언어의 성 규칙에 영향을 받는다(Prewitt-Freilino, Caswell, & Laakso, 2012). 만약 언어가 사고에 이런 광범위한 영향을 미친다면, 둘 이상의 언어를 유창하게 할 때의 영향에 대해 생각해 볼 수 있다. 연구 결과에 따르면 이중 언어 아동은 단어 의미의 추론 및 분석에서 단일 언어를 능가하는 것으로 나타났다(Marinova-Todd, 2012). 최근의 기능적 근적외분광분석법(functional near-infrared spectroscopy; fNIRS)을 통한 뇌의 영상화는 언어와 사고 사이의 깊은 연관성을 보여주며 언어는 인간의 사회적 기술에 영향을 끼치고 성격을 형성한다고 밝혀졌다(de Lange, 2012).

마지막으로 언어는 정체성 인식과 관련이 있다(Martin, 2012). 문화 및 민족 집단 구성원들은 음성 언어만 공유할 수 있다. 4장에서 논의한 바와 같이 문화적 유동성은 개인이 자기 성찰적이어야 하고, 서로 다른 문화를 효과적으로 다룰 수 있는 행동, 태도, 정책 및 구조를 나타내어야 한다. 문화적 유능성은 4장에서 건강관리 환경의 목표를 통해 설명하였다. 마찬가지로, **언어적 유능성(linguistic competence)**은 영어 능력이 부족한 사람들, 문해력이 낮은 사람들, 문맹인 사람들, 장애를 가진 사람들을 포함한 다양한 청중들이 쉽게 이해할 수 있는 방식을 통해 효과적으로 의사소통하고 정보를 전달할 수 있는 능력이다(Goode, Jones , Dunne, & Bronheim, 2007). 이 용어는 또한 의료 환경에서 일하는 사람들에게 이상적으로 크게 도움이 된다. 문화 중개사의 활동에 대한 이전 장에서의 논의는 다른 문화적 배경을 가진 사람들과 의사소통하는 데 있어서 언어적 유능성을 입증하는 하나의 예이다.

의사소통 장애 COMMUNICATION DISORDERS

의사소통 장애는 생애의 어느 시점에서나 발생할 수 있다. 언어에 대한 이해는 복잡하고 언어발달은 발달의 인지적 측면과 문화적 측면에 모두 관련되어 있기 때문에 언어장애의 평가 및 치료는 전문 언어치료사(SLP)가 가장 잘 할 수 있다. 이 장에 제시된 의사소통 장애에 대한 내용을 고려해 봤을 때 수용적 · 표현적 언어를 위한 뇌의 처리가 서로 다른 영역에서 이루어진다. 따라서 수용적 언어의 장애는 스스로 말을 할 수 있지만 다른 사람이 하는 말의 의미를 이해할 수 없거나 또는 표현적 장애로 인해 다른 사람의 말은 이해할 수 있지만 스스로 말을 못하거나 또는 이 두 가지고 합쳐진 장애가 존재할 수도 있다. 의사소통 장애는 청각장애와 같은 감각상실 또는 이해할 수 없는 말을 하게 하는 운동 부조화로 인해 발생할 수 있다. 의사소통 장애는 발달 동안 유아기에서 나타나거나 사고 또는 질병에 의해 생길 수 있다. 대부분의 의사소통 장애는 언어 사용이 포함되므로 말하기 장애, 언어장애 및 의사소통 장애라는 용어는 종종 상호 교환적으로 사용되지만 표 5-5에서 볼 수 있듯이 이들 용어 사이에는 차이가 있다.

표 5-5 의사소통장애의 분류

말하기 장애
조음음운장애
알 수 없는 병인(etiology)
구조적(structural-based) 장애
감각 장애
운동 말하기 장애
음성과 공명 장애
음 높이(pitch) 장애
크기 장애
질 장애
부적절한 구강-비강 협응
유창성 장애
언어장애
아동의 언어장애
정신지체/발달장애
자폐
청각장애
특수 언어장애
방임과 학대
성인의 언어장애
실어증
유창성실어증(fluent aphasia)
비유창성실어증(nonfluent aphasia)
외상성 뇌손상
치매

언어장애 LANGUAGE IMPAIRMENT

언어장애(language impairment)란 언어 부호의 이해 또는 생산(말하기)의 어떤 차이나 제한으로 인해 나타나며, 의사소통 어려움의 정도는 차이가 있을 수 있지만 완전히 방해되는 수준은 아니다. 장애의 본질이 다르기 때문에 언어장애에 대해 우리는 아이와 성인을 구분해서 논의할 것이다. 즉 **언어장애(language disorder)**가 있는 아동은 언어를 습득하는 데 어려움을 겪는 반면, 성인은 언어를 이미 습득했지만 질환이나 병의 진행에 따라 특정한 언어 능력을 잃게 된다. 습득 지연과 손실의 차이로 인해 생애 전반에 걸친 언어장애는 조금씩 다를 수 있다. 언어장애는 언어 구성요소인 형태론, 통사론, 의미론, 어용론의 이해 및 산출의 문제가 눈에 띄는 정도의 기능적 의사소통 장애의 한 유형이다. **말하기 장애(speech disorder)**는 조음(음성 또는 음운 장애), 유창함[말더듬(stuttering) 또는 말빠름증(cluttering)]; 구어의 음성(어조, 음의 고조, 음의 크기 또는 속도)과 상당한 관련이 있는 장애의 한 유형이다.

아동의 언어장애 Language impairment in children

Paul(2001)에 따르면 대개 아동의 언어장애에 관해 논의할 때는 원인에 따라 하위 그룹으로 나눈다고 한다. 원인에 따라 분류되는 여러 범주는 정신지체/발달장애, 자폐, 청각장애, 특수 언어장애, 방임과 학대 및 외상성 뇌손상이다. 이 외에도 같은 하위 그룹에 따라 다른 언어 손상을 보일 것이다. 이러한 논의는 일반적으로 이야기하는 것이며 아동들에게 개인적 차이가 뚜렷하다는 사실을 기억하길 바란다(Owens, 1999). 말하기-언어 병리학자는 언어장애가 의심되는 아동을 평가해서 언어 기능의 수준을 알아낼 것이다. 평가 후에 치료 프로그램을 계획하고 아동이 가지고 있는 언어 기술을 강화하기 위해 보호자와 아동에게 중요한 다른 사람들을 중재 계획에 포함시킨다. 치료를 받는다고 해도 언어장애가 있는 아동은 계속해서 어느 정도의 장애를 가질 수도 있다.

자폐스펙트럼장애 Autism spectrum disorders

자폐스펙트럼장애는 사회적 상호작용 및 의사소통 장애 그리고 제한적이고 반복적인 행동이 특징인 발달장애이다(Sundberg & Partington, 2010). 달리 분류되지 않는 전반적인 발달장애(pervasive development disorder not otherwise specified; PDDNOS)로 진단을 받은 아이들은 자폐증의 특징인 일부 행동을 나타내지만, 자폐증 진단을 위한 기준에 완전히 충족되지는 않는다. 자폐증은 일반적으로 아이가 매우 어릴 때 진단된다. 발병은 일반적으로 30개월 이전이다. 보호자는 종종 자녀가 말하기를 시작했다고 말하지만 발달이 매우 갑자기 중단된다. 자폐스펙트럼장애가 있는 많은 아동은 언어 문제를 갖는다. 의사소통 능력은 타고난 지적 능력과 사회적 기술의 발달에 따라 다르다. 자폐아의 대부분은 언어를 효과적으로 사용하는 데 어려움을 겪는다. 또한 자폐아에게 흔히 볼 수 있는 언어 사용과 행동 패턴이 존재한다. 국립보건원(National Institutes of Health) 소속, 국립청각장애 및 기타 의사소통장애 연구기관(NIH NID, 2009)은 이러한 패턴을 반복적 또는 제한적 언어라고 설명한다.

반복적 또는 제한적 언어 Repetitive or rigid language

종종, 자폐아는 말이 없거나 다른 사람과 대화할 때 상황에 맞지 않는 말을 한다. 예를 들어, 의미 없이 반복적으로 1에서 5까지 숫자를 말하거나, 자신이 들은 말을 계속 따라하기도 하는데 이를 반향언어(echolalia)라고 한다. 아동은 누군가가 방금 말한 단어를 듣고 즉각적으로 반향언어가 발생된다. 예를 들면, 아이는 자신이 받은 질문에 똑같이 되묻는다. 아이가 지연된 반향언어를 가지고 있으면 앞서 들은 단어를 반복할 수 있다. 즉 마실 것을 요구할 때마다 아이는 "뭐 좀 마실래?"라고 반복해서 말할 수 있다.

자폐아의 일부는 고음 또는 노래 부르는 것처럼 목소리를 내거나 로봇처럼 말한다. 지폐아는 대화를 시작하기 위해 판에 박힌 말을 사용할 수 있다. 예를 들어, 이 아이는 친구나 가족들과 대화할 때도 "내 이름은 톰입니다"라고 말할 수 있다. 또한 TV 프로그램이나 광고에서 들은 노래나 멘트를 의미 없이 반복할 수 있다.

청각장애 Hearing impairment

청각장애(hearing impairment)는 언어의 다른 구성요소에 큰 영향을 끼친다. 언어장애의 심각성은 발병 연령, 상실 유형 및 상실 정도에 따라 다르다. 청력상실의 경우 청력학자(audiologist)가 그 사람의 상실 유형 및 정도를 신중하게 평가해야 한다. 청각장애의 언어장애는 말하기에 제한을 동반하며 듣기와 이해력의 문제를 보인다. 청각장애가 있는 화자(speaker)는 입술 읽기와 수화를 통해 말하기와 추가적인 표현 및 이해를 수행한다. 만약 가능하다면, 음성을 증폭시키기 위해 보청기가 사용된다. 보청기는 청력상실을 회복시키지 않지만 소리를 증폭시키기 때문에 이러한 사람들을 도울 것이다.

인공 달팽이관 이식은 작고 복잡한 전자 장치로 심한 청각장애가 있거나 심한 난청이 있는 사람들에게 청력을 제공할 수 있다. 그림 5-5는 성인의 인공 달팽이관 모습을 보여준다. 이식 수술은 귀 뒤에 위치한 바깥 부분과 피부 아래에 수술로 위치하게 되는 두 번째 부분으로 구성된다. 인공 달팽이관은 음성을 수신하고 처리할 수 있도록 한다. 인공 달팽이관은 보청기와는 기능적으로 매우 다르다. 보청기는 소리를 증폭시켜 손상된 귀가 이를 감지하게 하지만 인공 달팽이관은 귀의 손상된 부분을 우회하여 청각 신경을 직접 자극한다. 뇌는 이식된 신호를 소리로 인식하지만 달팽이관 장치를 통한 청각은 정상적인 청력과 다르며 사용자가 전달된 소리의 의미를 부여하도록 훈련하는 기간이 필요하다.

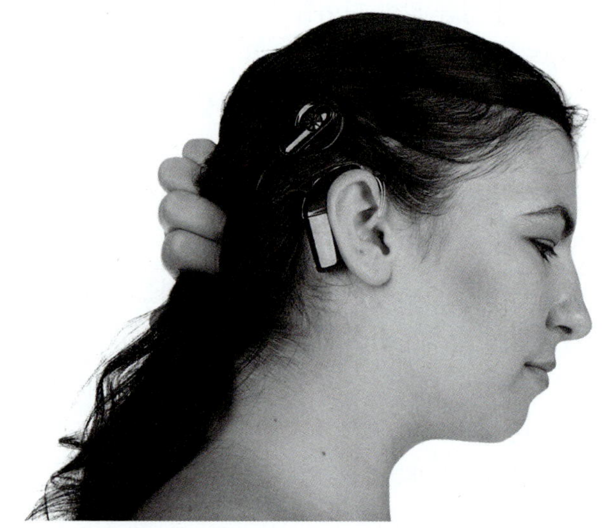

그림 5-5 달팽이관 이식은 청력상실을 가진 젊은이들에게 의사소통 능력의 발전을 위한 더 나은 기회를 제공한다. 달팽이관 이식은 청력을 상실한 성인이 의사소통 능력을 되찾는 데에도 쓰인다.

달팽이관 이식은 종종 청각장애 아동의 말하기, 언어 및 사회적 기술을 습득할 수 있도록 12개월 된 영아에게도 적용한다. 조기 이식은 언어가 발달되기 시작하는 중요한 시기에 소리에 노출시켜 아동이 말하기와 언어능력을 배우는데 도움을 줄 수 있다(NIH NID, 2011c).

특수 언어장애 Specific language impairment; SLI

특수 언어장애(specific language impairment; SLI)가 있는 것으로 진단받은 아동의 하위 그룹은 인지, 사회적, 감각 또는 운동 등 언어습득에 부정적인 영향을 끼치는 어떠한 문제를 가지고 있지 않다. 그러나 Bishop과 Norbury(2008)가 지적한 것처럼, 특수 언어장애를 가진 아동은 초기 유아기에 언어 습득의 지연을 경험하며, 중재를 제공하지 않는다면 이러한 상태가 지속될 수 있다. 자녀가 정상적인 언어 발달의 이정표에 도달하지 못하면 보호자는 아이가 되도록 일찍 치료를 받도록 한다. 결과적으로, 이 아이들은 초기 유아기에 언어발달의 지연이 확인되어 학령전기부터 치료를 받기 시작하고, 치료는 학령기까지 계속된다. SLI를 가진 아동은 종종 그들이 말할 수 있는 것보다 더 많은 것을 이해한다. 언어의 규칙을 추출하는 데 어려움이 있기 때문에 형태론과 같은 측면에 문제가 있다. 이 아이들에게는 어휘 발달도 문제가 될 수 있다. 마지막으로, 다른 사람들과 대화하기 위한 규칙인 어용론(말하는 이 · 듣는 이 · 시간 · 장소 등으로 구성되는 맥락 속에서의 언어 사용)은 이러한 하위 그룹에 속한 아동이 완벽히 소화하기에는 어렵다. SLI는 유전성이 강한 장애이다(Bishop, 2006). 이 아동들의 언어발달에 선택적으로 영향을 끼치는 비유전적 요인은 극히 일부에 불과하다.

성인의 언어장애 Language impairment in adults

대부분의 성인은 문제없이 언어를 익히고 자신의 언어 공동체에서 다른 이와 유창하게 대화를 나눈다. 성인의 언어장애는 뇌로 가는 혈액의 공급이 방해되거나, 신경조직의 손상 또는 퇴행성 병리학적 과정으로 인해 발생할 수 있다(Owens, Metz, & Haas, 2000). 어떤 경우에는 사람들이 언어를 구사하는 능력에 변화나 장애가 있을 수 있지만 여전히 일상생활에서 의사소통하고 기능할 수 있다. 종종 언어장애와 함께 발생하는 다른 문제들도 있다. 즉 감각이나 운동결함, 기억 문제, 판단 결여 등이다. 또한 말하기 운동장애와 연하장애가 함께 발생할 수 있다. 언어장애가 한 인간의 삶의 질에 엄청난 영향을 줄 수 있다는 것은 분명하다.

성인에서 가장 흔한 유형의 언어장애 중 3가지[실어증(aphasia), 언어실행증(speech apraxia), 구음장애(dysarthria)]는 뇌졸중 또는 뇌손상과 같은 신경학적 손상의 결과로 발생한다. 실어증은 뇌손상 또는 질병으로 인한 언어장애로 말을 구성하고, 표현하고 또는 이해하는 데 어려움이 발생한다. 언어실행증은 말하기 장애를 초래하는 운동조절 질환이다. 언어실행증이 있는 사람이 말을 하려고 하면 말이 뒤죽박죽이라 말의 의미를 제대로 파악할 수 없다. 구음장애는 말에 필요한 근육의 마비, 약화 또는 협응의 부족으로 발생한다.

강화대체의사소통과 보조공학

ALTERNATIVE AND AUGMENTATIVE COMMUNICATION (AAC), ASSISTIVE TECHNOLOGY(AT)

이 장의 나머지는 정상적인 의사소통 능력이 없는 사람들과 의사소통을 하기 위한 특수한 문제에 대해 초점을 맞출 것이다. **강화대체의사소통(augmentative/alternative communication; AAC)**에는 생각, 요구, 욕구 및 아이디어를 표현하는데 사용되는 표현적 의사소통(구술 이외의 언어)이 포함된다. AAC는 표현을 강조하기 위해 얼굴 표정이나 제스처를 과장하는 것, 말이나 생각을 표현하기 위해 기호나 그림을 사용하는 것 그리고 기능적으로 자연스러운 목소리를 내지 못하는 사람들이 말하기 위한 다양한 특수 보조기술 장치들을 포함한다. **보조공학(assistive technology; AT)**은 장애인을 위한 보조, 적응 및 재활 장치를 포함하는 포괄적인 용어이다. AT는 사람들이 과제를 수행하는 데 필요한 기술을 향상시키거나 변경함으로써 이전에 달성할 수 없었던 과제를 수행할 수 있도록 한다. 의사소통 장애를 위한 보조공학의 예로는 음성 변환 장치, 문자 전화, 인공 달팽이 및 사진 교환 통신 시스템이 있다. 모든 경우에 개인이 적용하는 AAC 계획은 언어 병리학자와 함께 협력해야 한다.

보완의사소통 기기는 간단한 그림판이나 표지판에서부터 컴퓨터 출력을 통한 음성 합성기에 이르기까지 모든 것을 작동시킨다. 수화나 제스처와 같이 장비가 필요하지 않은 출력 방법은 비보조 의사소통으로 분류된다. 의사소통 보조 시스템은 낮거나(low) 높은(high) 기술을 사용한다. 이 시스템은 간단한 그림판이 될 수도 있고, 복잡한 컴퓨터를 기반으로 한 음성 출력 시스템이 될 수도 있다. AAC 기기는 개인의 의사소통 발달 수준과 개인이 의사소통을 필요로 하는 배경과 일치한다. 이 장의 앞부분에 제시된 조나단의 경우와 같이, 그의 수용언어 이해 능력과 일치하지 않는 AAC 장치를 사용한 것이 의도치 않게 언어장애를 영구화시킬 수도 있다. AAC의 사용이 언어발달이 가능한 아이들의 말하기 발달을 실제로 향상시키는 것은 여러 연구에서 일관되게 볼 수 있다(Branson & Demchak, 2009). AAC의 전략적 사용이 말하기 발달을 제한할 것이라는 부모들의 우려는 근거가 없다.

의사소통의 권리 법안

The communication bill of rights

AAC 장치의 사용이 대중들에게 받아들여지기까지는 오랜 시간이 걸렸다. 유명한 AAC 사용자인 스티븐 호킹을 제외하고, 대부분의 사람들은 AAC 기기를 사용한 경험이 없다. 이러한 경험 부족으로 인해 가족, 심지어 의료전문가는 이 기기 사용에 대한 의지가 부족했다. 이러한 경험 부족으로 인한 부정적인 영향은 **"의사소통 권리 법안(The communication bill of rights)"**을 만들게 된 계기가 되었다(심각한 장애를 가진 사람들의 의사소통 필요성을 위한 전국공동위원회, 1992). 이 법안은 삶의 질을 높이기 위한 의사소통의 중요성을 강조한다. 의사소통의 권리 법안은 '어느 정도 또는 심각한 장애를 가진 모든 사람들은 의사소통을 통해 자신의 상태에 영향력을 발휘하는 기본 권리를 갖는다'고 주장한다(국가공동위원회, 1992년). 다른 사람들은 AAC 장치를 쉽게 접하고 그 효용성을 인식하지만, 이를 개별적인 권리로 인정하지 않는다. 아이들이 학교생활 중 일정 시간 동안에만 AAC 장치를 사용해야 한다거나 또는 사람들이 말하는 능력과 전동휠체어를 운전하는 능력 중 하나를 선택해야 한다는 것은 들어본 적도 없는 일이다.

AAC는 단순히 언어 병리학자만이 중요하게 여기는 문제가 아니다. 이러한 접근방식은 말하기와 쓰기 두 언어 모두를 돕기 위해 사용될 수 있다. 그리고 필요하다면 말과 글을 보충하거나 대체할 수도 있다. 의사소통 발달장애를 발생시키는 명백한 기능장애 정도가 증가된다면, 6개월 이전 영아에도 AAC를 사용할 수 있으며 이는 단순히 언어발달을 지원하는 것이 아니라, 아동 발달에 광범위한 도움을 줄 수 있다. Topia와 Hocking(2012)이 지적한 바와 같이 "AAC는 잠재적으로 중대하게 의사소통이 필요한 사람들이 작업적 잠재력을 충족하고, 인간관계를 경험하며, 사회에 소속되어 참여할 수 있도록 돕는다. AAC의 조기 제공을 통해 언어 능력과 읽고 쓰는 능력의 발달을 극대화하고, 정보를 얻고 공유하며, 성취감을 경험하게 함으로써 교육환경에서 학문적으로 성공할 수 있다. 의사소통 능력을 완성하면 자부심, 자존감, 행복 등의 감정을 이끌어낼 수 있다. AAC 처방과 훈련은 일반적으로 언어 병리학자를 통해 이루어지지만, 작업치료사와 물리치료사는 기기를 사용하는 데 필요한 특정 기술을 향상시키고, 기기의 사용을 일상작업과 통합하며 언어 병리학자와의 협력하에서 기기가 사용자의 진정한 의사소통 요구를 반영하도록 한다.

수화 Sign language

AAC의 가장 잘 알려진 형태는 **미국 수화(American Sign Language; ASL)**이다. ASL은 손으로 만든 표지와 신체의 표정과 자세를 포함한 다른 동작을 사용하는 완전하고 복잡한 언어이다. ASL은 많은 북미 청각장애인들의 첫 번째 언어이며 청각장애인들이 사용할 수 있는 몇 가지 의사소통 선택사항 중에 하나이다. ASL은 미국에서 네 번째로 많이 사용되는 언어라고 한다(NIH NID, 2011a). ASL은 실제로 통사론, 의미론, 어용론, 유창성을 가진 언어이다. ASL은 영어 구어를 문자 그대로 반복하는 것이 아니라서 사용자들과 의사소통하기 위해 실제로 번역이 필요하다. 수화는 구어처럼 지역과 국적에 따라 다르다. 따라서 ASL 외에도 영국 수화와 호주 수화가 존재한다.

종종 보호자들은 수화와 다른 형태의 AAC 사용이 미래의 표현언어를 방해할 것이라는 생각을 가지고 있지만, 연구에 따르면 AAC를 사용하면 개인의 언어 산출량이 증가한다고 보고한다(Owens, Metz, & Haas, 2000).

요즘은 "아기 수화(baby sign language)"를 정상적으로 발달하는 유아에게 발달능력을 향상시키기 위한 도구로서 사용하는 것을 장려한다. 아기 수화는 ASL의 제한된 수의 "독립형" 손 신호를 사용하여 유아와 의사소통하는 언어이다. 유아기 수화 도입으로 표현적 의사소통 장애(청력손실이 심한 아동이나 다운증후군 아동 등)의 위험에 처한 어린이를 돕는 행위는 인지 및 언어발달을 지원하기 위한 조기중재의 한 형태로 확립되어 있다. "아기 수화"의 유행은 표현적 의사소통 문제의 위험이 없는 유아들에게까지 접근법을 확대시켰다.

언어 이전 단계의 유아는 의사소통에 대한 욕구가 있지만, 말의 양이 생후 2년 동안 수용적 언어에 비해 뒤처지기 때문에 이러한 능력이 명백히 부족하다는 점이 전제가 된다(Pizer, Walters, & Meier, 2007). 이러한 유행은 유아의 학습과 언어 능력을 최적화하려는 부모의 욕구에 바탕을 둔 것으로 보인다. 이 접근방식은 아이-부모의 사회적 교류에 초점을 맞추고 있으며, 아기를 위한 풍부한 자원의 역할을 할 수 있다(Pizer et al., 2007). 안타깝게도, 마케팅에서 하는 아기 수화에 대한 주장은 기본적인 심화학습 및 사회적 상호작용 차원의 도움을 훨씬 넘어선다. 어린이의 청력을 위한 수화를 지지하는 33개 웹사이트의 리뷰에서 Nelson, White와 Grewe(2012)는 언어발달 개선, IQ 증가, 짜증 감소, 자존감 향상, 부모-자녀 유대감 개선 등의 주장을 보고하고 있다. 이 연구는 많은 부모들이 아기 수화의 사용을 즐긴다는 것을 발견했지만, 저자들은 "정상적인 청력을 가진 어린 아동에게 수화를 가르치는 것이 언어발달 개선, IQ 증가, 짜증 감소, 자존감 향상, 조기 의사소통, 부모-자녀 유대감 개선 결과를 가져올 것이라는 주장을 뒷받침할 믿을 만한 연구 증거가 없다"고 경고한다(Nelson et al., 2012).

요약

의사소통은 우리가 타인과의 사회적 상호작용과 우리 자신이 생각하기 위해 사용하는 인간의 기본적인 기능이다. 이 장은 언어 이전의 의사소통과 다양한 배경에서의 언어 사용에 대한 생각을 포함하는 의사소통의 개관을 설명하였다. 언어는 우리의 내면과 감정을 공유하고, 다른 사람들에게 영향을 주고, 내적 대화에 관여할 수 있게 해주는 의사소통의 한 측면이다. 그것은 음운론, 형태론, 통사론, 의미론 그리고 어용론으로 구성되고 개념화되었다. 아이들은 다른 사람들과 의사소통하는데 배경이 되는 규칙에서 의미를 가지는 구조가 짝을 이루는 인지 언어 규칙의 발달을 통해 언어를 습득한다. 물리치료사와 직업치료사들은 종종 동일한 클라이언트를 치료할 것이므로, 그들의 클라이언트와 효과적으로 의사소통하고 그들의 클라이언트가 일상적인 작업에 참여하는 것을 돕기 위해 언어장애 및 상징 전의사소통의 측면을 모두 이해할 필요가 있을 것이다.

의사소통과 언어는 모든 인간 상호작용의 중심이며 문화를 반영하고 실제 환경과 가상 환경 모두의 사회적 참여를 가능하게 한다. 언어평가는 일반적으로 작업치료 및 물리치료가 클라이언트를 대상으로 담당하는 영역은 아니지만 의사소통 능력과 클라이언트의 효과적인 의사소통 능력을 돕기 위해 이 능력이 필요하다. 이러한 이유로 의사소통에 대한 이해와 문화 및 인지와의 밀접한 관계는 두 직업군에 있어서 중요하다. 앞서 언급한 AAC 장치의 기능적 사용에서 물리치료 및 작업치료의 역할과 더불어, 작업치료사 및 물리치료사는 일반적으로 SLP보다 초기 유아기의 발달지연이 있는 아동을 먼저 만나게 될 것이며 이 아이들이 가능한 한 빨리 치료를 받을 수 있도록 의뢰하는 중요한 역할을 할 수 있다.

사례 1 (계속)

조나단

조나단이 사회적 의사소통 및 사회적 교환에 대한 기본적인 규칙을 이해하도록 돕기 위해 작업치료사 및 물리치료사 모두가 총 동원되었다. 조나단이 치료시간에 그 장치를 사용하도록 했고, 일상의 일부로서 완성해야 할 치료 과제의 순서 및 종류에 대해 협의하였다. 학교 선생님, 언어 병리학자, 작업치료사, 물리치료사 간의 협업은 조나단에게 발전된 의사소통 기술을 연습할 수 있는 안전하고 체계적인 방법을 제공하였으며, 조나단은 그의 움직임을 조절하는 동시에 쓰기 과제를 수행할 수 있었다. 조나단은 교실에서 의사소통 능력을 향상시킬 수 있었을 뿐만 아니라 자신이 설정한 목표를 달성하기 위해 더 많은 노력을 기울일 수 있기 때문에 앞으로의 치료 과정이 더 발전될 것으로 기대된다.

도움이 되는 문제

생각해 볼 몇 가지 질문들:

1. 스캐닝을 이용한 비디오 AAC 장치에 대해 인터넷으로 검색해보라. 언어에 대한 이해 외에도 조나단은 이 과제를 수행하기 위해 몇 가지 인지적 능력이 필요할 것이다. 이러한 능력에는 어떤 것들이 있는가?
2. 조나단은 컴퓨터와 스마트폰과 같은 다른 통신기기에 접속하기를 원할 것이다. 이러한 기기로의 전환을 지원하는 데 있어 작업치료사와 물리치료사의 역할은 무엇인가?

사례 2

차우

차우는 36살이고 정상적인 신체능력을 가지고 태어났다. 그녀는 30세 때 자동차 사고를 당했는데, 그 결과 왼쪽의 운동 협응 능력과 분명하게 말하는 능력에 장애를 갖게 되었다. 그녀는 편마비와 구음장애 진단을 받았다. 사고 전 차우는 독립적으로 생활하며 지역 대학의 컴퓨터 소프트웨어 강사 및 컴퓨터 문제를 해결하는 일을 하고 있었다. 그녀는 자신의 취미인 비디오 게임을 하면서 여가 시간을 보내는 것을 즐겼다.

차우는 손상 이후 말의 내용(단어 찾기 및 추상적 의미, 숙어 또는 속담)에 대한 문제를 포함한 복합적인 의사소통 문제를 가지게 되었다. 차우의 수용적인 언어는 정상이며 가벼운 구음장애가 있다. 차우는 무감각(flat affect)과 시작이 지연된 말하기 및 전반적으로 느린 속도 그리고 감정적인 의도를 해석하는 능력의 어려움을 갖고 있다.

차우는 일상생활을 위한 도움 및 컴퓨터 접속을 위해 작업치료를 받고, 움직임을 훈련하기 위해 물리치료를 받는다. 그녀는 워커를 이용해 걸을 수 있고 근력과 지구력을 향상시키고자 하는 강한 의지를 가지고 있다. 차우는 치료사들과 대화하는 동안 간결하지 못하고 주제가 일관되지 않으며 대화 내용이 분명하지 않다.

이해력 저하 및 물리치료사와의 의사소통 장애를 바탕으로 차우는 자택 운동 프로그램 참여 시간을 두 배 더 늘렸다. 작업치료에서 그녀는 컴퓨터 전문가였기 때문에 타자 속도가 느린 것에 좌절했다. 그녀는 쉽게 좌절하고 괴로워했으며, 이로 인해 치료 진행이 제한되었다.

클라이언트 중심의 중재 모델에서 차우와 그녀의 치료사들(SLP, PT, OT)은 그녀가 해야 할 일의 우선순위를 분류하고 치료 시간 전체에 걸쳐 의사소통 확장을 돕기 위해 회의를 했다. 이러한 것들이 자리를 잡음에 따라 차우는 직장에 복귀하려는 목표에 더 집중할 수 있다.

도움이 되는 문제

생각해 볼 몇 가지 질문들:

1. 시각적 일정(visual schedules)이라는 용어를 인터넷에서 검색해보라. 차우를 돕기 위해 시각적 스케줄을 어떻게 사용할 수 있는가?
2. 일상적 활동의 알림 및 리마인더 역할을 하는 어플리케이션 프로그램이 많다. 이러한 프로그램 중 어떤 것을 쓰는가? 차우는 자신의 요구를 충족하기 위해 어떤 프로그램이 필요한가?

삶과 관계에 대해 말하다

CHRIS KLEIN, BECOME: AAC

화요일 아침 나는 침대에서 몸을 돌리는데 내 옆에 누군가가 있다는 것을 깨달았다. 이 사람은 누구야? 이 여자가 내 옆에서 무엇을 하고 있지? 잠에서 깨어나기 시작하면서 나는 그 여자가 내 아내라는 것을 깨달았다. 나는 월요일에 결혼했고, 나의 가장 친한 친구인 이 여자와 여생을 보낼 것이다. 이게 무슨 대단한 일인가? 결혼하는 것은 특별할 것이 없다. 관계를 맺는 것은 지극히 평범한 일이다. 당신은 분명 "그래서?"라고 생각할 것이다.

나는 1973년에 태어났다. 탯줄이 나보다 먼저 나왔기 때문에 응급 제왕절개를 해야 했다. 의사들은 매우 초조해했다. 45분 후에 내가 태어났다. 나는 40분 더 심폐소생술을 받았다. 산소 부족으로 뇌의 운동 부위가 손상되었고 뇌성마비를 갖게 되었다. 나는 무신

삶과 관계에 대해 말하다 (계속)

론자이며, 이는 내 근육이 절대 정상으로 돌아가지 못한다는 것을 의미한다. 내 삶에 대한 기대는 높지 않았다. 사실 부모님과 가족들은 나에게서 무엇을 기대해야 할지 몰랐다.

나는 우리가 이것을 경험한 유일한 가족이 아니라는 것을 안다. 이는 어떤 종류의 장애에 직면했을 때 경험하는 정상적인 반응이다. 그러나 그 장애에 복잡한 의사소통 장애가 포함되면 기대는 훨씬 더 낮을 수 있다. 그러나 아이를 힘들게 하는 것이 무엇인지 모른다는 좌절감은 부모들을 더욱 답답하고 짜증나게 한다.

나는 부모님의 좌절감이 어떤 것인지 이해할 수 없지만, 말을 할 수 없는 사람에 대한 좌절감은 이해한다. 나는 생후 6년 동안 내 자신을 표현할 수가 없었다. 아무도 나를 정말 이해할 수 없었기 때문에 나는 꼼짝도 할 수 없었다. 모두들 나의 정신적 능력을 궁금해했지만 내가 의사소통을 할 수 없었기 때문에 그 질문에 누구에게도 대답할 수 없었다.

나는 자라면서 가족과 소통하기 위해 그림책을 사용하기 시작했다. 불만을 어느 정도 해소시켜 주긴 했지만 그래도 하고 싶은 말은 다 전달할 수가 없었다. 언어치료사인 주디는 내가 의사소통 상자(communication box)를 사용하여 말을 할 수 있을지 모른다고 생각했고, 6살 때 처음으로 그 상자를 받았다. 내가 말한 첫 문장은 "나 좀 혼자 내버려 둬"였다. 나는 형 2명과 누나 2명이 있다. 그들은 당신이 당황할 만한 일을 내게 하곤 했다. 내가 자신을 표현할 수 있게 되자 마침내 그들을 떼어낼 수 있게 되었고, 형제들과 관계는 그 시점부터 발전되었다.

이 기술은 내 인생의 진로를 바꾸어 놓았다. 갑자기 우리 가족은 내가 대화할 수 있다는 것을 알 수 있었다. 확장된 의사소통은 나 같은 사람에게 교육을 받을 수 있는 기회를 준다. 가장 중요한 것은 사람과 관계를 형성할 수 있는 기회를 준다. 만들어진 관계는 위대한 공동체로 발전한다. 그 공동체는 아무도 달성할 수 없다고 생각했던 목표를 달성하도록 돕는다.

나는 인간관계가 모든 사람들에게 성공의 열쇠라고 믿는다. 대학에 갔을 때 나는 내가 독립하는데 관계가 얼마나 중요한지를 재빨리 깨달았다. 신입생으로서 나는 개인 비서를 구하려고 노력했고, 이 일은 나에게 많은 골칫거리를 안겨줬다. 내가 관계를 발전시키기 시작하면서, 내 친구들은 나를 돕고 싶어 했다. 이러한 우정은 훌륭한 보조 네트워크로 발전했다. 대학을 졸업한 후 나는 미시간주 홀랜드에 머물기로 결심했다. 나는 인간관계를 훌륭히 발전시켰기 때문에 독립에 대한 목표를 달성할 수 있었다.

결혼하기 전에는 혼자 살면서 아침 동안 가정간호 서비스를 이용했다. 그들은 나를 샤워시키고 옷을 입혀야 했다. 그들이 이 일을 하는 데 한 시간밖에 걸리지 않았고, 8시 30분이 되자 그들은 집을 나섰다. 나는 8시 30분부터 정오까지 혼자 있었다. 정오가 되자 친구가 점심을 먹으러 왔다. 나는 일주일에 한 번 점심, 저녁 또는 취침시간을 함께하는 35명의 친구들이 있었다. 그들은 단지 한 시간 동안 내 집에 있었고, 그 후 나머지 하루 동안 나는 스스로 생활을 할 수 있었다. AAC 장치는 내가 어떤 것이 필요할 때 친구를 부를 수 있도록 돕기 때문에 이것을 가능하게 한다. 바로 우리 동네에 사는 친구들이 있어 급한 상황인 경우 바로 전화를 걸 수 있었고, 그 친구들은 가능한 한 빨리 우리 집으로 올 수 있었다.

우리는 침묵을 좋아하지 않는 문화 속에서 살고 있고 사람들과 의사소통을 할 때 침묵을 좋아하지 않는다. AAC를 사용하는 사람은 사람들이 기다리는 것을 좋아하지 않기 때문에 더 깊은 대화를 나누는 것이 어렵다는 것을 깨닫는다. 나는 이 때문에 AAC를 사용하는 사람들이 고립감을 느끼게 된다고 믿는다. 이러한 점 때문에 AAC를 사용하는 사람들이 관계를 형성하는데 더 어려움을 겪는다. 많은 사람들이 우리는 속도가 빠른 문화 속에 살고 있기 때문에 대화에 참여하는 데 어려움을 겪는다. 이 때문에 사람들의 주의를 끌기가 힘들다.

내 인생을 돌이켜 생각해 보면, 내가 자랑스러워하는 것은 나 스스로가 달성한 것이 아니었다. 그것은 내가 쌓아온 관계들이다. 나의 아내나 다른 우정이 없었다면 내 삶은 지금과 같지 않을 것이다. 나의 AAC 장치는 나에게 의사소통 능력을 주었고, 그것은 나에게 관계를 형성할 수 있는 능력을 주었다. 나는 내가 쌓아온 관계들 때문에 만족스러운 삶을 살 수 있다고 생각한다.

REFERENCES

American Speech -Language- Hearing Association. (1983). Language (definition). *ASHA, 25,* 44.

Bishop, D. V. (October 2006). What causes specific language im-pairment in children? *Current Directions in Psychological Science, 15*(5), 217–221.

Bishop, D., & Norbury, C. F. (2008). Speech and language impairments. In A. Thapar, Sir M. Rutter, D. Bishop, D. Pine, S. M. Scott, J. Stevenson, E. Taylor, (Eds.), *Rutter's child and adolescent psychiatry.* Oxford: Wiley-Blackwell (pp. 782–801).

Bittman, M., Rutherford, L., Brown, J., & Unsworth, L. (2012). Digital natives? New and old media and children's language acquisition. *Family Matters, 91,* 18–26.

Boroditsky, L. (2011) . How language shapes thought. *Scientific American, 304*(2), 62–65.

Branson, D., & Demchak, M. (2009). The use of augmentative and alternative communication methods with infants and tod-dlers with disabilities: A research review. *AAC: Augmentative & Alternative Communication, 25*(4), 274–286.

Camaioni, L., Aureli, T., Bellagamba, F., & Fogel, A. (2003) A longi-tudinal examination of the transition to symbolic communication in the second year of life. *Infant and Child Development, 12,* 1–26.

Christiansen, C., and Townsend, E. (2010). *Introduction to occupa-tion: The art and science of living* (2nd ed.). New Jersey: Pearson.

de Lange, C. (2012). My two minds. *New Scientist, 214*(2863), 30–33.

Goode, T. D., Jones, W., Dunne, C., & Bronheim, S. (2007). *And the journey continues. . . . Achieving cultural and linguistic compe-tence in systems serving children and youth with special health care needs and their families* . Washington, DC: National Center for Cultural Competence, Georgetown University Center for Child and Human Development.

Hulit, L. M., & Howard, M. R. (2005). *Born to talk: An introduction to speech and language development, 4th edition.* New York: Macmillan.

Marinova-Todd, S. (2012). "Corplum is a core from a plum": The ad-vantage of bilingual children in the analysis of word meaning from verbal context. *Bilingualism: Language & Cognition, 15*(1), 117–127.

Martin, B. (2012). Coloured language: Identity perception of children in bilingual programmes. *Language Awareness, 21*(1/2), 33–56.

Matlock, T., Ramscar, M., & Boroditsky, L. (2005). On the expe-riential link between spatial and temporal language. *Cognitive Science, 29*(4), 655–664.

National Institutes of Health, National Institute on Deafness and Other Communication Disorders (NIH NID). (2009). *Autism and Communication.* Retrieved from http://www.nidcd.nih.gov/health/voice/pages/communication-problems-in-children-with-autism-spectrum-disorder.aspx

National Institutes of Health, National Institute on Deafness and Other Communication Disorders (NIH NID). (2011a). *American Sign Language.* Retrieved from http://www.nidcd.nih.gov/health/hearing/pages/asl.aspx

National Institutes of Health, National Institute on Deafness and Other Communication Disorders (NIH NID). (2011b). *Speech and Language Developmental Milestones.* Retrieved from http:// www.nidcd.nih.gov/health/voice/pages/speechandlanguage.aspx

National Institutes of Health, National Institute on Deafness and Other Communication Disorders (NIH NID). (2011c). *Cochlear implants.* Retrieved from http://www.nidcd.nih.gov /health/hearing/pages/coch.aspx

National Joint Committee for the Communicative Needs of Persons with Severe Disabilities. (1992). Guidelines for meeting the communication needs of persons with severe disabilities. *American Speech and Hearing Association, 34*(Suppl. 7), 2–3.

Nelson, L. H., White, K. R., & Grewe, J. (2012) . Evidence for website claims about the benefits of teaching sign language to infants and toddlers with normal hearing. *Infant & Child Development, 21*(5), 474–502.

Owens, R. (2011). *Language development: An introduction* (8th ed.). Boston: Allyn & Bacon.

Owens, R., Metz, D. E., & Haas, A. (2000). *Introduction to communication disorders: A life span perspective.* Boston: Allyn and Bacon.

Paul, R. (2001). *Language disorders from infancy through adolescence: Assessment and intervention* (2nd ed.). St. Louis: Mosby.

Pizer, G., Walters, K., & Meier, R. P. (2007). Bringing up baby with baby signs: Language ideologies and socialization in hearing families. *Sign Language Studies, 7*(4), 387–430.

Prewitt-Freilino, J., Caswell, T. T., & Laakso, E. (2012). The gender-ing of language: A comparison of gender equality in countries with gendered, natural gender, and genderless languages. *Sex Roles, 66*(3/4), 268–281.

Rowland, C. (2011). *Communication Matrix.* Retrieved from http://www.communicationmatrix.org/

Scott, J., & Marshall, G. (2009). *A dictionary of sociology (Oxford dic-tionary of sociology).* Oxford University Press, USA.

Sundberg, M., & Partington, J. (2010). *Teaching language to children with autism or other developmental disabilities.* AVB Press; re-edited 1998 Edition (v.7.2, July 1, 2010).

Topia, M., & Hocking, C. (2012). Enabling development and par-ticipation through early provision of augmentative and alter-native communication. *New Zealand Journal of Occupational Therapy, 59*(1), 24–30.

Wagner, R. K., Muse, A. E., & Tannenbaum, K. R. (2007). *Vocabulary acquisition: Implications for reading comprehension.* New York: The Guilford Press.

Winawer, J., Witthoft, N., Frank, M. C., Wu, L., Wade, A. R., & Boroditsky, L. (2007). Russian blues reveal effects of language on color discrimination. *Proceedings of the National Academy of Sciences of the United States of America, 104*(19), 7780–7785.

World Health Organization. (2001). *ICF: International Classification of*

Functioning and Disability. Geneva, Switzerland: World Health Organization.

Zipke, M. (2008). Teaching metalinguistic awareness and reading comprehension with riddles. *The Reading Teacher, 62*(2), 128–137.

Zucker, T. A., Cabell, S. Q., Justice, L. M., Pentimonti, J. M., & Kaderavek, J. N. (2013). The role of frequent, interactive pre-kindergarten shared reading in the longitudinal development of language and literacy skills. *Developmental Psychology*, *49*(8), 1425–1439. doi:10.1037/a0030347

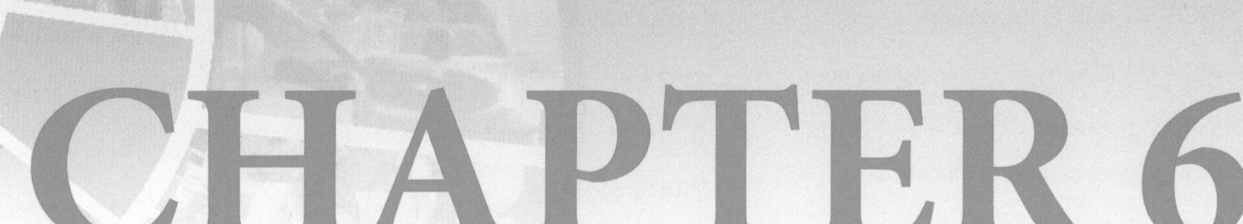

CHAPTER 6

정신기능 및 생애에 걸친 학습

MENTAL FUNCTIONS AND LEARNING ACROSS THE LIFE SPAN

학습목표

이 장을 끝낸 후 독자는 다음을 할 수 있어야 한다.

- 정신기능에 대한 ICF 정의와 이러한 정의가 심리학 및 재활 문헌에서 나타난 전형적인 인지적인 측면과 어떤 연관이 있는지 논의한다.
- 인지장애를 가진 사람들의 인지능력 향상을 가장 잘 도울 수 있는 방법을 반영하는 체화된 인지 및 체화된 학습을 설명한다.
- 의식 및 지남력(orientation) 기능과 관련된 질환의 임상 사례를 제시하고 수면기능 질환과 이들 질병을 구분한다.
- 기질 유형에 대한 Chess, Thomas와 Rothbart가 발전시킨 새로운 접근방식과 비교한다.
- 메타인지(metacognitive) 지식의 의미가 무엇인지 설명하고 이러한 영역의 결손과 관련된 질환의 임상적 예시를 제시한다.
- 요리와 같이 복잡한 과제 수행 기능에 대한 메타인지 과정의 측면을 분류한다.
- 내현 기억(implicit memory)과 외현 기억(explicit memory)을 비교하고 임상 연구에 참여하는 인구를 통해 이러한 분야를 명확하게 밝혀내기 얼마나 힘든지에 관해 논의한다.
- 인간 발달 및 능력 습득에 관한 맥락에서 사회적 학습 및 행동 유도성(affordance)을 설명한다.

주요 용어

감각운동 실행(운동계획) sensorimotor praxis (motor planning)

감각적 지각기억 sensory perceptual memory

감정기능 emotional functions

계산 능력 calculation functions

메타인지 metacognition

메타인지 과정 metacognitive process

메타인지 지식 metacognitive knowledge

목적적 감각 경험 purposeful sensory experience

몸감각 인식 somatic awareness

복잡한 움직임의 순서를 정하는 정신기능 mental functions of sequencing complex movements

비연합학습 nonassociative learning

사고기능 thought functions

사용 의존적 뇌 가소성 use-dependent brain plasticity

사회학습 social learning

상황학습 situated learning

서술적 학습 declarative learning

수면기능 sleep functions

시간과 자기 기능의 경험 experience of time and self functions

신체 이미지 body image

실행기능 executive functions

언어의 정신기능 mental functions of language

에너지 및 추진 기능 energy and drive functions

연합학습 associative learning

의식 consciousness

일반적 심리사회 기능 global psychosocial functions

일반적 정신기능 global mental functions

작업기억 working memory

장기기억 long-term memory

절차적 학습 procedural learning

정신운동 기능 psychomotor functions

주의력 attention

지각기능 perceptual functions

지남력 orientation functions

지적기능 intellectual functions

처리 기술 process skills

체화된 인지 embodied cognition

치매 dementia

특정 정신기능 specific mental functions

행동 유도성 affordance

사례 1

마지

마지는 73세이며 중기 알츠하이머 질환을 가지고 있다. 마지는 예전에 간호사이자 주부였다. 그녀는 현재 52년 동안 남편인 톰과 함께 생활하고 있다. 톰은 심장질환이 있어서 혼자서 마지를 보호하고 보살피는 데 어려움을 겪고 있다. 마지는 매일 산책했으며 새를 관찰하는 것을 즐겼다. 안타깝게도 이제는 산책하는 것이 배회하는 것으로 바뀌었고 톰은 여러 차례 그녀를 찾느라 도움을 요청해야 했다. 톰이 마지를 집안에 있도록 하면 마지는 불안해하고 톰에게 폭언을 퍼부었다.

톰은 의사와 상담한 후 마지를 성인 주간 치료 프로그램에 등록시켰다. 주간 치료 프로그램에서는 물리치료사, 작업치료사, 언어치료사가 마지의 기능적 상태 평가에 참여했다. 마지가 한 단계 지시를 따를 수 있고, 자신에게 익숙한 작업(빨래를 접는 일 등)을 수행할 수 있다는 것이 결정되었다. 마지는 새로운 일을 배우는 능력이 제한되어 있었고 종종 건망증이 심했지만, 자신이 선택한 작업을 계속하도록 유도해야 했다. 마지는 옷 입기, 목욕과 같은 일상생활 과제의 순서를 정하는데 문제가 있어 보였다. 그녀는 매우 사교적이고 다른 사람들에게 관심이 많았다. 그녀의 시간과 장소에 대한 표현은 적절하지 못했지만 수용언어와 표현언어는 좋아지고 있다. 주소나 자신의 전화번호를 기억하지 못하고, 산책할 때 휴대전화를 갖고 나오는 것도 깜빡했다. 마지는 균형을 잘 잡지 못했고 가끔 일상적인 활동 중에 넘어지는 것에 대한 두려움을 표현했다. 마지는 보행할 수 있었으며 적당한 신체 지구력을 가지고 있었다. 그녀는 항상 안전 손잡이를 사용하지 않았으며, 자신의 운동능력에 대한 안전 의식이 부족하여 낙상 위험이 있었다.

서론 INTRODUCTION

인지라는 용어는 주의력, 기억력, 지각력, 이해력 및 사고력과 같은 광범위한 기능을 포함하는 별개의 정신 과정 그룹에 포함된 용어이다. 모든 유형의 인지활동은 실제 사회 및 신체적 환경의 배경 안에서 이루어지며 본질적으로 지각과 행동이 수반된다(Wilson, 2002). 인지는 뇌 기능뿐만 아니라 의사소통, 언어, 개인 경험 및 문화 정보의 지속적인 사용을 포함하는 복합 처리 과정이다. 정신과 세상 사이의 정보 흐름은 연속적이며 인간의 사고, 의사결정, 학습은 모두 우리의 환경 상황에 의해 영향을 받는다. 이 장에서는 인지와 학습에 대한 ICF 고려사항과 그 재활전문가들이 흔히 쓰는 관련 용어들을 소개하고자 한다. 본문 후반부에서는 인지의 다양한 측면과 인간 발달 및 기능적 수행과 관련하여 설명할 것이다.

ICF에서는 우리가 전통적으로 인지라고 생각하는 많은 기능들에 대해 정신기능이라는 용어를 사용한다. 정신기능에 대한 ICF의 정의는 "사고, 지능, 정보 처리, 감정, 행동 등을 포괄하는 정신-생리학적 기능"이며, 이 모든 기능은 일상적 기능에 매우 중요하다(Vrooman & Artanat, 2012, 페이지 1). ICF는 정신기능을 두 가지 범주로 구분하는데, 그 기본이 되는 일반적인 정신기능은 각성과 정신 상태를 조절하는 무의식적인 기능, 행동과 의식적인 사고 및 의사소통을 위한 인지적 역할로 구성된다.

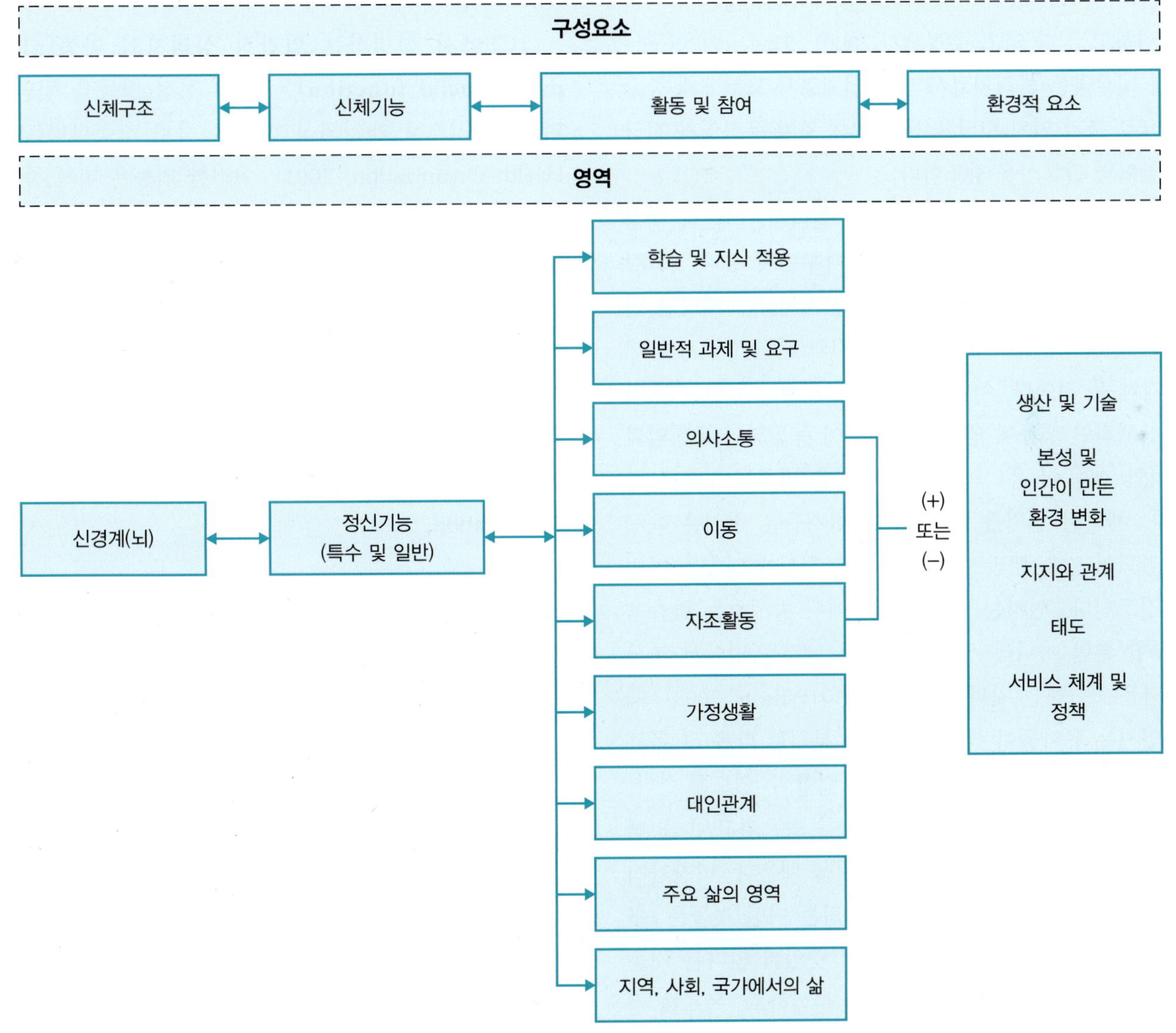

그림 6-1 활동, 참여 그리고 환경적인 요소를 포함하는 ICF 정신기능 분야 간의 연관성

정신기능은 인간 발달, 수행 및 기능의 모든 측면에 필수적이다. 그림 6-1은 정신기능과 ICF에서 설명된 활동 및 참여 그리고 다른 측면 사이의 관계를 보여준다. Piaget의 획기적인 연구 이후 과학자들은 인간 인지의 본질에 관한 이론을 연구하고 발전시켰다. 신경과학은 점점 더 과학 이론을 인지, 학습에 관한 연구로 대체되고 있다. 지식 기반이 커지고 있음에도 불구하고, 인지 발달과 정신 가치 체계에 대한 Piaget의 가정은 오늘날에도 널리 받아들여지고 있다(Thelen, 2000). 완전히 성숙한 인간의 정신이 초기 지각과 행동에서 나온다는 Piaget의 전제는 인간 발달 연구에서 특히 중요하다. Thelen은 이러한 전제에 동의하지만 "발달의 종착지는 점점 추상적인 추론, 형식 논리 또는 정교한 지식 구조라는 Piaget의 가정을 똑같이 보편적으로 수용한 결과, 지각하고 행동하는 것에 방관하게 되지 않는지 의문을 제기하고 싶다"라고 주장했다(2000). Thelen의 연구는 아동를 치료하는 물리치료사 및 작업치료사 모두에게 중요한 것으로 조기 인지 발달을 돕기 위해 조기 움직임과 적극적인 참여의 필요성을 강조한다.

인식과 학습에 대한 연구는 많은 철학적, 이론적 배경에서 나온 많은 과학적 학문들에서 다루어져 왔다. 이 장에서 우리는 Thelen과 Smith(1994)가 지지하는 **체화된 인지(embodied cognition)**에 대한 논지와 관련된 인지에 대해 생각해 볼 것이다. 이 논지의 한 축인 '체화된 인지'는 마음이 신체적인 행동에 영향을 미치듯이 능동적인 움직임과 육체적인 '행동'이 우리의 인지에 영향을 미치는 구조로 존재한다. 체화된 인지를 연구하는 과학자들은 정신은 육체와 연결되어 있을 뿐만 아니라 육체도 정신에 영향을 미친다고 강조한다. 인지는 동일한 맥락에서 발생하는 학습을 구체화할 뿐만 아니라 상황을 학습하는 것을 넘어서 추상적 개념을 학습하는 것과도 관련이 있다(Wilson, 2008). 체화된 인지는 유아들이 특정한 목표를 분석한 다음 그 목표에 도달하기 위한 의도적인 전략을 수립할 수 있도록 한다. 관찰력이 있는 영아는 아버지의 과자를 잡으려고 손을 뻗으면 대개 한 입씩 먹을 수 있다는 것을 배운다. 마찬가지로 살아 있는 경험을 통해 아버지가 먹는 어떤 것들은 (쿠키와 같이) 좋고 어떤 것들은 그렇게 맛있지 않다는 것을 알게 된다. 이 과정을 통해 아기들은 분석하고, 목표를 정하고, 결과를 평가하고 반복할 행동을 선택한다. 체화된 인지 경험으로부터 작업이 나타난다. 이것은 개인의 생활양식의 기초가 될 습관이나 일상의 출현을 포함한다.

ICF 용어 TERMINOLOGY OF THE ICF

이 장에서는 독자들에게 정신기능의 연구에 적용되는 최신 용어, 체화된 인지를 포함한 인지 신경과학 원리에 대한 소개, 인지 및 학습과 관련된 문화, 의사소통 및 환경의 상호 영향에 대한 통찰력을 제공할 것이다. 이전의 장들과 마찬가지로 인지 및 학습에 대한 연구도 그 나름대로의 독특한 어휘를 가지고 있다. 정신기능의 ICF 범주는 인지 및 학습과 같이 익숙한 용어와는 다소 다르기 때문에 독자를 위해 ICF 언어를 상세히 소개할 것이다.

ICF에서 설명하는 **일반적 심리사회 기능(global psychosocial function)**은 다른 정신 활동을 뒷받침하며, 일반적으로 개인의식 수준 이하로 작동한다(World Health Organization, 2001). 이러한 기능은 비록 종종 간과되지만, 모든 인간의 활동에 매우 중요하며, 재활 결과에서 중요한 예측 요인이다. **특정 정신기능(spcific mental function)**은 대개 문제 해결, 언어, 계산과 같은 의식적 · 의도적인 행위이다. 이러한 정신기능들은 또한 일상적 수행능력과 더 분명히 직접적으로 연관되어 있다. 이러한 이유로, 특정 정신기능은 건강과 인간 학습 분야의 연구와 중재 전략에서 보통 중점이 된다(World Health Organization, 2001).

일반적 정신기능 Global mental function

일반적 정신기능은 미묘하지만 종종 당연하게 여겨진다. 그림 6-2는 의식, 지남력, 지적기능, 일반적 심리사회 기능, 기질과 성격, 에너지와 동기, 수면기능에 대한 ICF 과정을 보여준다(World Health Organization, 2001). 일반적 정신기능은 그림 6-2에서 볼 수 있다.

의식 기능 Consciousness functions

일반적 정신기능의 첫 번째 기능인 **의식(consciousness)**은 깨어 있는 상태를 유지하는 의식 및 각성된 상태이다.

의식 기능 (Consciousness Function)	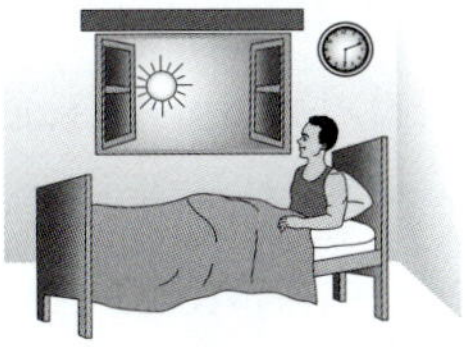	의식 및 깨어 있는 상태에서의 일반적 정신기능으로 깨어 있는 상태의 명료성 및 연속성을 포함함
지남력 (Orientation Function)	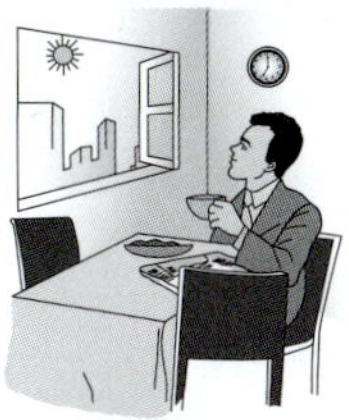	자신, 타인, 시간, 자신의 주변 환경에 대해 인지하고 확인하는 일반적 정신기능
지적기능 (Intellectual Function)	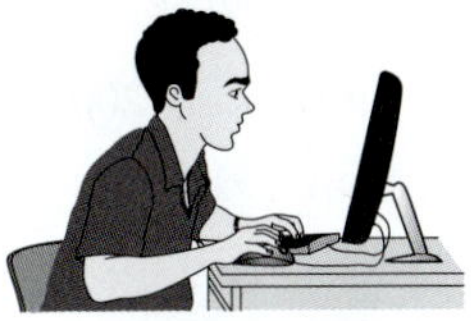	다양한 정신기능에 대한 이해 및 구조적인 통합이 요구되는 일반적 정신기능으로 인지기능 및 일생 동안 그 발달을 포함함
일반적 심리사회 기능 (Global Psychosocial Function)	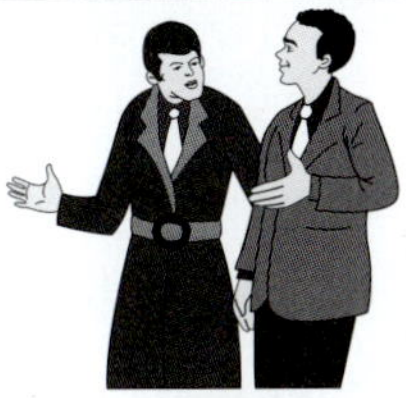	사회에서의 쌍방 간 상호작용을 구축하기 위해 필요한 대인관계를 형성하도록 하는 정신기능에 대한 이해 및 구조적인 통합이 요구되는 생애에 걸쳐 발달되는 일반적 정신기능
기질 및 성격적 기능	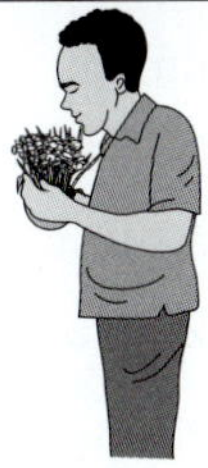	개인을 다른 사람과 구별되게 하는 일련의 정신 특성을 포함하여 상황에 특정한 방식으로 반응하는 개인의 타고난 체질에 대한 일반적 정신기능
에너지와 동기	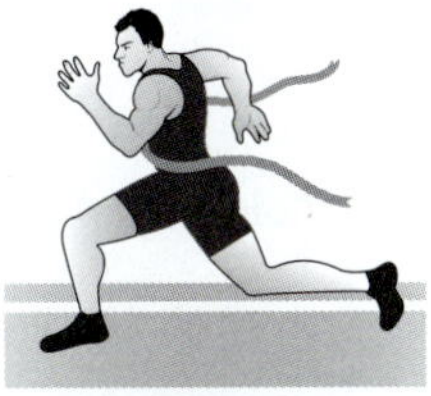	개인의 특정한 욕구와 일반적인 목표를 위해 지속적으로 추구하는 생리적, 심리적 기전과 관련된 일반적 정신기능
수면 기능	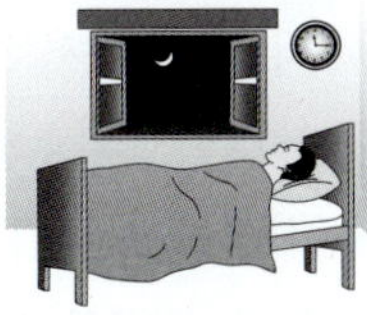	특징적인 생리학적 변화와 함께 직면한 환경에서 주기적, 가역적, 선택적으로 신체와 정신이 분리되는 일반적 정신기능
일반적 정신기능 및 다른 특정 · 비특정 기능		

그림 6-2 이 도표는 ICF 일반적 정신기능에 대한 내용을 요약하고 있다.

Source: International Classification of Functioning, Disability, and Health

의식은 지각, 즉 자신의 존재를 자각하는 상태를 말한다(Wilcock, 2006). 다른 모든 정신기능이 일어나기 위해서는 의식이 필요하다. 재활 환경에서 임상의는 클라이언트의 흥분 및 반응을 관찰하여 의식을 평가하도록 배운다. 혼수상태는 의식장애로 여겨지며, 혼수상태의 연속은 지남력 상실, 섬망, 의미 있는 의사소통의 상실 그리고 결국에는 완전한 식물인간 상태에 이르기까지 다양하다. 작업치료사와 물리치료사는 의식이 완전히 있는 사람들과 모든 수준의 혼수상태에 있는 사람들을 모두 돌본다. 치매의 진단은 의식의 중등도 악화를 반영하며, 일부 발작의 유형은 일시적 의식 상실을 초래할 수 있다(Bernat, 2006).

지남력 Orientation functions

지남력(orientation functions)은 자기 자신, 다른 사람, 시간 및 장소와의 관계에 대한 인식을 나타낸다. 지남력은 사고력에 대한 판단 기준이다. 지남력 상실은 개인적인 스트레스, 약물, 질병, 부상과 같은 다양한 것들에 의해 초래될 수 있다. 지남력은 아동기에 발달한다. 생후 첫 해에 영아는 스스로에 대한 개별적이고 독특한 인식을 발달시키면서 자신의 주변 환경과 자신을 제외한 다른 것들에 대한 이름을 인식하기 시작한다. 시간 개념은 생후 처음 몇 년 동안 서서히 발전하지만, 6세에 이르러서는 대부분의 아이들이 시간을 측정하고 자신의 문화적 배경에서 가치 있게 묘사를 할 수 있게 된다. 여기에는 일, 월, 계절 및 일상 중의 사건의 시간 순서가 포함된다. 장소 개념은 마지막으로 발전하는 것이며, 기억 속의 공간과 공간의 이름에 대한 추상적인 이해를 바탕으로 한다. 장소에 대한 지남력은 지남력의 기본 유형 중 가장 복잡하며, 종종 부상이나 질병 후에 가장 먼저 상실된다. 이 장 초반에 언급한 마지의 경우, 자신에 대한 지남력은 가지고 있다. 그녀는 자신이 누구인지 알고 있지만, 일반적으로 장소와 시간에 대한 지남력을 상실했다. 마지는 고향의 이름을 알고 있지만, 집 주소나 당일 치료 프로그램의 이름은 일관되게 기억하지 못한다. 마지는 요일을 떠올리기 위해 하루에 신문을 자주 보고, 식사는 물론 톰이 그녀를 데리러 오는 것과 같은 일상적인 일에 의존하며, 하루의 스케줄에 맞게 적응하기 위해서는 도움이 필요했다. 지남력 상실은 안전과 일상 기능의 상당한 제한으로 이어질 수 있다.

지적기능 Intellectual functions

지적기능(intellectual functions)은 개인이 모든 유형의 정신기능 정보를 이해하고 구조적으로 통합하는 데 필요한 기술이다(World Health Organization, 2001). 지적기능은 언어 추론, 시각 운동능력, 사고, 계획, 문제 해결 및 추상적 사고와 같은 하위 구성요소들을 포함하는 매우 일반적인 정신능력이다. 지적기능에는 처리능력 또한 포함된다.

일반적으로 지적기능은 개인이 모든 유형의 정신기능 정보를 이해하고 구조적으로 통합하는 데 필요한 심리적 기능과 사회적 기능에 대한 인지적 측면이다(World Health Organization, 2001). 지적기능은 생애 과정 동안 발달되고 변화되며 경험, 환경 상황 및 학습으로부터 영향을 받는다.

많은 사람들이 표준화된 검사에서 파생된 "IQ"(지능 지수)와 지능을 동일시하지만 지능은 상대적 개념이다. 지능 검사는 개인의 특정 기능을 평가하기 위해 개발되었으며 목적에 따른 문항으로 구성되어 있다. 지능 검사는 학업 및 고용 환경에서 성공할 가능성을 예측하는 데 유용하며, 일반 능력과 관련된 일반적 평가를 제공한다(Sternberg & Kaufman, 2011). "IQ" 점수는 광범위하게 연구되었으며 교육 성과, 특별 요구, 직업 성과 및 소득에 대한 안정적인 예측인자인 것으로 나타났다(Deary & Batty, 2007). 심리 검사를 이용한 지능 측정은 여러 상황에서 중요하지만 이 논의에서는 중요하지 않다.

지능에 대한 심리학적 접근
Psychological Approaches to Intelligence

개인의 정신기능은 환경에 적응하고, 경험을 통해 배우고, 그들이 직면한 문제를 해결하는 능력에 영향을 미치는 여러 가지 면에서 서로 다르다. 심리학자들은 지능을 사고력, 문제 해결력, 추상적 사고 그리고 학습 능력과 관련된 정신적 능력이라고 한다. 심리학 문헌에는 유동적 지능과 결정적 지능을 구별한다.

유동적 지능(fluid intelligence)은 사고하고 추상적으로 추론하고, 새로운 문제를 처리하고, 패턴 및 관계를 찾아내는 능력인데 습득한 지식에 의존하기보다는 이러한 문제와 논리를 이용하여 이러한 문제를 뒷받침한다. 정보를 생성, 변환 및 조작할 수 있는 능력과 같은 광범위한 유동적 지능

능력은 나이가 들수록 감소한다. 결정적 지능은 일생 동안 축적된 정보, 기술, 지식, 경험을 활용하는 능력이다.

결정적 지능(crystallized intelligence)은 나이와 경험에 따라 증가한다(Li, Baldassi, Johnson, & Weber, 2013). 지능을 형성하는 이러한 이분법은 노인들이 새로운 기술 장비를 사용하는 법을 배우는 데 있어서 요령이 있기도 하고 어려움을 겪기도 한다.

마지의 경우, 그녀가 자신에게 익숙한 다단계 작업(예: 세탁물 접기)을 수행할 수 있다고 했다. 이 작업에서 마지는 결정적 지능에 의존한다. 마지는 이러한 작업을 완전히 이해하고 있고 그 단계들에 대해 생각할 필요가 없다. 또한 마지는 새로운 작업을 배울 수 있는 능력이 제한적이라고 언급했다. 새로운 상황에서 마지는 작업의 중요한 단계, 필요한 도구 또는 활동에 성공적으로 대처하는 데 필요한 일련의 단계를 확인할 수 없었다. 이와 같은 어려움은 유동적 지능의 손상을 반영한다. 유동적 지능의 장애는 정신기능 장애와 관련된 많은 상황에서 흔하다.

처리 기술(process skills)은 유동적 지능에 의존하여 이전에 배운 작업을 새로운 상황 또는 변경된 상황으로 이전 및 적용할 수 있는 지적기능이다. 노화와 함께 종종 감소하는 또 다른 유형의 유동적 지능인 **작업기억(working memory)**은 언어적 · 비언어적 추론 작업을 수행하기 위해 정보를 기억하는 능력이다(Sternberg & Kaufman, 2011). 그림 6-3에서 여자는 가구를 만들기 위해 서면으로 된 지시사항을 따르려고 한다. 그녀는 언어 메시지를 행동으로 바꾸려고 노력할 때 작업기억에 어려움을 겪을 수 있다.

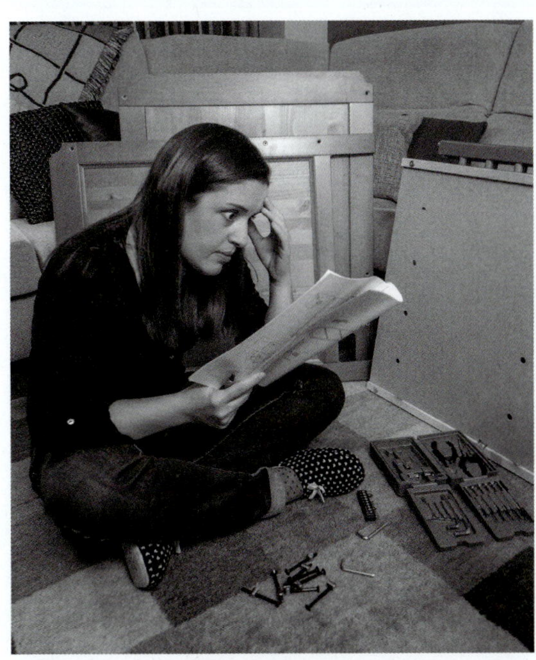

그림 6-3 이 여성은 가구를 조립하는 동안 구두 정보를 염두에 두기 위해 작업기억이 필요하다.

지능에 대한 생리학적 접근

Physiological approaches to intelligence

최근 신경과학의 발전으로 지능에 대한 생리학적 접근방법이 등장했다. 이 접근법은 지능의 기초가 되는 생물학적 기초를 이해하는 데 중점을 두고 있다. 연구의 두 가지 주요 초점은 뇌의 효율성과 가소성에 관한 연구였다. 신경가소성은 행동 유연성에 반응하는 변화에 대한 뇌의 본질적인 일생의 용량으로서 본문에서 앞서 정의하였다. Jung과 Haier(2007)은 37건의 영상 연구를 검토하여 지능이 뇌의 크기나 특정 뇌 구조와 관련된 것이 아니라 뇌를 통해 정보가 얼마나 효율적으로 이동하는지와 관련이 있다고 주장했다. 이 과학자들은 양전자 방사 단층촬영(positron emission tomography)과 뇌전도 연구에 기초한 마루-이마 통합 이론(parieto-frontal integration theory; P-FIT)이라고 불리는 지능 연구에 대한 접근방식을 발전시켰다(Colom et al., 2009). P-FIT는 뇌의 여러 부분에 걸쳐 정보의 통합과 관련된 뇌의 네트워크를 밝혀낸다. 이 접근법의 이름에서 알 수 있듯이, 이 연구의 초점은 이마엽과 마루엽의 영역을 포함한다. P-FIT 모델은 생에 걸친 지능의 변화를 이해하는 데 아직까지 도움이 되지는 않았지만, 작업기억과 유동적 지능에 대한 이해를 위한 가치 있는 통찰력을 제공했다.

또 다른 생리학적 접근방법인 지능의 신경가소성 모델은 지능이 있는 개인이 환경과 경험에 따라 생산적으로 변화하는 두뇌를 가진다는 개념을 기반으로 한다(Garlick, 2003). 이 모델에서 지능의 차이는 뇌의 신경 적응 능력인 뇌 가소성의 본질적인 차이로 인한 것이다. 이 개념에서 가장 지능이 높은 개인은 "작업 요구를 수용하기 위해 그 구조를 변경하는 동적 네트워크"를 갖는다(Sternberg & Kaufman, 2011). 이 접근법과 관련된 대부분의 연구는 동물 모델을 사용하여 이루어졌지만, 그 접근법은 교육 및 치료 경향에 영향을 미쳤다.

신경가소성 기반 훈련 개념은 정신분열증(Sacks et al., 2013) 및 자폐스펙트럼장애와 관련된 인지장애를 해결하기 위해 성공적으로 사용되었다(Dawson, 2008). 이 연구와 관련하여 개인의 활동 패턴과 환경 요구에 따라 뇌가 스스로를 리모델링 할 수 있는 **사용 의존적 뇌 가소성(use-dependent brain plasticity)**에 대한 이해가 높아지고 있다. 사용 의존적 뇌 가소성은 뇌손상 후 기능 회복에 중요한 역할을 하며 노화와 관련된 인지적 변화 양식을 설명하는 데 도움이 된다(Draganski & Kherif, 2013).

지능에 대한 사회적 접근

Social approaches to intelligence

지능에 대한 사회적 접근에서 지능은 "정신적 과정, 상황적 영향 및 학습 환경에서 인식되거나 인식되지 않을 수 있는 여러 능력 간의 상호작용을 포함하는 복잡한 동적 시스템의 최종 결과물"로 생각한다(Sternberg & Kaufman, 2011). 지능에 대한 사회적 접근법을 탐구하는 연구자들로부터 한 가지 지능이 아닌 여러 지적능력을 설명하는 연구가 생겨나고 있다. Sternberg(2005)는 지능화의 3가지 상호작용을 설명하는 뛰어난 지능의 삼위일체 이론(triarchic theory of successful intelligence)을 제시했다. 지능의 이러한 측면들은 지혜, 지능, 창의성으로 설명된다. Sternberg의 모델은 인지의 발달과 일상적 인간 수행의 측면에서 숙달되기 위해 필요한 인지능력을 이해하는 데 도움을 주었다.

Gardner(2006)는 지능이 여러 가지 측면을 갖는다고 보았다. Gardner는 모든 인간은 적어도 8개의 뚜렷한 지능을 가지고 있다고 주장한다. Gardner는 다수의 지능 이론에서 지능을 "하나 이상의 문화적 환경 내에서 가치 있는 문제를 해결하거나 결과물을 도출하는 능력"으로 정의한다(Gardner, 1993). 이 이론은 전통적인 교육에 잘 적응하지 못한 주변 사람들이 어떻게 기술 및 능력을 습득하는지를 쉽게 이해할 수 있어서 대중들에게 주목을 받았다. Gardner의 이론은 많은 사람들에게 가르침과 배움을 증진시키는 도구로 받아들여져왔다. 인간 발달을 공부하는 학생들은 지능을 사회에서 성공적으로 수행할 수 있는 근본적인 능력으로서 이해하는 것이 중요하다. 표 6-1은 Gardner가 설명한 7가지 학습 유형을 보여준다. 다차원적 학습전략과 다차원적 교육전략의 사용은 임상 현장에서 귀

표 6-1 Gardner의 다양한 지능이 반영된 학습 유형

언어적 학습자 Linguistic Learner
• 이야기를 읽고, 쓰고, 말하기를 좋아함 • 이름, 장소, 사소한 일을 잘 기억함 • 글로 말하고 듣고 보는 방법으로 가장 잘 학습함
논리적/수학적 학습자 Logical/Mathematical Learner
• 문제를 해결하고, 질문하고 패턴과 관계를 탐구하는 것을 좋아함 • 수학, 추론, 논리, 문제 해결을 잘함 • 분류, 구분 그리고 추상적인 패턴/관계 분석을 통해 가장 잘 학습함
공간적 학습자 Spatial Learner
• 그림 그리고, 만들고, 디자인하고 새로운 것을 창조하고 기계를 가지고 노는 것을 좋아함 • 어떠한 것을 상상하고 변화를 감지하고 미로/퍼즐 풀기, 지도 및 도표 읽기를 잘함 • 시각화, 상상, 색/그림으로 작업하는 것을 통해 가장 잘 학습함
음악적 학습자 Musical Learner
• 노래 부르고, 멜로디를 흥얼거리고, 음악을 듣고, 악기를 연주하고, 음악에 반응하는 것을 좋아함 • 소리를 받아들이고, 멜로디를 기억하고, 음의 고저와 리듬을 알아차리고, 박자를 잘 맞춤 • 리듬, 멜로디, 음악을 통해 잘 학습함

표 6-1 Gardner의 다양한 지능이 반영된 학습 유형 (계속)

신체/운동감각 학습자 Bodily/Kinesthetic Learner
• 움직이고, 만지고 보디랭귀지를 사용하는 것을 좋아함 • 신체활동을 잘함 • 공간에 대응하고 신체감각을 통한 지식 처리를 통해 잘 학습함
대인관계 학습자 Interpersonal Learner
• 사람들과 이야기하고 모임에서 어울리는 것을 좋아함 • 사람들을 이해하고, 조직하고, 소통하고, 분쟁에 대처하고 중재하는 것을 잘함 • 공유하고, 비교하고, 관계를 맺고, 협력하고, 이야기를 나누는 것을 통해 잘 학습함
자아성찰 학습자 Intrapersonal Learner
• 혼자 일하고 자신의 관심사를 추구하는 것을 좋아함 • 자신을 이해하고, 자신의 감정/꿈에 초점을 맞추고, 본능을 따르고, 관심사/목표를 추구하며 독창적인데 뛰어남 • 혼자 일하고, 프로젝트를 개별화해서 수행하고, 자신의 속도에 맞는 지시를 따르고, 자신의 공간을 갖는 것을 통해 가장 잘 학습함

중한 도구가 된다.

이 장에서 설명하는 지능에 대한 세 가지 심리학적, 생리학적, 사회학적 접근법은 매우 다르지만, 각 접근법을 통해 인간의 기능에 대해 더 나은 정보를 제공하는 연구가 가능하다. 연구가 지속되고 뇌 연구를 위한 새로운 기술이 등장함에 따라 이 세 가지 접근법은 점점 더 통합될 것이다(Sternberg & Kaufman, 2011).

일반적인 관점에서의 지능
Intelligence in a global perspective

체화된 인지의 개념과 동일하게 문화는 인지의 내용, 특히 지각 및 기억의 영역에 영향을 미친다(Wilson, 2010). 또한 북미 교육에서 중점을 둔 결정적 지능능력은 사회적 및 경제적 상황에서 아이가 어려움을 극복하는 법을 배울 때 유용하지 않을 수 있다. 예를 들어, 전통적인 교육 모델은 종종 저소득층 아이들이 직장이나 교육의 기회를 위해 준비하는데 도움이 되지 못했다.

이 장에서 제시된 견해는 서유럽 전통에서 따온 것이다. 지능이란 문화적 전통과 가치에 따라 다르게 인식된다. Greenfield와 Suzuki(1998)는 "문화는 그들의 특정한 역할에 적응하는 것에 의해 지능을 정의한다"라고 보았다. Tippeconnic(2012)은 아메리카 원주민 학생들을 위한 많은 교육기관이 교육, 학습, 연구 및 거버넌스에 대한 전반적인 틀을 제공하기 위해 부족의 가치를 효과적으로 사용하고 있다고 언급했다. 이 접근법은 지능을 재정의하는 것이 아니라 학습자에게 보다 의미 있고 적용 가능한 방식으로 학습 과정을 형성한다.

지적기능의 장애 Impairment in intellectual functions

다운증후군으로 태어난 영아에서 볼 수 있듯이 지적장애는 발달적 문제일 수 있다. 외상성 두부손상 또는 뇌종양으로 인한 뇌의 병리학적 문제의 결과일 수 있다. 알츠하이머 치매의 경우처럼 질병의 결과일 수 있다.

치매(dementia)는 단순히 건망증이 아닌 하나의 질병 상태이며, 시간이 지남에 따라 기억력과 인지 능력이 모두 저하된다. 그것은 기억, 사고, 언어, 판단 및 행동에 영향을 미친다. 대부분의 경우 치매의 발병은 잠행성이어서 상태가 진행될 때까지 본인이나 가족들이 쉽게 알아차리지 못한다. 대부분의 치매 유형은 퇴행성 질환이기 때문에 이전으로 되돌릴 수 없다. 마지의 사례에서 나온 알츠하이머병은 가장 일반적인 유형의 치매(A.D.A.M. Medical Encyclopedia, 2011)이다.

정신기능을 상실한 성인을 고려할 때 취약한 능력(vulnerable abilities)과 유지되는 능력(maintained abilities)이라는 용어는 이러한 장애 패턴을 이해하는 데 도움이 된다(Sternberg, Lautrey, & Lubart, 2003).

취약한 능력은 나이가 들어감에 따라 감소하거나 감소할 가능성이 가장 높은 능력이다. 가장 취약한 능력은 공간 추론, 지각 속도, 단기기억, 시각 처리 및 처리 속도이다. 이러한 능력에는 진행 중인 작업을 관리하고 수정하는 데 도움이 되는 많은 처리 기술이 포함된다. 취약한 능력의 상실은 노인들에게 흔하지만 외상성 뇌손상이나 중증 질환의 2차적 영향으로 보인다. 노인들에게 공통적인 ADL의 수행 저하는 부분적으로 처리 기술의 저하로 인한 것이다.

유지되는 능력(maintained abilities)에는 문화 및 학문적 지식, 언어 이해력, 어휘, 통계 및 장기기억으로부터의 능숙한 검색이 포함된다. 유지되는 능력에는 일반적으로 습관이 포함된다. 이 본문의 앞부분에서 정의된 습관은 의식적 사고 없이 수행되는 활동과 배경에 너무 깊이 뿌리 내린 행동이다. 습관은 "일상생활을 하는데 도움을 주고 삶의 만족에 기여한다"(AOTA, 2014). 이러한 능력은 일반적으로 유지되며 나이에 따라 감소하지 않는다. 이러한 이유로 마지의 경우, 그녀는 여전히 식사, 옷 입기 및 화장실 가기를 독립적으로 할 수 있다. 이 세 가지 모두 복잡한 다단계 작업이지만 그것은 습관화되었고 더 이상 의식할 필요가 없다. 뿌리 깊은 습관적 패턴은 적절한 신호가 있을 때 이전에 배운 행동을 하는 것을 돕는다. 유동적 지능과 같은 취약한 능력은 유지되는 능력보다 뇌손상이나 질병의 영향을 받을 가능성이 더 크다(Sternberg, Lautrey, & Lubart, 2003).

일반적 심리사회 기능 Global psychosocial functions

일반 심리사회 기능(global psychosocial function)은 ICF에서 개인이 사회적 경험, 성격 및 감정의 측면을 통합하여 대인 관계 능력 형성을 위한 토대를 제공할 수 있도록 하는 필수적인 정신능력을 설명할 때 사용하는 용어이다. 이 영역에서 어려움을 겪는 사람들은 사회적 자극에 대한 관심이 적고 자신의 이름에 반응할 가능성이 낮다. 이 유형의 능력 결손은 자폐스펙트럼장애가 있는 사람에게 흔하다. 자폐증이 있는 아이에게서 나타나는 심리사회적 능력 결함의 일반적인 초기 징후로 눈맞춤을 하지 않고, 의사소통과 놀이를 하는 데 어려움을 겪으며, 언어를 해석할 수 없다.

3장에서 기질에 대해 처음 논의했는데 기질은 "상황에 특정한 방식으로 반응하는 개인의 본질적 성질"이다 (World Health Organization, 2001). 기질은 성격과 밀접한 관련이 있는 개인 간의 선천적인 차이의 총합이다. 기질은 Thomas, Chess, Birch, Hertzig와 Kprn(1963)에 의해 뉴욕 종적 연구(NYLS) 논문을 시작으로 널리 연구되었다. 다른 많은 연구자들이 기질에 관한 문헌을 추가했지만 NYLS에 설명되고 표 6-2에 표시된 기질의 특성은 임상 및 교육 환경에서 가장 널리 쓰이고 있다(Carey & McDevitt, 1995).

기질 Temperament

기질에 대한 분류 체계 어떤 것도 가장 유용하다고 인정된 것은 없다. 표 6-2에 제시된 분류가 가장 널리 사용된다. 표 6-2에 열거된 9가지 특성 중 극도로 낮거나 매우 높은 것은 개인에게 문제가 될 수 있다. 기질에 대한 추가 연구에서 "기질의 위험요인"에 대한 개념이 소개되었다. 이는 "아이가 자신이 처한 환경에 적응하지 못하고(부적합한 관계), 과도한 상호작용으로 인한 스트레스 그리고 보호자와의 갈등 등을 유발하는 기질적 특성"(Cary & McDevitt, 1995)이다.

근래에 Rothbart(2007)는 기질을 인격의 더 높은 인지적, 사회적 측면의 발달에 앞서 존재하는 초기 유년기의 개인적 성격 차이로 설명했다. Rothbart의 접근방식은 이전의 Chess와 Thomas의 정의와 달리 개인을 유형으로 분류하려고 하지 않는다. 오히려 시간의 경과에 따르는 경험에 영향을 받는 생물학적 근거로 개인 특성에 초점을 맞춘다. 이 개념에서는 자기 조절과 반응도의 개인차로 기질을 나타낸다(Rothbart & Bates, 2006). Rothbart의 첫 번째 차원인 정열성(surgency)/외향성(extraversion)에는 긍정적인 기대, 충동성, 높은 활동 수준 및 감각 추구가 포함된다. 두 번째 차원인 부정적인 영향에는 두려움, 좌절, 슬픔, 불편함 및 분노가 포함된다. 마지막 차원인 노력이 필요한 통제는 의도적인 주의력 조절, 충동 억제 능력 및 지각적 민감도를 포함한다(Rothbart, 2007).

기질의 차원은 시간의 경과에 따라 연구되었으며 개인적으로 큰 변화가 없는 것으로 밝혀졌다. 이는 5세에 나타나는 기질이 성인에도 동일한 성격으로 나타날 가능성이 높음을 의미한다. 기질 연구의 주요 초점은 발달에 어려움을 겪거나 취약한 아이를 조기에 확인하고 예측하는 데 있다(Bijttebier & Roeyers, 2009).

표 6-2 기질의 범주와 특성

기질적 범주	특성
활동수준(Activity Level)	수면, 식사, 놀이, 옷 입기, 목욕하기를 하는 동안의 신체적 움직임을 측정
주기(Rhythmicity)	배고픔, 수면, 배설과 같은 기본 생리기능의 규칙과 예측성
접근/거부(Approach/Withdrawal)	새로운 자극(사람, 상황, 장소, 음식, 장난감, 절차 등)에 대한 처음 반응의 특징
적응성(Adaptability)	자극에 대한 반응들이 용이하거나 난해함이 수정되는 것 기대하지 않은 상황에 적응하는 개인의 능력
강도(Intensity)	질이나 방향과 관계없는 반응의 에너지 수준. 어떻게 지적으로나 감정적인 중점을 두는지에 관한 것. 신체활동이 아님
기분(Mood)	다양한 상황에서의 즐겁고 우호적인 행동 또는 불쾌하고 비우호적인 행동의 양. 개인의 특정한 감정
지속성/주의지속기간 (Persistence/Attention Span)	아동에 의해 추구되는 특정 활동의 지속 길이 주어진 과제에 아동이 어느 정도 지속하는지
산만성(Distractibility)	외부적 자극에 영향을 받아 지속하는 행동에 방해를 받는 것
감각 역치(Sensory Threshold)	인식할 정도의 반응을 이끌어내는 데 필요한 소리, 빛과 같은 자극의 양

기질에 관한 웹 설문조사

- 자녀의 모습: 당신 자녀의 기질 유형 알기(영아-유아) http://www.preventiveorg/img.html
- Keirsey기질 분류 II(컬시 웹사이트) http://www.advisorteam.com/temperament_sorter/register.asp?pai1id
- Myers-Briggs 성격 유형(당신의 유형 알기) http://www.knowyourtype.com/
- 성격 나침반 http://www.personalitycompass.com/

Adapted from Cary & McDevitt, 1995; Web resources. Reference Crediting: Carey, T., & McDevitt, S. (1995). Coping with children's temperament: A guide for professionals. New York: Basic Books.

에너지 및 추진 기능 Energy and drive functions

ICF에 설명된 **에너지 및 추진 기능(energy, drive function)**에는 개인의 에너지 수준, 동기 부여, 식욕, 갈망(남용될 수 있는 물질에 대한 갈망 포함) 및 충동 조절을 발생시키는 생리적 · 심리적 기전이 포함된다(World Health Organization, 2001). 에너지 및 추진 기능에는 생리학적 및 인지적 요소가 존재한다. 동기부여는 행위를 위한 내적인 인지적 추진이며 인간이 작업을 수행하는데 있어서 핵심 요소로 여겨진다. 사람이 작업에 대한 의지를 강하게 가질수록 해당 작업에 완전히 몰입할 가능성이 높아진다. 동기는 내적이거나 외적일 수 있다. 확실히 병원에서 퇴원하려는 내적 동기이든 외적 동기이든 동기 부여는 치료의 성공적인 결과를 예측하는 주요한 인자이다(Gasser-Wieland & Rice, 2002; Ng & Tsang, 2002).

수면기능 Sleep functions

수면기능(sleep functions)은 특징적인 생리학적 변화와 함께 직면한 환경에서 정신적으로 이탈하는 시간이다. 이러한 이탈은 되돌릴 수 있다. 개인은 잠에서 깨어날 수 있으며, 잠을 자거나 깨어날 시간을 선택할 수 있다. 수면은 중요한 일상생활 기능이지만, 수면 중에 사람은 활동적이기보다는 수동적이기 때문에 일반적으로 작업으로 여기지 않는다. 자는 동안 수면과 꿈은 면역계 기능과 스트레스 회복을 포함한 신체 건강과 관련이 있다(Wells & Vaughn, 2012). 잠을 조절할 수 없는 사람들은 이러한 조절 부족으로 인해 기능장애가 있을 수 있다. 불면증은 직장에서의 사고 및 오류 증가, 학생의 학업 성과 감소 및 약물남용 증가와 관련이 있다(Wells & Vaughn, 2012). 기면증은 갑작스럽고 통제되지 않은 수면 발작이 특징이다. 이러한 상황은 자동차 운전과 같은 일상적인 과제를 수행하는데 갑자기 발생할 수 있으며 생명을 위협할 수 있다.

특정 정신기능 Specific mental functions

특정 정신기능, 즉 사고와 의도적인 추론 및 계획 행위에 대한 ICF에서 사용되는 용어는 심리학과 재활 관련 문헌에서는 널리 쓰이지 않는다. ICF에서 설명한 특정 정신기능에는 주의력과 지각기능, 기억기능, 정신운동 기능, 감정기능, 사고기능, 상위 수준의 인지기능, 언어에서의 정신기능, 계산 기능, 복잡한 움직임의 순서를 정하는 정신기능, 자아 및 시간 기능에 대한 경험 등이 있다(World Health Organization, 2001).

ICF에서는 주의(attention)를, 필요한 기간 동안 자극 또는 내부 경험에 집중하는 특정 정신기능으로 정의한다. 주의는 많은 특정 정신기능 중에서도 중요한데, 반응에 대한 일반적인 준비 상태를 유지하고 자극반응에 대한 문턱값을 결정하며 가능한 모든 감각 입력에서 적절한 자극을 선택하는 데 도움이 되기 때문이다(Levy, 2011). 무엇에 또 언제 주의를 기울일지는 기억 및 실시간 지각 입력 모두를 기반으로 결정한다.

주의 및 지각 Attention & perception

지각기능(perceptual functions)에는 모든 감각 시스템의 감각 자극을 개별적으로 또는 조합하여 인식하고 해석하는 것이 포함된다. 우리가 보는 것에 대한 인식은 우리의 경험과 노출에서 비롯된다. 모든 지각은 모든 감각 시스템에서 나올 수 있는 신경계의 신호를 포함한다. 지각은 감각신호를 수동적으로 받는 것이 아니라 학습, 기억 및 기대에 의해 형성된다(Bernstein, 2010).

인식은 대뇌겉질(메모리)과 감각 시스템(입력)의 정보를 양방향으로 고려한다. 유아기 및 초기 유년기 때 감각 입력은 수집되어 기억에 저장된다. 이런 식으로, 저수준 정보는 고수준 정보(즉 사물인식을 위한 형태)를 구축하는 데 사용된다. 성인의 경우 분석은 더 하향식으로 처리되는데 이는 지식이 감각을 정의하는 데 도움이 될 뿐만 아니라 기대를 형성하는 데 도움을 준다. 예를 들어, 음식의 냄새나 모양이 음식의 맛을 기대하게 만든다.

기억기능 Memory functions

기억기능에는 정보를 등록 및 저장하고 개인의 필요에 따라 정보를 검색하는 것이 포함된다(World Health Organization, 2001). 기억은 반드시 무언가를 암기하는 것만은 아니다. 기억은 의도적으로 회상할 수 있는 명시적이고 의식적인 기억일 수도 있고, 무의식적으로 회상되는 암시적인 기억일 수도 있다. 암시적 기억은 유아기에 먼저 발달한다. 명시적 기억은 유아기부터 시작하여 일생 동안 발달한다(Feldman, 2011). 우리는 그 일이 우리에게 얼마나 관련이 있는지 기억하고, 기억할 가치가 있는지 결정한다. 인지 정보 처리 모델은 기억력을 3단계의 반복 과정을 특징으로 한다. 이는 그림 6-4에 나타나 있다. 이 모델을 고려할 때 독자들은 기억은 세 단계 중 어느 단계에서나 실패할 수 있으며, 기억의 과정은 학습과정과 밀접하게 얽혀 있다는 것에 주목해야 한다. 이러한 이유로 기억력 장애를 가진 사람들은 거의 매번 학습장애를 가진다.

그림 6-4와 같이 **감각적 지각기억(sensory perceptual memory)**은 기억 과정의 첫 번째 단계이다. 감각적 지각기억은 순간적이어서, 자극이 철회된 후 4~5초 이상 지속되지 않는다. 이 단계의 중요성은 중요하지 않다고 간주되는 정보를 거르고 중요한 것으로 여겨지는 정보는 다음 단계로 내보내는 지각 분석을 가능하게 한다는 것에 있다. 감각적 지각기억에 어려움을 겪는 사람들은 구두 지시사항을 기억하지 못하거나, 요리하는 동안 조금 전에 이미 재료를 넣었는지 여부를 기억하지 못한다. 즉시기억(immediate memory)은 그 필요한 정보를 지금 즉시 처리하기 위해 어떠한 정보를 기억하고 실행하는 능력이다.

지각적 여과(perceptual filtering)는 장기기억의 도움을 받아 사용된다. 이러한 점을 고려해 보면 아동의 주의력이 매우 떨어지는 이유를 분명히 알 수 있다. 즉 아동은 불량한 초기 여과를 가진다. 이를 통해 또한 환경적 입력에 대한 반응이 문화적으로 차이가 나는 이유를 설명할 수 있다. 가구의 공간적 배치와 같이 어떠한 문화적인 배경에서는 결정적으로 중요한 것이 다른 문화적 배경에서는 무의미할 수도 있다. 기억은 문화적 지식을 보유하고 이러한 지식을 바탕으로 여과한다.

단기 · 작업기억은 1차 기억과 작업기억을 모두 포함한다(Levy, 2011). 1차 기억은 개인이 완전히 이해하고 즉시 회상할 수 있는 정보의 양을 말한다. 1차 기억장치는 약 30초간의 임시 기억 저장소를 생성하며, 장기기억장

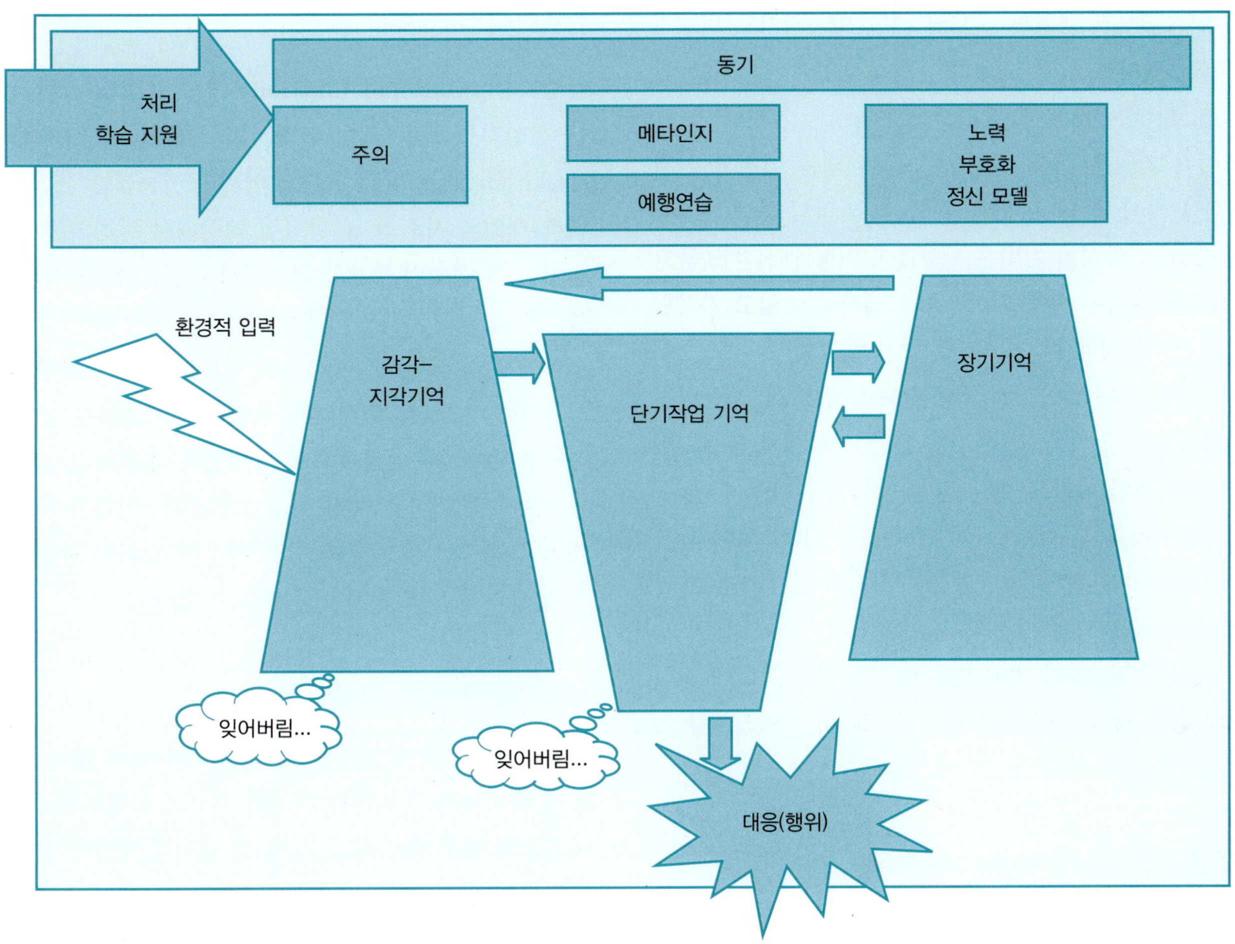

그림 6-4 인지 정보 처리 모델

치로 통합되지 않으면 그 정보는 손실된다(World Health Organization, 2001).

작업기억은 추론이나 이해력 같은 언어적, 비언어적 작업을 하고, 추가 정보처리에 이용할 수 있도록 정보를 적극적으로 기억한다(Becker & Morris, 1999). 작업기억 능력은 특수한 정신기능, 특히 메타인지 기능에 대한 다른 모든 질적 · 효과적 측면에 있어 중요한 고려사항이다(Levy, 2011). 작업기억의 한 부분으로 수신된 정보 초기 처리가 발생하는데, 즉 정보를 장기기억으로 전송하고 장기기억으로부터 정보를 검색한다. 새로운 과제를 학습하는 과정에서 작업기억에 이용되는 작업량을 인지적 부하라고 한다.

그림 6-4는 단기 · 작업기억의 이중 역할을 보여주는데, 즉각적인 반응을 유발하거나 새로운 장기기억을 유발하거나 동일한 자극에 대한 반응으로 두 결과가 모두 발생할 수 있도록 하는 여과의 역할을 한다. 단기 · 기억력이 좋지 않은 사람들은 대개 즉각적인 정보를 사용하고 그것에 따라 행동할 수 있지만 대화 내용이나 집안에 둔 물건의 위치를 잊어버린다. 단기기억은 중요한 많은 일상적 과제를 수행하는데 영향을 끼치는데 과제가 완료될 때까지 원하는 동작 순서를 중단 없이 수행하는 데 필요하기 때문이다. 이러한 단기기억의 측면을 작업 치료 실습 체계(occupational therapy practice framework)에서는 시간적 순서(temporal sequencing)라고 한다(AOTA, 2014).

Levy(2011)는 **장기기억(long-term memory)**을 "정보처리 체계의 영구적이고 한계가 없는 구성요소"로 설명한다. 장기기억은 단기기억으로부터 정보의 저장과 과거 사건에 대한 자전적 기억 그리고 언어 및 사실에 대한 의미기억을 모두 기억하도록 한다(World Health Organization, 2001). 인지적 정보처리 이론은 장기기억이 명시적 · 암시적 기억 저장소로 나뉘어져 있음을 보여준다. 명시적 기억은 우리가 대학 수업 시간 및 장소와 같은 일상적인 것들을 기억할 수 있게 하고 또한 어린 시절의 추억을 기억할 수 있게 해주는 이전 경험과 정보에 대한 의식적이고 의도적 기억이다. 명시적 기억은 우리가 의식적으로 무언가를 기억하려고 할 때 사용된다.

암시적 기억은 과제 수행에 도움이 되는 이전의 어떠한 경험을 의식 또 의도 없이 기억하는 기억의 한 종류이다(Levy, 2011). 암시적 기억은 사람들이 어떻게 신발을 묶고 자전거를 타는지에 대해 의식적으로 생각하지 않고 기억할 수 있게 한다. 치매 환자의 경우 명시적 기억력이 크게 저하되는 반면 기능적 암시적 기억은 지속해서 가진다. 이것은 숟가락으로 음식을 먹는 것과 같은 일상에서 볼 수 있다. 치매에 걸린 사람도 식사 전 테이블에 앉아 식사에 주의를 기울이지 않고 스스로 식사를 할 수 있다. 치매 환자의 손에 숟가락을 쥐어주면, 동작이 시작되며, 음식을 효과적으로 퍼서 숟가락을 자신의 입으로 가져가 음식을 먹고, 다시 한 숟가락을 뜨기 위해 되돌아갈 것이다. 작업에 대한 지시 및 업무 개시 능력에 문제가 있어도 자기 먹기 순서에 대한 기억은 남아 있다.

정신운동 기능 Psychomotor functions

정신운동 기능(psychomotor functions)은 신체와 운동능력을 조절하는 정신기능이다. 이러한 제어 기능에는 (계획) 운동을 시작하고, 진행 중인 동작을 모니터링 및 조정하고, 의식적인 지시 없이 학습된 작업을 자동으로 수행하고, 활동 요구에 따라 속도, 제한 또는 종료하는 기능이 포함된다(World Health Organization, 2001). 정신운동 능력은 대화를 들으면서 자동차를 운전하는 것을 가능하게 한다. 도로 상황에 문제가 발생하지 않는 한 자동차 운전에 관련된 모든 기본적인 제어는 잠재의식이 관여한다. 정신운동적 정신기능은 뇌손상이나 질병에 따른 많은 기능적 제한의 원인이 된다. 손상된 정신운동 제어와 관련된 장애로는 정신운동지연(psychomotor retardation; 매우 느린 움직임 반응), 초조(agitation; 목적 없이 과도한 움직임), 자세/카탈렙시(catalepsy; 갑작스러운 자세 유지), 반향동작(echopraxia), 반향언어(echolalia; 다른 사람의 움직임/말을 흉내냄), 자동반복증(stereotypy; 반복적이고 목적 없는 움직임) 등이 있다. 이러한 유형의 장애는 자폐증이나 정신분열증 같은 심각한 정신장애 질환과 관련이 있다.

감정기능 Emotional functions

감정기능(emotional functions)에는 감정과 관련된 특수한 정신기능 또는 개인의 정서적 반응이 포함된다(World Health Organization, 2001). 이러한 기능에는 감정뿐만 아니라 개인의 사회적 및 환경적 맥락에서 감정의 적절성 정도에 대한 정신인 통제도 포함된다. 슬픔, 행복, 사랑, 두려움, 분노, 증오, 긴장, 불안, 기쁨, 슬픔과 같은 감정은 건강한 인간이 지닌 모든 감정의 일부분이다. 합당한 상황에서 이러한 감정을 적절하게 부여하고 조절하는 능력은 정신기능이다. 이 영역에서의 장애에는 감정의 불안정성(조절 장애) 및 메마른 애정 등이 포함된다. 이러한 유형의 장애는 우울증(기분장애)과 같은 인간의 상태와 관련이 있으며 일시적 혹은 지속적인 문제일 수 있다.

사고기능 Thought functions

개인의 생각 및 상상력인 **사고기능(thought functions)**은 문제 해결에서 창의성과 개성의 원천으로 알려져 있다. 사고기능의 범주에는 속도, 통제 및 생각의 내용과 같은 여러 측면들이 광범위하게 포함된다. 사고기능에는 목표 지향적 사고기능과 백일몽(daydreaming)과 같은 비목표 지향적 사고기능이 모두 포함된다. 재활 환경에서 볼 수 있는 사고기능의 일반적인 장애는 사고의 비약(flight of ideas), 사고단절, 사고의 일관성, 망상, 강박사고 및 강박행위 등이 있다.

상위 수준 인지기능 Higher level cognition function

의사결정, 추상적 사고, 계획, 문제 해결, 계획 수행, 정신유연성, 어떠한 상황 내 적절한 행동의 결정과 같은 복잡한 목표 지향적 행동을 ICF에서는 상위 수준 인지기능이라고 한다. 재활에서 이러한 동일한 능력을 일반적으로 **메타인지(metacognition)** 또는 실행기능이라고 한다.

메타인지는 우리가 일상활동을 계획하고, 조직하고, 실행하고, 평가할 수 있도록 해주는 복잡한 목표 지향적 사고를 담당하는 중요한 상위 수준의 인지기능이다. 메타인지라는 용어는 말 그대로 생각에 대한 사고 행위, 즉 인지(cognition)를 가리킨다. ICF에서 사용되는 용어는 신경 인지 연구에 사용되는 용어와 다르지만, 사고와 지각 기능을 위한 특수한 정신기능은 Katz와 Maeir의 메타인지적 지식에 대한 설명(2011년)과 일치한다.

메타인지 지식(metacognitive knowledge)은 개인이 자기 자신, 과제, 문제 해결의 관점에서 자신과 타인에 대해 어떻게 알고 있는가이다. 재활 환경에서 흔히 볼 수 있는 메타인지적 지식의 장애는 인식의 결핍으로 나타난다. 비인식(unawareness) 문제에는 왼쪽 무시(left side neglect)임에서 볼 수 있듯이 그 결핍을 명시적인 말로 부정하거나 팔다리나 신체에 대한 인식 부족 등이 포함된다(Prigatano, 2010).

Katz와 Maeir(2011)는 메타인지 처리(metacognitive process)를 사고의 조절과 사고의 통제로 설명한다. 재활 관련 문헌에서는 메타인지 처리의 특정한 측면을 "실행기능"이라고 부른다. 실행기능은 개인이 새로운 상황이나 예기치 않은 문제에 대응할 수 있도록 하는 인지능력이다. 여기에는 의사결정, 추상적 사고, 계획 및 수행, 정신 유연성, 주어진 상황에서 어떤 행동을 취할지 결정하는 등 다단계 목표 지향적 행동이 포함된다. **실행기능(executive function)**에는 활동에 대한 통제되고 효율적인 참여에 필수적인 기능도 포함된다(Lezak, Howieson, Bigler 및 Tranel, 2012). Lezak(2012) 등은 의지(volition), 계획(planning), 목적지향적 활동(purposive action) 및 효과적인 수행(effective performance)이라는 4가지 하위 기능 범주를 밝혀냈다. 표 6-3은 이 네 가지 하위 범주 각각을 설명한다. 표 6-3에 사용된 일부 용어는 익숙하지 않을 수 있다. 이러한 맥락에서 조직은 복잡한 기능을 가진 어떤 것을 감시하고 어떠한 부분을 실행 가능하도록 전체를 조정하는 데 관여한다. 이는 처리 방법이나 행동 발달과 관련된 정신기능이다(World Health Organization, 2001).

계산 능력 Calculation function

언어에 대한 이전의 논의와 비교할 때 산술은 부호와 기호를 인식하고 사용한다는 점에서 본질적으로 추상적이다. ICF에서는 **계산 능력(calculation function)**을 수학 기호 및 처리의 결정, 근사 및 조작으로 설명한다(World Health Organization, 2001). 물리치료사와 작업치료사들이 이 특수한 정신기능 영역이 자신의 치료와 어떤 관련이 있는지 즉시 알 수는 없지만 환자의 기능 회복을 지원하기 위해 우리가 사용하는 많은 치료전략에는 간단한 계산, 덧셈 및 뺄셈이 포함된다. 예를 들어, 가정 운동 프로그램은 대부분 운동 반복 횟수를 계산하는 것과 관련이 있으며, 종종 " 하루에 두 번씩 10회 3세트로 수행"과 같이 복잡한 반복이 필요하다. 지역사회에서 독립적으로 기능하기를 원하는 사람들에게 계산 능력은 그들의 재정관리 능력에 있어서 중요하다. 계산 능력이 부족한 고객은 수학적 계산보다는 일상 활동에 유용한 실질적인 도구가 필요할 수 있다.

복잡한 움직임의 순서를 정하는 정신기능 Mental function of sequencing complex movement

복잡한 움직임의 순서를 정하는 정신기능(mental functions of sequencing complex movements)은 ICF에서 복잡하고 의도적인 움직임을 배치하고 조정하는 정신적 측면으로 정의된다(World Health Organization, 2001). 여기에는 어떠한 움직임을 해야 하는지, 그 움직임은 어떻게 일어나야 하

표 6-3 실행기능에 대한 측면들

의지	자기 인식, 추진력, 의욕
계획	목표를 수행하는 데 필요한 단계와 요소의 식별 및 구성. 계획에는 지속적인 관심, 충동 조절, 기억, 추상화, 대안을 고려할 수 있는 유연한 생각 및 선택지 고르는 능력이 포함됨
목적지향적 활동	행동을 스스로 조절하는 능력과 의도를 행동 계획으로 바꾸는 능력. 이러한 측면에는 일의 순서에 따른 시작, 유지, 변경 및 중단이 포함됨
효과적인 수행	감시, 오류 감지, 스스로 고침, 수행의 강도 및 속도를 조절하는 것이 포함됨

Adapted from Katz and Maeir, 2011 p. 23. Reference Crediting: Katz, N. & Maeir, A. (2011). Chapter 2: Higher-level Cognitive Functions Enabling Participation: Awareness and Executive Functions. In Katz, N. (ed.). Cognition, occupation and participation across the lifespan: neuroscience, neurorehabilitation and models of intervention in occupational therapy, 3rd edition. Bethesda, MD: American Occupational Therapy Association.

는지, 운동의 결과가 어떠해야 하는지를 관념화하는 능력이 포함된다. 재활 분야에서 이러한 능력을 운동계획, **운동실행(motor praxis)** 또는 대부분의 전형적 **감각운동 실행(sensorimotor praxis)**이라고 한다. 감각운동 실행은 뇌가 일련의 생소한 행동을 받아들이고, 조직하고 수행할 수 있는 능력이다(Golisz & Toglia, 2003). 감각운동 실행은 옷 입기, 특출한 스포츠 능력 그리고 자동차 운전과 같은 복잡한 인지적 요소를 포함하는 많은 운동 작업이 좋은 성과를 내는데 기반이 된다. 행동곤란증(dyspraxia), 실행증(apraxia)이라는 용어는 복잡한 움직임의 순서를 정하는 정신기능에 장애를 나타낸다. 행동곤란증은 운동계획이 엉망이 되었다는 것을 의미하며, 종종 아이들에게서 나타난다. 협응 발달장애나 행동곤란증후군과 같은 질환에서 이런 종류의 장애가 나타난다. 실행증은 운동계획이 거의 없다는 것을 의미한다. 머리 부상이나 뇌혈관 사고 이후에 간혹 실행증이 나타난다.

자아 및 시간 기능에 대한 경험
Experience of self and time functions

자아 및 시간 기능에 대한 경험은 자신의 정체성, 자신의 신체, 자신이 처한 환경에서 자신이 실제로 존재하는 위치 및 시간에 대한 인식과 관련된 특정 정신기능이다(World Health Organization, 2001). 이는 신체 이미지에 대한 인지능력을 포함한다.

신체 이미지(body image)는 자신의 몸에 대한 인식과 그것을 표현하는 것이다. 이 기능 영역의 장애는 정신분열증이나 거식증과 같은 사고장애(thought disorders)와 관련된 질환에서 나타난다.

시간 기능에 대한 경험에는 시간의 의미에 대한 주관적 경험, 시간의 길이와 경과 모두에 대한 인식이 포함된다. 어린이는 주의력과 단기기억력이 발달함에 따라 어린 시절부터 시간에 대한 인식이 발달된다. 아이들이 과제에 필요한 시간을 측정하기 위해서는 주의와 집중력 모두를 잃지 않고 시간 정보를 처리해야 한다. 이 때문에 주의력결핍/과잉행동장애가 있는 사람은 시간을 정확하게 측정하기 어려울 수 있다(Drote-Volet, 2013). 감정은 시간의 주관적 인식에도 영향을 미친다. Drote-Volet(2013)은 실험자에게 위협적인 자극을 보여주는 것은 비위협적인 자극에 비해 시간적 연장 효과를 발생시킨다고 언급했다.

지식의 학습 및 적용
LEARNING AND APPLYING KNOWLEDGE

학습, 일상에서의 활동 및 문제에 지식 적용, 문제 해결 및 의사결정 과정은 ICF 분류체계 내 활동 및 참여의 범주에 속한다(World Health Organization, 2001). ICF는 주로 학문적 학습 범주를 열거하지만, 학습은 모든 인간 기능 영역에서 발생한다. 상황학습, 운동학습, 사회학습은 의료전문가들에게 특히 중요하다.

상황학습 Situated learning

상황학습(situated learning)은 학습된 행동이 필요하다는 맥락에서 목적을 가진 감각 경험을 통해 발생되는 학습이다. 상황학습은 특정 기술을 습득하기 위한 초기의 가장 기본적인 인지 전략 중 하나이다(Lave & Wenger, 1990). 이 장의 앞부분에서 소개한 마지의 사례에서 언급했듯이, 새로운 상황 내에서 새로운 학습 및 문제 해결은 그녀에게 어려운 일이다. 비록 모든 유형의 학습이 손상될 수 있지만, 마지는 하나의 환경에서 학습하고 다른 상황에 적용하는 것보다 필요한 상황에서 특정한 과제를 학습할 가능성이 더 높다. 예를 들어, 마지는 하나의 컴퓨터 시스템에서 자신의 이메일을 확인하는 것을 배울 수 있지만, 형식과 인터페이스가 같음에도 불구하고 다른 컴퓨터에서 동일한 작업을 수행하지 못할 수 있다.

이제 10년이 넘은 ICF 범주는 이 책에서 제시될 학습에 대한 환경적·배경적 영향에 대한 현재의 이해 정도를 완전히 포함하지 못한다. 정신기능은 환경과의 상호작용에서 진화한 기전, 즉 감각처리 및 운동조절 기전에 기반을 둔다. 이것은 영유아 또는 유아에게 가장 잘 나타난다. 아이들은 환경에 대해 더 많이 배우기 위해 빨기, 움켜쥐기, 듣기 등의 기술 및 능력을 활용한다. 이러한 기술은 운동기술, 감각운동 기능과 감각을 결합한 5가지 주요 범주로 분류된다. 다섯 가지 주요 기술은 다음과 같다.

1. 정신적 이미지, 즉 어떤 것이 없거나 존재하지 않을 때 그것을 자신의 자각에 근거해서 시각화함. 이에

대한 한 예로 스포츠 경주를 들 수 있다. 당신은 완전히 흥분되고 아드레날린으로 가득 차 있고, 자신이 경기에 우승하는 것을 잠시 시간을 내어 상상할 수 있다.

2. 작업기억, 언어적 및 비언어적 추론 작업을 수행하기 위해 정보를 기억하는 능력
3. 일화기억, 특정 사건, 상황 및 경험의 기억과 관련된 장기기억의 범주
4. 암시적 기억, 무의식적으로 그리고 쉽게 기억하는 정보
5. 추론과 문제 해결 또는 문제 해결 접근법을 증대시킬 수 있는 어떠한 정신적 모델을 가짐

의도적인 감각 경험 Purposeful sensory experience

의도적인 감각 경험(purposeful sensory experience)은 정보를 얻기 위해 어떠한 의도적인 감각을 사용하는 것이다. 이러한 경험은 학습의 기초를 형성한다. 보기(watching)는 TV 쇼나 강의 시연과 같은 것을 의도적으로 경험하기 위해 의도적으로 시각을 사용하는 것이다. 마찬가지로, 듣기(listening)는 음악이나 강의를 듣는 것과 같은 청각자극을 경험하기 위해 의도적으로 청각감각을 사용한다. 의도적인 감각 경험은 의도적으로 자극을 경험하기 위해 신체감각을 사용하는 것과 질감을 만지고 느끼는 것, 단맛을 느끼거나 꽃 냄새를 맡는 행위를 포함한다(World Health Organization, 2001). 학습 관련 이론가의 관점에서 감각인식은 입력을 뇌의 상징적 표현으로 변환하는 것뿐만 아니라 인식된 환경의 속성에 기초하여 입력을 통합하는 것이다(Wilson & Peterson, 2006).

상황학습은 행동과 관련이 있으며, 이 방법을 통해 학습한 사실과 규칙은 사회적 · 환경적 배경에 내포되어 있다. 상황학습 과정에서 기억은 의미 있는 상황에 의해 제한되는 세계와의 상호작용으로 보인다(Young, Kulikowich, & Barab, 1997). 이러한 유형의 학습에서 개인은 환경을 직접 인식하고 상호작용하며 저장된 상징적 표현의 형태로 된 기억을 필요로 하지 않는다. 이러한 이유로, 상황학습은 종종 클라이언트가 기억력 또는 인지장애를 가질 수 있는 재활 환경에서 유용한 도구이다. 행동이 바로 나와야 되는 실제 상황에서 수행을 통한 학습은 기술 습득을 위한 가장 좋은 방법이다. 특정 상황에서 습득한 학습이 새로운 상황으로 일반화되지 않을 수 있다는 것이 이러한 접근법의 분명한 한계이다(Young, 2004).

기초 학습 Basic learning

ICF에는 연습, 읽기 학습, 쓰기 학습 및 계산 학습과 같은 일반적이고 널리 사용되는 학습전략이 많이 포함된다. 개인이 학습하는 방법과 효과는 환경 및 적용된 학습 전략뿐만 아니라 다양한 요소들에 기초한다. **행동 유도성(affordance)**은 사물을 어떻게 사용할 수 있는지 또는 학습을 지원하기 위해 상황에 대처할 수 있는지를 결정하는 사물이나 상황에 대한 지각 또는 실제 속성이다(Norman, 1988). 예를 들어, 숟가락은 음식을 떠서 옮기기 때문에 먹기를 유도한다. 문제 해결에 장애가 있는 마지와 같은 경우 과제 또는 상황에 대한 행동 유도성은 그녀가 적어도 부분적으로 기능을 유지하는 데 도움이 될 수 있다. 가구 배치와 같은 단서에 반응하여 앉을 위치를 알 수 있도록 하거나 여러 종류의 붓과 같은 익숙한 도구 및 유사한 도구를 통해 물건을 어떻게 사용하는지 단서를 제공할 수 있다.

기술 습득 Acquiring skills

학습은 새로운 지식을 얻거나 기존의 지식, 행동, 기술 또는 가치를 획득하게 하는 상호작용의 산물이다. 학습은 관심 있는 자극에 주의를 집중하여 신체기능과 행동 유도성을 활용한다. 학습은 종종 의도적이며 개인이 집중한 노력의 결과이지만 습관화(habituation)의 결과로 발생할 수도 있다. 태아기까지도 인간의 학습은 습관화로 인해 발생할 수 있다는 증거가 존재한다(James, Spencer, & Stepsis, 2002).

신생아에서 학습은 대체로 감각에 기초하며 비연합적이다. 자극과 감각 경험에 연결하기 위해 기억이나 이전의 경험에 의존하지 않는다는 것을 의미한다. 자극의 반복적인 경험을 통해 개인은 그것에 익숙해지거나(그 자극이 중요하지 않고 더 이상 반응하지 않는다고 판단) 그것에 민감하게 반응한다(그 자극이 중요하며 그것에 대해 경각심을 갖도록 인식). **비연합학습(nonassociative learning)**은 신체와 운동능력을 배우는데 중요하다. 이러한 유형의 학습은 시냅스 수준에서 일시적 및 장기적 변화를 초래할 수 있으며 운동장애를 위한 재활에 중요하다.

유아기에서 나타나는 **연합학습(associative learning)**은 사고와 경험이 서로를 보강하고 학습과정을 향상시키기 위해 합쳐질 수 있다는 가정에 기초한 학습 유형이다. 연합학습에서 개인은 관계를 예측하고 장기기억을 통해 연결시키는 법을 배운다. 여러 유형의 연합학습이 밝혀졌는데 이들은 고전적 조건화(classical conditioning) 및 조작적 조건화(operant conditioning)뿐만 아니라 서술적 학습과 절차적 학습에 기초한 학습이다(Bouton, 2007).

학습 단계 Learning stages

우리가 새로운 기술을 연습할 때 더 빨리 배울수록 더 적은 기억이 필요하고 수행하기 위한 의식적인 노력이 줄어든다. 이러한 질적 변화는 학습의 여러 단계를 특징으로 한다. 학습자는 관련성이 있는 정보와 관련이 없는 정보를 파악한 후 하위 작업과 개별 작업으로 분류한다.

학습의 첫 단계는 인지 단계이다. 이 단계에서 사람은 주로 서술적 학습을 적용한다. **서술적 학습(declarative learning)**은 개인이 의식적으로 노력해서 배우는 것이다. 이러한 유형의 학습은 개인이 모든 연령에서 새로운 기술을 시도할 때 지배적이다. 서술적 학습에는 과제에 대한 의식과 주의력 모두 필요하다. 학습의 초기 단계는 서술적 지식(사실 및 명제)에 의해 형성된 행동을 한다. 이 단계에서 학습자는 어떻게 수행해야 되는지보다는 무엇을 수행해야 하는지 더 관심을 갖는다. 학습의 다음 단계는 연합단계이다. 이 단계는 **절차적 학습(procedural learning)**이 지배적이며 의식적인 처리가 거의 필요하지 않는다. 학습자는 기술을 수행하고 개선하는 데 관심이 있으며 수행해야 할 작업에 대한 결정이 더 자동화된다. 여기서 당신이 하고 있는 것에 대해 생각하는 것은 실제로 이 단계에서 배운 기술의 원활한 수행을 방해할 수 있다. 이 "분석에 의한 마비(paralysis by analysis)" 현상은 스포츠 및 운동 훈련의 일반적인 특징 중 하나이다. 예를 들어, 정확히 자신이 무엇을 하는지 다른 사람에게 설명하면서 차를 운전하는 것은 어렵다. 학습의 마지막 단계는 자동 단계이다. 이 단계에서 개인은 과제를 생각할 필요 없이 자동으로 작업을 완성할 수 있다. 절차적 지식은 작업이 자동화 될 때까지 반복할 때 사용된다. 여기에서 요구되는 절차와 조건은 서술적 학습 단계에서 습득했다. 더 이상 작업은 서술적 지식으로부터 나오지 않는다. 대신, 집으로 운전해 가기 위해서는 각 단계를 분명하게 생각할 필요 없이 하나의 접점에서 일련의 모든 동작이 유발된다.

운동학습 Motor learning

운동학습(motor learning)은 다른 학습과 매우 유사하지만 작업치료사 및 물리치료사에게 특히 중요하다. 운동학습에는 기본적인 운동기술 습득(예: 보행 학습), 움직임 보정(주스 통에 액체가 뿜어져 나오지 않을 만큼만 쥐는 것을 학습), 어떠한 운동 능력이든 전문성이 요구될 때 부드러움과 정확성이 개선된다. 그림 6-5는 체계적인 훈련과 연습이 필요한 전문적인 발레 동작으로 춤을 추는 어린 발레리나를 보여준다. 운동기술만으로는 이 과제에 필요한 제어 수준을 달성하기에 충분하지 않다. 운동학습에는 움직임, 원하는 목표 및 신체 운동과 인지 분석의 조합으로 움직이는 과정에서 오류 감지 등에 대한 생각이 포함된다. 개인이 발레화를 신고 춤을 추는 것과 같은 기술을 배울 때 연습 및 적

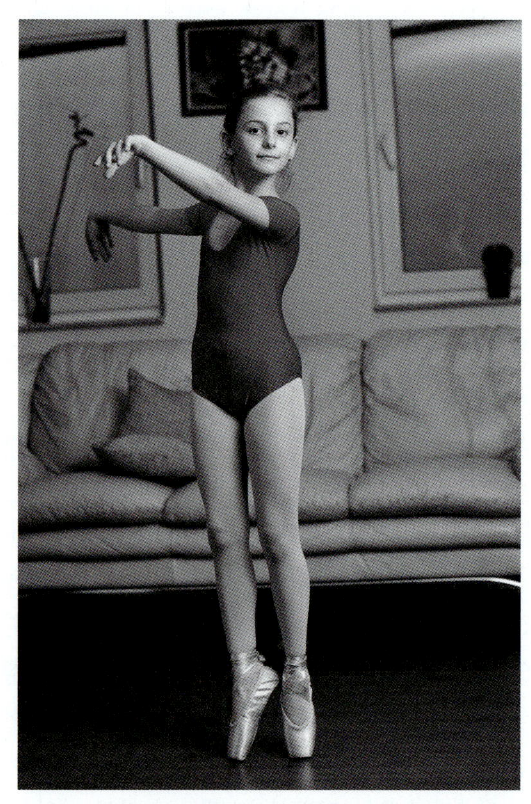

그림 6-5 이 어린 소녀는 새 발레화를 신고 춤을 추는 기술을 습득하기 위해 운동학습에 참여하고 있다. 이러한 운동과제에 대한 능력은 정선적, 신체적 노력으로 발전 가능하다.

극적인 움직임이 분명히 포함된다. 연습 과정에서 개인은 과제의 진행 상황에 대한 정보를 받는다. 그 정보에는 피드백, 운동의 결과로 이용 가능한 감각정보가 존재한다. 운동학습 자체는 측정할 수 없지만 운동수행으로부터 유추된다. 운동학습에 대한 몇 가지 고전적인 이론이 존재한다. 이러한 이론은 3장에서 발달 및 기능적 수행에 대한 다른 이론적 접근방식과 함께 논의된다.

사회학습 Social learning

사회학습(social learning)은 인생의 어느 단계에서나 일어날 수 있는 사회적 맥락 내에서 습득되는 행동을 말한다. 여기에는 동료 간의 사회적 상호작용을 통해 이루어지는 학습과 규모 면에서 사회적인 학습을 포함하여 광범위한 학습 배경이 포함된다. 사회학습은 관찰학습이라고도 한다. 이러한 유형의 학습은 다른 사람들의 행동이나 경험에 대한 감각적 관심(보고, 듣고, 만지고)부터 시작하여 모방으로 이어진다. 개인은 사회학습을 위한 모델을 선택하는 데 적극적이며, 모델은 사회적으로 긍정적이거나 부정적인 행동을 나타낼 수 있다(Ormrod, 2011). 예를 들어, 엄마는 딸을 위한 음식 준비를 모델링할 수 있다. 이 모델링에는 지식에 대한 처리 능력(도구 및 기술 사용을 위한 학습), 임시 구성 및 공간, 객체 구성이 포함된다. 과제 수행 능력 외에도 부모의 요리 지도는 개인 및 사회적 역할과 일상을 모델링한다. 이러한 부모의 모델링 결과, 새로운 상대와의 일반적인 경험은 상대방이 "올바르게" 일을 하지 않는다고 인식한다. 예를 들어, 유리컵을 씻어서 선반에 뒤집어 두는 것이 옳다. 왜냐하면 이는 어떻게 컵을 두는지에 대한 첫 번째 모델이기 때문이다. 사회학습을 위한 모델은 일반적으로 살아 있는 모델, 구두 지시 또는 텔레비전이나 인터넷과 같은 소셜 미디어를 통한 세 가지 요소 중에 하나에서 비롯된다(Ormrod, 2011).

대리 학습(vicarious learning) 또는 다른 사람들의 행동으로부터 배우는 과정은 사회학습 이론에서 중요한 개념이다. 대리 학습은 개인이 다른 사람의 행동을 목격하고 동일한 행동을 어떻게 재현(또는 피)하는지에 대한 방법을 설명한다.

요약

인간 시스템은 방대하고 복잡한 메커니즘을 가지고 있는데 이는 환경에서 자극을 받아 분류, 해석 및 미래에 사용하기 위해 저장한다. 이 장에서는 인간 발달의 역동적인 과정과 관련된 여러 가지 유형의 정신기능을 소개했다. 이러한 각 정신기능은 태아기부터 발달 및 상호작용하여 개인이 초기 성인기까지 스스로 시간을 생산적으로 활용할 수 있도록 한다. 정신기능은 인간 수행의 대부분 측면에 기초를 두고 있으며 인간의 발달을 이해하기 위한 기초뿐만 아니라 인지적 차이가 있는 환자와 함께 일하는 의료전문가를 위한 치료 도구로서도 필수적이다. 최적의 인지 발달은 전통적으로 중재 연구의 우선순위로 여겨져 왔지만, 최근의 연구는 전체 생애에 걸친 최적의 인지 발달에서 노년의 인지장애 예방도 마찬가지로 중요하다고 주장한다(Anstey, 2014). 일반적 정신기능 및 특수한 정신기능의 구성요소는 각 개인의 특정한 특성과 상호작용하여 독특한 개성과 학습 유형을 발생시킨다. 이러한 학습 유형은 대인 관계 특성을 나타내며 성공적인 대인 관계 기능에 있어서 중요하다.

인지 및 인지능력은 개인의 성숙과 함께 형성된다. 학습의 증거는 태아 때부터 살펴볼 수 있지만, 어린아이들의 능력은 신경계 발달 수준에 의해 제한된다. 아동기의 일반적인 연령 수준에 맞는 인지적 성취는 연령 집단에 대한 이 책의 각각의 장에 포함되어 있다. 학습은 모델링된 역할과 문화적 맥락을 포함하여 환경에서의 기회와 경험에 의해 크게 영향을 받는다. 성인이 되어도 학습은 계속되지만 더 선택적이고 전문적인 방법으로 발달된다. 즉 학습은 어떤 결과를 초래한 특정한 행동을 관찰했거나 이전에 시도했던 특정한 행동을 할 때 발생한다. 결과가 긍정적으로 인식되면 개인은 해당 행동을 다시 한다. 결과가 부정적으로 인식되면 행동을 억제할 수 있다. 학습은 학업 능력을 얻는 것 그 이상의 의미를 갖는다. 이는 감각, 운동, 대인 관계, 사회 및 문화를 포함한 여러 유형으로 존재할 수 있다.

사례 1 (계속)

마지

팀 기반 중재를 통해 마지는 톰과 친숙한 집안 환경에서 오랜 시간 동안 지낼 수 있었다. 작업치료사는 가정환경에의 적응, 과제의 재구성 및 단순화에 중점을 두었다. 톰은 아내의 상태를 이해하기 위해 도움을 받았으며 가정에서의 아내와 자신의 독립적인 기능에 모두 도움이 될 수 있는 주택 개조에 대한 제안을 받았다. 물리치료사는 재미있는 운동을 제공하고 균형을 향상시키는 것을 목표로 춤 교실에 마지가 참여하도록 했다. 이 활동은 마지의 낙상 위험을 줄이고 집안을 돌아다니는 일을 줄이기에 충분한 신체활동을 제공할 것으로 기대한다.

주간 치료센터에서 마지의 치료는 공인된 작업치료 보조원(COTA) 및 물리치료 보조원의 도움을 받는다. 이 환경에서 마지는 일상생활에 지속적으로 참여할 수 있도록 운동 프로그램 및 활동에 적극적으로 참여하고 있다. 마지의 질환은 점진적으로 진행되고 추가 악화는 불가피하지만, 보조적인 치료는 그녀가 보호자인 톰의 부담을 줄이면서 삶의 질을 향상시키기 위해 자기 관리, 여가 및 지역사회 활동에 더 완전히 참여하도록 도울 수 있다.

도움이 되는 질문

생각해 볼 몇 가지 질문들:

1. 마지는 안전에 대한 지속적인 감독이 필요하다. 요양원과 같은 주거 시설에서 지내는 것이 더 낫다고 생각하는가? 그 이유는 무엇인가?
2. 연구에 따르면 친숙하고 좋아하는 동물(개와 고양이) 또는 음악과 함께 지내는 것과 같은 감각적으로 풍부한 경험을 하면 치매에 도움이 되는 긍정적인 경험을 제공하고 고통을 줄일 수 있다. 임상 경험에서 이러한 유형의 치료전략을 본 적이 있는가?

사례 2

에바

33세의 에바는 몸쪽 넙다리뼈에서 골암(골육종)을 제거하기 위해 수술 후 최근 병원에서 퇴원했으며 화학요법을 위해 가슴에 중심정맥관(portacath)을 꽂게 되었다. 현재 에바는 목욕하고 화장실 가는데 도움이 필요하지만 먹고, 상의 옷 입기 그리고 기본적인 몸단장을 독립적으로 할 수 있다. 화학요법이 시작된 이래로 에바는 식욕이 거의 없으며 쉽게 피곤해졌다.

에바와 그녀의 남편은 작은 농장에 산다. 그녀의 남편은 은행 관리자로 일하고 보통 40시간 일한다. 그녀는 6세와 9세의 두 딸이 있는데 낮에 학교에 다니고 아침과 저녁에 에바를 돕는다. 그녀의 암이 발병하기 전에 에바는 매우 활발한 승마 선수였다. 그녀는 사냥, 원예, 바느질, 말과 개를 돌보는 일을 즐겼다. 입원 후 에바의 딸들은 말들과 두 마리의 개를 먹이는 일을 담당했다. 그녀의 남편은 저녁에는 동물을 돌보는데 더 힘든 일을 시키기 위해 그 동네에 사는 10대 청소년을 고용했다.

에바는 대부분의 과제를 완료하는 데 오랜 시간이 걸리며 활동 중 왼쪽 엉덩이 통증을 계속해서 호소했다. 에바는 또한 "화학뇌"를 경험하고 있다. 화학요법은 끝났지만 여전히 집중력에 문제가 있고, 주의력이 부족하며, "멍해 있는" 경우가 많음을 깨달았다. 무질서하고 느린 사고 및 처리로 인해 대부분의 과제를 완료하는데 시간이 많이 걸렸다.

낮에 에바는 가정 의료서비스 제공자(PT 및 OT 포함)를 제외하고는 혼자 집에 있다. 에바의 딸들은 등교하기 전 간식과 음료를 준비하고 에바를 안락의자에 앉혔다. 에바는 바퀴 보조기로 걸어도 안전하지만 아이들이 학교에서 돌아올 때까지 종종 그곳을 지키고 있다. 에바는 항상 일어나서 무엇인가를 한다고 말한다. 작업치료사와 물리치료사가 우편을 받기 위해 밖에 걸어 나가고, 개를 위해 공을 던지려고 밖으로 나가는 것을 포함하여 매일 "할 일" 신체활동 목록을 만들었을 때 에바는 누군가가 상기시키지 않고는 목록

사례 2 (계속)

을 기억하지 못했다. 그럼에도 불구하고 그녀는 치료를 받는 동안 그녀를 도와줄 사람이 필요했다.

인지기능의 평가에서 작업기억의 부족과 시작, 시간적 순서에 대한 실행기능 및 과제 수행의 지속성에서 결함을 보였다. 에바는 작업치료사와 함께 인지 훈련 프로그램을 시작했으며 에바 가족의 도움으로 매일 치료활동을 시작하도록 스마트폰에 알람을 설정했다. 에바의 딸들은 그녀를 격려했고, 그녀의 독립적인 움직임을 이끌어내기 위해 "깜짝 선물"을 우편함과 뒷문에 남겨 두었다. 이 활동은 아이들이 하교 후에 집으로 돌아와서 에바가 얼마나 선물을 많이 찾았는지를 확인하는 놀이가 되었다. 하루 동안 더 많이 움직이기 시작하자 에바의 근력은 빨리 회복되었다. "해야 할 일" 목록은 계단을 타고 헛간으로 가는 것까지 더해졌다. 에바는 화학요법을 받는 동안 혼란스러웠고 피로했지만 인지치료 및 타이머와 알람을 이용해서 활동 수준 및 체력을 회복할 수 있었다. 시간이 지남에 따라 에바는 딸의 학교활동에 참여했고 말을 다시 탈 수 있었다. 에바의 화학요법은 6개월 더 연장되었지만, 인지 문제가 해결된 후 에바는 자신에게 중요한 일들을 할 수 있을 만큼 충분히 높은 신체활동 수준을 유지할 수 있었다.

도움이 되는 질문

생각해 볼 몇 가지 질문들:

1. 인지 문제 및 노인 문제에 대해 고민하는 것은 일반적이다. 에바는 생명을 위협하는 질병으로부터 살아남았지만 인지 변화로 인해 참여에 어려움을 겪고 있다. 젊은 성인이 일상생활에 참여를 제한하는 인지장애를 겪을 수 있는 다른 이유에는 어떤 것들을 생각해 볼 수 있는가?
2. 화학요법으로 인해 상당한 인지장애를 겪을 수 있지만, 많은 사람들은 시간이 지나면서 괜찮아진다. 에바의 경우에도 그냥 시간이 지나면 더 나아졌을 것이라고 생각하는가? 아니면 치료에 시간과 돈을 투자하는 것이 더 나을 것인가? 당신의 생각은 어떠한가?

차별을 만드는 것에 대해 말하다

GARTH GRAEBE, 작업치료사

40세의 여성인 제니는 직장생활을 지속하기가 어렵다는 걱정을 가지고 우리 병원에 찾아왔다. 몇 달 전에 그녀는 스키 사고로 부상을 입었다. 제니는 뇌진탕을 겪고 몇 분 동안 의식을 잃었다. 그녀는 심한 두통에서 회복하기 위해 2주를 쉬고 나서 직장으로 복귀했으며 마침내 두통은 줄어들었다. 그녀는 이제 퇴근할 때 즈음 두통을 호소하고 주말에는 두통이 없다고 했다. 제니는 잘나가는 보험회사의 접수원으로 일하고 있다. 그녀의 직무에는 전화 응답, 고객 응대 및 글자 입력이 등이 있다. 그녀는 여러 전화선이 울리면 일반적으로 먼저 모든 전화선에 응답한 다음 배정된 사람에게 전화를 연결한다. 최근에 제니는 누구에게 전화해야 할지를 기억하는 데 큰 어려움을 겪었다. 또한 고객이 회사 임원을 기다리고 있을 때 누구를 기다리는지 종종 기억하지 못했다고 말했다.

또한 그녀는 타이핑 작업을 계속하는 데 많은 어려움을 겪고 있음을 깨달았다. 그녀가 전화통화나 고객응대로 정신을 잠시 딴 데 두면, 방금 타이핑했던 곳을 찾는 데 많은 어려움을 겪었다. 제니는 실수로 인해 여러 차례 징계를 받아 실직할 위험에 처해 있다고 걱정했다. 그녀는 독신이며 한 도시의 아파트에서 혼자 산다. 그녀는 집이나 지역사회에서의 모든 기능적 어려움을 대체로 부인했다. 나는 제니의 주의력에 대한 표준화된 지속적인 수행 능력 검사를 했으며 선택적이고 분할된 주의력, 즉시기억 그리고 일반적인 정신 처리 속도가 느림과 같은 장애를 확인할 수 있었다. 또한 평가하는 동안 나는 제니가 실수에 대해 지나치게 염려하고 있다는 것을 지적했다. 제니는 직장에서 종종 불안해하며 최근에 불안이 악화되었다고 했다. 작업치료에서는 전산화된 인지 훈련, 기억력 향상을 돕는 보상 기술 그리고 불안한 마음에 도움이 되는 이완 기술 교육 등을 실시했다.

차별을 만드는 것에 대해 말하다 (계속)

제니는 5주 동안 일주일에 2번 치료를 받았다. 직장에서는 전화선과 고객을 기억하는 것을 돕기 위해 임원 이름표가 있는 작은 칠판을 사용하였다. 전화가 왔을 때 그녀는 임원의 이름표 밑에 전화선 번호를 적는 것과 마찬가지로 임원의 이름표 밑에 방문자의 이름도 작성한다. 전화가 전달되고 방문자가 도착하면 그녀는 자신이 적은 것을 지운다. 제니가 타이핑하는 것을 돕기 위해 움직이는 위치표시개(placeholder)가 있는 타이핑 스탠드를 추천했다. 제니는 각 단락을 입력한 후 위치표시개를 이동하도록 안내받았다.

제니가 수행한 전산화된 인지 훈련은 작업기억, 처리 속도, 시각적 스캐닝 및 시각적 주의력 훈련으로 구성되었다. 훈련은 그녀의 현재 수준으로 등급을 매긴 다음 점차 난이도와 속도를 증가시켰다. 그녀는 보상 기술이 즉각적으로 도움이 되었다고 했으며, 칠판에 글을 쓰지 않거나 지우는 것을 잊어버리는 실수를 가끔 했다. 치료를 시작한지 셋째 주가 끝날 무렵, 그녀는 더 이상 타이핑 스탠드의 위치표시개가 필요하지 않았으며 아직까지 바쁜 시간에는 힘들고 혼란스럽지만 타이핑 속도와 정확도가 향상되었음을 깨달았다. 5주 후, 그녀는 더 이상 칠판을 사용하지 않았고, 개선속도가 빨라졌을 때 여전히 "조금 불안"했지만, 이완 기술을 사용하여 이를 훨씬 더 잘 대처할 수 있었다. 제니는 웃으면서 상사에게 잘하고 있다고 칭찬받았다고 말했다.

대부분의 사람들 눈에는 제니에게 큰 문제가 없어보였지만, 제니가 직장을 잃었더라면 앞으로 다른 직장을 선택할 여지가 거의 없었을 것이다. 또한 제니는 자신감을 잃었었고 모든 일에 실패할 것이라고 걱정했다. 작업치료사의 초점은 다시 직장에 잘 복귀하는 것이었지만 제니는 더 기분이 좋아졌고 더 마음이 편안해졌다고 말했다. 제니와 같은 사람들은 내가 하는 일이 몇몇 사람들의 삶에서 얼마나 중요한지 깨닫게 해준다.

REFERENCES

A.D.A.M. Medical Encyclopedia. (2011). *Dementia.* PubMed Health, U.S. National Library of Medicine. Retrieved from http://www.ncbi.nlm.nih.gov/pubmedhealth/PMH0001748/.

American Occupational Therapy Association (AOTA). (2014). *Occupational therapy practice framework: Domain and process* (3rd ed.). Bethesda, MD: AOTA Press.

Anstey, K. J. (2014). Optimizing cognitive development over the life course and preventing cognitive decline: Introducing the Cognitive Health Environment Life Course Model (CHELM). *International Journal of Behavioral Development, 38*(1), 1–10.

Becker, J., & Morris, R. (1999). Working memory. *Brain and Cognition, 41*, 1–8.

Bernat, J. (2006). Chronic disorders of consciousness. *Lancet, 367*(9517), 1181–1192.

Bernstein, D. (2010). *Essentials of psychology* (5th ed.). Independence, KY: Wadsworth Publishing.

Bialystok, E., & Ryan, E. (1985). Toward a definition of metalin-guistic skill, *Merrill-Palmer Quarterly, 31*(3), 229–251.

Bijttebier, P., & Roeyers, H. (2009). Temperament and vulner-ability to psychopathology: Introduction to the special section. *Journal of Abnormal Child Psychology: An Official Publication of the International Society for Research in Child and Adolescent Psychopathology, 37*(3), 305–308.

Bouton, M. E. (2007). *Learning and behavior: A contemporary synthesis.* Sinauer MA: Sunderland.

Carey, T., & McDevitt, S. (1995). *Coping with children's temperament: A guide for professionals.* New York: Basic Books.

Colom, R., Haier, R. J., Head, K., Alvarez-Linera, J., Quiroga, M., Shih, P., & Jung, R. E. (2009). Gray matter correlates of fluid, crystallized, and spatial intelligence: Testing the P-FIT model. *Intelligence, 37*(2), 124–135.

Dawson, G. (2008). Early behavioral intervention, brain plasticity, and the prevention of autism spectrum disorder. *Development And Psychopathology, 20*(3), 775–803.

Deary, I. J., & Batty, G. D. (2007). Cognitive epidemiology. *Journal of Epidemiology and Community Health, 61*(5), 378–384.

Draganski, B., & Kherif, F. (2013). In vivo assessment of use-dependent brain plasticity—Beyond the "one trick pony" imaging strategy. *Neuroimage, 73,* 255–259.

Droit-Volet, S. (2013). Emotion and magnitude perception: Number and length bisection. *Frontiers in Neurorobotics, 7,* 24. Retrieved from http://www.frontiersin.org/Journal/10.3389/fnbot.2013.00024/full

Feldman, R. (2011). *Child development* (6th ed.). Upper Saddle River, NJ: Prentice Hall.

Gardner, H. (1993). *Frames of mind: The theory of multiple intelligences* (10th anniversary ed.). New York: Basic Books.

Gardner, H. (2006). *Multiple intelligences: New horizons*. New York: Basic Books.

Garlick, D. (2003). Integrating brain science research with intelli-gence research. *Current Directions in Psychological Science, 12,* 185–189.

Gasser-Wieland, T., & Rice, M. (2002) Occupational embeddedness during a reaching and placing task with survivors of cerebral vascular accident. *OTJR: Occupation, Participation, and Health, 22,* 153–160.

Golisz, K. M., & Toglia, J. P. (2003). Cognitive perceptual evalua-tion. In E. B. Creapeau, B. Schell, & E. Cohn (Eds.), *Willard and Spackman's occupational therapy* (10th ed.). Philadelphia: Lippincott.

Greenfield, P. M., & Suzuki, L. K. (1998). Culture and human development: Implications for parenting, education, pediatrics, and mental health. In W. Damon (General Ed.) & I. E. Sigel & K. A. Renniger (Vol. Eds.), *Handbook of child psychology: Vol. 4. Child psychology in practice* (5th ed.). New York: Wiley.

James, D., Spencer, C., & Stepsis, B. (2002). Fetal learning: A pro-spective randomized controlled study. *Ultrasound Obstetrics and Gynecology, 20*(5), 431–38.

Jung, R., & Haier, R. (2007). The Parieto-Frontal Integration Theory (P-FIT) of intelligence: Converging neuroimaging evidence. *Behavioral and Brain Sciences, 30*(2), 135–154.

Katz, N., & Maeir, A. (2011). Chapter 2: Higher- level cognitive functions enabling participation: Awareness and executive func-tions. In N. Katz (Ed.), *Cognition, occupation and participation across the life span: Neuroscience, neurorehabilitation and models of intervention in occupational therapy* (3rd ed.). Bethesda, MD: American Occupational Therapy Association.

Lave, J., & Wenger, E. (1990). *Situated learning: Legitimate peripheral participation. Cambridge,* UK: Cambridge University Press.

Levy, L. (2011). Chapter 6 Cognitive information processing. In N. Katz (Ed.), *Cognition, occupation and participation across the life span* (3rd ed., pp. 93–115) Bethesda, MD: AOTA Press.

Lezak, M., Howieson, D., Bigler, E., & Tranel, D. (2012). *Neuropsychological assessment* (5th ed.). New York: Oxford University Press.

Li, Y., Baldassi, M., Johnson, E. J., & Weber, E. U. (2013). Complementary cognitive capabilities, economic decision making, and aging. *Psychology and Aging, 28*(3), 595–613.

Ng, F., & Tsang, H. (2002). A program to assist people with severe mental illness in formulating realistic life goal. *Journal of Rehabilitation, 16*(4), 59–66.

Norman, Donald (1988). *The design of everyday things*. New York: Basic Books.

Ormrod, J. E. (2011). *Human learning* (6th ed.). Upper Saddle River, NJ: Prentice-Hall.

Prigatano, G. (2010). *The study of anosognosia*. New York: Oxford University Press.

Rothbart, M., & Bates, J. (2006). Temperament. In N. Eisenberg, W. Damon, & L. M. Richard (Eds.), *Handbook of child psychol-ogy: Vol. 3, Social, emotional, and personality development (6th ed.;* pp. 99–166). Hoboken, NJ: John Wiley & Sons Inc.

Rothbart, M. (2007). Temperament, development, and personality. *Current Directions in Psychological Science, 16*(4), 207–212.

Sacks, S., Fisher, M., Garrett, C., Alexander, P., Holland, C., Rose, D., & . . . Vinogradov, S. (2013). Combining computerized social cognitive training with neuroplasticity-based auditory training in schizophrenia. *Clinical Schizophrenia & Related Psychoses, 7*(2), 78–86A.

Sternberg, R. (2005) . The WICS model of giftedness. In R. J. Sternberg & J. E. Davidson (Eds.), *Conceptions of giftedness* (2nd ed., pp. 327–342). New York: Cambridge University Press.

Sternberg, R., & Kaufman, S. (2011). *The Cambridge handbook of intelligence.* New York: Cambridge University Press.

Sternberg, R., Lautrey, J., & Lubart, T. (Eds.). (2003). *Models of intelligence: International perspectives.* American Psychological Association, Washington DC.

Thelen, E. (2000). Grounded in the world: Developmental origins of the embodied mind. *Infancy, 1*(1_, 3–28).

Thelen, E., & Smith, L. (1994) . *A dynamic systems approach to the de-velopment of cognition and action.* Cambridge, MA: MIT Press

Thomas, A., Chess, S., Birch, H., Hertzig, M., & Korn, S. (1963). *Behavioral individuality in early childhood.* New York: New York University Press.

Tippeconnic, J., & Tippeconnic Fox, M. (2012) . American Indian tribal values: A critical consideration in the education of American Indians/Alaska Natives today. *International Journal of Qualitative Studies in Education (QSE), 25*(7), 841–853.

Vroman, K., & Arthanat, S. (2012). ICF and mental functions: Applied to cross cultural case studies of schizophrenia. In J. H. Stone & M. Blouin (Eds.), *International encyclopedia of reha-bilitation.* Retrieved from http://cirrie.buffalo.edu/encyclopedia /en/article/308

Wells, M., & Vaughn, B. V. (2012). Poor sleep challenging the health of a nation. *Neurodiagnostic Journal, 52*(3), 233–249.

Wilcock, A. (2006). *An occupational perspective of health* (2nd ed.). Thorofare, NJ: SLACK Incorporated.

Wilson, M. (2002). Six views of embodied cognition. *Psychonomic Bulletin and Review, 9,* 625–636.

Wilson, M. (2008). How did we get from there to here? An evo-lutionary perspective on embodied cognition. In P. Calvo & T. Gomila (Eds.), *Directions for an embodied cognitive science: Towards an integrated approach.* Elsevier.

Wilson, M. (2010). The re-tooled mind: How culture re-engineers cognition. *Social Cognitive and Affective Neuroscience, 5*(2–3), 180–187.

Wilson, S. M., & Peterson, P. L. (2006). *Theories of learning and teaching: what do they mean for educators?* Washington, DC: National Education Association.

World Health Organization. (2001). *ICF: International classification of functioning and disability.* Geneva, Switzerland: World Health Organization.

Young, M. (2004). An ecological psychology of instructional design: Learning and thinking by perceiving-acting systems. In D. H. Jonassen (Ed.), *Handbook of research for educational communica-tions and technology* (2nd ed.). Mahwah, NJ: Erlbaum.

Young, M. F., Kulikowich, J. M., & Barab, S. A. (1997). The unit of analysis for situated assessment. *Instructional Science, 25*(2), 133–150.

CHAPTER 7

환경적 배경

Environmental Contexts

학습목표

이 장을 끝낸 후 독자는 다음을 할 수 있어야 한다.

- 환경적 배경 요소 및 모든 연령의 사람들을 위한 작업 간의 복잡한 관계에 대해 이해한다.
- 다른 능력을 가진 사람들을 위한 물리적 · 전자적 접근을 위한 유니버셜 디자인 및 그 중요성에 대해 정의한다.
- 이 장에서 소개된 ICF에서의 환경적 배경을 정의한다.
- 환경적 배경 내 접근성 및 통행 가능성의 차이와 예시를 제시한다.
- 태도, 역할, 습관 간의 관계를 설명한다.
- 환경적 접근 확장을 위한 기술의 영향에 대해 논의한다.

주요 용어

가상 환경 virtual environment

가정 운동 HomeFit

지속 가능성 sustainability

꾀병 malingering

노인주거보장 elder cottage housing opportunities (ECHO)

노인주택지구 retirement community

동물 보조요법 animal-assisted therapy (AAT)

물리적 환경 physical environment

방문의 용이성 visitability

복합용도개발 mixed-use development

봉사 동물 service animal

살던 곳에서 노후 보내기 aging in place

제품과 기술 products and technology

연령 차별주의 ageism

유니버설 디자인 universal design (UD)

일상 routine

자산 assets

접근성 accessibility

클라이언트 중심 치료 client-centered care

태도적 인종주의 attitudinal racism

태도적 환경 attitudinal environment

통행 가능성 negotiability

포용적 디자인 inclusive design

공동 재개발 Rebuilding Together

환자의 역할 sick role

사례 1

트리나

트리나(56세)는 다운증후군이 있으며 작년까지 어머니와 함께 살았다. 트리나는 아주 어렸을 때부터 같은 도시에 살았으며 집 근처 가게에서 일하는 대부분의 사람들은 트리나에 대해 알고 있었다. 트리나의 어머니가 사망했을 때, 그녀는 여동생의 집으로 이사했다. 트리나는 매우 규칙적인 일과 계획을 세웠다. 그녀는 매일 아침 일찍 일어나 샤워를 하고 아침을 먹었다. 그녀의 여동생은 트리나가 마음 편히 하루를 계획적으로 잘 보낼 수 있도록 도왔다. 트리나의 일상은 일정한 식사시간을 중심으로 이루어졌고, 트리나는 식사시간 때에는 잘 행동했다. 하지만 트리나는 이러한 일상생활 외에는 본인의 기능을 수행할 수 없었다. 트리나는 어머니와 함께 사는 동안 일상적인 집안일을 많이 했고, 이러한 일들을 잘 해나갈 수 있었다. 집안일을 마쳤을 때 트리나는 종종 산책을 나갔다. 그녀는 약 1마일 길이의 산책로를 주로 이용했는데, 이 길에는 친절한 가게 주인들이 곳곳에 있었다. 트리나는 산책도 하고 가게를 방문했고, 때때로 매일 하는 산책 도중 간식을 사기 위해 잠깐 가게에 들렀다.

여동생의 집에서 트리나는 불안해하며 집이나 마당을 걸었다. 그녀는 "도움"을 원했지만 감독 없이 과제를 마무리할 수 없었다. 이제 식기 세척기나 세탁실을 지날 때마다 집착하는 것처럼 무엇을 해야 하는지 확인했다. 안타깝게도 가전기기도 다르고 가족도 달랐으며 트리나는 이러한 변화에 적응하는 데 어려움을 겪었다.

그녀의 어머니의 집에서 트리나는 자신의 인지 및 신체적 장애가 가족 외부의 사람들에게 거의 눈에 띄지 않도록 잘 대처할 수 있었다. 여동생의 집에서 트리나는 문제 해결, 기억, 체력 및 균형 감각에 대한 어려움을 보였다. 그녀는 다른 가전제품을 사용하는 데 어려움을 겪었을 뿐만 아니라 집안 구조를 파악하는데 어려움을 겪었다. 그 집에는 두 개의 층계참과 움푹 들어간 거실이 있었다. 트리나는 자신이 걷고 있는 곳을 항상 주의 깊게 살펴보지 않았고 현관 근처에 남겨진 신발과 거실로 내려가는 계단에 걸려 넘어졌다.

트리나는 여동생과 그녀의 조카와 함께 사는 것을 즐거워했다. 그러나 그녀의 여동생은 직장에 가고 조카들이 학교에 갔기 때문에 트리나는 종종 집에 혼자 있었다. 예전에는 집에 혼자 있었던 적이 거의 없어서, 현재 여동생의 집에 혼자 남겨진 것에 대해 두려워했다.

여동생의 집으로 이사하면서 트리나는 붐비는 도시를 떠났고 지금은 교외에서 지낸다. 어디에 가기 위해서 트리나는 운전해 줄 누군가에게 의지해야 했으며, 직계 가족 이외의 사람과 사회적으로 교류할 기회가 없었다. 트리나는 여동생과 함께 있는 것이 행복하지만 외로워서 어렸을 때보다도 더 일상적인 기능에 의존했다.

서론 INTRODUCTION

ICF 문서를 통해 국제 사회는 기능과 참여가 단순히 개인의 본질적인 특성에 기초하는 것이 아니라 복잡한 외부 요인이 기능적 능력과 건강을 결정하는 데 필수적이라는 것을 강하게 주장했다. 우리는 이 장에서 환경적 배경에 대한 개념을 광범위하게 고려하여 물리적 환경, 사회 환경 및 태도 환경이 인간의 작업에 미치는 영향을 살펴볼 것이다. 배경적 요소는 클라이언트의 과제수행을 돕거나 방해하는 원인을 제공한다. 배경적 요소의 예는 의욕적인 보호자의 존재, 서비스 제공(예: 입원한 병원 환경 내에서 치료 기간 제한) 및 인터넷 접속 등이 있다. ICF는 사람들이 살아가고 자신의 삶을 꾸려나가는 환경적 배경에 대해 "사회의 구성원으로서 개인의 참여, 개인의 활동 수행 또는 개인의 신체기능이나 구조에 긍정적인 혹은 부정적인 영향을 미칠 수 있는 외부 요인"이라고 설명한다(World Health Organization, 2001, p. 22). 비록 환경 문제가 바쁜 건강 전문가들에게는 부차적인 것처럼 보일지 모르지만, 이러한 문제들은 전 세계적으로 또는 지역사회 모두에서 무수히 많은 방식으로 건강 및 인간의 기능에 영향을 미친다. Schrecker(2012)는 "세계 경제는 금융, 식량, 안보, 국제 환경 변화 등 다양한 위기의 시대로 접어들고 있다"(p. 557)고 지적하면서 전 세계적 우려에 대해 논평을 했다. Schrecker가 언급한 세계적인 이슈는 지역사회에서도 나타나고 있다. 식수에 대한 제한된 접근은 수년 동안 세계적인 건강 문제로 언급되었다. 비록 이 우려가 미국에 사는 사람들에게는 거의 영향을 끼치지는 않지만, 이 교재가 쓰여질 때 10,000갤런의 화학물질이 웨스트 버지니아 거주자들을 위한 식수에 흘러서, 그 지역주민들은 몇 주 동안 안전한 식수를 마실 수 없게 되었다. 이 유례없는 화학물질의 유출로 인해 학교와 기업이 폐쇄되었다. 이 유출은 또한 건강에 문제가 있는 사람들을 돌보는 병원과 요양원에 심각한 문제를 발생시켰다.

건강한 지역사회 환경은 전체 환경의 요인에 의해 결정되거나 영향을 받는 인간의 건강, 질병 및 부상의 측면을 포괄한다. 건강과 환경의 상호작용을 조사하기 위해서는 다양한 화학물질, 물리적, 생물학적 요소의 직접적인 병리학적 영향뿐만 아니라 주거, 도시 개발, 토지 이용, 교통, 산업, 농업을 포함하는 광범위한 물리적 · 사회적 환경의 요인에 의해 건강이 어떻게 영향을 받는가를 연구해야 한다"(CDC, 2010).

이 장에서는 ICF에서 설명한 3가지 유형의 외부 환경 요인에 초점을 둘 것이다: (1) 자연환경과 인간이 변화시킨 환경, (2) 제품과 기술, (3) 지지 및 인간관계, 태도, 서비스, 시스템 및 정책(World Health Organization, 2001).

자연환경과 인간이 변화시킨 환경 NATURAL ENVIRONMENT AND HUMAN-MADE CHANGES TO THE ENVRIONMENT

물리적 환경은 사람들이 점유하는 물리적 공간에서 자연적 특성과 인공적 특징을 모두 포함한다. 자연환경에는 토지 형태 등 야외 환경의 물리적 특징과 계절 변화나 예기치 않은 자연 현상(허리케인, 지진 등)과 같은 기후적 특징이 포함된다. 물리적 환경의 특성은 사람들이 어떤 작업에 종사하는지와 어떻게 그리고 왜 참여하는지에 영향을 준다. 열대 기후에 사는 사람들은 종종 이른 오후의 휴식이나 조용한 시간을 보내기 위해 그들의 식사 및 일상생활을 맞추는데, 이러한 한낮 더위 동안의 휴식을 "시에스타"라고 한다. 마찬가지로, 매우 추운 기후에 사는 사람들은 겨울에 일하러 가는데 더 많은 시간과 준비가 필요할지도 모른다. 그들은 여러 겹의 옷을 껴입고 지나가는 길이나 차량에서 눈과 얼음을 치워야 할 수도 있다.

인간이 환경을 변화시키는 것에는 자연환경의 변화도 포함된다. 자연환경의 변화는 사람들의 일상생활에 지장을 초래한다. 이것의 예로는 전쟁으로 인한 인구 이동, 물이나 대기오염 등이 있다. 비록 이러한 개념이 매우 정치적이지만, 국제 과학기구의 합의는 "지구 평균 기온과 해수면 온도의 상승, 눈과 얼음의 광범위한 녹는 점, 지구 평균 해수면 상승에 대한 관측에서 볼 수 있듯이 기후 온난화는 명백하다"(기후 변화에 대한 정부간 패널, 2007). 이 장에서 기후 변화를 중점적으로 다루지는 않겠지만, 21세기에 예상되는 주요 공중보건 위기인 식량 생산과 경제적 안정은 사람이 만든 환경 변화인 지구 기후 변화와 직접적인 관련이 있다(Schrecker, 2012).

물리적 환경은 모든 인간 활동과 참여에 많은 영향을 미친다. 예를 들어, 물리적 환경의 특징은 아동발달 속도(Maleta, Virtanen, Espo, Kulmala 및 Ashorn, 2003), 모자 사이의 역동적인 관계(Olson & Esdaile, 2000), 일을 해서 돈을 벌 수 있는 능력(Bootes & Chapparo, 2002) 및 독립적으로 이동할 수 있는 가능성(Jones, McEwen, & Hansen, 2003)과 같은 다양한 요소에 영향을 줄 수 있다. Bonnefoi(2010) 등은 2020년까지 환경 독성학(environmental toxicology; 환경 내 독소에 대한 연구), 변화에 민감한 인구에 대한 위험 평가, 세계 인구의 고령화, 과학 중심의 규제 및 정책 체계를 가장 중요한 공중보건 문제로 판단했다. 웨스트 버지니아의 식수 사태와 같이 클라이언트의 요구에 응하는 능력에 영향을 주거나 환경에 영향을 받는 질환의 증가에 관계없이 모든 의료서비스 제공자는 물리적 환경의 영향을 받는다.

지속 가능성(sustainability)이라는 용어는 인간과 자연이 생산적인 조화를 이룰 수 있는 조건을 만들고 유지하는 것에 대한 잠재력을 의미한다(환경 보호 단체, 2014). 지속 가능성에 대한 개념은 점점 더 보건의료 실무 및 임상추론에 통합되고 있다. 보건의료에서 지속 가능성의 개념은 자원 보존과 건강한 가치 증진에 우선을 두는 것으로 해석된다. 클라이언트를 위한 치료계획 시에도 지속 가능성을 고려해야 한다. 개인의 가정환경에서 사용 가능한 기능을 포함하며 일상적인 작업 요구와 일치하는 가정 운동 프로그램은 개인의 환경 상황을 반영하지 않는 표준 프로그램보다 지속 가능하며 시간이 지나도 클라이언트가 지속적으로 활용할 수 있다.

물리적 지형 Physical geography

Shumway-Cook(2003) 등은 이동장애는 부분적으로 환경 내에서 신체적으로 어려운 기능을 회피하는 것으로부터 비롯된다고 언급했다. 예를 들어, 산악 지형에 사는 사람들은 열린 평원에 사는 사람들보다 이동하는데 다른 문제가 있다. 지형과 관련된 어려움은 저자가 사는 웨스트 버지니아 주에서 일반적이다. 그림 7-1에 나와 있는 것처럼 바위로 된 절벽이 많아 아름다운 환경은 어드벤처 스포츠를 하는 사람들과 모험심이 있는 아이들에게는 엄청난 감동이겠지만 휠체어 사용자에게는 엄청난 장애이다.

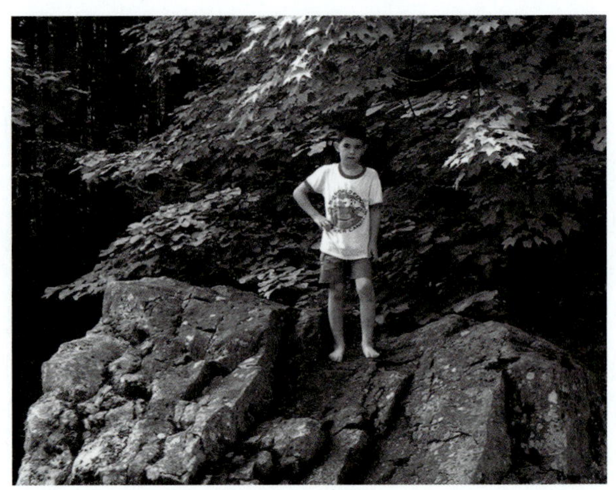

그림 7-1 물리적인 지형은 사진 속 소년에게는 재밌는 도전이지만 이동하는데 장애가 있는 사람들에게는 이러한 지형은 극복할 수 없는 장애물이 될 수 있다.

휠체어를 탐에도 불구하고 등산, 보트 타기 및 스키 타기를 시도하는 모험심 많은 사람들이 있지만 보통 사람들은 장애로 인한 도전의식을 느끼기보다는 좌절을 느낀다(Shumway-Cook et al., 2003). 덜 극단적인 경우로, 도시의 사람들은 전동 스쿠터 또는 전동 휠체어를 매우 귀중하게 여기지만 시골에 사는 사람들은 이러한 기기들을 안전하게 사용할 수 없다. 트리나는 여동생의 집으로 이사하면서 물리적인 지형으로 인해 어려움을 겪었다. 여동생은 도보로 갈만한 상점이 없는 단독 주택지구에 살았다. 많은 미국 교외 사람들과 마찬가지로 트리나는 대중교통을 이용할 수 없었으며 이전에 즐겼던 여가 활동에 참여할 수 없다는 것을 깨닫게 되었다.

인구 밀도는 서비스 이용 가능성 및 안전 인식에 영향을 줄 수 있다. 큰 부지에 단독 주택이 위치한 교외 지역에서는 대중교통 시스템을 지원하기에 인구 밀도가 너무 낮아서 트리나와 같은 비운전자는 소외될 수 있다. 마찬가지로, 주택이 서로 흩어져 있고 주거지로 개발되지 않은 시골 지역의 노인들은 가까운 이웃도 없을 것이고 고립된 느낌을 받을 것이다. 인구 밀도가 높은 도시 지역에 거주하는 사람들은 대중교통, 상점, 레크리에이션 및 의료서비스를 잘 이용할 수 있지만 높은 범죄율이 문제가 될 수 있다. 이러한 예들은 우리에게 환경적 상황이 일상적인 작업에 어떤 영향을 미치는지에 대한 추가적인 이해를 제공한다.

기후 및 환경 재해 Climate and natural events

기후는 기능에 큰 영향을 줄 수 있는 또 다른 물리적 특징이다. 추운 기후에 사는 사람들은 극한의 날씨, 얼음 및 눈으로 인한 건강 및 이동성 문제를 겪게 된다. 겨울 동안 재정적 여유가 있는 퇴직자들은 "피한객(snowbirds)"이라고 하는데 매년 따뜻한 기후가 있는 곳으로 이동하기 때문이다. 고온 및 저온의 극한 온도는 심혈관 및 호흡 제한이 있는 사람들에게 건강상으로 위험할 수 있다. 미국에서 매년 여름마다 일부 노인들은 극심한 열사병으로 인한 합병증으로 인해 도시 지역에서 사망한다.

지진, 홍수 및 화산은 ICF 모델에 의해 자연 환경의 측면에서 열거된다. 치료사에게는 이러한 문제는 생각할 수 있는 범위를 훨씬 넘어서는 것처럼 보이지만 실제로는 치료계획에서 변수가 될 수 있다. 예를 들어, 미시시피 강을 따라 때때로 심각한 홍수가 발생된다. 이러한 홍수는 분명히 즉각적인 문제를 초래하지만 오염된 우물, 손상된 구조물, 곤충 개체 수 증가 및 주거지 내부의 곰팡이와 같은 형태로 지속적인 문제를 일으킨다. 이러한 유형의 자연 재해는 수년 동안 독립적으로 생활해 온 사람들이 갑자기 일반적인 일상생활 및 도구적 일상생활을 하는데 도움을 받아야 될 수도 있다. 조금이나마 스스로 생활해 온 허약한 노인들은 숙소를 마련하지 못하면 어쩔 수 없이 집을 떠나야 될 수도 있다.

기후 문제가 치명적일 때 인간 활동과 참여의 결과는 4장에서 처음 소개된 개념인 작업 박탈을 초래할 가능성이 있다. 지진이나 날씨 관련 재해가 발생하면 사람들의 생활방식은 방해를 받는다. 이러한 방해는 일시적이고 시간이 지남에 따라 해결되거나 지속적일 수도 있다. 2004년 인도양의 태풍 이후 해안 지역에 사는 사람들, 특히 낚시로 생계를 유지하는 사람들은 생계를 잃게 되었고 그들의 일상생활은 완전히 바뀌었다.

작업치료사 및 물리치료사는 일반적인 기후 문제에 대한 계획을 세우는 데 지역사회에서 도움을 주는 역할을 한다. 인체 공학적 전략을 이용한 제설 작업을 알려주거나 사람들에게 낙상에 대비하는 응급 전화와 같은 시스템 구축을 통해 임상가들은 자연 환경으로 인한 문제에 대처한다. 많은 치료사들은 지역 기관과 함께 재난 구호 활동을 돕는 봉사활동을 하고 있다. 대부분의 비상 대응 팀은 신체적 또는 인지적 장애를 가진 사람들을 응대할 준비가 잘되어 있지 않기 때문에 치료사의 역할이 매우 중요하다.

인간이 원인이 되는 재해 Human-caused events

마찬가지로, 인간의 자연환경 파괴는 사람들의 일상생활을 방해할 수 있다. 도시의 제설 팀이 남긴 눈 때문에 도로에 차가 막힌 경험이 있는 도시 사람들은 이러한 상황을 이해할 것이다. 마찬가지로 정부가 산불 또는 독성 오염과 같은 위험을 인식할 때 사람들은 집에서 대피해야 할 수도 있다. 익숙한 일상생활의 중단과 익숙한 환경으로부터의 분리는 절망과 혼란을 유발할 수 있다.

더 큰 규모의 인간 재해로 인해 사람들은 거주지를 옮기거나 노숙자가 될 수도 있다. 2011년 후쿠시마 다이이치 원전 사고로 1,500명 이상의 사람들이 응급 대피하고 장기간 이주를 했다. 전 세계적으로 전쟁이나 국내의 불안한 정치상황으로 인해 난민이 발생하고 있다. 모든 유형의 난민은 일반적인 서비스 제공 및 의약품 공급을 받을 수 없기 때문에 심각한 건강 문제에 직면할 뿐만 아니라 이주로 인한 추가적인 고통과 주택 문제를 겪는다(Weine, 2011). 인간이 야기한 재난에 대해 물리치료사 및 작업치료사의 역할은 앞서 설명한 기후 및 자연 문제에 대한 대응과 유사하다. 특히 장애인들이 직면하고 대처해 나가야 하는 환경적 어려움을 돕는 것은 지역사회에 가치 있는 서비스가 될 수 있다.

주거 Housing

불량한 주택은 호흡기, 신경계 및 심혈관 질환 및 암과 같은 많은 예방 가능한 질병 및 부상의 원인이 되거나 유발시킬 수 있다. 마찬가지로, 오염, 녹지 공간 및 이동에 대한 선택의 부족은 잠재적으로 건강에 위험을 초래한다. 질병통제예방센터는 건강한 지역사회를 건설하기 위해서는 주거 이상의 문제가 해결되어야 한다고 강조한다. 많은 지역사회는 중앙 정부의 계획 없이 개발하고 확장시킨다. 지역적 영향을 고려하지 않은 도심 주변의 무계획적 성장을 도시 스프롤 현상(urban sprawl)이라고 한다. 이 스프롤에 대한 개념과 관련된 특징은 도시가 외부로 확장되어 한때 농촌이나 자연 지역이었던 곳을 침범함에 따라 농경지, 밭,

자연 삼림지가 사라지는 것뿐만 아니라 주거지, 상업적 기업 또는 포장된 주차장 그리고 주요 교통수단 도로를 따라 늘어선 상점 거리 개발로 인해 그 땅이 큰 규모로 변화하는 것을 포함한다(Perude, Stone, & Gostin, 2003).

도시 스프롤의 패턴에서, 편성되거나 계획된 대중교통 기반 시설이 없기 때문에 자동차는 주요 교통수단이 된다. 그 결과, 많은 수의 자동차를 수용할 수 있는 도로 확장 건설, 교통 혼잡 증가, 대기 질 저하, 수질 및 토양 오염, 저렴한 주택 부족을 초래했다. 주차장은 도시 스프롤에서 특히 흔하게 볼 수 있지만, 비운전자를 위한 보행자 전용길 및 자전거 도로는 드물다. 결과적으로 보행자, 자전거 타는 사람 및 자동차 승객을 위한 안전성은 감소되었다(CDC, 2010).

도시 스프롤은 자동차를 유지하고 운전하는 능력이 제한적인 노인들에게 특히 문제가 되고 있다. 복합용도개발은 도시 스프롤의 부정적인 영향을 상쇄하기 위해 증가하는 추세이다. **복합용도개발(mixed-use development)**은 하나 이상의 목적을 위해 하나의 건물, 건물 단위 또는 동네를 이용하는 것이다. 복합용도개발은 다양한 상업 및 주거 단위를 위한 크기 및 선택사항을 제공한다. 주택은 포함하지만 상점이나 다른 상업 시설을 포함하지 않는 현대 교외 개발과는 달리, 복합용도개발에는 주택, 쇼핑과 같은 서비스 및 클라이언트 서비스 사업(예: 미용사 및 세탁 서비스), 레크리에이션 시설 및 대중교통 선택사항이 존재한다. 사람들이 복합용도개발 구역에 살면서 안정적인 대중교통수단을 이용할 때 더 많이 걷고, 건강이 향상되는 경향이 있다(MacDonald, Stokes, Cohen, Kofner, & Ridgeway, 2010; Mumford, Contant, Weissman, Wolf, & Glanz, 2011).

복합용도개발은 지역사회를 보다 살기 좋게 만드는데 목적을 둔다. 또 다른 추세는 특정 주거지에 대한 수요인구가 증가함에 따라 노인들에게 더 중점을 둔다. **은퇴자 공동체(retirement community)**와 노인주거보장은 이러한 추세 중 일부가 될 수 있다. 은퇴자 공동체는 일반적으로 스스로 생활할 수 있는 노인을 위해 설계된 주거지이다. 일반적으로 이러한 공동체는 연령이 제한되거나 일정 연령만이 허용되고 이 공동체에서는 식사 준비 및 가정부 서비스와 같은 공용 서비스 또는 편의시설을 제공한다. 이러한 지역사회는 노인들의 요구사항을 해결하는 데 성공적이었지만 임대(또는 구매)하는 비용과 더불어 매달 상당한 금액을 공동체에 지불해야 하기 때문에 재정 상태가 좋은 노인들만 이용할 수 있다. 은퇴자 공동체에 대한 긍정적인 반응과 관련된 환경요인을 조사하는 연구에서 Nathan, Wood와 Ciles-Corti(2013)는 활동적인 생활을 돕는 세 가지 가치 있는 측면을 밝혔다. 이러한 측면에는 지역사회 내의 긍정적인 사회 환경, 동네에서 제공되는 서비스 및 시설 그리고 보행자를 위한 적절한 기반 시설 등이 있다.

노인주거보장(elder cottage housing opportunities; ECHO) 경향은 호주에서 시작되었으며 임시로 지어진 주거 시설이다. 성인이 된 자식 또는 다른 친척의 단독 주택과 같은 건물에 별도로 주거지를 추가할 수 있다. 노인주거보장은 여전히 비싸지만 은퇴자 공동체로 이사하는 것보다는 비용이 적게 든다. 노인 주거지의 초기 구매 및 설치는 처음에 많은 비용이 들지만, 설치 후에는 비용이 저렴하다. 이러한 경우 노인은 계속 독립적으로 생활하지만 언제나 가족의 도움을 받을 수 있다.

가상 환경 Virtual environments

기능에 있어 점점 더 중요한 환경은 **가상 환경(virtual environment)**인데 개인은 전자 매체를 통해 이러한 환경 속에서 상호작용을 한다(American Occupational Therapy Association, 2014). 많은 사람들이 가상 환경을 젊은이들의 놀이터라고 생각하지만 65세 이상의 미국 성인 중 절반은 온라인에 접속해 있다(Zickuhr & Madden, 2012). 쇼핑과 같은 신체를 이동하는 것과 관련된 작업은 이제 온라인으로 물품을 집으로 배달시킬 수 있다. 가상 환경은 또한 일부 작업을 확장시켰다. 블로그를 운영하거나 개인적인 일기를 온라인에 쓰는 것처럼 가상 환경이 폭발적으로 성장함에 따라 이러한 활동은 현대 사회에서 가치 있고 존경받는 작업이 되었다. 일부 사례의 경우 블로그를 통해 기존의 인쇄 매체에 자신의 글을 출판하기도 한다.

이메일, 화상 채팅 소프트웨어 및 문자 메시지와 같은 통신 기술을 통해 노인들을 도울 수 있다. 노인들은 또한 휴대전화 열혈 사용자이며 온라인에 접속하는 노인의 세 명 중 한 명은 페이스북(Facebook), 링크드인(LinkedIn) 또는 핀터레스트(Pinterest)와 같은 SNS를 사용한다(Zickuhr

& Madden, 2012). 점점 더 널리 사용되는 통신 기술은 많은 사람들, 특히 노인들에게 유익한 영향을 주며 신체적으로 이동하거나 정기적으로 방문할 수 없는 경우에도 가족 및 친지와 긴밀히 연락할 수 있다.

제품과 기술 PRODUCTS AND TECHNOLOGY

ICF 범주의 **제품과 기술(products and technology)**은 사람들이 일상생활을 하는 동안 접촉하는 물리적 품목을 말한다. 이러한 품목에는 식음료와 같은 근본적인 요구 또는 공간의 설계, 계획 및 개발을 포함한 지역 토지 이용 정책과 같은 복잡한 품목이 포함될 수 있다. 선택된 제품과 기술의 하위 품목 중 일부분은 임상 적용의 제한점과 함께 표 7-1에 제시하였다.

재활전문가로서 우리는 '전문화된 적응' 형태를 생각하려는 경향이 있으나, 제품 및 기술은 일상생활 항목과 관련이 있다. 예를 들면, 옷을 입고 벗는 능력은 아동에게는 중요한 발달이정표이다. 아이의 통제 능력 발달은 스스로 자신의 옷을 벗는 능력으로 표현된다. 아이들은 운동, 시·공간, 인지 기술이 발달함에 따라 옷을 선택하고 스스로 입는 능력을 완성한다. 이 기술은 미국에서 유치원에 다니는 아이에게 청바지, 치마, 양말, 신발을 입고 신는 것은 필수적이지만 그림 7-2에서 볼 수 있는 에티오피아 아이에게 이러한 기술은 자신이 속한 사회 및 문화적 환경에서는 불필요할 수도 있다.

매일의 일상생활 과정에서의 독립성은 유치원에 다니던 시절에 개인적인 도전과 자부심의 원천이 된다. 자연스러운 노화 과정으로 개인의 운동, 시각적 변화가 일어남에 따

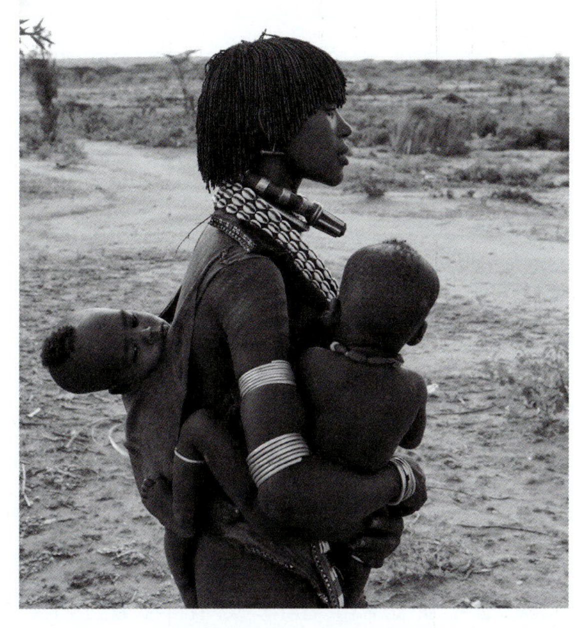

그림 7-2 이 어린아이들에게 필요한 일상생활기술은 복잡할 수 있지만 평균의 미국인 아이들이 필요한 기술과는 매우 다르다.

표 7-1 ICF 제품과 과학기술의 선택된 하위 품목

제품	ICF 정의	제한의 예
개인 소비를 위한 제품들	음식과 약을 포함하여 섭취를 위해 제조되고, 처리되고, 합쳐지는 재료 및 물질들	제한은 사회적 기능에 영향을 끼침 씹고 삼키는 능력이 제한된 청년과 뇌성마비 아동은 피자 파티에 참여할 수 없음
일상생활에서 개인 사용을 위한 제품 및 기술	일상생활에서 사용되는 장비, 제품, 과학기술	제한은 문화적 영향을 받게 됨 서구 문화에서 식사도구를 다룰 수 없는 아동은 사회적인 제약을 가지고 받아들여지지 않을 수 있으나 파키스탄 문화에서는 받아들여짐
개인의 실내외 이동과 운동을 위한 제품과 기술	건물 내부와 외부로 이동할 때 사용되는 장비, 제품, 기술	제한은 환경에 따라 결정될 수 있음. 여러 쇼핑몰에서는 이동이 제한된 사람들을 위해 모터가 달린 전동차를 빌려줌. 이러한 장비는 울퉁불퉁한 비포장도로, 자갈이 있는 길거리의 시장에서는 동일하게 사용될 수 없음
의사소통을 위한 제품과 기술	정보를 주고받는 활동 시 사용하는 장비, 제품, 기술	제한은 의사소통 능력에 영향을 끼침. 응급구조를 위한 전화 사용은 널리 이용됨. 하지만 언어 및 청각장애가 있는 사람들은 이러한 안전 프로그램의 이용이 불가함
고용을 위한 제품과 기술	직장 생활을 위해 사용되는 장비, 제품, 기술	제한은 직장생활에서 수행하는 능력에 영향을 미침. 전통적인 문서 보관함의 경우 서 있는 것이 불가능한 사람들은 접근할 수 없음

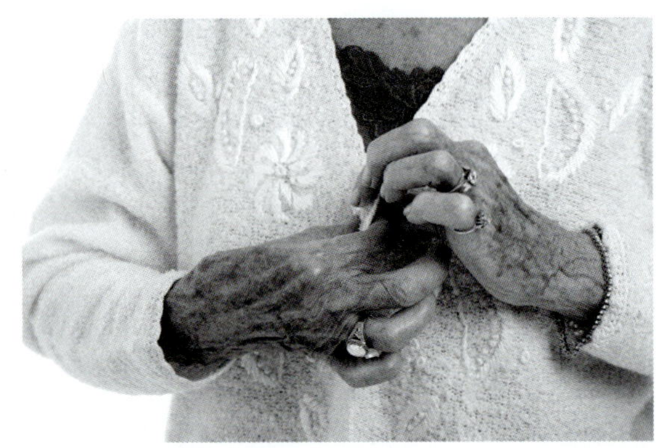

그림 7-3 이 고령의 여성은 손에 류마티스 관절염이 있어서 단추 끼우는 것이 힘들다. 이 여성은 단추 없이 머리를 넣어서 입을 수 있는 상의를 선택하거나 단추를 여닫는 것을 돕기 위한 보조 장치와 같은 제품들을 선택할 수 있다.

라 혼자 옷을 입는 경험은 노인이 계속 혼자 살아갈 수 있는 능력이 있는지를 결정하는 요인으로서 그 중요성을 다시 가지게 된다. 일상생활에서의 독립성은 노인이 독립적으로 계속 생활할 수 있는 능력을 결정하는 핵심 요소가 된다. 그림 7-3에서 볼 수 있듯이 운동 능력이 부족한 노인이나 4살짜리 어린이에게 단추와 똑딱 단추를 잠그고 지퍼를 닫는 것은 어려운 일이며 관절염과 같은 노화와 관련 질병으로 인한 감각 및 운동의 변화로 옷 입기와 같은 기능수행에 어려움을 겪을 수 있다. 나이가 많은 사람들은 자신의 독립성을 높이기 위해 종종 기준의 의상 선택을 바꾼다. 이러한 변화에는 고무줄 치마와 바지, 단추로 된 셔츠 대신에 스웨터, 테니스 운동화 대신 로퍼 등이 있을 수 있다.

다른 문화권에 속한 노인들은 다른 방식으로 노화와 관련된 변화를 발견할 수 있다. 예를 들어, 세계에는 여러 유형의 화장실이 있다. 이동하는 데 문제가 있는 노인에게는 집 밖에 있는 화장실을 사용해야 할 때 매우 어려움을 겪을 수 있다. 마찬가지로, 허약 상태 또는 관절염 통증이 있는 사람은 서서 사용하도록 되어 있는 화장실을 이용하기 어려울 수 있다.

자산 Assets

자산(assets)은 "개인이 소유하거나 사용 권한이 있는 돈, 상품, 재산 및 기타 귀중품과 같은 경제적으로 교환할 수 있는 물품 또는 대상"이다(WHO, 2001, p. 98). 자녀는 종종 부모나 보호자가 설정한 자산의 경계선 내에서 성장한다. 자산의 경계선은 식사시간이 아닌데도 음식을 먹는 것과 같이 단순한 것일 수도 있고, 교육을 받을 수 있도록 제공하는 돈과 같이 더 복잡한 것일 수도 있다.

부모가 소유한 자산의 양은 어린이의 발달 또는 노인의 기능을 촉진하거나 억제할 수 있다. 이 장의 앞부분에 소개한 트리나의 경우 트리나의 가족은 그녀를 돌보기에 충분한 자산을 가지고 있다. 어머니와 함께 생활하면서 트리나를 살피고 돌봐야 하는 것은 트리나가 집안일을 도와야 하는 것과 비슷한 수준으로 이루었다. 트리나는 어머니에게 의지했지만, 어머니의 나이가 들어감에 따라 어머니에게 필요한 도움을 제공할 수 있었다. 트리나의 여동생은 트리나에게 주거지를 제공할 수 있었지만 여동생 집의 물리적, 사회적 특성은 트리나가 독립적으로 기능하는 것을 방해했다.

빈곤층에서 자란 아이들은 풍요로운 환경에서 자란 아이들과 비교하여 교육 및 건강관리에 대한 기회가 적다. 그러나 빈곤이 아동발달에 미치는 진정한 영향은 사회의 가치, 지지 및 정치적 환경이 포함되기 때문에 복잡한 방정식이 될 수 있다. 4장에는 빈곤이 문화적인 개념과 생활양식에 미치는 영향을 소개하였다.

연구에 따르면 신체적 건강과 정신건강은 모두 사회경제적 상태(socioeconomic status; SES)와 관련이 있다. 낮은 SES와 낮은 수준의 교육성과는 이환율 증가와 관련이 있었다(Hosseinpoor, Williams, Itani, & Chatterji, 2012). 저소득층인 사람은 SES 상위 집단보다 진단 가능한 정신장애를 겪을 가능성이 2~5배 더 높다(Stansfeld, Clark, Rodgers, Caldwell, & Power, 2011). 가족 내에서 경제적 어려움은 결혼 생활의 어려움과 육아를 방해하여 우울증, 약물남용 및 행동 문제와 같은 아이의 정신건강 문제를 증가시킬 수 있다(Conger, Conger, & Martin, 2010).

유아기에 자산의 부족으로 최적의 발달결과를 충분히 얻지 못하는 것은 빈곤한 문화의 영구적인 핵심 요소이다. 발달 및 노화에 따른 자산의 영향은 종종 지지 및 관계, 태도 및 서비스, 시스템 및 정책과 같은 다른 환경적 요인으로 인해 완화되거나 악화된다. 치료사는 일반적으로 건강과 사회적 참여에 대한 물리적 환경의 영향을 과소평가한다. 접근과 참여할 기회를 제공하는 물리적 환경은 작업 수행을 발달시키데 도움이 되는 것으로 밝혀졌다(Rebeiro, 2001).

개인이 나이가 들수록 자산은 노화와 노년층의 경험에 계속 영향을 끼친다. 대부분의 사회에서 노화는 퇴직 또는 직장 내에서 운동, 시각 그리고 인지 시스템의 변화에 따라 개인의 소득감소에 영향을 줄 수 있다. 이러한 금전적 자산 손실은 고령층의 건강과 웰빙에 직접적인 영향을 미친다. 평생 동안 더 많은 자산을 모아온 노인들은 일하면서도 금융자산을 모을 수 없었던 노년층보다 은퇴 기간 이후에 자신이 어디서 어떻게 할지를 더 유연하게 선택할 수 있는 있다. 장애가 있는 허약한 독거노인들은 한정된 자산으로 인해 우울증, 외로움, 수면장애가 더 많이 나타나는 것으로 나타났다. Hays와 George(2002)는 이 같은 독거노인들이 "공공 가정간호 서비스를 더 많이 이용하고, 응급상황에서 도움을 받을 수 있는 기회가 적으며, 다른 사람과 함께 사는 비슷한 노인들에 비해 불안정한 생활방식 및 제도화의 위험이 더 크다"고 보고했다(p. 284).

건축, 건물과 공사의 제품

Products of architecture, building, and construction

대부분의 건축과 건물은 정상적인 운동, 인지 및 감각지각 기능을 가진 평균적인 성인을 위해 설계되었다. 설치된 대부분의 고정된 기구 및 세부 구조는 키가 작거나 운동, 시각 또는 인지장애가 있는 사람이 이용하기에 적합하지 않다. 건축물 및 건축 개발의 영향에 대해 논의할 때 건물을 이용하는 사람들과 이용하는 활동의 관점에서 생각해야 한다. 환경에서 **접근성(accessibility)**을 제공하는 것은 활동 제한이 있는 사람들이 그 환경 내에서 서비스, 제품 및 정보의 이용을 방해하는 장애물의 제거를 의미한다. 접근과 관련된 많은 기술은 장애가 있는 사람뿐만 아니라 모든 사람을 돕기 때문에 널리 보급되었다. 이러한 일반적인 접근 기능 중에는 보도를 따라 돌을 깎아서 만든 경사로, 엘리베이터가 도착할 때 울리는 벨 및 접근 시 자동으로 열리는 문 등이 있다. 표 7-2는 여러 국가의 접근할 권리(mandating accessibility)에 대한 정부 법률을 열거하였다.

환경이 기능에 미치는 영향을 고려할 때 접근성은 종착지가 아니라 시작이다. 접근성의 하위범주는 **통행 가능성(negotiability)**이다. 즉 특정 환경에 접근하여 개인이 수용할 수 있는 방식으로 의도한 목적에 따라 그 환경을 이용할 수 있는 능력이다. 통행 가능성은 환경 내에서 물건을 움직이는 능력 이상의 것이지만, 환경 내에서 움직이고 그 안에서 의미 있는 상호작용 능력이다. 장애가 끼치는 영향을 연구하는 대학생들은 공통적으로 장애인 공동체를 통해 접근성을 확인한다. 지정된 휠체어 주차장이 있는 주차장을 찾기가 어렵지는 않지만 주차장에서 건물까지 가는 통로는 제설을 하지 않았다.

쇼핑하러 갈 때 휠체어 사용자들은 보통 상점에 물리적으로 접근할 수 있지만 구매할 품목은 손이 닿지 않는 선반에 진열되는 경우가 많다. 통행 가능성 제한의 예는 그림 7-4에 나타나 있다. 이 놀이터의 구조물은 휠체어를 타는 어린이가 놀이기구에 접근할 수 있도록 긴 진입로를 만들어 놓았다. 하지만 안타깝게도, 경사로 앞 잔디 때문에 아이는 쉽게 기구에 접근할 수 없으며 놀이기구에는 미끄럼틀도 슬라이드도 없다.

장애가 있는 사람들은 접근성에 대한 방해를 무수히 많이 받는다. 표 7-3은 휠체어를 사용하는 사람들이 겪는 일

표 7-2 접근성에 관한 정부 법령의 예

호주	호주는 1992년 장애가 있는 사람들을 수용하기 위하여 특별한 조항이 있는 장애 차별법(Disability Discrimination Act)을 통과시켰다.
캐나다	장애인 고용정책은 1999년 2월 1일부터 법적 효력을 갖게 됨. 여기에는 장애인 고용정책과 관련된 책임을 명시했다.
영국	1995년 장애 차별 금지법은 고용에서의 접근성과 상품, 시설, 서비스 조항을 언급함. 2001년 특수 교육 필요성과 장애 관련 법안을 학교에 적용했다.
미국	미국에는 접근성과 관련된 여러 가지 입법 사항이 존재한다. 이 교재에서는 연방정부 재활법 508조, 장애인 개별화 교육법, 미국 장애인법이 나와 있다. 이 내용들은 21장에서 상세하게 논의할 것이다.

Adapted from World Health Organization, 2001. Reference Crediting: World Health Organization. (2001). ICF: International classification of functioning and disability. Geneva, Switzerland: World Health Organization.

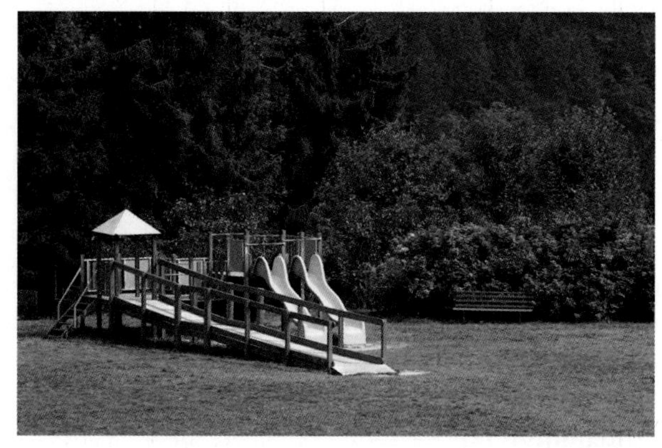

그림 7-4 이 놀이터는 접근성이 좋을 수 있지만 놀이시설이 울퉁불퉁한 잔디밭 위에 설치되어 있어 휠체어 경사로가 필요한 아이들이 지나다니기가 힘들다.

반적인 장애 중 일부를 보여준다. 건물, 부엌 및 학교로 들어가는 것이 그에 대한 예시가 될 수 있다. 작업 환경과 마찬가지로 다른 많은 장벽들이 존재한다.

유니버셜 디자인(universal design; UD)은 장애가 없는 사람과 장애가 있는 사람이 모두 접근할 수 있는 건물, 제품 및 환경을 생산하는 데 중점을 둔 기획 및 설계에 대한 철학적 접근 방식을 뜻한다. 휠체어 사용자에게 필수적이지만 모든 사람이 이용 가능한 턱 없는 보도가 유니버셜 디자인의 일반적인 예가 된다.

국제적으로 유니버셜 디자인에 대한 개념은 상업 및 주거 디자인 모두에서 적용되었다. 유니버셜 디자인에는 측

표 7-3 휠체어 사용자들이 직면하는 일반적인 장애들

건물 출입	
주차장	휠체어로 이동하기 너무 좁은 공간 편평하지 않은 공간 지나갈 수 없는 턱과 계단 닿을 수 없는 주차료 징수기
접근로	주차장과 건물 사이의 도로 낮은 턱이 없거나 또는 신호등 없는 횡단보도 제설 작업을 하지 않음 인도와 입구 사이의 계단으로 인해 지나갈 수 없음
입구	휠체어가 통과하기에 너무 좁은 문 안쪽 문과 바깥쪽 문 사이의 거리가 너무 좁아서 휠체어가 지나갈 수 없음 문을 여닫을 때 과도한 힘을 주어야 함
가정 내 주방	
방 배치	좁은 복도식 구조는 휠체어가 지나가기 힘듦 가전제품이 통행에 방해되게 위치함 가전제품의 문이 아래로 열려서 제품 안으로 접근하는 것을 방해함 싱크대가 휠체어 사용자에 비해 너무 높음 가전제품과 전등 스위치가 벽에 너무 높게 위치해서 싱크대나 조리대를 가로질러야 닿을 수 있음 저장 공간이 너무 높음 휠체어를 평행으로 위치시켜야 손에 닿을 수 있는 수납장과 조리대
학교	
수업 공간	휠체어를 정차할 편평한 장소가 없음 휠체어 사용자가 편하게 필기할만한 공간이 없음 통로의 경사가 너무 급하거나 공간이 좁음 휠체어 사용자가 사용할 수 없는 장소에 위치한 인터넷 접속선과 전기 콘센트
캠퍼스	번호 자물쇠로 잠기는 눈높이 위에 위치한 사물함 계단, 가파른 경사로, 때늦은 제설 작업으로 인해 건물 사이의 이동이 어려움 교통수단 이용과 주차가 어려움 사람들로 붐비는 복도로 인해 정해진 시간 내에 통행이 어려움 정수기와 공중전화에 닿기 어려움

량사, 건축가, 기획자, 엔지니어 및 시설 관리자뿐만 아니라 의료 및 재활전문가도 역시 참여한다. 유니버셜 디자인은 애초에 이를 염두에 두고 설계했다는 점에서 기존 공간을 리모델링한 것과는 다르다.

다양한 능력을 가진 약자를 배려한 환경 및 제품을 디자인하는 사람들을 위한 지침을 제공하기 위해 7가지 원칙을 정했다. 이러한 원칙은 표 7-4에 나와 있다. 유니버셜 디자인 운동은 미국 이외의 국가에서도 더 나은 디자인의 기준이 되기 위해 전 세계적으로 지속적으로 성장하고 있다.

유니버셜 디자인의 접근성 및 통행 가능성에 대한 개념은 가상 환경 및 실제 환경에서 동일하게 적용된다. 인터넷을 위한 유니버셜 디자인은 "인터넷에 콘텐츠를 표시하고 인터넷 기술을 디자인할 때 연령, 언어 또는 장애에 관계없이 가능한 광범위한 사용자의 요구를 수용할 수 있도록 유연해야 한다(Burks & Waddell, 2001)". 건강 문해력, 사회적 상호작용 및 기본적인 의사소통을 위해 인터넷 기반 자료의 사용 증가는 21세기 유니버셜 디자인의 중요한 측면이 되었다.

표 7-4 유니버셜 디자인의 핵심 요소에 대한 표

핵심요소	의도	지침
공정한 사용	디자인은 다양한 능력을 가진 사람들에게 유용하고 시장성이 있어야 한다.	• 모든 사용자에게 동일한 수단을 제공해야 한다. 가능한 한 동일하게 그렇지 않으면 유사해야 한다. • 어떠한 사용자든지 차별하거나 선입견을 가지는 것을 피한다. • 사생활 보호, 안전성의 제공은 모든 사용자들에게 동일하게 제공되어야 한다. • 모든 사용자들에게 통하는 디자인으로 제작되어야 한다.
유연한 사용	넓은 범위에서 개개인의 취향과 능력에 맞게 디자인해야 한다.	• 사용 방법을 선택할 수 있도록 한다. • 오른손잡이 또는 왼손잡이 모두가 접근하고 사용할 수 있도록 한다. • 사용자가 정확하고 정밀하게 사용할 수 있게끔 한다. • 사용자의 속도에 맞게 유연해야 한다.
간단하고 직관적인 사용	사용자의 경험, 지식, 언어 능력 또는 현재의 집중력과 상관없이 이해하기 쉽고 사용 가능하도록 디자인해야 한다.	• 불필요한 복합성을 제거한다. • 사용자의 경험 및 직관에 지속적으로 부합한다. • 넓은 범위의 독해력과 언어 능력을 수용한다. • 지속적으로 중요한 정보를 처리한다. • 과제 완성 중 또는 후에 효과적인 자극 및 피드백을 제공한다.
자각할 수 있는 정보	디자인은 주변 조건이나 사용자의 감각 능력에 관계없이 사용자에게 필요한 정보를 효과적으로 전달한다.	• 필수 정보를 중복해서 표시하려면 다른 방식(그림, 언어, 촉각)을 사용한다. • 필수 정보와 그 주변 환경 사이를 적절하게 대조시킨다. • 필수 정보의 "합법성"을 극대화한다. • 설명할 수 있는 방법으로 다른 요소들을 구분한다(즉 쉽게 지시할 수 있도록 함). • 감각적 장애를 가진 사람들이 사용하는 다양한 기술이나 장치와의 호환성을 제공한다.
오류의 수용	디자인은 우발적이거나 의도하지 않은 조치로 인한 위험과 부작용을 최소화한다.	• 위험과 오류를 최소화하기 위한 요소들: 가장 많이 쓰이는 요소, 가장 접근성이 좋음, 위험요소를 제거, 격리 또는 막는다. • 위험 및 오류에 대한 경고를 제공한다. • 안전장치를 제공한다. • 과제 중 감시가 필요한 무의식적인 행위를 억제한다.
낮은 신체적 능력	디자인은 효율적이고 편하게 그리고 최소한의 피로함으로 사용할 수 있다.	• 사용자가 중립적인 신체 위치를 유지하도록 허용한다. • 적절하게 힘으로 조작할 수 있도록 한다. • 반복 동작을 최소화한다. • 지속적인 신체적 노력을 최소화한다.
접근과 사용을 위한 크기와 공간	접근, 손에 닿기, 조작 그리고 사용자의 신체와 자세, 이동성에 상관없이 적절한 크기와 공간	• 앉아 있거나 서 있는 사용자들이 중요한 부분을 뚜렷하게 볼 수 있도록 한다. • 앉아 있거나 서 있는 사용자들이 편안하게 모든 구성요소에 접근할 수 있도록 한다. • 다양한 손 및 잡기의 크기를 수용할 수 있다. • 보조 기기 또는 개개인을 보조하기 위한 적절한 공간을 제공한다.

Source: Joines & Valenziano, 1998. Reference Creditng: Joines, S. & Valenziano, S. (1998). The Universal Design File: Designing for People of All Ages and Abilities, Revised Edition. NC State University, The Center for Universal Design. Retrieved from http://design-dev .ncsu.edu/openjournal/index.php/redlab/article/viewFile/102/56

상업 구역에서, 국제 유니버셜 디자인 위원회(Global Universal Design Commission; GDC)는 현재 상업용 건물의 유니버셜 디자인 채택에 대한 자발적 합의의 표준을 개발하고 있는 국제단체로, 신체적 키와 능력의 변화와 상관없이 모든 사람이 건물에 접근할 수 있도록 할 것이다. 승인된 유니버셜 디자인 표준은 기업과 정부 기관이 장애 없는 시설을 만드는 지침이 되어 다양한 사용자에게 상업, 공공 서비스, 오락 및 고용 기회를 제공할 것이다"(GUDC, 2009). 이러한 원칙들이 정부에 의해 적용된 사례는 호주 퀸즐랜드 주택 및 공공 사업부의 스마트 홈 프로그램이다. 이 프로그램에는 호주 지역 전체에서보다 지속 가능한 주택을 설계하기 위해 "삼중 하한선 모델" 안에 "사회 지속 가능한 모델"의 핵심 요소로 유니버셜 디자인 원칙을 포함시켰다(Queensland Department of Public Works, 2008).

표 7-5 포용적 디자인을 위한 지침

1. 포용적 디자인은 사람들을 디자인하는 과정의 핵심에 배치한다.
2. 포용적 디자인은 다양성과 차이를 수용한다.
3. 포용적 디자인은 단일 디자인으로는 모든 사용자를 수용하지 않도록 한다.
4. 포용적 디자인은 유연하게 사용할 수 있도록 제공한다.
5. 모든 사람에게 편리하고 즐겁게 사용할 수 있는 건물과 환경을 제공한다.

영국의 건축 환경위원회(CABE)는 유니버셜 디자인의 아이디어를 더욱 발전시켜 5가지 포용적 디자인 원칙을 개발했다. 이 원칙들은 나이와 능력에 관계없이 모든 사람을 위한 장소를 만들기 위해 노력한다. 이러한 원칙은 표 7-5에 나와 있다.

포용적 디자인(inclusive design)은 설계 과정에서 장애가 있는 개인의 역할을 강조한다. 이 접근방식은 서비스 및 자원에 대한 접근의 형평성을 높이기 위한 것이며 장애가 있는 사용자뿐만 아니라 모든 사용자의 경험을 향상시키기 위한 것이다.

표 7-6은 주택 내의 유니버셜 디자인에 대한 구체적인 지침을 보여주며, 이는 앞에서 열거한 유니버셜 디자인 원칙을 반영한다. 유니버셜 디자인 개념은 모든 신축 주택을 유니버셜 디자인 기준 안에서 지을 것을 권장하며, 기존 주택 및 상업 건물은 신체적 장애가 있는 사람들이 편하게 방문할 수 있도록 실질적 접근을 개선할 수 있다.

방문의 용이성(visitability)은 개인의 능력과 상관없이 쉽게 접근할 수 있도록 개별 주택과 상업 건물을 설계하고 건설하는 국가적인 추세이다. 이 개념에서 가정집은 다음 세 가지 요구 사항을 충족해야 한다. (1) 하나의 출입문은 적어도 계단이 아예 없어야 한다. (2) 입구는 최소 32인치 정도 여유가 있어야 한다. (3) 주요 층에 휠체어를 이용할 수 있는 화장실이 하나 이상 있어야 한다(Visitability, 2010). 대부분의 환자가 외래를 다니는 병원은 방문의 용이성에 맞게 설계되었다. 일반적으로 이러한 병원에서 휠체어 사용자의

표 7-6 유니버셜 디자인을 사용한 가정 구조 및 제품

계단 없는 출입구	모든 사람 심지어 휠체어 사용자도 집안에 쉽고 안전하게 드나들 수 있는 계단이 없는 출입구
단층 생활	쉽게 이동이 가능하도록 침실, 주방, 모든 것이 갖춰진 욕실과 오락시설이 같은 층에 위치함
주택 입구	지붕이 있는 출입구는 열쇠를 찾거나 입구에서 기다리는 동안 비와 눈으로부터 자신과 방문객을 보호한다.
넓은 출입구	너비가 최소 36인치인 출입구는 휠체어로 큰 크기의 가구나 전자기기를 통과해 모두 움직일 수 있도록 한다.
넓은 복도	너비가 42인치이고 위험요소나 턱이 없는 복도는 모든 사람과 모든 물건을 쉽게 출입할 수 있게 한다.
닿을 수 있는 스위치	앉아 있는 상태에서도 바닥에서 42~48인치 높이의 전등 스위치와 바닥에서 18~24인치 떨어진 전기 콘센트에 쉽게 닿을 수 있다.
쉽게 사용할 수 있는 손잡이와 스위치	지렛대 모양의 문 손잡이와 수도꼭지, 아래위로 끄고 켜는 전등 스위치는 문을 열고 물을 틀고 실내 조명을 더 쉽게 켤 수 있게 한다.
화장실 구조	낮은 높이의 붙박이 의자와 미끄럼 방지 바닥, 문턱이 없는 욕조 및 샤워시설은 높은 접근성을 제공한다.

접근은 용이할 수 있지만 휠체어를 사용하는 치료사를 수용할 수 있는 시설을 보유하지는 않는다. 이 경우 유니버셜 디자인 원칙이 고려되지만, 휠체어를 사용하는 치료사에 의한 통행 가능성보다는 접근성을 보장하는 디자인이 우선되어야 한다.

대부분의 성인은 가능한 한 오랫동안 집에서 머무르기를 선호한다. 실제로 65세 이상 성인의 90%가 나이가 들어감에 따라 현재 거주지에 머물기를 원한다고 응답했다(Kochera, Straight, & Guterbock, 2005). 능력의 변화에 맞게 사람들이 머무는 집을 디자인하는 것은 유니버셜 디자인 운동의 구성요소 중 하나이다. 유니버셜 디자인을 넘어서 전체 지역사회를 고려하고 노인들의 요구를 충족시키기 위해 기존 주택을 개조하는 방법은 지역사회와 노인에게 긍정적이며, 혹시라도 요양원으로 옮겨야 하는 노인의 간호비용을 줄일 수 있다. 질병통제예방센터(2010년)는 **살던 곳에서 노후 보내기(Aging in place)**를 "연령, 소득, 능력 수준에 관계없이 자신의 가정과 지역사회에서 안전하고 독립적이며 편안하게 생활할 수 있는 능력"이라고 정의한다. 노인들은 자신의 집이나 지역사회에 머물면서 지역사회에 지속적으로 참여하고 싶어 한다. 노인들이 얼마나 이러한 참여를 할 수 있을지는 지역사회가 어떻게 설계되는지에 따라 어느 정도 결정된다(Farber & Shinkle, 2011). 노인들이 더 이상 자기 집에서 활동할 수 없을 때 그들은 종종 자녀들 중 한 명 또는 다른 대가족과 함께 산다. 실제로 미국 가구의 3분의 1은 한 명 이상의 60세 이상 가족과 함께 살고 있다(Pinoos, Caraviello, & Cicero, 2009).

거주지에서 노년을 보내는 것을 돕는 방법에는 여러 가지가 있다. 이 중 하나는 사람들이 나이가 들어감에 따라 변화하는 요구를 충족할 수 있도록 집을 개조하여 교육 및 신체적인 도움을 주는 것이다. 공동재개발 및 국립노인거주위원회(National Aging in Place Council)와 같은 지역사회 단체는 지역사회 구성원과 협력하여 집을 개조하여 노인들이 가정환경 및 지역사회에서 계속 살 수 있도록 도와준다. **공동 재개발(rebuilding together)**은 미국의 저소득 주택 소유자에게 중요한 주택 수리, 개조 및 개선을 제공하는 비영리 단체이다. 국립노인거주위원회는 대다수의 노년층 미국인들이 가능한 한 오랫동안 집에 머무르기를 원하지만, 독립적인 생활을 가능하게 하는 가정과 지역사회 기반 서비스에 대한 인식의 부족으로 설립된 노인 지원 네트워크이다. 이 단체는 노인들이 앞으로의 주거 및 돌봄 필요성을 계획하는 것을 도울 수 있는 민간, 공공, 비영리 분야의 전문가들로 구성된 네트워크를 보유하고 있다.

지역 봉사보다는 대중교육에 중점을 두는 운동은 미국 은퇴자 협회(American Association of Retired Persons; AARP)와 미국작업치료협회가 개발한 **가정 운동(HomeFit)** 프로그램이다. AARP 가정 운동 가이드는 인터넷을 통해 무료로 이용할 수 있으며, 노인들이 자신의 집의 독립적인 생활 가능성을 평가, 유니버셜 디자인 기준을 검토, 가정 안전 점검표를 포함하며 계절별 자택 정비를 위한 권장사항을 제공하고, 가정 에너지에 대한 팁을 제공하는 체크리스트를 포함한다(AARP, 2012). 이 표준 프로그램은 집 개조에 대한 권고사항뿐만 아니라 노인들이 집에서 잘 지낼 수 있도록 도움이 되는 중요하지만 종종 간과되는 자택 관리와 에너지 보존에 대한 지침도 제공한다.

지지 및 인간관계
SUPPORT AND RELATIONSHIPS

ICF에서의 지지 및 관계는 "실질적인 신체적 또는 정서적 지원, 양육, 보호, 보조 및 가정, 직장, 학교 또는 놀이터 또는 다른 일상활동 내에서의 다른 사람들과의 관계 등을 제공하는 사람 또는 동물을 뜻한다(World Health Organization, 2001, p. 12). 직계 가족, 대가족, 친구, 지인, 학우, 동료, 이웃 및 지역사회 구성원, 상급자 및 하급자 등이 포함된다. 이러한 관계가 개인의 발달과 노화에 미치는 영향은 존재할 수 있는 다양한 관계에 따라 다르다.

인간관계는 생애과정과 관련된 각 장에서 발달의 배경과 함께 논의될 것이므로 여기서는 자세히 다루지 않을 것이다. ICF에서 "의료전문가"와 관련해 설명한 인간관계에 대한 범주는 이 장에서 고려해볼만 하다. 이 범주는 의사, 간호사, 물리치료사, 작업치료사 및 언어치료사를 포함하여 의료시스템 내에서 일하는 모든 서비스 제공자를 포함하는 광범위한 범주이다(World Health Organization, 2001).

의료전문가는 클라이언트를 하나의 고유한 개인으로 존중하고 클라이언트의 욕구와 가치에 부합하는 고품질 치료를 제공해야 한다. 이러한 클라이언트 중심의 관점은 좋은 결과가 환자에게 의미 있고 가치 있는 것에 초점을 맞추어서 정의되어야 한다는 근거 중심의 임상의학을 기반으로 한다. 이 접근법을 **클라이언트 중심 치료(client–centered care)**라고 한다. 종종 클라이언트 중심 치료와 환자 중심 관리라는 용어는 동의어로 사용된다. 이러한 의료 접근 방식은 개별 클라이언트 선호, 요구 및 가치를 존중하고 그에 대응하는 클라이언트와 의료전문가 간의 상호작용에 중점을 둔다. 클라이언트 중심 치료에 대한 접근방식은 클라이언트의 가치가 모든 임상 결정의 지침이 된다(Institute on Medicine, 2001).

치료사 및 의료서비스 제공자로서, 우리는 개인의 기능적 수행 추구와 관련된 잠재적 영향을 발견할 수 있는 특수한 관계 및 책임을 갖게 된다. Townsend(2003)는 권위자로서의 치료사의 사회적, 윤리적 책임을 보여준다. 치료사로서 우리가 많은 결정을 할 때 우리가 제공하는 조언에 대한 기대 및 책임을 중요시할 의무가 있다. 이동을 위해 휠체어에 새롭게 의존하는 연세가 많은 아버지의 경우, 치료사들은 비용적 압박을 느끼긴 하지만 클라이언트가 상체 근력이 약하고 활동적인 생활방식을 유지하고자 한다면 표준형 휠체어는 적합하지 않을 수 있다. 휠체어 유형 및 기타 장비를 고려할 때 사람들의 생활방식과 독립적 이동에 대한 기대를 아는 것이 클라이언트 중심의 치료에 대한 우리의 책임이다.

반려동물 Domesticated animals

ICF에서는 지지 및 관계의 형태로 반려동물을 열거한다. 이 범주에는 애완동물(개, 고양이, 새 등)과 같은 신체적, 정서적 또는 심리적 지원을 제공하는 동물과 개인 이동 및 운송을 위한 동물 등이 있다. 이 논의에서 우리는 반려동물들이 **동물보조치료(animal–assisted therapy; AAT)**에 관여하기 때문에 동료로 생각할 것이다.

반려동물은 많은 사람들에게 중요하지만, 반려동물이 건강과 복지에 미치는 영향에 대해 상충되는 연구들이 많이 존재한다. 최근의 연구에서 Winefield, Black와 Chur–Hansen(2008)은 큰 표본을 볼 때 반려동물이 개인의 신체 건강에 긍정적 또는 부정적인 영향을 모두 주지 않는다고 보고했다. 다른 많은 연구들은 애완동물의 영향에 대해 더 긍정적이었다. McConnel(2011) 등은 애완동물이 사랑하는 사람의 상실이나 심각한 질병으로 인한 상실과 같은 중요한 생활 스트레스 요인에 직면한 개인을 도울 수 있다는 상관관계에 대한 증거가 존재한다고 주장했다. 이들은 애완동물 주인이 삶에 대해 더 나은 태도를 보였고(예: 더 큰 자존감을 가지고, 더 많은 운동을 함), 어떤 경우에는 덜 두려워하는 것으로 나타났다. 이들은 애완동물이 정서적 지지를 제공하고 애완동물이 제공한 지지가 사람들이 제공하는 지지와 경쟁하기보다는 보완한다는 것을 밝혀냈다. 애완동물은 일부 사람들에게 중요한 사회적 지지의 원천이 될 수 있으며, 주인에게 많은 긍정적인 심리적 혜택을 제공한다.

동물보조치료(AAT)는 사회적, 정서적 또는 인지장애가 있는 사람들을 위한 중재 또는 지원의 형태로 동물이 참여하는 치료의 한 종류이다. 많은 작업치료사 및 물리치료사들은 치료에 이 접근방식을 사용한다. 동물(가장 일반적으로 개)은 교도소, 요양원, 학교 및 병원과 같은 다양한 환경에서 활용될 수 있다(Fine, 2010). 동물은 치료에 참여하기 전에 그들의 행동을 조절하고 지시에 응할 수 있도록 훈련되어야 한다. 그림 7–5는 훈련된 "치료견"이 어린 아이들과 상호작용하는 공개 행사를 보여준다.

치료 동물은 정서적 지지를 제공하며 치료 시간에 환자들의 동기부여를 높일 수 있다. 등록 및 훈련된 치료 동물조차도 법적으로 "봉사" 제공 동물로 정의되지 않고 있다. **봉사 동물(service animal)**은 주인의 장애와 관련된 특정 과제를 수행하는 것을 돕도록 훈련된 작업 동물이다. 보조

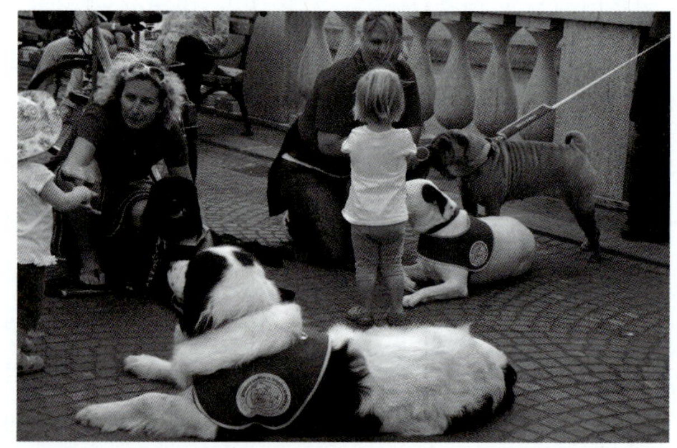

그림 7–5 차분하고 수용적으로 다룰 수 있는 개를 치료견으로 선택한다. 개들은 신체 및 정신건강을 돕도록 치료견으로 훈련받는다.

견은 가장 일반적인 유형의 봉사 동물이고 보조견에는 세 가지 유형이 있다. 시각장애인을 위한 맹도견, 청각장애인을 위한 청도견 그리고 시각 및 청각 외에 다른 장애가 있는 사람을 돕는 봉사견이 존재한다. 훈련받은 봉사 동물은 "청각장애인을 위한 경보, 전화 및 초인종을 대신 들을 수 있다. 이들 동물은 시각장애가 있는 사람들을 안내하고, 이동이 제한적인 사람들을 위해 물건을 건네주거나, 하루종일 피로감을 느끼거나 경사로를 오를 만큼의 힘이 없이 없는 휠체어 사용자를 위해 휠체어를 끌어준다"(Albrecht, Seelman, & Bury, 2001, p. 716).

봉사견 분야에서 최근에 추가된 것은 정신건강 또는 행동장애가 있는 사람들을 위한 봉사견이다. 표 7-7에서 설명한대로 공인된 자폐증 봉사견은 안전 수준을 높이고 사회화를 개선하며 돌발행동을 억제하도록 훈련되었다. 봉사견은 또한 외상후 스트레스 장애와 같은 불안장애가 있는 재향 군인을 돕기 위해 훈련을 받는다.

세계 대부분의 국가에서 보조견을 동반한 장애인은 공공시설의 모든 장소, 대중교통 수단, 레크리에이션 및 일반 대중을 수용하는 장소에 대한 법적 접근이 보장된다(Assistance Dogs International, 2012). 일반적으로 서비스 동물과 관련된 가장 큰 어려움은 훈련 비용이다. Albrecht, Seelman과 Bury(2001)는 또한 이 동물들을 훈련시키기 위한 프로그램의 이용은 매우 부유한 국가에서만 가능하며, 동물과 일대일 훈련 기간이 필요한 곳은 종종 자택에서 먼 지역에 위치한다고 언급했다. 이러한 이유로 부유한 국가에서도 봉사 동물의 도움을 받는 것은 상당히 제한적이다.

태도 Attitude

환경 고려에 따른 태도, 즉 **태도적 환경(attitudinal environment)**은 관습, 관행, 이념, 가치, 규범, 사실적 신념 및 종교적 신념의 관찰 가능한 결과와 관련 있다(World Health Organization, 2001). 태도는 무의식 수준을 포함하여 모든 수준에서 개인의 행동과 사회생활에 영향을 끼친다. 보건 전문직 학생으로서, 당신은 스스로 활동에 제한이 있는 사람들에게 개방적이고 긍정적인 태도를 가지고 있다고 생각할 것이다. 그러나 잡지, 영화 및 인터넷의 대중문화는 일반인과 다르게 기능하는 사람들에 대해 거의 노골적으로 많은 메시지들을 제공한다. 그림 7-6은 중년인 다운증후군 환자를 보여준다. 이 글을 쓰기 위해 사진을 찾아보면서 유아기인 다운증후군 환자의 인터넷 이미지는 많았지만 성인이나 노인인 다운증후군 환자의 이미지는 거의 없다는 사실에 놀랐다. 왜 그런 것인가? 이러한 이미지의 활용성 차이는 일반적으로 발달한 아이들의 경우에는 해당 사항이 없다. 트리나처럼 다운증후군을 가진 사람들은 나이가 들면서 매력을 잃거나 부끄럽게 되는가? 이것은 장애를 바라보는 일반적인 사람의 분명하지 않은 사회적 태도의 한 예가 된다.

Auslander와 Gold(2000)는 캐나다와 이스라엘의 대중언론 매체에서 장애를 가진 사람들을 묘사한 것을 분석했다. 이들은 신체장애가 있는 사람들이 두 나라의 미디어 모두에서 가장 긍정적 관심을 받았다는 것을 밝혀냈다. 흥미롭게도 정신건강 장애는 목록에서 2위를 차지했으며, 발달장애가 있는 사람들은 미디어 관심의 빈도와 분위기 모두

표 7-7 자폐증을 위한 공인된 봉사견의 이점

안전 수준의 증가: 자폐증이 있는 어린이는 돌출 행동을 하는 경향이 크며 위험에 대한 개념이 없다. 개는 아이에게 묶여서 부모의 명령을 받도록 훈련시킬 수 있다. 아이가 도망가면 개에게 "정지" 명령을 내려 아이가 끈이 허용하는 것보다 더 멀리 가지 못하게 한다.
사회화의 개선: 일반인이 공인된 봉사견과 함께 있는 아이를 보게 되면 관심을 갖게 되고 많은 질문을 하게 되어 아이가 그 대화에 참여하여 자신의 개에 대해 이야기할 수 있도록 한다.
갑작스러운 행동 방지: 자폐증이 있는 사람은 새로운 환경에 적응하는 데 어려움을 겪으며 종종 감각 과부하를 경험한다. 그들의 공인된 봉사견은 그들의 삶에서 일정하게 유지시키며, 주변 상황이 아닌 그들의 개에 집중할 수 있게 하여 종종 문제 행동을 억제하는 데 도움이 된다. 개는 또한 촉각 주의 분산으로 작용하여 아이가 보다 긍정적인 행동을 하도록 바꾼다.

Adapted from National Service Dogs, 2012. Reference Crediting: National Service Dogs. (2012) Certified Service Dogs for Autism. Retrieved from http://www.nsd.on.ca/programs/certified-service-dogs-for-autism/

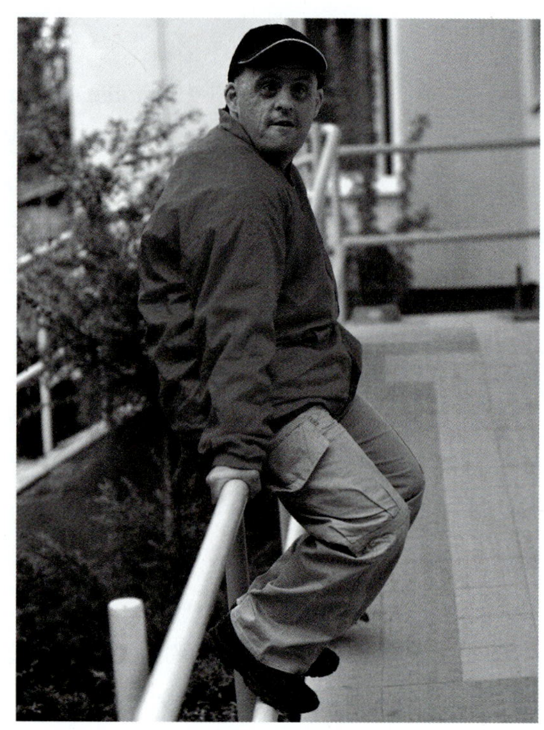

그림 7-6 발달장애를 가진 사람들은 성숙하고 성인의 역할과 생활방식으로 이행하며 다양한 환경적 배경에 맞는 기능을 수행할 수 있다. 일부 사례에서 태도적 환경이 신체적 환경보다 이러한 사람들을 더 제약하는 것을 볼 수 있다.

에서 모두 꼴찌였다. "언론은 대중의 태도를 반영하고 형성하는 데 중요한 역할을 한다. 여러 가지 방법으로 미디어 보도는 장애가 있는 사람들, 특히 정신과 발달장애가 있는 사람들에 대해 강한 부정적인 태도를 보인다"(Auslander & Gold, 2000, p. 430).

역할 Roles

역할은 문화적으로 규정된 행동 패턴이다. 일부 역할에는 권리와 책임이 존재한다. 예를 들어, 부모는 자녀를 위해 규칙을 정할 권리 및 음식과 안전한 주거를 제공할 책임을 가진다. 삶의 특정한 역할은 규범적이라고 여겨지는 생애주기와 관련하여 이 교재의 생애주기 장에서 논의될 것이다. 문화적 기대에 영향을 받고 사회 내에서 개인의 일상 기능에 영향을 미치는 또 다른 사회적 역할이 존재한다. 우리는 문화적 경험을 통해 우리가 받아들여야 할 역할과 피해야 할 역할에 대한 정보를 얻는다. 또한 성별, 장애 또는 인종적 배경에 따라 일부 역할이 불가능하다고 믿게 될 수도 있다. Royeen과 Crabtree(2006)는 **태도적 인종주의(attitudinal racism)**를 사회에서 취할 수 있거나 기대할 수 있는 역할에 영향을 주는 일련의 틀에 박힌 가정, 느낌, 신념 및 태도에 기반하는 행동으로 설명한다.

연령 차별주의(ageism)는 나이 때문에 개인이나 집단을 차별하는 특정한 유형의 인종 차별주의이다. 이에 대한 예는 전문요양시설의 모든 노인이 청각장애나 노망들었다고 가정할 수 있으며, 아이 다루듯이 천천히 큰 소리로 이야기해야 한다고 생각한다. 성 차별주의는 더 흔한 형태의 태도적 인종 차별주의가 될 수 있다. 병원에서 섬유 근육통을 가진 젊고 매력적인 여성이 힘빠짐과 피로 증상을 호소하는 경우, 성 차별은 명백하거나 덜 분명할 수 있다. 성 차별을 가진 치료사는 그녀가 드라마 여주인공이 되어 원래보다 더 아픈 척하는 데 주의를 기울이고 있고, 고통을 덜어줄 합리적인 방법이 있을지 고려하지 않을 수 있다.

Talcott와 Parsons(1951)는 특정 사회적 역할에 대한 태도의 또 다른 예를 처음으로 설명하였다. Parsons는 사회에서 아픈 사람이 행동하고 질병과 장애에 대한 사회적 도움을 방해하는 태도가 존재한다고 주장한다. **환자의 역할(sick role)**을 가정할 때 사람들이 자신에 대해 동정심을 가질 수 있으므로 자신의 상태에 대한 책임으로부터 벗어난다. 이 개념 내에서, 환자는 일상에서의 역할 기대에서 해방되고 새로운 환자 역할 기대가 부여된다. 병든 역할은 병이 났을 때 사회적으로 인정되는 특정 행동 방식이다. 이 역할은 병든 사람들에게 (1) 정상적인 사회적 역할 면제, (2) 그들의 상태에 대한 책임의 부재와 같은 특정 권리를 제공한다. 환자들은 환자 역할과 관련된 사회적 의무를 유지할 때까지 특별한 지원과 관심을 받는다. 이러한 의무는 아픈 사람들이 적극적으로 건강을 회복하려고 도움을 구하고 치료에 협조하는 것을 포함한다.

열이 나고, 홍조를 띤 상태로 직장에서 기침을 하는 경우 "병"으로 판단하여 회복을 위해 집으로 보내질 것이다. 몸이 아픈 상태에서는 일을 하거나 가족을 돌보고 사회적 약속을 지키지 않아도 된다. 하루종일 잠옷을 입고 침대에 누워서 동정심을 유발할 수 있다. 실제로, 당신은 특별한 관심과 특권을 받는다. 당신의 친구들은 죽이나 약을 가져다 주고 위로와 격려를 줄 수 있다. 환자 역할은 사회적인 수준의 개념 및 신념의 한 예를 제공하는데, 이는 어떤 사람이 기대하는 역할 수행으로부터 벗어나 휴식을 취한다면 가족, 교사, 룸메이트, 고용주 및 기타 지역사회 구성원들에게 어떻게 행동해야 할지를 반영한다. 정신적 고통을 가지고 있거나 인지장애가 있는 사람들은 몸이 아파 보이거나 아플 때의 행동을 하지 않기 때문에 환자 역할을 수행할 가능성이 적다.

Parsons는 또한 "환자 역할에 대한 특권과 면제는 '이차적인 이득'의 대상이 될 수 있으며, 환자는 일반적으로 무의식적으로 이를 확보하거나 유지하기 위해 적극적인 동기를 부여받는다"고 언급했다(Parsons, 1951, p. 439). 의료 서비스 환경에서는 이것을 **꾀병(malingering, 가병)**이라고 한다. 꾀병은 직업 및 사회적 책임으로부터 벗어나기 위해 장애를 과장하거나 직장으로 복귀하기 위한 치료에 따르지 않는다.

또 다른 사회적 태도는 강력한 "직업윤리"에 대한 가치이다. 노동, 특히 유급 노동은 미국 문화에서 높은 가치를 가진다. 노동자의 역할은 매우 중요하다. 가사나 육아와 같은 무급 노동에 종사하는 사람들은 똑같이 생산적이지만 그 가치를 덜 인정받을 수 있다. 이로 인해 활동 제약 또는 간병하기 위해 직장을 그만두는 사람들은 평가 절하 및 자격 상실을 느낄 수 있다.

어머니와 "육아"는 또한 사회적으로 형성된 역할이다. 어머니를 효과적으로 잘 설명하는 것은 인구 집단 내에서 다양할 수 있다. 미국에서는 어머니들이 자녀의 일상활동에 친밀하게 관여하여 "놀이 약속(playdates)"를 정하고 자녀를 활동에 참여시키고 운동 및 기타 사회적 목표를 도우며 자녀와 시간을 보낼 것이라고 기대한다. 육아는 사회의 핵심 구성요소로서 인정받지만 어머니는 종종 고립되어 재정적인 제약을 가진다. 특히 '환자 역할'에 부합하지 않는 주의력 결핍과 같은 활동적 한계가 있는 아이들의 어머니들은 공공연히 비난받고 소외된다. Cronin(2003)은 주의력 결핍장애를 앓고 있는 아동의 어머니가 겪는 학교 및 의료 서비스 제공자와의 계속되는 불화 및 불친절의 패턴을 밝혀냈다.

Fitzgerald(1997)는 "과학, 관료주의, 조직화된 종교는 장애의 의미를 형성하는 데 중요한 역할을 해왔는데, 즉 장애를 미완성의 그리고 불완전한 자아로서, 관리가 필요하며 그리고 동정과 자선의 객체로 여긴다"(p. 407). 학생들이 의료 관련 직업을 선택할 때 그들은 종종 "정말로 사람을 돕고 싶다"고 말한다. 이것은 사회적으로 인정하는 긍정적인 가치이다. 사람들을 돕고자 하는 욕구는 관대하고 적합할 수 있지만, 장애를 가진 사람을 어떤 면에서는 불행하고 자선을 베풀 가치가 있다는 믿음에 근거할 수도 있다.

Fitzgerald(1997)는 국가 장애 권리 운동의 입장을 지지하면서 "장애의 의료 모델 및 진화하는 장애에 대한 유전자 모델과 같은 개념은 우리가 장애를 생각하는 방식을 형성하고 결과적으로 고립, 차별 및 배제를 통해 장애를 가진 사람들을 대한다"(p. 407). 클라이언트 중심의 중재에 대한 접근방식은 이러한 전통적인 "도움" 이상에서 벗어나는 운동이며, 이러한 직업에 처음 임하는 사람들은 자신의 전문적인 실무에서 장애를 가진 사람들에 대한 기존의 생각에서 벗어나 새로운 태도를 갖도록 도와야 한다.

습관 및 일상 Habits and routines

ICF 모델 내에서 태도는 "사회적 배경 내에서 발생하고 도덕적, 종교적 행동 또는 에티켓, 즉 종교적 교리와 그에 따른 규범 및 의례나 사회집단에 적용되는 관행 및 규범 등의 사회적 규범과 같이 사회적 · 개인적 관행과 행동에 영향을 끼치거나 이를 형성시키는 관습, 관행, 규칙 및 추상적 가치관과 규범적 신념 체계를 포함한다"(WHO, 2001, p. 192). 4장은 문화 및 문화 관련 문제를 광범위하게 다루고 있었다. 그 외 사회적 수준에서 기능에 영향을 미치는 습관 및 일상에 대해 추가적으로 다룰 것이다.

습관은 6장에서 언급한 것처럼 무의식적으로 생각을 가지고 행동하는 것이다. 이러한 행동은 자주 반복되기 때문에 점점 의식하지 않게 된다. 고개를 끄덕이거나 사람들을 맞이하기 위해 웃고 있는 것과 같은 습관은 긍정적일 수 있다. 습관은 중독의 경우와 같이 강한 생리적 또는 심리적 필요에 근거할 수 있다. 습관은 일상적인 과제를 수행하는 동안 다른 곳에서 생각을 집중할 수 있다는 점에서 도움이 될 수 있다.

습관은 기능을 잘 유지할 수 있게 한다. 치매가 있는 노인은 종종 업무가 습관화되어 익숙한 일상생활활동을 계속 수행할 수 있다. 이로 인해 노인들이 입원했을 때보다 친숙한 환경에서 더 많은 기능을 할 수 있다. 습관도 해로울 수 있다. 특정 성별의 회원에게만 질문과 대화를 지시하는 습관은 다른 성별을 소외시킬 수 있다.

일상(routine)이란 개인이나 사회집단에서 관례적으로 적용하는 규칙적이고 상세한 일련의 행동을 뜻한다. 아침 샤워나 개를 산책시키는 것과 같은 일상은 종종 기계적으로 수행되거나 하루를 구성하는 활동이다. 비록 사람들은 종종 그들의 일상에 대해 생각하지 않지만, 그들은 종종 더 이상 그것을 수행할 수 없을 때 일상을 그리워한다. 병원에 입원해 있는 사람들은 비록 짧게 입원하더라도, 감독 없이 개인 소지품을 써서 혼자 샤워하는 것을 호사라고 여기기도 한다.

일상은 종종 하루 중 특정 시간과 관련이 있다. 예를 들어, 일상생활활동은 보통 아침과 저녁 시간에 수행된다. 또 다른 일상들은 직장에서 정신적 또는 육체적으로 해방되는 역할을 할 수 있다. 오후의 "티타임"은 서류 업무로부터 건강을 지키는 휴식의 좋은 예이다. 클라이언트와 함께 일할 때 훌륭한 치료전략은 건강을 증진시키는 행동을 일상적으로 만들어, 클라이언트들이 더 이상 치료의 도움을 받지 못할 때 그 행동을 계속할 수 있도록 하는 것이다. 일상은 또한 아침 차나 신앙 공동체 내의 활동에 참여하는 것과 같은 관습이 될 수 있다.

서비스 시스템 및 정책

Service, system & policies

ICF는 기능에 영향을 미치는 많은 서비스, 시스템 및 정책을 다룬다. 이러한 것들이 발달과 노화에 어떤 영향을 미치는지에 대해 논의하기 전에 용어를 구분하는 것이 중요하다. ICF는 서비스를 "사회의 다양한 부문에서 개인의 요구를 충족시키도록 디자인된 혜택, 체계적인 프로그램 및 활동을 제공하는 서비스"로 정의한다. 시스템은 "행정 통제 및 조직 메커니즘이며 지방, 지역, 국가 및 국제 수준의 정부들에 의해 확립된다". 정책은 "지방, 지역, 국가 및 국제 수준의 정부 또는 기타 공인 기관에서 확립한 규칙, 규정, 협약 및 표준에 의해 구성된다"(WHO, 2001, p.192).

미국 정부 구조 내에서 정책은 연방, 주 또는 지방 정부가 필요성을 충족하기 위해 취한 입법 조치이다. 이 교재의 21장은 미국에서 참여와 기능에 영향을 미치는 서비스, 시스템 및 정책을 광범위하게 논의할 것이다. 이 장에서는 정책이 개인의 환경적 배경을 어떻게 형성시키는가에 대한 몇 가지 예를 소개할 것이다.

주택법 및 선택사항 Housing laws & option

이 장의 앞부분에서 우리는 노인들을 위한 특수한 주택 문제 및 선택사항에 대해 논의했다. 주택은 국가 및 지역 차원에서 높은 규제를 받는 사회 기반 시설의 일부이다. 표 7-8은 특정 주택 상황에 대해 ICF 체계에서 다루는 다양한 수준의 서비스, 시스템 및 정책의 예를 보여준다. 광범위한 인구 기반 정책 결정은 개인에게 중요한 영향을 줄 수 있다. 예를 들어, 어떠한 가족에게는 노인주거보장이 자신들의 요구를 충족시킬만한 최선의 방법이 될 수 있겠지만, 지역토지법에 따라 이러한 유형의 임시 주택을 기존 주거 지역에 설치하는 것을 금지시킬 수 있다.

표 7-8 서비스, 시스템, 정책에 대한 ICF 분류에서의 주택 정책

ICF 분류	주택
시스템	미국의 주택과 도시 개발 부서 지방 정부의 토지 위원회 지방 공익사업 위원회
서비스	연방정부: 미국 내 공공주택은 저소득 가정에 적합한 적당하고 안전한 임대 주택을 제공할 수 있다. 민간: 지역 부동산 업자들이 복합용도 주택을 개발하였다. 민간: 민간 자선단체는 공공 재개발과 같은 도움이 필요한 노인을 위한 주택 개조를 위해 봉사활동을 제공한다. 민간: 가족들은 고령의 가족 구성원을 돕기 위해 자신의 집 옆에 노인주거보장시설의 설치를 결정한다.
정책	노인을 위한 주택 담보 대출은 주택에 담보가 있는 사람들을 돕기 위한 변형된 주택 담보 대출법의 한 예이며, 집에 대한 소유권을 담보로 대출을 받아서 자택에 계속해서 지낼 수 있도록 한다.

운전 및 운전면허증 Driving & driving licenses

노화에 의해 크게 영향을 받는 또 다른 중요한 기능 영역은 운전하는 것이다. Griffin(2004)은 "고령의 운전자는 30, 40, 50대의 운전자보다 교통사고를 낼 가능성이 더 높으며 교통사고로 사망할 가능성이 더 높다. 65세 이상 미국인의 수는 2000~2030년 사이에 두 배로 늘어날 것으로 예상된다. 미국인들은 더 오래 살고 더 오래 운전한다. 이러한 추세는 미국 거리와 고속도로에서 교통사고로 사망할 노인 운전자의 수가 증가할 것임을 시사한다"(p. 7).

현재 28개 주에는 노인이 운전면허를 갱신하기 위한 특별 요구사항이 존재한다. 예를 들어, 캘리포니아에서 운전 기록이 좋은 젊은 운전자는 자동으로 면허를 갱신할 수 있지만 70세 이상인 노인들은 갱신하려면 주 사무소에서 필기시험과 시력 검사를 모두 받아야 한다. 노인이 면허를 갱신할 때 능력이 부족하거나 운전 능력이 저하된 것으로 의심되는 경우 자동차 관리국 직원의 재량에 따라 신체 운전 시험을 치러야 할 수도 있다.

현재 심각한 교통사고를 내기 전에 면허자격을 박탈당한 노인은 거의 없다. 노인 운전자에게 가능한 한 오랫동안 안전하게 운전할 수 있도록 정보 및 지원을 제공하고 운전할 수 있는 특권을 언제 포기할지에 대해 인식하도록 돕기 위해 여러 클라이언트 교육, 보호자 교육 및 대중 인식 캠페인이 개발되었다. 의료전문가는 노인을 돕고 운전과 관련된 자신의 능력 및 한계를 이해하도록 많은 도움을 줄 수 있다. 그림 7-7에서 볼 수 있는 여성과 같이 많은 노인의 경우 운전은 음식, 의약품 및 기타 개인적인 필요한 물품을 구할 수 있는 유일한 방법이다. 또한 운전은 노인들에게 중요한 사회 및 신앙 단체에 참여할 수 있는 유일한 수단일 수 있다. 아직까지 운전면허증을 취득할 수 있는 법적 연령 상한선을 정한 국가는 없지만, 이러한 문제는 향후 몇 년 동안 점점 더 관심을 받을 것이다.

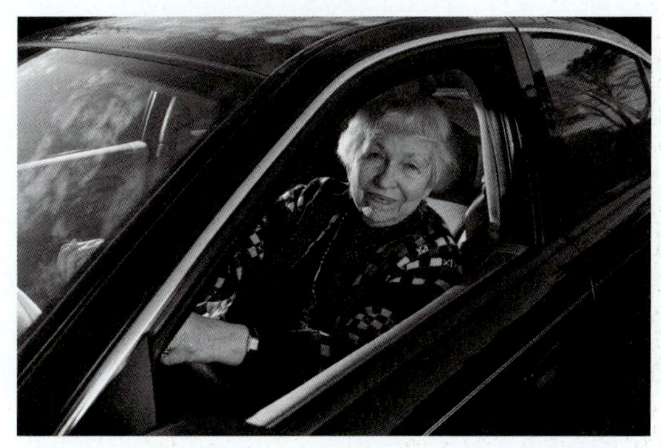

그림 7-7 86세의 여성에게 운전은 일상 작업을 수행하기 위해 매우 중요하다.

요약

인간 기능에 대한 환경적 요소의 많은 측면과 영향에 대한 인식에 대해 ICF 모델에서 앞서 다루었지만, 이러한 요소는 이전에 의료제공자나 정책 입안자의 충분한 관심을 받지 못했다. 환경 측면도 문화와 정책에 대한 논의에서 다루어진다. 전문적인 경험의 범위 내에서 클라이언트 및 가족과의 상호작용을 위한 역할과 규범적 전략에 대해 정의내리는 것이 더 쉽지만 능력 있는 임상가는 클라이언트의 상황과 관점을 고려하고 클라이언트 및 그들의 가족 요구에 가장 잘 대응하도록 이러한 환경적 요소에 적응할 수 있다.

사례 1 (계속)

트리나

트리나의 여동생은 그렇게 트리나가 이전의 독립적 기능으로 돌아가 그녀가 가족의 구성원으로서 꼭 필요하고 소중한 존재로 느끼게 하고 싶었다. 여동생은 트리나가 세탁기와 식기 세척기를 작동하는 방법을 보여주는 사진을 찍고 그림 시간표를 작성하였고 트리나는 집에서 이전에 해왔던 집안일을 다시 할 수 있었다. 트리나의 균형과 지구력 문제를 해결하기 위해 동작에 민감한 조명을 집의 주요 부분 전체에 배치하여, 트리나가 밤에 집안을 헤매고 다닐 때 그녀가 어디로 가는지 분명히 알 수 있게 했다. 트리나의 조카들은 도우미로서, 트리나가 휴대폰을 사용하고 비디오 게임기를 통해 운동을 할 수 있도록 알려주었다. 가정환경의 변화를 적응하고 지역사회 시설을 이용함으로써 트리나는 독립성을 회복하고 가치 있는 사회활동을 할 수 있게 되었다.

도움이 되는 질문

생각해 볼 몇 가지 질문들:

1. 트리나가 도시에 살았을 때 그녀의 엄마는 동네 가게 사람들과 친하게 지내도록 도움을 주었다. 이로 인해 트리나는 동네에서 자신만의 발달틈새(developmental niche)를 갖게 되었다. 트리나와 같은 지적장애가 있는 성인에게 환경이 어떻게 발달틈새를 제공할 수 있는지 설명하라.
2. 조카 덕분에 트리나는 가상 환경 내에서 새롭게 의사소통, 여가 및 다양한 오락거리를 제공받았다. 웹사이트 및 즐겨 찾는 "앱 스토어"를 검색하여 트리나와 같이 문맹인 성인이 사용할만한 의사소통 도구인 그림 일정(visual schedules)에 관련 "애플리케이션"을 찾아본다.

사례 2

태너와 케이티

태너와 그의 아내 케이티는 모두 재향군인이다. 태너는 아프가니스탄에서 외상성 뇌손상(TBI)을 입었고 육군에서 "다중 외상"이라고 하는 질병에 시달리고 있다. 태너는 외상성 뇌손상 외에 무릎 아래 다리가 절단되었고 만성요통을 갖고 있다. 케이티는 외상후 스트레스 장애(PTSD) 증상을 가지고 있다. 태너는 인공 다리를 착용하지만 외출 시 눈에 띈다고 느낀다. 전투 경험을 쌓은 후 그는 자신이 민간인에 적합하지 않으며 그들과 공통점이 거의 없다고 생각한다. 케이티는 조용한 곳에 있는 것을 선호한다. 그녀는 고통스러운 기억과 플래시백을 유발시키기 때문에 큰 소음이나 군중을 좋아하지 않는다. 태너와 케이티는 마음이 불편한 민간인 삶으로 돌아왔고 사회활동에 참여하기를 거부했다. 그들은 점점 더 고립되었고 불행해졌다.

태너와 케이티는 가족, 친구, 교회 및 재향군인 관리국의 정서적 지지와 성금을 통해 국립 봉사견 단체에서 교육을 받을 수 있었다. 여기서 태너는 "레이시라고 하는 사랑스러운 초콜릿 래브라도 리트리버와 새로운 친구를 만들었다"고 했다. 레이시를 가족으로 맞이한 이후 케이티와 태너는 당면한 문제를 극복하고 순간을 즐기기 시작했다. 태너는 레이시 덕분에 "우리 삶이 웃음과 놀라움으로 가득 차게 되었다"라고 말했다.

레이시는 케이티의 "말"을 알아듣도록 훈련을 받았고, 공황 상태에 빠지기 전에 상황에서 벗어날 수 있는 품위 있는 방법에 대해 교육을 받았다. 레이시는 주인의 떨리는 무릎 위에 귀여운 코를 올려놓고 내려 보는 등 하루종일 친근한 행동을 통해 사회적 지지를 제공한다.

태너와 케이티는 군대에서 제대한 이후로 일상생활에 거의 참여하지 않았다. 개를 돌보는 것은 그들이 일상생활을 하는데 체계와 의미를 더했다. 또한 그들 자신보다 레이시의 문제에 더 집중할 수 있게 되었다. 태너는 레이시를 규칙적으로 운동시키는 일을 담

사례 2 (계속)

당했으며 매일 걷기를 통해 본인의 걷기 능력과 통증 관리가 많이 개선되었다.

태너와 케이티는 레이시와 함께 있으면 사람들과 쉽게 친해질 수 있다는 것을 깨달았다. 레이시는 언제 상황에서 벗어나야 하는지 알도록 도와줄 뿐만 아니라 사람들은 레이시에 대해 호기심을 가졌고 덕분에 위협하지 않는 주제에 초점을 두고 대화할 수 있었다. 레이시와 함께 처음으로 교회에 참석한 후 케이티는 더 이상 문제가 있는 사람이 아니라 개와 함께하는 사람이라고 느꼈다고 했다.

도움이 되는 질문

생각해 볼 몇 가지 질문들:

1. 참전 용사로서 태너와 케이티는 호의적이지 않은 태도적 환경에 직면해 있었다. 부분적으로는 그들이 했던 일이 대중에게 친숙하지 않고 민간인들이 겪기 힘든 경험을 주로 했기 때문에 이러한 어려움을 겪고 있다. 이 부부가 지역사회로 다시 돌아가는 데 도움이 되는 다른 사회적 · 태도적 지지에는 어떤 것들이 있을 수 있는가?
2. 태너는 의족에 적응하고 보행 시 지구력을 높이기 위해 지속적인 물리치료가 필요하고 전기 기술자 교육을 받았다. 태너가 직장으로 복귀했을 때 어떠한 환경에 직면할 가능성이 있는가? 전기 기술자가 정규 근무 시간에 필요로 하는 다른 이동 방법에는 무엇이 있는가?

장벽에 대해 말하다

MARYBETH MANDICH
물리치료학 박사, 소아물리치료사

웨스트 버지니아에 관한 노래는 장엄하고 웅장한 웨스트 버지니아 언덕에 대해 찬양한다. 물론 이 언덕은 위엄 있고 웅장할 수도 있다. 하지만 장애를 가진 사람들에게는 진짜 장벽이다. 몇 년 전 나는 척추갈림증(spina bifida)을 가진 10대 소녀의 엄마에게 지역 학교 시스템과 관련하여 외부 전문가로 일해 달라는 요청을 받았다. 그 10대 소녀는 특히 수동 휠체어를 사용하여 상당히 독립적으로 이동했다. 그러나 소녀가 고등학교에 입학했을 때 새로운 신체적 장애에 직면했다. 고등학교는 대학교처럼 각각의 활동 및 수업이 다른 건물에서 이루어졌다. 안타깝게도 식당은 교실에서 멀리 떨어져 있었다. 건물 사이의 보도는 포장되었지만 매끈하지 않았고 언덕이 많았으며 이는 전형적인 웨스트 버지니아의 환경이었다. 이것은 자연적인 물리적 장벽을 만들었다. 처음에 이 젊은 여성은 용감하게 휠체어를 밀고 식당까지 가려고 했다. 그러나 그녀는 항상 점심 시간에 늦게 도착했고 늦게 교실로 돌아왔다. 학교는 이 문제에 대한 해결책을 제시했다. 그들은 소녀가 매일 교실에 머물러 있도록 했고 누군가는 그녀에게 도시락을 가져오도록 했다.

축하합니다. 물리적 장벽을 넘었습니다! 그러나 사회적 장벽이라는 또 다른 장벽이 만들어졌다. 고등학교를 졸업한 사람은 점심시간이 얼마나 중요한지 알고 있다. 점심시간 동안 같은 반이 아닌 친구들과 교류할 수 있다. 이 시간 동안 험담도 하고 이성에게 관심을 보이고 벼락치기 시험공부도 한다. 장기적으로 이 젊은 여성에게 더 큰 장애물은 물리적인 장벽이 아닌 사회적 장벽이었다.

이 시점에서 합리적인 편의의 개념이 적용되었다. 나는 이 젊은 여성이 식당으로 일찍 출발해서 사람들이 오기 전에 점심을 먹게 함으로써 친구들과 점심시간을 함께 할 수 있도록 하는 것이 합리적인 편의 방법이라고 생각했다. 날씨가 좋지 않으면 교실에 남아 있는 방법이 소녀에게 제시될 수 있다. 이것이 나의 "전문가적인"(또는 상식적인) 추천 사항이었다. 그러나 학교에서는 현재 태도적 장벽이라고 정의되는 태도로 나의 의견을 반대했다. 결국 그녀의 엄마가 법정에 소송을 제기하겠다고 위협함으로써 학교가 합리적인 편의에 동의하도록 했다. 그러나 그것은 우리 모두에게, 특히 이 젊은 여성에게는 큰 싸움이었다.

장벽에 대해 말하다 (계속)

장애가 있는 사람들은 때때로 분명하고 때로는 보이지 않는 장벽에 직면한다. 한 사람에 대한 이러한 간단한 이야기에도 여러 가지 장벽이 존재한다. 일부 장벽은 사람들에 의해 만들어지지 않았지만 그 중 일부는 사람이 만든 장벽이다. 우리 치료사는 사회 활동가와 같이 일할 수 있으며, 모든 유형의 장벽을 의식하고 클라이언트의 삶의 질에 미치는 영향을 제거하거나 최소화하는 것이 우리의 임무라고 생각한다.

REFERENCES

Albrecht, G., Seelman, K., & Bury, M. (2001). *Handbook of disability studies.* Thousand Oaks, CA: Sage Publications.

American Association of Retired Persons (AARP). (2009). *Accessible remodeling: What is universal design? The basics of building homes for the safety, comfort and convenience of everyone.* Retrieved from http://www.aarp.org/home-garden/home-improvement/info-09-2009/what_is_universal_design.html

American Association of Retired Persons (AARP). (2012). *AARP HomeFit guide: Make your house a home—for life.* Retrieved from http://www.aarp.org/home-garden/livable-communities /info-07-2011/aarp-home-fit-guide-aging-in-place.html

American Occupational Therapy Association. (2014). *Occupational Therapy Practice Framework: Domain and process* (3rd ed.). Bethesda, MD: AOTA Press.

Assistance Dogs International. (2012). *About assistance dogs.* Retrieved from http://www.assistancedogsinternational.org /aboutAssistanceDogs.php

Auslander, G., & Gold, N. (2000). Media reports on disability: A binational comparison of types and causes of disability as reported in major newspapers. *Disability and Rehabilitation, 21,* 420–431.

Bonnefoi, M. S., Belanger, S. E., Devlin, D. J., Doerrer, N. G., Embry, M. R., Fukushima, S., & . . . van der Laan, J. (2010). Human and environmental health challenges for the next decade (2010-2020). *Critical Reviews in Toxicology, 40*(10), 893–911.

Bootes, K., & Chapparo, C. (2002) . Cognitive and behavioral assessment of people with traumatic brain injury in the work place: Occupational therapists' perceptions. *Work, 19*(3), 255–268.

Burks, M., & Waddell, C. (2001). *Universal design for the Internet.* Internet Society. Retrieved from http://www.isoc.org /briefings/002/

Centers for Disease Control and Prevention (CDC). (2010). Healthy Places terminology. Retrieved from http://www.cdc.gov/healthyplaces/terminology.htm

Commission for Architecture and the Built Environment (CABE). (2006). *The principles of inclusive design.* Retrieved from http://webarchive.nationalarchives.gov.uk/20110118095356/http: /www.cabe.org.uk/files/the-principles-of-inclusive-design.pdf

Conger, R., Conger, K., & Martin, M. (2010) Socioeconomic sta-tus, family processes, and individual development. *Journal of Marriage & Family, 72,* 685–704.

Cronin, A. (2003). Mothering a child with a hidden disability. *American Journal of Occupational Therapy, 58(1),* 83–92.

Environmental Protection Agency. (2014). *What is sustainability?* Retrieved from http://www.epa.gov/sustainability/basicinfo.htm

Farber, N., & Shinkle, D. (2011). *Aging in place: A state survey of livability policies and practices.* AARP Public Policy Institute. Retrieved from http://www.aarp.org/home-garden/livable -communities/info-11-2011/Aging-In-Place.html

Fine, A. (2010). *Handbook on animal-assisted therapy, Third Edition: Theoretical foundations and guidelines for practice.* Academic Press.

Fitzgerald, J. (1997). Reclaiming the whole: Self, spirit and society. *Disability and Rehabilitation, 19,* 407–413.

Global Universal Design Commission, Inc. (2009). *IDeA Center for Inclusive Design and Environmental Access.* Retrieved from http://www.ap.buffalo.edu/idea/projects/index.asp

Griffin, L. (2004) . *Older driver involvement in injury crashes in texas 1975–1999.* AAA Foundation for Traffic Safety. Retrieved from http://newsroom.aaa.com/wp-content/uploads/2011/09 /OlderDriverInvolvementInInjuryCrashes.pdf

Hays, J., & George, L. (2002). The life-course trajectory toward liv-ing alone: Racial differences. *Research on Aging, 24*(3), 283–307.

Hosseinpoor, A., Williams, J., Itani, L., & Chatterji, S. (2012). Socioeconomic inequality in domains of health: Results from the World Health Surveys. *BMC Public Health, 12*(1), 198–206.

Intergovernmental Panel on Climate Change. (2007). Climate Change 2007: Working Group I: The physical science basis. *Direct observations of recent climate change.* Retrieved from http:// www.ipcc.ch/publications_and_data/ar4/wg1/en/spmsspm -direct-observations.html

Institute on Medicine. (2001). *Crossing the quality chasm: A new health system for the 21st century.* Retrieved from http:// www.iom.edu/Reports/2001/Crossing-the-Quality-Chasm-A -New-Health-System-for-the-21st-Century.aspx

Joines, S., & Valenziano, S. (1998). The Universal Design File: Designing for people of all ages and abilities (rev. ed.). NC State University, The Center for Universal Design. Retrieved from http://www.google.com /url?sa=t&rct=j&q=&esrc=s&source=web&cd=1&ved=0CCAQFj AA&url=http%3A%2F%2Fwww.certec.lth.se%2Ffileadmin%2Fce rtec%2FKirre%2F102-154-1-PB.pdf&ei=gNn8U4uvJqPjsAT3_IC 4Dw&usg=AFQjCNErChoDwg6bX7zRwrWWTdXtg5lCpA&sig 2=cAVioWPS32h6OL6_yBIj_A.

Jones, M., McEwen, I., & Hansen, L. (2003). Use of power mobility for a young child with spinal muscular atrophy. *Physical Therapy, 83*(3), 253–262.

Kochera, A., Straight, A., & Guterbock, T. (2005). Beyond 50.05: A report to the nation on livable communities—Creating environments for successful aging. Washington. DC: American Association of Retired Persons.

Maleta, K., Virtanen, S. M., Espo, M., Kulmala, T., & Ashorn, P. (2003) . Seasonality of growth and the relationship between weight and height gain in children under three years of age in rural Malawi. *Acta Paediatrics, 92(4),* 491–497.

MacDonald, J., Stokes, R., Cohen, D., Kofner, A., & Ridgeway, G. (2010). The effect of light rail transit on body mass index and physical activity. *American Journal of Preventative Medicine, 39,* 105–112.

McConnel, A. R., Brown, C. M., Shoda, T. M., Stayton, L. E., & Martin, C. E. (2011). Friends with benefits: On the positive consequences of pet ownership. *Journal of Personality & Social Psychology, 101*(6), 1239–1252.

Mumford, K., Contant, C., Weissman, J., Wolf, J., & Glanz, K. (2011). Changes in physical activity and travel behaviors in residents of a mixed -use development. *American Journal of Preventative Medicine, 4,* 504–507.

Nathan, A., Wood, L., & Giles- Corti, B. (2013). Environmental factors associated with active living in retirement village residents: Findings from an exploratory qualitative enquiry. *Research on Aging, 35*(4), 459–480.

National Aging in Place Council. (2012). *Our mission.* Retrieved from http://www.ageinplace.org/about_us/our_mission.aspx

National Service Dogs. (2012a). *Certified service dogs for autism.* Retrieved from http://www.nsd.on.ca/programs/certified -service-dogs-for-autism/

National Service Dogs. (2012b). Diane, Jim & NSD lady—Skilled companion dog for veterans team. Retrieved from http://www.nsd.on.ca/about/testimonials/

Olson, J., & Esdaile, S. (2000). Mothering young children with dis-abilities in a challenging urban environment. *American Journal of Occupational Therapy, 54*(3), 307–314.

Parsons, T. (1951). *The social system.* England: RKP.

Perdue, W., Stone, L., & Gostin, L. (2003) The built environment and its relationship to the public's health: The legal framework. *American Journal of Public Health, 93*(9), 1390–1394.

Pynoos, P., Caraviello, R., & Cicero, C. (2009) . Lifelong housing: The anchor in aging-friendly communities. *GENERATIONS— Journal of the American Society on Aging, 33,* 26–32.

Queensland Department of Public Works. (2008). Smart and sus-tainable homes design objectives. Retrieved from http://www.hpw.qld.gov.au/SiteCollectionDocuments/SmartHousing DesignObjectives08.pdf

Rebeiro, K. L. (2001). Enabling occupation: The importance of an affirming environment. *Canadian Journal of Occupational Therapy, 68*(2), 80–89.

Rebuilding Together. (n.d.). *What we do.* Retrieved from http:// rebuildingtogether.org/whatwedo/

Royeen, M., & Crabtree, J. (2006) *Culture in rehabilitation: From competency to proficiency.* Upper Saddle River, NJ: Pearson Prentice Hall.

Schrecker, T. (2012). Multiple crises and global health: New and nec-es-sary frontiers of health politics. *Global Public Health, 7*(6), 557–573.

Shumway-Cook, A, Patla, A. E., Stewart, A., Ferrucci, L., Ciol, M. A., & Guralnik, J. M. (2002). Environmental demands associated with community mobility in older adults with and without mobility disabilities. *Physical Therapy, 82*(7), 670–681.

Stansfeld, S., Clark, C., Rodgers, B., Caldwell, T., & Power, C. (2011). Repeated exposure to socioeconomic disadvantage and health selection as life course pathways to mid-life depressive and anxiety disorders. *Social Psychiatry & Psychiatric Epidemiology, 46*(7), 549–558.

Townsend, E. (2003). Reflections on power and justice in enabling occupation. *Canadian Journal of Occupational Therapy, 70*(2), 74–87.

Visitability. (2010). *Housing that builds in freedom.* Retrieved from http://www.visitability.org/

Weine, S. (2011). Developing preventive mental health interventions for refugee families in resettlement. *Family Process, 50*(3), 410–430.

Winefield, H. R., Black, A., & Chur-Hansen, A. (2008). Health ef-fects of ownership of and attachment to companion animals in an older population. *International Journal Of Behavioral Medicine, 15*(4), 303–310.

World Health Organization. (2001). *ICF: International classification of functioning and disability.* Geneva, Switzerland: World Health Organization.

Zickuhr, K., & Madden, M. (2012). *Older adults and Internet use.* Pew Internet and American Life Project. Retrieved from http://www.pewinternet.org/Topics/Demographics/Seniors.aspx?typeFilter=5

PART 2

생애 단계의 특징들

Life Stage Characteristics

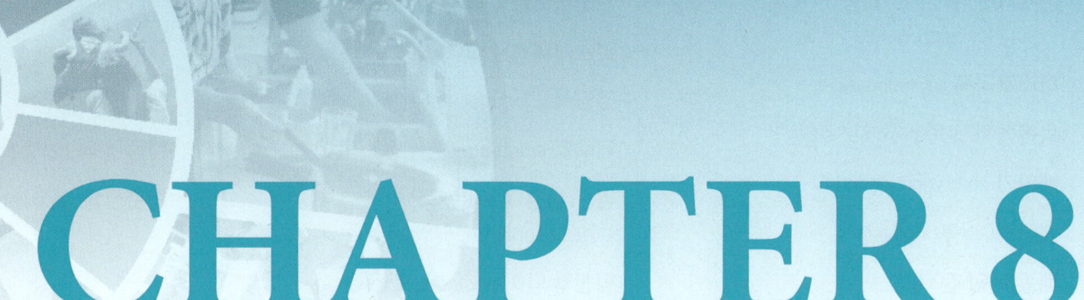

CHAPTER 8

출생전 발달

Prenatal Development

학습목표

이 장을 끝낸 후 독자는 다음을 할 수 있어야 한다.

- 미성숙한 태아 발달의 세 가지 시기-배아 초기, 배종기(전배아기), 배아기와 태아기-와 각 시기마다의 임신 후 연령을 확인한다.
- 배아와 태아의 발달과정 모니터링에 사용되는 다양한 분류 체계에 대해 설명한다.
- 임신에서 출산까지 다양한 신체계통에 걸쳐 성장하는 인간의 발달 변화를 설명한다.
- 다태 임신(multiple gestation), 유전자 변형, 선천성 기형 및 발달장애를 포함하여 비정상적 발달과 관련된 주요 요인 및 중요하거나 민감한 기간을 확인한다.
- 재생산술(reproductive technology) 및 줄기세포의 사용을 포함하여 배아 발달과 관련된 최근의 문제를 확인하고 논의한다.

주요 용어

기관발생 organogenesis
기형유발물질 teratogen
내배엽 endoderm
만능분화 줄기세포 pluripotent stem cells
매우 낮은 출생 시 체중 very low birth weight (VLBW)
머리꼬리쪽 cephalocaudal
몸쪽에서 먼쪽 proximodistal
배아기 embryonic period
배아덩이위판 epiblast
배종(배아 전)기 germinal (pre-embryonic) period
뼈형성 ossification
삼분기 체계 trimester system
신경판 neural plate
양수과다증 polyhydramnios
양수과소증 oligohydramnios
연골뼈대 chondroskeleton
영양세포 trophoblast
외배엽 ectoderm
임신(월경) 나이(연령) gestational (menstrual) age
임신후 나이 postconceptional age
주머니배 blastocyst
중간엽세포 mesenchymal cells
중배엽 mesoderm
중요한 시기 critical period
척삭 notochord
태아기 fetal period
태아 생존력 fetal viability
행동 상태 behavioral state
혈관신생 vascularization

서론 INTRODUCTION

태아 발달은 전 생애에 걸친 발달의 기초가 된다. 이 장은 특정 임상 집단을 나타내지는 않지만 임상가가 생애주기 동안 발달 차이에 대해 올바른 임상추론을 이해하고 적용할 수 있도록 한다. 기초 배아의 이해는 임상가가 선천성 결손 그리고 낭성섬유증 및 암과 같은 다양한 비정상인 생리학적 패턴을 이해하도록 한다.

ICF 분류체계는 태아기 적용을 목적으로 하지 않았지만 이 내용을 재활과 관련된 주제와 통합하기 위해 1장에서 소개한 분류체계를 태아기를 논의하기 위한 구성 틀로 사용할 것이다. 임신부터 출산까지의 태아기는 인간 수명에서 구조적 · 기능적으로 가장 빠른 변화 시기이다. 임신 후 처음 8주 동안 모든 신체구조의 계통이 형성된다. 태아기의 나머지 기간은 구조적 성숙 및 개선뿐만 아니라 관련 신체계통에 걸친 기능의 활성화를 특징으로 한다. 태아는 임신 8주 후의 인간 발달을 뜻하는 용어이다(출생~8주까지 발달기간 내 인간을 배아라고 함). 재활치료사는 일반적으로 자궁의 배아 또는 태아와 관련이 없지만 임산부 및 신생아와 함께 일하는 경우가 많다. 게다가 신생아 집중치료실에서 일하는 재활치료사들은 발달 패턴이 임신 후기 태아 발달과 유사할 수 있는 임신 22주 전에 출생이력이 있는 신생아를 만날 수도 있다. 태아 발달에 대한 강력한 기초 지식은 조산아의 행동 패턴뿐만 아니라 어린이의 많은 질병, 장애 및 발달 차이를 이해하는 데 중요하다. 마지막으로, 출생전 발달과 출생후 발달 사이에는 신경 행동 연속성이 존재하므로 출생을 구조-기능적 차원의 시작이 아닌 생애의 한 사건으로 이해하는 것이 중요하다(Stanojevic et al., 2011).

출생전 발달에 대한 개요 OVERVIEW OF PRENATAL DEVELOPMENT

인간 생명의 시작이나 낙태나 유전 연구의 윤리성에 대한 합의가 부족함에도 불구하고, 자연적인 수단을 통해 수정이 이루어지면, 즉 정자가 난자(즉 난자세포)에 침투한 후 12~24시간 이내에 인간 배아 발달이 시작된다는 데는 대체로 합의한다. 임신이라고도 불리는 수정은 정자와 난자가 수정란이라고 불리는 단일세포로 결합되면 완료된 것으로 여긴다. 인간의 삶이 언제 시작되는지는 아직까지 명확하지 않다. 그러나 Meyer(2008)는 자궁벽에 착상이 완료되고 수정 후 약 13일 전까지는 인간의 생명이 시작되지 않는다고 주장한다. Meyer는 지금까지 수정란을 두 개(일란성 쌍둥이)로 나눌 수 있다는 전제하에 이러한 주장을 한다. 따라서 개인의 생애주기는 이 기간이 경과하고 수정의 산물이 분명하게 하나의 개체로 될 때까지 분명하지 않다. 인간 삶의 시작은 상당한 논란이 존재하며, 이 장의 뒷부분에서 더 자세히 논의할 것이다.

수정란의 출현의 세 가지 배종기, 배아, 태아 중 첫 번째의 시작을 나타낸다. **배종(배아 전)기[germinal (pre-embryonic) period]**는 임신 후 단세포 수정란이 자궁에 착상될 때까지 약 2주간 지속된다. 배종기는 빠른 세포분열 및 만능 세포를 특징으로 한다. **만능분화 줄기세포(pluripotent stem cells)**는 많은 다른 종류의 세포로 분화할 수 있는 세포, 즉 그들의 세포계통이 아직 결정되지 않았다(Kim & Clark, 2014). 이 만능분화세포는 줄기세포로, 이 세포들은 채취될 수 있고, 질병에 걸린 개인에게 이식될 때 병든 세포를 건강한 세포로 대체할 수 있다는 기대가 존재했기 때문에 최근 몇 년간 많은 주목을 받았다. 줄기세포 치료는 암 및 기타 질환의 치료에서 점점 더 많이 쓰이고 있다.

유기체가 자궁내막에 착상된 이후의 배아는 신체의 모든 기관과 조직을 생산할 수 있는 복잡한 다세포 유기체로 알려져 있다. **배아기(embryonic period)**는 모든 주요 신체 구조가 형성되고 배아가 인간의 특성을 발달시켜 태아로 여길 수 있는 임신 후 8주가 끝날 때까지 지속된다. 이 시기 동안 발달이 진행되고 있는 기관은 독성 물질의 영향이나 비정상적인 상태에 가장 민감하다(Bruer, 2001).

태아기(fetal period)은 가장 길며, 임신 9주 후부터 출생 순간까지 지속된다. 이 기간에는 배아 기간 동안 형성된 조직, 기관 및 계통의 복잡한 구조적 및 생리적 발달뿐만 아니라 광범위한 성장이 포함된다.

아기는 태어날 때까지 가능한 한 모든 신체구조를 발달시킬 것이다. 따라서 아기의 구조 발달에 어떠한 이상은 발달 초기 단계에서 기관발생(organogenesis, 기관형성) 기간 동안에 발생했을 것이다. 영아의 구조적 발달은 태어나기 오래 전에 끝나지만 구조의 기능적 발달의 대부분은 임신

표 8-1 임신 기간 동안의 주요 발달 변화와 발달이정표

임신 후 기간	기간 동안의 구조적 · 기능적 변화
0에서 4~5주	• 수정란이 나팔관에서 자궁으로 하강 • 배아원반 형성과 함께 초기에 세포분열이 일어남. 수정란이 배아가 됨 • 발달된 배아가 자궁벽에 착상
4주	• 배아는 3개의 세포층으로 분화: – 외배엽(신경계와 감각기관) – 중배엽(순환계, 골격계, 근육계) – 내배엽(소화기계와 일부 선계) • 특수한 세포층이 자궁벽에 성장하기 시작, 태반이 형성되는 곳임 • 특수한 세포가 양막 형성(물 주머니) • 심장관 형성. 혈액은 끝을 향해 배아원반을 통해 순환하기 시작 • 장관, 폐, 간, 신장 발달 시작 • 신체의 옆에 작은 봉오리 출현. 지절의 초기 • 이 기간 끝에 배아는 4~6mm로 길어짐. 머리 형성, 신체 구부러짐
5주에서 8~9주	• 뼈와 근육이 신체 윤곽을 형성하기 시작 • 얼굴과 목 출현. 인간 모습 닮기 시작
8주	• 뇌는 나머지 신체 부위보다 빠르게 성장. 뇌조직의 증식 결과로 이마가 두드러짐 • 팔다리 봉오리가 길어짐. 근육과 연골 발달 • 성기가 형성되기 시작 • 배아의 길이는 30~50mm로 성장 • 배아는 태아가 됨

표 8-1 임신 기간 동안의 주요 발달 변화와 발달이정표 (계속)

임신 후 기간	기간 동안의 구조적 · 기능적 변화
9주에서 12~13주	• 태아기 시작 • 머리가 나머지 신체보다 계속적으로 빠르게 성장
12주 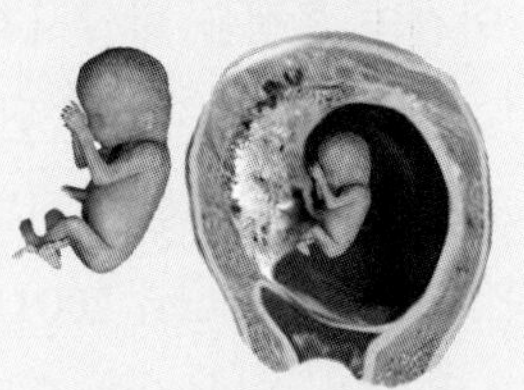	• 눈꺼풀이 융합됨 • 성구별이 가시화됨 • 임시 치아 봉오리 출현 • 성대 출현 • 소화기계 기능 시작. 태아는 양수 안에서 배뇨 • 태반은 영아로부터 어머니에게로 생산된 노폐물을 통과시킴 • 뼈와 근육은 지속적으로 발달 • 3개월 말에 발생한 팔, 다리, 어깨와 손가락의 자발적 움직임
13주에서 16~17주	• 신체에서 다리의 비율이 빠르게 커짐 • 머리 크기는 신체 크기의 1/2에서 1/4로 비교적 감소
16주 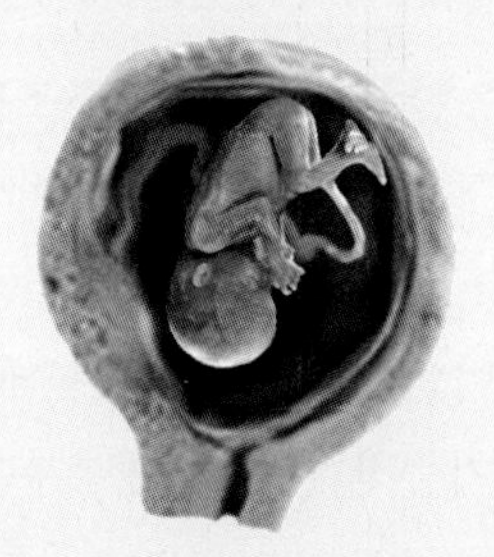	• 태아의 자세가 덜 구부러짐 • 손과 발은 손톱과 함께 잘 형성됨 • 피부는 어두운 붉은색(혈액이 표면적으로 흐름)을 띠고 주름짐(아래에 지방 부족) • 손가락은 굽힘되어 구부러짐 • 반사는 신경계 성숙의 지속으로 보다 더 능동적이 됨 • 팔과 다리 움직임의 증가가 강화됨 • 태아는 15cm로 성장하고 체중은 300g에 가까움
17주에서 20~21주	• 모든 신체구조는 만삭 때의 형태에 가깝게 됨 • 땀샘이 나타나고 기능을 하게 됨
20주 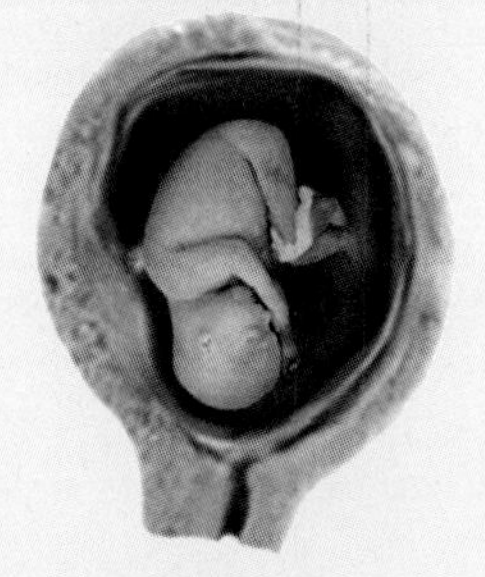	• 머리카락이 생김 • 피부에 주름이 지속적으로 형성됨 • 척추는 좀 더 직선이 됨 • 자발적 활동이 지속적으로 증가 • 움직임은 엄마가 지각하거나 지각하지 못함 • 21주째 태아는 길이가 19cm로 측정(약 1ft)되고 체중은 460g이 됨(약 1lb)
21에서 24~25주	• 눈이 완전히 형성됨: 이 시기 말에 눈꺼풀이 열림 • 맛봉오리는 혀와 입에서 나타남, 영아나 어른보다 더 많음
24주 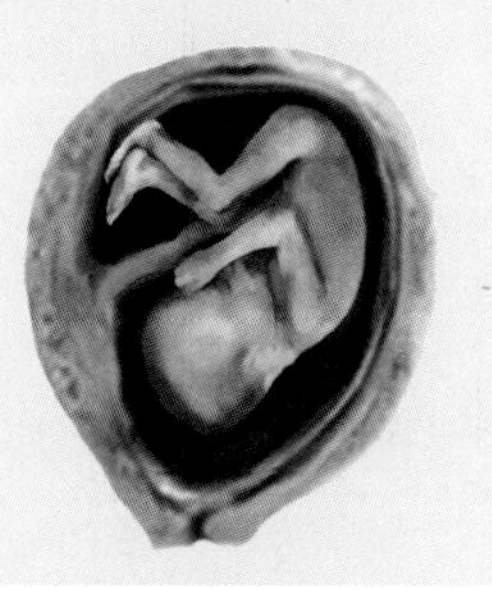	• 몸 구조가 지속적으로 성장; 아기의 몸무게는 지속적으로 무거워짐 • 이 시기 말에 태아의 길이는 24cm가 되고 체중은 1,000g 이상이 됨

표 8-1 임신 기간 동안의 주요 발달 변화와 발달이정표 (계속)

임신 후 기간	기간 동안의 구조적 · 기능적 변화
25주에서 28~29주	• 태아는 체온 유지의 도움을 받는다면 독립적으로 생존 가능함 • 대뇌반구는 뇌 전체를 거의 다 덮음
28주 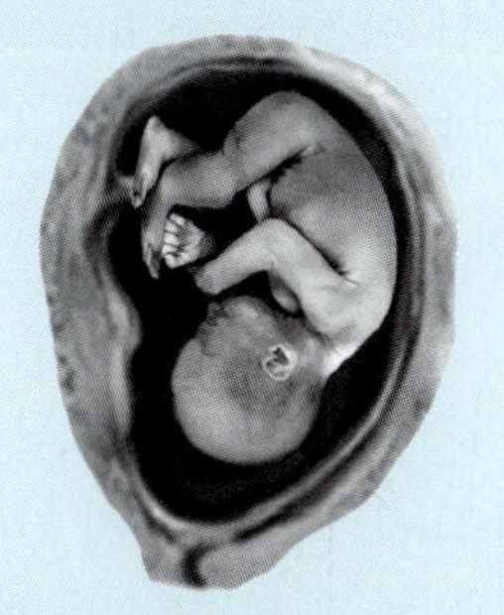	• 신생아반사는 완전히 발달됨 • 울고 숨 쉬고 삼킴. 엄지를 빨 수 있음 • 머리카락은 지속적으로 성장. 체모(솜털)는 사라짐 • 이 시기 말에 태아는 27.5cm 길이가 되고 체중은 1,500g이 됨
28주에서 32~33주	• 지방조직이 빠르게 축적되어 신체 전체를 덮음 • 지방 축적은 단열의 역할을 하여 바깥의 온도에 적응하게 함
32주 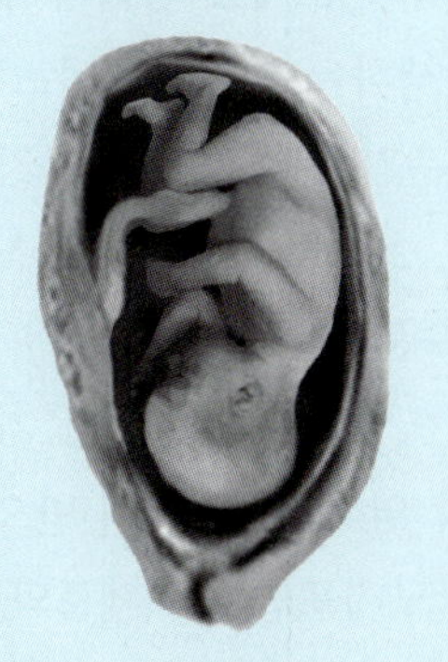	• 자궁 내에서의 결집은 움직임의 범위와 빈도를 감소시킴 • 태아는 생명 지원 없이 독립적으로 살 수 있음 • 이 시기 말에 태아는 30cm 길이가 되고 체중은 약 2,500g이 됨(5lb)
32주 이상	• 태아는 완전히 독자 생존이 가능하고 길이 36cm와 무게 3,600g으로 성장함

기간 전체와 출생 후에도 계속된다. 이 장에서는 태아의 **중요한 시기(critical period)**를 강조하면서 임신에서 출산까지의 정상적인 발달과정에 대해 설명할 것이다. 중요한 시기는 발달과정이 중단되거나 변화가 있을 경우, 발달 중인 영아는 선천성 기형 또는 발달장애의 위험이 가장 높다. 전체 임신 기간 동안의 주요 발달 변화와 발달이정표에 대한 간략한 개요는 표 8-1에 나와 있다.

출생전 분류체계

PRENATAL CLASSIFICATION SYSTEMS

태아가 적절한 성장 및 발달을 하고 초기에 주의를 요하는 전형적인 패턴과의 편위를 확인하려면 유아의 출생전 발달을 면밀히 관찰해야 한다. 출생전 발달은 다양한 분류 체계의 사용을 통해 설명할 수 있다. 월경 또는 임신 주별로 분류하는 것은 산부인과 의사와 다른 임상의가 배아 또는 태아의 성숙도를 평가하고 임신 기간 동안의 발달을 관찰하기 위해 가장 널리 사용하는 체계이다. 출생 후 **임신 나이(gestational age)**는 다양한 발달 및 질병 위험요인을 추정하는 데 사용된다. 발달 중인 아기의 임신 나이는 임산부의 마지막 월경 기간(last menstrual period; LMP)의 첫날부터 몇 주로 계산된다. LMP는 사용이 편리하지만 임신 기간을 약 2주일을 더 길게 보는데, 즉 수정이 일어나기 전에 월경과 배란 첫 날 사이 대략 14일이 포함되기 때문이다. LMP는 실용적이고 계산하기 쉽지만 여성의 기억과 생리 규칙에 의존하기 때문에 다소 신뢰할 수 없다(Hadlock, 1994; Sawin & Morgan, 1996). 체외에서 수정이 발생했거나 인공 수정인 경우 또는 발생학에서는 **임신 후 나이(postconceptional age)**를 기준으로 LMP가 아니라 수정란의 형성이 이루어진 시기로부터 실제 임신 날짜를 추정할 수 있다. 정상적인 만기 임신은 LMP로부터 대략 40주(280일) 또는 임신 또는 수정 후 대략 266일(38주) 지속된다.

이러한 두 가지 분류체계[즉 임신나이 또는 임신 후 나이]는 항상 일관된 것은 아니며 높은 빈도로 사용된다. 따라서 발달 중인 유아의 나이를 알릴 때 해석 오류를 피하기 위해 사용한 분류체계의 유형을 명확하게 명시해야 한다. 이 장에서 제시된 발달단계는 달리 명시되지 않아도 임신 후 나이를 기준으로 했다.

가장 편리한 분류인 **삼분기 체계(trimester system)**는 임신 9개월을 LMP 날짜부터 세 달로 나눈다. 많은 산부인과 의사와 조산사는 임신을 모니터링하고 발달 중인 태아의 발달과정을 부모에게 간단하게 설명할 수 있기 때문에 삼분기 체계를 사용한다. 삼분기로 임신을 설명하거나 모니터링하는 것은 여러 문헌에서 정밀도가 부족하고 혼동될 수 있다고 비판받았다(Sawin & Morgan, 1996). 삼분기 체계에 반대하는 주장에는 다음과 같은 문제가 포함된다. (1) 인간 임신 기간(20주 또는 280일)은 3부분으로 나눌 수 없으며 각각의 분기별 시기는 혼란을 일으킨다. (2) 한 달 내에 임신 주의 숫자를 계산하는 것도 정확하지 않다(Sawin & Morgan, 1996). 또한 삼분기로는 개월 수로 임신을 관찰하는 것은 배아 또는 태아 이정표에 부합하지 않기 때문에 다소 인위적이다. Sawin과 Morgan(1996)은 약 5주마다 발생하는 "자연 배아 및 태아 발달 지표"에 따라 임신을 10주씩 사분위로 나누는 생리학적 기반의 대체 시스템을 제안했다. 일반인들이 이해하기는 다소 어렵지만 이 시스템은 1990년대 중반부터 인기를 얻고 있다.

발생학자들은 카네기 단계라고 하는 정교하고 개별적인 단계 체계를 사용하여 임신 후 첫 9주 기간을 배아로 분류한다. 카네기 체계는 배아의 크기나 나이가 아닌 외부의 물리적 특성을 기준으로 배아의 성숙 단계를 23개로 설명한다(Nishimura, Tanimura, Semba, & Uwabe, 1974; O'Rahilly & Muller, 1987; University of New South Wales, 2012). 정해진 각 단계의 번호는 성장과 신체 발달의 개인차로 인해 약간 다른 나이나 크기의 배아로 판단될 수 있다. 이러한 성숙도에 따른 추정 방법은 특히 자궁 내 성장지연이 있거나 곤란한 상황에 처한 영아와 같이 태아의 성장이 손상되는 상황에서 매우 신뢰할만하다. 국립의학도서관(National Library of Medicine)이 자금을 지원하는 "가상 인간 배아 프로젝트(Virtual Human Embryo Project)"(2014)에 관심이 있는 학생들을 위해 카네기 분류 단계를 기반으로 한 배아 발달 아틀라스를 http://www.ehd.org/virtual-human-embryo에서 찾아볼 수 있다.

수정 Fertilization

여성의 난자는 출산 전에 태아기 동안 형성된다. 난자는 신체에서 가장 큰 세포이다(England, 1996). 원시 난소는 여성 유아가 태어나기 전에 출생 전 첫 세포분열을 한다. 첫 번째 감수분열의 결과인 딸세포를 일차난모세포라고 한다. 이들 세포는 홑배수체이다. 즉 부모세포 염색체 수의 절반이 존재한다. 태아기에서 발생하는 일차난모세포는 두 번째 감수분열이 일어나는 사춘기 전까지 활동하지 않는다(Moore, Persaud & Torchia, 2011; Nussbaum, McInnes, & Willard, 2007). 이차 감수분열은 규칙적인 유사분열과 유사하지만, 분열하는 세포는 염색체의 절반만 가질 것이다. 세포가 분열되기 전에 각 염색체는 2개의 반으로 분열될 수 있으며, 따라서 일차난모세포인 부모세포와 같은 수의 염색체를 가진 새로운 세포가 생긴다. 이 새로운 세포를 이차난모세포라고 한다. 이차난모세포에는 총 23개의 염색체(22개의 염색체 + 성 염색체)가 있으며, 여성의 세포에 Y 염색체가 없기 때문에 항상 X 염색체가 된다.

남성은 사춘기에 접어들면서, 출생 전에 형성되었다가 수년 동안 휴면 상태로 남아 있던 원시 생식세포가 증식, 성장, 분열하기 시작하여 원시세포와 동일한 수의 염색체를 포함하는 일차정자세포가 된다. 난모세포의 감수분열과 유사한 과정이 시작되는데, 이를 통해 두배수체(이중 염색체) 일차정자세포의 염색체 수는 절반으로 줄어든다. 이러한 분할은 2개의 두배수체 이차정자세포를 형성시킨다. 그런 다음 이차 감수분열이 일어나 각 이차정자세포가 결국 성숙한 정자가 되는 2개의 정자세포로 더 분열되지만, 2차 분열 동안 염색체의 수는 줄어들지 않는다. 각각의 생성된 정자는 22개의 염색체와 성염색체를 가지지만, 난모세포와는 달리 두 가지 유형의 정자가 존재하는데, 즉 하나는 X를 다른 하나는 Y 염색체를 운반한다.

성숙한 정자는 인체에서 가장 작은 세포이다(England, 1996). 정상 정자는 타원형 머리, 허리 부분 및 유연한 꼬리를 가지고 있다. 머리는 유전자 물질(즉 DNA)을 가지고 있으며, 꼬리는 정자가 자신의 키보다 몇 배나 먼 거리를 헤엄칠 수 있도록 한다. 정자가 성숙한 난모세포와 접촉하여 침투하면 두 개의 홑배수 세포 전핵은 합쳐지고 수정된 난모세포는 단세포 두배수체 수정란이 된다. 난자를 수정하는 정자의 종류에 따라 배아의 성별이 결정된다. 즉 정자가 X 염색체를 운반하는 경우 여성이 되고, 정자가 Y 염색체를 운반하는 경우 남성이 된다.

배종기(배아전기)에서의 신체구조 발달
DEVELOPMENT OF BODY STRUCTURE IN THE PRE-EMBRYONIC(GERMINAL) PERIOD

배종기는 수정과 접합자의 형성으로 시작된다. 수정란은 23쌍의 염색체로 배열된 46개의 염색체를 포함하는 단세포 유기체이다. 하나는 어머니에게서, 다른 하나는 아버지에게서 비롯된다. 수정란의 유전자 구성은 두 부모의 유전자 조합으로 인해 유일무이하다. 아버지의 생식세포는 항상 배아의 성별을 결정한다.

여성은 때때로 매우 짧은 기간 내에 2개(또는 그 이상)의 난자를 방출할 수 있다. 두 난자가 수정되면, 여자는 수정된 각 난자에서 하나의 배아를 임신하게 된다. 이러한 임신의 결과는 이란성 쌍둥이[frateranl 또는 dizygotic (두 개의 수정란) twins] 또는 드문 경우 하나 이상의 더 많은 수의 난자가 수정될 수 있다. 이 배아는 성별이 같거나 다를 수 있으며 서로 매우 다르게 생길 수 있다. 미국에서는 약 3분의 2의 쌍둥이가 이수정란이고, 어머니의 나이에 따라 이수정란성 쌍둥이 임신의 발생률이 증가된다(Moore, Persaud, & Torchia, 2011). 쌍둥이 임신의 나머지 3분의 1은 발달 첫 주 내에 수정란의 분열이 변화하여 생긴다. 수정란의 분열에서 이러한 변화가 발생하는 정확한 기전은 명확하게 밝혀지지 않았지만 일부 어떤 사람들은 이러한 변화들이 수정 세포의 잘못된 신호에서 비롯되는데, 즉 세포가 두 개의 수정란으로 분리되도록 신호를 보낸다고 생각한다. 일란성 쌍둥이(monozygotic twins)는 동일한 수정세포에서 유래하기 때문에 정확히 동일한 유전 물질을 공유한다. 환경의 영향을 받아 쌍둥이 간의 발달 차이가 나타날 수 있다.

수정란의 세포는 다능성(pluripotent, 앞서 소개한 용어임)인 것으로 알려졌다. 즉 수정란의 모든 세포는 배아의 모든 세포를 발생시킬 수 있다(Kim & Clark, 2014; Polifka & Friedman, 2002). 수정란 세포는 다능성이지만, 처음 2주 후 또는 수정란이 배아가 될 때까지 신체의 어느 부분이 다른 세포로부터 출현할지를 결정하는 정보의 패턴을 제공한다(Pearson, 2002). 발달 세포는 특정 기간 동안 이웃 세포에 의해 특정 세포가 되도록 제한될 것이다(Bruer, 2001). 따라서 생식 단계는 시험관 내 수정 및 줄기세포 연구의 과학에서 큰 관심을 받았다.

첫째 주 The 1st week

배종기 발달은 수정 후 거의 즉시 시작된다(Pearson, 2002). 배종기의 첫 주 동안 단세포 수정란은 **주머니배(blastocyst)**가 된다. 주머니배는 배아 조직(속세포덩이)이 배아외 조직(태아막 및 태반)으로 먼저 분화되는 첫 주 동안 나타나는 다세포이다. 첫 30시간 내에 접합체는 일차감수분열을 겪게 되는데, 이 기간 동안 어머니와 아버지 염색체가 서로 섞이고, 40시간 이내에 수정란은 이미 4개의 세포를 갖게 된다. 분열이라 불리는 급속한 세포분열 과정은 배아를 출현시키는 분할세포를 통해 2일째에 시작된다. 분할(cleavage)은 수정란이 자궁관(uterine tube)을 통해 하류로 이동함에 따라 수정 후 4일 동안 지속된다(Graham & Morgan, 2002). 분할세포(blastomere cell)는 각각의 세포분열로 점차 작아진다. 수정란이 8개에서 9개의 세포가 됨에 따라 분할세포는 상실배(morula)라고 불리는 미분화 세포의 압축된 덩이가 되기 시작한다. 4일까지 이 상실배는 약 32개의 세포가 되어 속세포덩이와 외곽(outer ring)에 배열되며 투명띠(zona pellucida)라 불리는 세포층으로 둘러싸인다. 액체로 채워진 공간은 속세포덩이에 형성되기 시작하고, 액체가 축적됨에 따라 속세포덩이는 한쪽 극의 방향으로 힘이 몰려 외곽으로부터 분리된다. 이 과정은 그림 8-1에 나타나 있다.

속세포덩이는 초기 배아의 약 15%를 차지하며 배아 및 다른 관련 조직들이 나타나는 배아모체가 된다(Pearson,

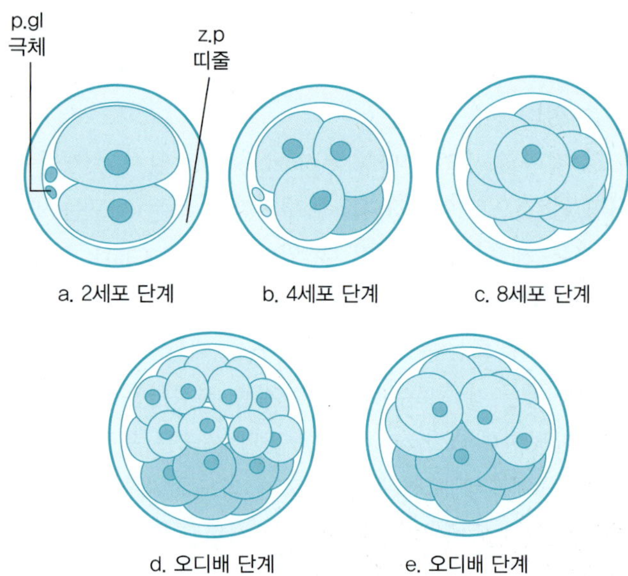

그림 8-1 분할은 수정 후 수일 내 발생하는 빠른 세포분열이다.

2002). 외곽은 자궁벽을 관통하여 태반 및 기타 조직을 발생시키는 세포인 **영양세포(trophoblast)**가 된다. 5일째에는 주머니배(blastocyst)라는 구조가 나타난다. 주머니배가 자궁속에 도달할 때 분할된 세포가 각각의 세포분열에 따라 모세포 크기의 절반이 되었기 때문에 주머니배는 여전히 단세포 접합체와 거의 같은 크기가 된다(Moore, Persaud, & Torchia, 2011).

주머니배는 이틀 동안 자궁 속에 떠 있는 상태에서 투명띠가 붕괴됨에 따라 부화하기 시작한다. 한번 나오면, 주머니배는 더 이상 투명띠 속에 포함되지 않기 때문에 성장하기 시작한다(Kim & Clark, 2014; Moore, Persaud, & Torchia, 2011). "부화한" 주머니배는 수정 후 6일째에 속세포덩이의 세포극으로 집결해 자궁막을 관통하기 시작한다. 영양세포는 외부 덩어리에 부착되고 배부의 속층에서 성장하고 분리된다. 영양세포의 외부 덩어리는 자궁내벽을 투과해 촉수 같은 투사(tentacle-like projection)를 형성해 세포극의 부착점 쪽에서 확장한다. 내부의 층은 태반 구조를 형성한다. 수정 후 첫 주의 끝에, 외부 덩어리는 착상된 위치 주변에서 조직을 분해해 효소를 생산하기 시작하며, 주머니배가 더 깊이 자궁벽에 착상되도록 한다(Moore & Persaud, 1998). 임신은 착상이 되면 시작된다(Graham & Morgan, 2002).

주머니배의 비정상적인 착상은 첫 주 동안에 일어난다. 대부분의 비정상적인 착상은 자궁의 하부에 주머니배가 착상하는 것으로 그 상태를 전치태반(placenta previa)이라 한다. 태반의 미성숙한 분리는 배아가 자궁에 적게 착상될 때 자주 발생하는 심각한 출혈에 의해 수반된다. 또 하나 더 심각한 경우 주머니배는 자궁의 외부, 즉 자궁내관에 착상된 것이다. 자궁외 임신으로 인한 관 파열과 다른 심각한 합병증의 공통점은 심각한 출혈을 야기하며, 이는 산모의 생명을 매우 위험하게 한다는 것이다(Moore & Persaud, 1998).

둘째 주 The 2nd week

둘째 주의 초기에는 영양배엽의 급속한 분열과 분화가 특징이며, 주머니배가 급속하게 착상을 진행하게 된다. 이 과정은 적절한 호르몬 공급이 요구되고 단백질이 분해된 영양배엽 효소가 방출되어 착상된 위치 주변에 있는 조직을 침식시켜 자궁벽에 주머니배가 더 깊이 투과하도록 한다.

착상이 지속되면서, 주머니배의 속세포덩이는 둘째 주 초기에 양막형성세포(amnioblast)라 부르는 세포층에 길게 늘어져 붙어 새로운 속(cavity)을 형성하기 시작한다. 양막형성세포는 양막 조직을 형성한다. 선 층(lining layer)은 양막(amnion)과 양막강(amniotic cavity)의 속이 된다. 초기 배아(preembryo)의 속세포덩이는 배아원반(embryonic disc)이라고 부르는 분화세포(differentiated cell)의 이층 구조(bilaminar structure)로 편평하게 형성된다. 원반(disc)의 층은 양막강에서 가장 먼 일차 난황낭(primary york sac)을 형성한다. 난황낭 세포는 배아밖 중배엽(extraembryonic mesoderm)이라 불리는 결합조직의 층을 형성하고 양막과 난황낭을 에워싼다. 동시에 많은 작은 강들(cavities)이 세포극 가까이 있는 영양배엽 안에 나타나기 시작한다. 이들 강들은 모성혈(maternal blood)을 축적하기 시작하며, 이것은 나중에 자궁-태반 순환계를 만드는 기초가 된다. 10~12일에 동맥과 정맥의 미성숙한 네트워크가 형성되어 원시적인 혈액 순환 과정이 시작되며 배아원반을 성장시키게 된다.

12일에 주머니배는 자궁벽 안으로 완전히 투과하게 된다. 영양배엽은 세포극 주변에서 스펀지처럼 되기 시작하며 나중에 태반이 된다. 둘째 주 말에 태반의 일차 융모막 융모(primary chorionic villi)와 융모막낭(chorionic sac)이라 부르는 막이 영양세포로부터 형성되기 시작한다. 융모막낭은 마침내 배아, 양막낭과 난황낭을 에워싼다.

착상의 완료는 둘째 주의 말에, 배종기의 끝과 배아기의 초에 두드러진다. 이때 배아는 배아원반의 작은 영역이 두꺼워져 편평하게 된다. 이 두꺼운 영역은 끈앞판(prechordal plate)이 되며, 그 영역은 입과 머리의 일부 구조가 된다. 배아 발달의 이상에서 특히 염색체 변화가 좀 더 유용한 것으로 확인되나, 이러한 절차에 대한 위험과 신뢰성은 의문으로 남아 있다. 착상전 진단(preimplantation diagnosis)은 유전성 질환(genetic disorder)으로의 전염 위험이 쌍으로 이루어 질 수 있으므로 산전 진단(prenatal diagnosis)이 대안으로 선호된다(Kanavakis & TraegerSinodinos, 2002).

배아기에서의 신체구조 발달

DEVELOPMENT OF BODY STRUCTURE IN THE EMBRYONIC PERIOD

배아 기간은 둘째 주 말에 시작되며 배아는 자궁내막에 안전하게 착상되고 8주 내내 지속된다. 이 시기는 세포 증식, 이동 및 분화가 활발한 시기로 신체의 거의 모든 조직과 기관을 형성한다. 아래쪽 몸통과 다리 구조보다 머리와 위쪽 몸통 구조가 며칠 앞서서 형성되고 기능함에 따라 발달은 배아의 머리에서부터 꼬리의 순서로 진행된다. 8주가 끝날 무렵 배아는 인간과 비슷해진다. 배아는 미성숙한 눈과 눈썹, 귀, 손가락이 달린 팔 봉오리, 발가락이 달린 다리 봉오리를 가진다. 배아의 머리는 몸의 나머지 부분보다 상대적으로 더 크다.

배아 기간은 발달기관이 독성 물질의 영향이나 비정상적인 상태에 가장 민감한 시기이다(Bruer, 2001). **기형유발물질(teratogen)**은 발달하는 배아에 신체적인 결함을 일으키는 원인이 되는 물질이다. 표 8-2에는 알려진 일부 기형유발물질과 그 영향에 대해 나와 있다. 기형유발물질은 이 기간 동안 세포 이동, 예정세포사, 유전자 발현 및 조직 형성을 포함하여 많은 과정을 변화시킬 수 있다. 따라서 배아 기간 동안 기형유발물질에 노출된다면 배아 발생에 가장 치명적이다(Moore, Persaud, & Torchia, 2011; Sawin & Morgan, 1996). 기형유발물질의 노출로 발생할 수 있는 기형의 유형은 기형유발물질의 노출시기, 복용량, 기간 및 성질에 따라 결정된다(Graham & Morgan, 2002; Polifka & Friedman, 2002). 주요 신체구조 형성 기간 동안 기형유발물질은 계통에 더 큰 영향을 미칠 수 있다. 이러한 주요 발달기간을 **중요한 기간(critical period)**이라고 한다. 그림 8-2는 태아기 과정에서 기형유발물질의 영향을 받는 중요한 시기와 신체계통을 보여준다.

표 8-2 일부 알려진 인간 기형유발물질들

기형유발물질	결과
의약품	
탈리도마이드	팔다리 감소 장애, 기형 귀
스트렙토마이신	청력상실
테트라사이클린	얼룩진 치아, 애나멜 형성부전
밸프로산	신경관 결손증, 변형된 얼굴 생김새
이소트레티노인	유산, 수두증, 기타 CNS 장애, 작거나 없는 흉선, 소이증/무이증, 복합심혈관 기형
항갑상선 약물	갑상선기능저하증, 갑상선종
안드로겐과 고농도의 노르프로제스테론	외부 여성 성기의 남성화
ACE 억제제	신장 형성부전, 양수과소증 유발, 두개골 뼈형성 장애
카바마제핀	신경관 결손증
코카인	유산, 태반 박리, 성장지연, 소두증
리튬	엡스타인 기형

표 8-2 일부 알려진 인간 기형유발물질들 (계속)

기형유발물질	결과
모성 감염	
톡소플라스마증	수두증, 실명, 정신지체
수두	피부 흉터 형성, 팔다리 감소 장애, 근위축, 정신지체
매독	비정상적인 치아 및 뼈, 정신지체
사이토메갈로 바이러스	성장 및 발달지연, 소두증, 청력상실, 안구 이상
헤르페스(일차감염)	유산, 성장지연, 눈 이상
헤르페스(활동성)	분만 도중 수직 감염
화학물질	
메틸 수은	뇌위축, 강직, 정신지체
납	유산, 중추신경계 손상
폴리염화비페닐(PCBs-섭취)	저체중 출산, 피부변색
모성장애	
인슐린의존성 당뇨병	선천성 심장질환, 꼬리 결핍증, 신경관 결손증, 팔다리 결손증, 통앞뇌증, 유산
갑상선기능부전증/갑상선기능항진증	갑상선종, 성장과 발달지연
페닐케톤 요증	유산, 소두증, 정신지체, 얼굴형태이상증, 선천성 심장질환
고혈압	자궁 내 성장지연
자기면역 장애	선천성 심차단, 유산
생식 독소	
흡연	유산, 저체중, 출산
이상 고열	신경관 결손증
만성 알코올 중독	성장과 발달지연, 소두증, 머리얼굴이상형태증
치료적 방사선	성장과 발달지연, 소두증

셋째 주 The 3rd week

셋째 주의 주요 특성은 3개의 층(내배엽, 중배엽, 외배엽) 속에 배아원반이 조직화되는 것이다. **내배엽(endoderm)**은 소화기계, 많은 선(glands)과 호흡기계의 부분을 형성하는 배엽(germ layer)이다. **중배엽(mesoderm)**은 많은 근육, 순환기계와 배설기관, 피부의 진피, 골격과 기타 지지 조직과 결합조직을 형성한다. **외배엽(ectoderm)**은 피부, 신경계와 기타 구조로 발달하는 원시 배아 세포층이다. 발달한 영아의 모든 기관 조직은 3개의 세포층에서 발달한 것이다. 3째 주 말의 배아는 주요한 신체구조의 발달이 시작되며, 이것은 하나 또는 그 이상의 세포층에서 발달한 것이다.

3개의 층 속에서의 배아원반 분화는 원시선(primitive streak)이라 부르는 배아원반의 중앙에 선(line)을 형성해 양막강을 따라 증식과 이동을 하여 형성된 세포의 층에서 시작한다. 축적된 세포인 원시선은 길게 늘어져, 안으로 이동하여(안으로 접힌, infold) 원시구(primitive groove, 원시선을 따라 만곡이 생긴 것), 원시마디(primitive node, 머리끝에 융기된 부분), 원시홈(primitive pit, 원시마디 안에 있는 만곡)(Moore & Persaud, 1998) 등 3개의 뚜렷한 영역을 형성한다. 배아는 이들 세 구조가 길게 늘어진 모양을 형성하고 두부(머리), 미부(꼬리), 배부(후부)와 복부(전부) 그리고 좌우 표면을 확인할 수 있다. 세포는 일반적으로 배아의 중앙에서 말초 쪽으로 빠르게 증식하고 모든 방향으로 지속적으로 이동한다.

중간엽세포(mesenchymal cell)라 불리는 세포 집단은 원시선에서 멀리 이동하여 원시구 주변에 결합조직

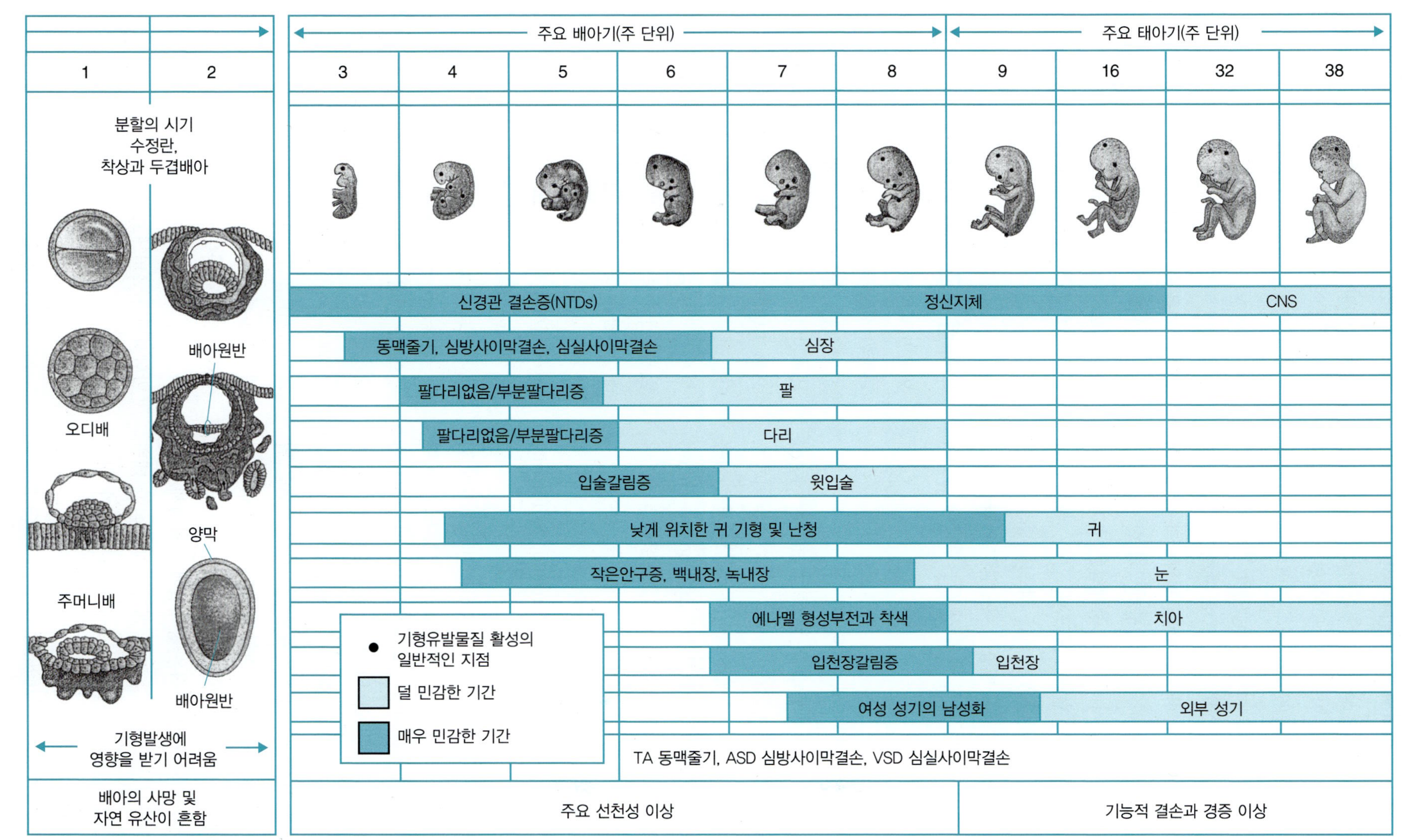

파란색은 주요한 출산 결손이 발생하는데 가장 민감한 시기를 표시했다.

그림 8-2 출생전 발달의 중요한 시기에 대한 요약

을 형성한다. 동시에 **배아덩이위판(epiblast)** 세포는 배층(germinal layer)의 하나로 내배엽을 형성해 난황낭의 끝 쪽으로 이동한다. 간엽세포 이동 후에 남아 있는 배반엽상층 세포는 다른 배층인 외배엽을 형성한다. 3번째 배층은 배아내 중배엽(intraembryonic mesoderm)이라 부르며, 이것은 내배엽과 외배엽 사이에 형성된 것으로 중간엽세포로부터 온 것이다. 배아내 중배엽 세포는 배아, 양막낭과 난황낭이 형성되기 이전 주에 발생해 배아 외 중배엽과 합쳐져 배아 원반의 말초를 향해 이동하게 된다. 중배엽은 광범위한 세포층을 형성하고 혈세포, 혈관과 림프관, 근육, 뼈와 기타 조직으로 발달한다. 원시선은 중배엽 세포의 생성이 멈춘 후 4째 주 초에 사라진다. 각 배층이 특수한 기관과 계통으로 우선적으로 발달하나 다른 층의 세포는 다양한 기관의 형성을 여러 번 한다.

중배엽 구조 Mesodermal structures

중배엽은 배아원반의 중간층이다. 그것은 근육, 뼈, 연골과 결합조직으로 발달하고 심혈관, 재생과 기타 내부 기관으로도 발달한다. 외배엽과 중배엽 사이의 상부로 처음 이동한 간엽세포는 배아 정중선의 할로우 코드(hollow chord)를 형성하고, 곧바로 **척삭(notochord)**으로 진화되고, 막대 같은 척주(vertebral column)를 형성하게 될 것이다. 척삭은 배아를 미성숙하게 안정화시키며, 이것은 초기 배아 발달의 '일차 유도자'이다(Moore, Persaud, & Torchia, 2011).

간엽세포의 일부는 끈앞판 가까이 있는 머리쪽 끝에 합쳐져 척삭을 따라 이동한다. 이들 세포는 심장과 기타 혈관조직을 발생시키는 심장성 중배엽이 된다. 배아 혈관과 심내막 심관이 처음에 나타나지만, 그 주의 끝에는 그 관들이 할로우 돌출부(hollow bulge) 속에 융합되어 미성숙한 심장 기능을 시작한다. 할로우 돌출부는 배아 혈관을 발생시키고 3주의 끝에 운동을 시작하고 혈액을 운반하기 시작하며 이것이 배아의 첫 기능적 계통이 된다. 융모막융모(chorionic villi)와 기타 조직은 중배엽에서 발생해서 태반 순환계를 구성하고 일주일 후에 배아는 미성숙한 태반 구조를 가진 일차 줄기 융모(primary stem villi)가 된다(Sawin & Morgan, 1996).

그 주의 마지막에 몸분절(somites)이라는 구슬 모양의 봉오리가 쌍을 이루며 형성되기 시작한다. 체절은 **머리꼬리쪽(cephalocaudal)** 방향(신체의 긴 축을 따라 머리에서 꼬리 방향으로 연결되는 것)으로 발달하고 각각 구조가 다른 피부근육분절(dermiomyotome, 피부와 근육)과 뼈분절(sclerotome, 뼈) 두 개의 유형으로 분화된다. 몸분절은 5째 주가 되면 두드러지게 된다. 몸분절의 수는 이 시기 배아의 임신 연령을 추정하는 데 종종 사용된다.

두 개의 다른 구조는 3째주에 발생되며, 배아속체강(intraembryonic coelom)은 배아의 속공간(internal cavity)을 형성하고 배설강막(cloacal membrane)은 꼬리의 가장 끝 쪽에 작은 부분으로 나중에 장과 항문을 형성한다.

외배엽 구조 Ectodermal structures

외배엽은 배아원반의 가장 바깥층으로 신경계, 피부, 치아, 다양한 선(glands)과 기타 관련된 조직으로 발달한다. 외배엽 세포는 척삭에 붙어 두껍고 길게 늘어진 부위를 만들어 중추신경조직의 기원이 되는 구조인 **신경판(neural plate)**으로 발달한다. 신경판은 척삭을 따라 넓고 빠르게 확장하며, 신경구(neural groove)라는 종축을 따라 만곡을 형성하기 시작한다. 신경구의 가장자리가 신경주름이 된다. 그림 8-3에서 보면 신경판에 주름이 지속적으로 생기게 되고, 신경주름은 신경관을 형성하기 위해 정중선에 합쳐진다. 세포 증식이 지속되면 신경관은 외배엽의 표층(superficial layer)에서 분화된다. 그것이 분화되면 외배엽 세포 집단은 신경능(neural crest)을 형성하기 위해 신경관과 외배엽 표면 사이로 이동하기 시작한다.

신경능은 곧 세포의 두 영역으로 분화되며, 배아 정중선의 각 옆에 하나씩의 영역으로 말초와 자율신경계를 형성하게 된다. 신경판이 빠르게 확장을 지속적으로 하게 되면, 배아는 점차적으로 편평한 모양을 잃게 되고, 구부러지고(curled) 굽힘되어 그 자세가 출생까지 유지된다. 이 과정은 3째 주에 시작해 4째 주까지 지속된다. 이것을 배아의 머리꼬리쪽 주름(cephalocaudal folding of the embryo)이라 한다. 외배엽의 가장 바깥 세포는 신경계로 지속적으로 발달하면서 표피세포 안에서 분화되기 시작한다.

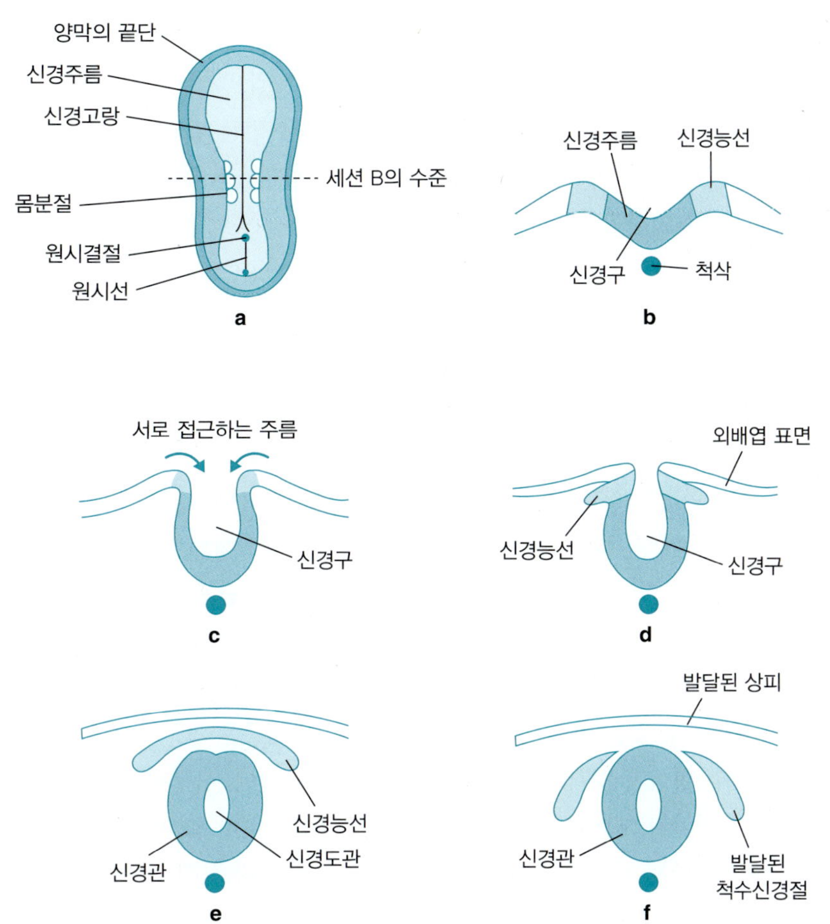

그림 8-3 신경관의 단계적 형성(포위술)

내배엽 구조 Endodermal structures

내배엽은 대부분의 소화기, 비뇨기와 호흡기 구조를 형성한다(Graham & Morgan, 2002). 내배엽에서 생기는 두 주머니인 두미 주름은 하나는 머리끝에, 하나는 꼬리 끝에 생긴다. 이 주머니는 소화기관의 첫 부분과 끝부분으로 발달하는 곳에서 생성된다. 3째 주 말과 4째 주 초에 원시장관(primordial gut tube)은 내배엽과 내배엽에 연결된 난황낭 주름의 일부를 형성한다. 19일 혹은 20일 된 배아는 주름을 형성하여 길이가 길어진다. 이 과정을 배아의 외측 주름이라 한다. 외측 주름은 축옆중배엽(paraxial mesoderm)의 확장과 몸분절 출현의 결과이다.

3째 주 말에 배아는 뚜렷하게 인간과 닮아간다. 여전히 아주 편평하지만, 굽힘이 생기기 시작한다. 또한 머리, 꼬리, 등과 배 표면을 명백히 확인할 수 있다. 몇 가지 구조인 신장과 내부기관을 발달시키는 돌출부, 등쪽 부위를 따라 확장되는 신경판, 중간 등쪽 부위에 있는 몸분절 그리고 배설강막과 꼬리 끝에 있는 판을 포함하는 것들이 그 근거가 된다. 배아는 이 시기의 끝에 4~12 몸분절을 가진다. 이것은 난황줄기를 통해 난황주머니로 연결된다(Moore, Persaud, & Torchia, 2011).

넷째 주 The 4th week

4째 주의 첫 단계는 기관 형성이 두드러지는 초기 단계로, 배아의 모든 기관과 속공간(internal cavity)이 형성되는 시기이다. 배아는 머리꼬리쪽 주름의 결과로 넷째 주의 말에 강하게 구부러지게 된다. 주름은 머리꼬리쪽 발달의 결과로 꼬리 주름보다 더 깊다. 배아의 배쪽면은 가쪽과 머리꼬리쪽 주름이 결합하는 4째 주에 가까워진다. 배아는 배쪽주름을 지속적으로 만들며, 난황주머니와 배아 사이의 공간이 줄어들고 배아속(intraembryonic)과 배아바깥

체강(extreaembryonic coeloms)과의 연결도 작은 관으로 축소된다. 배아 내와 배아 밖 구조를 연결한 줄기는 탯줄(umbilical cord)을 형성한다.

뇌 조직은 4째 주에 빠르게 성장하고 분화하며, 신경관 벽의 위쪽 2/3로 확장된다. 이 주의 중간까지 뇌는 앞뇌, 중뇌와 마름뇌라는 3개의 소포를 형성한다. 앞뇌는 이 시기에 가장 두드러지는 소포이다. 앞뇌는 배아뇌 3개의 일차 영역의 가장 앞부분으로 대뇌반구가 된다. 대뇌반구는 대뇌를 반으로 나눈 것으로 두 개이다. 이들 반구는 뇌의 가장 큰 부분을 구성한다. 뇌의 3개의 일차 분할의 중간 부분은 배아의 중뇌이다. 배아뇌의 3개의 일차 분할의 가장 뒷부분은 마름뇌이다. 척수는 등쪽 정중선을 따라 가쪽 주름을 합쳐 두껍고 가까워지게 되어 신경관의 벽을 형성하기 시작한다.

이 시기는 매우 중요한 시기로, 이 시기에 발달이상이 있으면 척추갈림증 또는 무뇌증(뇌가 없음)과 같은 신경관 결손을 발생시킬 수 있다. 척추 형성이 시작될 때 발달된 척수는 척추와 길이가 같지만 영아가 태어나는 시기 이후에 척수는 위쪽 허리 수준에서 끝나게 되어 척추가 척수보다 더 길어진다. 말초신경, 운동 및 감각신경원의 구성은 4째 주의 말에 발달된 척수의 배가쪽과 뒤통수 신경능선(occipital neural crest)에서 빠르게 성장하기 시작한다. 배쪽 운동신경원이 먼저 생기는데 이들은 근육세포를 활성화하는 신경원이다. 운동신경원 발달에 이어 등쪽 감각신경원이 발달한다. 등쪽의 감각신경원은 감각기관에서 중추신경계로 충동(impulses)을 유도하는 신경세포이다. 운동섬유의 축삭돌기는 빠르게 이동하며 탐색하고 특별한 근육을 향해 이동한다. 감각섬유는 좀 더 느리게 성장한다. 돌출된 신경은 팔다리(limb)가 발달함에 따라 팔다리로 이동한다. 표적기관(target organ)으로 유인하고 직접적으로 신경의 축삭돌기에 정확하게 연결되도록 만드는 화학적 기전이 있다고 알려져 있다(Sperry, 1963, Bruer, 2001). 부정확한 구조로 연결된 축삭돌기는 기능적으로 발달하지 못하고 결국 퇴화된다.

배아의 머리쪽 끝은 앞뇌로 성장해 인간의 머리를 닮으며, 입인두막(oropharyngeal membranes)과 심장관은 배쪽으로 이동한다. 이 시기에 3개의 인두활(pharyngeal arches)은 앞뇌 바로 아래의 배아 배쪽 표면 위의 입인두막으로부터 튀어나온다. 이들 굽이는 위턱, 아래턱, 인두, 후두, 얼굴, 입, 혀와 기타 구강안면 구조를 형성한다. 갑상선은 가장 먼저 발달하는 선(glands)으로 또한 인두굽이에서 발달한다. 귀오목(otic pits, 원시 내부 귀)과 눈의 망막의 두꺼운 부분은 26일경에 발생한다. 신경관의 머리쪽 끝의 배쪽 구멍은 25일 혹은 26일에 닫히며, 신경관 꼬리쪽 구멍은 약 2일 후인 28일경에 닫힌다. 팔다리는 4주경에 발생하기 시작한다. 팔다리의 발달은 머리꼬리쪽과 **몸쪽에서 먼쪽(proximodistal)** 방향으로 진행된다. 팔 봉오리(arm bud)는 약 28일이 될 때까지 나타나지 않는다.

4째주는 심장호흡기 구조가 발달하는 중요한 시기이다. 심장관은 S자 형태로 길게 늘어나며 굽힘이 생긴다. 심혈관계는 기관과 림프계를 발달시키는 가지에서 발생한다. 몇몇 호흡기 구조(후두, 기관, 기관지, 폐 봉오리)는 발달된 인두의 배쪽에서 나온 후두기관고랑에서 발달한다. 처음에 후두기관대롱은 인두와 직접 연결된다.

이 시기에 대부분의 창자(gut)는 발달된 복막안 뒤쪽 벽에 매달려 있다. 위장관계 형성의 첫 징후는 앞창자(foregut) 꼬리 끝의 간 봉오리에서 발생한다. 간은 배쪽 돌출부(bulge)의 큰 영역을 차지하기 위해 다음날부터 빠르게 성장한다. 위는 앞창자의 아래 끝에서 작게 확장하기 시작한다.

4째 주 말의 배아는 실린더 모양으로 약 4mm가량 길어지며, 체강과 꼬리가 뚜렷하게 생기고, 26~28쌍의 몸분절이 생긴다(Moore & Persaud, 1998). 기타 세포들은 지속적으로 다양한 기관계로 분화되나, 심혈관계는 4째 주 말에 유일하게 상당한 기능을 할 수 있다.

이러한 발달시기에 일반적인 선천성 이상은 명치탈장(epigastric hernia, 양막공간 안에서 복부장기들이 커져서 배벽 바깥으로 나옴)과 척추갈림증(척주의 중앙 결손)이 있다. 명치탈장은 가쪽 주름의 배쪽 융합(fusion)의 실패로 발생하나 척추갈림증은 신경구멍(neuropores)과 가쪽 주름의 등쪽 융합(fusion)의 실패로 발생된다. 기관식도샛길(tracheo-esophageal fistula)은 또한 기관과 인두의 적절한 분화가 실패하게 되면 발생한다(Moore & Persaud, 1998).

다섯, 여섯째 주 The 5th and 6th weeks

5주, 6째 주에는 많은 기관 및 구조의 성장과 주요 분화를 특징으로 한다. 5째 주에 태반순환계가 제 기능을 하게 되고, 탯줄을 통해 어머니로부터 태아에게로 산소와 영양분을 운반한다(Graham & Morgan, 2002). 발달은 머리꼬리 쪽으로 진행되기 때문에 이 시기에 머리가 가장 크게 발달한다. 5째 주의 뇌는 5개의 소포로 나뉜다. 대뇌반구는 앞뇌 대부분의 머리 소포로부터 형성되어 점차적으로 기타 뇌구조로 성장한다. 빠르면 6째 주 초에 뇌파를 기록할 수 있다(Hamlin, 1964). 뇌신경은 5~6째 주 사이에 발생하기 시작한다. 뇌신경은 뇌 조직으로부터 발생해 12쌍의 신경을 구성한다.

눈꺼풀로 덮인 원시 눈은 5~6째 주 사이에 나타나기 시작하고, 귓바퀴결절(articular hillock)과 원시 바깥귀관(primitive external ear canal)도 이때 나타난다(Moore & Persaud, 1998). 또한 입 부분은 5째 주에 명확히 확인된다. 인두굽이의 이마코돌기의 확장된 영역은 코기원판(nasal placode)으로 발달하며 나중에 코가 된다. 6째 주에 각 옆에서 생긴 코기원판이 정중선에 합쳐져 원시 하순(아랫입술)을 만든다. 입천장(palate)은 코 돌출부(nasal prominences)가 합쳐져서 발달된 위턱의 안쪽면에 형성되기 시작하나 12째 주까지는 발달이 완성되지 않는다. 코오목(nasal pits)은 코 연골 주머니(nasal sac)와 콧구멍(nostrils)을 형성하기 위해 더 깊숙하게 들어간다.

5째 주 동안 상지는 손판(handplates)의 원위부에 나타나는 손가락 줄기(rays)로 물갈퀴(paddles)처럼 보인다. 6째 주 말에 팔은 연골 골격을 완성하고 미성숙한 팔꿈치 관절을 형성한다. 발판(footplates)은 6째 주에 나타나 7째 주에 좀 더 뚜렷해진다. 5~8째 주는 팔다리의 발달에 매우 중요한 시기이다. 이 시기 동안 기형유발물질에 노출되면 발달이 그 노출된 시기에 영향을 받을 것이다. 팔과 팔의 몸쪽 부분은 초기에 영향을 받고 다리와 먼쪽 부분은 7~8째 주 동안에 영향을 받을 것이다. 팔다리의 중간 부분은 하나 또는 그 이상의 뼈가 상실되거나 감소되는 것과 같이 상대적으로 영향을 덜 받는다. 탈리도마이드 약물은 특히 임신 후 24~42일에 복용했을 때 팔다리 발달에 선택적으로 영향을 끼치는 전형적인 기형유발물질이다(Hepper, 2003).

대부분의 신체 기관과 계통이 변화하는 결정적 발달의 시기는 5째 주와 6째 주 동안에 일어난다. 심중격—두 개의 심방(atrial) 간의 혹은 두 개의 심실(ventricles) 간의 막구조는 심방과 심실 방 안에서 심장을 구분하는 것이다. 심장의 4개의 심방은 모두 7째 주에 형성된다. 호흡기계의 발달은 두 개의 기관지 봉오리 안에 있는 폐 봉오리의 가지를 포함하게 되며 뿐만 아니라 미성숙한 흉막강과 원시 횡격막이 나타난다. 발달된 폐와 심장은 6째 주 말에 흉부 영역 안으로 내려간다. 심혈관계는 이 시기에 매우 좋은 기능성을 가지게 되나 호흡기계는 매우 나중까지 기능적으로 발달되지 못하는데, 태아기의 끝에 대부분의 발달이 이루어지기 때문이다.

발달된 위 돌출부(bulge)는 5째 주와 6째 주에 확장되며, 8째 주경에 성숙된 위치를 잡기까지는 시계방향으로 돌게 된다. 6째 주에 소장은 복강보다 빠르게 팽창하여 복강(abdominal cavity)이 탯줄 내에서 벗어나고 소장 고리에 힘을 가하여 복강의 크기를 키운다. 소장은 10째 주까지 탈장이 되고 복강 안에서 자발적으로 돌게 될 때 공간을 더 유용하게 확보하게 된다.

5~6째 주에 일어나기 쉬운 대부분의 공통된 선천성 이상으로는 입술갈림증과 입천장갈림증(cleft lip and cleft palate)이 있다. 입술과 입천장의 결함은 원기판(placodes)과 관련된 구조가 정중선에서 융합하는 것을 실패했을 때 일어난다. 12째 주까지 지속적으로 입천장이 발달되기 때문에 입천장갈림증의 결손은 더 나중 단계에서 나타난다. 인두굽이 발달과 관련된 기타 이상은 U자형 입천장갈림증, 아래턱후퇴증(retmgnathia, 아래턱이 뒤로 빠짐), 아래턱 왜소증(micrognathia, 작은 턱), 기도 이상(nasal airway abnomalities)이 있다. 신경능선 발달장애는 심장과 대혈관의 이상뿐만 아니라 식도폐쇄증(esophageal atresia)을 발생시킬 수도 있다(Otten et al., 2000). 이 시기에 일어날 수 있는 다른 공통된 발달 이상에는 심장중격 결손, 팔다리 이상과 소장의 탈장 또는 회전이상(malrotation)이 있다.

일곱째 주와 여덟째 주 The 7th and 8th weeks

7째 주 말의 가장 중요한 발달 중 하나는 상체가 발달하는 동안의 연골형성 및 **뼈형성(ossification)**이다. 뼈형성은 뼈의 형성 혹은 뼈 안의 섬유조직 또는 연골이 뼈로 변하는 것이다. 머리얼굴뼈(craniofacial bone)는 초기에 인두굽이 안으로 이동을 한 신경능선세포부터 나타난다. 척추와 갈비뼈는 뼈분절(sclerotome)의 몸분절로부터 발달한다. 대부분의 편평뼈와 긴뼈는 연부조직의 막(sheath) 안이나 형성된 연골 안에서 조직화가 된 중간엽 세포에서 발생한다.

뼈형성은 뼈모세포(osteoblast, 뼈형성 세포)와 뼈모양 조직(osteoid tissue) 안에 있는 중간엽세포의 분화로 시작한다. 뼈는 뼈모세포 사이에 있는 뼈모양 조직 안에서 혹은 긴뼈의 경우에는 형성된 연골의 일차 뼈되기 중심부에 축적된 칼슘과 인산염을 통해 일차적으로 형성된다. 빗장뼈와 팔이 첫 번째로 석화가 된다. 척추와 다리의 뼈형성은 8째 주 이후에 일어난다. 몸통과 팔다리는 뼈전(pre-bone) 구조가 석화시킴으로써 길어지게 된다. 배아는 척추 주변의 뼈를 형성하기 시작하며 덜 구부러진 뼈의 형태를 만든다. 뼈는 출생 후뿐만 아니라 전체 태아기를 걸쳐 뼈 되기를 지속한다.

손목관절은 팔다리 발달이 몸쪽 먼쪽으로 지속적으로 진행됨에 따라 7째 주에 나타난다. 손판의 손가락 줄기 사이에 홈이 형성되며 그곳에서 손가락 발달이 시작된다. 7째 주 말의 배아는 손목과 물갈퀴 손가락이 있는 손뿐만 아니라 발가락이 붙어 있는 선풍기 모양의 발을 가진다. 손가락과 발가락 사이의 갈퀴(webs)들은 일주일 이내에 사라진다. 그런 시점에서 신체의 모든 관절은 성인의 형태를 닮아 손과 발을 포함한 지절들이 성인의 모습을 가진다.

7째 주 배아의 심장은 원시적인 대동맥, 경동맥, 빗장밑 동맥과 폐동맥을 가진다. 원시 인두는 길어져서 입, 식도와 연결된다. 배설강(cloaca)은 비뇨생식기(urinogenital, 비뇨생식기 구조에서 발생한 것)와 항문직장기(anorectal, 직장과 항문관에서 발생한 것)의 두 개의 관으로 분화된다. 발달된 항문관의 끝에 있는 배설강막의 외배엽 층은 항문 구멍을 형성하기 위해 구멍을 뚫는다. 아직 기능을 할 수 없는 신장은 8째 주에 영구적인 위치로 이동한다.

배아기의 말에 배아는 약 5cm로 길어지게 되고 잘 발달된 큰 머리(배아의 머리-엉덩이 길이의 약 1/2이 된다)와 부드러운 목을 가진다. 얼굴의 특성은 귓볼(auricula)과 구별되는 처진 귀, 넓게 펼쳐진 눈, 눈 아래위의 눈꺼풀 주름, 앞으로 나온 콧방울(forward-facing nostrils)과 완성된 윗입술이 나타난다. 배아는 미성숙한 모든 기관을 형성하는데, 잘 만들어진 팔다리와 동맥, 정맥, 신경, 연골과 근육 등은 다양한 신체 부분과 계통으로 성장하여 형성된 구조에 기능적 지원 및 영양공급을 하게 된다. 배아는 3개의 순환기계를 가진다: 탯줄 혹은 태반, 배아 그리고 난황(vitelline). 탯줄 혹은 태반 계통은 출생 시 사라진다: 난황계통은 문(간) 시스템의 일부분이 된다; 배아 계통은 영아의 심혈관계로 성장한다. 각각의 순환기계는 고유한 동맥 및 정맥의 연결망을 가진다.

출생전 신체구조 발달

DEVELOPMENT OF BODY STRUCTURE IN THE FETAL PERIOD

8째 주 말과 9째 주 초는 태내 발달에서 가장 중요한 시기 중 하나이다. 이 시기에 발달된 배아는 명확하게 인간으로 보이기 때문에 태아로 받아들여지는 특별한 시기가 된다. 따라서 이 시기부터 인간의 생애가 감소된다는 논쟁이 존재한다(Richardson & Rice, 1999). 이 시기 동안 기형유발물질에 노출된다면 모든 기관과 신체계통이 이미 형성된 후이기 때문에 광범위하고 치명적인 손상을 반드시 발생시키지는 않는다. 단기간의 기형유발물질 노출은 출생 시 결함보다는 태반의 기능적 결함과 태아 성장 제한에 영향을 줄 수 있다(Graham & Morgan, 2002). 이 시기 이후에 경미(mild)한 기형유발물질 노출로 인한 결함은 신체의 특정 부위에 국한된다. 유해한 기형유발물질의 지속적이거나 많은 양의 노출은 태아 사망으로 이어질 수 있다.

태아기는 지속적인 세포의 증식과 비대(hypertrophy) 혹은 과형성(hyperplasia)으로 빠르게 태아와 태반을 성장시키게 하는 시기 중 하나이다(England, 1996; Moore & Persaud, 1998). 수정 후 9째 주와 태아기 사이에 약 5~36cm로 길이가 성장(두정-둔부 길이)하고 몸무게는 8g에서 3,400~3,600g으로 증가할 것이다(Moore & Persaud, 1998). 10~12째 주의 태아는 먼저 길이가 성장하지만 20째 주 이후에는 체중이 우세하게 증가하고, 반면 길이 성장률은 감소하기 시작할 것이다. 기관과 조직의 분화는 태아기의 4째 주 초에서 8째 주까지 지속된다. 뼈(bones)는 전 태아기에 걸쳐 뼈 형성 및 재형성을 지속한다(Moore, Persaud, & Torchia, 2011). 머리의 성장률은 팔다리의 성장률보다 감소하는데 태아 초기에 비율적으로 머리가 더 많이 성장했기 때문이다.

가장 흔하게 산과적으로 마지막 월경시기를 기준으로

계산하는 삼분기법을 통해 태아 발달을 검진하지만, 이 시기 동안의 발달이정표는 임신된 순간부터 4~5주 단위로 끊어서 설명하는 것이 가장 좋다(Sawin & Morgan, 1996). 다음으로 임신 나이 9째 주부터 태아의 가장 중요한 발달 변화에 대해 중점적으로 다룰 것이다.

아홉째 주와 열둘째 주 The 9th and 12th weeks

9~12째 주의 시기 동안 태아는 성장을 지속하며, 신체 각 부분은 좀 더 정교해지고 다양한 신체 과정과 시스템이 기능적이게 된다. 두정-둔부 길이는 8~12째 주 사이에 2배가 된다. 9째 주 이후 혹은 10째 주의 태아 성장 및 발달은 초음파 진단기를 통해 점검하는데 태아나 태반의 기능적 이상과 구조물의 수를 확인할 수 있다. 10~11째 주에 잘 형성된 **연골뼈대(chondroskeleton)**는 머리뼈, 척추, 갈비뼈, 날개뼈와 팔다리의 가장 아랫부분에서 확인된다(Jirasek, 2001). 연골갈비뼈(cartilaginous ribs)는 피부 아래에서 볼 수 있다. 갈비뼈는 배쪽 정중선으로부터 처음 성장하고, 이 시기 말에 갈비연골(costal cartilage)에 융합된다. 12째 주에 1차 뼈형성의 중심부는 머리뼈와 모든 긴뼈에서 나타난다. 머리는 나머지 신체 부위보다 더 빠르게 지속적으로 성장하므로, 12째 주까지는 불균형적으로 더 큰 형태가 된다. 팔은 나머지 신체 부위와 관련해 전체 길이가 균형적으로 성장하나 다리는 12째 주까지 상대적으로 길이가 아직까지 짧다.

9째 주는 손발이 잘 발달하게 된다. 9~12째 주 사이에 손톱이 형성되기 시작한다(발톱은 더 늦게 형성됨). 눈꺼풀 주름은 융합되고 24째 주까지 융합이 지속된다. 이 시기에는 삼키는 능력이 생기며, 태아는 삼키는 능력을 기르기 위해 양수를 통해 영양분을 섭취하고 폐를 발달시킨다. 신장은 엽(lobes)을 발달시키고 관을 연결하여 기능을 시작한다. 태아는 9째 주에 소변을 잘 생산한다. 12째 주에는 복부 액(abdominal fluid) 속에 배뇨(urinating)를 한다. 바깥생식기관인 음경(penis)은 12째 주에 생성되며, 따라서 초음파를 통해 태아의 성 식별이 가능하게 된다.

이 시기에 **혈관신생(vascularization)**이 지속된다. 혈관신생은 산소와 영양공급이 향상된 결과로 조직 혹은 기관 속에서 혈관이 성장하게 되는 것이다. 태아-태반 순환은 혈관신생 발달이 지속되기 때문에 향상된다. 태반은 양수 안에 있는 태아가 배뇨를 하면 노폐물을 제거하기 시작한다.

13째 주에서 16째 주

The 13th through 16th weeks

태아의 성장은 13째 주에서 16째 주 동안 매우 활발하다. 머리 성장률은 꼬리쪽과 다리 구조에 비해 상당히 느리게 진행된다. 16째 주에 총 신체는 더 비율이 맞고 다리는 비교적 거의 완전한 길이가 된다. 뼈 형성은 이 시기에 매우 활발하게 이루어지는데 16째 주에는 초음파로 많은 뼈들을 식별할 수 있다(Sawin & Morgan, 1996). 혈관은 표면에 존재하고 얇은 피부 아래에서 분명하게 보인다(England, 1996). 13주째에 혈액은 진행성 모세혈관 증식의 결과로 폐상피까지 도달하기 시작한다(Sawin & Morgan, 1996).

17째 주에서 20째 주 The 17th through 20th weeks

17~20째 주 시기의 태아 변화는 이전 시기처럼 두드러지는 것은 아니다. 이 시기의 말에 중요한 것 중의 하나는 어머니가 태아의 활기찬 움직임을 지각하게 된다는 것이다. 이 시기에 태아의 성장률은 두드러지게 감소한다. 20주째에 모든 신체구조는 대략적으로 마지막 위치를 취하고 적절한 크기에 도달하게 되며 전체적으로 만삭일 때의 외모를 닮게 된다. 태아의 피부는 솜털(lanugo)로 덮여 있고 태아기름막(vernix caseosa)이라는 기름 풀의 층으로 덮여 있다. 태아기름막은 피부 손상으로부터 태아를 보호한다(Moore, Persaud, & Torchia, 2011). 이 시기의 또 다른 중요한 발달은 지방조직과 심장에서 산출되는 갈색 지방의 생성이다(Moore, Persaud, & Torchia, 2011). 갈색 지방의 축적은 태아기 말의 태아가 체열을 유지할 수 있도록 한다(England, 1996). 폐 성숙이 가속화되는 것은 이 시기의 또 다른 중요한 발달이며, 이를 통해 태아는 생존을 준비한다. 17주째 말에 아직 기능하지는 않지만 폐의 모든 구성요소가 형성된다.

태아는 수정 후 18~20째 주에는 선천성 심장질환이 될 수 있는 위험성이 높아지며, 심장 크기는 작지만 초음파 심장 검진(echocardiography)이라는 특수한 진단 절차를 통해 확인이 가능하다(Schonberg, 2012). 선천성 심장질환이 있는 영아는 종종 선천적 이상 또는 유전적 이상 또는 기형이 나타난다(Schonberg, 2012). 이들 영아는 종종 자궁 내 염색체와 고화질 초음파 진단을 통해 기타 잠재적 이상을 확인하게 되어 현 상태에 초점을 둔 조기 중재 계획을 수립하게 한다. 자기공명촬영(MRI)은 초음파를 통한 진단이 불확실할 때 좀 더 정확하게 태아 이상 진단을 하기 위해 20주째 이후에 시용된다(Schonberg, 2012). MRI로 진단된 예로는 다양한 뇌 이상과 횡격막 탈장과 비정상적인 폐 발달로 인한 태아의 폐 조직 이상을 들 수 있다(Schonberg, 2012).

수정 후 7주째 초에 배아 발달의 이상을 확인하기 위해 효과적으로 사용되는 또 다른 진단 절차는 경복부 태아경(transabdominal embryofetoscopy)이다. 이러한 연구 유형은 자연유산 위험을 증가시키므로, 검사 시 얇은 규격의 주사바늘을 사용하여 유산의 위험을 크게 감소시킬 수 있다(Quintero, Abuham ad, Hobbins, & Mahoney, 1993). 조기 진단을 하게 되면 차후 검진 절차를 시행할 때 일어날 수 있는 유산의 위험성을 줄일 수 있다.

21째 주에서 25째 주

The 21st through 25th weeks

일부 주요 발달이정표는 21째 주에서 25째 주에 일어나는데, 23째 주 이후에 조산아로 태어나 집중 생명 유지(intensive life support)를 통해 생존이 가능하다는 점이 이 시기에 가장 중요하다. 수정 후 21째 주 이전과 500g 이하 체중의 영아 생존 사례는 드물다. 22주째 이후 생존을 향상시키는 요인 중 하나는 태아의 체중이 2배 가까이 증가한다는 것이다. 22주째에 폐 발달이 확장되고 계면활성제(surfactant, 폐포의 기능을 증진시키는 물질)가 생성되면 생존에 대한 태아의 생존 가능성은 더 커지게 된다(Sawin & Morgan, 1996). 그러나 영아는 여전히 미숙한 호흡계와 중추신경계로 인해 26째 주까지 높은 사망률을 보인다. 그러나 많은 영아들은 조산아로 태어나 생존하나 이러한 출생은 이차적인 장애를 발생시킬 수 있다.

21째 주까지 눈은 완전히 발달되고 원시적인 빠른 눈운동이 관찰될 수 있다. 25째 주 말까지 태아에게 눈썹과 속눈썹이 생긴다. 혀와 입에서 맛봉오리가 생긴다. 피부는 얇고 주름지고 붉은색을 띤다. 신장발달로 양수 부피가 증가하고 양막강 안에서의 태아의 배뇨 능력도 향상된다. 요로(urinary tract) 혹은 기타 요인의 장애로 소변 생산이 감소되는 것은 **양수과소증(oligohydramnios)**으로 축적된 양수의 양이 감소되는 것이다(Graham & Morgan, 2002). 양수과소증은 3번째 3분기에 자주 발생하고 태반기능부전(placental insufficiency) 같은 다른 원인으로 발생할 수도 있다(Moore, Persaud, & Torchia, 2011).

양수과소증은 많은 태아 이상을 야기하며, 폐 발육부전(발육부족)을 발생시키고 탯줄을 압박하는 주요한 요인 중 하나이며, 사망을 포함한 태아에게 심각한 손상을 야기할 수 있다(Moore, Persaud, & Torchia, 2011). 양수를 삼키는 능력이 이 시기에 발달하며, 태아의 삼키는 능력에 문제가 생기면 **양수과다증(polyhydramnios)**을 야기하여 양수가 과도하게 축적된다. 이 두 가지 상황은 임신 말기 태아 발달에 영향을 미친다.

26째 주에서 29째 주

The 26th through 29th weeks

26주째에서 29주째의 시기는 체중이 증가하고, 지방 축적 및 호흡기계와 중추신경계 성숙이 가속화되는 것이 특징이다. 태아의 체중은 약 700g(대략 1.5lb)이며 29주째 말에는 약 1,700g(3.5lb 초과)이 된다. 28주째 이전에 태어난 태아의 체중은 1,500g 이하가 되므로 극저체중아(very-low-birthweight infants)로 분류된다. 이들 영아는 신생아 합병증을 가질 위험이 크다(Sawin & Morgan, 1996).

폐 성숙은 28~29주째에 가속화된다. 호흡의 신경적 조절이 잘 이루어지고 폐는 미숙하게 태어난 영아라도 공기를 충분히 호흡하도록 발달한다. 태아는 자궁 밖에서 살 수 있을 만큼 매우 충분히 성장하게 된다. 이 시기의 **태아 생존력(fetal viability)**은 매우 높고, 장애 위험은 낮으나 미성숙하게 태어났으므로 피하지방이 부족하며 열 조절(thermal regulation)이 미성숙하여 체온을 유지하는데 도움이 필요하다. 열 조절은 자궁 환경 밖에서 신체 온도를 유지하는 태아의 능력을 말한다. 호흡기계의 전환 단계에 태어난 조산아들은 공통적으로 호흡 관련 문제가 발생하며 이러한 위험은 28주 후에는 낮아진다. 그림 8-4에서는 미성숙하게 태어난 영아를 위해 특별한 의료적 환경을 제공하는 것을 보여주는데, 이는 자궁 내의 환경과는 다를 수밖에 없다.

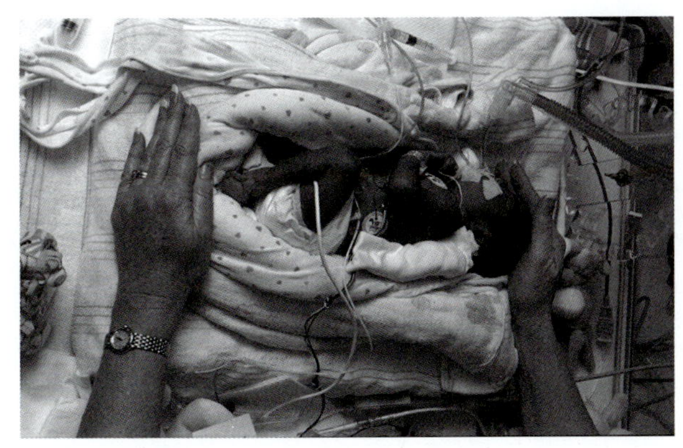

그림 8-4 조산아 관리

29주째의 태아는 모든 외부적 특성이 온전한 영아의 모습을 나타내며, 전체적으로 신체 비율이 맞고, 눈을 뜨고, 머리카락이 생기고, 손톱과 발톱이 완전히 생기며, 피하지방 증가로 인해 피부에 주름이 감소한다. 태아는 솜털로 여전히 덮여 있고 태아기름막으로 두텁게 싸여 있으나 피부는 이전 시기보다 더 두껍고 붉은색이 연해진다. 모든 신생아 반사가 나타나나 완전히 발달된 것은 아니지만, 태아의 울음소리를 들을 수 있다.

30째 주에서 34째 주 The 30th through 34th weeks

지속적으로 체중이 증가하며, 34주째까지 태아는 또 다른 체중과 관련된 발달이정표 단계에 도달한다. 체중은 2,500g(5.5lb)이 되며, 조산을 하더라도 체중 미달이 아니다. 30~32째 주 사이에 태어난 태아는 열 조절이 완전히 발달되지 않아서 대체적인 온도 지원이 요구되나 문제없이 생존할 가능성은 높다. 열 조절은 임신 32주째 말이 되면 보다 더 잘 형성될 것이다. 이 시기 이후에 태어난 대부분의 영아는 최소한의 열 지원만이 필요하며, 열 지원이 조금이라도 있다면 합병증 없이 살 수 있다. 반대로 수정 후 34주째 이전에 태어난 50~65%의 영아 또는 1,800g 이하의 체중인 영아는 무호흡 에피소드(apneic episodes)라는 호흡곤란이나 잦은 호흡 일시정지가 발생한다(Gomella, 1999). 무호흡 에피소드가 장기적으로 발생하거나 자주 일어난다면 영아의 생명을 위태롭게 할 수 있다.

그러나 무호흡 발생은 카페인과 계면활성제 통제 같은 예방적 신생아 치료 도입으로 1990년 이래로 감소하고 있다. 무호흡 에피소드로 어려움이 있는 영아는 자극이 필요하다(즉 촉각, 청각, 전정감각). 주기성 호흡(periodic breathing)은 임신 34주째 이전에 태어난 미성숙한 영아의 또 다른 공통된 호흡 패턴이다. 주기성 호흡은 호흡 일시정지가 자주 그리고 장기적으로 나타나지 않는 한 일반적으로 문제를 야기하지 않는다. 34주째 태아의 성숙은 만삭아와 거의 비슷하다. 태아는 작은 만삭아이며, 숱 많은 머리카락, 연분홍색의 부드러운 피부를 가지는데, 이 시기 말에는 피하지방이 증가하고 축적되어 통통한 외모를 보인다.

35주째에서 38주째 The 35th through 38th weeks

35~38주째 동안 태아의 체중은 약 900g(약 2lb) 더 늘어난다. 지방은 임신 마지막 주에는 1일당 14g의 비율로 축적되며(Moore, Persaud, & Torchia, 2011), 이것은 단열을 향상하고 열 지원의 요구를 줄이게 된다. 화학적 열 조절은 향상된다. 태아는 일단 태반에서 분리되면 먹기, 배출 및 호흡을 유지할 준비를 한다. 출산은 여러 태아 및 임산부 호르몬 신호를 포함한 여러 요인으로 인해 시작된다(Mendelson, 2009). 만기 이후에 자궁에 있는 것이 태아에게 해로울 수 있으므로 영아는 임신 40주 가까이 태어나는 것이 중요하다.

태아의 신체기능 발달
PRENATAL DEVELOPMENT OF BODY FUNCTION

태아 발달 연구에 대한 가장 중요한 근거는 구조뿐만 아니라 자궁 안에서 몇 달 동안 기능과 행동이 발달한다는 점이다. 초음파 및 기타 방사선 촬영 방법을 통해 태아를 방해하거나 해치지 않고 자궁 환경을 볼 수 있는 기술이 향상된다면 이러한 기능에 대한 정상적인 발달에 대해 훨씬 더 잘 이해할 수 있을 것이다.

정신기능 Mental functions

물론 태아의 정신기능에 대한 연구는 매우 제한적이며 관찰을 통해 더 많이 연구되어야 한다. 그러나 1940년대부터 출생 후 행동의 기초로서 태아 경험에 대한 관심이 증가하기 시작했다. 태아 행동에 대한 연구는 초음파 영상에 의해 향상되었다(Yigiter & Kavak, 2006). Yigiter와 Kavak(2006)은 외부 자극에 의한 관찰 가능한 행동(또는 반응)에 대한 태아 행동의 정의를 발표했다. 이들 저자는 출산 전 행동을 검사함으로써 태아의 신경계 통합을 평가하고자 하는 것을 알렸다. 실제로 KANET(Kurjak Antenatal Neurodevelopmental Test)으로 알려진 출산 전 행동에 대한 평가가 개발되어 산전 행동 관찰(Abo-Yaqoub, Kurjak, Mohammed, Shadad & Abel)에서 비정상적인 신경학적 결과를 성공적으로 예측하는 것으로 알려져 있다(Abo-Yaqoub, Kurjak, Mohammed, Shadad & Abel-Maaboud, 2012). KANET은 주요 저자의 이름을 딴 시험으로 태아의 행동, 주로 운동을 관찰하여 뇌 기능을 유효하게 반영하는 것을 기대한다(Kurjak, Stanojevic, Prodojevic, Lausin, & Salihagic-Kadic, 2012).

신생아일 때와 마찬가지로 뇌 기능에 대한 질병인식(insight)은 각성 수준의 조절이다. 1980년대 이후로, 4개의 태아 행동 상태는 산후 신생아 용어로 관찰된 6가지 행동 상태의 전조로 확인된다. 행동 상태는 조절된 활동 기간으로 태아의 휴식 기간 동안에는 중단된다. 앞서 언급한 바와 같이 출생 후 행동 상태는 신생아에서 행동의 가장 중요한 측면 중 하나로 여겨진다.

행동 상태는 환경 자극에 대한 영아의 각성 조절 반응 수준으로 정의될 수 있다. 태아의 현재 **행동 상태(behavioral state)**는 출생 전후의 삶의 연속성을 다시 한 번 나타낸다. 태아 행동 상태인 1F은 태아의 안구 움직임이 없고 가끔씩 깜짝 놀란 듯 보인다. 2F 상태는 심장박동 변화와 함께 잦은 움직임이 특징이다. 3F 상태는 심한 신체 움직임이 없는 안구 움직임이 특징이고, 4F 상태는 안구 움직임과 함께 지속적으로 움직이고 불안정하고 빠른 심박수를 보인다(Hepper, 2003).

35주 이후에 태어난 영아는 대부분의 측면에서 신생아와 비슷한 방식으로 반응한다. 깊은 수면에서 울음에 이르기까지 명확하게 식별 가능한 수면 및 각성 상태와 상태간의 원활한 전환으로 동작 상태가 잘 확인된다. 34주 후에 태어난 영아는 짜증이 나면 울음소리를 낼 수 있지만, 이러한 행동 상태가 형성되기 전에 태어난 건강한 영아는 건강한 만삭아보다 덜 우는 경향이 있다. 배가 고프거나 불편할 때 만삭아가 울 수도 있지만, 조산아는 울음이나 발버둥을 통해 돌봄이나 필요한 것에 대한 요구를 표현하기 어려울 수 있으므로 면밀한 관찰이 필요할 수 있다. 만삭이 가까워짐에 따라 조용한 각성은 크게 향상된다. 36주가 되면 대부분의 신생아는 보호자와 사회적으로 교감하고 또는 잠깐 동안의 인간 이외의 자극에 집중하기 위한 충분히 긴 시간 동안 집중을 지속할 수 있다. 사회적으로 상호작용할 수 있는 능력은 만삭 영아가 가족 및 사회생활에 적극적으로 참여할 수 있도록 한다.

감각기능과 통증 Sensory functions and pain

다시 한 번, 감각기능은 감각에 대해 알려진 주관적 경험보다는 특정 태아에 대한 관찰 가능한 생리학적 또는 움직임 반응으로 해석되어야 한다. 자궁 환경에서는 시력과 같은 감각적 경험이 매우 제한적이다. 태아는 아마도 소리, 접촉 및 움직임에 가장 많이 노출될 수 있다. 소리는 관리하기 쉬운 자극이기 때문에 다른 감각보다 더 많이 연구되었다. 이들 연구에 따르면 태아는 빠르게는 임신 24주 전의 운동 변화와 임신 28주 전의 심박수 변화를 통해 소리에 명확하게 반응한다(Hepper, 2003). 태아 환경에 존재하는 배경음에는 태반 떠다니는 소리, 엄마의 심장박동 및 소화되는 소리 등이 포함된다. 출산 전 영아의 통증 관리에서 Ludington-Hoe와 Hosseini(2005)는 뒤꿈치 천자 시술에 앞서 일반적으로 "캥거루 케어"라고 알려진 피부와 피부 접촉을 사용한다고 보고했으며, 이를 통해 영아의 부정적인 행동 및 생리학적 반응은 대조군과 비교하여 유의미한 차이를 보였다. 피부와 피부 접촉은 유아를 어머니의 가슴에 올려놓는 것과 관련이 있으므로 아기는 어머니의 피부뿐만 아니라 친숙하고 편안한 어머니의 호흡 및 맥박 소리에도 노출된다.

태아는 자신의 신체 부위뿐만 아니라 자궁벽 속의 물질과 접촉하여 촉각을 경험한다. 1940년대에 실시한 연구에 따르면 태아는 임신 8주 만에 촉각 자극에 반응할 수 있으며 기능적 활동을 나타내는 첫 번째 감각을 느끼게 된다(Hepper, 2003). 태아의 통증 경험은 주관적인 관점이라 알 수 없지만 출산 전 영아에 대한 풍부한 연구에서 울음, 얼굴 찡그린 소리, 생리학적 변화 및 높은 코티솔은 통증에 대한 반응을 입증한다(Luddington-Hoe &Hosseini, 2005).

움직임은 태아가 태아 환경에서 광범위하게 노출되는 또 다른 감각 경험이다. 태아는 약 8째 주부터 활발하게 움직인다. 또한 태아는 어머니와 함께 움직인다. 속귀의 안뜰계통은 아마도 이 자극을 통해 잘 발달되며 태아(조산아)는 임신 25주째부터의 중력과 관련하여 스스로를 일부 적응하는 능력을 보인다(Hepper, 2003).

심혈관, 혈액, 면역 그리고 호흡계통

Cardiovascular, hematological, immunological and respiratory system

심장은 태아에서 기능을 개발하고 시작하는 최초의 주요 기관으로, 생후 21일 또는 4번째 배아 주간이 시작되면 원시 순환이 이루어진다. 척삭앞판(prochordal plate) 아래의 심장발생중배엽(cardiogenic mesoderm)에서 발생하는 심장은 정맥계를 통해 태반으로부터 심장으로 산소를 포함한 혈액이 전달되는 역 태아순환계(reverse fetal circulatory system)와 연결된다(Moore, Persaud, & Torchia, 2011). 심장에 들어가는 혈액은 오른쪽에서 왼쪽 션트(shunt)로 폐를 우회하여 동맥계에서 빠져나오고 심장에서 멀어질수록 점차 탈산소화된다. 결국, 탈산소화된 혈액은 배꼽동맥을 통해 태반으로 다시 운반된다. 출생 후 몇 초 안에 유아는 스스로 호흡을 시작해야 하며 폐에서 산소가 발생하기 시작하여 태아순환에서 성인순환으로 전환해야 한다. 출생 직후 울음은 폐 확장과 호흡 시작을 촉진한다. 태아에서 성인순환으로의 전환은 오른쪽에서 왼쪽으로의 션트를 위한 해부학적 기반을 형성하여 순환하는 혈액이 폐를 우회할 수 있도록 두 개의 구멍인 동맥관과 타원구멍은 폐쇄되어야 한다. 동맥관은 폐동맥과 출생 후 처음 몇 시간 내에 정상적으로 닫히는 대동맥 사이의 통로로 존재한다. 성인순환이 이루어지면 대부분의 영아는 온도 조절 및 심호흡 반응을 포함하여 생리적 안정을 보일 것이다. 이러한 변화에 대해서는 다음 장에서 자세히 설명하며 태아순환은 그림 9-1에 설명되어 있다.

임신 36주 이후 호흡곤란은 드물다. 태아가 만기 나이에 가까워질수록 호흡률이 더 규칙적이고 느려진다. 그러나 출생체중이 매우 낮은 영아는 만기 나이를 채운 영아보다 호흡률이 높아진다. 그러한 대부분의 경우 자궁 내에서 역설 호흡 패턴을 수개월 동안 연습한 신생아는 자연 호흡 패턴에 자연스럽게 적응할 것이다(Hepper, 2003). 조산아 심박수와 호흡률은 만삭아보다 만삭 나이에 더 높은 경향이 있다.

신경근골격 및 움직임과 관련된 기능들

Neuromusculoskeletal and movement-related function

자궁 내 태아의 신체 움직임은 태아의 성숙과 행복의 지표로서 광범위하게 연구되어왔다. 1980년대 DeVries, Visser와 Prechtl(1982, 1985)의 두 가지 주요 논문은 태아의 움직임에 대한 자세한 설명과 특성을 설명했다. 저자들은 놀람, 뻗기, 딸꾹질, 역설호흡, 움찔거림 및 머리 움직임과 같은 태아의 20가지가 넘는 독특한 움직임 패턴을 열거했다. 저자가 머리의 배쪽 굽힘을 포함한 자궁 내에서 관찰 가능한 움직임을 기록했다는 점에서 흥미롭다. 그러나 출생 후 중력으로 인해 이러한 행동이 나타나기까지는 몇 개월이 걸릴 것이다. 이러한 현상은 출생 전에 발달의 다양한 행동 레퍼토리의 또 다른 예가 될 수 있다.

태아 운동의 주기성이 증가되는 것은 성숙 증대와 분명한 관련이 있다. 활동과 휴식이 교대하는 기간은 만삭 태아의 특징 중 하나이다. 실제로, 움직임 방출의 발생률 및 지속 시간은 안정적으로 유지되지만, 태아가 움직일 수 있는 공간은 점점 더 감소한다(Ten Hof et al., 2002). 신체 움직임의 감소는 보통 자궁 안이 혼잡하고 또는 팽창을 중단한 데 원인이 있지만, 최근에 입증된 근거에 따르면 조용한 상태 또는 공간적 제한보다는 발달의 성숙으로 인해 운동 활동이 감소된다고 주장한다(Ten Hof et al., 2002). 만삭 나이에 가까워지는 조산아의 경우에도 비슷한 운동 활동 감소가 관찰된다.

출생전 발달에 대한 최신 의학에서의 쟁점

CONTEMPORARY MEDICAL ISSUES PEGARDING PRENATAL DEVELOPMENT

물론 21세기에도 자궁 내 행동을 연구할 수 있는 특별한 기술을 사용하여 인간 생명의 시작을 둘러싼 의학적 · 과학적 문제에 대해서 논의할 필요가 있다. Meyer(2008)는 인간 생명의 시작은 아직까지 실증주의적인 사실로 명백히 밝혀지지 않았기 때문에 다양한 의견을 관대하게 받아들이도록 제안한다. Kurjak, Carrera, McCullough와 Charvenak(2007)은 이 문제에 대해 자세히 설명했다. 이들은 적어도 세 가지 질문이 인간 삶의 시작과 관련되어 있다고 주장한다. 첫 번째 질문은 인간의 생물학적 생명이 시작될 때인데 이는 과학적 문제이다. 두 번째는 보건의료 전문가들이 인간의 생명을 보호해야 할 의무가 있을 때인데 이들은 두 번째 문제가 첫 번째보다 더 큰 논란이 되는 철학적, 윤리적 문제라고 주장한다. 마지막으로, 보건의료 전문가들이 인간생명이 시작되는 시기에 대한 의견 불일치에 어떻게 대응해야 하는지에 대한 질문이 있으며, 이는 윤리의 주제라고 주장한다. 이러한 접근법은 관련된 질문의 복잡성을 보여주며 그 문제는 정치적, 입법적 차원에서 지속적으로 논의될 것이 분명하다. 재활전문가는 태아 발달에 대한 이해의 한 부분으로 이러한 문제에 대해 지속적으로 관심을 가지고 알고 있어야 한다.

이러한 논쟁을 불러일으키는 여러 문제 중 하나는 인간 줄기세포 연구와 관련이 있다. 줄기세포는 크게 미분화되고 다양한 유형의 세포로 성장할 수 있는 능력을 가진 세포이다. 인간의 줄기세포는 배아의 주머니배로부터의 다능성 세포이다. 이들 세포는 미분화 상태에서 수년간 배양을 통해 유지될 수 있다. 이들 세포를 사용할 준비가 되면 과학자들은 어떤 치료적 중재가 이루어지는가와 상관없이 원하는 세포로 분화하도록 할 수 있다(Hibaoui & Feki, 2012). 물론 이들 세포 계열이 시험관 내 수정을 위해 얻어진 배포기의 배아로부터 나왔기 때문에 이 또한 논란의 여지가 있다. 현재 미국 정책은 인간 줄기세포 연구를 2001년 이전에 존재하는 줄기세포주로 제한한다. 2005년과 2007년 의회에서 통과된 제한을 완화하기 위한 줄기세포 연구 강화법은 두 차례 모두 대통령에 의해 거부되었다(Moller, 2008). 국립보건원(National Institutes of Health; NIH)은 척수손상 치료에서 배아 줄기세포를 사용한 임상시험을 최초로 승인했다(Hibaoui & Feki, 2012). 배아 줄기세포의 사용은 여전히 논쟁의 여지가 있지만, 줄기세포의 다른 공급원이 개발되었다. 예를 들어, 줄기세포는 양수와 제대혈로부터 얻어졌다(Meyer, 2008). 가장 최근에, 과학자들은 큰 기대를 안고 인간 상피세포를 채취하여 4개의 유전자를 도입함으로써 다능성 상태로 복귀시킬 수 있었다. 유도 만능 줄기세포(induced pluripotent stem cells; iPS)라고 불리는 이들 세포는 윤리적, 도덕적 어려움을 겪지 않고 인간 배아 줄기세포의 다능성을 갖는다(Moller, 2008). 또한 면역 문제로 인한 거부반응의 가능성도 개인의 신체 세포에서 유래한 iPS에 의해 제거된다. iPS의 생산은 또 다른 연구로 이어졌는데, 즉 암세포와 같이 질병에 걸린 세포를 대체하기 위해 개인의 다른 세포를 재프로그래밍 할 수 있는가이다(Hibaoui & Feki, 2012). 의학 및 의료서비스의 미래를 주의 깊게 살펴본다면 인간 유전학 및 배아를 통해 배운 지식이 다양한 질병에 대한 치료에서 핵심적인 역할을 할 것이라는 데는 의심의 여지가 없다.

요약

태아 발달은 매력적이고 복잡한 과정이다. 발달을 위한 중요한 시기 동안 기형발생물질의 영향과 척수손상 및 기타 신경계 질환과 같은 상태의 치료에서 다능성 세포의 잠재적인 치료적 사용의 가능성을 포함하여 재활에 종사하는 사람들과 일부 관련된 측면 등을 이 장에서 요약했다. 가장 중요한 점은 치료사는 출생 전의 삶 동안 신체구조와 기능의 변화가 엄청나다는 것을 인식해야 하며, 이 과정은 태어날 때까지 출생 후 환경에 적극적으로 참여할 수 있는 인간으로써 준비시킨다.

태아 발달을 이해하는 것은 어린아이들과 함께 일하는 물리치료사 및 작업치료사에게 필수적이다. 또한 의료 발전은 우리가 이해할 수 있는 경계를 넓힌다. 생명이 시작하는 시점 그리고 줄기세포 사용과 같은 문제는 지속적으로 개인의 삶뿐만 아니라 전문적인 실무에도 영향을 줄 수 있는 중요한 사회적 문제가 될 것이다.

사례 1

제닌

제닌은 36세 여성으로 세 번째로 임신했는데 이번에는 쌍둥이를 임신했다. 그녀는 두 번의 유산을 경험한 후 34세가 될 때까지 임신을 계획하지 않았다. 그녀는 이 임신을 20주 동안 지속했다는 사실에 감격했다. 전반적으로 그녀는 기분이 꽤 좋았고 입덧은 거의 없었지만 첫 삼분기에는 조금 피곤했다. 그녀는 임신을 지속하기 위해 할 수 있는 모든 것을 했다. 잘 먹었고, 담배를 피거나 술을 마시지 않았으며, 충분한 휴식을 취했다. 22째 주에 병원을 방문했을 때 의사는 초음파 검사에서 양수과소증 소견이 보인다고 말했다. 태아는 초음파 심박수 모니터링에서 고통스러운 것으로 보였다. 제닌은 태아의 움직임을 모니터할 수 있는 문서 양식을 집으로 받았으며 의사에게 주기적으로 전화를 걸어 확인을 받으라고 안내받았다. 하지만 이러한 것들을 하기도 전에 그녀는 분만 수축을 시작했다. 그녀는 병원에 찾아갔고 약물로 수축을 막아서 얼마간의 시간을 벌었다. 그러나 약 10일 후 제닌은 임신 24째 주에 쌍둥이 로비와 레이첼을 낳았다.

쌍둥이의 폐는 너무 발달하지 못해서 처음 몇 주 동안 심각한 상태였다. 그들은 인공 계면활성제를 공급받았다. 쌍둥이의 크기는 그 임신 나이에 적합했고 이에 대해 의사는 좋은 사인이라고 말했다. 제닌은 아기가 태어난 지 이틀 만에 처음 아기를 보았고 눈물을 흘렸다. 쌍둥이들은 그녀에게 진짜 아기로 보이지 않았다. 그들은 너무 작아서 남편의 손바닥에 들어갈 수 있었다. 쌍둥이가 인공호흡기에 있는 동안 그들은 매우 축 늘어지고 아파보였다. 간호사들은 담요를 말아서 쌍둥이들이 구부러진 자세를 유지하도록 했다. 쌍둥이들은 인공호흡기 때문에 울지 못했지만 자발적인 움직임과 찡그린 얼굴 표정을 보였다.

몇 주가 지난 후 로비와 레이첼은 삶의 의지를 보이기 시작했다. 그러나 계속해서 어려움에 직면했다. 인공호흡기의 장기 착용 결과 둘 다 기관지폐형성이상(bronchopulmonary dysplasia)을 보였다. 대부분의 미숙아들처럼 동맥관 열림증(patent ductus arterious)과 심장잡음(heart murmur)을 보였고 심장병 전문의의 진료를 받았다. 쌍둥이는 체지방 부족이었고 머리는 다소 앞뒤로 늘어난(편평한) 형태라 소위 예뻐 보이는 아기들은 아니었다. 로비는 포대기 안에 있는 것을 좋아해 누구나 그를 알아보았다. 차츰 그의 문제는 잦아들었고 호흡 상태도 안정되었다. 반면에 간호사들이 어떻게 해도 레이첼은 짜증나 보였다. 인공호흡기를 뗀 날 간호사들은 쌍둥이를 격리시킬지에 대해 결정했다. 그때 레이첼을 로비에게 가까이 가게 만들어서 로비에 자신의 몸을 닿게 했다. 이후 레이첼의 스트레스는 감소되었고 생리적 상태 역시 향상되었다. 이러한 행동은 쌍둥이들이 자궁 안에서 서로 접촉할 때처럼 자궁에서의 친숙함을 다시 느낄 수 있었고 그들을 안정시켰다.

이 사례는 태아가 곧 영아가 될 때 어떤 일들이 일어나는지 보여준다. 모든 신체계통은 태아 수준 정도로 성숙하지만 중력이나 빛, 자극과 같은 모든 것들을 포함한 환경은 매우 강력하다. 예를 들어, 간호사들은 로비와 레이첼 같은 아주 어린 영아를 자주 접촉하거나 다룰 때 자극이 최소 자극 원칙을 시행한다. 즉 과도하게 밝은 빛과 시끄러운 소리는 가능한 한 피하게 한다. 자궁 안에서처럼 구부러진 아이의 자세를 만들어 주려는 어떠한 시도도 충분하지는 않다. 조산아에 대한 연구가 지속적으로 이루어지고 있는데 이들이 생존한다는 사실 자체를 기적으로 여긴다. 조산아들 대부분은 놀랍게도 학령기까지 건강하게 자라게 된다. 처음에 얼마나 그들이 어렸고 작았는지를 고려한다면 이들은 당연히 처음에는 다소 의존적이다. 치료사는 아직 자궁에 있어야 할 조산아에게 외상을 최소화시키는 환경을 제공해야 한다.

도움이 되는 질문

생각해 볼 몇 가지 질문들:

1. 임신 22주부터 출산 기간까지의 자궁 내 구조와 기능 발달에 대한 이 장의 부분을 살펴보라. 이들 쌍둥이는 자궁 바깥 환경에서 그들의 행동 발달을 해야만 했다. 이들 간의 주요 차이점은 무엇이며, 이러한 발달결과가 장기적으로 어떤 영향을 미칠 수 있는가?
2. 배경적 요소로써 환경을 생각해 본다면 자궁 안 및 자궁 바깥 환경의 차이점은 무엇인가? 치료 전문가는 바뀐 환경에서 극도로 미숙한 아기의 스트레스를 최소화시키기 위해 어떠한 노력을 할 수 있는가?

사례 2

에밋

나의 이름은 에밋이다. 나는 22살이고 관절과 전반적인 운동에 영향을 주는 관절굽음증(arthrogryposis)이라는 질병을 가지고 있다. 나는 많은 수술을 받았으며 그 중 일부는 큰 성공을 거두었지만 일부는 시간 낭비였다. 수술은 돌 전에 시작되었으며 모든 수술에는 새로운 교정기 및 모형이 들어갔고 물리치료사 및 작업치료사와 오랜 시간을 보냈다.

의료 관계자들은 어머니께서 임신한 지 5주가 된 이후에 이 모든 것이 시작되었다고 말한다. 아무도 그 이유를 모르지만 팔다리의 관절공간이 기대만큼 발달하지 않았다. 팔다리가 제대로 움직이지 않았기 때문에 피부, 근육, 힘줄도 제대로 발달하지 않았다. 수술을 받고 팔다리가 올바른 위치에서 구부러지게 되었으며 이를 통해 신발을 신거나 입에 손이 닿는 등의 평범한 일상생활을 할 수 있었다. 이 모든 수술에도 불구하고 나는 아직까지 휠체어에 갇혀 있다. 내 다리는 내 체중을 견디지 못하고 발목이나 발을 움직일 수 없다.

일상생활을 하기 위해 많은 장치들을 사용하지만 매일 아침에 외출을 준비하기 위해서는 개인 보조가 필요하다. 나는 회계사가 되기 위해 대학에 다니고 있다. 나는 어렸을 때 그렇게 모범생이 아니었기 때문에 학업 진행 속도는 빠르기보다는 느렸다. 나는 완전히 적응할 수 없고 다른 사람들이 나에 대해 큰 기대를 하지 않는다는 것을 종종 느낀다. 나 자신도 스스로에 대해 많이 기대하지 않았다! 사실 팔다리를 제대로 쓸 수 없을 뿐이지 나의 뇌에는 아무런 문제가 없다. 나는 수학을 좋아하고 내 아파트에서 지내는 것을 좋아한다. 대학에 다니면서 친구들도 사귀고 친구들과 극장이나 식당에 놀러 다녔다. 우리는 때때로 휠체어를 이용할 수 없는 곳으로 가는 것을 즐겼다. 왜냐하면 모든 사람의 마음을 불편하게 만들었기 때문이다!

그들은 임신해서 나의 질병을 가질 확률은 무작위적이며, 내가 가진 어떤 아이든 정상적으로 발달할 가능성이 높다고 말한다. 하지만 아이를 가지는 것을 생각하기 어렵다. 어떤 여자가 이러한 문제에도 불구하고 나를 사랑할 수 있을지 의문이 든다. 또한 초음파 검사로 태어나지 않은 아이가 나와 같은 상태라는 말을 들으면 어떻게 해야 할지 모르겠다. 나는 만족스러운 삶을 살고 있다. 하지만 내 인생은 다른 사람들의 삶과 같지 않았다. 나는 좋은 아버지가 될 것 같지만 그래도 나는 미래의 내 자식은 더 평범한 길을 걸었으면 한다.

도움이 되는 질문

생각해 볼 몇 가지 질문들:

1. 이 장에 제시된 텍스트와 표를 사용하여 근골격계 발달의 중요한 단계를 설명하고 관절굽음증 발생 시기를 확인하라.
2. 비좁은 자궁 환경과 관절굽음증을 가지고 태어난 아이에서 볼 수 있는 변형된 자세와 관계는 어떻게 되는가?

유전학과 생물학에 대해 말하다

ANNE CRONIN
소아 작업치료사

목표가 뚜렷한 치료사나 의료서비스 제공자라면 사람이 태어나기 이전에 그리고 자신의 환자가 되기 이전에 어떤 과정을 겪는지와 관련된 생물학을 왜 배우는지 궁금할 것이다. 태아 발달에 대한 기본적인 이해가 현대 임상에 필요한 이유 중 하나는 의료기술의 급속한 발달로 인해 영아의 임신 초기 생존 가능성이 점점 더 높아지고 너무 빨리 태어난 아이들을 치료적으로 도와줄 수 있도록 하기 때문이다. 또 다른 설득력 있는 이유는 그러한 지식이 인간 유전학 정보의 기하급수적 증가를 이해하고 정리할 수 있는 도구가 되기 때문이다. 임상 환경에서 우리는 거의 찾아보기 힘들거나 처음 확인되거나 기능적 영향에 대한 임상적 기록이 없는 "유전장애"가 있는 아이와 성인을 모두 만나게 될지도 모른다. 예를 들어, 신경관의 형성 기간 동안 임신 초기 몇 주에 공통되는 선천성 결함은 뇌수종, 뇌척수 증 및 뇌수종과 관련된 키아리 기형이다. 이는 기능적 수행에 광범위한 영향을 미치는 심각한 장애이다.

또한 장애는 배아 세포층에 특수하게 나타날 수 있으며, 이는 치료사에게 유용한 정보이다. 낭포성 섬유증(cystic fibrosis)은 내배엽 배아층의 유전적 장애이다. 낭포성 섬유증은 주로 호흡기 장애로 인식되지만 내배엽은 실제로 소화계, 많은 땀샘 및 호흡계의 일부가 형성되는 세포층이다. 따라서 이 병을 앓고 있는 아이들은 일반적으로 호흡기 문제뿐만 아니라 소화기 문제도 있다. 선천 다발 관절굽음증(arthrogryposis multiplex congenital)은 중배엽 발달장애로 근육, 피부, 골격 및 결합조직이 불충분하고 비정상적으로 발달한다.

임상가들은 가능한 모든 유전적 상태와 기능적 증상을 이해하고 기억하기가 어려울 수 있지만 태아 발달에 대한 이해는 고객의 요구를 충족시키기 위한 임상추론을 위해 필요한 도구가 된다.

REFERENCES

Abo-Yaqoub, S., Kurjak, A., Mohammed, A. B., Shadad, A., & Abel-Maaboud, M. (2012). The role of 4-D ultrasonography in prenatal assessment of fetal neurobehaviour and prediction of neurological outcome. *Journal of Maternal, Fetal, and Neonatal Medicine, 25*(3), 231–236.

Bruer, J. T. (2001). A critical and sensitive period primer. In D. B. Bailey, J. T. Bruer, F. J. Symons, & J. W. Lichtman (Eds.), *Critical thinking about critical periods* (pp. 3–26). Baltimore: Brookes.

De Vries, J. P., Visser, G. H., & Prechtl, H. R. (1982). The emer-gence of fetal behavior. 1. Qualitative aspects. *Early Human Development, 7,* 301–322.

De Vries, J. P., Visser, G. H., & Prechtl, H. R. (1985). The emer-gence of fetal behavior. 2. Quantitative aspects. *Early Human Development, 12,* 99–120.

England, M. A. (Ed.) (1996). *Life before birth* (2nd ed.). London: Mosby-Wolfe.

Gomella, T. L., Cunningham, M. D., Eyal, F. G., & Zenk, E. (1999) *Neonatology: Management, procedures, on-call problems, diseases and drugs (a Lang clinical manual).* Stamford, CT: Appleton & Lange.

Graham, E. M., & Morgan, M. A. (2002). Growth before birth. In M. Batshaw (Ed.), *Children with disabilities* (pp. 53–70). Baltimore: Brookes.

Hadlock, F. P. (1994). Fetal growth. In M. R. Harrison, M. S. Golbus, & R. A. Filly (Eds.), *Ultrasonography in obstetrics and gynecology* (3rd ed.). Philadelphia: W. B. Saunders.

Hamlin, H. (1964). Life or death by EEG. *Journal of the American Medical Association* (October 12, 1964), 190, 112–114.

Hepper, P. (2003). Prenatal psychological and behavioral devel-opment. In J. Valsiner & K. Connolly (Eds.), *Handbook of developmental psychology* (pp. 48–71). London, England: Sage Publications.

Hernandez-Diaz, S., Werler, M. M., Walker, A. M., & Mitchell, A. A. (2001). Neural tube defects in relation to use of folic acid antagonists during pregnancy. *American Journal of Epidemiology, 153,* 961–968.

Hibaoui, Y., & Feki, A. (2012) . Human pluripotent stem cells: Applications and challenges in neurological diseases. *Frontiers of Physiology, 3,* 267. E pub ahead of print. doi:10.3389 /fphys.2012.00267.

Jirasek, J. E. (2001). *An atlas of the human embryo and fetus—A photographic review of human prenatal development.* New York: Parthenon Publishing Group.

Kanavakis, E., & Traeger-Synodinos, J. (2002). Preimplantation genetic diagnosis in clinical practice. *Journal of Medical Genetics, 39,* 6–11.

Kim, R., & Clark, A. T. (2014) Hatching human blastocyst. *Molecular Reproduction and Development, 81*(3), 283. E pub ahead of print. doi:10.1002/mrd22313

Kurjak, A., Carrera, J. M., McCullough, L. B., & Charvenak, A. (2007) Scientific and religious controversies about the begin-ning of human life: The relevance of the ethical concept of the fetus as a patient. *Journal of Perinatal Medicine 35*(5), 376–383.

Kurjak, A., Stanojevic, M., Prodojevic, M., Lausin, I., & Salihagic-Kadic, A (2012). Neurobehavior in fetal life. *Seminars in Fetal*

Neonatal Medicine, 17(6), 319–323. E pub ahead of print. doi:10.1016/j.siny.2012.06.005

Ludington-Hoe, S. M., & Hosseini, R. (2005). Skin to skin contact analgesia for preterm infant heel stick. *AACN Clinical Issues, 16*(3), 373–387.

Mendelson, C. R. (2009). Mini-review: Fetal-maternal hormone signaling in pregnancy and labor. *Molecular Endocrinology 23*(7), 947–954.

Meyer, J. R. (2008). Finding ethically acceptable solutions for therapeutic human stem cell research *Ethics & Medicine: An International Journal of Bioethics 24*(1), 1–13.

Moller, M. (2008). Human embryonic stem cell research, justice and the problem of unequal biological access. *Philosophy Ethics Humanity Medicine.* E pub. doi:10.1186/1747-5341-3-22

Moore, K. L., Persaud, T. V. N., & Torchia, M. G. (2011) . *The developing human: Clinically oriented embryology* (9th ed.). Philadelphia, PA: Elsevier.

Nishimura, H., Tanimura, T., Semba, R., & Uwabe, C. (1974). Normal development of early human embryos: Observations of 90 specimens at Carnegie Stages 7 to 13. *Teratology, 10,* 1–5.

Nussbaum, R. L., McInnes, R. R., & Willard, H. F. (Eds.) (2007). *Thompson and Thompson genetics in medicine* (7th ed.). Philadelphia: W. B. Saunders.

O'Rahilly, R., & Muller, F. (Eds.) (1987). *Developmental stages in human embryos.* Washington, DC: Carnegie Institution of Washington, Publication 637.

Otten, C., Migliazza, L., Xia, H., Rodriguez, J. I., Diez-Pardo, J. A., Tovar, J. A. (2000). Neural crest–derived defects in experi-mental esophageal atresia. *Pediatric Research, 47,* 178.

Pearson, H. (2002). Developmental biology: Your destiny from day one. *Nature, 418,* 14–15.

Polifka, J. E., & Friedman, J. M. (2002). Medical genetics: 1. Clinical teratology in the age of genomics. *CMAJ-JAMC, 167,* 265–273.

Quintero, R. A., Abuhamad, A., Hobbins, J. C., & Mahoney, J. (1993). Transabdominal thin-gauge embryofetoscopy: A technique for early prenatal diagnosis and its use in the diagnosis of a case of Meckel-Gruber syndrome. *American Journal of Obstetrics and Gynecology, 168,* 1552–1557.

Richardson, M. K., & Reiss, M. J. (1999). What does the human embryo look like, and does it matter? *The Lancet, 354,* 246–248.

Sawin, S. W., & Morgan, M. A. (1996) . Dating of pregnancy by trimesters: A review and reappraisal. *Obstetrical and Gynecological Survey, 51,* 261–264.

Schonberg, R. L. (2012) Birth defects and prenatal diagnosis. In M. Batshaw, N. Roizen, & G. Lotrecchiano (Eds.), *Children with disabilities* (pp. 347–361). Baltimore, MD: Brookes.

Stanojevic, M., Kurjak, A., Salihagic-Kadic, A., Vasili, O., Miskovic, B., Shadded, A., Ahmentr, B., & Tomasovic, S. (2011). Neurobehavioral continuity from fetus to neonate. *Journal of Perinatal Medicine, 39*(2), 171–177.

Ten Hof, J., Nijhuis, I. J. M., Mulder, E. J. H., Nijhuis, J. G., Narayan, H., Taylor, D. J., Westers, P., & Visser, G. H. A. (2002). Longitudinal study of fetal body movements: Nomograms, in-trafetal consistency, and relationship with episodes of heart rate patterns A and B. *Pediatric Research, 52,* 568–575.

University of New South Wales. (2012). *Carnegie Stages.* Retrieved from http://php.med.unsw.edu.au/embryology/index.php?title=Carnegie_Stages

Virtual Human Embryo Project (VHE). (2014). Retrieved from http://www.ehd.org/virtual-human-embryo

Yigiter, A. B., & Kavak, Z. M. (2006). Normal standards of fetal behavior assessed by four-dimensional sonography. *Journal of Maternal Fetal Neonatal Medicine, 19*(11), 707–721.

CHAPTER 9

신생아

The Newborn

학습목표

이 장을 끝낸 후 독자는 다음을 할 수 있어야 한다.

- 생리학적, 행위학적 측면을 포함하여 신생아의 발달 과제를 설명한다.
- 아기의 탄생이 가족에게 미치는 영향에 대해 토론한다.
- 위험한 상태에 있는 조산아의 특징을 설명하고 신생아(neonates)와 비교한다.
- 조산아를 가진 가족들의 고충에 대해 설명한다.

주요 용어

구강운동반사 oral motor reflexes
구토반사 gag reflex
기관지폐형성이상 bronchopulmonary dysplasia (BPD)
긴장성 미로반사 tonic labyrinthine reflex
놓기 반응 placing reactions
뇌성마비 cerebral palsy
뇌실내 출혈 intraventricular hemorrhage (IVH)
동맥관 ductus arteriosus
동맥관열림증 patent ductus arteriosus (PDA)
만삭아 term infant
말이집형성 myelination
먹이찾기 반사 rooting reflex
모로반사 Moro reflex
미로정위반응 labyrinthine righting reactions
미숙아 망막장애 retinopathy of prematurity
반사 reflex
발달상 적절한 간호 developmentally appropriate care
발바닥 잡기반사 plantar grasp reflex
배내똥 meconium
비대칭성 긴장성 목반사 asymmetrical tonic neck reflex (ATNR)
빨고 삼키기 반사 suck–swallow reflex
빨기 suckling
사회적 위험요인 societal–level risk factors
상호작용 행동 interactive behaviors
생리적 미성숙 physiologic immaturity
생물학적 위험 biologic risk
손바닥 잡기반사 palmar grasp reflex
시냅스형성 synaptogenesis
신경운동 행동 neuromotor behavior
신경조직 발생 neurogenesis
신생아금단증후군 neonatal abstinence syndrome (NAS)
신생아기 neonatal period
신생아 목정위반사 neonatal neck–righting reaction
신생아 집중치료실 neonatal intensive care unit (NICU)
심실내 백질 연화증 periventricular leukomalacia (PVL)
엔트레인먼트 entrainment
예상된 슬픔 anticipatory grief
위식도 역류 gastroesophageal reflux (GER)
유인인자 우물 attractor well
자궁내 성장지연 intrauterine growth retardation (IUGR)
자세 지지 반사 postural support reaction
저산소성 허혈성 뇌병증 hypoxic ischemic encephalopathy (HIE)
저체중아 small for gestational age (SGA)
전념 engrossment
조산아 preterm infant
초기 걸음마 primitive stepping
초기 물기반사 phasic bite reflex
최소 자극 프로토콜 minimal–stimulation protocol
캥거루 케어 kangaroo care
타원구멍 foramen ovale
태아순환 지속증 persistent fetal circulation
폐동맥고혈압 pulmonary hypertension
핵황달 kernicterus
호흡곤란증후군 respiratory distress syndrome (RDS)
환경적 위험 environmental risk
황달 jaundice
효능 efficacy
후성 epigenetics

서론 INTRODUCTION

아이의 탄생은 결정적으로 삶을 변화시키는 사건이다. 인간 태아의 능력과 행동에 대한 지식의 증가에 기초하여, 우리는 출생이 인간 행동의 시작이 아니라 자궁에서 이미 나타나는 행동의 연속임을 나타낸다. 그러나 신생아는 중력과 공기, 소리, 빛 및 기타 자극에 대한 노출을 포함하여 엄청나게 변경된 환경에 적응해야 한다는 어려움에 직면한다. 아기는 이전에 태반에서 제공한 호흡 및 영양 기능을 스스로 해야 한다. 생애 첫 시간과 며칠 동안 이러한 환경 변화에 ICF 체계에 요약된 많은 신체기능과 신체구조의 일부 측면들이 적응되어야 한다.

가족의 경우 아이의 탄생으로 인한 변화에 굉장히 적응하기가 힘들다. ICF 모델은 개인의 기능을 다루고 있지만 환경에서의 태도, 도움 및 관계 등에도 연관되어 있다. 신생아기 동안 환경적 문제는 매우 변수가 많다. 많은 부모들이 아기가 태어난 후에도 아무것도 변하지 않을 것이라고 생각하고 출산하지만, 이러한 부모의 태도는 아기가 태어나고 나서 채 며칠을 넘기지 못한다.

이러한 생애 발달 과제는 정상적인 만산으로 출산한 아기 역시 어려움을 겪는다. 그러나 더 어리고 더 아픈 아기들을 살리는 의학 발달로 더 많은 영아들이 고위험인 조기 출산으로 인한 어려움을 겪는다. 1970년대 초반부터 조산시 고위험군인 영아와 그 가족에게 미치는 영향에 대해 광범위하게 연구되어 왔다. 가능한 한 변화에 쉽게 적응할 수 있도록 많은 전문가들이 조산아와 그 가족을 돕는데 참여하고 있다. 따라서 전문가들이 만삭아와 고위험 신생아 모두가 직면한 어려움을 이해하는 것이 중요하다.

만삭아 THE TERM INFANT

만기 출생은 임신 기간 37주 이후에 아기를 출산하는 것으로 이 신생아는 **만삭아(term infant)**라고 한다. **조산아(preterm infant)**는 임신 37주 미만에서 태어난 영아이다. 미숙아는 성장 및 정신발달 장애 및 결손을 포함하여 단기 및 장기 합병증의 위험이 더 크다. 신생아는 만산 또는 조산 여부에 관계없이 출산 직후 바로 숨을 쉬어야 하며 중력이 제거되고 생리적 지원이 대부분 제공되고 모든 종류의 환경적 자극이 양수로 여과되는 자궁 내 물속 생활과 매우 다른 환경에 적응하기 시작해야 한다. 대부분의 경우 만삭아는 생후 처음 몇 시간 그리고 며칠 동안 이러한 변화에 매우 효과적으로 적응한다. 출생 후 처음 4주를 **신생아기(neonatal period)**라고 하며, 이들 아기를 일반적으로 신생아(neonatal)라고 한다. 신생아 기간으로의 이행은 모든 기능 영역을 포함한다.

신체구조와 기능 Body structure and function

8장에서 논의한 바와 같이, 신체구조는 출생 전에 형성된다. 실제로, 신체구조 발달 또는 형태발생은 배아 기간 동안 가장 빠르다. 태아 발달 기간에서 시작하여 출생 후의 삶을 지속할 때 구조적 성숙은 기능적 요구에 의해 좌우된다. 많은 생리적 시스템은 출생에 따른 요구사항에 맞게 대응해야 한다. 신생아의 가장 즉각적인 요구사항 중 하나는 산소를 제공받는 것이다. 대부분의 산소공급은 태반순환을 통해 발생하기 때문에 자궁에서 폐는 태아에게 산소를 공급할 필요가 없다. 따라서 태아순환계는 그림 9-1에 표시된 것처럼 대부분 폐를 우회한다. 이 우회로를 혈액의 좌우션트(right-to-left shunting of blood)라고 하며, 혈액은 폐순환을 거치지 않고 심장의 오른쪽에서 왼쪽으로 직접 전달된다. 혈액의 좌우션트는 두 개의 주요 판막을 통해 발생한다. 첫 번째, **타원구멍(foramen ovale)**이라고 하며 심장의 두 개의 심실 사이에 구멍이 뚫린 것을 뜻한다. 두 번째는 **동맥관(ductus arteriosus)**이라고 하며 폐동맥과 대동맥 사이에 통로가 존재한다(Lindsay, 1996).

정상적으로 동맥관은 출생 후 첫 2~3시간 안에 타원구멍은 첫 2주 안에 폐쇄된다. 때때로 이러한 통로들이 정상적으로 폐쇄되지 않고 출생 후에도 계속되어 혈액 션트(blood shunting)가 지속되며 폐를 열고 충분히 기능할 수 있도록 하는 폐혈관 막(pulmonary vascular bed)에 장애를 가져온다. 이러한 상태를 **태아순환 지속증(persistent fetal circulation)**이라 하며 이는 **폐동맥고혈압(pulmonary hypertension)** 상태를 일으킬 수 있다. 태아순환 지속증은 대개 34~38주만에 태어난 조산아(preterm infant)에게서 보인다. 이것은 의학적으로 위급한 상태이며 영아의 성장을 위해 신속히 처리해야만 한다. 동맥관이 닫히지 않는 것을 **동맥관열림증(patent ductus arteriosus; PAD)**이라 하고 이러한 상태는 미숙아에게 종종 나타난다. 대부분의 경우 성숙하면서 이 관은 닫히게 된다(Shepherd, Hanshaw, & Lane, 1999).

출생 후 큰 변화가 있는 또 다른 체계는 간과 조혈작용이다. 이러한 변화로 인하여 대부분의 신생아는 생후 24~72시간 내에 혈중 빌리루빈 수치가 증가된다. 이러한 빌리루빈의 증가는 아기의 피부를 노랗게 하는 **황달(jaundice)**의 원인이 된다. 일반적으로 빌리루빈 수치 증가는 양성이고 혈관과 뇌의 경계를 넘나드는 수준에 도달하지는 못한다. 그러나 산후 빌리루빈 수치는 정기적으로 관찰되며, 그 수치가 특정 지점까지 증가되면 중재가 필요하다.

가장 보존적인 중재방법은 영아를 직사광선에 두는 것을 포함한다. 보다 적극적인 중재는 영아를 푸른 스펙트럼 또는 광선요법용 요람에 두고 광선치료 조명을 받게 하는 것을 포함한다. 광선치료 조명은 빌리루빈의 대사를 돕는

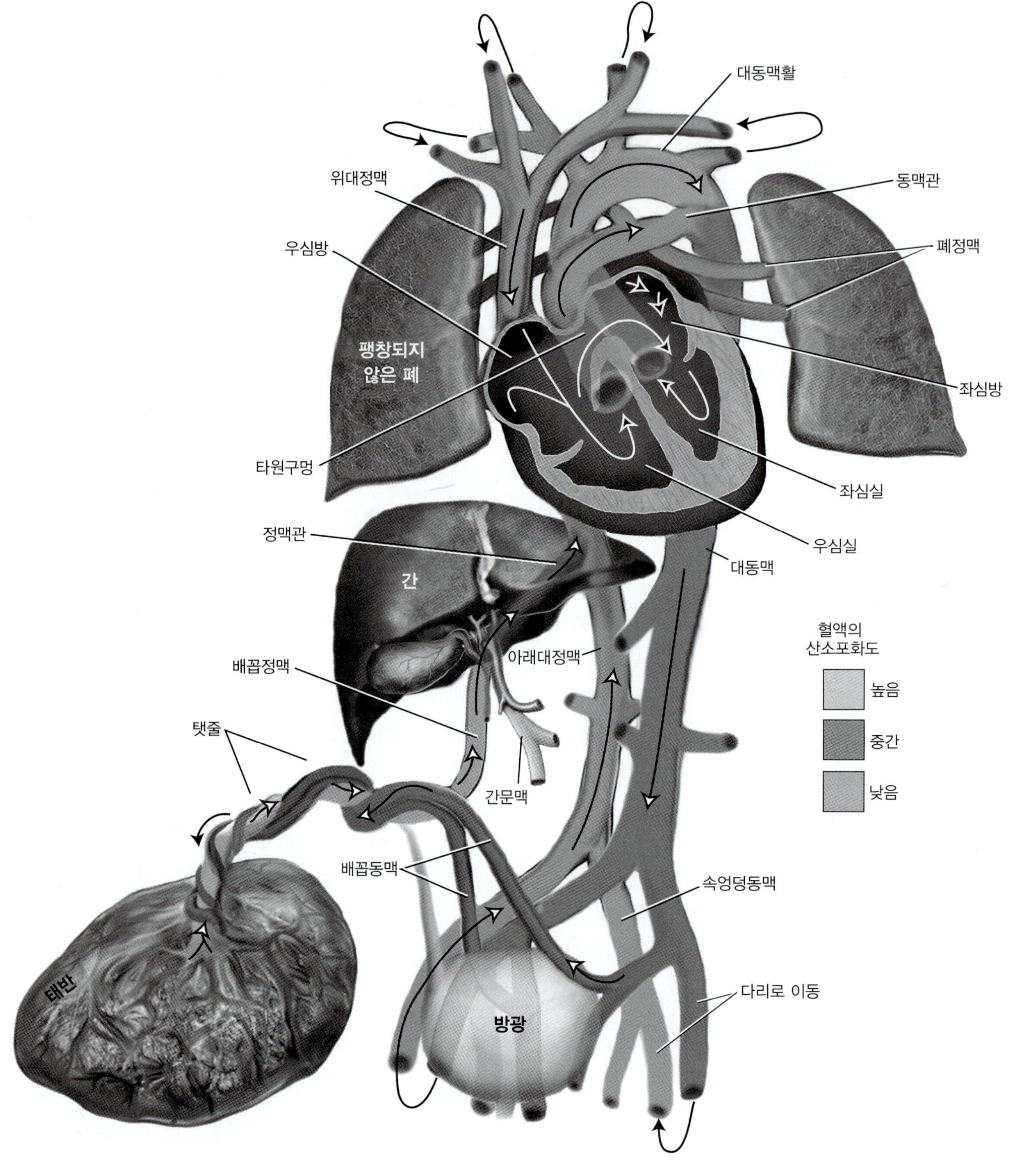

그림 9-1 출생 전 태아순환

다. 과도한 빌리루빈 수치는 **핵황달(kernicterus)**을 일으킬 수 있다. 빌리루빈 수치가 혈관–뇌의 경계가 교차되는 지점에 다다르면 뇌의 특정 부위가 부분적으로 감염될 수 있다. 특히 대뇌반구 깊이 위치한 바닥핵이 핵황달에 감염되면 무도형(choreoathetoid) 뇌성마비가 발생된다(Long & Toscano, 2002). **뇌성마비(cerebral palsy)**는 가장 흔한 선천적(출생과 함께 존재하는) 아동 질환이다. 뇌성마비는 근육의 긴장도와 협응뿐 아니라 먹는 것, 대소변 조절, 호흡 및 학습에 영향을 미친다. 무도형 뇌성마비는 서구에서 거의 찾아볼 수 없지만 여전히 극도로 미숙한 영아의 후유증으로 나타나기도 한다.

물론 영양 문제는 신생아에게 또 다른 문제이다. 생후 처음 몇 시간 안에 영아는 일반적으로 처음 젖을 먹는다. 산후에도 영아는 종종 어머니의 가슴에 엎드려 있으면 젖을 찾아 빨기 시작한다. 어머니는 출산 후 처음 48~72시간 동안 초유(colostrum)라는 영양소를 생산한다. 이 물질은 점성이 높고 깨끗하며 모체에서 유아로 전달되는 항체로 가득하다. 일반적으로 어머니가 모유수유를 하는 경우 처음 며칠 후에 모유는 다시 만들어진다. 모유수유는 생후 첫 해에 신생아와 영아에게 많은 긍정적인 효과를 주는 것으로 알려져 있다. 첫째, 가장 중요한 모유수유의 효과는 신생아를 감염으로부터 보호하여 유아 사망률을 줄이는 것이다. 모유수유는 일부 연구에서 혈청 콜레스테롤, 비만, 심지어 지적 발달까지 장기적인 효과가 있는 것으로 나타났다(WHO, 2012). 최근 연구에 따르면 모유수유를 포함한 사회적 참여는 생후 6시간 동안 신생아 코티솔 수치를 낮췄다. 코티솔은 영아가 스트레스를 받을 때 분비되는 호르몬이며 코티솔 수치가 높을수록 평생에 걸쳐 건강 상태가 좋지 않다(Elverson, Wilson, Herzog, & French, 2012).

출생 후 처음 며칠 동안 배출이라는 변화 과정을 겪는다. 처음에 영아는 **배내똥(meconium)**으로 두꺼운 타르 질의 물질을 배설한다. 이 물질은 일반적으로 자궁에서는 배출되지만 양수에는 흡수된다. 양수를 오염시키는 배내똥은 태아 고통의 한 징후이며, 영아는 분만과 출산 중에 배내똥을 삼킬 수 있다. 이를 배내똥 흡인이라고 하며 이를 알고 치료하지 않으면 질식과 뇌손상을 일으킬 수 있다(Shepherd, Hanshaw, & Lane, 1999).

신생아 중추신경계는 임신 5개월째에 세포분화가 거의 완료된다. **신경조직 발생(neurogenesis)**은 새로운 신경세포의 분화를 뜻하는 용어이다. 신경계의 후속 발달은 다른 발생과 관련된 기능이다. 예를 들어, 말이집은 지방물질로 신경을 둘러싸서 보호한다. 그리고 신경섬유가 신속하게 전도할 수 있도록 한다. **말이집형성(myelination)**은 섬유를 절연하고 신경섬유에 의해 전송된 메시지가 도중에 손실되지 않도록 하기 위해 신경 위에 말이집을 생성하는 과정이다. 말이집형성은 신경전도를 가속화시키고, 보다 효율적인 인지 처리 및 보다 세련된 감각운동 제어를 가능하게 한다(Dubois et al., 2014).

또 다른 발생 중에 하나는 시냅스형성으로, 즉 신경세포가 표적세포와 소통하는 특수한 연결을 구축한다. 말이집형성(myelination)과 **시냅스형성(synaptogenesis)**은 학령전기까지 지속되는 발달 현상이며, 이러한 과정의 기능적 효과는 추후에 더 자세히 논의할 것이다. 신경계의 추가적인 발달 및 성숙은 환경에 따라 다르다. 말이집형성은 특히 적절한 영양공급과 관련이 있는 반면에, 시냅스형성은 유용한 연결이 구축되거나 기능적으로 의미가 없는 연결을 잃거나 형성하는 신경섬유에 따라 다르다. 가소성(plasticity)이라는 용어는 시냅스 회로를 통한 활동을 기반으로 신경계 자체를 형성하는 능력을 나타낸다. 이것은 평생에 걸친 기능이지만 변화량은 수명 초기에 가장 크다.

요컨대, 신생아의 신체구조와 기능은 본질적으로 분리할 수 없다. 출생 전 기간은 프로그램화된 세포분화가 신체 형태를 확립하는 시기이지만, 출생 이후 환경에 노출되면서 신체구조의 성숙으로 이어지는 기능들이 활성화된다.

움직임 기능 Movement functions

ICF에 의해 분류된 **신경운동 행동(neuromotor behavior)** 또는 운동 기능에 대한 연구는 역사적 배경에서 운동조절 이론의 흥미로운 적용을 제시하고 있다. 20세기 초반에 무뇌아(anencephalic infant, 대뇌겉질 없이 태어난 아기)가 만삭아의 운동행동과 비슷한 양상들을 보였다고 알려졌다. 이러한 이유로 많은 개발 연구에서는 신생아 행동에 대해 성숙주의적인 견해를 보였다. Myrtle McGraw, Arnold Gesell과 같은 신생아 연구 분야에서 명망 높은 유명 학자들이 지지하는 이 견해는 신생아의 행동은 이 행동을 지시할 기능적 능력을 갖춘 중추신경계(CNS)의 일부분만을 직접 반영한다고 생각한다(Goldfield & Wolff, 2002). 신생아에서 보이는 많은 운동행동은 척수와 뇌줄기 수준에서 처리되기 때문에 정상적인 신생아는 겉질밑인 생명체라고 대체로 여겼다. 20세기 후반의 신경행동 연구가 신생아의 행위적 레퍼토리의 엄청난 가변성과 기능을 밝히고 나서는 신생아가 겉질밑 수준에서 기능한다는 의견은 받아들여지지 않게 되었다.

이와 마찬가지로, 운동행동에 있어서 성숙론자들의 견해에 따르면, 운동행동은 더 높은 대뇌중추의 점진적인 성숙과 관련하여 계층적으로 발달한다고 주장했다. 지난 20년 동안 전통적인 반사성, 계층적 기준틀은 신생아 운동 행동이 운동조절 시스템 이론에 의해 가장 잘 설명된다는 전제에 의해 이의를 제기받아왔다(Goldfield & Wolff, 2002; Horak, 1991; Thelen & Spencer, 1998). 시스템 이론에서는 어떠한 주어진 시점에서의 행동이 나타나며 유기체에 대한 내재적 · 외재적인 많은 시스템의 상호작용에 의존한다. 신생아의 경우 시스템 이론은 운동 행동에 대한 많은 가정들에 대해 이의를 제기한다(Goldfield & Wolff, 2002). Thelen과 Heriza는 전통적으로 연구되고 특성화된 신생아 운동행동 방식은 단지 행동이 발생하는 환경적 제약 안에서만 유효하다고 제안하였다. 예를 들어, 신생아는 누운 자세에서 발로 찰 수 있으며 똑바로 세운 자세에서 누군가에게 지지할 때 걸음마 패턴을 수행할 수 있다. Thelen과 Fisher는 자세에 따라서 패턴이 다르게 나타날 뿐이라고 주장한다(Heriza, 1991; Thelen & Fisher, 1982).

운동반사 기능: 신생아반사

Motor reflex functions: neonatal reflexes

신생아반사는 전통적으로 신생아운동행동의 구성요소라는 것을 고려한다(Goldfield & Wolff, 2002). 반사는 주어진 자극에 대한 전형적인 필수 반응으로 정의된다. **반사(reflex)**에 대해 현대 이론가들은 정상 행동을 통해 반사를 모두 설명할 수는 없다고 본다. 시스템의 시대적 개념을 반영한 신생아의 운동 양상을 '**유인인자 우물(attractor well)**'이라고 하고 이는 움직임의 선호 패턴이다. 유인인자 우물은 주어진 자극에 대한 반응을 예측하는 운동 패턴을 잘 반영한다. 많은 신생아 운동 행동은 이러한 분류에 해당할 수 있다.

신생아는 성장하고, 운동 양상은 확장되기 때문에 기능적인 움직임을 동반한 운동 전략을 경험하게 된다. 운동 양상 패턴의 예측은 줄어들고, 더 다양하게 된다. 결국 성숙과 학습을 통해 신생아는 기능적 과제를 완수하기 위한 방향으로 발달하게 된다. 이렇게 선호된 전략은 초기의 전략만큼 중요하지 않은 유인인자 우물이 된다.

유인인자 우물은 평평한 표면에 놓인 대리석에 비유할 수 있다. 표면이 기울어 있을 때 대리석은 기울어짐에 반응하여 다른 방향으로 움직이게 된다. 만약 표면이 봉우리와 계곡(우물)으로 지형이 변하면, 대리석은 우물로 이동하지만 상황에 따라 경로가 달라질 수 있다. 하지만 유인인자 유물이 너무 깊게 되면 주변 자극에 상관없이 대리석은 항상 우물로 찾아가게 될 것이다(Shumway-Cook & Woollacott, 2001). 매우 깊은 유인인자 우물은 신생아의 운동 양상을 뜻한다. 그러나 반사(reflex)라는 용어는 논문과 임상 환경에서만 사용되는 것으로, 신생아반사(neonatal reflexes)라는 용어는 독립적으로 설명된다. 현재의 연구는 비정상 패턴에 대한 것과 움직임의 정상 패턴을 관찰하는 것이다. 오히려 이러한 패턴은 미리 정해지지 않은 전략으로, 즉 내적 · 외적 환경 내에서 언제든지 바뀔 수 있다(Goldfield & Wolff, 2002).

마지막 개념은 반사로 불리는 신생아운동 패턴의 역할을 이해하는 데 가장 중요하다. 즉 신생아에게서 나타나는 다양한 패턴은 더 복잡하고 성숙한 신경운동패턴으로 발달하기 위해 통합된다. 통합은 반사적 패턴이 더 이상 예측할 수 있거나 우선적인 패턴이 아니라는 것을 의미한다. 환경적인 경험과 연습을 거쳐 통합된(integrated) 신경 시스템의 성숙은 기능적인 성취에 기초가 되는 신생아 운동 양상의 더 다양한 패턴을 촉진한다(Eliot, 1999). 비록 반사 통합은 아동의 운동을 주도하는 기능이 아니지만, 그 자체가 기억에서 사라지는 것이 아니라 그것을 바탕으로 발달함을 이해하는 것이 중요하다. 사실 신생아의 반사 패턴은 신경계에 손상을 입은 상황과 마찬가지로 스트레스 상황을 가져올 수 있다. 뇌졸중 혹은 뇌손상 같은 신경학적 손상으로 인해 나타나는 패턴을 치료사는 자세잡기와 자세조절을 통해 접근해야 한다. 그러므로 반사 패턴의 전형적인 자극과 반응에 대한 특징을 이해하는 것뿐만 아니라, 어떻게 치료적 중재를 제공해야 할지 숙지하고 있어야 한다. 이러한 신생아반사는 표 9-1에 요약되어 있다.

구강운동반사 Oral motor reflexes

가장 초기 반사는 먹기(eating)와 삼킴(swallowing)과 연관성이 있다. **구강운동반사(oral motor reflexes)**는 입과 구강의 근육 움직임에 대한 반사이다. 몇 개의 구강운동반사는 건강한 신생아에게서 보인다(신생아반사를 요약한 표 9-1 참조).

빨고 삼키기 반사 Suck-swallow reflex

모든 신생아 반사 중 가장 기초적인 것은 영양분 섭취 또는

표 9-1 신생아의 반사 요약

I. 중력에 영향을 받는 긴장성 미로반사는 미로정위반응이 일찍 나타나는 데 영향을 준다.

긴장성 미로반사(Tonic Labyrinthine Reflex)–Prone, Supine

발생 :	태아기
완성 :	6개월
자세 :	1. 엎드리기 2. 바로 눕기
절차 :	아이의 엎드린 것과 바로 누운 위치에서의 자세와 긴장을 관찰한다. 아이가 엎드려서 머리를 들 때 굽힘 긴장이 나타난다. 아이가 바로 누운 자세에서 끌어당겨 앉힐 때, 폄근의 긴장이 나타나지 않는다.
반응 :	엎드린 자세에서 아이의 머리를 들지 않았을 때 굽힘 긴장이 우세하다. 바로 누운 자세일 때 아이를 끌어당겨서 앉히지 않으면 폄근의 긴장이 우세하다.
의의 :	끊임없이 항중력 행동들을 할 때 없어진다.

미로정위반응(Labyrinthine Righting Reaction)

발생 :	출생~2개월
완성 :	일생을 통해 존재한다.
자세 :	아이의 팔 밑으로 수직으로 잡고 아이를 기울인다.
절차 :	아이의 몸을 바로 세운다.
반응 :	머리가 수직 방향으로 고정되어 있고 환경에 적절하게 위치를 유지한다.
의의 :	이 반응이 지속할 때 항중력 행동을 할 수가 없다. 항중력 행동은 란다우 반사에서부터 시작한다.

II 손의 우세한 굽힘: 잡기(손가락, 발가락 굽힘)가 우세하다.

손바닥 잡기 반사(Palmar Grasp Reflex)

발생 :	출생~2개월
완성 :	4~11개월
자세 :	유아를 바로 눕히고 머리를 정중앙에 놓고 손을 자유롭게 둔다.
절차 :	유아의 손에 검지를 두고 손바닥뼈 위를 살짝 압력을 준다.
반응 :	시험자의 손을 손가락을 굽혀서 잡는다.
의의 :	완성되기 전까지 수의적인 뻗기와 잡기가 불가능하다.

발바닥 잡기 반사(Plantar Grasp Reflex)

발생 :	태아기
완성 :	9개월
자세 :	유아를 바로 눕히고 머리를 정중앙에 놓고 다리의 긴장을 완화시킨다.
절차 :	발바닥쪽 즉 발가락 아래에 직접 압력을 가한다.
반응 :	발가락의 발바닥쪽 굽힘이 발생한다.
의의 :	안정성을 불완전하게 유지하는 것을 보인다. 서기와 성숙한 자세 평형이 동시에 발생할 때 이러한 반사가 사라진다.

III. 신생아는 출생과 동시에 반사 행동을 통해 생존한다.

먹이찾기 반응(Rooting Reaction)

발생 :	태아기
완성 :	3개월
자세 :	유아를 바로 눕히고 머리를 정중앙에 둔다.
절차 :	손가락을 이용해 입 꼬리를 두드릴 때 바깥쪽으로 뺨, 윗입술, 아랫입술이 움직인다.
반응 :	유아는 자극 방향을 향해 머리를 돌린다. 만약 아랫입술에 자극이 가해지면 입이 열린다.
의의 :	아이가 만족하지 못할 때 드물게 이러한 반응이 나타나지 않는데 이것의 부재는 중추신경계의 기능 저하를 나타낼 수도 있다.

표 9-1 신생아의 반사 요약 (계속)

빨고 삼키기 반사(suck-swallow reflex)

발생 :	태아기
완성 :	2~5개월
자세 :	유아를 바로 눕히고 머리를 정중앙에 둔다.
절차 :	손가락 또는 젖꼭지를 아이의 입에 둔다.
반응 :	리드미컬한 빨기 운동이 발생한다. 입술, 혀 그리고 턱이 동시에 움직이며 처음에는 아래에서 앞, 그 후에는 위에서 뒤로 움직인다.
의의 :	만족하지 못한 유아에게 드물게 이러한 반사가 억제되며 이것의 부재는 중추신경계의 기능 저하를 나타낼 수 있다.

IV. 자세조절과 이동에 대한 유아의 운동 능력은 아래의 특징적인 추가적 패턴의 일부로 구성된다.

견인 반응(Traction response)

발생 :	태아기
완성 :	2~5개월
자세 :	유아를 바로 눕히고 머리를 정중앙에 둔다.
절차 :	누워 있는 유아의 손목을 잡고 앉는 자세로 끌어당긴다.
반응 :	어깨, 팔꿈치, 손목, 손가락의 굽힘이 일어난다.
의의 :	이 반응이 지속된다면 수의적인 팔의 사용이 방해받을 것이다.

모로반사(Moro Reflex)

발생 :	태아기
완성 :	5~6개월
자세 :	유아를 바로 눕히고 머리를 정중앙에 둔다.
절차 :	유아의 머리와 어깨를 손으로 받쳐주면 몸통에서 머리가 20°~30° 정도 뒤로 젖혀지면서 목근육이 스트레칭 된다.
반응 :	팔꿈치, 손목 및 손가락의 폄으로 상지의 벌림이 발생하며, 어깨에서 팔의 모음 및 팔꿈치에서의 굽힘이 이어서 발생한다.
의의 :	신생아에 대한 신경학적 평가의 기준 중에 하나이다. 종종 모음(adduction)의 양상이 가변적이지만, 이러한 반사의 완전한 부재는 일반적으로 신경학적 이상을 나타낸다.

갤런트 반응(몸통 만곡) Galant's Response (Incurvation of the Trunk)

발생 :	태아기
완성 :	태아 산후 3개월 말까지
자세 :	실험자의 손에 아이를 엎드려(수평 방향) 눕힌다.
절차 :	척추옆쪽에 압박을 주어 두드린다.
반응 :	자극받는 쪽으로 몸통이 수축되면서 곡선을 이룬다.
의의 :	척추뼈갈림증을 가진 유아의 조기 평가에 도움이 될 수 있다.

신생아 목 정위반사(neonatal neck righting)

발생 :	태아기
완성 :	생후 6개월 때 성숙한 목 세우기가 발달한다.
자세 :	유아를 바로 눕히고 머리를 정중앙에 둔다.
절차 :	유아의 머리를 들어 올리고 옆으로 돌린다.
반응 :	유아의 몸은 통나무처럼 통으로 따라온다.
의의 :	강직이 있을 때 이러한 반응이 지속된다. 정상적인 뒤집기가 가능할 때 이 반응은 사라진다.

비대칭성 긴장성 목반사(Asymmetrical Tonic Reflex)

발생 :	출생~2개월
완성 :	4~6개월
자세 :	유아를 바로 눕힌다.
절차 :	유아의 머리를 한쪽 방향으로 돌린다.
반응 :	돌아간 얼굴쪽 팔다리는 폄되고 반대쪽 팔다리는 굽힘된다.
의의 :	정상 발달에서, 아마도 눈과 손 사이의 연결과 관련이 있다. 중추신경계 손상을 입은 아동과 성인에게서 흔히 보이는 양상은 아니다. 현재 보인다면, 대칭성 행동을 막고, 척추옆굽음의 발달을 초래할 수 있다.

표 9-1 신생아의 반사 요약 (계속)

놓기 반응 (팔다리) (Placing Reaction)

발생 :	팔 = 출생, 다리 = 태아기
완성 :	출생 후 3개월까지
자세 :	유아를 수직으로 바로 세워서 잡는다.
절차 :	유아의 손과 발을 책상 앞에 두고 손등 혹은 발등을 문지른다.
반응 :	팔다리가 굽힘되면서 들어 올려진다. 그리고는 책상 위로 올려진 것처럼 폄된다.
의의 :	중추신경계 손상이 의심된다.

V. 다리의 운동 패턴은 강하게 상반지배적(reciprocal)으며 굽힘과 폄근 사이에서 작용, 주동/길항 관계를 가지는 척수 구조를 반영한다. 중추 패턴 생성기(교대로 연속적으로 발화되는 신경세포 무리)가 관여할 수 있다.

굽힘 회피(flexor withdrawal)

발생 :	태아기
완성 :	출생 후 3개월까지
자세 :	유아를 바로 눕히고 머리를 정중앙에 둔다. 다리는 이완시킨다.
절차 :	발바닥에 핀으로 유해 자극을 준다.
반응 :	엉덩이, 무릎, 발목굽힘과 함께 다리를 움츠린다.
의의 :	통증에 대한 보호반응으로 점점 이러한 반응은 발목에 한정된다. 이러한 반사는 정확하게는 다리 전체의 움츠림으로 불리며 초기 생애에 완성된다.

교차 폄(crossed extension)

발생 :	태아기
완성 :	출생 후 3개월까지
자세 :	유아를 바로 눕히고 머리를 정중앙에 둔다.
절차 :	한쪽 다리를 곧게 펴고 발바닥을 강하게 누르거나 다른 유해자극을 가한다.
반응 :	반대편 다리에서 굽힘, 모음 그 다음에 폄이 발생된다.
의의 :	이동을 위한 상호교대적 패턴의 기초가 되는 척수신경망을 나타낸다.

신생아 지지(neonatal positive supporting)

발생 :	태아기
완성 :	출생 후 3개월까지
자세 :	유아의 팔 아래와 몸통을 손으로 잡고 수직으로 바로 세운다.
절차 :	발이 지면에 닿아 지지하도록 한다.
반응 :	최소화된 체중을 다리가 버티면서 다리 근육의 동시 수축이 일어난다.
의의 :	정상적인 근긴장도를 나타낸다. 강직성 사지마비의 경우 근긴장도가 너무 높을 수 있다.

자발적 걷기 (spontaneous stepping)

발생 :	출생
완성 :	출생 후 3개월까지
자세 :	앞서 설명한 것과 같이 유아를 수직으로 바로 세운다. 하지만 유아의 체중이 앞으로 쏠려서는 안 된다.
절차 :	유아를 수직으로 잡고 발이 표면에 닿을 수 있게 한다. 걸음이 발생하도록 아이의 체중이 앞으로 쏠리게 한다.
반응 :	교대적인 발걸음이 발생된다.
의의 :	강직성 사지마비의 경우 이러한 반응이 지속될 수 있다.

빨고 삼키기 반사(suck-swallow reflex)와 관련성이 있다. 약 임신 28주에 첫 번째로 나타나는 이 양상은 출생을 통해 정립된다. 이 반사를 유도하는 자극은 혀에 아래로 압력을 준다. 그러면 그 반응은 규칙적인 삼킴 움직임을 나타낸다. 신생아의 초기 구강 운동은 출생 후 3개월까지 발달한 뒤 나타나는 성숙한 패턴과 다르다. 신생아는 입술, 혀, 턱을 전체적으로 위아래로 움직이며 반응하는 경향이 있다. 그러므로 신생아는 실제로 우유를 먹을 때 단단입천장을 누르고 양압을 사용한다. 임신기간 동안 태아는 음압과 삼킴을 경험하게 되는데 이는 입술, 혀의 근육조직이 약하기 때

문이다. 이러한 신생아 반사 패턴을 **빨기(sucking)**라고 부른다. 몇 개월 후 유아는 입술, 혀, 턱의 움직임을 함께 사용하는 능력을 갖게 된다. 구강 내에서 음압과 빨아들임을 만들어 낼 수 있다. 이런 과정을 겪으면서 반사 패턴은 더 성숙한 패턴으로 발전하고 이것이 빨기이다. 신생아의 이러한 정상 빨기 패턴은 매우 규칙적이며 중지되었을 때 따라오는 호흡이 특징이다. 이 패턴의 규칙성은 중요하다. 조산아의 경우 이 패턴이 기능적이지 못하고 구강섭취 단계로 전환하는 데 문제가 된다. 빨고 삼키는 패턴은 삼킴과 관련된 연속적인 빨기와 연관되어 있다(Goldfield & Wolff, 2002).

초기 물기 반사 Phasic bite reflex

신생아는 **초기 물기 반사(phasic bite reflex)** 패턴을 보인다. 이 반사는 턱이 위아래로 움직이는 정상 반응처럼 혀의 압력에 의해서 생긴다. 입 가까이 또는 입 안 자극에 반응하는 물기 반사는 '긴장성 물기 반사(tonic bite reflex)'로 비정상적인 반사이다. 비정상인 물기 반사 패턴은 주산기의 질식 같은 중추신경계 손상의 지표이다(Kedesky & Budd, 1998).

구토반사 Gag reflex

구토반사(gag reflex)는 자궁 내에서 초기 삼킴반사보다 늦게 발달한다. 임신 34주까지는 생성되지 않는다. 이 반사는 혀 또는 물렁입천장/목젖 뒤쪽 1/3의 자극에 의해서 유도되는 정상 반사이다. 이 반사는 유아가 음식을 섭취할 때 중요한 역할을 담당한다. 상대적으로 늦게 생성되는 반사이기 때문에 약 임신 34주까지 구강섭취를 피하는 연습을 하는 것이 중요한 요인으로 작용한다(Kedesky & Budd, 1998).

먹이찾기 반사 Rooting reflex

먹이찾기 반사(rooting reflex)는 먹이기(feeding)와 관련된 또 다른 신생아 반사이다(그림 9-2). 유아의 양 볼 중 한쪽에 자극을 가하면 자극을 따라 고개를 돌리는 것이 정상이다. 만약 윗입술이 자극을 받으면 머리를 신장시키고, 아래입술이 자극을 받게 되면 입이 열리게 된다. 이 반사는 신

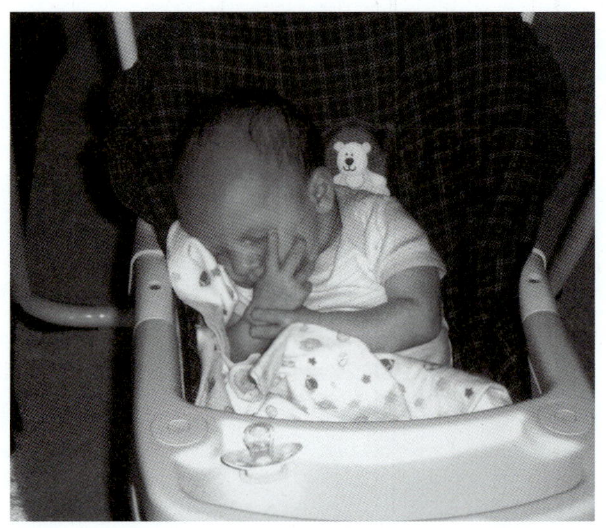

그림 9-2 아이가 입으로 손을 가져갈 때의 먹이찾기 반사

생아가 눈을 감고 엄마의 젖꼭지를 찾으면서 나타나는 초기 반사 패턴이다(Kedesky & Budd, 1998; Hepper, 2002).

긴장성 미로반사 Tonic labyrinthine reflex

긴장성 미로반사(tonic labyrinthine reflex)는 머리와 목의 움직임에 의해서 활성화되고 신체의 근육 긴장성 분리에 영향을 준다. 신생아의 강한 초기 반사 패턴은 중요한 역할을 한다(그림 9-3, 9-4). 이 반사의 주요 자극은 머리 자세이다. 유아가 엎드려 있는 자세일 때 굽힘근이 활성화되고, 반대로 누운 자세에서는 폄근이 촉진된다. 그러므로 이 반사는 유아를 중력 방향으로 당기는 것이다(Hepper, 2002).

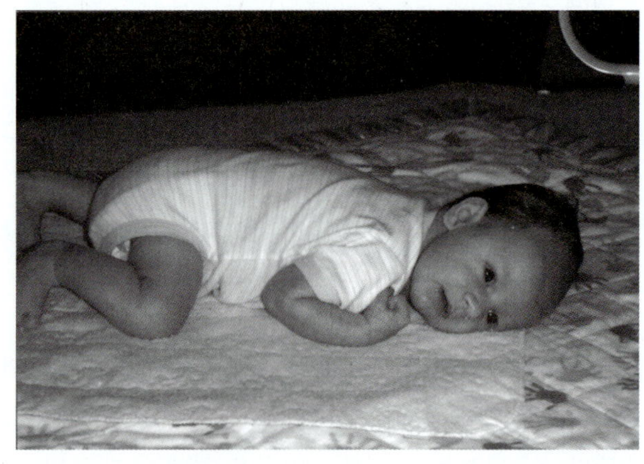

그림 9-3 뒤집어 누운 자세에서의 휴식: 굽힘이 우세한 자세

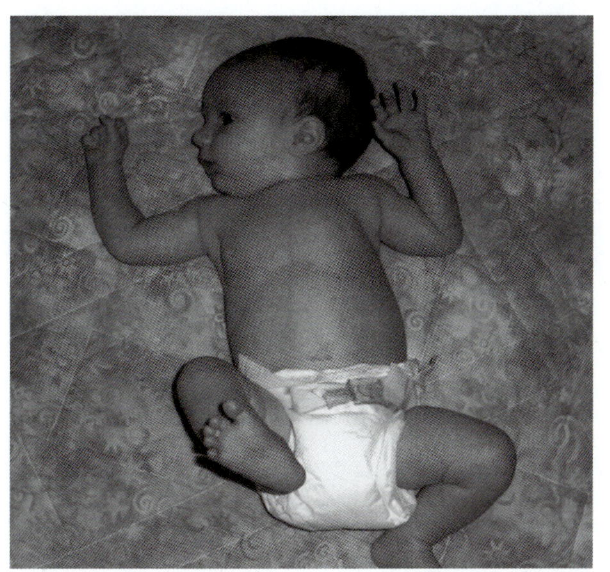

그림 9-4 바로 누운 자세에서의 휴식: 아직 팔다리는 굽힘되어 있으나 몸통은 폄되는 경향

미로정위반응 Labyrinthine righting reactions

유아가 중력이 있는 환경을 인식하면서 긴장성 미로반사는 미로정위반응에 의해서 통합되는 반 중력의 발달과 맞서게 된다. **미로정위반응(labyrinthine righting reactions)**은 중력 방향을 따라 신체를 정렬하는 상위 뇌줄기 군에 포함된다. 긴장성 미로반사와 같이 미로정위반응 또한 공간 안에서의 머리와 신체의 위치를 본다. 그러나 이 경우는 유아가 엎드려 있는 자세에서 폄반향으로 끌어 올리는 반 중력 반응이다. 출생 후 이 반사는 거의 보이지 않다가 유아가 엎드려 있는 상태를 유지하고 머리를 신체와 정렬시킬 때 보인다. 반대로 부모가 아기의 얼굴을 아래로 하고, 아기의 머리를 약간 들어 올릴 때도 볼 수 있다. 머리 정위반응은 다양하고, 유아의 각성 수준과 일치한다. 활발하고 자주 우는 아이는 머리를 더 멀리 들어 올릴 수 있다. 초기 미로정위반응을 유도할 수 있는 또 다른 방법은 유아를 앉는 자세로 당기는 것이다(Swaiman & Ashwal, 1999). 정상적으로 머리는 폄 방향으로 움직이지만, 유아는 잠깐 동안 목을 세우기 위해 까딱까딱 시도하여 움직인다(그림 9-5).

생후 6개월, 미로정위반응은 긴장성 미로반사를 포함한다. 유아는 누워 있는 자세로 뻗을 수 있고, 당겨서 앉기(pull to sit)하는 것을 돕기 위해 머리를 들어 올릴 수 있다.

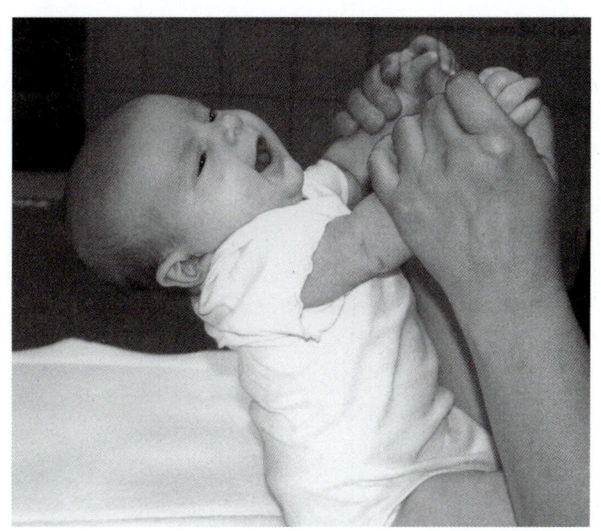

그림 9-5 당겨 앉은 자세에서 머리가 뒤로 젖혀짐

신생아 목 정위반사 Neonatal neck righting

회전 정위반응의 첫 번째 반사가 **신생아 목 정위반사(neonatal neck righting)**이다. 이는 출생할 때부터 존재하며 정위반사 중에 미성숙한 반사이다. 회전 정위반사를 동반한 과제는 유아가 자세를 바꿀 수 있도록 한다. 신생아의 머리를 수동적으로 돌리면 마치 통나무처럼 분절되지 않은 상태로 돌아가게 된다. 출생할 때 반 중력 상태에서의 조절이 부족하기 때문에 신생아 목 정위반사는 바로 누운 자세에서 엎드린 자세로 구르기를 하기에는 충분하지 않다. 게다가 그것은 유아가 옆으로 돌릴 때도 가능하다. 완전히 성숙한 구르기(rolling)는 약 4개월까지 보이지 않는다.

잡기반사 Grasp reflexes

이 반사는 신생아에게서 매우 잘 볼 수 있는 반사이다. 가장 명확한 반사는 **손바닥 잡기반사(palmar grasp reflex)**이다(그림 9-6). 이 패턴은 손바닥의 압력에 반응해서 나타나며, 보통 유아의 손바닥 안에 검사자의 손가락을 넣게 된다. 유아의 손가락은 검사자의 손가락을 꽉 쥐게 된다. **발바닥 잡기반사(plantar grasp reflex)**도 유사하나 발바닥 잡기반사는 발가락 아래 중족골의 앞부분(head)을 가로질러 자극을 주게 된다(그림 9-7). 자극에 대한 반응은 발가락을 움켜쥐는 것이다(Hepper, 2002). 이 패턴은 유아가 서기를 시도하면서 그 후에 나타난다. 또한 이 패턴은 균형을 잡는 기초가 된다.

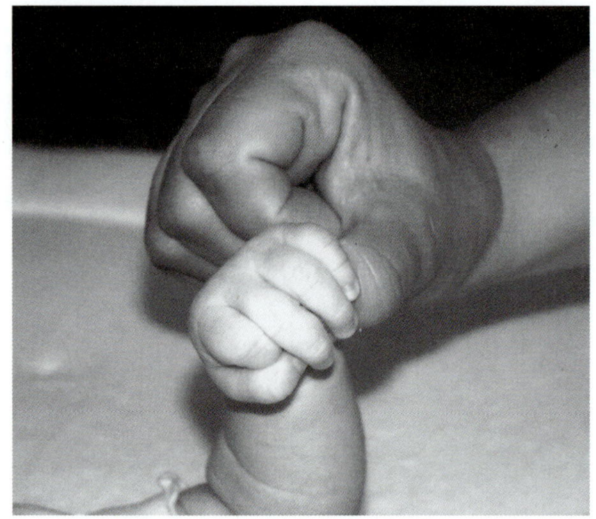

그림 9-6 손바닥 잡기

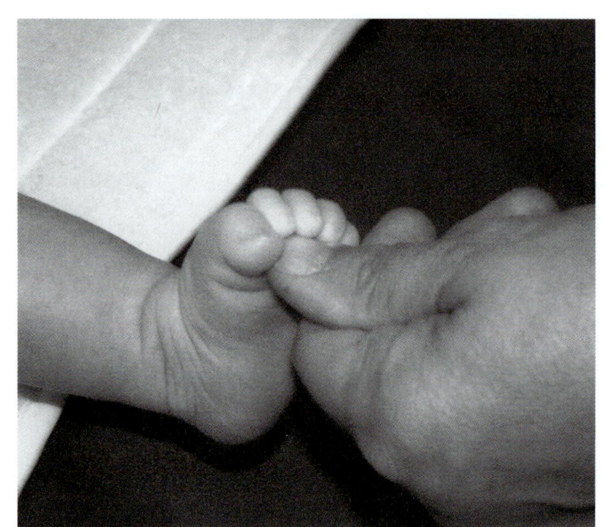

그림 9-7 발바닥 잡기

놓기 반응 Placing reactions

놓기 반응(placing reactions)은 양손과 양발에서 나타난다. 이 반응의 자극은 손등 또는 발등에 가하는 것인데, 유아는 팔, 다리를 굽힘해서 들어올린 다음, 테이블 위에 올려놓는 것처럼 뻗을 것이다.

서기 반응 Standing reactions

두 개의 중요한 패턴은 서 있는 자세에서 보인다. 그 중 하나는 **자세 지지 반사(postural support reaction)**이다. 유아가 수직으로 약간 떠 있을 때 발이 표면에 놓여진다. 긍

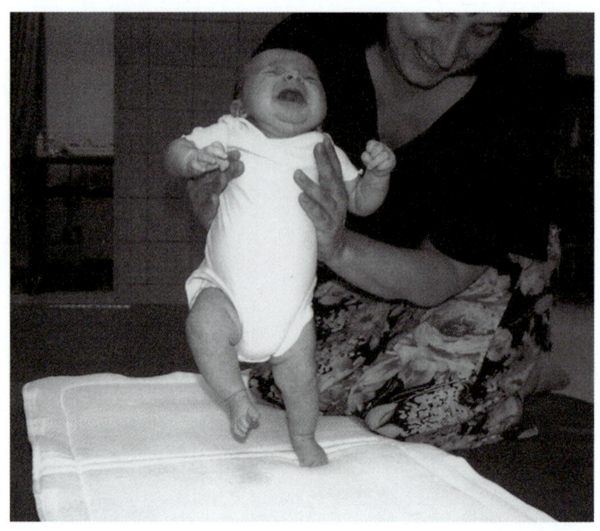

그림 9-8 초기 걸음마 패턴

정적인 지지 반응은 다리를 폄시키는 것이다. 만약 유아가 약간 앞으로 바닥을 살짝 치면, 자동적이고 상호적으로 한쪽 다리를 구부리고 다른 한쪽은 펴게 된다. 이것을 초기 걸음마(primitive stepping)라고 한다(그림 9-8). 이 패턴은 양쪽 다리에서 모두 체중 지지 없이 나타난다. 체중 지지와 걷기를 위해서는 통합되어야 함이 틀림없다(Hepper, 2002).

모로반사 Moro reflex

모로반사(moro reflex)는 모든 신생아의 신경학적 통합을 평가하기 위해서 사용되는 중요한 반사이다(그림 9-9). 모로반사는 유아의 머리가 뒤로 떨어졌을 때 귀 안쪽의 청각체계가 자극받게 되는데, 팔을 벌림시키는 자극 반응으로 가슴을 넘어 팔이 내전되어 따라오는 것이다(Hepper, 2002). 이 반사는 정상아에서도 명확하게 보인다. 이 반사가 없다는 것은 신경학적 문제가 있다는 것이다. 모로의 비대칭은 팔신경얼기 마비 혹은 뇌졸중과 같은 문제로 나타날 수 있다.

비대칭성 긴장성 목반사 Asymmetrical tonic neck reflex

정상적인 신생아는 비대칭적으로 누워 있다. 즉 머리가 한쪽 방향으로 돌아가는 것이다. 출생 후 2달이 되면, 전형적으로 비대칭성 긴장성 목반사가 나타나야 한다(그림 9-10). **비대칭성 긴장성 목반사(asymmetrical tonic neck reflex; ATNR)**를 유발시키기 위한 자극은 머리를 어느 한편으로

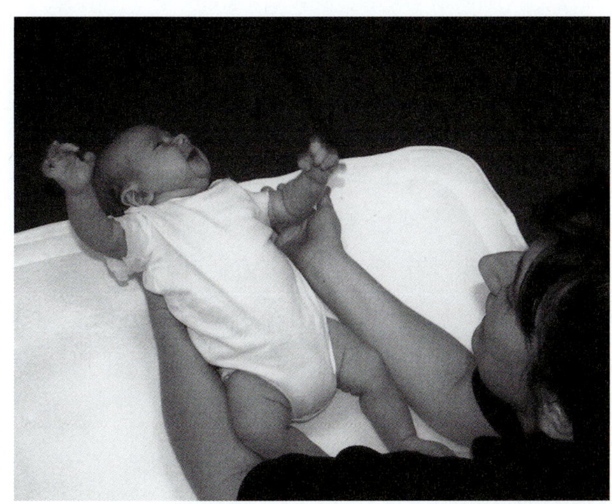

그림 9-9 모로반사(벌림 단계)

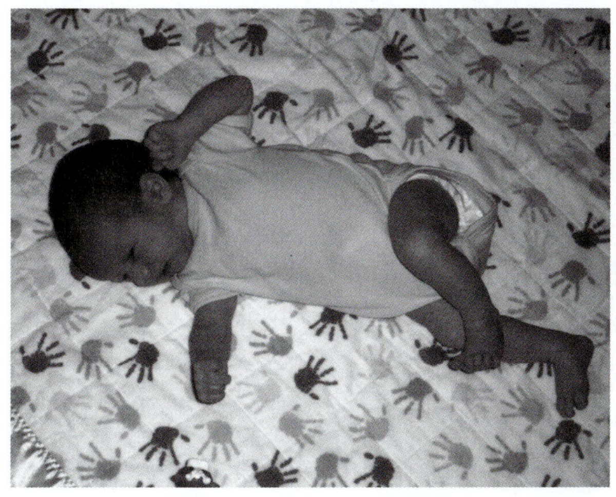

그림 9-10 바로 눕기 자세에서의 ATNR 패턴

돌리는 것으로 아주 전형적인 것이다. 유아가 바라보는 쪽(얼굴 쪽) 사지는 펴진다. 머리 뒤쪽(두개골 쪽)의 상 · 하지는 굽힌다. 이는 펜싱을 할 때를 상징적으로 나타내므로 펜싱자세(fencing position)라고도 한다(Hepper, 2002). 비대칭성 긴장성 목반사는 대부분의 유아에게서 우세손과 눈 사이의 연결고리를 구축하는 역할을 한다고 믿는다. 강제적이거나 의무적인 비대칭성 긴장성 목반사나 4~5개월에도 비대칭성 긴장성 목반사가 남아 있으면 신경학적 문제가 있음을 나타낸다. 손이 입에 닿고 중심축에 다다르면 비대칭성 긴장성 목반사는 통합되었음을 의미한다.

신생아기의 수의적 움직임 조절

Control of voluntary movement in the neonatal period

반사 패턴은 신생아의 운동 양상을 지배한다. 출생 후 신생아의 운동 양상은 기능적 제한을 받으며 중력에 의존하게 된다. 이를 요약하면, 엎드려 있는 자세에서 신생아는 머리를 들어 올릴 수 있고 몸을 옆으로 돌릴 수 있다. 상지와 하지에서 굽힘 패턴이 보인다. 누워 있는 자세에서 머리는 전형적으로 옆으로 돌아간다. 상호 교대적인 발차기도 보인다. 유아는 입에 손을 직접 넣을 수 있다. 누운 자세에서 앉는 자세로 움직일 때(pull to sit) 머리는 뒤로 떨어진다. 그러나 앉는 자세를 지지해 주었을 때 유아의 머리는 중립을 유지할 수 있다. 선 자세를 지지해 주었을 때 체중을 일부 지탱하지만 기립패턴은 미성숙하며 체중은 대부분 붙잡아 세우는 사람이 감당하게 된다.

신생아 운동 양상의 차이를 파악하는 것은 쉽다. 유아의 신경계가 극도로 미성숙하기 때문이다. 유아는 더 높은 수준의 대뇌겉질이 활성화되지 않는다. 많은 반사 패턴은 뇌수막염이 있는(anencephalic) 유아에게서 보이기 때문이다. 그러나 다른 신생아에 대한 연구는 이러한 가정에 동의하지 않는다.

정신기능 및 행동 상태

Mental function and behavioral state

신생아에서 보이는 가장 중요한 행동 양상 중 하나는 행동 단계의 개념이다. '행동 단계(behavior state)'는 환경 자극에 반응하는 유아의 각성 수준으로 정의된다. 행동 단계의 개념은 2개 수준에서 연구되었다. 첫 번째 수준은 신체적이며, 유아의 뇌 활성화를 분석한 정보를 포함한다. 두 번째 수준은 행동적이며, 자극에 대한 반응을 분석한다(Wilhelm, 1993)

유아의 행동 단계에 대한 신체적 연구는 뇌파(EEG)를 통한 뇌 활성화 자료를 이용한다. 기본적으로 다른 집단과는 다르고 각성 수준과 관련이 있는 뇌 활성화 집단을 확인한다. 이 연구로부터 행동 단계 조직의 첫 번째 표시는 임신 32주가 될 때까지 나타나지 않으며, 이것들은 각성, REM(rapid eye movement), NREM(non-rapid eye movement)과 관련 있다는 것을 알게 되었다(Freudigman

& Thoman, 1994). 다른 상태는 과도기라고 한다.

자극에 대한 반응과 같이 유아가 보이는 행동으로부터 예측된 행동 상태는 유아의 모든 평가에 사용된다. 1974년 신경학자 Prechtl은 6가지 행동 단계를 제시했다. 행동 단계에 대한 더 발달된 개념은 신생아행동 평가척도(BNBAS)에 있다(Brazelton & Nugent, 1995). 행동 단계에 대한 정의는 로마 숫자로 나타낸다.

- 행동 상태 I은 NREM 수면에 해당하는 깊은 수면이다. 안구 운동이 없고, 갑자기 깜짝 놀라지 않으며, 영아는 잠에서 힘들게 깨어난다.
- 행동 상태 II는 활성화 상태 또는 REM 수면 상태이다. 이 상태에서 깜짝 놀라게 된다. 아이는 갑자기 움직일 수 있지만 빨리 멈춘다.
- 행동 상태 III에서 아이는 수면 상태에서 각성 상태로 전환된다. 한쪽 눈을 뜨거나 양쪽 눈을 부분적으로 뜰 수 있다. 영아는 깨어난 것처럼 보이지만 다시 잠들게 된다.
- 행동 상태 IV는 가장 중요한 단계이다. 사회적 관계와 초기 학습을 할 때 중요하기 때문이다. '조용한 각성'으로 불리는 이 단계는 평가를 위한 최적의 행동 단계이다(그림 9-11 참조). 이 단계의 유아는 외부적으로 신체 움직임을 크게 보이지 않는다. 그는 시각적으로 집중하고 자극에 집중할 것이다.
- 행동 상태 V는 능동적 각성단계이다. 유아는 눈을 뜬 상태를 유지한다. 그러나 이때 외부의 신체 움직임은 집중을 유지하는 데 방해요인이 된다.
- 행동 단계 VI는 우는 단계이다. 이때의 유아는 각성 상태에 있으나 상호작용을 하려고 하지 않는다.

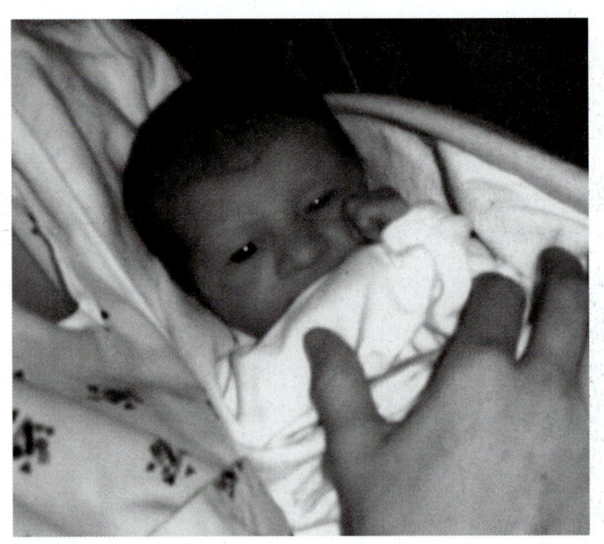

그림 9-11 행동 상태 IV인 신생아

아기의 행동 상태는 다른 자극에 대한 반응을 결정한다. 그러므로 평가가 행동 상태 IV에 가까울 때 이루어지는 것이 중요하다. 전체적인 평가가 부적절한 행동 단계에서 행해진다면, 검사하는 동안 유아는 부적절한 반응을 보일 수도 있다(Brazelton & Nugent, 1995).

감각기능 Sensory function

앞선 논의에서 알 수 있듯이 상태에 따른 행동 평가는 감각 자극에 대한 영아의 반응에 따라 크게 좌우된다. 일부는 다른 것들에 더 의존하지만 만삭아는 모든 감각기능을 가진다. 만삭아의 후각은 고도로 발달한다. 연구에 따르면 생후 첫 주에 아기는 자신의 어머니의 모유와 다른 여성의 모유를 구별할 수 있다(Schaal et al., 1980). 마찬가지로, 미각도 상당히 일찍 발달하는 것으로 보인다. 연구에 따르면 영아는 다양한 맛에 따라 선호도를 나타낸다. Mendella와 Beauchamp(1996)은 연구에서 바닐라가 모유나 분유에 첨가되었을 때 영아는 더 오래 우유를 빨아서 더 많은 양을 섭취했다. 이들은 모유수유의 또 다른 이점 중 하나는 영아가 특정 문화의 식습관을 익히는 데 도움이 될 수 있는 풍부한 음식 경험에 노출되는 것이며 이를 논문의 결론으로 언급했다.

촉각은 신생아에게 매우 잘 발달되는 감각이다. 촉각 정보를 처리하는 몸감각 겉질은 출생 시 가장 성숙한 감각 겉질 부분이다(Lundy-Ekman, 1998). Klaus(1970) 등은 엄마와 유아의 즉각적인 산후 행동을 설명했다. 신생아일 때 엄마가 상지와 하지에서부터 손가락까지 마사지를 해주기 시작했다고 했다. 엄마와 유아 관계의 중요성은 Harlow의 고전적 연구에서 처음으로 제안되었고, 이 연구에서 유아 원숭이는 천을 선호했다. 마사지는 또한 Brazelton 신생아행동검사(NBAS)의 '습관' 항목에서 신생아 수행에 긍정적인 영향을 미친다고 보여진다(Scafidi, Field, & Schanberg, 1993). Mooncy(1997) 등은 조산아를엄마의 젖에서 벗어나게 하였을 때 상태를 조절하는 β-엔돌핀이 확실하게 떨어짐을 발견했다. 이는 신체적 스트레스 수치가 촉각자극에 영향을 받을 수도 있음을 보여준다. 요약하면, 촉각자극은 출생 후 신생아에게 기능적인 감각이다. 그리고 감각 시스템은 아프고 고통스러운 유아를 좋게 만들 수 있을 것이다.

많은 연구에 따르면 영아의 스트레스에 대한 생리학적 지표가 촉각자극에 영향을 받을 수 있다. Feldman, Rosenthal과 Eidelman(2014)은 "캥거루 케어"로 알려진 치료 프로토콜을 통해 모성 접촉을 받은 조산아는 10세 이전까지 신체 여러 계통에 대한 효과가 입증되었다고 보고했다. 요약하자면, 촉각 시스템은 출생 시 만삭아에게 상당히 효과적이며, 이 시스템에 대한 감각 입력의 제공은 아프거나 고통스러워 하는 유아의 기분을 향상시키는 것으로 보인다.

접촉 감각과 관련하여 안뜰/고유수용감각 종류가 있다. 이 양식은 위치와 움직임에 대한 역할을 중재한다. 모든 감각적 경험 중에서 아마도 아기는 수개월 동안 물속 환경에서 움직여왔기 때문에 출생 당시에는 이러한 감각은 거의 경험하지 못했을 것이다. 자궁 외의 중력 환경에 노출되면 영아의 운동반응은 이 감각 시스템 기능에 대한 추론의 근거가 된다. 예를 들어, 모로(Moro) 및 미로(labyrinthine) 반응은 안뜰 입력에 반응하여 발생한다. Korner와 Thoman(1970)은 고전 연구에서 영아의 각성 수준은 자세에 따라 영향을 받는 것으로 보인다. 아이를 똑바로 세운 상태는 각성 상태를 더 촉진시킨다. 짜증내는 아이를 흔들어서 진정시키는 행위 또한 안뜰감각 경험을 이용한 것이다.

유아에 대한 연구 중 크게 집중을 받는 2개의 감각 시스템은 시각과 청각이다. 시각에 대해서는 20세기 중반 이전에는 의미 있는 지각을 형성하기 못하기 때문에 사실상 신생아는 맹인이라고 믿어왔다(Lamb & Campos, 1982). Fantz는 1960년대에 유아의 시지각에 대해 이견을 내놓았다. 이 연구는 신생아가 명확한 시각적 선호를 가지고 있다는 것을 보여준다. 예를 들어, 유아는 회색에 비해서 흰색-검정색 패턴을 가진 자극을 선호했다(Fantz, 1961; Fantz, 1963). 그 뒤에, 신생아가 흥미를 가지는 것은 얼굴 자체가 아닌 얼굴의 패턴이 가지는 경조라는 것이 밝혀졌다(Lamb & Campos, 1982). 그러나 더 최근의 연구들은 사람 얼굴의 무엇인가가 신생아에게 본질적인 흥미를 가지게 한다는 전제를 확인하고 있다. Walton과 Bower(1992)는 생후 1~2일 사이의 신생아는 유아의 빨기반사에서 변화를 통해 낯선 사람의 얼굴에 비해 엄마의 얼굴의 이미지를 인지한다고 주장한다. 이들 저자는 유아가 어머니의 얼굴을 구별하고 다양한 회전과 변형을 통해 이를 인식할 수 있다고 보고했다(Walton, Armstrong, & Bower, 1997). Slater(1998) 등의 연구진들은 생후 1주일 이내에 아이는 매력적으로 판단된 얼굴을 더 오래 본다고 언급했다.

시각은 또한 아동의 시력 한계를 이해하는 것과 관계가 있다. 예를 들어, 태어날 때의 시력은 정상 성인의 시력 20/20과 같지 않다고 알려져 있다. 신생아 때는 정확하게 시력을 파악하는 것이 어렵기 때문에 시력은 대략 20/300에서 20/800 사이로 예상한다(Cohen, DeLoache, & Strauss, 1979). 신생아의 시력에 대한 연구에서 얼굴로부터 약 8~12인치에 있는 물체를 가장 잘 볼 수 있다고 했다. 이것은 신생아가 엄마의 얼굴을 보면서 모유를 먹을 때의 엄마와 유아의 얼굴 거리이다.

최근에 집중을 받았던 유아의 시력에 관한 연구는 색깔을 지각하는 능력이다. 얼마간의 기간 동안 색깔 선호에 대한 연구는 빛의 밝기로 인해 혼란이 있었다. 그러나 최근의 연구가 이 혼란을 해결했다(Cohen, DeLoache, & Strauss, 1979). 영아는 생후 4개월이 지나면 색에 잘 반응하도록 발달된다. 시력과 관련된 연구는 신생아에게 적용하기에는 어려움이 따른다. 연구에서 신생아의 색깔 선호도에 대한 내용은 만들어진 것일 수도 있다. 신생아는 대조가 큰 색깔 자극에는 반응을 보이고, 파스텔톤 색에는 반응을 거의 보이지 않는다. Adams(1994) 등의 연구에 의하면 오직 빨강색만을 정확하게 구분한다고 보고했다. 이러한 연구결과로 검정, 흰색, 빨강색으로 구성된 신생아를 위한 다양한 장난감들이 시판되었다.

신생아 시각 능력의 요약은 다음과 같다. 첫째, 신생아는 시각적 자극을 보고, 처리하고, 반응할 수 있는 능력이 있지만, 이 능력은 출생 시 완전히 성숙하지는 않는다. 신생아는 시각적 자극에서 선명한 차이가 나는 것을 선호하며, 인간의 얼굴을 보는 것을 선호하는 것 같다. 그들은 생후 첫 주 안에 엄마의 얼굴을 구별할 수 있다. 유아를 최적으로 자극하려면 물체를 유아의 얼굴에서 비교적 가깝게(8~12인치) 두어야 한다. 마지막으로, 신생아의 색에 대한 시각이 매우 제한적이다. 우선 스펙트럼의 적색 부분에서 분명하게 알 수 있다.

신생아의 청각에 대한 연구 또한 광범위하게 행해져 왔다. 시각과 다르게 청각 시스템은 태내에서 엄마의 심장박동 소리, 태반을 통한 혈류와 같은 광범위한 자극을 받게 된다. 그러나 연구에 의하면 태아는 엄마의 목소리를 포함해서 외부의 청각자극에 정확하게 반응할 수 있다고 한다. 즉 신생아는 엄마의 목소리를 다른 사람의 낯선 목소리와 구별해낼 수 있다(DeCasper & Filfer, 1980; Spence & Freeman, 1996). 더 나아가 어머니의 음성을 제거하고 의미 있는 말소리를 감지하는 데 도움이 되는 고주파 음을 제거해도 음성을 구별하는 기능이 발휘되었다(Spence & Freeman, 1996). 신생아는 속삭이는 목소리도 감지할 수 있지만 목소리 구별은 어려울 수 있다(DeCasper & Prescott, 1984). 신생아는 아버지의 목소리를 구별할 수 없거나 선호하지 않는 것으로 보였으며(DeCasper & Prescott, 1984), 이 발견은 자궁에서 어머니의 목소리를 학습한다는 의견을 뒷받침할 수 있다. 신생아는 또한 음높이를 구별할 수 있다고 보고되었다(Nazzi, Floccia, & Bertocini, 1998). 소리로 신생아를 진정시킬 수 있다. 5일 된 영아는 발뒤꿈치 막대 시술 중 백색 소음, 심장박동음 또는 무음의 세 가지 조건 중 하나에 노출되었다. 두 자극 조건(백색 소음과 심장박동) 모두에서 영아가 침습적 시술에 대한 반응이 덜한 것으로 나타났다(Kawakami, Kurihara, Shimizu, & Yanaihara, 1996).

몇 개의 감각들은 신생아기에 통합되는 것이 보인다. Melzoff와 Borton(1979)은 특정 형태의 젖꼭지의 촉각 탐사를 경험한 영아가 나중에 그 젖꼭지에 대한 시각적 선호를 보이는 것을 증명했다. 신생아가 이미 행동 레퍼토리에 있는 행동을 모방할 수 있다는 증거도 존재한다. Melzoff와 Moore(1977)는 연구에 따르면, 영아는 혀 말기, 입 열기 같은 모방능력을 가지고 있다고 한다. Kaitz, Meschulach-Sarfaty와 Auerbach(1988)는 연구에서 유아는 얼굴 표정을 흉내 내는 것으로 알려졌다. Morrongiello, Fenwich와 Chance(1998)는 이틀이 채 되지 않은 영아가 시청각을 서로 페어링하는 것을 학습하고, 예상된 페어링이 되지 않았을 때 반응하는 것으로 나타났다.

앞의 연구에서 알 수 있듯이 정상적인 신생아는 실제로 환경의 다양한 조건에 대응하는 매우 정교한 행동 레퍼토리를 보여준다. 태어날 때부터 인간 신생아는 환경 정보를 처리하고 반응할 수 있다.

활동과 참여 ACTIVITY AND PARTICIPATION

신생아는 출생 시 새로운 물리적 환경에 들어가고 필요한 구조적·기능적 적응을 할 수 있을 뿐만 아니라 이제 사회적 환경에 참여가 가능하다. 다른 사람들의 관심을 끌기 위한 모든 활동적인 행동을 **상호작용 행동(interactive behaviors)**이라고 한다. 행동 모방과 같은 능력은 그러한 상호작용의 일부분이다. 신생아의 상호작용 능력은 또한 부모에 대한 사회적 애착 발달에 중요한 역할을 한다. 출산 즉시, 엄마와 아이는 모든 사회적 상호작용과 관련하여 박자가 맞아 떨어지듯이 특징적인 행동을 경험한다. 예를 들어, 두 성인이 서로 이야기할 때 말하는 사람은 구두로 말할 뿐만 아니라 얼굴 제스처 및 신체 움직임을 사용한다. 듣는 사람은 말을 하지 않지만 다양한 신체 움직임과 얼굴 표정을 교환하면서 대화에 참여하는 것으로 보인다. 말하는 사람의 말이 끝나면, 듣는 사람은 일반적으로 구두 응답에 참여하고 상호작용의 역할은 역전된다. 태어남과 동시에 이 사회적 교류의 기초적인 다양성이 존재한다.(그림 9-12 참조). 이러한 연결된 행동 교환을 **엔트레인먼트(entrainment)**라고 한다.

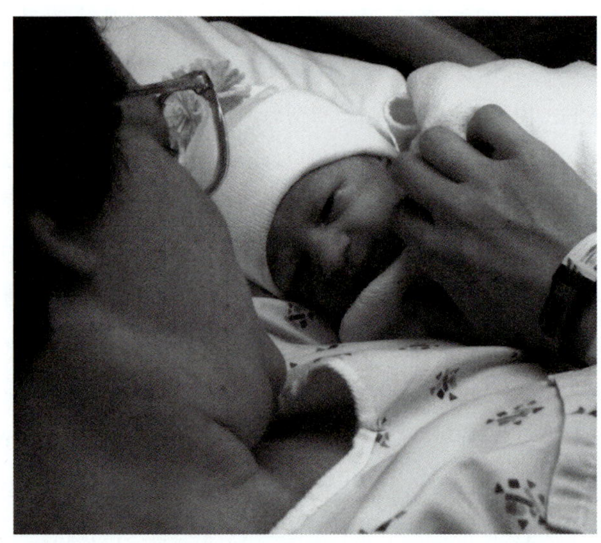

그림 9-12 신생아와 출산 후 엄마 사이의 엔트레인먼트

유명한 발달 심리학자 John Bowlby는 1950년대에 영아들이 타고난 사회적 능력을 가지고 있다고 주장했다(Karen, 1994). Condon과 Sander(1974)는 몇 시간 밖에 안 된 영아들에게 어머니의 목소리를 들려줬을 때 움직임을 동반하는 엔트레인먼트에 대해 설명했다. 그들의 고전적인 연구에서, 이들 저자는 테이프로 녹음된 말이 나오는 동안 아이의 동영상을 촬영해서 관찰했다. 그들은 뚜렷한 팔다리 운동과 언어 사이에 관계가 있음을 발견했다. Klaus와 Kennel(1982)은 엔트레인먼트 동안 영아가 보이는 반응이나 신호는 애착 형성에 중요한 요소라고 언급했다. Brazelton(1963)은 아이와의 이러한 초기 의사소통은 부모가 신생아를 개인으로 보고 자신의 행동을 아이가 보내는 신호에 적응하는데 도움이 된다고 말했다. 신생아와의 초기 사회적 상호작용의 중요성에 대한 전제는 조산 또는 고위험 출생 시 발생하는 부모와의 분리로 어려움을 겪는 것이다. 이에 대해서는 추후에 언급할 것이다.

의사소통 Communication

의사소통은 복잡한 현상으로, 출생 후 초기에 빠르게 발달한다. 앞에서 설명한 상호작용 행동의 예는 신생아가 의사소통을 시작하는 것을 보여준다. 5장에서 언급한 것처럼 의사소통에는 수용적 차원과 표현적 차원이 모두 포함된다. Gervain, Berent와 Werker(2012)는 시각적 이미지를 사용하여 말에 노출된 신생아의 뇌 활성화를 기록했다. 그들은 언어 습득을 위한 신경학적 기반은 태어날 때부터 존재한다고 주장했다. May(2011) 등은 근적외선 분광분석법을 사용하여 모국어, 생소한 언어 또는 언어가 아닌 소리에 노출된 신생아의 뇌 활성화 패턴을 연구했다. 이들은 익숙하지 않은 언어에 대한 반응으로 뇌 활성화 패턴에 차이가 나는 것을 발견했고 이는 아이들이 다른 언어의 소리를 구분하여 이에 반응했음을 보여준다. 신생아는 수용적 언어의 기능 중 일부를 수행할 수 있다. 그러나 표현적 기능은 사전 의도적 · 의도적 비언어적 형태의 행동으로 제한된다.

지식을 학습하고 적용하기
Learning and applying knowledge

신생아는 전형적인 컨디션과 자발적인 컨디션에 모두 반응한다. 일부 연구에 따르면 신생아는 출생 전에 큰 소리로 읽은 이야기를 기억할 수 있다고 한다(DeCasper & Fifer, 1980). Farroni, Menon, Rigato와 Johnson은 생후 2~4일 사이의 신생아는 무서운 얼굴과 평범한 얼굴을 구별하고, 무서운 얼굴보다는 행복하거나 평범한 얼굴을 선호한다. 이들은 이를 지각 학습의 결과라고 해석하고 신생아들은 두려워하는 얼굴 표정보다는 행복한 얼굴에 대한 경험을 가지고 있다고 가정했다. Trevarthen(2011)은 신생아의 인지능력에 관한 광범위한 연구를 요약하면서 신생아는 학습을 용이하게 하는 생산적인 사회교류에 성인을 끌어들이고 참여시키기 위해 상호적으로 참여하는 놀라운 능력을 가지고 있다고 강조했다. 그는 생애 초기 학습을 지지하기 위해 신생아의 의도적인 행동을 유도하는 더 높은 뇌 구조의 활성화를 뒷받침하는 증거를 제시했다. 신경계 발달의 관점에서 이러한 모든 행동은 기본적인 형태의 인지를 갖는데 도움이 된다.

환경과 가족 문제
ENVIRONMENTAL AND FAMILY ISSURES

아동의 출생은 중요한 사건이다. Svejda(1982) 등은 출생 4주 후 생체리듬이 만들어진다고 했다. 갓 태어난 아기를 안고 병원에서 집으로 돌아가서 몇 주 동안 엄마는 정상적인 생체 리듬이 얼마나 완벽히 방해받는지 깨닫게 된다. 이것은 출산 이후 보통 호르몬 변동이 동반되고 이는 스트레스 요소가 된다. 사실 출생은 '삶의 위기'로 보일 수 있다. 결과적으로 이들은 소위 가정의 변화를 덜 극적으로 분류했지만 이 상황에서 스트레스 요소가 없다고 주장하는 사람은 없다. 위에서 언급한 생체 리듬이 확립되는 과정에서 부모가 충분한 수면을 취하는 경우는 거의 없다. 출산 후 산모는 호르몬이 매우 불규칙하게 분비되는 현상을 겪으며 산후 우울증과 같은 심각한 정신적 어려움에 처할 수도 있다. 아이의 아버지 역시 적응해야 한다. 그들은 새로운 아기로 인한 추가적인 재정적 부담을 느낄 수 있다. 가족에 대한 책임감이 높아질 수 있다. 또한 처음으로 아버지는 아내와 신생아의 행복, 아버지가 되는 과정이 얼마나 수월할지, 아내와의 관계가 시간이 지남에 따라 어떻게 변할 것인지에 대해 걱정한다(McNall, 1976).

Cowen, Coie(1978)는 성 역할에 관한 부모의 철학에 관계없이 산후 초기 몇 주 동안은 더 전통적인 성 역할이 나타나고 어머니는 아버지보다 아기와 더 많은 시간을 보내고 아버지는 어머니와 거의 같은 시기에 영아들과 그 만큼의 애착 관계를 형성할 수 있다고 했다(Lamb, Frodi, Hwang, Frodi, & Steinberg, 1982). 더 나아가 Parke의 연구(1979)는 아빠에게도 유아의 반응과 신호를 구분해 내는 능력이 있고 아이를 효과적으로 먹일 수 있다고 했다(그림 9-13). **전념(engrossment)**이라는 용어는 아빠가 신생아에게 쏟는 관심과 몰두에 대한 개념을 설명할 때 사용할 수 있다(Greenberg & Morris, 1974).

집에 다른 아이들이 있는 가정인 경우(즉 어머니가 출산 경험이 많음), 출산 후 필요성 적응에 신생아의 형제자매가 포함되어야 한다(그림 9-14). Trause와 Irvin(1982)은 형제자매의 적응에 대한 연구를 언급했다. 대부분의 경우 신생아와 형제자매가 되는 것을 트라우마로 느낀다. Legg, Sherick와 Wadland(1974)의 연구에 따르면 대부분의 새로운 형제자매들은 질투와 같은 부정적인 감정을 느낀다고 보고했다. 아이가 어릴수록 문제가 더 심각하다는 점에서 나이가 영향을 끼치는 것으로 보인다.

Trause(1977, 1981) 등은 3세 미만의 새로운 형제자매들이 다시 의존적으로 행동하는 것과 관련하여 초창기에 문서화했다. 이러한 이행의 어려움에도 불구하고, 대부분의 경우 신생아에 대한 가족 적응은 성공적이다. 그리고 유아는 가족생활의 리듬에 합쳐진다.

성별과 문화적 문제 Gender and cultural issues

문화와 성별 문제는 신생아 시기에 구체적으로 분리하기가 어렵다. 대부분의 연구는 신생아 시기를 더 많이 조사한다. 성별과 관련하여, 앞에서 부모의 성별에 따라 신생아와의 전형적인 상호작용 패턴이 어떻게 영향을 받는가에 대한 일부를 확인했다. 유아의 성별에 따라 그 영향은 어떠할까? 성별 문제는 문화적 관행을 보여준다. 일부 문화권에서는 남자 유아의 출생이 여자 유아의 출생보다 훨씬 더 가치가 있다. 서구 문화에서 전통적인 부모(아버지가 가정에서 첫 번째 가장이고 어머니는 첫 번째로 돌봐주는 사람으로 정의함)는 딸보다 아들과 더 많이 교류하는 경향이 있다. 그러나 한 흥미로운 연구에서 Lamb(1982) 등은 진보적인 스웨덴 가족의 경우 부모는 딸과 더 많이 교류하는 경향이 있다고 보고했다. 이들은 진보적인 가정의 부모들이 소녀들이 전통적으로 소년들보다 관심을 덜 받는다는 기존의 인식 때문에 그들을 과잉 보상했을 것이라고 추측했다.

문화적 관행은 출생 과정뿐만 아니라 즉각적인 산후 기간에도 영향을 끼친다. 어머니가 문화적으로 전형적인 음식을 섭취했을 때 아기가 우선적으로 반응하는 것으로 나타났다. 이것은 자신이 속한 문화에서 음식 선호도의 기준에 영아를 적응시키는 방법일 수 있다. 신생아를 돌보는 데

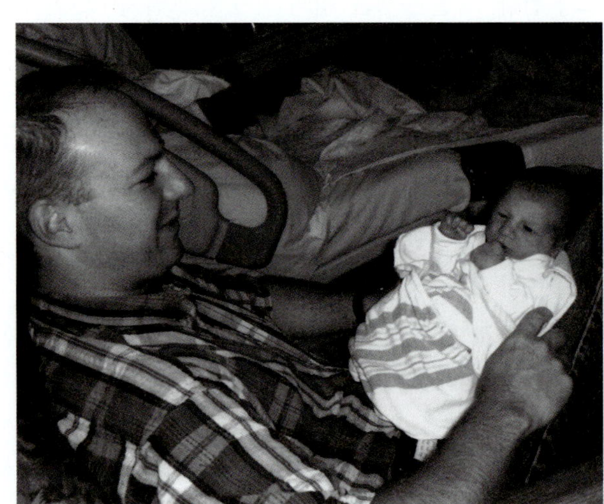

그림 9-13 아들에게 전념하는 초보 아빠

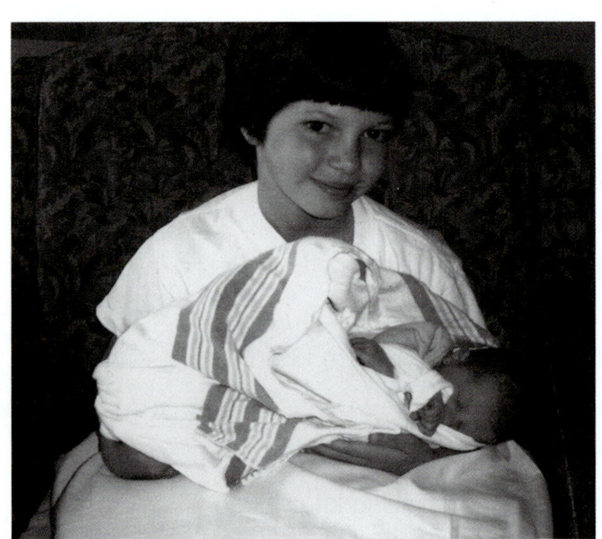

그림 9-14 새로운 큰 언니

에는 문화적 차이도 존재한다. 일부 문화권에서는 영아가 오랫동안 울게 하는 것이 독립성을 높이는 데 중요다고 생각한다. 미국과 같은 다른 문화에서는 아이가 울면 아이를 진정시키기 위해 재빨리 안아서 부드럽게 흔들고 차분하게 말을 걸고 노래를 불러준다. 일본의 아이들은 더 조용한 기질을 가지고 있다고 한다. 마지막으로 부모와의 접촉은 문화마다 매우 다르다. 일부 문화권에서 아이는 크레이들보드(북미 인디언 전통 지게식 요람)와 주머니에 업혀서 어머니와 거의 신체적으로 분리되지 않는다. 동유럽 문화에서는 영아가 출생 직후뿐만 아니라 그 이후에도 거의 부모와 함께 잠을 잔다.

위험에 처한 신생아 THE AT-RISK INFANT

신생아의 발달과정과 자궁 외 삶으로의 전환은 출생을 둘러싼 정상적인 상황에서 복잡하게 돌아간다. 많은 아이들이 "위험에 처한" 범주에 속하여 이로 인해 초기 신생기를 더 복잡하게 만든다. 위험은 전통적으로 생물학적 또는 환경적 요인에 의한 것으로 여겨진다. **생물학적 위험(biologic risk)**은 아이에게 영향을 줄 수 있는 것으로 알려진 아이 자신 또는 그의 어머니와 관련이 있다(Shonkoff & Phillips, 2000). 이러한 위험요인에는 유전적 문제, 산모 또는 유아의 질병 또는 장애, 임산부 연령, 임산부 흡연 또는 임신 중 약물사용, **자궁내 성장지연(intrauterine growth retardation; IUGR)** 및 미숙아가 포함된다. IUGR 표시는 자궁 내에서 산과적 성장 기준에 도달하지 못한 영아에게 적용하는 용어이다. **저체중아(small for gestational age)**와 관련된 용어는 임신 나이를 기준으로 체중의 10백분위수 미만으로 태어난 영아를 뜻한다(Shepherd, Hanshaw, & Lane, 1999). 대부분의 경우 IUGR로 분류된 영아는 SGA이지만 영아가 10번째 백분위수 아래로 떨어지지 않아 SGA 범주에 속할 정도로 심각하지 않은 자궁내 성장지연이 존재할 수 있다. **환경적 위험(environmental risk)**은 낮은 사회경제적 지위(SES), 부적절한 부모의 보살핌, 방치 또는 학대, 영양부족 등은 영아에게 잠재적으로 악영향을 미칠 수 있는 영유아의 환경적 요소이다(Shonkoff & Phillips, 2000).

안타깝게도 유아의 경우 생물학적·환경적 위험요소가 종종 동반되는 경우가 있다. 예를 들어, 임신 중에 담배를 피우는 10대 엄마의 영아에게는 확실한 생물학적 위험이 존재한다. 그러나 영양부족, 낮은 SES 및 부적절한 육아 보호와 같은 환경적 위험은 이 가정과 거의 관련이 있다. 따라서 생물학적·환경적 위험요소는 종종 영아에게 해로운 영향들을 합치고 증가시킨다. 2장에서 설명한 보호요소는 생애주기 이론 및 건강한 발달모델에 따라 위험을 개선하는 데 도움이 되는 요소이다. 환경적(가족 지원) 또는 체질적(신체적 요인)일 수 있다(Shonkoff & Phillips, 2000). 보호요소는 특히 어려움이 있거나 위험 수준이 높은 경우 긍정적인 결과를 도출하는 측정 가능한 계수이다(Gest & Davidson, 2011).

미숙아 및 관련 후유증은 후속 단락에서 상세히 다룰 것이다. 다른 위험요소 중 일부에 대한 간략한 내용은 다음과 같다. 분명히 10대 임신, 의약품 및 알코올 남용과 같은 **사회적 위험요인(societal-level risk factors)**이 종종 논의된다. 10대 임신은 무엇보다도 생물학적 위험요인을 가진다. 어머니의 미숙한 신체 발달은 임신에 영향을 미쳐 너무 작거나 조산아를 초래할 수 있다. 마찬가지로 10대 엄마는 임신 전과 임신 중에 충분한 영양을 섭취하지 못할 수 있다. 자신뿐만 아니라 아이까지 고려해 건강한 식단에 신경 쓰는 10대는 거의 없다. 아이가 10대 엄마에게서 태어나면 아기는 종종 엄마의 집에서 지내게 된다. 조부모는 가족 시스템 내에서 종종 아기의 또 다른 보호자로서 역할을 한다. 아버지는 가족의 일부가 될 수 없을지도 모른다. 만약 아이의 아빠가 아버지 역할을 하려고 한다면 가족을 재정적으로 부양하기 위해 고군분투할 것이다. 극복해야 할 자신의 발달과제가 있는 10대 부모의 경우 중첩된 양육을 완벽히 해내는 것이 때로는 불가능하다.

약물 남용 Substance abuse

지금까지 신생아 위험에 대한 대부분의 연구는 임신 중 어머니의 약물 남용 문제와 관련하여 이루어졌다. 약물 남용의 두 가지 일반적인 범주는 알코올과 약물이다. 태아의 알코올 노출 효과는 잘 알려져 있으며 그 효과에 따라 분류될 수 있다. 첫 번째로 가장 심각한 것은 태아알코올증후군(fetal alcohol syndrome; FAS)이다. 이 증후군은 특징적인 신체적 특징, 소두증(작은 머리) 및 종종 정신지체와 관련이 있다. 두 번째는 태아알코올영향증후군(fetal alcohol effects syndrome; FAES)이라고 한다. 이 경우 어머니에 의한 알코올 남용은 FAS의 경우와 같이 그 양이나 기간이 심각하지는 않다. 그럼에도 불구하고 영아는 학습 및 주의력 문제 또는 IQ 감소와 같은 더 가벼운 신경학적 징후를 보일 수 있다(Pierog, Chadavasu, & Wexler, 1977). 이러한 증후군을 일으키는 데 필요한 알코올의 양은 놀랍게도 하루에 2~3온스 정도로 적다(Moore, 2003).

출생 전 약물 남용은 태아의 발달에 영향을 끼치며 이는 신생아의 행동으로 나타난다. 1980년대와 1990년대에 광범위하게 연구된 약물 중 하나는 코카인이다. 이들 연구는 코카인 모성 사용의 단기적인 영향을 분명히 보여주었다. 코카인에 노출된 영아는 종종 과민한 행동, 조용히 있지 못하며, 수유 부족을 보인다(Phillips, Sharma, Premachandra, Vaughn, & Reyes-Lee, 1996). 임산부 코카인 남용이 영아에게 장기적인 영향이 있는지 여부는 명확하지 않지만, 증거의 대부분은 코카인이 신생아에게 영향을 끼치며 장기 효과는 명확하지 않다고 보여진다. 또한 모계 코카인 남용의 장기적인 영향은 다른 사회경제적 변수와 분리하기 어렵다. 연구된 다른 약물로는 헤로인과 같은 길거리 약물이 있다. 헤로인에 중독된 어머니에게서 태어난 유아는 일반적으로 빠른 호흡 및 과민성과 같은 금단현상을 보인다(Householder, Hatcher, Burns, & Chasnoff, 1982).

2000년 이후 임신부를 포함하여 의료적 목적으로 사용하지 않은 아편(진통제) 사용이 크게 증가하였다. 따라서 의료용 아편은 신생아의 잠재적 유해 물질 목록에 추가할 새로운 물질로 알려져 있다. **신생아금단증후군(neonatal abstinence syndrome; NAS)**은 자궁 내 약물에 노출된 신생아에 대한 산후 행동 및 생리학적 영향을 설명하는 데 사용되는 용어이다. NAS로 태어난 영아는 사망률과 이환율이 더 높다. 최근 연구에 따르면 임신 중 처방용 진통제를 비의료적으로 사용하는 것과 관련된 NAS 사례가 두 배 이상 증가한 것으로 나타났다(Creanga et al., 2012).

저체중아 Small for gestational age

SGA라는 용어는 체중의 10번째 백분위수 미만으로 태어난 영아를 설명하는데 사용된다. 영아가 저체중(2,500g 미만)으로 태어났고 SGA인 경우 이를 설명하기 위해 자궁내 성장지연(intrauterine growth retardation; IUGR)이라는 용어를 사용한다. IUGR는 주로 주의 및 활동장애와 관련이 있는 것으로 보인다. 그러나 이러한 장애는 출산 후 환경적 지원과 상호작용하는 것으로 보인다. 다시 말해서, 환경적 위험은 IUGR인 영아의 주의력 장애 경향을 가중시키는 것으로 보이지만 장애에 도움을 주는 환경인 경우 그 결과를 최소화시킬 수 있다(Robson & Cline, 1998). IUGR은 임신기간 동안 부족한 영양분으로 인해 초래된다. IUGR의 원인으로는 태아의 산소공급을 저하시키는 모체의 흡연이 있다.

HIV로부터의 노출 HIV exposure

지난 20년 동안 인간면역결핍 바이러스(human immunodeficiency virus; HIV)에 감염된 영아의 발생률이 급격히 증가하였고 특히 남사하라 아프리카와 같은 일부 지역에서 국제 보건 위기가 발생했다. 이 질병의 전염 기전은 태반순환을 통해 어머니에서 유아로 전염된다고 알려져 있다. 그렇지 않으면 질 분만을 통한 태아의 모체 혈액과 체액과의 접촉이 또 다른 전염 수단이 된다. 어머니로부터 HIV 바이러스에 감염된 아이는 HIV에 노출된 것으로 간주되며, 처음 생후 2년 동안 소아 후천성 면역결핍증후군(acquired immunodeficiency syndrome; AIDS)이 발생할 가능성이 높다. 그러나 모체 항체로 존재하는 경우 신생아 기간 동안 감염 확인이 어려울 수 있다(Rainville, 1999). 미국에서는 어머니로부터 HIV에 전염되어 태어난 영아의 발병률이 1992년 정점 이후 꾸준히 감소하고 있다. 그러나 이러한 통계의 인종적 차이는 여전히 남아 있다. 2009년 아프리카계 미국인 아기의 10만 명당 치주염에 의한 HIV 감염률은 9.9건으로 2007년 15.2건에서 감소했다. 백인 미국인의 비율은 같은 기간 0.8에서 0.1로, 히스패닉에서는 2.1에서 1.7로(100,000분의)로 감소했다. 질병통제예방센터(CDC)에서 자체적인 HIV 태아기 검사를 강하게 권장하면서 이러한 수치는 더욱 감소했다(CDC, 2012). 이는 HIV 양성인 어머니를 더 잘 확인하고, 어머니의 항레트로 바이러스 약물 치료를 개선하고, 영아의 약물을 통한 예방을 개선하며, 분만과 출산 관행을 개선했기 때문이다. 그러나 유아기의 HIV 노출은 여전히 심각한 국제 공중보건 문제로 남아 있다(Fowler, Gale, Lampe, Etina, & Owor, 2010).

조산아 PRETERM INFANTS

영아 및 조산아의 정의는 어머니의 마지막 생리 기간에 따라 임신 기간을 직접 추정한 것이다. 이것을 임신 나이라고 한다. 임신 나이는 조산아의 나이를 계산하는 것과 관련된 일반적인 용어이다. 임신 37주 전에 태어난 경우 조산으로 정의된다. 만삭은 임신 38~42주 정도이다. 주별 차이(37~38주)는 다양한 유형으로 일어난다. 미숙함은 체중으로 판단된다. 출생 시 2,500g 미만인 경우 저체중(LBW)이다. 따라서 많은 조산아들도 저체중이다. 출생 시 1,500g 미만의 영아는 초저체중(very low birth weight; VLBW)이며 1,000g 미만의 영아는 초극저체중(extremely low birth weight; ELBW)이다(Shepherd, Hanshaw, & Lane, 1999). 다양한 가능성이 있기는 하지만, 최근 보고에 따르면 생존 가능 기간(심각한 신경 발달장애가 없는 생존 가능성의 50%)은 임신 23~24주 사이이며 출생체중은 400g 이상이다. 임신 22주에 영아의 생존에 대한 보고가 있지만, 이 보고는 분만실에서 사망 가능성이 낮아졌지만 영아의 장기적 생존에 대한 통계적 증거는 확실하지 않다(Zayek et al., 2011).

조산아의 특징 Characteristics of preterm infants

조산아는 많은 중요한 면에서 만삭아와 다르다. 첫째, 명백한 **생리적 미성숙(physiologic immaturity)**이 있다. 폐는 생리적 미성숙을 고려할 때 가장 중요한 신체계통이다. 자궁 내 마지막 삼분기 동안 폐의 발달은 대부분 출생 시 자궁 외 생활로 성공적으로 전환할 수 있게 한다. 반대로, 유아가 너무 빨리 태어날 때 폐의 미성숙은 **호흡곤란증후군(respiratory distress syndrome; RDS)**으로 알려진 상태를 발생시킨다. 거의 모든 조산아는 이 상태를 가지고 있는데, 이는 계면활성제 부족으로 인한 것이다. 1990년대 조산아를 돌보는 데 있어 주요한 개선은 인공 계면활성제의 개발과 정기적인 투여로 이는 폐의 성숙을 촉진하는 데 도움이 되었다. 여전히 미숙아의 가장 흔한 부작용 중 하나는 **기관지폐형성이상(bronchopulmonary dysplasia; BPD)**으로 알려진 만성폐질환의 발생이다. BPD는 폐의 점진적인 흉터로서 폐기종과 같이 증상이 나타난다. BPD의 병인은 다인성이지만 아마도 미성숙한 폐의 장기간의 환기와 관련이 있다. 따라서 인공호흡기를 하지 않은 상태를 잘 견디지 못하는 영아는 이 상태가 위험할 수가 있다(Long & Toscano, 2002).

생리적 미성숙의 다른 측면에는 심장계통이 있다. 앞에서 언급했듯이 자궁 내에서 순환계통은 태반을 통해 모든 산소를 공급받기 때문에 태아에게는 필요하지 않은 폐를 우회하여 오른쪽·왼쪽션트로의 혈액을 합친다. 동맥관열림증(patent ductus arteriousus; 동맥관이 지속적으로 열려 있음)은 드문 일이 아니다. 이러한 상태는 일반적으로 성숙을 통해 해결되지만 때로는 수술이 필요하다. 혈액의 우회가 출생 전후기를 넘어 지속될 때 또 다른 질병이 발생된다. 이를 태아순환 지속증(이 장의 앞부분에서 설명)이라고 하며, 특수 인공호흡기를 통한 또는 체외막형 산소섭취(extracorporeal membrane oxygenation; ECMO)를 통한 산소의 집중적인 투여를 통해 치료된다. 태아순환 지속증은 폐를 통한 혈류 감소와 관련이 있기 때문에 폐모세혈관의 혈관 저항은 극도로 높게 유지되며 폐고혈압으로 알려진 상태가 된다.

조산아의 위장계통은 아직 미숙하다. 특히 위장에 음식을 담는 조임근은 종종 충분히 발달되지 않은 상태이며 약하다. 따라서 영아가 수유를 마친 후 위의 내용물이 식도로 역류되어 **위식도 역류(gastroesophageal reflux; GER)**로 알려진 가슴앓이와 같은 질병을 겪을 수도 있다(Long & Toscano, 2002). 이 상태는 조산아에게 매우 흔하며 삼키기, 수유 거부 및 등이 아치 모양으로 되기의 부조화로 인해 이러한 행동들이 유발될 수 있다. 치료사는 종종 유아원에서 수유 문제를 다루기 때문에 이러한 행동을 식별하는 것이 중요하다. GER 치료는 매우 가벼운 중재부터 매우 적극적인 치료까지 다양하다. 일반적으로 GER이 의심될 때 시도된 첫 번째 중재는 음식의 농도를 높이는 것이다. 침대 위로 올리거나 역류 방지 보드에 아이를 올려 놓고 아이가 반 정도 서 있는 자세를 유지하도록 하는 것도 도움이 된다. 제산제도 정기적으로 처방할 수 있다. 마지막으로, 조임근을 강화하기 위해 수행할 수 있는 니센(Nissen) 시술이라는 수술을 할 수도 있다.

조산아의 근골격계는 보육기에 누워 있는 아이들이 있는 방에 들어가 보기만 해도 만삭아와 현저히 다르다는 것을 알 수 있다. 조산아는 임신 약 34주 전에 주로 저혈압 상태이다. 근긴장의 발달은 꼬리쪽에서 머리쪽 방향으로 하지에서 상지 방향으로 진행된다. Claudine Amiel-Tison은 수동적 긴장, 능동적 긴장 및 반사 긴장이라는 3가지 차원에서 조산아 발달의 특징을 정의했다. 수동적 긴장은 주로 미숙아의 휴식 자세와 수동적 움직임에 대한 저항을 정의했다. 능동적 긴장은 수평 및 수직으로 아이를 들어 올렸을 때 정상적인 서기 반응을 나타내고 반사 긴장은 출생 후 반사의 진화를 보여준다(Amiel-Tison, 1968). 수동적 근긴장의 검사는 오늘날에도 여전히 사용되고 있으며 근긴장의 발달을 반영한다. 조산아의 골격계는 매우 변하기 쉽다. 조심스럽게 자세를 잡지 않으면 조산아의 머리뼈를 시상면에서 길쭉하게 만들 수 있기 때문에 이것은 특히 중요하다. 이 상태를 때로 머리얼굴 변형이라고 한다. 마찬가지로, 어깨이음의 긴장 및 엉덩관절의 외부 회전은 병원 퇴원 후 얼마 동안 지속될 수 있다.

조산아의 신경계도 미성숙하고 손상되기 쉽다. 한 가지 꽤 흔한 손상 유형은 질식으로 인한 산소 부족으로 발생하며 **저산소성 허혈성 뇌병증(hypoxic ischemic encephalopathy; HIE)**으로 알려져 있다. 뇌실 근처의 연약한 혈관이 파열되어 뇌실내 출혈(intraventricular hemorrhage; IVH)을 발생시킬 수 있다. 취약한 신경계에 대한 또 다른 부작용으로는 뇌 백색질의 괴사와 공동화를 특징으로 하는 **심실내 백질 연화증(periventricular luekomalacia; PVL)**이 있다. PVL은 IVH와 같은 혈관 손상 후에 발생될 수도 있고 또는 별개로 아마도 신경조직에 약간의 손상으로 인해 발생될 수 있다(Long & Toscano, 2002).

정상적인 조산아의 신경 미숙은 여러 가지 방법으로 나타날 수 있다. 조산아는 만삭아보다 더 심각하며, 빠른 신축에 반응하여 근육의 수축과 이완을 리듬으로 바꾸는 반사인 클로누스(clonus)가 일반적으로 나타난다. 구체적으로, 신경 성숙의 반영으로서의 행동 상태는 조산아와 만삭아 사이에서 차이가 난다. 임신 36주 미만의 영아는 만삭아와 비교할 때 명확한 수면 또는 행동 상태 패턴을 갖지 않지만, 이러한 패턴은 임신 26주 정도 빨리 시작된다. 빠른 안구운동은 임신 약 30~31주 동안 뇌파(EEG)패턴과 동일하게 된다(Scher, 2008). 따라서 자궁에서 일반적으로 발생하는 이러한 패턴의 발달은 대뇌겉질 성숙의 중요한 특징을 가진다. 사실 조산아의 뇌파 활동 특성은 조산아의 발달 결과를 예측하는 데 사용되어 왔다(Scoppa et al., 2012). Heidelise Als와 같은 발달주의자들은 T. Berry Brazelton의 연구를 바탕으로 Brazelton 평가의 개념을 확장하여 조산아의 상호작용적 성숙을 설명하려고 시도했다. Als는 여러 가지 외부 및 내부 요인의 시너지 효과를 통해 발달하는 5개의 발달 하위 시스템을 설명했다. 이러한 하위 시스템은 자율(생리학적 기능), 운동, 상태구성, 주의력 또는 상호작용 및 제어이다. Als는 다양한 하위 시스템에서 참여 또는 이탈을 보이는 영아의 행동을 설명했다(Als, 1986).

끝으로, 조산아의 시각 체계는 약하기 때문에 손상받기 쉽다. 미성숙과 관련된 흔한 예는 허혈이나 눈의 혈류 부족으로 인해 야기되는 **미숙아 망막장애(retinopathy of prematurity; ROP)**가 있다. 이로 인해 조산아는 시각적 손상이 따르거나 시각장애인이 될 수도 있다(Mechoulam & Pierce, 2003). ROP는 망막혈관과 혈관세포를 비정상적으로 만드는 과도한 산소 제공과 관계되어 있다(Claxton & Fruttiger, 2003). 현재 ROP의 보편화된 치료는 비정상적인 혈관을 제거하는 레이저 수술을 통해 정상적인 혈관 성장을 가능하게 할 수 있다.

조산아를 위한 환경의 특징들

Characteristics of preterm infant environment

조산아는 **신생아 집중치료실(neonatal intensive care unit; NICU)**로 알려진 매우 특별한 환경에서 치료를 받는다. NICU는 일반적으로 3등급 치료실인데 이곳에서 아이를 소생시킬 수 있음을 뜻한다. 조산아의 탄생은 앞서 논의한 생리학적 계통의 미성숙으로 인한 의학적 위기이다. 실제로 골든타임이라는 용어는 외상 환자의 치료에서 빌려 왔으며, 여기서 표준 임상치료 프로토콜의 구성 및 구현을 의미한다. 조산아의 탄생에서 이 용어는 분만실에서 영아의 적응력을 높이는 임상실무의 이행을 의미하며, 따라서 장기적인 결과 개선 가능성이 높아진다(Bissinger & Annabale, 2010). NICU의 집중치료는 실제로 집중간호를 말한다. 전형적인 NICU의 간호사 대 유아 비율은 매우 낮다. 일반적으로 유아가 중환자실에서 "졸업"한 후에는 간호사 대 영아 비율이 더 높은 준 집중치료실(NSDU 또는 신생아 준 집중치료실)로 이동한다.

이 치료실에서의 의료적 간호를 받으면서 어두운 물속

환경에서 완전히 굽어 있어야 하는 조산아는 매우 비정상적인 환경에 노출된다. 이러한 환경은 다감각 자극을 제공한다. NICU의 조명은 강하며 대부분의 경우 정상 환경에서 발생하는 것처럼 밤낮 주기가 없다. 강한 빛은 발달 중인 망막에 영향을 주는 것으로 알려져 있다(Glass, 1990). 또한 연구에 따르면 영아는 환경 내 조명에 생리적으로 반응한다. Gordon과 Schuman(1993)은 자신들의 연구에서 영아를 대조군으로 포함시킨 결과 조명의 급격한 증가가 산소포화도 감소와 관련이 있음을 발견했다. 많은 연구자들은 밤낮 주기가 발생될 때 조산아는 생리학적 및 행동적 매개 변수가 향상되는 경향이 있다고 보고했다(Young, 1996).

NICU의 소음도 문제이다. 보육원의 소음은 주로 의료장비로 인해 발생한다. 조산아 보육기(isolettes)는 많은 불빛과 기계류의 소음에서 유아를 보호하지 못하지만, 보육기의 소음 수준은 복잡한 공항과 일치하는 높은 수준일 수 있다. 빛의 경우와 마찬가지로, 보육원의 소음 수준은 행동 및 생리학적 매개 변수 모두에 악영향을 미치는 것으로 나타났다 (Young, 1996).

마지막으로, 몸감각 자극과 관련된 간병 패턴은 NICU에서 독특하게 이루어진다. 당연하게 조산아는 사회적 배경(흔들기, 문지르기, 피부 접촉)보다 의료 행위(혈액 채취, 튜브선 및 리드 조정) 또는 생리적 돌봄(기저귀 교체, 자세 조정, 몸 돌려놓기)을 위해 접촉될 가능성이 더 높다. 다른 형태의 자극과 마찬가지로, 이 아이를 위한 일반적인 간호 행위는 산소 불포화, 무호흡, 심장박동 감소(느린맥) 및 호흡 속도 증가를 포함한 생리적 고통을 유발할 수 있다.

발달상 적절한 간호 Developmentally appropriate care

발달상 적절한 간호에 대한 수년간의 연구를 통해 NICU 환경의 특징에 관한 증거들이 수집되었다. **발달상 적절한 간호(developmentally appropriate care)**에 대해 하나의 정의만이 존재하는 것이 아니라 추후에 설명할 일부 특징들이 포함된다. 발달상 적절한 간호는 의료진으로 인한 미숙아의 질병 발생을 최소화하기 위해 아이가 주는 단서에 대한 간병인의 세심함을 증가시켜야 한다(Samra, McGrath, Wehbe, & Clapper, 2012). 앞서 언급한 Heidelise Als는 발달관리의 다양한 측면을 설명하는 수많은 논문을 기술하였으며, 발달을 위한 간호에 대한 설명, 적용 및 평가에서 핵심 인물이다. 예를 들어, 주요 논문 중 하나(Als et al., 2004)는 발달상 적절한 간호가 조산아의 뇌 구조와 기능을 모두 변화시킬 수 있음을 보여주었다. 발달을 위한 간호의 한 가지 중요한 측면은 편의와 대조적으로 의료적 돌봄 시 발생할 수 있는 아이의 스트레스에 주의를 기울이는 것이다. 이 문제를 해결하기 위한 한 가지 전략은 **최소 자극 프로토콜(minimal stimulation protocols)**을 적용하는 것이다. 이 프로토콜에서 간병인은 영아가 차분한 행동 상태를 유지하고 소란 사이에서 안정을 취할 수 있도록 간호 절차를 구성하려고 한다(Young, 1996). 일부 연구에 따르면 자세를 취하는 것을 도와주고 아이의 행위적 단서에 주의를 기울이는 것을 포함한 세심한 조산아 돌봄은 생리적 결과와 관련된 불안한 행동 상태의 시간이 줄어드는 것으로 나타났다(Becker, Brazy, & Grunwalk, 1997). 앞서 언급한 또 다른 대중적인 연구 영역은 조산아를 대상으로 마사지와 같이 보조 촉각 자극의 제공을 통한 효과이다(Field, Scafidi, & Schanberg, 1987; Scafidi et al., 1993). 정상적인 감각과 사회적 자극을 촉진시킬 수 있도록 고안된 NICU에서의 중재는 **캥거루 케어(kangaroo care)**이다. 캥거루 케어는 신생아가 부모와 피부 접촉을 할 수 있도록 부모의 옷 안에 아이가 누울 수 있도록 하는 것이다. 스웨덴에서는 캥거루 케어는 기계를 통한 비정상적인 자극 없이 유아가 체온 항상성을 유지하도록 한다고 제안했다. 캥거루 케어의 또 다른 이점은 부모와의 피부 접촉을 통한 사회화 과정에 대한 경험을 제공해 줄 수 있다는 것이다(Bosque, 1995). 앞서 언급한 바와 같이, 조산아였던 10세 이하의 아이들을 대상으로 한 추적 연구는 현재 캥거루 케어와 관련된 장기적인 이점을 보여주었다(Feldman et al., 2014).

발달을 위한 간호에 대한 최근 연구는 **후생 유전학(epigenetics)**이라는 최신 과학에 중점을 두고 있다. 후성설(epigenesis)은 유기체가 발달 시간에 걸쳐 상대적으로 구조화되지 않은 상태에서 보다 질서 있고 분화된 상태로 이동함에 따르는 유기체의 발달을 설명한다. 후성유전학은 기본 DNA 서열의 변화 이외의 기전에 의해 야기되는 유전자 발현 또는 세포 표현형의 유전적 변화에 대한 연구이다. 이 새로운 연구 분야의 초기 결과는 초기 생애에서 어머니의 돌봄과 긍정적인 감각 경험이 특히 발달하는 뇌에 긍정적인 영향을 미치는 호르몬과 효소의 생산을 위한 유전자 전사를 수정한다는 것을 나타낸다(Samra et al., 2012). 또한 나아가 단기 생존을 향상시킬 수 있지만 신경계에 장기적으로 부정적인 영향을 미치는 영아의 후성 유전적 적응에 대한 추가 연구가 필요하다(Gudsnuk & Champagne, 2011).

요약하면, 발달상 적절한 간호는 생물학적 과정에 토대를 두고 조산아를 돌보는 가장 좋은 방법으로 보여진다. 발달상 적절한 간호의 제공은 일반적으로 작업치료사 및 물리치료사, 간호사 또는 발달 심리학자를 포함한 많은 전문가들에 의해 학제적 방식으로 관찰된다.

조산아의 사회적 영향

Social effects of preterm birth

1970년대에 Klaus와 Kennell(1982) 등을 포함한 많은 연구자들의 연구로 인해 출생 직후 영아와 부모 접촉의 중요성이 입증되었다. 이들 연구는 분만 후 즉시 아이와 부모가 함께 시간을 보낼 수 있도록 함으로써 병원 진료뿐만 아니라 출산 및 분만실 관행을 크게 변화시켰다. 그러나 이러한 발견은 조산의 일반적 상황에서는 의문이 제기된다. 조산 시 아이는 보통 인공호흡을 필요로 하며 어머니에게 잠깐 얼굴을 보여주고 곧장 NICU로 이동한다. NICU는 종종 다른 병원에 있으며, 출산 후 어머니를 떠나 영아는 구급차나 헬리콥터로 이송된다. NICU가 출산한 병원에 있는 비교적 좋은 상황에서도 영아의 의료적 필요성에 의해 아이와 엄마는 거의 즉시 격리된다.

부모-신생아 분리는 조산과 관련된 일반적인 문제이다. 이 분리의 단기 결과는 잘 기록되어 있다. 조산아의 부모는 광범위한 심리적 반응을 나타낸다. 일반적인 반응 중 하나인 예상된 슬픔(anticipatory grief)은 부모가 유아가 생존하지 않을 것을 두려워하여 의식적으로 또는 무의식적으로 보호 행동을 할 때 발생한다. 그러한 행동의 예는 아기를 찾아가지 않고, 아기의 이름을 짓는 것을 늦추거나, 아기에 대해 이야기하는 것을 원치 않을 수 있다(Sweeney, Gutierrez, & Beachy, 2012).

널리 보고되는 또 다른 반응은 **효능(efficacy)** 부족을 느끼는 것이다. 효능은 당신이 자기 삶의 역할에서 능숙하고 유능하다는 개인적인 느낌이다. 조산아의 어머니는 보호자로서의 효능을 강화하려고 노력한다. 아이가 울 때 달래주는 것뿐만 아니라 수유를 포함하여 아기를 돌볼 수 있을 때 이러한 효능이 강화된다. 불규칙한 생체 리듬이나 까다로운 기질을 가진 아이의 엄마 또는 모유가 잘 나오지 않는 엄마는 이러한 효능을 충분히 느낄 수 없으며 이는 추가적인 스트레스를 유발할 수 있다. 이 영아에는 전문가의 관심을 필요로 하는 의료적 요구사항이 너무 많기 때문에 부모는 고립감을 느끼고 아기를 돌볼 수도 없다. 그들은 자신의 아기가 다른 사람에 속한 것과 같은 느낌을 표현한다. 조산아 부모는 거리뿐만 아니라 신체적으로도 아이와 분리되어 있다. 신체적 분리는 의료 간호장비로 인해 부모가 아기를 안고, 만지고 대화하는 것을 방해받는다는 것을 의미한다. 이러한 단기적인 결과에도 불구하고, 많은 조산아 부모들은 궁극적으로 자신의 아이에게 애착을 보이며 NICU 경험을 긴 안목으로 보게 된다.

이러한 어려운 상황에서 가족과 함께 일하는 전문가들은 영아 및 가족의 스트레스를 최소화하도록 노력할 수 있다. 가족에게 친근한 분위기를 제공하고 아이의 침대 곁에 머물 수 있도록 할 수 있다. 전문가는 아이를 돌보는 방법을 부모에게 알려주고 아이를 돌보려고 하는 부모를 도와야 한다. Culp와 Harman(1989)은 발달 평가에서 아이의 행동을 관찰해온 조산아 부모는 불안한 모습을 덜 보이고 아이의 반응에 대처할 수 있는 자신감이 개선되었음을 보여주었다. 조산아의 부모에 대한 정보 및 정서적 지지의 제공을 통해 부모의 대처 능력을 향상시킬 수 있다(Cusson & Lee, 1994). 조산아와 그 부모와 교류하는 전문가들이 긍정적인 상호작용을 촉진시킬 수 있는 여러 가지 방법이 존재한다. 여기에는 부모가 아기가 주는 신호를 인식하도록 돕는 것, 퇴원 후 협력 단체를 통해 돕는 것, 아이와 어떻게 놀아주고 돌봐주는지에 대해 부모를 교육시키는 것들이 포함된다(Holloway, 1997).

요약

신생아실에서는 아이의 신체구조와 기능적 성숙에 크게 중점을 둔다. 가족이 유아에게 주는 관심은 유아의 신체적인 기능뿐만 아니라 유아의 발달을 촉진시킨다. 신생아와 가족 둘 다 신생아기에 관련된 일들은 꽤 극적이고 어려운 일이다. 출생과 신생아기에 하는 대부분의 도전은 어려움 없이 성공적으로 끝을 맺게 된다. 그러나 생물학적, 환경적인 위험은 이 시기에 부정적인 영향을 미칠 수 있다. 신생아를 돕는 전문가들은 모든 면에서 긍정적인 결과를 촉진하기 위해 노력하며 또한 건강하고 도움을 주는 관계의 구축을 장려하기 위해 아이의 환경 내에 있는 개개인에게 집중한다.

사례 1

엘리스

엘리스는 36세의 여성이다. 그녀는 두 번의 유산 후 조슈아(Joshua)를 임신하여 26주에 낳았다. 그녀는 신생아 기간 동안 조슈아를 제대로 보살피기가 매우 어려웠다. 엘리스의 남편 존(John)은 사정상 조슈아가 태어난 의과대학 부속병원이 아닌 다른 곳에 있었는데, 남편이 같이 있어주기를 원했기 때문에 엘리스는 크게 실망했다.

조슈아에게는 호흡장애증후군과 기관지폐형성이상이 있었다. 그는 역류 방지를 위한 약을 복용하였으며 오른쪽 뇌혈관에 작은 출혈도 있었다. 엘리스는 조슈아를 안아볼 수 없다는 사실에 매우 상심하였다. 조슈아가 태어나고 두 달 후 아이가 입으로 젖을 먹을 수 있게 되었을 때 아이는 매우 산만한 모습을 보였고, 엘리스는 조슈아를 보살필 수 없다고 느꼈다.

마침내 조슈아의 문제가 해결되고 신생아실에서 나왔지만 조슈아는 산소호흡기를 착용해야 했다. 집으로 와서 처음 몇 주 동안 조슈아는 자고 깨는 패턴에서 아무런 발달을 하지 않는 것처럼 보였다. 아이는 자주 울었고 목소리는 신경질적이었다. 2주가 지나고 다시 병원을 찾았을 때 아이의 몸무게는 늘어있지 않았다.

조슈아는 임신 나이가 40주경이었을 때 퇴원하였는데 그때 실제 연령은 3개월 반이었다. 하지만 3개월인 유아가 보이는 행동들을 아무것도 하지 않았기 때문에 엘리스는 아이가 발달지연이지 않을까? 생각했다. 소아과 의사는 엘리스를 돕기 위한 조기중재 프로그램을 제안했다.

조기중재 치료 전문가들은 발달평가를 통해 조슈아의 발달이 1개월 정도로 신생아 수준임을 알았다. 조슈아는 피로하고 무관심하게 보였으며 인지능력이 매우 떨어져 보였다. 치료사들은 몇몇 자세에 대해 설명하고 엘리스가 조슈아를 포대기로 어떻게 감싸야 하는지 시범을 보였다. 몇몇 감각 기술이 조슈아를 진정시킬 때 이용되었다. 치료사들은 안정된 상황에서 조슈아가 얼마나 엘리스의 얼굴과 목소리에 집중하는지도 보여주었다.

6개월 후 조슈아는 산소호흡기를 착용하지 않게 되었다. 그리고 조슈아의 연령대에 적합한 운동능력을 보여주기 시작하였다. 치료사들은 계속해서 집에 방문하여 조슈아와 함께 할 수 있는 활동을 엘리스에게 제안해주었다. 대체로 아버지(존)와 어머니(엘리스), 조슈아는 훨씬 잘 해내고 있고 함께 즐겁게 지내고 있다.

도움이 되는 질문

생각해 볼 몇 가지 질문들:

1. 조슈아의 초기 생애에서 일반적인 만삭아와 다른 점은 무엇인가? 퇴원 후 가정으로 돌아갔을 때 어떠한 발달상 적절한 치료가 이루어져야 하는가?
2. 초기 생애에서 접촉의 중요성은 무엇인가? 이러한 지식을 통해 죠수아의 어머니가 아이를 돌보는 것을 어떻게 도울 수 있는가?
3. 조슈아의 부모님은 NICU 경험과 아기와 분리되는 어려움을 겪었다. 부모-유아 상호작용에서 산후 행동의 일반적인 측면은 무엇이며 조슈아의 경우 어떻게 다른가?

사례 2

캐일라

캐일라는 출생 당시 임신 24와 3/7주였고 570g(1lb, 4oz)였고 30세였던 어머니는 출생 전 관리를 잘했다. 캐일라는 질 골반위 분만으로 태어났고 아프가(Apger) 점수는 1분에 4 그리고 5분에는 7이었다. NICU에서 캐일라는 생후 56일 동안 호흡기 지원이 중단될 때까지 21일 동안 고주파 진동 인공호흡기(HFOV)를 달고 있었다. 캐일라는 태어날 때부터 기관지폐형성이상이 심했고 코위영양관을 사용하여 음식을 먹었다.

캐일라가 임신 후 나이인 32주에 맞는 발달상 도움이 되는 자세를 취하고 튜브를 떼고 젖을 먹고 보호자들이 캐일라의 신호를 알아차리고 반응하는 것을 돕기 위해 작업치료사와 물리치료사들을 통해 도움을 받았다. 평가를 받았을 때 캐일라는 불안했고 직접 치료하는 것에 짜증을 냈다. 그녀의 머리, 몸통 및 팔다리는 폄 자세 증가를 보여주었다.

소리와 빛에 대한 민감도도 중요했다. 캐일라는 치료 중 자세를 바꾸는 것에 잘 적응하지 못했다. 캐일라는 스스로 차분해지는 어떠한 행동도 하지 못했고 외부의 도움으로도 진정하기가 어려웠다. 캐일라는 어떠한 자세가 긴장을 풀기에 충분히 오랫동안 제공되었을 때 굽힘 자세와 충분한 접촉(firm touch)에 반응했다.

캐일라의 어머니는 매일 그녀를 방문하지만 캐일라를 만지는 것을 두려워했다. 캐일라가 스트레스를 받으면 심장박동수와 산소불포화도가 증가했다. 또한 캐일라는 잠을 잘 수 없어 체중이 줄었다. 그녀의 어머니는 캐일라의 생명유지 장치 모니터의 경고에 대해 걱정하지만, 캐일라를 진정시키는 방법을 모른다. 현재 캐일라는 젖꼭지를 빨지 못한다. 캐일라(현재 3½lb)가 퇴원하기 위해서는 몸무게가 5 lb이어야 하고 어머니가 아이를 편안하게 돌보는 것이 필요하다.

도움이 되는 질문

생각해 볼 몇 가지 질문들:

1. 캐일라와 함께 일하는 치료사들은 어머니가 아기를 자신감 있게 다루는 것을 향상시키기 위해 무엇을 할 수 있는가?
2. 캐일라의 성숙에 따른 발달치료의 일부 측면에 도움이 될 수 있는 것은 무엇이 있는가?
3. 캐일라가 만삭아 연령에 가까워지면 운동 관점에서 무엇을 할 수 있어야 하는가? 그녀의 운동발달이 NICU 치료의 영향을 받지 않도록 하기 위해 무엇을 할 수 있는가?
4. 캐일라는 언제 어떤 반사를 보여야 하는가?

NICU의 임상실무에 대해 말하다

MARYBETH MANDICH 박사
소아 물리치료사

이 특별한 아기들과 함께 일한 첫 경험은 내가 대학생이었을 때였다. 나는 신생아 집중치료실(NICU)에 투입되며 그 분위기에 완전히 압도당했다. 내가 본 첫 번째 아기는 오늘날의 기준에서는 꽤 컸으며 2,000g 정도였다. 그러나 그 당시 그 아기는 나에게 너무나도 작아 보였다. 아기를 안아서 머리 조절을 검사했을 때 엄청나게 긴장했던 것으로 기억한다. 나는 아기를 거의 떨어뜨릴 뻔 했고, 정말 아이에게 몹쓸 짓을 했다고 생각했다.

그 이후로, 나는 너무 빨리 태어난 작은 아기들의 세계에 매료되었다. 그 아이들은 물 속 어두운 환경에서 구부러진 자세로 어머

NICU의 임상실무에 대해 말하다 (계속)

니의 심장박동과 음소거 된 목소리를 듣고 있어야 한다. 대신에 이 아이들은 조명, 소리, 주사바늘 및 모니터가 존재하는 집중치료 환경에 놓이게 된다. 나는 항상 이 세상이 그들에게 어떻게 보여지는지 그리고 이러한 상황이 그들에게 당장 혹은 장기적으로 어떤 영향을 미치는지 궁금했다. 이 비정상적인 환경이 아기에게 어떤 영향을 줄 수 없다는 것은 말도 안 된다.

우리가 몇 년 전에 실시한 연구 중 하나는 내가 뜻하는 바를 실제로 보여주었다. 치료사로서 나는 이 영아들이 처한 환경에 제대로 기능하는 것을 도와 이들의 삶을 개선시키는데 관심을 둔다. 우리는 영아들을 포대기로 감싸는 것에 대한 연구를 했는데, 포대기로 싸기와 같은 단순한 것도, 아기에게 장기간 더 긍정적인 행동 상태를 유지하는데 도움이 되는 것으로 밝혀졌다. 마찬가지로, 무호흡 및 서맥의 발생률도 감소했다. 전 세계의 영아를 돌보는 의료진들이 하는 이렇게 간단한 조치들도 실질적으로 의료적 혜택을 주는 것으로 보인다. 나는 몇 년 전 케넬(Kennell) 박사[엄마와 아이와의 유대에 대한 클라우스와 케넬(Klaus and Kennell) 이론]의 강의를 들었다. 그는 듀에나(duenna)라고 불리는 여성들이 분만과 출산을 도움으로써 발생되는 긍정적인 영향에 대해 논의했다. 그 효과는 매우 분명했다. 그는 나중에 이러한 효과가 약물이라면 모든 사람들이 그 약을 어디서 구해야 하는지 알고 싶을 것이라고 말했다. 그러나 이는 인간이 개입한 것이었기 때문에 사람들은 그 결과를 믿기를 주저했다.

이는 NICU에도 동일하게 적용된다. 가장 간단한 중재는 이 아기들의 삶을 더 좋게 만들 수 있다. 이런 이유로 나는 우리가 이 소중한 작은 아이들을 돕기 위해 할 수 있는 작은 일들을 끊임없이 찾을 수밖에 없다.

REFERENCES

Adams, R. J., Courage, M. L., & Mercer, M. E. (1994). Systematic measurement of human neonatal color vision. *Vision Research, 34,* 1691–1701.

Als, H. (1986). A synactive model of neonatal behavioral organi-zation: Framework for the assessment of neurobehavioral de-velopment in the premature infant and for support of infants and parents in the neonatal intensive care environment. In J. K. Sweeney (Ed.), *The high-risk neonate: Developmental therapy perspectives* (pp. 3–53). New York: Haworth Press.

Als, H., Duffy, F. H., McAnulty, G. B., Rivkin, M. J., Vajapeyem, S., Mulkem, R. V., Warfield, S. K., Huppi, P. S., Butler, S. C., Conneman, N., Fischer, C., & Eichenwalk, A. C. (2004) Early experience alters brain structure and function. *Pediatrics, 113*(4), 846–857.

Amiel-Tison, C. (1968). Neurological evaluation of the maturity of newborn infants. *Archives of Disease in Childhood, 43,* 89–93.

Becker, P. T., Brazy, J. E., & Grunwalk, P. C. (1997). Behavioral state organization of very low birth weight infants: Effects of developmental handling during caregiving. *Infant Behavior & Development, 20,* 503–514.

Bissinger, R. L., & Annabale, D. J. (2010) Thermoregulation in very low-birth weight infants during the golden hour: Results and implications. *Advances in Neonatal Care, 10*(6), 351.

Bosque, E. M. (1995). Physiologic measures of kangaroo versus in-cubator care in a tertiary- level nursery. *Journal of Obstetrical, Gynecological and Neonatal Nursing, 24,* 219–226.

Brazelton, T. B. (1963). The early mother-infant adjustment. *Pediatrics, 32,* 931–938.

Brazelton, T., & Nugent, J. K. (1995). Neonatal Behavioral Assessment Scale. *Clinics in Developmental Medicine (No. 137)* (3rd ed.). Philadelphia: J. B. Lippincott.

Bystrova, K., Ivanova, V., Edhborg, M., Matthiesen, A. S., Ransjo-Arvidson, A. B., Mukhamedrakhimov, R., Uvinas-Mobert, R.,

Widstrom, A. M. (2009). Early contact versus separation: Effects on mother–infant interaction one year later. *Birth, 36*(2), 97–109.

Centers for Disease Control (CDC). (2012). *HIV among pregnant women, infants, and children in the United States.* Retrieved from http://www.cdc.gov/hiv/pdf/risk_WIC.pdf

Claxton, S., & Fruttiger, M. (2003). Role of arteries in oxygen induced vaso-obliteration. *Experimental Eye Research, 77*(3), 305–311.

Cohen, L. B., DeLoache, J. S., & Strauss, M. S. (1979). Infant visual perception. In J. Osofsky (Ed.), *Handbook of infant development* (pp. 393–438). New York: John Wiley & Sons.

Condon, W. S., & Sander, L. (1974). Neonate movement is syn-chronized with adult speech: Interactional participation and language acquisition. *Science, 183,* 99–101.

Cowan, C., Cowan, P., Coie, C., & Coie, J. D. (1978). Becoming a family:

The impact of a first child's birth on the couple's relation-ship. In W. Miller & L. Newman (Eds.), *The first child and family formation.* Chapel Hill: University of North Carolina Press.

Creanga, A., Sabel, J., Wasserman, C., Shapiro-Mendoza, C., Taylor, R., Barfield, W., Cawthon, L., & Paulozzi, L. (2012). Maternal drug use and its effect on neonates: A population-based study in Washington state. *Obstetrics & Gynecology, 119*(5), 924–933.

Culp, R., Culp, A. M., & Harmon, R. J. (1989). A tool for educating parents about their premature infants. *Birth, 16,* 23–26.

Cusson, R. M., & Lee, A. L. (1994). Parental interventions and the development of the preterm infant. *Journal of Obstetric Gynecologic & Neonatal Nursing, 23,* 60–68.

DeCasper, A. J., & Fifer, W. P. (1980). Of human bonding: Newborns prefer their mothers' voices. *Science, 208,* 1174–1176.

DeCasper, A. J., & Prescott, P. (1984). Human newborns' percep-tion of male voices: Preference, discrimination and reinforcing value. *Developmental Psychology, 17,* 481–491.

Dubois, J., Dehaene-Lambertz, G., Kulikova, S., Poupon, C., Huppi, P. S., & Hertz-Pannier, L. (2014). The early develop-ment of brain white matter: A review of imaging studies in fe-tuses, newborns and infants. *Neuroscience, 276,* 48–71.

Eliot, L. (1999). *What's going on in there? How the brain and mind develop in the first five years of life.* New York: Bantam Books.

Elverson, C. A., Wilson, M. E., Herzog, M. A., & French, J. A. (2012). Social regulation of the stress response in the transi-tional newborn. *Journal of Pediatric Nursing, 27*(3), 214–224.

Fantz, R. L. (1961). The origins of form perception. *Scientific American, 204,* 66–72.

Fantz, R. L. (1963). Pattern vision in newborn infants. *Science, 140,* 296–297.

Farroni, T., Menon, E., Rigato, S., & Johnson, M. (2007) . The per-ception of facial expressions in newborns. *European Journal of Developmental Psychology, 4,* 2–13.

Feldman, R., Rosenthal, Z., & Eidelman, A (2014). Maternal-preterm skin -to-skin contact enhances child physiologic orga-nization and cognitive control across the first 10 years of life. *Biological Psychiatry, 75*(1), 56–64.

Field, T. M., Scafidi, F., & Schanberg, S. (1987). Massage of pre-term newborns to improve growth and development. *Pediatric Nursing, 13,* 385–387.

Fowler, M., Gable, A., Lampe, M., Etina, M., & Owor, M. (2010). Perinatal HIV and its prevention: Progress toward an HIV-free generation. *Clinics in Perinatology, 37*(4), 699–719.

Freudigman, K., & Thoman E. (1994). Ultradian and diurnal cyclic-ity in the sleep states of newborn infants during the first two postnatal days. *Early Human Development, 38*(2), 67–80.

Gervain, J., Berent, I., & Werker, J. (2012). Binding at birth: The newborn brain detects identity relationships and sequential position in speech. *Journal of Cognitive Neuroscience, 24*(4), 564–574.

Gest, S. D., & Davidson, A. J. (2011). A developmental perspec-tive on risk, resilience, and prevention. In M. K. Underwood & L. H. Rosen (Eds.), *Social development: Relationships in infancy, childhood, and adolescence* (pp. 427–454). New York: The Guilford Press.

Glass, P. (1990). Light and the developing retina. *Documenta Opthalmologica, 74,* 195–203.

Goldfield, E. F., & Wolff, P. H. (2002). Motor development in infancy. In A. Slater & M. Lewis (Eds.), *Introduction to infant development* (pp. 61–82). Oxford: Oxford University Press.

Gordon-Shogan, M., & Schumann, L. L. (1993). The effect of en-vi-ronmental lighting on the oxygen saturation of pre-term infants in the NICU. *Neonatal Network, 12,* 7–13.

Greenberg, M., & Morris, D. (1974). Engrossment. The newborn's impact upon the father. *American Journal of Orthopsychiatry, 44,* 520–531.

Gudsnuk, K., & Champagne, F. (2011). Epigenetic effects of early developmental experiences. *Clinics in Perinatology, 38*(4), 703–717.

Harlow, H. F. (1958). The nature of love. *American Psychologist, 13,* 673–685.

Hepper, P. G. (2002). Prenatal development. In A. Slater & M. Lewis (Eds.), *Introduction to infant development* (pp. 39–60). Oxford, England: Oxford University Press.

Heriza, C. (1991). Motor development: Traditional and contem-porary theories. In *Contemporary management of motor control problems* (pp. 99–126). Alexandria, VA: American Physical Therapy Association.

Holloway, E. (1997). Parent and occupational therapist collabora-tion in the neonatal intensive care unit. *American Journal of Occupational Therapy, 48,* 535–538.

Horak, F. B. (1991). Assumptions underlying motor control for neurologic rehabilitation. In *Contemporary management of motor control problems* (pp. 11–27). Alexandria, VA: American Physical Therapy Association.

Householder, J., Hatcher, R., Burns, W., & Chasnoff, I. (1982). Infants born to narcotic-addicted mothers. *Psychological Bulletin, 92,* 453–468.

Kaitz, M., Meschulach-Sarfaty, O., & Auerbach, J. (1988). A re-examination of newborns' ability to imitate facial expressions. *Developmental Psychology, 24,* 3–7.

Karen, R. (1994). Astonishing attunements: The unseen emotional life of babies. In *Becoming attached: Unfolding the mystery of the infant-mother bond and its impact on later life* (pp. 347–359). New York: Time-Warner Books.

Kawakami, K., Kurihara, H., Shimizu, Y., & Yanaihara, T. (1996). The effects of sounds on newborn infants under stress. *Infant Behavior and Development, 19,* 375–379.

Kedesky, J. H., & Budd, K. S. (1998). Assessment of environmental factors in feeding. In *Childhood feeding disorders* (pp. 79–114). Baltimore: Brookes.

Klaus, M. H., & Kennell, J. H. (1982). *Parent-infant bonding.* St. Louis: C.V. Mosby.

Klaus, M. H., Kennell, J. H., Plumb, N., & Zuehlke, S. (1970). Human maternal behavior at first contact with her young. *Pediatrics, 46,* 187–192.

Korner, A., & Thoman, E. (1970). Visual alertness in neonates as evoked by maternal care. *Journal of Experimental Child Psychology, 10,* 67–78.

Lamb, M. E., & Campos, J. J. (1982) . Sensory and perceptual development. In *Development in infancy: An Introduction* (pp. 57–91). New York: Random House.

Lamb, M. E., Frodi, A. M., Hwang, C. P., Frodi, M., & Steinberg, (1982). Effect of gender and caretaking role on parent-infant interaction. In R. Emde & R. Harmon (Eds.), *The Development of attachment and affiliative systems* (pp. 109–118). New York: Plenum Press.

Legg, C., Sherick, I., & Wadland, W. (1974). Reaction of pre-school children to the birth of a sibling. *Child Psychology & Human Development, 5,* 3–39.

Lindsay, D. (1996). *Functional human anatomy* (pp. 447–448). St. Louis: Mosby.

Long, T., & Toscano, T. (2002). *Handbook of pediatric physical ther-apy* (2nd ed.). Philadelphia: Lippincott Williams & Wilkins.

Lundy-Ekman, L. (2012). *Neuroscience: Fundamentals for rehabilitation* (4th ed.). Philadelphia: W. B. Saunders.

May, L., Byers -Heinlein, K., Gervain, J., & Werker, J. F. (2011) Language and the newborn brain: Does prenatal language experience shape the neonate neural response to speech? *Frontiers in Psychology, 2,* 222.

McNall, L. K. (1976). Concerns of expectant fathers. In L. K. McNall J. T. Galeender (Eds.), *Current practice in obstetrics and gynecology.* St. Louis: C.V. Mosby.

Mechoulam, H., & Pierce, E. A. (2003). Retinopathy of prematu-rity: Molecular pathology and therapeutic strategies. *American Journal of Pharmacogenomics, 3*(4), 261–277.

Meltzoff, A. N., & Borton, R. W. (1979). Intermodal matching by human neonates. *Nature, 282,* 403–404.

Meltzoff, A. N., & Moore, M. K. (1977). Imitation of facial and manual gestures by human neonates. *Science, 198,* 75–78.

Mendella, J., & Beauchamp, G. K. (1996). The human infant's response to vanilla flavors in mother's milk and formula. *Infant Behavior & Development, 19,* 13–19.

Moore, K. (2003). Human birth defects. In K. Moore, T. Persaud, W. Schmitt (Eds.), *The developing human* (7th ed.; pp. 167– 201). Philadelphia: W. B. Saunders.

Morrongiello, B., Fenwick, K., & Chance, G. (1998). Crossmodal learning in newborn infants: Inferences about properties of au-diovisual events. *Infant Behavior & Development, 21,* 543–554.

Nazzi, T., Floccia, C., & Bertocini, J. (1998). Discrimination of pitch contours by neonates. *Infant Behavior & Development, 21,* 779–784.

Parke, R. M. (1979). Perspectives on father-infant interaction. In J. Osofsky (Ed.), *Handbook of infant development* (pp. 549–590). New York: John Wiley & Sons.

Phillips, R. B., Sharma, R., Premachandra, B. P., Vaughn, A., & Reyes-Lee, M. (1996). Intrauterine exposure to cocaine: Effect on neu-robehavior of neonates. *Infant Behavior & Development, 19,* 71–81.

Pierog, S., Chandavasu, O., & Wexter, I. (1977). Withdrawal symptoms in infants with fetal alcohol syndrome. *Journal of Pediatrics, 90,* 630–633.

Rainville, E. B. (1999). Prenatal and perinatal risk factors. In S. M. Porr & E. B. Rainville (Eds.), *Pediatric therapy: A systems approach* (pp. 22–60). Philadelphia: F. A. Davis.

Robson, A., & Cline, B. (1998). Developmental consequences of intrauterine growth retardation. *Infant Behavior & Development, 21,* 3331–3344.

Samra, H., McGrath, J., Wehbe, M., & Clapper, J. (2012). Epigenetics and family- centered developmental care for the preterm infant. *Advances in Neonatal Care, 12*(55, Supplement 1), S2–S9.

Scafidi, F. A., Field, T. M., & Schanberg, S. M. (1993). Factors that predict which preterm infants benefit most from massage ther-apy. *Developmental & Behavioral Pediatrics, 14,* 176–180.

Schaal, B., Montaganer, H., Hertling, E., Bolzoni, D., Moyse, A., Quichon, R. (1980). Les stimulations oflactives dans les relations entre l'enfant et la mere. *Reproduction, Nutrition, Development, 20,* 843–858.

Scher, M. S. (2008). Ontogeny of EEG-sleep from neonatal through infancy periods. *Sleep Medicine, 9*(6), 615–636.

Scoppa, A., Casani, A., Cocca, F., Colettsa, C., DeLuca, M. G., DiManso, G., Grappone, L., Pozzi, N., & Orfe, L. (2012). aEEG in Preterm infants. *Journal of Maternal, Fetal, and Neonatal Medicine, 25*(Supplement 4), 139–140.

Shepherd, J. T., Hanshaw, J. K., & Lane, S. J. (1999). Working in the neonatal intensive care unit. In S. M. Porr & E. B. Rainville (Eds.), *Pediatric therapy: a systems approach* (pp. 313–378). Philadelphia: F. A. Davis.

Shonkoff, J. P., & Phillips, D. P. (2000) . *From neurons to neighbor-hoods: The science of early childhood development.* Washington, DC: National Academy Press.

Shumway-Cook, A., & Woollacott, M. (2012). *Motor control: Translating research into clinical practice* (4th ed.). Philadelphia: Lippincott, Williams & Wilkins.

Slater, A., VonderSchulenburg, C., Brown, E., Badinock, M., Butterworth, G., Parsons, S., & Samuels, C. (1998). Newborn

CHAPTER 10

영아기

Infancy

학습목표

이 장을 끝낸 후 독자는 다음을 할 수 있어야 한다.

- 모든 수행 영역에서 유아의 발달 과제를 설명한다.
- 각 영아기의 주요 행동 단계를 말한다.
- 유아기의 각 기간과 관련된 특징적인 반사 및 반응을 설명하고, 이것이 운동 행동과 어떤 관련이 있는지 논의한다.
- 대상 영속성과 낯가림 사이의 관계와 같이 수행 영역 사이의 상호작용에 대해 논의한다.
- 치료사들이 발달 순서에 대해 완전히 이해하는 것의 중요성을 안다.
- 애착 개념과 그 의미에 대한 완전한 정의와 토론을 포함하여 유아의 사회적 역할을 확인하고 논의한다.
- 발달지연을 정의하고 그 중요성에 대해 논의한다.

주요 용어

가쪽 잡기 lateral grasp

균형 balance

긁기 raking

기운목 torticollis

낯가림 stranger anxiety

노쪽 손가락 잡기 radial digital grasp

대칭성 긴장성 목반사 symmetrical tonic neck reflex (STNR)

돌아다니기(순회하기) cruising

머리에 대한 체간 정위반응 body-on-head righting reaction (BOH)

몸에 대한 체간 정위반응 body-on-body righting reaction (BOB)

못섬증(기립불능증) astasia

바로 세우기(정위) righting

발달지연 developmental delay

보행 패턴 locomotor pattern

보호반응 protective reactions

비숙련된 집게 잡기 inferior pincer grasp

비정상 발달 abnormal development

성숙한 목 돌림 정위 mature rotary neck righting

손바닥 잡기 palmar grasp

숙련된 집게 잡기 superior pincer grasp

시각 정위반응 optical righting reaction

시냅스 가지치기 synaptic pruning

쏠린머리증 plagiocephaly

아장아장 걷기 toddling

어포던스 affordance

이동 패턴 transfer pattern

자동반복증 stereotypy

자세 posture

자세 설정 postural set

자세 조절 postural control

자세 평형 postural equilibrium

저긴장 hypotonia

척추앞굽음증 lordosis

파악 prehension

평형 반응 equilibrium reactions

회피 반응 avoiding reaction

서론 INTRODUCTION

이 책에서 유아기라는 용어는 출생부터 12개월까지의 기간을 뜻한다. 이 기간은 발달이 빠르게 성숙될 뿐만 아니라 육체적으로도 빠르게 성장하는 시기이다. 신생아는 생각보다 환경을 더 잘 통제할 수 있지만, 대부분 의존적이다. 그러나 유아기가 끝날 무렵, 어린이는 여러 주요 행동 영역에서 상당한 환경적 숙달을 보인다. 신생아의 거의 모든 중력 의존성과 제한된 이동성은 1년 만에 환경의 물체를 이동하고 조작할 수 있는 능력으로 대체된다. 1세경에 의사소통 능력으로 언어를 의도적으로 사용함으로써 신생아의 제한된 의사소통 기술은 이와 대체된다. 마지막으로, 1세가 되면 영아는 고유의 기질과 가족 및 다른 사람들과의 상호작용 방식을 통해 명확한 사회적 참여 역할을 수행한다.

내재성과 외재성 모두 생애 첫해에 이러한 변화의 기초가 된다. 정상적으로 발달하는 영아는 모든 신체계통에서 성숙과 성장을 경험할 것이다. 그러나 생후 첫해에 특히 중요한 것은 엄청나게 빠른 중추신경계(CNS)의 성숙이다. 이 CNS 성숙은 첫해 동안 많은 행동 변화를 지원한다(Eliot, 1999). 내재적 기능이 중요한 역할을 수행하지만 환경의 영향을 과소평가해서는 안 된다(Scarr, 1992). 유아기에서 환경의 역할은 여러 가지 면에서 분명하다. 첫째, 다양한 양육 관행에 대한 문화 간 연구는 유아 발달에 미치는 영향을 보여준다(deVries, 1999; Shonkoff & Phillips, 2000). 둘째, 박탈, 학대 또는 과잉 자극을 통해 환경의 부정적인 경험을 한 영아의 연구는 그러한 경험이 행동의 발달에 부정적인 영향을 미친다는 사실을 확인시켜준다(Chang & Merzenich, 2003; Teicher et al., 2003). 마지막으로, 동물과 인간 모두에 대한 많은 연구에서 환경 경험과 신경 성숙의 상호작용 효과를 확인했다(Eliot, 1999; Johnston, Nishimura, Harum, Pekar, &Blue, 2001).

생후 첫 1년은 인간의 삶에서 놀랍고 매혹적인 시간이다. 정상적으로 발달하고 있거나 특별한 도움이 필요한 어린이와 함께 일하는 전문가는 유아기의 인간 잠재력에 영향을 줄 수 있는 기회를 가지기 때문에 큰 보람을 얻는다.

신체구조와 기능: 첫해 동안의 변화
BODY STRUCTURE AND FUNCTION: CHANGE OVER THE FIRST YEAR

생애 첫해에는 성장 속도가 매우 빠르다. 평균 남아는 6.75인치(17.2cm), 여아는 3.25인치(7.1cm) 증가한다. 이러한 측정은 약 50%의 길이 증가를 나타낸다(Payne & Isaacs, 2012). 최근 데이터에 따르면 미국의 평균 영아의 체중은 7.5파운드(3.4kg)로 1990년 이후 약간 감소한 것으로 나타났다(Donahue, Kleinman, Gillman, & Oken, 2010). 영아는 출생 후 첫 날에 출생체중의 일부가 줄었다가, 둘째 주가 끝날 때까지 원래 출생체중으로 돌아가는 경향이 있다. 5~6개월이 되면 출생체중이 두 배가 되어 하루에 약 1온스(28.3g)의 성장을 한다. 유아기 후반에 체중증가는 하루 약 1/2온스(14g)로 느려진다. 첫해가 끝날 무렵, 일반적으로 출생체중이 3배가 된다(Payne & Isaacs, 2012). 신생아의 머리는 1세 때보다 몸의 비율이 높다. 신생아의 심박수는 분당 120~140회이지만 첫해에는 약 80~100회 정도 느려진다. 영아의 혈압도 성인보다 낮다. 출생 시 표준 혈압은 약 80/55이며 수축기 혈압은 점차 증가하여 1세 때 정상 혈압은 약 95~100/55이다(Choukair, 2000).

생애 첫해: 개요
THE FIRST YEAR OF LIFE: AN OVERVIEW

생애 첫해는 일반적으로 2~3개월로 세분된다. 이러한 기간들은 특징적인 성과들을 통해 구분된다. 이 교재에서는 처음 12개월 동안의 발달을 각각 3개월로 구성되는 4개의 시간 프레임으로 나눈다. 이 3개월 기간은 초기 유아기(출생 후~3개월), 중기 유아기(4~6개월), 후기 유아기(7~9개월) 및 영아기 과도기(10~12개월)로 정의된다. 각 기간 내에 성과는 일반적으로 발달평가와 관련된 영역에 따라 분류되고 논의된다. 이러한 영역은 대근육 운동, 미세 소근육 운동 및 적응 행동, 개인-사회적 행동 그리고 인지 언어이다. 출생 후 첫해 동안의 발달에 대한 요약은 표 10-1에서 확인할 수 있다(Long & Toscano, 2002; Schulman, 2010).

명확성을 위해 영아 발달에 관해 논의하기 전 몇 가지 중요한 용어를 우선 설명할 것이다. 신체 부위를 정렬시키는 과정을 바로 세우기(정위, righting)라고 한다(VanSant, 1995). 변화된 지지층 위에 질량 중심을 재설정하는 과정을 **자세 평형(pstural equilibrium)**이라고 한다. 자세는 생체역학 및 신경운동 요소를 포함하여 주어진 시점에서의 신체 정렬이다. 자세 조절은 방향성과 안정성이라는 두 가지

표 10-1 생애 첫해 동안의 발달 요약

대근육 운동	미세 소근육 운동	구강운동	인지-언어	개인-사회적
초기 영아기: 출생~3개월				
출현: • 비대칭성 긴장성 목반(ATNR) • 미로 • 미로 정위 **행동:** • 엎드린 자세에서 머리 들기, 신생아(NB) • 45° 머리 들기(1~2개월) • 90° 머리 들기(2~3개월) • 안정 시 폄의 증가 • 현저한 비대칭(신생아) • 끌어당겨 앉기 시 전체적인 머리 처짐(신생아) 머리 처짐(떨어짐)의 감소(1~3개월)	**출현:** • 비대칭성 긴장성 목반사(ATNR) • 파악 반사 • 상지의 당김 **행동:** • 자발적 벌림과 함께 대부분 손을 오므림(신생아) • 입에서 손을 세게 휘두르기(신생아) • 입안에 손을 집어넣고 빨기(1개월) • 손을 펴기(1~3개월) • 손바닥에 놓인 물체를 짧게 잡기	**출현:** • 빨기-삼키기 반사 • 원시적 물기 반사 • 먹이 찾기 **행동:** • 빨기 패턴 • 우유병/모유 먹기 • 왕성한 빨기 • 빨기, 삼키기와 호흡 조정하기	**행동:** • 울기 • 목을 울리며 좋아하기 • 울지 않고 소리내기 • 낄낄 웃음	**행동:** • 의사전달을 위한 울기 • 사람의 얼굴이나 소리에 안정됨 • 중심선을 넘지 않는 시각적 추적(신생아) 중심선을 넘어 180° 시각적 추적(3개월) • 처음으로 웃기(2~3개월)

표 10-1 생애 첫해 동안의 발달 요약 (계속)

대근육 운동	미세 소근육 운동	구강운동	인지-언어	개인-사회적
		중기 영아기: 4~6개월		
완성됨: 모든 원시 반사들; 비대칭성 긴장성 목반사(ATNR), 긴장성 미로반사(TLR), 손바닥 잡기, 발 떼고 걷기, 지지가 나타난다: 몸에 대한 체간 정위: 목 정위: 앞을 향한 보호반사: 엎드린 자세에서의 평형: 대칭성 긴장성 목반사(STNR) **행동:** • 엎드린 자세에서 바로 누운 자세로, 바로 누운 자세에서 엎드린 자세로 돌기(4~6개월) • 엎드린 자세에서 완전히 폄(6개월) • 잡아당겨 앉기 시 머리를 들어 올리는 것을 도움(5개월) • 중심선에서의 행동: 손과 발을 입으로 가져감 • 체중 지지를 포함한 서기 지지	**완성됨:** 손바닥 잡기 **행동:** • 안정 시 손을 오므리고 있는 시간이 줄어듦 • 활동 시 양손을 중심선에 둠(4개월) • 손바닥에 있는 물건 잡기(4개월) • 우세손 자뼈측 손바닥 잡기 • 뻗기(5~6개월) • 긁기(5~6개월)	**완성됨:** 먹이 찾기 반응 : 깨물기 반사 **행동:** • 처음 숟가락으로 먹기: 윗입술 훑기 못함(4개월) • 실질적인 빨기에 입술과 혀, 턱이 복합적 움직임 못함(4개월) • 수의적 빨기: 구강 내에서의 음압 증가됨(4개월) • 숟가락으로부터 음식을 옮길 때 윗입술 훑기 가능	**행동:** • 이차적 순환 반응- 흥미로운 경험을 통한 환경 속에서의 영아의 행동 증가 • 2음절어 발생 • 소리 내는 것이 증가됨 • 옹알이(재잘거림)가 시작됨(5~6개월)	**행동:** • 초기 놀이 • 영아가 즐거움을 보임 • 소리 내어 웃기와 낄낄거리는 웃음
		후기 영아기: 7~9개월		
완성됨: 대칭성 긴장성 목반사(STNR) **발생:** 보호적 폄; 옆(7~8개월), 후(9~10개월), 앉기 평형(7~8개월) **행동:** • 독립적으로 똑바로 앉기(7~8개월) • 기기(배밀이, 7~8개월) • 앉기를 취함(8~9개월) • 양손과 양 무릎을 밀어 올리기(8~9개월) • 양손과 양 무릎으로 지지하고 몸 흔들기(8~9개월) • 네발기기 자세의 시작	**행동:** • 노측 손바닥 잡기(7개월) • 가쪽 집게 잡기(8~9개월) • 자발적 놓기	**행동:** • 숟가락으로 먹기를 잘 수행함(7개월) • 고형물, 씹기 시작함(7~9개월)	**행동:** • 모음-자음 소리의 재잘거림이 정확해짐 • 이차적 순환반응(4~8개월), 이차적 반응들이 협응됨(8~9개월) • 환경 조작 능력을 깨닫게 됨 • 대상 영속성의 발달	**행동:** • 분노와 공포를 보임 • 만일 양육자가 남겨두고 떠나면 울기 시작 • 양육자에게 애정 표현 시작 • 감정표현 나타남
		영아기 과도기: 10~12개월		
발생: 평형 반응: 네발기기 자세(9~10개월): 서기(11~12개월) **행동** • 네발기기 자세 유지함(10개월) • 양손과 양 무릎을 이용한 네발기기(10~11개월) • 끌어당겨 일어서기(10~11개월) • 두 손을 잡거나 한손을 잡고 걷기 • 독립적으로 걷기	**행동:** • 하위 단계 집게 잡기(10~11개월) • 손가락의 면과 면을 이용한 집게 잡기(11~12개월) • 상위 단계 손끝 집기(12개월)	**행동:** • 혀의 가쪽 움직임을 동반한 고형물 먹기 • 턱의 대각선 움직임	**행동:** • 처음 단어를 말함(11~12개월) • 더 다양한 소리로 재잘거림 • 보다 안정된 대상 영속성 • 관계가 보다 정교해짐	**행동:** • 애착을 보임 • 낯가림

목적을 달성하기 위해 지지층 위에 질량 중심 유지를 통해 신체를 안정적으로 유지시키는 능력이다(Payne & Isaacs, 2012; Shumway -Cook & Woollacott, 2012). 자세 조절은 정적 및 동적의 두 가지로 분류할 수 있다. 정적 자세 조절(static posture)은 정적인 자세를 유지하는 능력인 반면, 동적 자세 조절은 움직임 중에 신체 부위의 정렬을 유지하는 기능이다. **균형(balance)**은 자세 안정성에 대한 또 다른 단어로, 신체가 정지 상태(정적 평형) 또는 움직임 중(동적 평형)에 평형 상태로 유지하는 것이다(Shumway-Cook & Woollacott, 2012). 마지막으로 **자세 설정(postural set)**은 특정 시점에서 신체 부위를 정렬시키는 것이다.

파악(prehension)은 물체를 잡고 들고 조작하기 위해 손을 사용하는 것이다. 물건 잡기 과제를 수행하려면 몇 가지 구성요소가 필요하다. 여기에는 공간 내에 물체에 도달하기 위한 뻗기(reach), 물체 가까이에 손을 위치시키는 능력인 쥐기(grasp), 마음대로 물건을 손에서 놓을 수는 능력인 조작(manipulation)이 포함된다(Duff, 1995). 섬세한 운동 조절의 이러한 여러 구성요소는 생애 첫해에 걸쳐 다양하게 성숙하며 쥐기는 반사로 시작하여 의지가 증가하는 가장 초기 기능 중 하나이다.

초기 영아기: 출생에서 3개월까지 – 개요

Early infancy: birth to 3 months - an overview

생의 첫 3개월은 영아와 그 가족에게 과도기적인 기간이다. 3개월 이후에도 변화는 발생하지만 이 기간만큼 극적이지는 않다. 영아는 계속 이어질 그 후 몇 달 동안 주목할 만한 성과를 얻기 위해 기초를 쌓게 된다. 운동발달 면에서는 신체의 폄이 증가되고 항중력 조절능력이 증대되는데, 특히 머리와 팔에서 현저하게 증가된다. 팔의 발달은 공간 탐구로부터 시작된다. 초기 의사전달은 울기로부터 시작되어 목구멍으로 껄껄 소리 내거나(gurgling), 목을 울리는 소리(cooing)로 진보하게 된다. 영아는 엄마와 아빠를 알게 되고 선호를 확실히 표현하기 시작한다. 영아의 인지발달은 대부분 주의력, 시각 고정과 시각 추적(visual pursuit), 가족들의 자극에 익숙해지는 것을 통해 명백해진다.

대근육 운동발달 Gross motor development

먼저 논의되어야 할 것은 신생아의 움직임은 반사 작용으로 알려진 깊은 끌리는 행동의 영향을 많이 받는다. 출생 시 엎드린 자세에서 양쪽으로 머리를 들거나 돌리는 항중

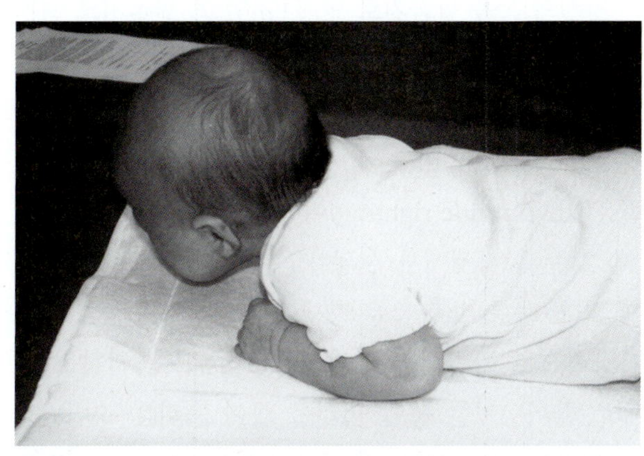

A

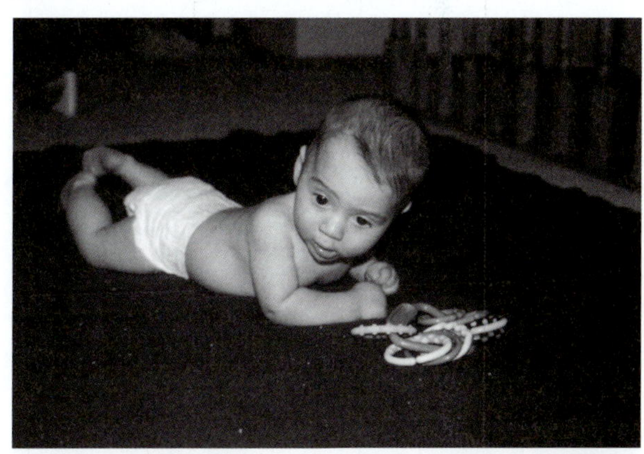

B

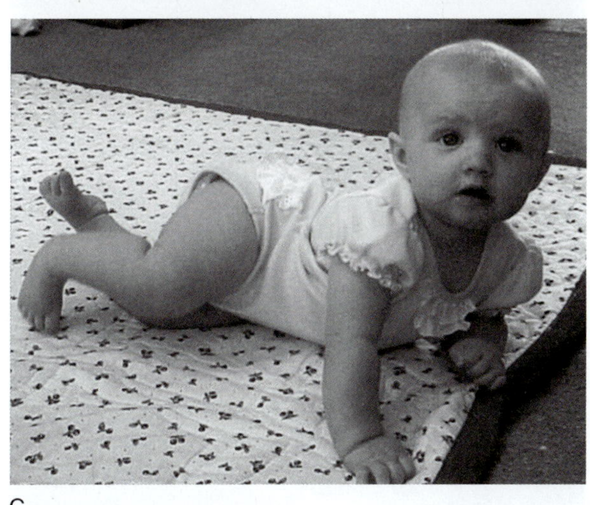

C

그림 10-1 엎드려 눕기 행동의 성숙. A. 1~2개월 B. 3~4개월 C. 4~5개월

력 동작은 제한적이다(그림 10-1A). 초기 몇 달 이후에는 이런 능력에 질적 향상이 나타나게 되고, 4개월에는 머리를 90°로 들어 올릴 수 있게 되며 영아는 주변을 바라볼 수 있게 된다(그림 10-1B). 동시에 엎드린 자세에서 머리 조절이 향상되고, 영아는 팔을 사용하여 지지하기 시작하여 4개월에는 자신의 몸을 팔꿈치로 받칠 수 있고, 팔꿈치로 지지한 상태에서 머리를 들어 올려 주변을 바라볼 수 있게 된다(그림 10-1C). 이러한 능력들은 엎드린 자세에서 긴장성 미로 양상(tonic labyrinthine pattern)이 점차 감소하고 미로 정위반응(labyrinthine righting)이 증가되는 것과 일치한다.

바로 누운 자세에서 신생아들은 또다시 중력에 의존적이게 된다. 보통 바로 누운 자세에서 시행하는 항중력 조절 검사방법으로 아기의 아래팔(forearms)을 움켜잡고 앉는 자세로 끌어당기는 동안 머리를 들어 올리는 정위반응에 대한 평가를 하게 된다. 출생 시 끌어당겨 앉기(pull-to-sit)에서는 머리가 거의 완전하게 뒤로 처지게 되지만(그림 10-2A), 4개월가량의 영아에서는 최소의 머리 처짐만을 보인다(그림 10-2B). 신생아를 앉히게 되면, 잠깐 동안 바로 잡는 것처럼 보이지만 아기의 머리는 자신의 가슴으로 떨어지게 된다. 그렇지만 영아기 초기 후반부에서는 앉기 자

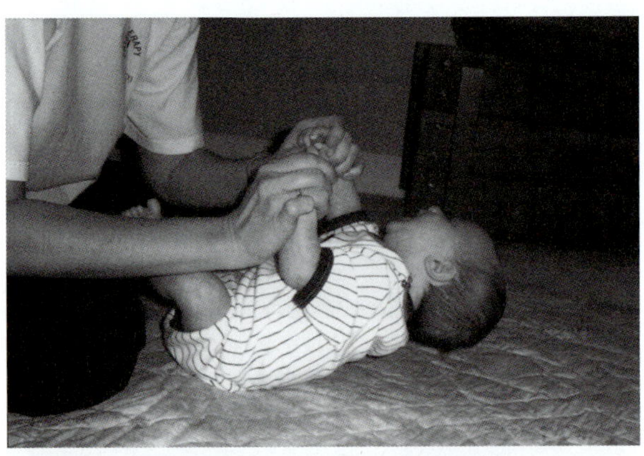

A

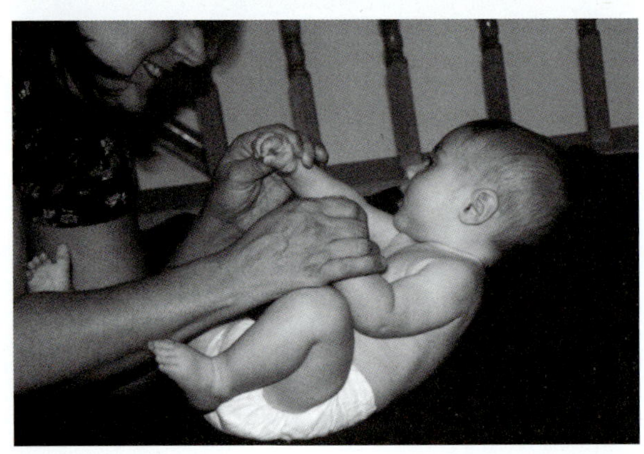

B

그림 10-2 당겨서 앉기 때 머리가 젖혀지는 것이 감소함. A. 신생아 B. 5개월

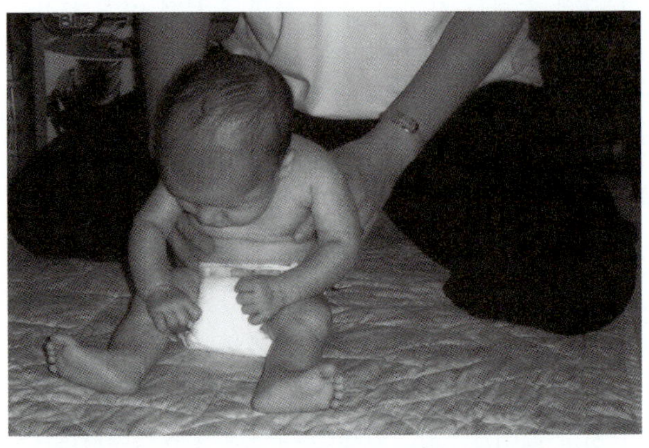

A

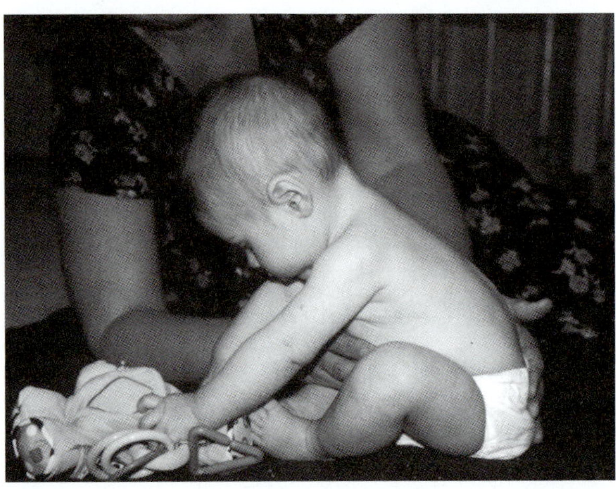

B

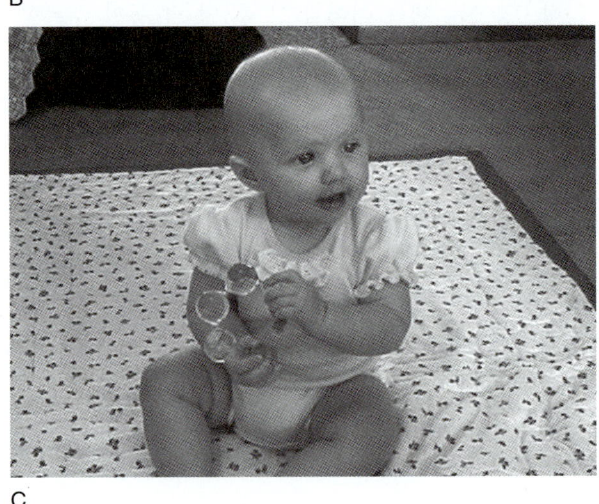

C

그림 10-3 앉기 행동의 성숙. A. 신생아(지지됨) B. 4~5개월 폄이 증가 C. 6~8개월 똑바로 앉음

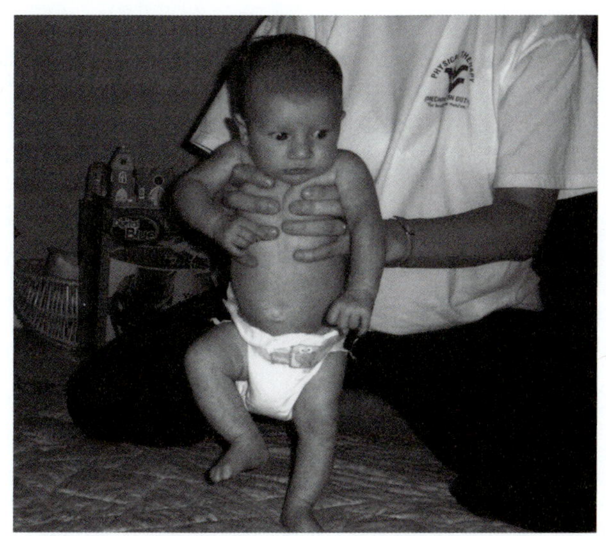

그림 10-4 신생아의 반사적 걸음마 행동

세 시 머리를 안정적으로 똑바로 세우게 됨을 보게 된다(그림 10-3A).

직립자세는, 아기가 수직 정지 상태로 유지할 수 있을 때 중력에 대항한 정위반응과 마찬가지로 3개월 이후에 발달하게 된다. 출생 시에는 실질적인 체중지지 없이 다리에 연속적인 폄(extension) 현상을 일으키는 지지반응(supporting reaction)이 나타나게 된다. 또한 신생아를 선 자세로 유지시킬 때 반복적인 교대적인 걷기 움직임이 나타난다(그림 10-4). 이러한 걸음 양상은 바로 누운 자세에서의 발차기 자세와 매우 비슷한 운동학적 특성을 보이며, 초기 발차기(kicking)와 걸음(stepping)은 오직 자세 유지 상황만 다를 뿐 매우 비슷한 양상을 보인다고 제안되어 왔다(Thelen & Fisher, 1982). Thelen이 사용한 용어에서 이러한 발차기/걸음 양상은 **자동 반복증(상동증, stereotypy)**으로 언급되어 왔다. 자동 반복증은 그 자체를 반복하는 목적 없는 움직임 양상이다. 내재성을 가진 이런 형태는 결과적으로 감각 피드백(sensory feedback)에 의지할 수밖에 없게 된다(Payne & Isaacs, 2012).

미세 소근육 운동발달 Fine motor movement

영아기 동안 미세 소근육 운동기술의 발달에 영향을 미치는 많은 요인이 존재한다. 미세 소근육 운동조절의 발달을 위해서는 (1) 손가락의 운동조절 능력, (2) 운동 시스템에 대한 몸감각 피드백, (3) 적절한 손의 배열을 안내하는 운동계획을 위한 몸감각 정보의 해석 세 가지가 필요하다(Henderson & Pehoski, 2006). 운동겉질의 기능적 구성은 역동적이고 손의 사용과 경험에 따라 변화한다. 유아기 동안 엄지손가락의 맞섬 및 손가락 끝으로의 움켜잡기를 포함하여 손의 운동 활동이 증가하는 것이 중요하다.

출생 시 양손은 현저한 주먹(쥔) 상태이다. 그러나 이러한 양상은 정상 상태에서 결코 필수적이지는 않다. 영아는 양손을 자발적으로 벌릴 수 있다. 또한 영아는 입을 문지르며, 때때로 주먹을 입안에 넣기도 한다. 가끔 출생 전후로 이따금씩 보인다 할지라도 전형적으로는 영아는 손가락 빨기 행동을 수개월 내에 확실히 획득한다. 첫 3개월 기간 내내, 영아는 손 펴기를 계속해서 증진시켜 4개월에는 대부분의 시간 동안 손을 펴고 있게 된다.

신생아에게서 잡기는 반사적이고 기능적이지 못하다. 신생아의 손가락들은 압력이 손허리뼈머리(metacarpal head)를 통과하여 적용될 때 사물 주변으로 오므릴 수는 있지만 어떤 목적 있는 사용을 위해 유지할 수 없고 그것을 자발적으로 놓을 수도 없다. 이러한 잡기반사(grasp reflex)는 그림 10-5에서 볼 수 있다. 이러한 증상은 출생 후 수개월 내에 점차 감소하게 된다. 마찬가지로, 비록 이것이 시각적 자극 뻗기(visual triggered reaching)라고 불렸던 뻗기의 한 종류로 믿어져 왔다 할지라도 출생 시에는 목적 없는 뻗기 경향(reaching pattern)이 있다. 이것은 생의 초기에 영아가 목표물을 볼 수 있고, 팔을 사용해 목표물에 접

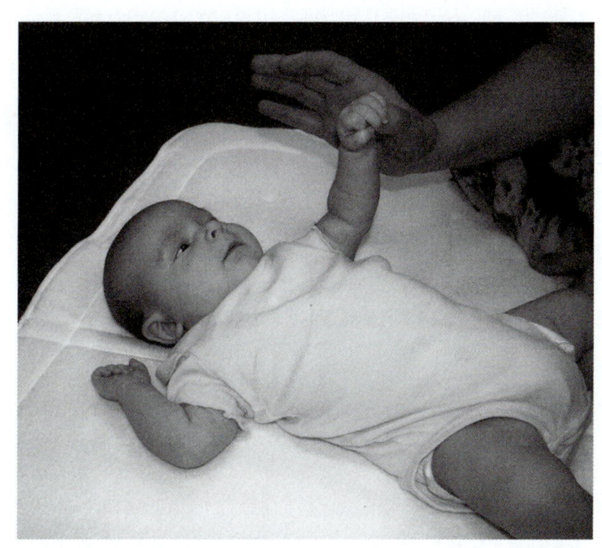

그림 10-5 신생아의 반사적 잡기

근을 시도하는 것이 가능함을 의미한다(Shumway-Cook & Woollacott, 2001). 신생아는 일반적으로 입에서나, 사전에 이미 봤던 것에 대해서는 어느 정도 똑바른 세게 휘두르기를 한다. 실질적인 뻗기를 위해서 머리 위에 사물을 두고 치도록 한다. 그럼에도 팔을 펴고 손을 크게 벌려 사물을 움켜잡는 것은 불가능하다. Thelen은 상지에 동반된 자동 반복증의 예로 팔의 이러한 형태의 흔드는 동작을 설명하였다(Payne & Isaacs, 2012). 초기 영아기 말에 아기는 물체를 손 안에 쥐고 유지할 수 있게 된다.

Henderson과 Pehoski(2006)는 "손은 운동과 감각기관이며 이 두 기능 사이에 긴밀한 상호작용이 존재한다"(p.7)고 말했다. 손과 눈의 첫 번째 운동 행동은 지각과 감각정보를 얻는 것에 대한 유아의 관심에 의해 발생된다. 감각장애(실명과 같은)가 있는 아동은 단순히 감각 경험의 차이로 인해 비정형적인 손 기술 발달 패턴을 갖게 되므로 주의해야 한다. 미세 소근육 운동기술의 발달에는 예측 가능한 성숙의 측면이 존재하지만, 아동이 자라는 환경 조건에 따라 매우 다양하다. 유아에 대한 문화적 관행은 영아기의 많은 학습 조건에 영향을 미친다. 아이를 얼마 동안 안고 있는지, 아이가 탐색할 만한 공간, 아이에게 허용된 환경적 감각 특성, 특정 활동 패턴에 대한 사회적 보상은 모두 초기 손 사용에 영향을 미친다(Henderson & Pehoski, 2006).

잡기의 발달과 유사하게, 물건을 손에서 놓는 첫 번째 패턴은 반사적인 행동이다. **회피 반응(avoiding reaction)**은 반사 반응이며 접촉했던 손의 손가락이 벌어지고 손이 뒤로 빠질 때 손가락이 펴지는 것을 포함한다(Henderson & Pehoski, 2006). 이러한 반사 패턴은 손가락 폄을 용이하게 하는 자동 기전으로 사용되어 종종 불수의적 또는 자동 펴짐이 발생한다.

구강운동 발달 Oral-motor development

신생아는 7장에서 기술한 대로 젖먹이 패턴(suckling pattern)이 나타난다. 젖먹이 패턴은 일반적인 것에서 특수한(general-to-specific) 것으로 변화하는 발달적 원리를 따르는데 여기에는 다소 불안정한 입술·혀·턱 움직임이 포함된다. 마찬가지로 신생아에게는 사전에 나타난 반사적 물기(phasic bite), 빨고 삼키기, 구역질(gag) 같은 반사적 행동들이 나타난다. 대부분의 영아는 첫 달부터 우유병을 사용하거나 모유수유를 하게 된다. 만약 이 기간 동안 의료적인 동기나 편의로 인해 이유식을 먹어야 할지라도 이유식을 우유병에 넣어 젖병 연습을 하게 된다. 어린 영아에게는 숟가락으로 먹이는 것(spoon-feeder)은 효율적이지 못하다. 출생에서 3개월 사이의 구강 운동행동은 빨고 삼키기의 반복 활동에 의해 보다 많이 발생하게 된다. 좀 더 나은 입술 다물기와 벌리기를 할 수 있는 영아는 우유병을 자신의 입에 더 가까이 하려고 하는 것과 같은 행동을 보인다(Koontz-Lowman & Lane, 1999). 동반되는 변화로는 빨기의 성숙이 시작되며 구강 안에서의 음압이 증가된다.

인지와 언어발달 Cognitive & language development

소리를 만들어내는 것은 초기 음식물 섭취 시 근육 조절 발달 중 구강 운동발달과 관계가 있으며 이는 소리의 생산과 분류의 기초가 된다. 출생 시 영아의 일차적 의사전달 방법은 울기(cry)이다. 우는 동안 입은 벌어지고 혀는 젖이나 음식을 먹을 때와 같은 형상으로 유지하게 된다. 초기 몇 개월 동안 입술, 혀, 턱의 조절이 증가되며 목소리를 내기 시작한다. 최초의 발성은 1~2개월 정도에 시작되고 목을 울리며 좋아하거나(cooing) 목구멍으로 꼴록꼴록 소리를 내는 것(gurgling) 같은 행동은 보통 음식물을 섭취하는 동안 즐거움을 표현할 때 사용된다. 초기 영아기 후반부에서 영아는 전형적으로 입 벌림을 사용하여 간결한 발성을 한다(Long & Toscano, 2002). 의도적인 의사소통 역시 이 시기에 시작된다.

생후 첫해 동안의 인지 발달은 평가하기 어렵고 주로 간접적인 행동관찰을 통하여 판가름하게 된다. Piaget의 이론적 견지에서 볼 때 생의 첫 3개월은 반사기(reflexive stage)와 일차 순환반응(primary circular reactions)기에 해당한다. 반사기에 영아의 입에 물건을 넣으면 빨기반사가 나타나는 것처럼, 사전에 자극된 반응들을 바탕으로 기초적인 반응을 하게 된다. 그렇다 하더라도 일차 순환반응기에 들어간 영아는 흥미로운 동작을 반복하는 특징을 보이게 된다. 이것은 영아가 빨기와 같은 동작을 반복하거나 주로 흥미로운 현상에 따라 손을 바라보는 것과 같은 매우 단순한 것에서부터 시작될 것이다.

역사적으로, 영아는 초기에 매우 적은 인지능력을 가지고 있다고 생각되어 왔다. 사실 영아를 신경계통의 피질하

(subcortical) 단계에서 기능하는 것으로 보는 견해가 전통적이지만 인지능력은 주로 운동행동의 관찰과 해석으로 이루어지기 때문이다. 그렇지만 20세기 중반부터 이런 중대한 관점의 변화를 보이는 연구가 시작되었다.

태아기간 동안 1,000억 개에서 2,000억 개 사이의 신경세포(nerve cells)와 신경단위(neuron)들이 형성된다(Feldman, 1999). 앞 장에서 언급했듯이, 생후 첫 2년은 뇌 발달에 중요하다. 그 기간 동안 수초(myelin)가 형성된다. 또한 뉴런은 서로 정교한 시냅스 연결을 형성한다. 출생 후 첫 2년은 시냅스가 형성되는 시간으로 여겨지며 시냅스와 뉴런이 사라지거나 또는 휴면상태(**시냅스 가지치기, synaptic pruning**)에 있는 동안 시냅스 형성이 동반된다. 시냅스 가지치기는 사용하지 않는 시냅스 연결을 지속적으로 제거하면서 가장 많이 사용되는 뉴런, 시냅스 및 가지돌기를 보존하는 과정이다. 시냅스 발생과 시냅스 가지치기가 결합된 결과는 인간과 동물 연구에서 환경적 경험과 크게 관련이 있다(Eliot, 1999). 따라서 영아를 위한 양육 및 지원 환경을 제공하는 것은 선천적 잠재력을 극대화 할 수 있는 능력을 결정하는 데 매우 중요하다. 이 장의 끝에서 초기 발달에 대한 환경적인 영향에 대해 자세히 설명할 것이다.

신경계에 대한 새로운 지식뿐만 아니라 습관화, 생리학적 감시와 같은 실험 패러다임을 이용한 유아 발달에 대한 더 새롭고 더 정교한 연구에 비추어 볼 때, 유아들에 대해 "아는 것"보다 훨씬 더 많은 정보를 얻을 수 있다. 초기 영아기에는 시력(visual acuity)과 시각 추적이 발달된다. 4개월이 되면 영아는 정중선을 기준으로 시각 추적이 가능하다. 그들은 흑백과 같이 고대비의 패턴을 계속 선호하지만, 이 시기가 끝날 무렵 다른 파장의 빛을 구별하고 성인과 비슷하게 색을 그룹으로 인식할 수 있는 징후가 나타난다(Teller & Bornstein, 1987). 여러 가지 정사각형 모양이 있는 체스판(checkerboard)을 사용하는 연구 조사에서 영아는 연령이 증가함에 따라 복잡성이 증가된 것을 더 선호하는 경향이 있음을 나타내었다(McCluskey, 1981). 일반적으로 초기 몇 달이 경과해야 되는 것이지만, 영아는 빛(light)과 (접근되거나 적응, 반응하는 것보다 더한) 예기치 못한 촉각 같은 것에 대한 방어 반응(defensive reaction)이 감소하기 시작한다(Resiman, 1987).

개인-사회적 발달 Personal-social development

출생 시 신생아는 감정을 보이며, 특히 신체적인 불편이 있을 때 고통스러워한다. 첫 3개월 이후 신생아는 기분 좋은 자극에 대한 긍정적인 반응이 증가되는 것을 보여주기 시작한다(Sroufe, 1996). 이 기간의 끝부분에서 이들은 방긋거림(smiling)과 같은 사회적 만족을 확실하게 보여준다. 영아들은 출생 후 수 주 내에 자신의 엄마와 낯선 사람을 구별하는 것이 가능하다(Masi & Scott, 1983). 영아는 수개월 내에 입 벌리기나 혀를 밖으로 내미는 것과 같이 발달이 정표에 있는 활동들을 모방할 수 있게 된다.

영아의 행동 기질과 상호작용 방식은 비교적 큰 변화 없이 지속된다. 아이가 다양한 얼굴표정을 짓고 낮은 생리적 반응을 보인다면 외향적인 사람(externalizer), 표정이 거의 없지만 높은 생리적인 반응을 보이면 내향적인 사람(internalizer)으로 분류한다(Field, 1990). Chess와 Thomas는 세 가지 주요 '기질 유형 분류'를 개발하였다; 순한(easy) 아이, 까다로운(difficult) 아이, 반응이 느린(slow-to-warm-up) 아이. 순한 아이는 새로운 상황에서 호기심을 보이고 수면, 먹기 같은 일상 행동들이 매우 규칙적이며 평온한 감정 상태를 보인다. 대조적으로 까다로운 아이는 대부분 적응이 어렵고 더 부정적이며 짜증스럽다. 반응이 느린 아이는 활동이 많지 않고 비교적 조용하다. 그러나 이들은 새로운 상황에서 순한 아이보다 더 부정적인 정서를 보이고 회피하려 한다(Feldman, 1999). 환경 내에서의 사람 및 사건에 대한 민감성과 반응성은 시간이 지남에 따라 비교적 지속적으로 나타났으며 따라서 아마도 이는 선천성 발달과정에 크게 기인할 수 있다(Field, 1990).

중기 영아기: 4~6개월 - 개요

Middle infancy: 4~6 months - an overview

4~6개월 기간은 운동행동 면에서 중요한 변화를 보인다. 대근육 운동행동에서 영아는 엎드린 자세와 바로 누운 자세 모두에서 항중력 조절을 숙달하게 된다. 처음으로 독립적으로 앉게 되고, 처음으로 엎드린 자세에서 바로 누운 자세로, 또 바로 누운 자세에서 엎드린 자세로 고정되었던 자세를 이동시킬 수 있게 된다. 영아는 양손의 기능적 사용을 발달시키고 손바닥 잡기와 함께 사물을 잡거나(grasp) 뻗

기(reach)를 할 수 있다. 이 기간의 거의 끝부분에서는 한 손에서 다른 손으로 물체를 이동시키는 동작이 가능해진다. 언어 면에서는 2음절어 발성을 포함한 능숙하고 다양한 소리를 낼 수 있게 된다. 이 기간 동안 영아는 재잘거림(babbling)을 시작한다. 인지 발달은 환경, 특히 흥미로운 현상에서 계획된 행동을 늘여가는 활동으로 보여진다. 이차 순환반응이 나타나고 6개월에 영아들은 대상 영속성(permanence)을 발달시킨다. 개인-사회적 발달 면에서는 까꿍 놀이(peek-a-boo)와 같은 초기 놀이 활동에서 기쁨과 즐거움, 흥미를 표현한다.

대근육 운동발달 Gross motor development

영아기 중반에는 자세와 이동 측면 모두에서 대근육 운동 능력의 상당한 변화가 생긴다. 운동행동이 더욱 정교해짐에 따라 추가적인 운동발달을 설명하기 위해 도움이 되는 몇 가지 용어를 논의하는 것이 바람직할 것이다. 운동 행동은 일반적으로 근육 수축의 결과이다. 여기에서는 평활근(smooth muscle)과 심장근(cardiac muscle)에 대해서는 논의하지 않을 것이다. 자세 패턴은 지지면(base of support)에 대한 질량 중심(center of mass)의 정렬과 신체 부위의 상대적 정렬을 조절한다. 이동 패턴은 두 가지 기능 중 하나를 수행한다.

이동성 패턴의 첫 번째 유형은 **이동 패턴(transfer pattern)**이다. 이동 패턴은 엎드려 누운 자세로부터 바로 누운 자세로 또는 누운 자세에서 앉기 자세를 취하는 것처럼 사람이 유지된 한 자세에서 다른 자세로 형태를 바꾸거나 이동하는 것을 가능하게 한다. **보행 패턴(locomotor pattern)**은 네발기기와 걷기처럼 몸 전체를 움직이거나 다른 형태로 바꾸어 공간을 이동하는 것이다. 출생 시 영아의 운동범위는 매우 제한적이다. 자세 조절은 엎드린 자세의 유지나 앉기에서 머리를 매우 짧은 시간 동안 바로 세우는 것으로 나타난다. 또한 출생 시에는 이동이나 보행 같은 이동성은 없다. 영아는 이러한 기능에서 양육자에게 매우 의존적이다. 첫 3개월 이후가 어떠한지를 살펴보면, 영아의 자세 조절은 다양한 자세 유지로 발전하여 4개월에는 팔꿈치로 지지하고 엎드린 자세(prone on elbow)에서 머리를 들어 올려 지속적으로 조절하는 것을 시작한다. 지지된 앉기 자세에서 영아는 머리를 안정된 위치로 유지시킬 수 있고 끌어당겨 앉기(pull-to-sit)를 할 때도 더 이상 머리가 뒤로 떨어지지 않는다. 엎드린 자세에서의 대칭성도 증가하게 된다. 4개월에 양손을 중앙선(midline)으로 가져올 수 있고 머리는 중앙선에 있는 양손을 탐구할 수 있을 만큼 유지되기 시작한다. 그렇다 하더라도 기간의 끝에 이르는 내내 이동과 보행은 여전히 의존적이다.

4~6개월 사이에 영아는 대부분의 범위에서 극적인 운동능력을 획득하게 된다. 이 시기에는 자세와 움직임, 모든 초기의 지배적인 패턴들, 긴장성 미로반사(tonic labyrinthine reflex), 비대칭성 긴장성 목반사(asymmetrical tonic neck reflex), 잡기반사(grasp reflex), 걸음반사(stepping reflex) 등과 같은 깊은 매력적인 우물로 특징지어지는 자세와 움직임이 통합된다. 이 시기에는 신경운동과 근골격계의 성숙으로 더 기능적인 운동행동들이 가능해진다. 4~6개월 사이에 나타나는 많은 새로운 능력들이 기초가 되어 몇몇 특징적 양상이 발달하게 된다.

중추신경계(CNS)에 의해 전달되는 일련의 정위반응(righting reaction)은 4~6개월에 완벽해진다. 정위반응의 목적은 무엇보다 공간이나 몸의 부분에서 머리(그리고 몸)를 바르게 위치시키는 것이며, 또한 몸의 부분들을 정렬하기 위해 서로 움직이는 것이다. 미로 정위반응은 속귀(inner ear)의 안뜰계(vestibular system)에서 감지되는 것으로 공간에서의 위치 반응이며 중력에 대한 머리의 움직임 정렬로 정의하였다. 출생 시 미로 정위반응은 항중력(antigravity) 조절 상태의 영아에게서 제한된 능력으로 나타난다. 그러나 이것은 6개월이 되면서 성숙된다. **시각 정위반응(optical righting reaction)**은 시각적 환경에 대한 반응으로, 머리의 상태는 자세 조절의 적응 기능과 관련된다. **머리에 대한 체간 정위반응(body-on-head righting reaction)**은 머리가 돌아간 쪽으로 몸통이 정렬되거나 돌아간 몸의 표면을 따라 눕는 자세가 된다. 이러한 바로 잡기 반응들은 돌림 정위반응(rotary righting reactions)이라고 알려져 있지만 자세 기능들을 제공하게 된다. 초기 신생아의 목 정위반응은 이 기간 내에 **성숙한 목 돌림 정위반응(mature rotary neck righting)**로 변화된다. 목 돌림 정위를 위한 자극은 정렬 안에서 몸과 분리시켜 뒤로 머리나 목을 돌리는 것이다. **몸에 대한 체간 정위반응(body-on-body righting reaction; BOB)**는 비슷하지만 이런 경우

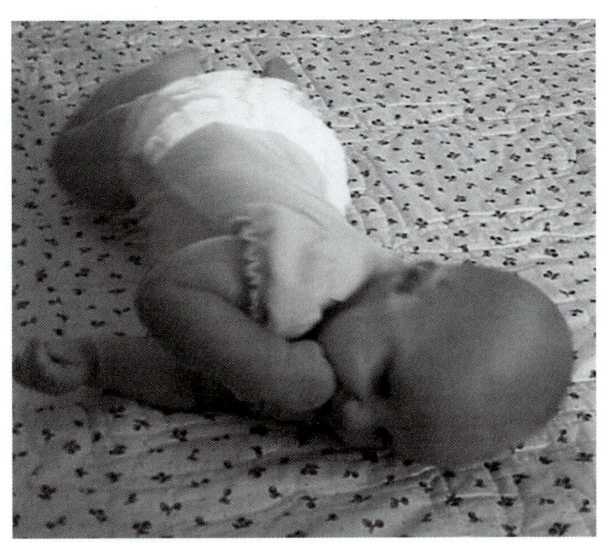

그림 10-6 돌림 정위반응

돌림 자극은 사지 분절의 긴축을 따라 적용되며 몸을 정렬 안에서 분리시켜 돌린다. 그림 10-6은 몸의 부분들에서 체간에 대한 체간 정위반응을 보여준다.

하나의 그룹으로서, 이러한 바로 잡기 반응들은 4~6개월에 형성되고 신경계의 성숙을 반영하는 변화가 발생하게 된다. 전통적 관점에서 이러한 반응의 출현은 자세 조절의 출현과 동시에 일어나는 결정적 요인이었다. 그러나 시스템 모델이라는 최신의 이론은 발달이정표 획득을 바탕으로 한 행동의 변화에 대한 몇 가지 요인 중 하나로 신경근 반응 패턴의 변화를 정의한다. 고려해야 할 다른 요소는 근골격계의 변화, 감각계의 성숙, 감각입력을 처리하기 위한 조직적 전략 발달 및 이러한 감각 입력을 지도화하기 위한 내적 표상 발달 등이 있다. 전통적으로 보고된 발달이정표의 출현에 대한 검사에서 자세 설정과 관련이 있다는 분명한 증거가 존재한다. 즉 자세 설정이 운동기술과 상호작용하고 영아가 다른 자세 설정에 있을 때 다르게 관찰될 수 있다. 간단히 말해서, 영아는 바로 누운 자세보다 지지된 앉기(supported sitting)에서 쉽게 팔 뻗기를 하는 것을 볼 수 있다. 또한 일부 자세 반응이 훈련이 가능하다는 증거가 존재한다(Shumway-Cook & Woollacott, 2012). 현재까지의 모든 정보를 고려해 볼 때, 정위와 같은 자세 반응의 발달은 운동 이정표 획득에 중요한 역할을 하는 것으로 보인다. 그러나 그 정위의 역할은 복잡한 시스템의 한 구성요소일 뿐이며 예전에 생각했던 것만큼 결정적인 것은 아니다.

균형을 유지하고 발달시키는 두 개의 다른 자세 반응이 있다. 첫 번째는 **보호반응(protective reactions)**이다. 보호반응은 낙하산 반응(parachute reactions)이라고도 알려져 있으며, 이러한 반응들은 아동을 위하여 안전 반응을 제공하는 것으로 나타난다. 이 반응을 유도해내는 자극은 지지기반이 흔들릴 때 몸을 중심으로 다시 되돌릴 수 없는 **질량 중심(center of mass)**의 이동과 일치하게 된다. 이런 경우 팔을 아래로 펴서 받치거나 몸쪽 부분(proximal parts)을 보호하게 된다. 낙하산 반응은 지시된 순서 안에서 발달하게 된다. 대략 5개월에 아래 방향으로 이동하는 반응을 시작으로 해서 약 6개월에는 앞쪽으로 보호적 폄 반응(protective extension response)이 일어난다(Shumway-Cook & Woollacott, 2001; VanSant, 1995).

균형 기능에 도움을 주는 마지막 자세 반응의 유지는 **평형반응(equilibrium reactions)**이다. 이런 반응은 보호반응과는 달리 이동 시 지지기반이 흔들릴 때 무게중심을 회복하려는 시도에서 일어나게 된다. 사람의 무게중심이 옮겨질 때 몸통은 이동하려는 반대 방향으로 옆으로 굽히는 반응을 하게 된다. 그러는 동안 팔다리는 이동이 일어나는 옆에서 체중지지를 위해 긴장도를 증가시키고 반대쪽의 팔과 다리는 벌리게 된다. 이러한 평형반응은 대략 5~6개월에 처음 나타나기 시작해서 엎드린 자세 반응과 함께 순차적으로 발달하게 된다(Shumway-Cook & Woollacott, 2012).

운동행동 측면에서 영아의 행동은 더 이상 초기 양상에 의해 지배되지 않는다. 정위반응은 모두 발달되고, 보호적 폄 역시 앞쪽을 향해 아래로 나타나고 평형반응도 더 쉬워진다. 한 가지 주목할 만한 변화는 항중력 자세 조절이 증가되었다는 것이다. 4개월부터 영아는 팔꿈치로 받치는 것이 가능하고 엎드린 자세에서 더 높이 들어 올릴 수 있고 4~5개월에 양손으로 받칠 수 있게 된다(그림 10-1C). 6개월에 수평 위(엎드린 자세) 정지 자세로 매달리게 했을 때 영아는 전반적인 항중력 폄을 수행할 수 있게 되고 또한 엉덩이를 이용해 돌아다닐 수 있다. 자세 바로잡기 반응의 조합이 최소의 부분에 있는 이러한 양상은 란다우 반응(Landau reaction)(그림 10-7)으로 알려져 있다(Shumway-Cook & Woollacott, 2012). 이러한 전반적인 항중력 조절의 숙달은 몇몇 치료요법에서 결정적인 것으로 간주되고,

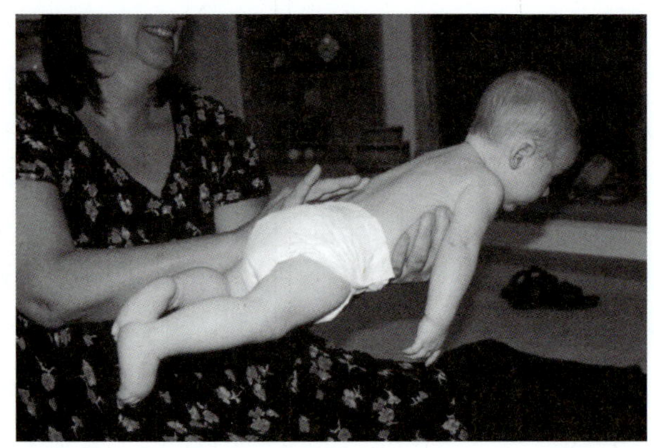

그림 10-7 약 5~6개월 때의 란다우 반응

이것은 축이 되는 엎드린 자세 양상(pivot prone pattern) 또는 엎드린 자세에서 폄 양상(prone extension pattern)으로 알려져 있다.

바로 누운 자세에서 영아의 항중력 조절은 4~6개월 사이에 극적인 변화를 겪게 된다. 4개월경에는 정중선까지 머리를 들어 유지하고 손을 끌어올 수 있고, 5개월 정도에서는 다리를 중간선까지 가져가고 종종 손과 발을 입까지 가져가서 놀기도 한다(그림 10-8).

이러한 능력은 증가된 항중력이나 바로 누운 자세에서 굽힘 자세 조절(flexor postural control)을 반영한다. 마찬가지로 약 5개월에 영아는 끌어당겨 앉기를 시작할 때 실제로 움직임을 기대하고 이를 도우려고 머리를 들어 올린다(그림 10-2B). 항중력 조절은 또한 앉아 있는 자세 그 자체에서 명백하게 나타난다. 초기 영아기 동안 지지된 앉기 자세에서 영아의 척추는 처음에는 둥근 모양을 보이지만 이제 펴지기 시작한다. 4개월에 목과 목뼈(cervical spine)의 펴짐은 분명하다. 그러나 6개월 정도에서는 자세의 펴짐이 가슴뼈(thoracic spine)와 허리뼈(lumbar spine)로 옮겨져 목뼈와 허리뼈에서 정상적인 앞굽음(lordotic curves)을 보인다(그림 10-3B). 첫 번째 독립적인 앉기는 일반적으로 5개월 정도에 발생한다. 여기에서의 앉기 자세는 인디언 스타일 자세로 영아의 양다리와 함께 양팔은 지지를 위해 사용된다. 이 기간 내에는 자세 긴장도와 관련 있는 한 가지 마지막 반사가 있다. 이것은 **대칭성 긴장성 목반사(symmetrical tonic neck reflex; STNR)**이다. 비대칭성 긴장성 목반사(asymmetrical tonic neck reflex; ATNR)와 비슷한 대칭성 긴장성 목반사를 위한 자극은 목 안에 있는 관절수용기의 감지에 의한 머리의 위치(상태)이다. 이 상황에서 머리는 굽혀지거나 펴지게 된다. 이 반응은 머리의 자세와 같은 방향을 따르는 팔과 그와 반대 방향을 이루는 다리에 대한 것이다. 예를 들어, 목을 굽히면(flex) 팔은 굽혀지고 다리는 펴지게 된다. 또한 목을 뒤로 폄(extend) 하면 팔은 펴지고 다리는 구부러지게 된다. 그림 10-9에서처럼 초기 독립적 앉기와 관련하여 마지막 위치에서 어떻게 자세를 취하는지를 쉽게 볼 수 있다(머리의 폄, 팔의 폄, 다리의 굽힘).

서기 자세에서(standing) 영아는 4~6개월 동안 흥미로운 변화를 수행하게 된다. 초기 영아의 서기는 실제로 체중지지를 거의 안 한 상태에서 대부분 외부로부터의 지지를 필요로 하는 상당히 반사적이었던 것을 상기해 보자. 직립(upright) 조절과 실질적인 체중지지로의 변이에서 보면, 영아는 이 기간 초기에 **못섬증(기립불능증, astasia)**을 보인

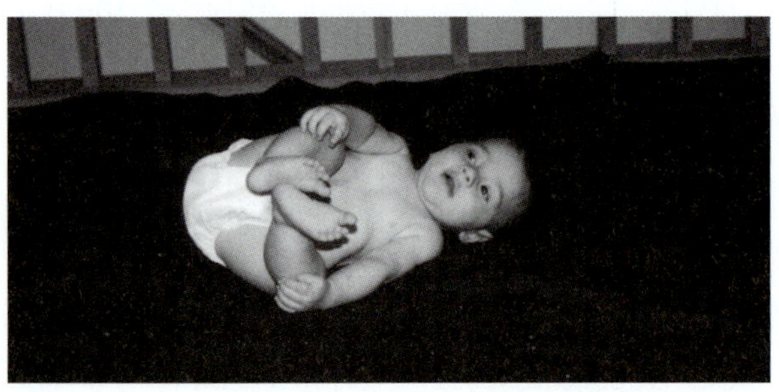

그림 10-8 4~5개월 때의 발로 손이 가는 행동

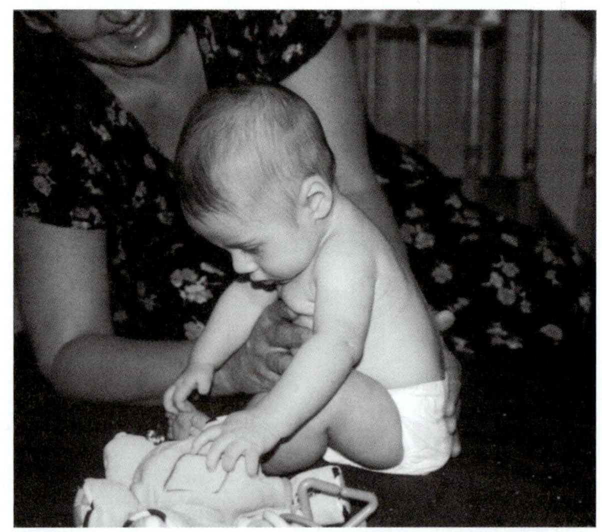

그림 10-9 대칭성 긴장성 목반사 자세로 받혀서 앉기

다. 이것은 '발 디딤이 없는 것'을 의미한다. 이러한 양상 안에서 영아는 공간에서 지지된 서기 자세를 취하는 것이 시도되었을 때 양다리와 발을 끌어올린다(VanSant, 1995). 부모들은 가끔 이런 양상을 영아가 '점프하기' 놀이를 하고 싶어 하는 것으로 판단한다. 중기 영아기 동안 못섬증은 사라지게 되고 똑바른 발 디딤이 증가됨과 동시에 실질적인 체중지지가 일어나게 된다(VanSant, 1995).

이동의 운동성 양상들에 대한 관점에서, 중기 영아기에 영아는 구르기(뒤집기, rolling)로 하나의 자세 유지에서 다른 자세로 변화를 시키는 첫 번째 능력이 발달한다. 구르기는 영아가 팔꿈치를 대고 엎드린 자세(prone on elbow)에서 체중 변경을 위한 자세 조절의 시도를 증가시키다가 실제로 완전한 이동이 이루어질 수 있을 만큼 충분한 체중 이동(weight shifting)이 증가된 몸의 분절 돌림과 결합되었을 때 발생하게 된다. 전통적인 미국 영아들의 이정표는 4~5개월에 엎드린 자세에서 바로 누운 자세로 구르기(뒤집기)가 발생하고 그 후 5~6개월에 바로 누운 자세에서 엎드린 자세로 구르는 것이 가능해진다(그림 10-10). 문화적인 습관은 이런 순서에 영향을 줄 수 있다. 그렇지만 현재 미국에서는 아기들을 더 많은 시간을 바로 누운 자세로 보내도록 권장하고 있다('Back to Sleep', 바로 누워 재우기). 영아를 항상 바로 누운 자세로 잠을 자게 하는 국가들이 영아를 엎드린 자세로 자게 하는 국가들보다 영아돌연사증후군(sudden infant death syndrome; SIDS) 발생률이 더 낮다는 것이 많은 역학적 조사에서 나타났기 때문에, 이것이 영아돌연사증후군 발생률을 줄이기 위한 전략으로 나타나게 되었다.

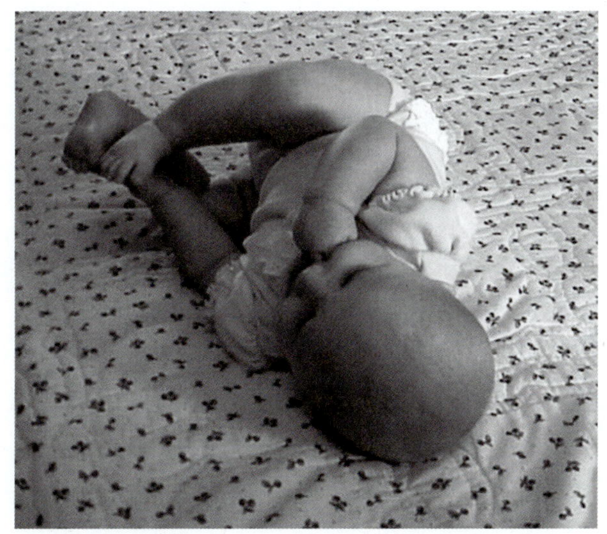

그림 10-10 구르기

Davis, Moon, Sachs와 Ottolini(1998)는 바로 누운 자세와 엎드린 자세, 서로 다른 자세로 잠을 자는 351명의 영아들을 대상으로 이들에게서 예상되는 연구를 보고하였다. 이 연구에서는 엎드린 자세(prone)로 잠을 자는 것이 엎드린 자세에서 바로 누운 자세로 구르기, 앉아서 버티기, 배밀이(creeping), 네발기기(crawling), 끌어당겨 세우기를 포함한 운동 이정표에 더 쉽게 도달하는 것과 관련 있는 것으로 나타났다. 그렇지만 연령 내의 걷기에서 잠자는 자세에 따른 의미 있는 차이는 보이지 않았다.

요약하면 잠자는 자세는 초기 자세와 운동성 이정표 획득에 영향을 미치는 것처럼 보인다. 그러나 나이가 발달에 해로운 영향을 주는 것은 아니다. 어떤 경우이든 6개월에 영아는 엎드린 자세에서 바로 누운 자세로, 바로 누운 자세에서 엎드린 자세로 자유롭게 구르기를 하게 된다. 아직 보행수준은 공간을 통과하여 몸을 움직이는 것까지 발달하지 않는다. 그렇지만 종종 이 기간 동안 전조 현상이 나타나게 된다. 이런 양상은 엎드린 자세에서나 배를 축(pivot)으로 한 자세에서 영아가 양손으로 몸을 일으켜 세우거나 몸의 어느 한쪽으로 팔과 다리를 구부려 둥글게 도는 것이다.

미세 소근육 운동발달 Fine motor development

중기 영아기 기간 동안 팔과 손의 기능에서도 주목할 만한 변화가 있다. 4개월의 영아는 손 움직임에서 고도의 다양성을 보이기 시작한다. 손 안에 물체를 놓게 되면 잡거나 유지할 수 있다. 5개월에는 엄지 사용이 제외된 손가락 모두를 이용한 초기 쥐기(primitive squeeze grasp)로 큐브를 잡을 수 있다. 이런 초기 쥐기에서 손은 모든 손가락을 오므려 손바닥에 놓인 물체 주변을 가쪽(lateral side)으로 접촉시켜 종종 물체를 넘어서 펴지기 때문에 보통 손목은 굽혀지게 된다(Shumway-Cook & Woollacott, 2012). 6개월에 영아는 **손바닥 잡기(palmar grasp)**와 비슷한 잡기를 하지만 손목은 중립을 유지한다. 전형적인 이러한 초기 잡기 양상은 손의 자뼈측(ulnar side)에서 주로 나타난다. 게다가 때때로 5~6개월 사이에 영아는 시리얼이나 건포도 같은 작은 물체가 펴진 손과 손가락에 접촉되었을 때 손가락을 오므려 손바닥 안으로 그 물체를 쓸어오려고 물체를 덮어 긁어내는, 일명 **긁기(raking)** 형태를 보여주기 시작한다. 이 기간의 마지막에서 일부 연구자는 큐브를 한손에서 다른 손으로 옮기는 단순한 이동을 수행할 수 있다고 보고하였다. 이것은 한손이 물체를 내려놓음에 따라 다른 한손이 이것을 다시 잡을 수 있는 것이므로 내려놓기(release)의 초기 신호가 된다(Duff, 1995). 6개월경 영아는 대부분 두 손을 사용해 우유병을 들고 유지하는 것이 가능해진다.

뻗기(reaching) 또한 이 시기에 시각적으로 안내된 뻗기(visually guided reaching) 출현에 의해 보다 더 기능적이게 된다. 시각적으로 유인된 뻗기(visually triggered reaching)는 사전에 물체를 보고 뻗는 것을 시작할 때 중요한 데 반하여, 시각적으로 안내된 뻗기는 뻗기 시작 시 피드백에 의존적이다. 시각적으로 안내된 뻗기는 시각적 입력과 함께 손으로부터의 고유수용성 정보의 협응을 필요로 한다(그림 10-11). 시각적으로 안내된 뻗기는 자세 및 상지 조절이 향상됨과 동시에 중기 영아기에서 발달하게 된다(Shumway-Cook & Woollacott, 2012). 이는 6개월경의 영아는 제공된 큐브와 같은 물체를 향해 뻗거나 손에 넣는 것이 가능함을 의미한다.

이 기간 동안 영아는 또한 반사 회피 반응에서 목적을 가진 뻗기로 발달의 전환을 시작한다. 영아는 뻗기 패턴을 조절할 수 없지만 6개월이 지나면 양손을 써서 놀이를 하는 동안 종종 바닥에 물건을 떨어뜨린다. 이 기간 동안 영아는 바닥을 가볍게 두드리거나 닿는 동작을 보이면서 놀이 및 탐색을 통해 손가락 폄 움직임을 연습한다.

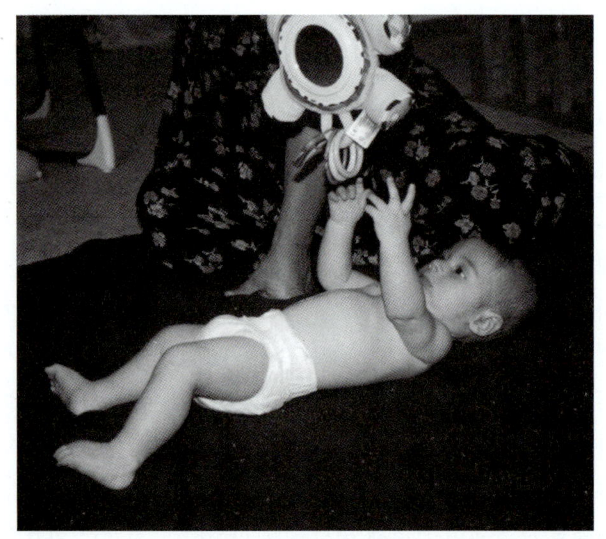

그림 10-11 (장난감을 향해) 뻗기

구강 운동발달 Oral-motor development

우유병 빨기에 사용되었던 구강 운동 양상은 중기 영아기에 이르러 변화된다. 입술은 젖꼭지(유두)에 빈틈없이 막는 모양을 하고 턱은 안정시킬 수 있게 되며 입술, 혀, 턱은 더 이상 완벽한 하나의 단위로서 비결합적으로 움직이지 않는다. 이는 구강(oral cavity) 안에서 음압의 증대를 일으키게 되고 이러한 양상은 양압이나 의사 표현에 주로 좌우되었던 초기 빨기 양상과는 반대로 실질적 빨기(sucking)가 나타나게 된다. 마찬가지로 빨기는 4개월경에 자발적인 조절이 이루어지게 된다.

처음 숟가락으로 먹기(spoon-feeding)는 4개월경에 시작되는데 이때는 보통 이유식이 제공된다. 영아의 첫 번째 숟가락으로 먹기는 음식 덩어리를 다루기 위해 입 밖으로 혀를 내밀어 앞뒤로 치는 미숙한 행동 범위에서 시도된다. 윗입술은 처음에 수저에서 음식을 쓸어내는 과정에서는 활동적이지 않다. 더 정확히 표현하면 보호자는 보통 음식 덩어리를 옮기기 위해 숟가락을 윗잇몸에 대고 긁어내게 된다. 이런 다소 비효율적인 양상에 의해 음식은 자주 턱으로 떨어지게 된다. 이 기간 후반부인 6개월에 윗입술은 숟가락에서 음식을 쓸어내는 활동에 동참하게 되고 숟가락으로 먹기 역시 더 효율적으로 하게 된다. 이 시기에 영아의 식이는 퓌레(고기와 채소를 데쳐 거른 것으로 수프 등을 만듦)와 같은 방법으로 만들어진 이유식 1단계를 포함한다. 영아는 또한 이 시기에 선호하는 음식에 대해 표현할 수 있다.

첫 번째 치아는 대략 6개월경에 나온다(Kedesdy & Budd, 1998). 이러한 이유로 고형물의 음식이 영아에게 제공될 수 있다. 만약 그렇다면 영아는 음식을 입으로 가져가고 턱의 위, 아래 움직임을 사용하는 초기 씹기(munching)를 수행할 것이다. 또한 영아는 현재 자신이 컵으로 마시기에는 얼마나 어린지와 상관없이 대부분 흘리면서 컵에 든 액체 마시기를 시도할 것이다.

인지와 언어발달 Cognitive and language development

중기 영아기 기간 내에서 소리의 발성은 보다 더 다양해지며 단음절보다는 2음절어로 전형적인 재잘거림(옹알이)을 시작하게 된다. 영아의 초기 재잘거림은 모든 언어들 속에서 들리는 소리이지만 6~7개월경에는 스스로의 언어를 말하기 위해 재잘거림이 더 정교해진다. 소리는 4~6개월을 포함한 Piaget 시기의 이차 순환반응(secondary circular reaction) 형태가 된다. 이차 순환반응 안에서 영아는 흥미로운 결과를 보이는 활동들을 의욕적으로 반복한다. 주요 순환 반응들이 주로 영아에게 초점이 맞춰진 반면 이차 순환반응은 영아가 조절 가능한 것들을 배울 때 대부분 환경에 초점이 맞춰진다. 예를 들어, 이 단계 동안 영아는 그들이 만든 소리들이 환경 안에서 무슨 일에 영향을 주는지 주목하기 시작한다. 그런 까닭에 그들은 흥미로운 소리들을 반복하게 된다(Feldman, 1999). 영아는 또한 사회적 교류가 있을 때 더 확실한 웃음소리를 내기 시작한다.

4~6개월 된 영아들의 인지 습득은 또한 환경 내의 사물에 반복적으로 하는 활동을 포함한다. 영아는 흥미로운 소리를 내기 위해 애완동물을 손으로 꽉 쥐거나 물체를 흔들 것이다. 6개월경에 영아는 대상 영속성 개념을 가지고 시도하기 시작한다. 대상 영속성(object permanence)은 사물이 직접적인 시야에서 벗어났다 할지라도 그것이 계속해서 존재한다는 사실을 깨닫는 것이다. 6개월경에 영아는 부분적으로 감춰진 물체를 획득할 수 있고 고의로 무엇을 떨어뜨리고 무슨 일이 일어났는지 주의 깊게 보는 대상 영속성을 실험하기 시작할 것이다.

개인-사회적 발달 Personal-social development

4~6개월 기간에 영아는 이미 설명한 것처럼 기쁨, 웃음 그리고 사회적 교류가 있는 동안 즐거움을 표현할 것이다(그림 10-12). 초기 놀이는 감정적이고 목소리를 내는 것으로, 운동 활동을 통해 이루어진다(Sroufe, 1996). 초기 몇 개월에 기본적인 상호간의 교류는 이 시기에는 완전히 발달한다. 이 기간 동안에는 보통 짝짜꿍 놀이(patty-cake)와 까꿍 놀이(peek-a-boo) 같은 놀이를 하게 된다. 이런 초기 단계에서 영아의 역할이 주로 관찰자에게 즐거움을 주지만 이것은 초기 놀이의 관점에서 중요하다. 또한 이 시기의 영아는 보호자가 사라져도 쉽게 딴 데 주의를 기울이거나 위안을 얻긴 하지만 부모나 보호자에 대한 분명한 선호도를 보인다(Lamb & Campos, 1982).

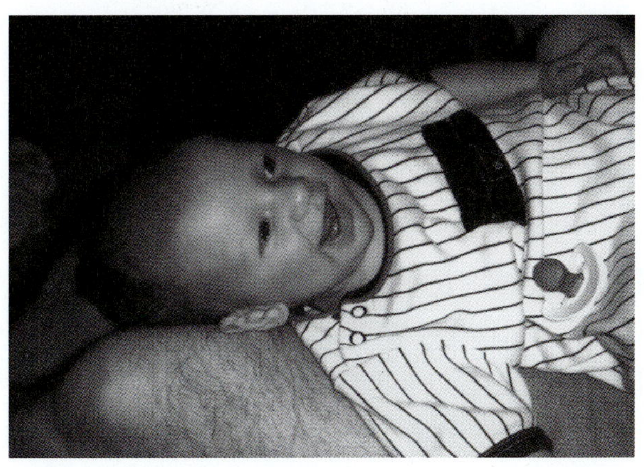

그림 10-12 영아는 사회적 참여를 하고 즐거움을 표현한다.

후기 영아기: 7~9개월 - 개요

Late infancy: 7~9 months - an overview

후기 영아기에 안정된 앉기 자세를 하는 동안 영아는 손으로 물체를 조작하는 것이 가능하다. 한 장소에서 다른 장소로의 이동이 가능함에 따라 첫 번째 운동성 또한 발달한다. 잡기는 작은 물체들을 집어 올릴 만큼 충분히 정교해지고 한 번에 두 개의 물체를 붙들 수 있을 뿐만 아니라 한손에서 다른 손으로 이동시킬 수 있게 된다. 영아는 전형적인 "마마(Mama)"나 "다다(Dada, 빠빠)" 혹은 두 가지 모두가 포함된 재잘거림(옹알이) 소리를 분명하게 보인다. 그러나 이 소리들은 아직까지 다른 사람들에게 적절히 적용될 만큼 구별되지는 못한다. 영아는 도구를 사용하여 조작할 수 있다. 대상 영속성은 이 시기에 발달하는 중요한 인지 구조이다. 대상 영속성의 발달과 동시에 영아는 보호자가 떠나거나 혹은 낯선 사람이 나타날 때 걱정하는 모습을 보이기 시작한다. 따라서 영아들은 이 시기 감정을 가지게 된다.

대근육 운동발달 Gross motor development

후기 영아기에 이동과 보행능력 안에서 만들 수 있는 매우 진보적인 것 중 하나는 중력에 대항하여 자세 유지 내에서 안정성을 확립하는 것이다. 이 기간에 영아는 배를 중심으로 한 이동은 할 수 있지만 한 장소에서 다른 장소로 기는 것은 불가능하다. 7개월경에 영아는 바닥에서 배로 기는 능력이 발달한다. 이렇게 배를 바닥으로 한 보행 형태는 배로 기기(belly crawling) 또는 특공대 포복(commando crawling, 군인들이 사용하는 보행 패턴의 종류에서 이름을 따옴)으로 알려져 있으며 이것은 실질적인 첫 번째 보행 패턴(locomotion pattern)이다.

자세 설정에 있어서 영아는 이 기간에 이미 앉는 것을 시작했지만 양팔을 사용해 지지한다. 7~8개월 정도에는 양손의 도움 없이 똑바로 앉는 능력이 발달한다(그림 10-3C). 계속해서 양손은 앉아 있을 때 조작하기를 위해 자유로워진다. 똑바로 앉기는 옆 방향으로 보호반응이 나타남과 동시에 가능해진다. 그리고 앉기 평형반응은 그 후 즉시 발달한다. 보통 9개월 정도에서 영아는 뒤쪽 보호반응(posterior protective extension reactions) 발달 이전에 잠시 똑바로 앉을 수 있다(그림 10-13).

그림 10-14에서 분명하게 알 수 있듯이, 앉기 자세의 균형(sitting balance) 성숙으로 영아는 앞으로 기울였다가 다시 제자리로 균형을 잃지 않고 똑바로 세우는 것이 가능하다. 또한 앉기 자세(sitting position)를 취하기 전에 지지 없이 똑바로 앉기를 먼저 할 수 있다는 것에 주목해야 한다.

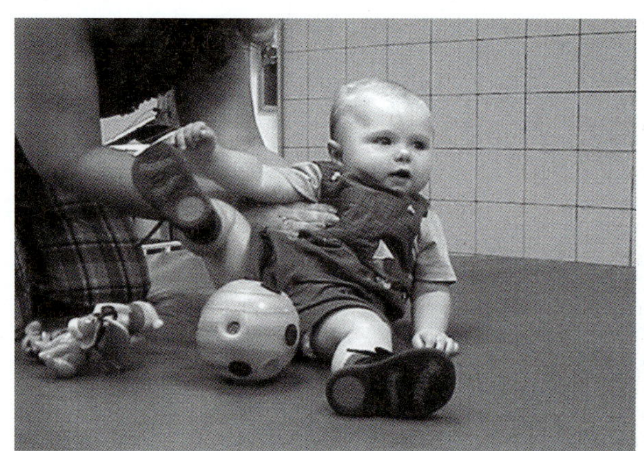

그림 10-13 보호적 폄 옆/뒤

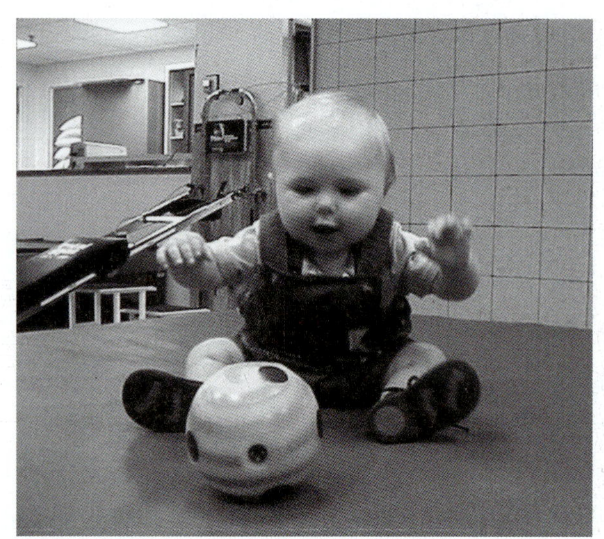

그림 10-14 앞쪽 기울임을 허용하는 앉기 평형

누운 자세에서 앉기 자세로의 이동은 보통 8개월 정도에 발생하며 사실상 느릿느릿 힘들게 돌리게 된다(그림 10-15). 영아의 복부 근력은 제한적이다. 더불어 초기 영아기에 보였던 대칭적인 일어나 앉기 양상이 배제된 모습을 볼 수 있다.

엎드린 자세에서 기기 형태의 이동은 완전해지고 영아는 중력에 대항한 점진적인 엎드려 배를 드는(pushing-up) 형태를 취할 수 있게 된다. 이들은 손으로 팔굽혀펴기 자세를 취하면서 몸 아래로 엉덩이와 무릎을 구부리는 것을 시도한다. 초기에 이것은 미숙한 시도이므로 영아는 자주 그들의 팔 앞으로 떨어지게 된다. 그렇지만 점차 이들은 네발기기 자세에서 요구되었던 것과 동등한 자세를 취할 수 있다(그림 10-16). 이러한 요구에는 엉덩이, 무릎, 어깨의 구부림과 함께 몸통의 안정적 수평이 포함되며 이때 팔꿈치와 손목은 펴게 된다. 종종 이들은 네 발로 기는 자세나 네발 자세에서 안정성을 얻기 위해 앞으로, 뒤로 흔드는 것(racking)을 시도할 것이다(그림 10-17). 이러한 네발 자세에서의 흔들기는 보행(gait)을 위해 다리(lower limb)에서 요구되는 활동 형태로, 대표적인 근육활동의 연쇄적 운동이며 같은 등급으로 편심성(eccentric)과 동심성(concentric)을 결합시킨 형태이다. 보통 9~10개월 정도에 네발기기 보행(locomotor pattern)을 수행하는 능력이 발달

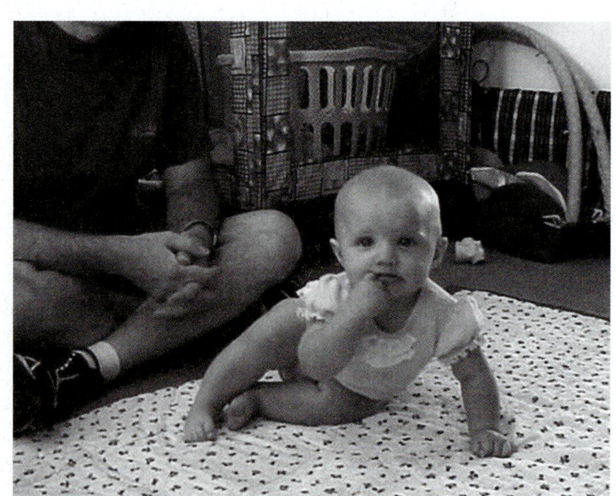

그림 10-15 앉기 자세를 위한 회전 패턴의 사용

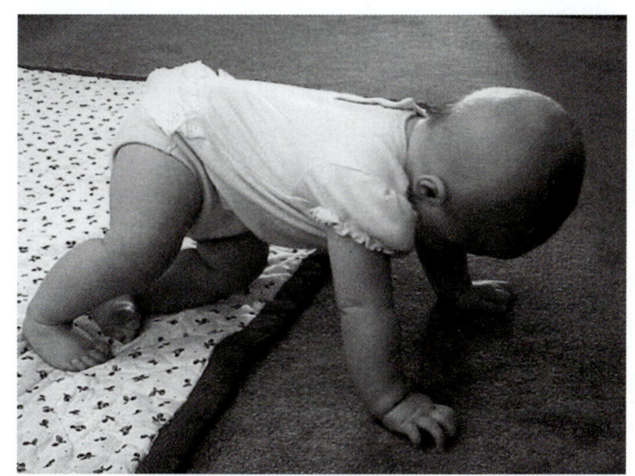

그림 10-16 네발기기 자세 취하는 것을 연습하는 영아

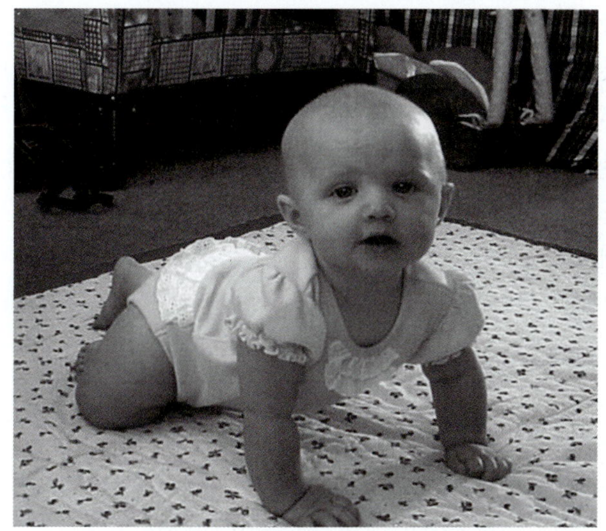

그림 10-17 네발기기 자세를 숙달한 영아

된다.

이런 초기 보행 양상들과 관계된 용어는 유감스럽다. 일반 대중에게 네발 자세로 이동하는 것이 종종 배밀이(crawling)처럼 보인다. 그렇지만 발달학자들은 이 단계를 사지 전체(all–fours)를 사용한다는 것을 묘사하기 위해 네발기기(creeping)로 사용하였고, '기기(crawling)'는 이보다 더 빨리 일어나는 배를 바닥으로 기는 형태(belly–down pattern)로 정의하였다(Payne & Isaacs, 2012). 각기 다른 아동 관련 종사자들의 사용을 위한 하나의 규칙으로 이런 양상은 혼동을 피하기 위해 보다 더 충분히 배를 바닥으로 한 배밀이(belly–down crawling) 그리고 사지 전체를 사용한 네발기기(all–fours creeping)로 단순하게 묘사되었다.

미세 소근육 운동발달 Fine motor development

후기 영아기에 미세 소근육 운동의 발달은 손의 파악하는 기능의 관점에서 특히 중요하다. 이 기간 동안 중요한 두 가지 현상이 발생한다. 하나는 엄지손가락의 증가된 활동과 함께 엄지손가락과 다른 손가락들이 분리되는 것이고, 두 번째는 노뼈쪽 경향이 있는 잡기의 진보된 움직임이다. 7개월 정도에 영아의 손바닥 잡기(palmar grasp)의 손의 자뼈(ulnar) 쪽보다는 노뼈(radial) 쪽에서 더 많이 발생된 잡는 힘(쥐는 힘)과 함께 노뼈 쪽으로 움직이기 시작한다. 대략 8개월에 영아들은 6개월에서 이루어졌던 긁기 형태(raking pattern)를 보다 더 정교화할 수 있다. 그리고 집게손가락의 가쪽 면과 엄지손가락 면을 이용하여 건포도 같은 작은 물체를 잡을 수 있다. 이는 **가쪽 집게 잡기(lateral pincer grasp**, 가위 잡기라고도 함)로 설명할 수 있다.

이 기간 동안 엄지손가락의 동작은 손가락의 동작과 구별되기 시작한다. 엄지손가락이 활성화되는 가장 초기 잡기 패턴은 보통 **노쪽 손가락 잡기(radial digital grasp)**이다. 노쪽 손가락 잡기 패턴은 물체를(손바닥이 아닌 손가락으로) 손가락으로 잡는데 아이는 엄지, 검지 및 가운데 손가락으로 물체를 잡는다. 손가락으로부터 독립적인 엄지손가락의 활성화는 영아 손 발달의 중요한 특징이다. 엄지손가락의 맞섬은 정상 손 기능의 40~70%를 제공한다고 전해진다(Duff, 1995).

이 기간에 이루어지는 손 사용의 또 다른 구성요소로는 펴기(release)이다. 자발적인 펴기(voluntary release)는 7~9개월에 나타난다. 이 시기에 영아는 물체를 용기에 담았다가 다 담으면 다시 시작하기 위해 그것들을 밖으로 던지는 놀이를 즐기기 시작할 것이다(Duff, 1995). 손가락의 분리는 집게손가락의 독립적인 움직임을 허락하고 이 기간 동안 영아는 관심 있는 작은 물체를 콕콕 찌를 수 있게 된다(Koontz–Lawman & Lane, 1999). 이러한 집게손가락의 분리는 또한 의사소통의 형식으로 통할 수 있는 지시하기(pointing)로 사용된다. 미세 소근육 운동 기능 발달은 다른 발달 영역과 복합적으로 결합하여 장난감을 가지고 놀거나 조작할 수 있는 능력으로 발전한다(그림 10–18).

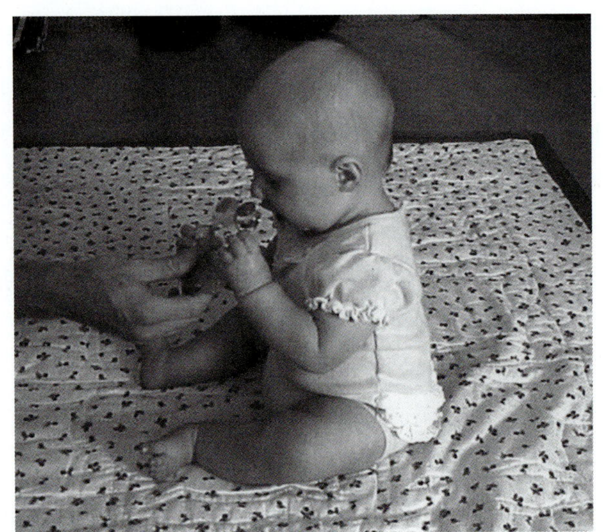

그림 10-18 몸쪽 대근육 운동과 개선된 미세 소근육 조절은 아이가 장난감을 갖고 놀게 한다.

구강운동 발달 Oral-motor development

후기 영아기에는 고형 음식물을 먹을 수 있게 된다. 영아는 효과적인 숟가락으로 먹기가 가능해지고 윗입술은 활동적이다. 윗입술의 활동은 일반적으로 우유병을 더 강하게 빠는 것을 돕는다. 전반적으로 입술, 혀, 턱 조절과 분리가 증가하게 된다. 영아는 이가 날 때(teething) 관련되는 불편을 감소시키기 위한 반응으로 거의 모든 사물을 입에 넣는다. 컵으로 마시기는 비록 흘리는 것이 줄었다 할지라도 여전히 비효율적이다. 앞에서 언급하였듯이 이 시기에 처음으로 고형 음식물을 먹을 수 있게 된다. 영아는 부드러운 크래커를 쥐고 있다가 이가 나면 비스킷을 입으로 가져가 잘게 부수어 부드러운 고형물이 될 때까지 턱을 닫고 유지할 수 있다. 씹기(chewing)는 비회전적이며 턱의 운동은 위와 아래로 움직이게 되는데 이것은 우적우적 먹기(munching)로 알려져 있다. 이런 우적우적 먹기 양상은 아직까지는 혀를 활동적으로 옆으로 움직이거나 입안에서 음식을 양방향으로 움직이는 것을 할 수 없다는 사실을 반영하는 부분이다. 그렇지만 만약 음식이 입안 옆으로 놓였다면 영아는 혀를 옆으로 돌릴 수 있고 비교적 회전적이고 대각선적인(diagonal) 턱의 움직임을 보일 것이다(Koontz-Lowman & Lane, 1999).

인지와 언어발달 Cognitive and language development

후기 영아기의 언어발달은 구어의 소리에서 옹알이가 좀 더 명확해지는 진전을 보인다. 비록 부모의 이름 부르기는 하지 못하지만 영어로 "마마(Ma-ma)"나 "다다(Da-da)" 또는 두 가지 모두를 들을 수 있게 된다. 앞에서 언급했듯이 첫 번째 소리는 영아가 단지 그것을 다시 듣기 위해 흥미로운 소리를 반복하는 '일차 순환반응'에 나타난다. 이에 반하여 옹알이(재잘거림, babbling)는 '이차 순환반응'의 일부분으로 영아는 흥미로운 소리를 계속해서 시도해보고 환경을 조절하는 소리를 사용하기 시작한다. 이것은 언어발달에 관한 흥미로운 질문을 제기한다. 첫 번째 실제 단어를 발음하기 위해서는 대략 1년이 걸린다. 무엇이 영아가 이런 이정표를 획득하는 데 그렇게 오랜 시간이 걸리도록 하는 것일까? 단어 습득에 소요되는 시간의 길이에 나쁜 영향을 주는 언어발달의 복잡성(complexity)에 대한 두 가지 잠재적인 해답이 있다. 첫 번째는 음성학(phonology) 또는 소리 생성의 복잡성이다. 한 음절 단어를 발음하기 위해서는 어림잡아 70개 이상의 근육들과 8~10개의 신체 부분들이 직접적인 신경조절을 해야 한다고 한다(Acredolo, Goodwyn, Horobin, & Emmons, 1999). 두 번째 복잡성의 요소로는 언어와 같은 소리 형식의 목적 있는 사용을 강조한 인지 구조 발달(cognitive structure development)이다. 이 시간 동안 영아는 이차 순환반응으로부터 이차적 도식(schema)의 협응(coordination)으로 변화한다.

이차 순환반응 협응의 형태는 몇몇 중요한 요소로 특징지어진다. 이 단계의 시작은 대략 8개월에 시작되며 영아는 목적 있는 조작(manipulation)을 시작한다. 이 단계의 한 부분으로서 영아는 아래에 놓여 있는 다른 장난감에 도달하기 위해 가는 길에 있는 다른 장난감을 밀어낼 것이다(Feldman, 1999). 대상 영속성은 이 시기에 본격적으로 발달하기 시작한다. 대상 영속성의 발달은 또한 주변 낯선 사람들에게 부정적인 정서를 표현하는 것을 포함한 개인-사회적 이정표와 크게 관련되어 있다. 이들 두 가지 주요 변화-숨겨진 사물을 찾는 것과 주변의 낯선 사람에 대해 불편한 마음이 생기는 것-는 영아가 기억 과정을 사용하여 현재와 과거의 사건을 조정하는 부분의 능력을 증진시킨다는 것을 암시하는 커다란 행동의 변화를 나타낸다(Sameroff & Cavanagh, 1979).

또한 7~9개월의 영아는 감각–지각적(sensory–perceptual) 영역이 발달된다. 고전적인 시각 절벽(visual cliff) 실험에서 영아를 변화가 많고 복잡한 형태의 유리로 이루어진 바닥 위를 기어가게 하고 어떤 시점에서 바닥으로부터 떨어지는 것처럼 보이게 하여 절벽이라고 착각하게 할 때 6~7개월 정도의 영아는 더 이상 절벽 위로 기어가지 않았다(Gibson & Walk, 1960). 더욱이 이 연구를 통해 깊이에 대한 지각의 발달이 두 눈의 시각 기능을 돕는 대뇌겉질 발달과 연관되어 있음을 알 수 있다(Eliot, 1999). **어포던스(affordance)**는 시각적 절벽 패러다임에서 발생하는 관련 개념 중 하나이다. 어포던스는 행동 가능성을 결정하는 사람과 환경 사이의 상호작용이다. 예를 들어, 시각 절벽 실험에서 유아는 표면의 접촉이라는 어포던스를 통해 기기를 계속할지 여부를 결정할 수 있다. 걷는 동안 웅덩이를 발견하면, 성인은 상황 안에서의 어포던스를 살피고 돌아가거나 뛰어 넘을지를 결정한다. 어포던스는 인식되므로 이를 감지하는 능력은 지각 처리의 한 지표이다(Cole, Chan, Vereijken, & Adolph, 2013). 초기에 치료하는 치료사는 발달 행동의 획득을 높이기 위해 장난감 또는 위치추적 장비를 통해 어포던스를 이용할 수 있다.

개인–사회적 발달 Personal-social development

대상 영속성의 개념은 후기 영아기에 시작되는 애착 발달과 낯선 사람에 대한 반응에 중요한 인지적 토대가 된다. 이 시간 전에, 영아는 부모나 다른 보호자가 사라질 때 "눈에서 멀어지면 마음도 멀어진다"는 인생관(세계관)을 보여준다. 이러한 인생관은 대략 7개월에 변화하기 시작한다. 그리고 영아는 특별한 사람, 특히 부모가 떠날 때 표현을 하기 시작한다. 이 시간에 그들은 처음으로 대리인에 의해 보호받는 것을 싫어하고 반항하는 분리 저항(separation protest)이라고 불리는 행동을 하게 된다(Lamb & Campos, 1982).

후기 유아기 개인–사회적 발달에 영향을 미치는 또 다른 요인은 유아의 이동성이 증가한다는 것이다. 7개월 전에는 울음 이외에는 접촉을 지속할 수 있는 방법이 없었다. 그렇지만 이 시기에 아동은 다소 엎드린 자세로 이동하는 형상을 하고 있어서 부모나 보호자가 자리에서 떠날 때 그들을 따라가려고 시도하는 것이 가능하다. 시도를 계속 하거나 양육자와의 접촉을 지속하려는 이런 행동은 다음 단계에서 완성될 것이다.

이 기간 동안 영아는 보다 더 완전한 사회적 존재가 될 것이다. 영아는 다른 영아를 만지려고 시도하거나 목소리를 키움으로써 그들과 상호작용할 것이다. 또한 보호자의 얼굴을 만지면서 탐구하거나 상호작용들을 조작하려는 시도로 보호자와의 목적 있는 상호작용을 시작할 것이다(Sroufe, 1996).

9개월이 되면 영아는 "정서적 존재"가 된다(Sroufe, 1996). 이 용어는 영아가 사건들이 가지는 의미에 민감해졌다는 사실을 반영한다. 7~9개월 사이의 영아는 분노의 감정을 나타내기 시작한다. 예를 들어, 예상 결과가 발생하지 않으면 분노를 표출할 수 있다. 앞에서 언급했듯이, 특히 낯선 사람 앞에서 두려움을 보이기 시작한다. 영아가 특정 자극에 대해 고통을 느낀다는 사실은 동기부여라는 측면에서 사용될 수 있으며, 재미있는 놀이를 지속하기 위해 도움을 받는 경험을 통해 이 단계에서 정서적 존재가 된다는 것은 주요 발달이정표에 대한 생각을 뒷받침할 수 있다.

영아기 과도기: 10~12개월 – 개요

Infancy transition: 10~12 month- an overview

10~12개월 과도기 기간 초기에 네발기기가 숙련된다. 이 시기의 끝부분인 12개월에는 전형적인 첫 걸음을 시작하게 된다. 이것은 성인과 같은 형태의 보행자세가 성숙되기까지 다소 시간이 걸린다. 잡기는 안정되어 영아는 아주 작은 사물까지도 들어 올릴 수 있다. 그들은 손가락으로 먹기와 컵으로 마시기를 독립적으로 할 수 있다. 또한 이 기간 중 첫 단어를 말할 수 있다. 영아는 이 기간에 어머니나 보호자에게 애착 행동을 명확하게 보여주며 낯가림은 이에 대한 전형적인 현상이다.

대근육 운동발달 Gross motor development

영아기 과도기는 대근육 운동 이정표 습득에서 급격한 발달의 정점을 보인다. 영아기 과도기에 영아는 성공적인 움직이기로 네발기기나 네발 자세에서 흔들기를 시작하게 된다. 이 자세에서 안정성을 얻음으로써 네발 자세를 유지할 수 있는 능력이 나타나고 그 뒤 곧바로 손과 무릎으로 기는 보행 형태가 나타난다. 그러나 이 기간에 모든 아동이 이 동작을 습득하는 것은 아니다. 한 연구에서는 정상아의 약 82%만이 걷기 전 보행 패턴으로 네발기기를 사용한다고 하였다. 다른 형태로는 앉은 자세에서 발을 질질 끌기(shuffling), 구르기, 배로 기기(belly crawling)가 있었으며 약 7%의 영아는 걷기를 시작하기 전 다른 형태를 나타내지 않았다고 하였다.

네발기기는 보행을 보이지 않는 일부 영아에서는 특히 배밀이, 앉기 그리고 발을 질질 끄는 상태에서 일시적인 근육긴장 저하를 보인다. **저긴장(hypotonia)**은 근육 긴장도와 수동적 뻗침에 대한 저항이 감소되어 있는 상태이다. 이러한 저긴장 영아는 네발로 기기를 수행했던 영아나 이 단계를 완전히 뛰어넘었던 영아보다 더 늦게 걸었다(Robson, 1984).

이와 유사한 자료들도 네발기기를 거치는 것이 서기와 걷기 발달을 위해 반드시 필요한 것은 아니라고 결론 내릴지 모른다. 그렇지만 네발기기가 불가능하고, 특히 대안적인 양상을 사용한다면 이것은 걷기 준비를 지연시키는 것과 관련이 있다. 더 나아가 운동조절이 손상된 일부 아동은 네발기기 형태를 나타내기보다는 오히려 이를 회피한다. 이런 사실에도 불구하고 네발기기가 치료적으로 도움이 된다는 증거들이 존재한다. 예를 들어, 네발기기 패턴을 통해 도움을 받을 수 있는 아동으로는 특히 회전 움직임과 단계적 조절을 발달시킬 필요가 있는 다운증후군(down syndrome)과 양측으로 체중 지지를 발달시킬 필요가 있는 편마비(hemiplegia) 아동 등이 있다.

잠시 후 아이는 기기 시작하고 가구의 한 부분을 잡아당겨 일어서기(pull-to-stand)를 시작한다. 이들은 전형적으로 반 무릎 서기(half-kneel) 자세를 통과해야만 서기에 도달할 수 있다. 영아는 종종 한밤중에 깨서 당겨 일어나는 능력을 획득할 것이다. 그림 10-19에서 보이는 것처럼 영아는 아기 침대나 아기 놀이울(playpen)의 난간을 잡아당겨 일어선다.

흥미롭게도 영아는 몸을 아래로 낮출 수 있는 능력을 가지기 전에 잡아당겨 일어서기를 할 수 있고, 이것이 발생하는 초기 얼마 동안은 종종 울음을 터트린다. 영아가 어떻게 아래로 내려갈 수 있는지를 알아내는 데는 그리 오랜 시간이 걸리지 않지만, 영아가 이렇게 할 수 있을 때까지 부모는 이전에 잘 자던 아이가 밤에 깨서 잡아당겨 일어서기를 하려 하고 막상 성공적으로 서기를 했을 때는 부모에게 도와달라고 울면서 심통을 부리는 것을 발견할 것이다.

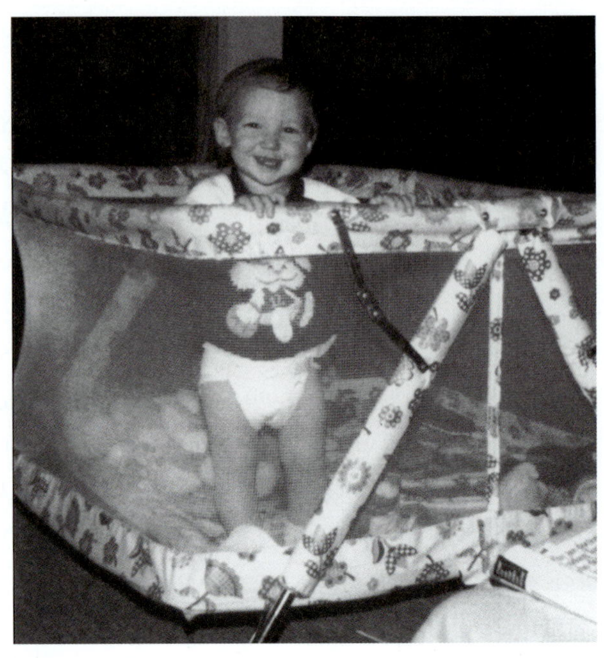

그림 10-19 당겨서 서기와 돌아다닐 준비가 되었음을 보여주는 영아

잡아당겨 일어서기 후에 영아는 전형적으로 가구 주변 측면으로 움직이려 하는데 이런 형태를 돌아다니기라고 부른다. **돌아다니기(순회하기, cruising)**는 외적 자세 지지의 가쪽(lateral) 변위 움직임 양상인 벌림(abduction)을 사용하는 보행 양상이다. 점차 영아는 전형적으로 한손을 지지된 표면에서 떼어 자유롭게 쓰기 시작하고 커피 테이블이나 소파 같은 가구들 사이로 움직인다. 부모는 이 시기에 처음에는 두 손을 잡아주고 나중에는 한손을 잡아주어 영아와 함께 전형적인 걷기(walking)를 한다. 10~12개월에는 다리를 통한 실질적인 체중 지지를 보인다. 그러나 아직까지는 독립적인 걷기를 위한 자세 조절을 하지 못한다.

때때로 첫 번째 생일쯤에 영아는 독립적인 첫 발걸음을 떼기도 한다. 두 발로 걷기는 인간에게 적합한 완성된 보행 양상이다. 영아의 초기 걸음은 성숙한 걸음처럼 자연스럽고 쉽게 조절되진 못한다. 사실 초기 걸음은 성숙한 걸음과 큰 차이를 보여 **아장아장 걷기(toddling)**라는 명칭도 있으며 이러한 초기 걸음을 걷는 시기의 아동과 관련된 명칭으로 'toddler(아장아장 걷는 아기)'라는 용어를 쓰기도 한

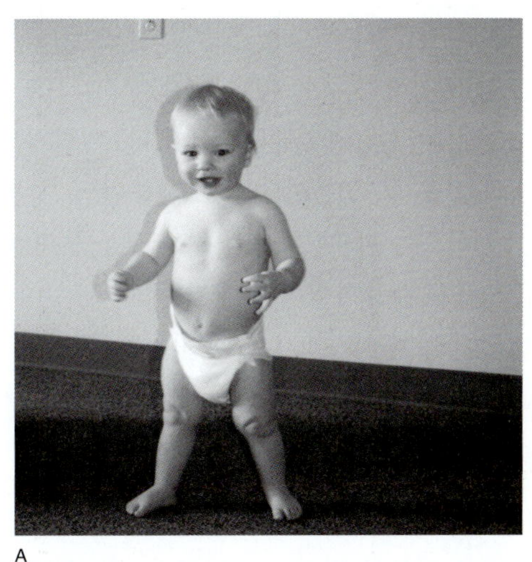
A

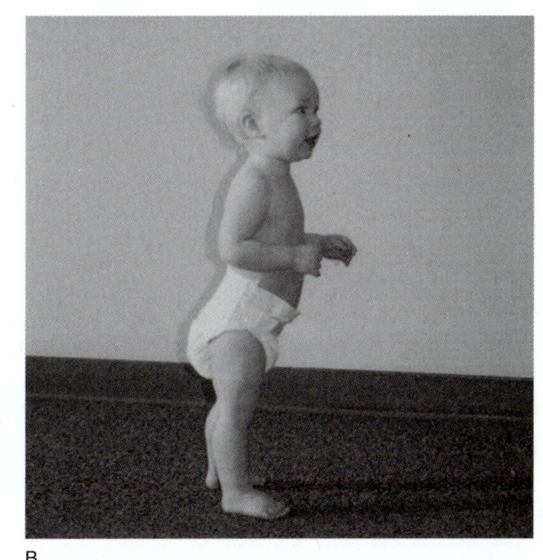
B

그림 10-20 정상적인 1세 아기의 서기 자세의 앞쪽, 옆쪽 측면

다. 아장아장 걷기에는 몇 가지 특징이 있다. 상지는 벌림 상태에서 몸의 앞쪽으로 나와 유지되는데 위팔의 이런 양상에는 몇 가지 이유가 있다. 이것은 영아가 넘어질 때 보호하기 위한 준비를 암시한다. 또한 자세 조절이 여전히 미성숙할 때 몸통을 똑바로 세워 유지하는, 몸을 폄(extension) 하려는 형태를 보인다. 하지는 척주앞굽음증을 동반한 폄(extension) 상태가 된다. 이 **척주앞굽음증(lordosis)**은 영아의 배를 내미는 행동과 관련되는데 이런 양상은 첫해 말기에 비교적 활발하지 않은 복부 근육조직과 관련이 있다. 다리는 지지면(base of support)에서 넓게 벌린다(abducted). 이것은 미성숙한 균형 반응을 위한 일반적 보상으로서 지지면을 넓힌다(그림 10-20).

영아의 초기 발걸음은 한쪽 발로 유지하기 위한 조절이 불충분하기 때문에 종종 박자가 조급하게 일어난다. 그러므로 이것은 대체로 영아의 한 다리가 떨어지면 다른 다리가 잡아주는 것과 같은 양상을 보인다(그림 10-21). 영아의 자세와 움직임 양상이 성인의 걸음과 비슷하게 닮아가기 위해서는 대체로 2년 정도의 숙련이 필요하다(Sutherland et al., 1980).

정상 성인은 자세 조절을 유지하는 데 일련의 전략을 사용한다. 이러한 전략에는 앞으로 또는 뒤로 이동하는 반응에서 발목 근육조직의 수축이 일어나는 발목 단계 전략(ankle strategy)을 포함한다. 이런 전략은 지지면이 흔들릴 때 무게중심을 유지하도록 도우며, 전형적인 자세 동요를 보일 때 발 위치를 안정시키는 것을 포함한다. 이런 발

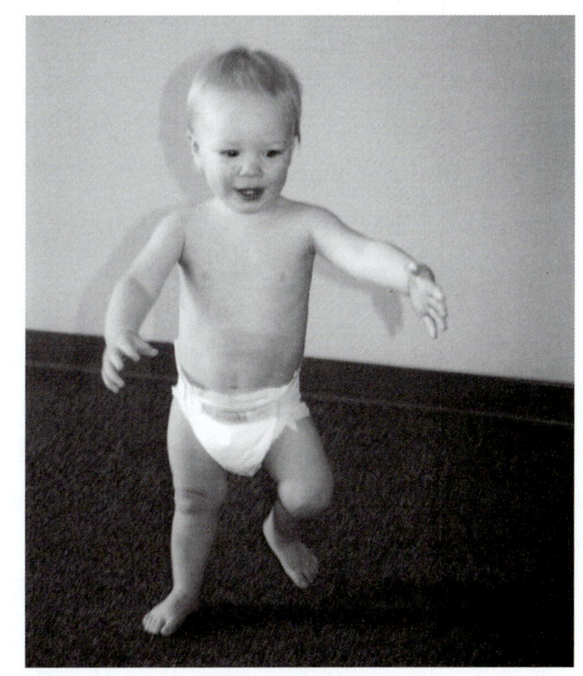
그림 10-21 1세 아기의 걷기

목 단계 전략은 이동이 거의 없고 서기 지지 표면이 견고할 때 사용된다. 두 번째 전략은 엉덩이 전략(hip strategy)인데 이것은 서기 지지면이 부드럽거나 발로 제공되는 지지면이 보다 작아질 때 사용된다. 엉덩이 전략은 또한 더 크고 빠른 이동에 사용된다. 보행 전략(stepping strategy)에 따라 인간은 걷게 되고 지지 기반을 회복한다. 이런 전략은 동요가 너무 커서 지지 기반을 만회할 수 없을 때 사용된다. 이들 세 가지 전략들은 하나의 구성단위로 함께 작

용하는 근육 그룹의 기능적 결합으로 정의되는 근육 협력 작용(muscle synergies)의 한 예이다(Shumway-Cook & Woollacott, 2012).

3~6개월의 걷기 경험 후 아장아장 걷는 아기에게서 엉덩이 전략이 나타남을 발견할 수 있다. 그렇지만 복부 근육 활성화는 7~10세가 될 때까지 성인보다 부족한 상태이다. 또한 아장아장 걷는 아기가 균형 회복을 위한 보행 전략을 성공적으로 사용할 수 있는 능력을 갖기 위해서는 그 이전 1~3개월 동안 걷기 경험을 필요로 한다는 것을 알 수 있다 (Roncesvalles et al., 2000).

미세 소근육 운동발달 Fine motor development

엄지손가락의 맞섬(대립, opposition) 증가와 손가락 끝(먼쪽, distal) 잡기 움직임은 영아기 과도기의 특징이다. 대략 10개월에 영아는 엄지손가락을 더 많이 맞서게 해서 집게손가락의 손바닥 표면에 접근할 수 있게 된다. 이것은 **비숙련된 집게 잡기(inferior pincer grasp)**로 알려져 있다. 먼쪽 부분을 통한 조절 움직임은 첫 번째로 집게손가락의 패드(pad)에서 일어난다. 엄지손가락과 집게손가락의 패드와 패드(pad-to-pad)의 맞섬은 손끝 잡기(pincer grasp)로 충분히 발달될 수 있다. 엄지손가락 끝과 집게손가락 끝 사이에서 이루어지는 잡기는 바늘처럼 가장 미세한 것을 잡는 분리되고 조절된 잡기이다. 이러한 **숙련된 집게 잡기(superior pincer grasp)**는 1세 정도에 나타난다(Duff, 1995).

이 발달 기간부터는 물체에 대한 관심이 증가하고 물체를 갖고 노는 행동이 많아진다. 잡고 있는 물체를 의도적으로 내려놓는 행동은 영아가 양손으로 정중선에서 물체를 들고 있다가 한손에서 다른 손으로 물체를 당길 때 처음으로 발생한다. 이것은 강제 또는 저항적 놓기이다. 거의 같은 시기에 영아는 책상 표면에 물체를 놓거나 부모의 옷이나 다른 사람의 옷을 잡기 위해 손 벌리는 것과 같은 다른 저항적 놓기 패턴을 시도한다.

내려놓기 발달의 다음 단계는 일반적으로 물체를 던지고 팔꿈치, 손목 및 손가락 폄의 결합을 통한 협동적, 탄도적 운동이다. 이 기술을 동반하는 새로운 발달 활동에는 음식과 장난감을 떨어뜨리는 것이 있다. 인지를 포함한 다른 영역의 발달을 통해 완성되는 조작 능력의 증가로 영아는 적응 기술들을 보여주기 시작한다. 적응 기술(adaptive skills)이라는 것은 영아가 자기 스스로를 돌보는 수행을 가능하게 하는 기술들로 여겨진다. 일반적으로 1살 정도의 영아는 옷을 벗기 시작하고, 종종 양말도 벗을 수 있다. 또한 옷을 입을 때 이를 돕기 위해 팔을 들고 있을 수 있다. 미세 소근육 운동기술에는 잡기-놓기 패턴이 있는데 초기 아동기에 걸쳐 지속적으로 개선된다.

구강 운동발달 Oral-motor development

10~12개월부터 영아는 고형 음식물 먹기가 숙련되고 손가락을 사용한 먹기가 발달한다. 위-아래 그리고 회전-대각선 움직임 요소들이 혼합됨으로써 씹기 형태는 더욱 성숙해진다. 이 시기에 영아는 유아용 컵을 이용해 독립적으로 마실 수 있다. 비록 12개월에 영아가 숟가락이나 포크를 사용하여 꽤 능숙하게 음식을 먹을 수 있다 할지라도 부모는 여전히 스스로 도구를 사용하여 먹으려고 하는 것에 주저하게 된다. 영아는 아직까지 음식을 숟가락으로 효율적으로 퍼낼 수 없으며, 숟가락에 이미 음식물이 있더라도 입으로 가져가는 게 반, 흘리는 게 반이다. 포크를 사용하는 것이 유아에게 더 쉬울 수 있는데 포크로 음식을 찌를 수 있기 때문이다. 그러나 부모들은 포크로 영아가 자신을 찌르지 않을까 걱정하게 된다. 그럼에도 이 기간 동안 영아는 자주 이런 활동들을 스스로 하는 것을 원한다.

인지와 언어발달 Cognitive and language development

과도기 기간에는 보통 첫 단어를 말하게 된다. 전형적으로 12개월의 영아는 "마마"나 "다다(빠빠)"를 사람들에게 적절하고 구체적으로 사용하고 하나 혹은 더 추가된 단어들을 사용할 것이다. 종종 이러한 초기 단어에는 애완동물이나 형제, 자매 혹은 다른 가족들의 이름이 포함된다. 이 단계는 전 단계에서 시작된 이차 순환반응의 조절된 인지 단계를 포함한다. 영아의 도구를 조작하는 능력은 계속해서 다듬어지고 세련되어진다. 그들은 이 기간에 플라스틱 통에 블록을 넣고 그것들을 다시 쏟아버리는 놀이를 하며 오랜 시간을 보낸다. 대상 영속성은 계속해서 보다 더 확실해진다. 영아는 판에 박힌 듯이 일상적으로 숨겨진 사물을 찾을 것이다. 그렇지만 그들은 여전히 속을 수 있다. 예를 들어, 만약 누군가가 아기가 쳐다보고 있는 동안 컵 아래에 장난감을 감추었다가 아기가 다른 곳을 보는 사이에 장난감을 꺼내 다른 곳으로 옮겼다. 이런 경우 아이들 대부분은 첫 번째 숨겨졌던 장소에서 계속해서 집중적으로 찾으려 할 것이다(Feldman, 1999).

개인-사회적 발달 Personal-social development

이 과도기 단계에서 애착 행동은 분명하게 발달된다. 아이의 정서적, 인지적, 육체적 성숙은 세상을 탐험할 수 있는 "안전한 기반"인 어머니를 통해서 가능하다(Sroufe, 1996). 10~12개월의 영아는 애착 행동의 세 가지 분류인 안정적인 애착상태, 회피상태, 불안정한 애착상태 중 한 가지에 속하게 된다. 안정적인 애착(securely attached)을 보이는 영아는 양육자(이 경우 엄마라고 할 수 있다)와 근접성을 유지하려고 시도할 것이고 엄마가 떠날 때는 부정적인 감정으로 반응할 것이다. 그러나 엄마가 다시 오면 영아는 즉시 엄마에게로 갈 것이다. 엄마와 함께 있을 때 영아는 다른 방을 탐색하기 위해 엄마를 떠나기도 할 것이다. 그러나 마치 엄마가 아직도 거기에 있는지 확인하려는 것처럼 일정한 간격을 두고 엄마에게로 다시 돌아가거나 뒤돌아 쳐다볼 것이다. 회피적인(avoidant) 영아는 엄마와 가까이 하려고 하지 않고 엄마가 다시 와도 무시하는 경향이 있다. 상반되는 감정(양가감정, ambivalent: 동일한 인물에 대하여 사랑과 미움처럼 상반된 감정이 동시에 존재하는 것)을 가진 영아 역시 엄마와 가까이 하려고 하고 엄마가 떠날 때 고통스러워한다. 그러나 엄마가 다시 돌아왔을 때 이러한 영아는 엄마에게 저항하거나 분노를 보일 것이다.

최근 추가된 애착의 종류로는 불안-혼돈(disorganized-disoriented) 애착이 있다. 이 범주의 영아는 종종 스스로에게 반박하는 모순된 행동을 보일 것이다. 이러한 영아는 최소의 안정적인 애착 상태를 보일 것이다(Feldman, 1999).

이 단계에서 영아는 또한 지난 몇 개월 동안 발달시켜 왔던 실질적인 **낯가림(stranger anxiety)**을 보일 것이다. 낯가림은 예측 가능하다는 점에서 모르는 사람에 대한 저항(stranger protest)과 구별된다. 영아는 병원 진찰실 같은 곳에서 부모와 함께 있는 동안에도 낯선 사람이 실제로 접근하기도 전에 그들에 대해 부정적인 반응을 보일 것이다.

발달의 다양성 VARIATIONS IN DEVELOPMENT

이 장에서는 생애 첫해에 나타나는 주요 행동 획득 순서에 대한 개요를 제시했다. 여기에는 몇 가지 기억해야 할 주요 사항이 있다. 발달이정표 획득 시기는 매우 다양하고 그 시기는 순서보다는 덜 중요하다는 것이다. 전통적으로, 발달단계 이정표의 획득을 사용해서 생후 첫해에 영아의 성과를 평가하려고 한다. 영아의 능력은 정상 순서와 비교되며, 정상적인 변동 범위 내에서 아이가 수행하는지에 따라 판단이 이루어진다. 발달이정표 획득의 정상 범위 내에 속하지 않으면 발달지연이라고 정의한다. **발달지연(developmental delay)**은 보고되는 것보다 실제로 진단 내려지는 경우가 훨씬 적다. 다시 말해, 발달지연에 대한 보고는 아동이 이정표를 획득하는데 느리다는 것만을 의미한다. 이는 지연의 특정 원인을 암시하지는 않는다. 예를 들어, 발달지연은 다운증후군과 같은 이미 알려진 상태로 인한 것일 수도 있고 또는 지연에 대한 특정 원인은 알려지지 않은 위험요인이 있는 조산아에서 확인될 수 있다.

발달지연은 전체적이거나 부분적일 수 있다. 전자의 경우는 다운증후군 아동처럼 발달의 모든 영역에서 지연을 보이는 것이다. 그에 비하여 부분적인 지연은 운동이나 언어발달처럼 단지 몇 개의 영역에 한정되어 지연을 보이는 것을 말한다. 결손된 영역을 찾는 것은 병인을 찾는데 도움이 될 수 있다. 그래서 만약 언어에 한정된 지연을 보이는 영아가 청력손상이 있다면 이것은 아마 피할 수 없는 원인이 될 것이다. 운동 영역 지연의 가장 큰 원인 중 하나는 뇌성마비 같은 문제일 수 있다. 뇌성마비(cerebral palsy)는 명확한 진단명은 아니다. 오히려 이것은 생애 초기에 일차적으로는 신경운동 계통과 이차적으로는 근골격 계통이나 다른 계통들과 명백한 충돌을 보이는 뇌손상으로부터 나타나는 임상적 결과라고 할 수 있다(Wilson-Howie, 1999).

발달지연은 **비정상 발달(abnormal development)**과 구별될 수 있다. 발달지연은 근본적으로 양적인 개념이다. 이것은 영아가 표준 이정표를 얼마나 많이 습득했는지와 관련된다. 반면에 비정상 발달은 양적인 면보다는 질적인 양상에 더 많이 관련된다. 예를 들어, 경미한 뇌졸중을 앓고 있는 영아는 이정표 습득 시기의 정상 범주 어느 부분에서 천천히 수행할지도 모른다. 그러나 움직임의 질적 양상이 부모에게 무엇인가 잘못되었다는 걱정을 하게 만들 것이다. 정신(mental)이나 정신과(psychiatric) 손상 진단을 받은 영아는 애착 행동에서 비정상적 특성을 보일지 모른다.

물론, 비정상 발달과 발달지연은 뇌성마비를 동반한 영아의 경우처럼 종종 공존하기도 한다. 이런 영아는 비정상적으로 보이는 자세와 움직임의 반복을 보일 것이고 이러한 형태의 한계로 인해 정상 발달이 제 시기에 일어나지 못할 것이다. 모든 발달 상태가 영아기에 바로 진단될 수 있는 것은 아니라는 점도 기억해야만 한다. 예를 들어, 뇌성마비 아동은 표준 범위 내에서 초기에는 정상 발달을 할지 모른다. 그러나 1세 이후에는 범위 밖으로 벗어나 뒤떨어지게 된다.

상황적 요인: 문화와 환경의 영향

Contextual factors: effects of culture and environment

광범위한 선천적인 구성요소와 함께 예측 가능한 순서를 갖는 운동발달은 상대적으로 "특별한" 것으로 생각할 수 있다. 이는 발달 결과에 부정적인 영향을 끼치지 않고 광범위한 범위에서 보호자의 관행이 용인될 수 있음을 의미한다(Eliot, 1999). 이는 유아가 첫해에 몇 주 또는 몇 달 동안 깁스를 하게 되거나 다른 종류의 제약을 받게 되는 경우에 중요한 요소가 된다. 그렇지 않으면 정상적으로 발달하는 어린이는 이러한 치료의 결과로 상당한 발달지연을 보이지 않아야 한다. 하지만 이러한 생각이 운동발달이 환경 경험에 의해 완전히 영향을 받지 않는다고 추론하는 것은 아니다. 문화 및 육아 관행에서의 상대적으로 작은 차이는 발달 이정표 획득 시기 및 순서에 작은 변화를 일으킬 수 있다. 문화 간 발달 연구에 따르면 육아 관행이 발달 패턴에 영향을 줄 수 있다는 것이 밝혀졌다(Cintas, 1988). 그러나 대부분의 경우 1세 정도에 걷게 되는 궁극적인 결과에는 큰 차이가 없다.

앞에서 설명한 바와 같이 "안전하게 자기(Safe to Sleep)" 프로그램은 국가 육아 관행의 제도적 변화에 대한 대표적인 사례이다. 이러한 변화는 패턴에 약간 영향을 미쳤지만 발달이정표 획득 결과에는 영향을 미치지 않았다(Davis et al., 1998). 이러한 육아 관행의 변화는 운동발달에 큰 영향을 미치지 않았지만 이 프로그램으로 인해 주목할 만한 부작용이 생겼다. 생후 처음 3개월 동안의 영아는 이전보다 바로 누운 자세로 훨씬 더 많은 시간을 보내게 되었는데, 이 때 영아의 자세가 주로 비대칭적이기 때문에 이로 인해, 발달 중인 근골격계는 특정한 위치에 힘을 받는다. 특히 개방 숫구멍(fontanelle)을 가진 머리뼈는 지지된 표면의 압력에 따라 모양이 바뀌기 쉽다. 유아가 머리를 한쪽이나 다른 쪽으로 돌리면 누운 자세로 있으면서 머리를 돌리는 목빗근은 비대칭적으로 긴장될 수 있다. 그 결과 자세적 쏠린머리증(positional plagiocephaly) 및 **기운목(torticollis)**을 진단받은 영아의 수가 증가했다(Cummings, 2011). **쏠린머리증(plagiocephaly)**은 이마쪽 영역에 반대쪽 머리뼈는 튀어나오고 다른 쪽은 편평할 때 사용되는 용어이다. 기운목은 목에 있는 목빗근의 선천적 손상으로 인한 근육의 단축 또는 과도한 수축으로 목의 돌림 및 가쪽굽힘 모두에서 운동범위가 제한된다. 기운목은 머리가 반대쪽으로 향하는 것을 제한하여 악순환을 만든다. 선천성 기운목의 발병이 점점 증가되어 물리치료를 받는 경우가 많아지고 있는데 이에 따라 치료에 도움이 되는 근거중심의 중재를 위한 임상실무 가이드라인이 발표되었다.

자세적 쏠린머리증을 위한 몇 가지 치료법이 존재한다. 예방은 가장 최적의 중재이며, 부모에게 하루에 최소 3번, 15분 동안 유아가 엎드려 눕도록("엎드리기 시간") 교육한다. 긴장된 목근육을 스트레칭하고 자세적인 대칭을 장려하기 위해 물리치료를 적용할 수 있다. 마지막으로, 성형 헬멧을 사용하여 머리뼈 모양을 잡을 수 있다. 연구에 따르면 부모 교육과 물리치료는 4개월 전에 수행하면 가장 효과적이며 헬멧은 5~6개월에 적용하면 가장 효과적이다(Cummings, 2011; Kluba, Kraut, Reinert, & Krimmel, 2011). 그림 10-22는 자세적 쏠린머리증에서 발생하는 두개골 변형을 보여준다.

또한 여기에서 논의된 모든 특이점들이 육아 관행으로 인해 운동발달이 악영향을 받는다는 것을 증명하지는 않는다. 제3세계 국가의 고아원과 같이 극도로 열악한 환경에서 자란 유아를 대상으로 한 연구에서는 이러한 환경이 운동발달에 심각한 영향을 줄 수 있다고 밝혀졌다. 이러한 아이의 발달 문제에 대한 원인은 다인성이며 영양 문제가 포함된다.

심리사회적 발달은 유아의 정서적 환경에 의해 결정적으로 영향을 받는다. 생후 첫해에 발달된 애착의 질은 나중에 영아가 맺는 인간관계 유형의 기초를 형성한다

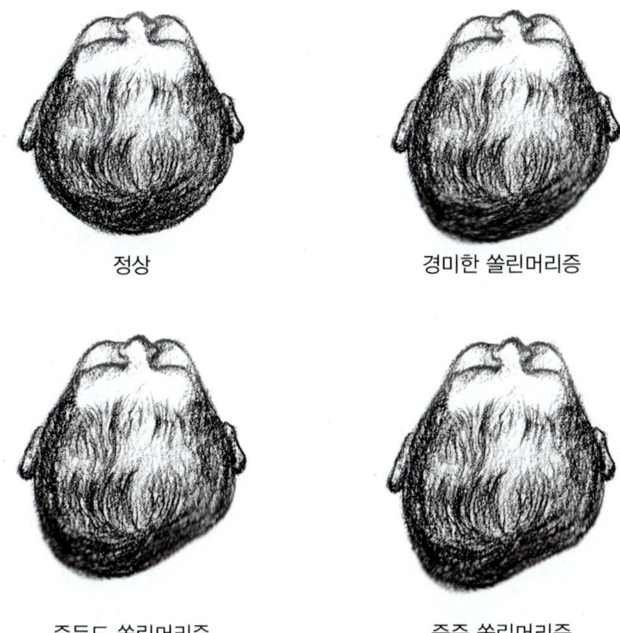

그림 10-22 자세적 쏠린머리증

(Feldman, 1999). 확실하게 사랑을 받는 영아는 감정을 조절하는 방법과 필요할 때 다른 사람에게 도움을 요청하는 방법을 배운다(Sroufe, 1996). Rodriguez와 Tucker(2011)는 아이 어머니의 부모에 대한 애착은 어머니가 자식을 학대할지 여부를 결정하는 요소라고 보고했다. 이들은 학대를 받은 어린이들이 학대하는 부모가 될 가능성이 높다는 생각은 지나치게 단순하다고 주장했다. 20세기 후반에 받아들여진 이 개념은 Bandura의 사회 학습 이론에 뿌리를 두고 있다. 그러나 최근에는 학대를 받았던 일부 어린이들이 커서 자식을 학대하는 부모가 되지 않는 이유에 대해 알아보려는 시도가 있었다. Rodriguez와 Tucker(2011)의 연구에 따르면 어머니가 다른 성인들과 긍정적인 애착 관계를 가지고 있다면, 학대할 위험이 높음에도 불구하고 애착 관계가 좋지 않은 어머니보다 학대의 악순환을 깰 가능성이 더 높았다. 뮤직(Music, 2009)은 아동 방치의 영향에 대한 문헌을 스펙트럼 전체에 걸쳐서 검토했다. 그는 반응성 애착 장애(reactive attachment disorder; RAD)에 관한 문헌을 인용했는데, 이는 반사회적 상황에서 완전히 사회적으로 무관심하고 제외된 아이들에게 적용되는 임상 진단법이다. 이 진단은 제도권에서 극도로 방치된 어린이에게 처음 적용되었다. 그러나 Music은 또한 극단적인 방치로 인한 영향을 검토한 결과 이러한 아이들은 공감능력이 부족하고 회피하려는 경향이 있다고 했다. 마지막으로, Music은 "경험적 기대(experience expectancy)"라는 신경 생물학적 전제를 적용하여 이 아이들에게 보여진 몇 가지 특성을 설명했다. 경험적 기대는 초기 영아기의 사회적 교류, 접촉 및 위안과 같은 입력을 신경계가 받아들일 준비가 되어 있음을 의미한다. 이러한 입력을 받지 못하면 사회적 행동이 영구적으로 변할 수 있다(Music, 2009).

앞서 논의한 운동발달과 심리사회 발달 사례를 통해 지지적 환경에 대한 필요성이 확인된다. 이것은 빈곤이 아동 발달에 미치는 영향에 대한 문제를 제기한다. 2007년 이후 국내 및 국제 경제난을 감안할 때 점점 더 많은 어린이들이 빈곤한 환경에서 자라고 있다. Isaacs(2011)는 아동 빈곤이 2007년 18%에서 2010년 22%로 증가했으며, 주(state)마다 큰 차이가 있다고 보고했다. 같은 기간 동안 빈곤 아동의 수는 2010년에 300만 명이 증가한 1,600만 명으로 늘어났다. Brooks-Gunn과 Duncan(1997)은 빈곤이 어린이들에게 미치는 영향에 대한 보고서를 요약했다. 이들은 천식과 같은 질병으로 인한 사망률과 유년기 질병의 위험 증가 외에도 빈곤이 인지 발달 및 학교 성취와 같은 요인들에 영향을 미친다고 보고했다. 저자는 빈곤의 영향이 초기 유아기에서 더 크고 단기적 빈곤보다는 장기적인 경우 더 크다고 보고했다. 빈곤층의 어린이들이 부유한 동료들보다 정서적 · 행동적 문제를 가지고 있을 가능성이 높지만 가족 소득이 낮으면 정서적 결과보다 인지 및 성취 관련 결과에 더 큰 부정적인 영향을 미치는 것으로 나타났다.

이 본문의 앞부분에서 언급했듯이, 발달하는 뇌는 빠른 시냅스 생성과 생애 첫 2년 동안 발생하는 광범위한 수초화로 인해 매우 가소성이 높다. 현재의 중재 표준은 문제가 조기에 발견될수록 가소성으로 인해 아이들이 가진 신경 자원을 최대화하기 때문에 중재에 긍정적인 효과를 줄 가능성이 크다는 사실에 기초한다. 최근의 연구는 초기 인지 강화에 노출 시 낮은 사회경제적 지위(socioeconomic status, SES) 가정 어린이들의 언어발달에 상당한 차이가 있음을 보여주었다(Cates et al., 2012). 조기 환경 강화가 아동이 생물학적 및 환경 문제를 극복하는 데 도움이 될 수 있다는 전제는 장애인교육법, Part C, 조기 중재의 기초가 된다. 이 활동은 21장에서 광범위하게 논의할 것이다.

영아기라는 초석
THE FOUNDATION OF INFANCY

1장과 2장에서 건강관리 발달 모델을 포함하여 ICF와 생애주기 이론에 대한 광범위한 논의를 했었다. 생애 과정 모델에 대한 미국 보건복지부 개념서에서는 초기 경험이 나중에 건강에 영향을 미친다는 개념을 핵심 원리로 삼는다. 또한 이 모델은 중요하거나 민감한 시기와 건강에 대한 환경의 중요성에 대해 설명한다(USHHS, 2010). 생후 첫해는 추후 건강을 위한 중요한 기초가 된다.

조기 중재를 제공하는 치료사 및 발달전문가는 생후 1년의 중요성을 항상 기억해야 한다. 궁극적으로 조기 중재의 목표는 이 중요한 시기에 긍정적인 발전을 촉진시키는 것이다. ICF에서 정의한 "건강"의 결과는 삶에 온전히 참여하는 것이다(WHO, 2001). 첫해에 영아의 경우, 참여는 일반적으로 가족이라는 배경에서 나타난다. 따라서 조기 중재의 모범 사례는 종종 가정을 기반으로 한다. 치료사와 다른 전문가들은 정상적인 발달결과를 촉진하기 위해 정상적인 발달뿐만 아니라 위험 및 보호요소에 대해서도 잘 알고 있어야 한다. 첫해 동안 영아는 보행과 손의 사용을 숙달하기 위한 기초적인 환경을 갖게 되는 이동성 및 조절을 스스로 하게 된다. 보행과 손의 사용은 환경의 탐구에 필수적이며 인지 발달을 촉진시킨다. 사회적 존재인 영아는 애착을 느끼고 보호자로부터 보살핌을 받아야 한다. 유아의 환경 조절은 1세 말기까지 언어의 한 형태인 기호 사용으로 확장되기 시작한다. 조기 중재 전문가의 과제는 빈곤, 안정적인 생활 제공 부족, 부모의 약물남용 및 기타 요인과 같은 환경적 · 상황적 문제로 인해 종종 어려움을 겪는다. 정상적인 발달을 촉진하는 방법에 대한 부모의 교육을 통해 영아는 생물학적 · 환경적 위험요소를 극복하고 생애 첫해의 정상적인 발달 수행을 완성하여 미래의 생애 과정 발달을 위한 틀을 제공하는 것을 목표로 한다.

요약

행동의 견지에서 볼 때 생의 첫해는 발달 변화의 급진성 면에서 태아 단계에 결코 뒤지지 않고 인간 수명 전체에서 가장 역동적인 변화 시기이다. 대근육 발달 면에서 머리를 조절하는 것이 먼저 가능해져야 독립적으로 걸을 수 있는 것처럼, 매우 단순하게 영아는 무엇인가를 위해 외부 지지에 비교적 의존적이었던 것으로부터 진보하게 된다. 미세 소근육 발달 면에서, 이들은 비기능적인 초기 잡기에서 아주 작은 물체들을 집어 올릴 수 있을 정도로 진보하게 된다. 구강 운동발달 면에서도 첫해는 특징적인 발달을 하게 된다. 우유병이나 모유를 통해 모든 영양을 액체 형태로 섭취했던 것에서부터 컵을 사용하여 마시게 되고 작은 고형물을 손가락으로 먹을 수 있는 것을 포함해 약간은 조절되고 성숙해진 식이가 가능하게 된다.

의사소통과 언어기술의 진보는 첫해 동안 본능적이고 확장된 울음으로 제한적이었던 것에서부터, 부모의 이름과 동일시하는 하나 혹은 그 이상의 단순한 단어들을 말할 수 있게 된다. 마지막으로 영아는 유아가 되면서 개인-사회적 발달면에서 한 명 또는 그 이상의 일차적인 보호자들에 대한 애착을 키우기 시작하고, 사회적 관계에 적극적으로 참여하게 된다. 상대적으로 의존적이었던 신생아에서부터 호기심 많고 다양한 기술과 능력을 능동적으로 발휘하는 유아로 영아가 성장해 나가는 것을 지켜본다는 것은 전문가나 영아의 부모 및 가족의 인생에서 가장 흥미로운 일 중 하나이다.

사례 1

메건과 에이미

쉴라(Sheila)와 테리(Terri)는 친한 친구 사이였고 둘 다 임신 6주차였다. 이들은 함께 임신했다는 사실에 매우 기뻐했고 아기들이 자라서 좋은 친구가 될 것이라고 믿었다. 실라와 테리 둘 다 여자 아기를 낳았다. 먼저 태어난 실라의 아기 메건은 처음부터 착한 아기였다. 메건은 2개월에 밤 내내 깨지 않고 잤고, 4개월에 구르기(뒤집기)와 앉기를 시작했고, 6개월에는 잘 일어나 앉았으며 머지않아 그녀는 반 정도 손과 무릎 자세(네발기기 자세)를 취하기 시작했다. 8개월에 양손과 무릎을 사용한 네발기기를 했고 10개월에 걸었다. 매건은 1세에 4단어를 말했고 매우 사회적인 아이였다.

반면에 테리의 어린 딸 에이미는 매우 까다로운 아이였다. 그녀의 모든 것은 불규칙적이었고 까다로운 기질을 가졌다. 첫 2개월에 에이미는 밤새 울어서 테리와 남편은 에이미를 새벽까지 달래야 했고 가족 모두 잠을 잘 수 없었다. 에이미는 배가 닿는 것을 싫어했고, 좋아하는 유일한 자세는 아기용 그네에 있을 때여서 초기 몇 달은 거기에서 대부분의 시간을 보냈다. 6개월에 에이미는 구르기를 하였다. 그러나 엎드린 자세에서 바로 누운 자세로 구르기를 하지는 않았다. 그녀는 가까스로 받치고 앉았고 8개월에 앉아서 잠시 장난감을 가지고 놀 수 있었다. 그러나 그녀가 오랫동안 관심을 갖는 것은 아무것도 없었다. 에이미는 1세가 다 되도록 잡아당겨 일어서기(pulling-to-standing)를 시작하지 않았다. 그녀는 1세에 오로지 "마마(Ma-ma)"와 "다다(Da-da)"만 말했다.

쉴라와 테리는 그들의 배우자들과 함께 저녁식사를 했다. 집으로 돌아온 후 테리의 남편은 에이미의 발달이 느린 것이 걱정된다고 말했고, 왜 에이미가 아직까지 걷지 못하는지 의아해했다. 테리는 자신이 엄마로서 실패한 것 같이 느껴져서 울음을 터트렸다.

이런 사례 연구는 영아에게서 나타나는 개개인의 다양성을 보여준다. 메건은 순한 기질을 가진 영아이고 빠른 속도로 발달할 것이다. 반면 에이미는 까다로운 기질을 가졌고 까다로운 아이일 것이다. 에이미는 새로운 경험에 덜 개방적이고 양육자의 보살핌이 더 많이 요구될 것이다. 그러나 양쪽 아동 모두 정상적으로 발달하였다. 즉 테리와 그녀의 남편이 에이미의 독특함을 인정하고, 시간이 지나면 메건과 큰 차이가 나지 않을 것이라는 사실을 분명히 했다는 점이 사례에서 중요했다.

도움이 되는 질문

생각해 볼 몇 가지 질문들:

1. 발달에 대한 원리(axiom)에서 "발달은 다양한 형태를 가지지만 결과의 예측이 가능하다"라고 한다. 이 원리를 이 두 아이의 경우에 적용해 보라.
2. 에이미는 엎드려 누운 자세를 좋아하지 않았다. 엎드린 자세를 취하지 않고 그 자세에서 항중력 조절이 발생하지 않는 경우 발생할 수 있는 발달이정표와 엎드린 자세를 극단적으로 피한다면 어떠한 잠재적인 구조적 문제가 발생할 수 있는가?
3. 에이미가 돌아다니기 및 걷기와 같은 올바른 운동기술을 발달시키기 위해 사용할 수 있는 환경적 어포던스에는 무엇이 있는가?

사례 2

마누엘

줄리와 팀은 자녀를 가질 수 없었다. 그들은 남미 국가의 고아원에서 아이를 입양할 수 있도록 승인받았다는 사실에 매우 기뻤다. 그들은 돈을 모아서 새로운 아들인 마누엘을 데리러 갔다. 마누엘에게는 별다른 병력이 없다. 마누엘을 입양했을 때 약 10개월이 되었다.

마누엘을 미국으로 데려 왔을 때 마누엘은 매우 조용한 아기였다. 그는 조용하고 거의 울지 않았다. 마누엘은 간신히 앉았다. 팔을 당겨서 앉을 때 머리가 뒤로 젖혀졌다. 마누엘은 젖병 외에는 아무것도 먹지 않으려고 했다. 그는 때때로 옹알이를 했지만 거의

사례 2 (계속)

감정이 없어 보였다. 그는 누가 안고 있던지 짜증내지 않았다. 마누엘은 장난감에 손을 뻗어 잠깐 동안 살펴본 후에 장난감을 떨어뜨린다.

줄리와 팀은 매우 걱정하였다. 그들은 이미 어린 마누엘을 사랑하기는 했지만 그들이 입양한 아기는 정상이었고 어떤 종류의 신경학적 문제들도 가지고 있지 않을 것이라 믿어 의심치 않았기 때문이다. 소아과 의사가 MRI(자기공명영상)를 찍어보았고, 검사결과 뇌손상은 없었다. 줄리와 팀은 진찰 후 조기 중재를 요청했다. 조기 중재팀은 줄리와 팀을 방문했고 뚜렷한 지연이 있다는 결론을 내렸다. 그렇지만 마누엘의 의학적 이력을 알 수 없는 상태에서 발달지연을 결정하는 것은 어려웠다. 조기 중재팀은 줄리와 팀에게 마누엘을 위한 환경적 지지를 풍부하게 제공해주라고 독려하였다. 그들은 뇌의 가소성에 대하여 설명하고 마누엘이 그들의 활동 제안에 반응할 수 있을 거라고 알려주었다. 18개월이 된 마누엘은 다른 아이처럼 보였다. 그는 줄리와 팀에게 확실히 애착을 보였고 4~6개의 단어를 말하였다. 그는 잘 걸었고 덩어리로 된 고형의 음식들을 먹었다. 그들은 여전히 마누엘의 언어발달을 위해 애쓰고 있지만, 마누엘의 개선에 감격스러워했고 발달의 환경적 효과를 직접 경험할 수 있었다.

도움이 되는 질문

생각해 볼 몇 가지 질문들:

1. 이 장에서 논의한 발달 순서를 복습해 본다. 마누엘의 부모님에 따르면 마누엘은 입양 당시 10개월이었다. 모든 발달 영역에서 10개월 된 아이는 어떤 것을 해야 하는가?
2. 마누엘이 18개월이 되었을 때 왜 다른 아이처럼 보였는지 설명해 본다. 어떠한 환경적 요소가 마누엘의 행동 변화에 영향을 끼쳤는가? 이것을 신경 가소성과 연관시켜서 설명하라.
3. 이 경우 왜 조기 중재가 중요한 역할을 했는가? 조기 중재 수준에 따라 조기 중재팀이 마누엘에게 권장한 활동을 설명하라.

부모와 아기와의 유대에 대해 말하다

SUSAN LYNCH 의학박사, 신생아 전문의
웨스트버지니아 대학 신생아 추적조사 클리닉 책임자

당신이 소아과 레지던트라면, 당신은 당신의 업무를 질병과 급성기 관리라는 용어로 생각할 것이다. 당신의 관심은 어떻게 질병을 찾아내고 아이의 병을 치료할지에 있을 것이다. 당신은 귀 감염을 어떻게 찾아내고 그 감염을 치료하기 위해 적절한 항생제를 어떻게 선택하는지를 배울 것이다. 나와 같은 신생아 전문의들은 우리가 방대한 과학을 배워야 하는 책임과 이 지식을 일상에서 미숙아와 아픈 영아를 치료하는데 적용시켜야 하는 때로는 부담스러운 과제에 직면하게 되는 전문의 과정을 거친다. 다시 말해, 우리의 초점은 질병에 있다. 당신은 긴급하고 응급한 결정을 내리는 법을 배운다. 아기를 잘 치료할 수 있도록 최선을 다하기 위해 엄청난 노력을 기울일 것이다. 다시 한 번 말하지만 당신은 일차적으로 건강하고 아픈 아이의 연속성에 집중한다.

해가 거듭될수록 나는 더 많은 관점을 발전시켰다. 아픈 아이들을 돌보는 것은 벅차지만 보람 있는 일이라는데 진정한 의미가 있으며 여러 가족에게 그 뜻이 전해진다는 것을 깨달았다. 매년 나는 부모와의 유대 관계와 엄마, 아빠가 자신들은 돌보지 않고 오로지 아이들만을 돌보는 사랑을 보며 놀라움을 금치 못했다. 나는 이러한 부모의 능력이 때로는 부모 자신을 놀라게 할 것이라고 믿고 있다.

종종 부모들과 가슴 아픈 대화를 나눈 후, 자신이 여기에 어떠한 도움이 되었지 조용히 돌이켜 생각해본다. 예를 들어, 엄마가 매

부모와 아기와의 유대에 대해 말하다 (계속)

일 병든 아이의 곁에 앉아서 돌보다가 침대 구석에서 잠시 휴식을 취하는 광경을 본다는 것은 나에게는 흔한 일이다. 최근에 나는 한 아이 아버지에게 아이의 상태에 대한 나쁜 소식을 전해야 했고 "우리는 아내의 병으로 인해 앞으로 자녀를 가질 수 없다는 말을 들었습니다. 우리 아들은 하나님의 선물이며 우리는 그가 그런 선물을 빼앗지 않을 것이라는 것을 알고 있습니다. 우리는 그가 괜찮을 것이라는 것을 알고 있습니다."라고 대답했다.

우리는 애착과 유대감에 대하여 읽고 공부할 수 있다. 그러나 내가 말한 이런 경험을 하지 않는 이상 부모와 아이 사이의 힘의 가치를 알 수 없을 것이다. 각 가정마다 서로 다른 가치관과 전통을 가지고 아이를 기쁘게 맞이하고 키운다. 그럼으로써 새로운 관계와 유대감을 만들어 간다. 사랑과 헌신의 관점에서 그 유대의 힘은 나를 놀라게 하고 영감을 주는 것 이상의 의미를 가진다.

REFERENCES

Acredolo, L. P., Goodwyn, S. W., Horobin, K. D., & Emmons, Y. D. (1999). The signs and sounds of early language development. In L. Balter & C. Tamis-LeMonda (Eds.), *Child psychology: A handbook of contemporary issues* (pp. 116–139). Philadelphia: Psychology Press.

Brooks-Gunn, J., & Duncan, G. (1997). The effects of poverty on children. *The future of children: Children and poverty, 7*(2), 55–71.

Cates, C. B., Dreyer, B. P., Berkule, S. B., White, L. J., Arevalo, J. A., Mendelsohn, A. L. (2012). Infant communication and subsequent language development in children from low-income families: The role of early cognitive stimulation. *Journal of Developmental and Behavioral Pediatrics, 33*(7), 577–585.

Chang, E. F., & Merzenich, M. M. (2003). Environmental noise retards auditory cortical development. *Science, 300*(5618), 498–502.

Chess, S., & Thomas, A. (1996) *Temperament: Theory and practice(basic principles into practice).* New York: Brunner/Mazel.

Choukair, M. (2000). Blood chemistry/body fluids. In G. K. Siebert R. Iannone (Eds.), *Harriet Lane handbook* (pp. 119–180). St. Louis: Mosby.

Cintas, H. M. (1988). Cross-cultural variation in infant motor development. *Physical & Occupational Therapy in Pediatrics, 8,* 1–20.

Cole, W. J., Chan, G. L., Vereijken, B., & Adolph, K. (2013). Perceiving affordances for different motor skills. *Experimental Brain Research, 225,* 309–319.

Cummings, C. (2011). Positional plagiocephaly. *Paediatrics & Child Health, 16*(8), 493–496.

Davis, B. E., Moon, R. Y., Sachs, H. C., & Ottolini, M. C. (1998) Effects of sleep position on infant motor development. *Pediatrics, 102*(5), 1135–1140.

DeVries, M. W. (1999). Babies, brains and culture: Optimizing neu-rodevelopment on the savanna. *Acta Paediatrica Supplement, 88*(429), 43–48.

Dewey, C., Fleming, P., & Golding, J. (1998). Does the supine sleeping position have any adverse effects on the child? II. Development in the first 18 months. ALSPAC study team. *Pediatrics, 101* (1), E5.

Donahue, S. M., Kleinman, K. P., Gillman, M. W., & Oken, E. (2010) Trends in birthweight and gestation length among sin-gleton term births in the United States: 1990–2005. *Journal of Obstetrics & Gynecology, 11s*(2p1), 357–364.

Duff, S. V. (1995). Prehension. In D. Cech & T. Martin (Eds.), *Functional movement across the lifespan* (pp. 313–353). Philadelphia: W. B. Saunders.

Eliot, L. (1999). *What's going on in there? How the brain and mind develop in the first five years of life.* New York: Bantam Books.

Feldman, R. S. (Ed). (1999). *Child development: A topical approach.* Upper Saddle River, NJ: Prentice Hall.

Field, T. (1990). *Infancy.* Cambridge, MA: Harvard University Press.

Gibson, E. J., & Walk, R. D. (1960). The "visual cliff." *Scientific American, 202,* 64–71.

Henderson, A., & Pehoski, C. (Eds.) . (2006). *Hand function in the child: Foundation for remediation* (2nd ed.). St. Louis: Mosby.

Isaacs, J. (2011). *The recession's ongoing impact on America's chil-dren.* Retrieved from http://www.brookings.edu/research /papers/2011/12/20-children-wellbeing-isaacs

Johnston, M. V., Nishimura, A., Harum, K., Pekar, J., & Blue, M. E. (2001). Sculpting the developing brain. *Advances in Pediatrics, 48,* 1–38.

Kaplan, S. L., Coulter, C., & Fetters, L. (2013) Physical therapy management of congenital muscular torticollis: An evidence-based clinical practice guideline (from the Section on Pediatrics of the American Physical Therapy Association). *Pediatric Physical Therapy, 25*(4), 384–394.

Kedesdy, J. H., & Budd, K. S. (1998). Assessment of environmental factors in feeding. In *Childhood feeding disorders* (pp. 79–114). Baltimore: Brooks.

Kluba, S., Kraut, W., Reinert, S., & Krimmel, M. (2011). What is the optimal time to start helmet therapy in positional plagio-cephaly? *Plastic and Reconstructive Surgery, 128*(2), 492–498.

Koontz- Lowman, D., & Lane, S. J. (1999). Children with feed-ing and nutritional problems. In S. Porr & E. B. Rainville (Eds.), *Pediatric ther-apy: A systems approach* (pp. 379–423). Philadelphia: F. A. Davis.

Lamb, M. E., & Campos, J. J. (1982). *Development in infancy.* New York: Mosby.

Long, T., & Toscano, T. (2002). *Handbook of pediatric physical ther-apy* (2nd ed.). Philadelphia: Lippincott, Williams & Wilkins.

Masi, W. S., & Scott, K. G. (1983). Preterm and full-term infants' vi-sual responses to mothers' and strangers' faces. In T. Field and A. Sostek (Eds.), *Infants born at risk: Physiological, perceptual and cognitive processes* (pp. 173–179). New York: Grune & Stratton.

McCluskey, K. A. (1981). The infant as organizer: Future direc-tions in perceptual development. In K. Bloom (Ed.), *Prospective issues in infancy research* (pp. 119–136). Hilldale, NJ: Lawrence Erlbaum Associates.

Music, G. (2009). Neglecting neglect: Some thoughts about children who have lacked good input, and are "undrawn" and "unen-joyed." *Journal of Child Psychotherapy, 35*(2), 142–156.

Payne, V. G., & Isaacs, L. D. (2012) *Human motor development: lifespan approach.* New York: McGraw-Hill.

Resiman, J. E. (1987) . Touch, motion and proprioception. In P. Salapa-tek and L. Cohen (Eds.), *Handbook of infant perception: From sensation to perception* (vol. I; pp. 265–303). Orlando, FL: Academic Press.

Robson, P. (1984). Prewalking locomotor movements and their use in predicting standing and walking. *Child Care, Health and Develop-ment, 10,* 317–330.

Rodriguez, C. M., & Tucker, M. (2011) Behind the cycle of vio-lence, beyond abuse history: A brief report on the association of pa-rental attachment to physical child abuse potential. *Violence and Victims, 26*(2), 246–256.

Roncesvalles, M. N. C., Woollacott, M. H., & Jensen, J. L. (2000). The development of compensatory stepping skills in children. *Journal of Motor Behavior, 32,* 110–111.

Scarr, S. (1992). Developmental theories for the 1990s: Development and individual differences. *Child Development, 63*(1), 1–19.

Schulman, L. (2010). Baby's first year: Developmental mile-stones, what's happening, month-by-month. Retrieved from http://www.ivillage.com/babys-first-year-developmental -milestones/6-a-127191?p=2

Shonkoff, J. P., & Phillips, D. P. (2000) . *From neurons to neighbor-hoods: The science of early childhood development.* Washington, DC: National Academy Press.

Sameroff, A. J., & Cavanagh, P. J. (1979). Learning in infancy: A de-velopmental perspective. In J. Osofsky (Ed.), *Handbook of infant development* (pp. 344–392). New York: John Wiley & Sons.

Shumway-Cook, A., & Woollacott, M. (2012). Motor control issues and theories. In *Motor control: Translating research into clinical practice* (4th ed., pp. 1–20). Baltimore: Lippincott, Williams and Wilkins.

Sroufe, L. A. (1996). *Emotional development: The organization of emo-tional life in the early years.* New York: Cambridge University Press.

Sutherland, D. H., Olshen, R., Cooper, L., & Woo, S. (1980). The de-velopment of mature gait. *Journal of Bone & Joint Surgery, 62A,* 336–353.

Teicher, M. H., Andersen, S. L., Polcari, A., Anderson, C. M., Navalta, C. P., & Kim, D. M. (2003). The neurobiological consequences of early stress and childhood mal-treatment. *Neuroscience and Biobe-havioral Reviews, 27*(1–2), 33–44.

Teller, D., & Bornstein, M. (1987) . Infant color vision and color per-ception. In P. Salapatek & L. Cohen (Eds.), *Handbook of infant perception: From sensation to perception* (vol. I; pp. 185–236). Orlando, FL: Academic Press.

Thelen, E., & Fisher, D. M. (1982). Newborn stepping: An expla-nation for a "disappearing reflex." *Developmental Psychology, 18,* 760–785.

U.S. Department of Health & Human Services Health Resources and Services Administration Maternal and Child Health Bureau (USH-HS). (2010). Rethinking MCH: The life course model as an organiz-ing framework. Bureau of Maternal & Child Health. Retrieved from http://mchb.hrsa.gov/lifecourse /rethinkingmchlifecourse.pdf

VanSant, A. (1995). Development of posture. In D. Cech & T. Martin (Eds.), *Functional movement development across the lifes-pan* (pp. 275–294). Philadelphia: W. B. Saunders.

Wilson-Howie, J. M. (1999). Cerebral palsy. In S. Campbell (Ed.), *De-cision making in pediatric neurologic physical therapy* (pp. 23–83). New York: Churchill Livingstone.

Woollacott, M., Burtner, P., Jensen, J., Jasiewics, J., et al. (1998). Devel-opment of postural responses during standing in healthy children and in children with spastic diplegia. *Neuroscience and Biobehavior-al Reviews, 22,* 583–589.

World Health Organization (WHO). (2001). *ICF: International classi-fication of functioning, disability and health.* World Health Orga-nization. Retrieved March 10, 2014 from http://www.who.int/classifications/icf/en/

CHAPTER 11

영아기 동안의 가족 및 장애 문제

Family and Disability Issues through Infancy

학습목표

이 장을 끝낸 후 독자는 다음을 할 수 있어야 한다.

- 상태의 심각성, 가시성 및 예후가 영아 이후 생애 발달에 어떤 영향을 미칠 수 있는지 설명한다.
- 빈곤이 가정과 영아의 건강문제에 대응하는 가족의 능력에 끼치는 영향에 대해 토론한다.
- 신생아를 고위험에 처하게 만드는 것과 고위험 영아에게 권장되는 후속 치료 및 권장에 대해 정의한다.
- 장기간의 불확실성이 부모의 기능에 미치는 잠재적 영향을 설명한다.
- 아픈 아이를 형제로 둔 경우 발생할 수 있는 영향을 열거한다.
- 가족 중심 관리와 소아의 트라우마에 대한 이해에 기반한 치료(trauma informed pediatric care)를 비교 및 대조한다.
- 전문가가 윤리적 의사결정을 하기 위한 기본 원칙과 그 원칙을 심각한 만성질환을 가진 영아 치료에 적용하는 것에 대해 설명한다.

주요 용어

가족 중심 관리 family-centered care

고위험 영아 high-risk infants

입얼굴갈림증 orofacial clefts

기술 의존 아동 technology-dependent children

뇌성마비 cerebral palsy

만성적 슬픔 chronic sorrow

만성질환 chronic disease

선천성 감염 congenital infections

선천적 결손 birth defects

성장장애 failure to thrive

소아의 트라우마에 대한 이해에 기반한 치료 trauma-informed pediatric care

신경관 결손 neural tube defects

심실사이막 결손 ventricular septal defect

연관 associations

영아 사망률 infant mortality rate

낙인 stigma

완화 치료 palliative care

의료윤리 health care ethics

의원성 건강문제 iatrogenic health problems

장애인교육법의 C 부분 Part C of the Individuals with Disabilities Education Act

조기 중재 early intervention

증후군 syndromes

질병 이론의 불확실성 uncertainty in illness theory

특수 의료서비스가 필요한 아동 children with special health care needs

포스터에 나오는 아동 poster child

사례 1

잭슨

잭슨은 임신 36주에 척수수막탈출증(myelomeningocele)과 뇌수종을 가지고 태어났다. 그의 병변의 수준은 L1이다. 그는 이제 8개월(보정 연령으로는 7개월)이며 물리치료와 작업치료 서비스를 받을 수 있는 3가지의 주정부 출생 프로그램에 참여했다. 잭슨은 할머니와 함께 살며 보살핌을 받는다. 잭슨의 어머니는 15세이며 고등학교를 마치기 위해 노력하고 있다. 잭슨의 아버지(역시 15세)는 종종 잭슨을 보러오지만 방문하는 동안 매우 부담스럽고 괴로워 보였다. 잭슨의 어머니는 조기 중재 치료사가 집에 있을 때 보통 학교에 있기 때문에 "치료"에 참여하지 않고 아들의 상태를 이해하지 못하는 것 같았다. 잭슨의 할머니는 딸과 손자와의 애착 관계에 대해 걱정이 되었고 딸이 아이를 돌보는데 더 적극적으로 참여하기를 원했다.

잭슨은 의식이 명료하고, 사교적이며 주변의 모든 소리와 사람들에 관심이 있었다. 그는 까꿍놀이를 좋아하고 등을 대고 누워서 노는 것을 즐겼다. 그는 자신의 이름을 알고 옹알이를 하기 시작했다. 잭슨의 할머니는 그를 순하고 행복한 아기라고 했다. 그는 잘 먹고, 병으로 물을 마시고, 숟가락으로 퓌레 형태의 음식을 가지고 먹을 수 있다. 그는 아침 식사용 시리얼과 다른 부드러운 음식을 손가락으로 먹기 시작했다.

잭슨은 등을 대고 노는 것을 선호하며, 바로 누운 자세에서 엎드려 누운 자세로 돌아눕지만 그 반대는 하지 못했다. 그는 독립적으로 앉아 있지 못하지만 등을 받혀주는 다양한 아기 의자에는 즐겁게 잘 앉아 있다. 그는 더 이상 앉은 자세에서 당길 때 머리가 뒤로 젖혀지지는 않지만, 지지 없이는 앉은 자세를 취할 수 없었다.

잭슨은 플라스틱 치발기를 향해 팔을 뻗어서 잡을 것이다. 그는 장난감을 떨어뜨리는 법을 배웠고, 그렇게 하면서 웃지만 스스로 그 장난감을 되찾을 수는 없다. 장난감을 잃어버리면 큰 소리로 울었다. 대부분의 경우 어머니와 할머니는 아이의 기분이 좋도록 장난감을 아이 곁에 걸어두었다. 잭슨은 멀리 있는 물체를 보기 위해 눈을 조절할 수 있으며 사람들과 애완동물이 방을 돌아다닐 때 눈으로 쫓아갈 수 있다. 그는 텔레비전을 좋아하고 성인 대상의 TV쇼(할머니가 보는 드라마)도 조용히 볼 것이다.

서론 INTRODUCTION

대부분의 경우 아기의 탄생에 대해 매우 기대한다. 아기가 태어나기 오래 전에 많은 부모들은 자녀와 자녀의 미래를 위한 정교한 계획을 세운다. 아이가 정상적으로 발달하고 가족으로부터 많은 환경 지원을 받더라도 아이를 한 가족에 포함하는 것은 인생을 바꾸는 사건이다. 이 교재의 대부분은 정상적인 생애 과정 발달에 중점을 두지만, 상당수의 사람들은 적어도 사는 동안 일정 부분 일반적이지 않은 어려움에 직면한다. 이런 이유로 우리는 이 교재에서 종종 다른 발달 과정을 다룰 것이다. 이 장에서 중점이 되는 발달 과정의 어려움은 질병, 손상 및 아동장애이다. 이 장에서 발달경로는 주로 부모의 관점에서 논의할 것이다.

출생과 출산이 예상대로 진행되는 경우에도 육아 자신감과 능력 개발을 촉진하기 위해 추가 지원이 필요할 수 있다(Fowler et al., 2012). 이상적인 아동에 대한 부모의 환상은 부모로서 자신에 대한 기대와 자녀를 돌보는 데 필요한 요구사항에 영향을 끼친다(Hugger, 2009). 자신의 이상에 부합하지 않는 아기와 마주했을 때 부모는 격렬한 정서적 스트레스를 받는다(Abery, 2006; Bingham, Correa, & Huber, 2012; Glidden, Billings, & Jobe, 2006; Hugger, 2009). 일부 가족의 경우 아이가 태어나기 전에 장애 진단을 받는다. 척수뼈갈림증 및 다운증후군과 같은 선천성 장애는 종종 아이가 태어나기 전에 의료기술을 통해 진단될 수 있다. Glidden, Billings와 Jobe(2006)는 부모가 출생 전 아동의 장애를 알고 있었을 때 더 효과적으로 대처한다고 밝혔다.

아기가 너무 일찍 태어날 때 가족은 즉각적인 필요뿐만 아니라 앞으로 변화될 생애 과정에도 적응해야 한다. Maroney (n.d.)는 "조산아의 탄생은 엄청난 경험에 직면하지 않는 한 거의 알지 못하는 여정이다. 출산의 기쁨은 종종 두려움, 죄책감, 외로움, 분노와 관련이 있다. 연약한 영아는 당신의 모든 신념 체계의 모든 부분에서 대립하고 당신 삶의 모든 측면에 어려움을 준다". 조산아 또는 의학적 문제를 가지고 태어난 아이는 출생 후 장기간 입원할 수 있다. Power와 Franck(2008)는 유아가 입원하는 동안 부모는 일반적으로 아이를 돌보는데 관련된 일상생활활동에 참여함으로써 자녀의 육아에 참여하기를 원한다고 보고했다. 입원한 아이의 부모에게 기대되는 추가 역할은 관찰과 자녀를 위한 의료서비스에 대한 협조이다(Jefferies, 2014). 아이를 돌보는 일에 참여함으로써, 부모는 9장에서 논의한 바와 같이 부모 역할의 능력을 키울 수 있다.

초기 충격 후 즉각적인 지원이 필요하면 부모는 자녀의 발달을 면밀히 관찰하고 자녀의 발달결과에 의문을 가지는 기간을 거쳐갈 수 있다. 많은 미숙아들은 특별한 출생 경험에서 완전히 회복되지만 일부는 그렇지 못한다. 이 시점에서 부모는 종종 자녀와 관계를 맺기가 어려워지고, 부모는 "이상적인 아이"와 다른 아이의 실제 상태를 받아들이면서 애도하기 시작한다(Hugger, 2009). 이 애도 기간은 심각한 장애나 질병이 있는 경우 아동이 사는 동안 연장될 수 있다. Olshansky(1962)는 먼저 **만성적인 슬픔(chronic sorrow)**을 끝을 예측할 수 없는 중증장애 아이를 양육하는 등의 상황에서 지속되는 정상적인 슬픔에 대한 반응이라고 표현했다. 이러한 상황은 진행 중이기 때문에 슬픔이나 비애는 순환되고 재발한다. 만성적인 슬픔 또한 진행되며, 초기의 상실감, 실망감 또는 공포감은 이후에도 더욱 심화될 수 있다. Olshansky(1962) 박사는 신체장애나 인지장애에 대한 진단을 받았을 때 부모는 자신의 삶이 다시는 예전과 같지 않을 것이며, 그들의 삶이 상상했던 대로 펼쳐지지 않을 것임을 깨닫게 될 것이라고 언급했다. Roos(2002)는 만성적인 슬픔을 "제거할 수 없는 살아 있는 상실"(p. xvii)이라고 보고, 따라서 이는 반복되고, 만연해 있으며, 진행형이라고 정의했다. 지속적인 슬픈 감정은 부모의 아기들이

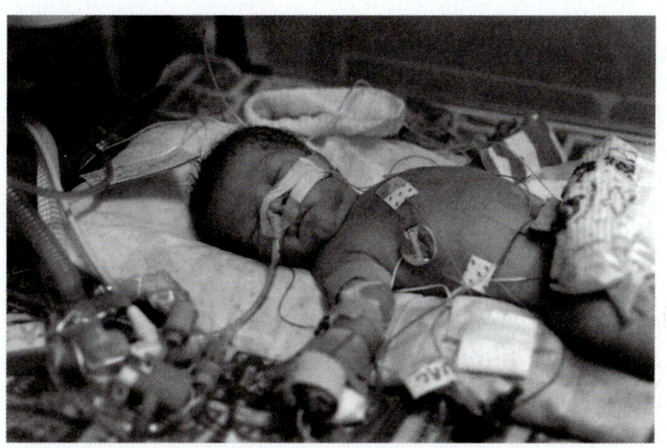

그림 11-1 의학기술을 통해 건강문제를 가지고 태어난 아이들이 큰 도움을 받을 수 있다. 하지만 동일한 기술로 인해 부모들은 신생아인 자신의 아이와의 애착을 형성하기 힘들 수도 있다.

보내는 신호에 반응하는 능력을 제한할 수 있다. 특히 그림 11-1에서 볼 수 있듯이 아이에게 다양한 튜브와 모니터가 부착되어 있는 신생아 집중치료실 같은 고도로 의료적인 환경에서는 이러한 의사소통이 더 침해될 수 있다. 장기간의 입원 치료는 부모의 상호작용과 부모-유아 간의 유대관계를 침해한다.

애착 문제 ATTACHMENT ISSUES

애착 이론은 3장에 설명되어 있다. 유대에 대한 가장 중요한 원칙은 영아가 사회적 · 정서적 발달이 정상적으로 이루어지도록 적어도 한 명의 일차 보호자와 관계를 발전시켜야 한다는 것이다. 영아는 그들과 사회적 상호작용에 민감하게 반응하고 최대 약 2년의 기간 동안 몇 개월 동안 일관된 보호자인 개인에게 애착을 가진다. 자녀에게 관심을 갖고 상호작용하는 부모는 긍정적이고 지지적인 애착을 발전시킨다. 만성적 슬픔 또는 의료적 중재로 인한 방해로 아이와 교류할 수 없는 부모는 확실한 애착을 발전시키지 못할 수도 있다(Shah, Clements, & Poehlmann, 2011). 조산 또는 의학적 문제를 가지고 태어난 신생아는 어머니의 보살핌에서 신생아 집중치료실(NICU)의 전문 치료로 신속하게 이전된다. 9장에서 설명한 NICU는 보통의 1차 병원이 아닌 고도로 전문화된 치료를 제공하는 3차 병원이다. 대부분의 NICU는 광역 단위로 서비스를 제공하며 소규모 병원에서 태어난 아픈 아이는 어머니가 작은 규모의 병원에 남아 있어도 치료를 위해 NICU로 이송된다. 외곽 지역에서는 엄마와 아이는 떨어져야 하고 대가족이 NICU를 방문하기 위해 몇 시간을 운전해야 할 수도 있다. 이러한 스트레스는 유아의 건강으로 인한 고통 외에도 가족에게 부담이 될 수 있다. 로날드 맥도날드 주거 자선 단체는 주요 아동 병원 근처에 있는 가족들에게 주택을 제공함으로써 이러한 스트레스를 줄이기 위해 노력한다(2014).

병원 및 지역사회 환경에서 아이와 함께 일하는 의료서비스 전문가는 아이의 복잡한 의료서비스뿐만 아니라 만성적 슬픔과 최적의 조기 애착에서 벗어난 경험을 가진 가족의 정서적 어려움을 이해해야 한다. 영아와 가족의 중재는 애착 관계를 돕고 "완벽하지 못한" 영아의 출생과 관련된 슬픔을 해결하는데 중점을 두어야 한다. 영아-보호자의 정서적 요구를 충족시키지 못하면 영아의 발달에 지속적인 영향을 줄 수 있다. Raine(2013)은 생물학적 · 환경적 위험을 모두 경험한 영아의 종단 연구에서 출산 합병증, 산모 거부 및 폭력 범죄에 대한 높은 위험성 사이의 높은 상관관계를 보고했다. 그는 또한 적절한 조기 영양 상태의 중요성을 언급했다. 이러한 위험요소의 조합은 NICU에서 삶을 시작하는 영아에서 매우 흔하며, 고위험군 영아를 위한 지역사회 기반 치료의 중요한 역할 중 하나는 긍정적인 가정환경을 지원하는 것이다. 2장에서 논의한 바와 같이 애착은 스트레스 요인에도 불구하고 회복에 대한 이해 또는 원하는 결과를 달성할 수 있는 능력에 있어서 중요한 요소로 알려져 있다(Gumley, Taylor, Schwannauer, & MacBeth, 2014).

이제 주 보호자가 어머니가 아니라 할머니인 잭슨의 사례를 생각해 보자. 할머니가 육아를 거부하는 것에 대해 걱정할 이유는 없지만, 어머니의 무관심은 장기적으로 문제를 일으킬 수 있다. 많은 조부모는 그들이 가정을 지킨다고 느끼기 때문에 보호자로써의 역할을 중요하게 여긴다(Force, Botsford, Pisano, & Holbert, 2000). 시간이 지남에 따라 그 역할이 가치 있게 평가될 수 있지만, 일차 보호자로 일하는 많은 조부모들은 종종 고립되고 부담감과 우울함을 느낀다(Force et al., 2000).

잭슨의 어머니가 고등학교를 마치면 대가족 전체에 도움이 될 수 있지만 그녀의 무관심은 우울증이나 불안의 징후일 수 있다. 잭슨은 믿음직한 보호자를 두고 있기 때문에 어머니는 아들의 건강을 지원하는 데 필요한 육아 기술을 배우지 못하게 될 수 있다. 잭슨을 위한 가정 치료를 제공하는 물리치료사 및 작업치료사는 어머니와 할머니가 함께 있을 때 방문을 계획해야 한다. 모든 교육의 시도는 어머니와 할머니 모두를 대상으로 해야 하며 잭슨의 어머니에게는 잭슨과 긍정적으로 상호작용하는 방법을 배우게 하고 잭슨의 할머니와 공유할 수 없는 개별적인 역할을 하는 데 도움이 되는 특별한 "놀이" 활동이 제공되어야 한다. 이 사례에서 잭슨의 아버지는 아들에게 관심이 있지만 아들의 육아에 분명한 역할이 없는 것으로 보여진다. 가능하면 잭슨의 아버지가 아들과 긍정적으로 교류하는 데 도움이 되는 활동에 포함시키는 것이 이상적일 것이다.

고위험 영아 관리 HIGH-RISK INFANT CARE

조산아를 포함한 의학적 문제가 있는 영아는 NICU에서 시간을 보낸 다음 가족 간호를 받을 가능성이 높다. NICU에서 퇴원을 준비하는 영아는 **고위험 영아(high-risk infants)**로 분류되는데 중대한 건강문제 또는 질병을 지속적으로 가지기 때문에 추가적인 건강 또는 발달 문제에 취약하다. 고위험군 영아는 12개월이 될 때까지 불안한 애착 관계를 겪을 위험성이 더 높다(Udry-Jørgensen et al., 2011). 표 11-1에는 고위험군 영아를 발생시키는 몇 가지 요인이 나열되어 있다.

고위험군 영아의 부모는 자신의 심리적 스트레스를 가질 수 있다. Placencia와 McCullough(2012)는 고위험군 영아를 가진 많은 어머니들이 아이의 출생 및 의학적 문제와 관련된 외상후 스트레스 장애(post-traumatic stress disorder; PTSD) 증상을 경험한다고 보고했다. 이들 저자는 영아의 의학적 합병증의 심각성이 어머니의 PTSD 증상을 예견한다고 언급했다. 이러한 수준의 고통을 겪은 어머니들은 자녀의 조기 의료 경험에 포함되지 않은 새로운 의료서비스 제공자와 교류하는데 소극적일 수 있다. PTSD 증상 외에 자녀의 장기 입원경험이 있는 의학적으로 취약한 영아의 어머니는 특히 아기가 퇴원한 직후 우울증에 걸릴 위험이 있다(Placencia & McCullough, 2012).

신생아와 함께 일하는 작업 및 물리치료사에게 필수적인 역할은 자녀의 퇴원을 위해 가족을 준비시키는 것이다. 점점 더 많은 유아들이 산소, 무호흡 모니터, 고칼로리 이유식, 코위관, 위장관과 함께 집으로 퇴원한다. 이러한 모든 장치는 유지 관리에 특별한 주의를 요한다.

영아가 고위험군인 것으로 확인되면 아기의 건강을 최대한 좋게 하기 위해 광범위한 퇴원계획이 필요하다. 퇴원 후 첫 번째로 그리고 가장 중요한 사항은 유아가 계속 필요로 하는 의료기기의 관리와 함께 실무경험을 포함하는 개별화된 부모교육이다. 또한 다학제 팀은 부모 및 가정에서 아이를 돌보는 모든 의료 담당자에게 제공되는 진단 연구 결과와 함께 명확한 퇴원계획을 개발해야 한다. 또한 다학제 팀은 약물, 수유 및 운동 일정을 설정하기 위해 부모와 협력하는 개별 가정간호 계획을 수립해야 한다(Purdy & Melwak, 2012). 그리고 후속치료 및 진료예약을 반드시 조정해야 한다. Kuppala(2012) 등은 고위험 영아 후속 치료의 현행 관행을 검토할 때, 영아와 가족 모두를 지원하기 위해 여러 분야의 팀이 필요하다는 것이 일관된 견해였다. 앞서 언급한 바와 같이 영아가 고위험 보육원에서 퇴원하여 지원 치료를 제공받기 위해서는 가족의 많은 도움을 요구한다.

퇴원 후 우려되는 영역 중 하나는 영아의 영양 상태와 성장이다. 유년기 후반의 신경발달 결과는 생후 3개월경 뇌성장의 지표로서 머리둘레의 크기와 관련 있는 것으로 알려져 있다(Neubauer, Greismaier, Pehhbock-Walser, Pupp-Peglow, & Kiechl-Kohlendorfer, 2013). 수많은 추가 연구는 적절한 영양섭취, 뇌 발달 및 후속운동 및 인지 신경발달 결과 사이의 상관관계를 뒷받침한다(Hay, 2008). NICU에서 나온 영아는 코위영양관 또는 다른 영양공급 수단을 통해 칼로리 보충이 필요하여 부실하게 먹을 수 있기 때문에 가족들은 아기가 잘 먹고 잘 자라는데 엄청난 중압감을 가진다. 성장장애(failure to thrive; FTT)는 충분치 못한 체중증가 또는 부적절한 체중감소를 나타내는 진단상 용어이다. 가정에 기반한 조기 중재 프로그램에 종사하는 치료사는 보호자에게 영양공급을 하는 경험에 대한 인식을 요구하고 문제가 밝혀지면 영아를 위한 영양공급 효과를 개선하기 위해 도움이 되는 제안을 제공해야 한다.

이러한 고위험 영아 중 일부는 병원에서 퇴원한 후에도 기계에 의존한다. 기술 의존 아동(technology-dependent children)이란 용어는 기계 호흡(mechanical ventilation)

표 11-1 고위험 영아 상태의 일부 지표

상태
출생 체중이 1,500g 또는 더 적음
임신 나이가 32주 이하임
뇌실내출혈이 2단계보다 높음
선천적 기형 또는 머리뼈 안 이상
비정상적인 신경학적 검사 또는 발작
산화질소를 필요로 하는 지속적인 폐동맥고혈압
약물을 남용하는 어머니를 둔 영아

Source: Purdy and Melwak, 2012. Reference Crediting: Purdy, I. & Melwak, M. (2012). Who is at risk? High-risk infant follow-up. Newborn and Infant Nursing Reviews, 12, 4, 221-226.

또는 비경구 영양(parenteral nutrition)과 같은 의료기술 없이는 생존할 수 없는 아동을 뜻한다. 이러한 **기술 의존 아동(technology-dependent children)**은 의학적으로 더 불안정하며 후속치료에서 더 자주 진료를 받고 병원에 입원해야 하므로 부모와 다른 가족 구성원의 더 많은 보살핌을 필요로 한다(Toly, Musil, & Carl, 2012).

의료적으로 취약한 영아의 형제자매
SIBLINGS OF MEDICALLY FRAGILE INFANTS

복합적으로 의료적 요구가 있는 영아를 집으로 데려오면 가족 전체에 영향을 주고 가족의 일과가 바뀔 것이다. 가장 먼저 발생하는 변화 중 하나는 가족이 집중적인 의학적 요구가 있는 아동을 중심으로 일상생활을 맞추어 계획한다는 것이다(Carnevale, Alexander, Davis, Rennick, & Troini, 2006). Heaton(2005) 등은 기술 의존 아동들의 형제들과 면담을 했으며, 영아가 집으로 돌아온 직후에 대부분의 형제자매들이 상당한 집안일의 책임(예: 청소, 세탁, 요리 등)을 졌다는 것을 발견했다. 이러한 형제 중 일부는 기계 및 간호관리를 도왔다. 많은 형제자매는 기술 의존 아동을 포함하여 다른 형제자매를 돌봤다. 형제자매의 경험은 두 자녀의 상대적 나이(더 나이가 많은 형제자매가 더 많은 양육 책임을 지는 경향이 있음), 가족이 가진 다른 지원, 특별한 보살핌이 필요한 형제자매의 장애 정도 및 유형에 따라 크게 달라질 수 있다. 이러한 이유로, 형제자매 경험을 일반화하기는 어렵다. 가족 구성원 중 한 명이 의학적인 문제가 있는 경우 모든 가족 구성원들은 추가적인 어려움을 겪으며, 이러한 문제로 인해 정서 또는 행동장애가 발생할 수 있다. 형제자매에 대한 대부분의 연구에 따르면 대다수가 전반적으로 정신적으로 건강하다고 보고되었다. 소수의 형제자매가 장애를 가진 영아를 가졌던 경험과 관련된 정서적 · 행동적 문제의 위험에 있다는 증거가 있다(Giallo, Gavidia-Payne, Minett, & Kapoor, 2012).

의료서비스의 분산
FRAGMENTATION OF HEALTH CARE SERVICES

일단 NICU를 떠나면 고위험군 영아와 만성질환을 가진 아동들은 전문 병원을 통해 대부분의 건강관리를 받는다. 전문 병원은 많은 중요한 의료서비스를 제공하지만 서비스 제공 기관들 사이에서 치료가 분산되고 환자 관리가 잘 안 될 수 있다. 이는 아동의 요구를 가장 잘 충족시키기 위한 방법에 대한 오해와 부모의 혼란을 발생시킬 수 있다. 발달 문제 외에도 조산아들은 특히 호흡기 및 바이러스성 질병에 취약하다. 두 가지 모두 영아 입원의 원인이 된다(Allen, Vessey, & Shapiro, 2009).

육아 문제 Child care issues

특별한 보살핌이 필요한 아동을 위한 공동 간호에 대한 또 다른 어려움은 일차 보호자가 아동의 법적 보호자가 아닌 경우에 발생한다. 이것은 이 장의 시작 부분에 언급한 잭슨의 예시에서도 그러하다. 잭슨의 어머니가 매일 간호에 참여하지 않으면 예약한 병원에 가거나 다른 의학적 문제가 있을 때 정확한 병력을 제공할 수 없다. 잭슨의 발달 과정은 그의 척수수막탈출증으로 인해 일반적이지 않을 것이다.

잭슨의 능력과 관심사를 분명하게 말할 수 있다면 돌보는 사람이 잭슨의 원하는 바를 더 잘 이해하는 데 도움이 될 것이다. 잭슨은 자신의 상태로 인해 특수한 의학적 문제를 가지고 있다. 예를 들어, 수두증이 있는 아이를 관찰하여 뇌의 압력을 낮추기 위한 션트의 필요성을 결정하고 션트가 있는 경우 일반적으로 션트를 최적으로 조정해야 한다. 잭슨의 활동 패턴은 션트 중재를 위한 필요성에 의해 주의 깊게 관찰되어야 한다. 먹이고 재우는 일상적인 육아도 취약하고 불안정한 영아를 간호하는 것과 합쳐지면 큰 스트레스 요인이 될 수 있다.

영아가 충분한 수면을 취하도록 돕는 것은 모든 부모에게 중요한 육아 활동이지만, 조산아의 부모에게는 특히 어려운 일이다. 아이를 밤에도 자주 먹여야 하며 유아용 침대에 눕히는 데 특별한 주의가 필요할 수 있다. 조산아를 둔 부모의 경우 안전한 수면 캠페인(이전 명칭은 등을 대고 자기 캠페인)이 특히 중요하다. 등을 대고 바로 누운 수면 자세는 영아돌연사증후군을 겪을 위험이 가장 낮다. 또한 등을 대고 자는 아기가 열이 나고 코가 막히거나 귀에 감염될 가능성이 적다는 증거들이 존재한다. 등을 대고 자는 수면 자세를 취함으로써 아기는 방을 둘러보고 팔과 다리를 쉽게 움직일 수 있다. 영아가 신체적 문제로 인해 등을 대고 잠을 잘 수 없는 경우, 특수한 자세 전략으로 안전하고 편안하게 옆으로 누운 자세를 취하게 할 수 있다.

또 다른 육아 문제는 호흡기, 위장관 및 기타 전염병에 노출될 가능성이 높기 때문에 유아가 정기 보육시설을 다니지 못할 수 있다는 것이다. 많은 부모들이 자식을 받아주는 보육시설이 없기 때문에 직장에 복귀하기보다는 영아와 함께 집에 머무르기를 선택한다. 이 선택은 복합적일 수 있는데, 이는 가족 소득이 크게 줄어든다는 것을 의미할 수 있기 때문이다(부모 중 한 명이 돈을 벌지 못함). 또한 가족이 아이를 믿고 맡길 만한 보모가 없으면 지역사회 활동에 참여할 수 없고 힘들 때 휴식을 취하지 못할 수도 있기 때문에 시간이 지남에 따라 가족이 사회로부터 고립될 수도 있다.

장애를 가진 영아와 관련된 사회적 및 의학적 요소들

SOCIAL AND MEDICAL FACTORS RELATED TO DISABILITY IN INFANTS

영아 사망률(infant mortality rate)은 1,000명의 출생 시마다 사망한 영아 수의 추정치이다. 이 통계는 종종 국가의 건강과 복지를 측정하는 지표로 사용되기 때문에 중요하고 자주 보고된다. 2010년에 조사된 자료에 따르면 미국에서는 1,000명의 출생자 당 6.05명의 영아 사망률을 보였다(CDC, 2012b). 질병통제예방센터(Centers for Disease Control, CDC)에 의해 보고된 2013년 미국에서 모든 영아 사망의 57%를 차지하는 영아 사망률의 5가지 주요 원인은 (1) 심각한 선천적 결손, (2) 조산, (3) 영아돌연사증후군(SIDS), (4) 임신 중 모계 합병증, (5) 부상이다.

선천적 결손(birth defects; 선천성 기형이라고도 함)은 출생 시 존재하는 신체적 이상이다. 선천적 결손은 모든 신생아의 2~3%에서 발견되며 조산과 관련이 없다. 주요 선천적 결손은 의학적 · 치료적 중재가 필요한 구조적 이상이다. 경미한 선천적 결손은 심각한 건강 또는 사회적 문제를 유발하지 않는 이상이다. 여러 선천적 결손이 함께 발생하고 원인이 비슷한 경우 이를 **증후군(syndrome)**이라고 한다. 이 본문에서 앞서 언급한 증후군은 다운증후군이다. 다운증후군은 미국에서 1,000명당 11.8명의 아기에게 발생하는 가장 흔한 염색체 이상이다(CDC, 2012a). 둘 이상의 결함이 함께 나타나는 경향이 있지만 원인이 동일하지 않는 경우 이를 **연관(association)**이라고 한다. 유전적 연관성(genetic association)에 대한 연구는 새로운 분야로 성장하고 있다. 유전적 연관성은 질병에 대한 특정한 원인이 되는 것은 아니지만, 일반적인 질병에 대한 감수성에 영향을 미치고 질병과 관련된 정량적 특성의 표현에도 영향을 미친다.

영아 사망률은 부모의 인종과 민족에 따라 크게 다르다. 예를 들어, 그림 11-2는 비히스패닉계 흑인의 영아 사망률이 전국 평균의 거의 두 배임을 보여준다.

영아 사망률의 두 가지 주요 원인인 선천적 결손과 조산을 간략히 살펴보면, 선천적 결손의 발생률은 큰 변화 없이 유지되고 있으며 인종과 민족에 따라 크게 달라지지 않았다(Allen, Vessey, & Shapiro, 2009). 하지만 영아 사망률의 두 번째 주요 원인인 조산의 경우에는 달랐다. 질병통제예방센터(CDC)는 2009년 미국에서 모든 영아 사망의 35%가 조산과 관련이 있다고 추정했다(2013a). 조산의 발생률은 인종과 사회경제적 지위에 따라 크게 다르며, 중산층 및 고소득층 백인의 경우 사망률이 가장 낮았다. 통계에 따르면 조산(임신 32주 미만)의 경우 비히스패닉계 흑인은 비히스패닉계 백인 영아 사망률보다 26% 높았고, 비히스패닉계 백인 영아의 사망률은 중앙 및 남아메리카계 영아보다 14% 낮았다. 이러한 경향은 그림 11-2에 나타난 영아 사망률과 매우 유사하다(MacDorman & Mathews, 2011). 조산은 아동의 장기적인 신경학적 장애의 주요 원인이기도 하다(CDC, 2013b). 영아가 아프거나 장애가 있는 경우, 아이를 돌보기 위해 의료뿐만 아니라 광범위한 사회적, 재정적, 정서적 보호가 필요하다. 빈곤층 또는 빈곤층에 가까운 가족은 외부 지원 없이는 아이가 필요한 것을 해주지 못할 수 있다. 많은 어린이들이 두 부모의 적극적인 지원을 충분히 받지 못하고 있다. 어린이 보호기금(Children's Defense Fund 2010)은 미국의 어린이 전체 중 38%가 미혼모에게서 태어났다고 보고한다. 더 놀라운 것은 미국에서 태어난

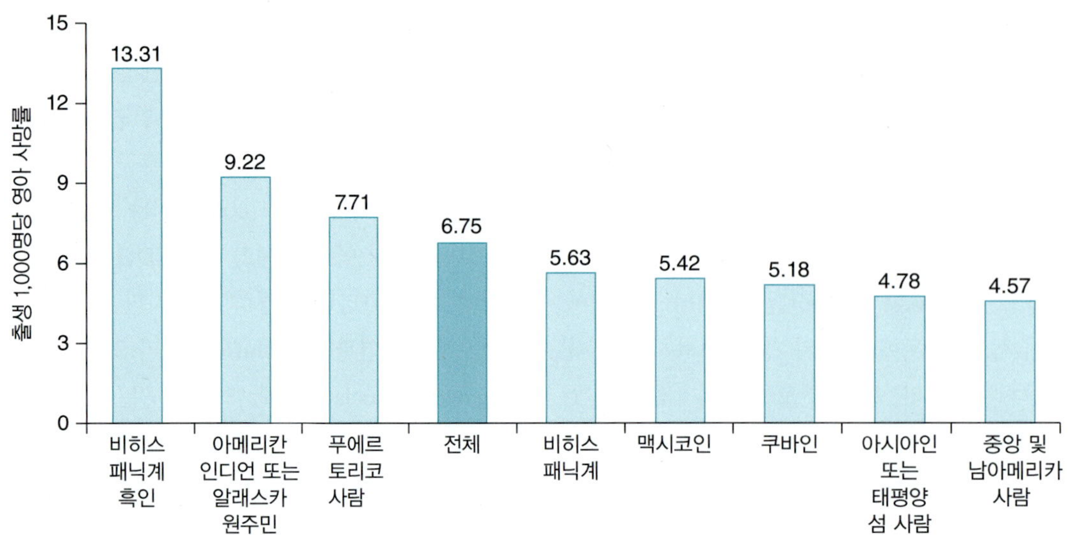

출처: 질병통제예방센터 국립아동건강서비스

그림 11-2 미국 영아 사망률은 인종과 민족에 따라 매우 다양하다.

비히스패닉계 흑인 아동의 71%, 히스패닉계 아동의 50%가 미혼모에게서 태어난다는 점이다. 편부모 가정의 어린이들도 빈곤층이나 빈곤층에 가까운 삶을 살고 있다. 이 경우 질병이나 장애가 없어도 만성 빈곤의 순환에 빠질 수 있다. 일반적으로 성장 중인 아동을 보살필 재정 자원이 부족한 부모는 만성질환이 있는 아동에게 필요한 비용을 감당할 수 없다.

재정, 직업 및 육아에 대한 압박은 초기 성인기에 매우 높으며, 특히 부모가 매우 어리거나 부모가 심각한 질병을 가지고 있고 복합적인 의학적 요구가 있는 유아를 돌보는 것이 본인의 능력을 넘어서는 경우 더 그러하다. 많은 경우 조부모는 이러한 어린 부모를 지원할 수 있으며, 실제로 그림 11-3에 나와 있는 것처럼 손자를 위해 일차 보호자의 역할을 맡기도 한다. 어린이보호기금(2010)에 따르면 미국의 270만 명 이상의 어린이가 자신의 조부모의 보호를 받으며 함께 살고 있으며 조부모 중 약 20%가 빈곤에 처해 있다.

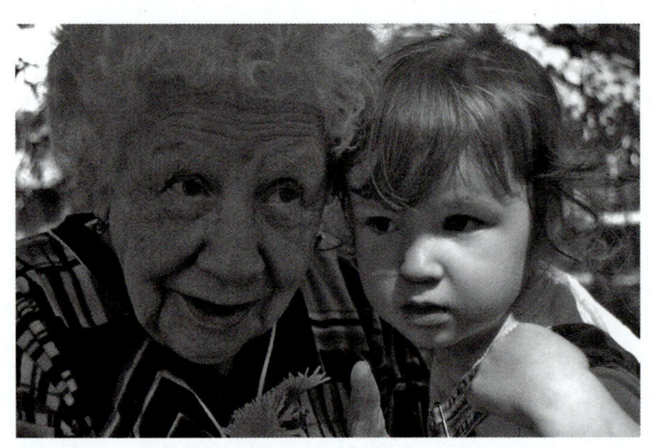

그림 11-3 일차 보호자로서의 역할을 하는 조부모가 증가하고 있는데 영아가 심각한 건강문제가 있는 경우 특히 그러하다.

빈곤 아동은 장애 발병률과 중증도의 수준이 상당히 높다. 빈곤 속에서 여성은 산전 관리(prenatal care)를 받을 가능성이 적다. 의료서비스를 무료로 이용할 수 있더라도 병원에 가기 위해 교통편을 마련해야 하며 진료받기 위해 휴가를 편하게 낼 수 있어야 한다. 조산으로 태어난 영아와 중병에 걸린 영아는 종종 먼 지역의 전문치료병원에서 장기간 입원을 요한다. 의료 및 의약품 비용 외에도 이러한 가족은 출장 및 숙박비용뿐만 아니라 일을 하지 못한 시간에 대한 비용을 지불해야 한다. 그 여파는 극적일 수 있다. 예를 들어, Curtis(2010) 등은 심각한 건강 상태로 태어난 아이들을 추적해 왔으며, 이 아이들을 돌보는 경제적 · 육체적 요구로 인해 온가족이 좁은 집에서 비좁게 살거나 심지어 집 없이 살게 될 수 있다고 보고했다.

영아기 장애 및 만성질환의 일반적 원인
COMMON CAUSES OF DISABILITY AND CHRONIC ILLNESS IN INFANCY

영아기의 흔한 만성질환은 조산과 관련이 있다(CDC, 2013b). 이 단원에서는 조기에 진단되고 영아기 동안의 발달 및 가족 기능에 큰 영향을 미치는 의학적 또는 신체적 문제에 초점을 맞출 것이다. 늦게까지 진단되지 못한 자폐증과 같은 흔한 아동발달 문제는 15장 후반에 다룰 것이다.

구조적 결손 Structural defects

많은 유형의 선천적 결손은 신체의 구조적 변화를 초래한다. 이러한 결손 중 일부는 매우 작으며 기능에 영향을 미치지 않는다. 이 장에서 제시될 또 다른 결손은 생명을 위협할 수 있다. 심각한 선천성 구조적 결손 중에서 선천성 심장 결손은 미국에서 가장 흔하며 매년 출생의 약 1%, 즉 약 4만 명이 이 질병을 가진다(CDC, 2011). 선천성 심장결손에는 여러 가지 유형이 있지만 가장 일반적인 유형은 **심실사이막 결손(ventricular septal defect; VSD)**이다(CDC, 2011). 그림 11-4와 같이 심실사이막 결손인 경우 좌심실과 우심실 사이의 비정상적인 구멍이 존재한다. 많은 경우에 크기가 작은 VSD는 종종 심장이 자라면서 대개 생후 1세 내에 스스로 닫힌다. 더 심각한 경우 이러한 결손을 막기 위해 수술이 필요하다. 이 질환은 아이에게 지속적인 문제를 거의 발생시키지 않는다.

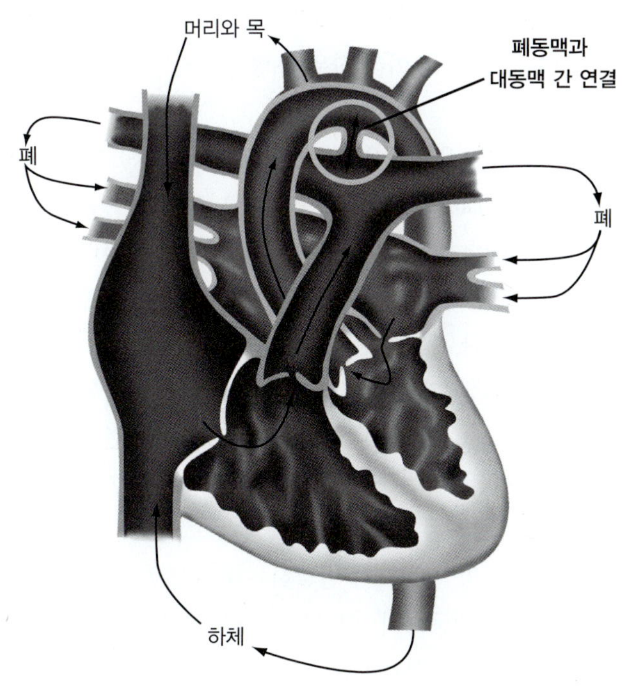

그림 11-4 심실사이막 결손은 가장 흔한 선천적 심장결손이다.

어떠한 유형이라도 선천성 심장결손을 가진 영아는 감염의 위험이 높으며, 이로 인해 심장이 더 약해지는 어려움을 겪을 수 있다. 선천성 심장결손이 있는 영아가 경험하는 또 다른 일반적인 문제는 이전에 정의한 바와 같이 성장에 어려움이 있다는 점이다. 선천성 심장결손이 있는 대부분의 아동은 일반적으로 일단 심장이 성숙하거나 수술이 잘 되면 정상적으로 발달한다. 일반적으로 더 심각한 심장질환이 있는 경우 발달지연이 나타날 수 있다(Allen, Vessey, & Shapiro, 2009).

증후군의 일부분으로 나타나거나 단독 문제로 영아가 선천성 심장 문제를 가질 수 있다. 단독으로 심장 문제가 있는 아이는 조기에 치료적 도움이 거의 필요하지 않을 수 있다. 증후군의 일부 또는 다른 발달 질환과 관련된 심장 문제가 있는 아이는 광범위한 치료적 도움이 필요할 수 있다.

입술 또는 입천장갈림증 Cleft lip or palate

입술 또는 입천장갈림증은 미국에서 두 번째로 많이 발생하는 선천적 결손이다. 입술과 입천장갈림증은 아기의 입술이나 구강이 제대로 형성되지 않을 때 발생하는 선천적 결손이다. 이러한 선천적 결손은 흔히 **입얼굴갈림증(orofacial cleft)**이라고 한다. 선천성 심장결손과 마찬가지로 입얼굴갈림증은 증후군의 일부로 포함되거나 다른 발달 상태와 관련이 있을 수 있다. 단독 입얼굴갈림증 또는 다른 선천적 결손 없이 발생하는 갈림증은 모든 입얼굴갈림증의 약 70%를 차지한다(CDC, 2012c).

입천장과 입술 모두 갈라지거나 입술 또는 입천장만 갈라진 영아의 경우 종종 먹기, 귀의 감염 문제를 가지며 때로는 다른 청력 문제를 가진다. 비록 이러한 질환을 수술로 고칠 수 있지만 영아가 적어도 3개월이 되기 전에는 수술을 할 수 없다. 이러한 이유로, 영아의 건강을 위해 최우선적으로 적절한 수유를 해야 한다. 입술갈림증 수술은 가장 일찍 행해지는 수술이다. 입천장갈림증 수술은 보통 9~18개월에 이루어지며 심한 경우에는 구강을 재건하기 위해 1회 이상의 수술 과정이 필요할 수 있다(Allen, Vessey, &

Shapiro, 2009). 입얼굴갈림증이 있는 영아는 언어 치료가 필요할 수 있지만, 갈림증이 다른 손상을 포함하는 증후군의 일부분이 아닌 이상 작업치료 또는 물리치료를 할 필요는 없다.

신경관 결손 Neural tube defects(NTD)

신경관 결손(neural tube defects; NTD)은 미국에서 가장 흔한 선천적 결손 중 하나이다. 신경관은 인간발달 초기에 발생하는 척수 또는 뇌 내의 구멍이다. 신경관이 완전히 닫히지 않으면 신경관 결손이 발생한다. 신경관 결손에는 두 가지 주요 유형이 존재한다. 개방형 신경관 결손은 머리뼈나 척추의 구멍을 통해 신경계 조직의 탈출이 있을 때 발생한다. 개방형 신경관 결손에는 여러 가지 하위 유형이 있는데, 그 중 가장 잘 알려진 것은 척수수막탈출증(myelomeningocele, spina bifida)이다. 개방형 신경관 결손의 경우 때때로 신경관을 닫고 감염을 예방하기 위해 자궁 내에서 수술을 한다. 이는 이 장의 도입부에 소개된 잭슨과 같은 질환이다.

두 번째 유형인 닫힌 신경관 결손은 거의 존재하지 않는다. 닫힌 신경관 결손의 가장 잘 알려진 예는 당김 척수(tethered cord)이다(NICHD, 2007). 8장에 제시된 신경관 발달에 대한 논의를 참조하면, 중추신경계는 임신 후 4주째에 관을 형성하기 위해 닫힌다. 그 다음, 척수는 척추가 발달할수록 상대적인 크기가 작아져 보통 2번 허리뼈 주위에서 끝난다. 종말끈(filum terminale)으로 알려진 길다란 말단은 척추 끝에 존재하고 척추뼈구멍을 통과하여 엉치 부위 내 경질막으로 빠져 나간다. 이름에서 알 수 있듯이 당김 척수 증후군(tethered cord syndrome)은 종말끈이 고정되어 있는 것을 뜻하는데 이로 인해 전체 신경계가 아래로 당겨진다. 당김 척수 증후군은 비뇨기과 문제, 척추옆굽음증 및 진행성 신경학적 증상과 관련이 있을 수 있다. 당김 척수 증후군의 한 가지 징후로 엉치 보조개나 털과 같은 표시가 존재한다(Hertzler, DePowell, Stevenson, & Mangano, 2010).

개방형 신경관 결손 또는 개방척추갈림증(spina bifida aperta)은 각 개인의 특수한 상태에 따라 치료 및 기능적 제한의 심각성이 크게 달라질 수 있다. 기능적 한계는 일반적으로 뇌 또는 척추에서 병변의 수준 및 얼마나 많은 신경계 조직과 관련이 있는지를 반영한다. 초기 치료, 때로는 출생 전 치료는 결손을 외과적으로 폐쇄한다. 신경관 결손을 가진 영아는 수두증, 발작, 인지 차이, 근골격계 기형, 내장 및 방광 문제, 라텍스 알레르기와 같은 관련 문제를 가질 수 있다. 신경관 결손이 있는 대부분의 아동은 유아기에 어느 정도 보조적 치료가 필요하다. 예를 들어, 이 장에서 소개된 잭슨의 경우는 걷기를 배우기 위해 유아기에 다리 교정기와 집중적인 물리치료가 필요하다. 잭슨은 커가면서 자기 관리 및 학교 활동을 하는 데 도움이 되는 재활보조기구(adaptive device)가 필요할 수 있다.

근골격계 손상 Musculoskeletal impairments

뇌손상을 유발하는 모든 상태는 잠재적으로 근육계통 조절에 영향을 줄 수 있다. **뇌성마비(cerebral palsy; CP)**는 신체 운동 및 근육 조절에 가장 먼저 영향을 미치는 만성질환 그룹을 나타내는 포괄적인 용어이다. 뇌성마비는 초기 생애의 뇌손상으로 발생되기 때문에 비진행성이다. 그러나 기능적 능력은 시간이 지남에 따라 개선, 악화 또는 동일하게 유지될 수 있다(AACPDM, 2014). 뇌성마비는 유년기에 가장 흔한 운동장애이기 때문에 치료사들이 잘 알고 있어야 할 중요한 질환이다(CDC, 2013b). 신경학적 용어로, 뇌성마비는 단일 질환이 아니라 많은 종류의 뇌손상으로 인해 이차적으로 나타나는 질환이다. 뇌성마비는 진단명으로는 모호하며 다른 여러 하위 유형과 해당 하위 유형의 조합을 포함한다.

뇌성마비의 유병률은 1,000명당(8세 아동) 3.1명으로 추정된다(Christensen et al., 2014). 뇌성마비 아동은 성장과 발달에 따라 근육 및 움직임을 조절하는데 어려움을 겪는다. 이러한 어려움의 유형과 정도는 아동이 성장함에 따라 바뀔 수 있다. 문제를 일으킨 뇌손상이 진행성이 아니라는 점은 가족들에게 혼란을 야기한다. 그러나 아동이 청소년에서 성인으로 성장함에 따라 근육조절의 제한으로 인해 특히 서고 걸을 때 똑바른 자세를 유지하기에 힘이 충분치 않을 수 있기 때문에 신체적으로 약해 보일 수 있다. 손상된 뇌의 특정 영역에 따라 발달하는데 분명한(예: 보기, 듣기, 배우기 및 행동하기) 어려움을 겪을 수 있다.

근육 발달의 이상은 초기 영아기에 확인할 수 있다. 그러나 신경계의 가소성 때문에 아이가 나중에 살아가면서 경험할 실질적인 제한을 정확하게 예측하는 것은 거의 불가능하다. 조산아들은 초기 영아기 때 저산소증(근긴장도가 정상보다 낮음)을 겪는다. 생후 2년까지 아이는 정상적인 근긴장도를 발달시키거나 비정상적인 근육 활성화 패턴[과긴장(hypertonia) 또는 근긴장이상증(dystonia)]이 생기거나 근긴장도가 계속 낮아질 수 있다. 의사가 앉기, 기어가기 및 걷기의 발달단계를 통해 아이를 관찰하기 때문에 아이의 운동발달이 거의 완료될 때까지 진단을 받지 못하는 것은 드문 일이 아니다. 이러한 이유로 뇌성마비의 발생률과 유형을 설명하는 연구는 영아를 대상으로 하지 않는다. 오히려 그들은 학령기 아동 집단을 관찰한다. 질병통제예방센터(2013c)는 뇌성마비의 8세 아동의 77.4%가 경직형 뇌성마비를 가지고 있음을 보여준다. 또한 이 나이에 뇌성마비로 확인된 아동의 약 58.2%가 독립적으로 걸을 수 있었다.

뇌성마비 아동은 운동조절에 제한을 가진다. 이러한 질환은 일반적으로 기능적 팔다리 사용에 영향을 주지만 말하기를 제한할 수도 있다. 언어, 작업 및 물리치료사는 이러한 영유아의 발달을 지원하는 것과 동시에 가족을 지원하는데 중요한 역할을 한다. 뇌성마비가 있는 영아의 조기치료에는 종종 어린이가 먹고, 목욕하고, 자고, 노는 자세에 대한 많은 특수 장치와 방법들이 포함된다. 이러한 것들은 만성적인 슬픔과 의학적으로 취약한 영아를 돌보기 위한 신체적 요구를 처리해야 하는 가족에게 감당하기 어려울 수 있다.

선천성 감염이 원인인 결손
Defects caused by congenital infections

만성적인 영아의 건강문제를 일으키는 덜 알려진 원인은 선천성 감염이다. 선천성 감염은 어머니로부터 또는 출생 전에 획득된 감염이다. 임신 중에 산모가 가진 대부분의 감염은 태아에게 가지 않지만 일부는 태반을 통해 해를 끼친다. 이 경우 아기에게 미치는 영향은 감염이 발생하는 임신 단계에 달려 있다. 임신 초기의 감염은 장기 발달을 방해할 수 있으며, 임신 말기 감염은 출생 시 아이를 심각하게 아프게 한다. 최근 널리 퍼진 예방접종으로 인해 흔하지는 않지만 모계 풍진은 태아의 심장이상, 청각 및 시각장애로 이어질 수 있다. 오늘날 가장 흔한 선천성 감염은 선천성 거대세포바이러스(cytomegalovirus; CMV) 감염이다(CDC, 2013c). 이 감염은 전체 인구에서 널리 발생되며 대부분의 사람들에게 거의 영향을 미치지 않는다. 실제로 질병통제예방센터는 150명의 어린이 중 약 1명이 CMV 감염을 가지고 태어나지만 CMV 감염으로 태어난 어린이의 5명당 약 1명만이 감염으로 인한 영구적인 문제(청력상실 또는 발달장애와 같은)가 발생할 수 있다고 보고한다. 마지막으로 9장에서 논의된 바와 같이, HIV 바이러스에 의한 유아 감염의 세계적 발생률은 계속 감소하지만 아직까지 공중보건에서는 관심을 가지고 중점적으로 지켜보고 있다.

유전적 증후군이 원인인 결손
Defects caused by genetic syndromes

유전은 일부 선천적 결손의 원인이 된다. 유전적 요인이 앞에서 설명한 대부분의 선천적인 구조적 결손에서 결정적인 역할을 할 가능성이 있다. 유전적 증후군에서 선천성 결손은 아동의 유전 구조에 프로그램된다. 일반적으로 선천적 결손의 유전적 원인은 염색체 이상, 단일 유전자 결함 및 다인성 영향과 같이 보통 세 가지 범주로 분류된다. 출생 전 환경은 세 가지 범주, 특히 다인성 원인과 관련된 결손의 진행에 주요한 원인이 될 수 있다. 다인성 관점에서 인간발달에 대한 유전자의 영향은 2장에서 이미 논의되었다. 여기에서 논의할 유전적 증후군은 일반적으로 물리치료 및 작업치료를 하는 가장 일반적인 유전적 증후군으로 한정할 것이다.

다운증후군 Down syndrome

다운증후군이 있는 사람은 중등도에서 중증의 인지장애와 동시에 다양한 선천성 결손으로 고통받는다. 실제로 다운증후군의 특징은 50가지가 넘는다. 그러나 다운증후군이 있는 사람이 모두 동일한 기능이나 건강문제를 가지고 있는 것은 아니다. 표 11-2는 다운증후군을 구성하는 가장 일반적인 결함 중 일부를 보여준다.

다운증후군이 있는 영아는 종종 식사하기 위한 움직임의 협응에 어려움을 겪고 발달에 있어 운동의 중요한 단계를 수행하는데 지연될 수 있다. 다운증후군을 앓고 있는 많은 성인은 절반 정도의 독립적인 삶을 살고 있지만, 영아는

표 11-2 다운증후군과 관련된 흔한 결함

분류	손상
체형 및 크기	작은 키 팽창되고 확대된 복근 짧고 넓은 목, 간혹 지방과 피부가 과도함 키에 비해 짧은 팔다리와 손가락
얼굴 모양과 특징	눈꼬리가 치켜 올라간 눈 넓고 납작한 콧등 머리에서 낮게 위치한 작은 귀 작고 불규칙한 형태의 입과 혀 특히 아이는 혀를 부분적으로 내밀 수 있음
생리적 · 대사적 문제	선천적 심장결손 갑상선기능저하증 십이지장 폐쇄와 히르쉬스프룽병과 같은 위장관 기형 청력상실
신경학적 차이	자세 정렬의 부정확함으로 인한 근긴장 저하 선천적 손상 발작 질환 수면성 무호흡

다운증후군은 하나의 증후군에 대한 분명한 예시를 제시하는데 선천적 결손의 패턴이 함께 발생하며 비슷한 인과관계를 갖는다.

잠재력을 발휘하기 위한 집중적인 학제간 치료를 통해 이익을 얻을 수 있다(Allen, Vessey, & Shapiro, 2009).

의원성 건강문제 Iatrogenic health problems

현재 그 어느 때보다 더 많은 조산아가 생존하고 있는 것으로 알려져 있다. 물리치료사와 작업치료사들이 조산아를 치료할 때 다루는 많은 문제는 **의원성 건강 문제(iatrogenic health problems)**의 범주에 속한다. 의원성 건강문제는 의학적 치료로 인한 의료적 또는 심리적 문제이다. 미숙아가 가진 일반적인 호흡기 문제를 관리하는데 필요한 적극적인 인공호흡기 제공은 만성폐질환을 유발할 수 있다.

기관지폐형성이상(bronchopulmonary dysplasia; BPD)은 심각한 폐 질환으로, 심각한 호흡곤란 증후군(respiratory distress syndrome; RDS)으로 태어나 생존을 위해 산소치료가 필요한 미숙아에게 주로 발생된다. 미숙아가 원래 출산 예정일이 될 때까지 산소치료가 필요한 경우 기관지폐형성이상이라고 진단 받는다. 이 질환은 산소치료에 의해 유발되기 때문에 의원성으로 받아들여진다. 그러나 산소치료가 없으면 그러한 영아는 생존할 수 없다. 기관지폐형성이상을 가진 영아는 이와 연관된 건강문제를 가질 수 있다. 일반적인 연관 문제로는 위쪽 기도 이상, 지속적인 인공호흡기 필요, 성장 및 영양 부족, 위식도 역류, 심장질환, 발작 및 발달지연(Allen, Vessey, & Shapiro, 2009)이 있다.

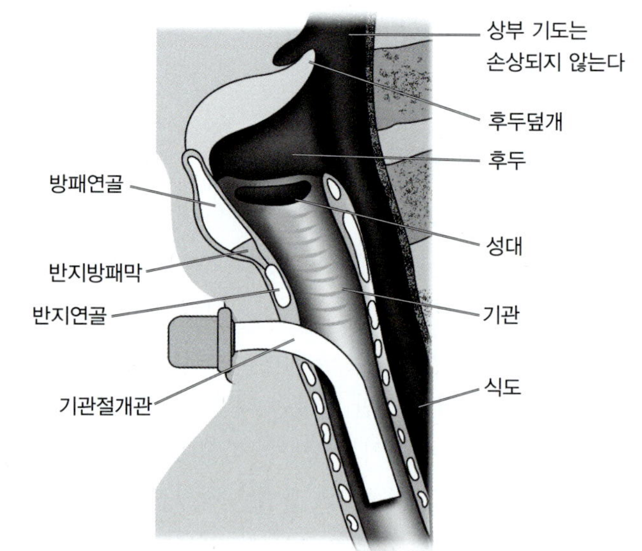

그림 11-5 숨을 쉬기 위해 영아는 기관절개술이 필요할 수 있는데 이때 아이는 먹고, 마시고 말하는 능력에 어려움이 있을 수 있다.

많은 경우 기관지폐형성이상을 가진 아동은 영아기 동안 호흡을 향상시키기 위해 기관절개술을 필요로 한다. 그림 11-5와 같은 기관절개술은 산소 섭취를 증가시키고 호흡에 필요한 노력을 감소시킬 수 있지만 입으로 음식물을 먹고 말로 의사소통하게 하는 발달을 제한시킬 수도 있다.

영아기의 만성적인 불능화 질병
CHRONIC AND DISABLING DISEASES IN INFANCY

만성질환(chronic desease)은 3개월 이상 지속되는 어떤 질병 또는 심각한 질환이다. 영아의 경우 일부 질병은 3개월 동안 지속되지 않아도 만성으로 받아들인다. 영아 또는 아동이 진단받은 일부 질환 중에 하나 이상의 후유증을 발생시킬 것으로 예상되는 경우 만성이라고 한다. 아동인 경우 만성이라고 정의하는 후유증에는 아동의 연령에 맞는 기능의 제한, 지속적인 변형, 증상의 조절을 위한 약물 또는 식이요법에 대한 의존성, 의료기술에 대한 의존성, 일반적인 것보다 더 많은 의료서비스 또는 관련 서비스의 필요성 및 가정에서의 지속적인 특수한 치료의 필요성(Stein & Silver, 2002)이 포함된다.

아동의 모든 만성질환이 추가적인 건강, 교육 또는 사회복지 서비스를 필요로 하지 않기 때문에 아동이 가진 질병이 연방 및 주정부 프로그램에 참여하기에 적합한지 판단하기 위한 이차적인 항목이 개발되었다. **특수 의료서비스가 필요한 아동(children with special health care needs)**이라는 용어는 이 아동 집단을 설명하는 데 사용되었다. 특수 의료서비스가 필요한 아동은 법적으로 "신체적 · 발달적 · 행동적 또는 정서적인 만성질환에 걸릴 위험성이 높기 때문에 일반적인 아동이 필요한 것 이상의 의료 관련 서비스가 요구되는 사람으로 정의된다"(McPherson et al., 1998). 이러한 법적 정의는 특정 질환뿐만 아니라 추가 서비스의 필요성에 중점을 둔다.

대부분의 아동 질환의 전반적인 발병률은 지난 30년 동안 비슷하게 유지되고 있다. 바뀐 점은 이러한 질환을 가진 영아의 기대 수명이다. 의약품의 발전, 진단 개선 및 수술 기술 개선을 포함한 의학의 발전으로 만성질환 치료가 필요한 영유아, 어린이, 청소년 및 청년의 수가 급격히 증가했다(Allen, Vessey, & Shapiro, 2009). 만성질환이 있는 영아는 발달지연 또는 발달장애의 위험을 가진다. 심각한 질환이 있으면 아동의 사회적 관계, 물리적 환경, 신체적 자원(예: 호흡) 및 발달에 적합한 기술을 실행할 능력이 제한될 수 있다.

완화 치료(palliative care)는 질병 증상의 정도를 감소시키는 데 집중하고 질병을 가진 상태에서 삶의 질을 높이는 것을 돕는 건강관리 영역이다. 이는 심각한 질병으로 발생하는 신체적, 정서적, 영적, 사회적 문제를 해결함으로써 환자와 가족 모두를 돕는 다학제간 접근방식이다. 작업치료 및 물리치료를 통한 완화 치료의 접근방식은 종종 만성질환이 있는 유아의 요구를 충족시키는데 있어 중요하다. 많은 경우 교정수술(예: 선천성 심장질환)을 받을 만큼 또는 아이의 폐(예: 기관지폐형성이상)가 충분히 자라고 성숙할 때까지 영아는 발달 능력 습득을 돕기 위한 지지치료(supportive therapy)를 받을 필요가 있다.

건강상태의 특징들
CHARACTERISTICS OF THE CONDITION

영아의 건강상태가 심각할수록 영아가 전반적인 발달지연에 직면할 가능성이 커지고 영아 치료의 초점을 완화에 둘 것이다. 분명하지 않은 점은 질병 심각도가 스펙트럼의 양극단에 있는 아이 모두 한때 발달 문제에 있어서 가장 큰 위험에 처했다는 것이다(Northam, 1997). 매우 심각한 문제가 있는 아이는 생명을 유지하는 의료적 중재를 받을 수 있지만 이는 실제로는 발달을 방해한다. 예를 들어, 기관지폐형성이상을 가진 아동은 호흡을 돕기 위한 기관절개술과 튜브로 영양공급을 허용하기 위한 위식도관을 삽입하여 건강한 상태와 폐 성장을 유지하기에 충분한 영양분을 공급받는다. 질환과 관련된 심혈관계 제한과 함께 "튜브"는 운동, 자기 관리 및 의사소통 능력의 발달을 제한한다. 중등도의 질환을 가진 아동은 확인된 결손에 대해 정기적인 중재를 받을 가능성이 가장 높으며, 이러한 중재는 중증인 아동에서 보인 것보다 기능적 개선을 보일 가능성이 높다.

스펙트럼의 다른 쪽 끝에 있는, 경미한 건강상 또는 발달상 질환을 가진 아이들은 종종 잘 적응하며 그들의 능력 제한이 분명하지는 않다. 이 경우 부모와 자녀 모두 종종 질환을 부정하며 자녀의 잠재적 기능과 수행에 대해 비현실적인 기대를 가질 수 있다. 많은 사례에서 이러한 부정은 증상 또는 발달문제를 확인하거나 지속적인 의학적 관리 또는 질환에 대한 치료적 지원을 제한시킨다. 경미한 질환을 가진 아이는 간과되거나 종종 학교 갈 나이가 될 때까지 실질적인 의료서비스를 받을 자격을 얻지 못하거나 대응할 수 없는 어려움을 겪기 시작할 수 있다. 이 시점에서 이러한 아동은 본래의 질환 외에 정서적 장애를 가질 수 있다(Allen, Vessey, & Shapiro, 2009).

고려해야 할 질환의 두 번째 특성은 가시성이다. 가시성은 부정적인 사회적 반응을 일으키는 데 중요한 역할을 한다(Joachim & Acorn, 2000). 다운증후군이나 뇌성마비와 같이 눈으로 보이는 질환인 경우 아동은 낙인찍힐 위험이 있다. **낙인(stigma)**은 특정 상황, 자질 또는 사람과 관련된 사회적 표식이다. 사회적 주류에 있는 사람들(낙인찍히지 않은 사람들)은 종종 특정 장애에서 나타나는 다양한 장애 또는 불완전성으로 일반화한다. 예를 들어, 휠체어를 이용하는 사람들의 공통된 불평은 휠체어에 있는 사람들을 지능이 낮고 청각이 좋지 않은 것처럼 취급한다는 것이다. 이러한 형태의 낙인으로, 영아와 아동은 일반적인 사회적 교류에서 제외될 수 있으며 주변의 어른들에 의해 가능성이 낮다고 여겨질 수 있다.

낙인의 두 번째 가능성은 장애를 가진 사람들(그리고 우리의 경우 장애아동의 부모)이 그렇지 않은 사람들보다 더 선하다고 믿는 것이다(Allen, Vessey, & Shapiro, 2009). 광고 및 기금 모금에서 포스터에 모델로 아이를 쓰는 것은 이러한 "선한" 낙인의 가장 악의적인 소비이다. 포스터에 나온 아동은 질병을 가지고 있는 것으로 묘사되어 질병 퇴치를 위한 기금을 요청한다. 자선 단체는 1930년대부터 포스터에 아동을 등장시켜 성금을 모았다. 그림 11-6에 나와 있는 1974년 미국 우체국이 발행한 우표는 인식을 높이고 기금 모금을 돕기 위해 포스터에 아동을 등장시킨 예를 보여준다.

예전에 근육위축증(muscular dystrophy) 협회 포스터 아동으로 활동한 Mike Erwin은 다음과 같이 말했다. "사람들이 다리 교정기와 목발이 있는 어린이를 볼 때 미안하다고 느끼고 모금함에 동전을 넣거나 마음의 빚을 지게 된다.

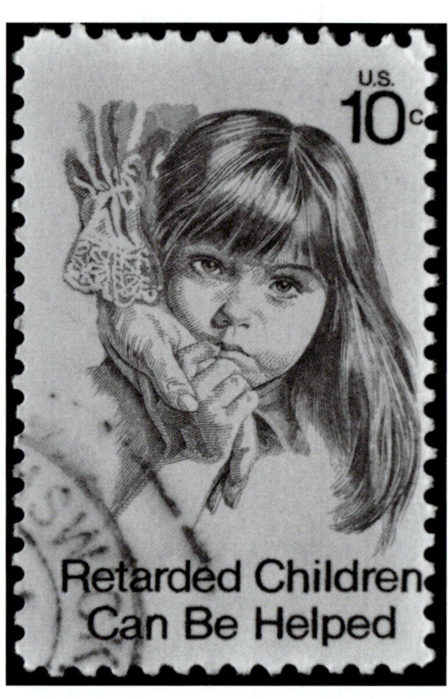

그림 11-6 특별한 기금 조성 노력의 일환이 아닐지라도, 이 우표는 문제에 대한 인식을 높이기 위해 동정심을 이용한다.

그러나 모금 활동이 끝나고 나면 불쌍하고 작은 포스터 아이라는 이미지는 계속 남아 있다. 일반 대중은 근육위축증 또는 소아마비 환자(실제로 모든 장애가 있는 사람들)에 대해 큰 자선 단체의 보살핌이 필요한 불쌍한 피해자일 뿐이라고 받아들이게 된다. 또는 치료를 위해 이러한 도움이 필요하다고 대중들이 생각한다(Erwin, n.d.)."

Erwin이 "연민적 접근"이라고 부르는 혼합된 메시지[다른 전직 포스터 아동인 Emily Rapp(2008)은 "특별하고 선택받은 느낌"이라고 묘사함]는 성인으로의 전환을 지연시키고 독립생활을 어렵게 할 수 있다. 또한 포스터 아동에 대한 심리는 장애 권리 운동을 심각하게 훼손한다고 주장되어 왔다(이 본문의 19장에서 더 자세하게 논의될 것이다). 장애인 권리 지지자의 불만은 장애인들에게 접근이 용이한 대중교통 및 주택, 고용기회 및 민주 사회가 모든 시민들에게 보장해야 할 기타 시민의 권리를 보장하기보다는 연민과 자선이 필요하다고 암시하는데 있다(Erwin, n.d.).

눈으로 보이는 질환을 가진 영아의 부모는 특별한 도움이 필요한 자녀를 돌보는 것을 배우는 동시에 낙인과 동정의 문제로 어려움을 겪어야 한다. Joachim과 Acorn(2002)은 만성질환에서 찾아볼 수 있는 낙인의 6가지 측면을 설명한다. 이러한 측면 중 은폐성, 질병의 진행, 압박 및 미적

표 11-3 낙인의 여러 측면들

측면	측면의 정의	가능한 부모의 반응
감출 수 있음	질환을 숨길 수 있는 정도	가릴 만한 의상을 선택함 가족 외 사람들과 영아의 접촉을 제한함 휠체어나 스플린트와 같이 보조장비의 사용 거부를 포함하여 정상적인 것에 지나치게 집착함
질환의 진행	시간이 지남에 따라 질환의 정도가 변함, 예후	부정적인 궤도, 지연, 마땅한 중재를 찾지 못함을 부정함 질환으로 인해 아이의 행동에 제한을 두는 정상적인 훈육을 하지 못함
부담	사람들 간의 관계에서 질병의 가시성과 특성에 따른 영향	중요한 지역 활동에 가족들이 제한적으로 참여하는 것을 포함하여 가족 외 사람들과 제한적으로 접촉함 결장창냄술 주머니 또는 기관절개 튜브와 같은 의료적 장치가 보이지 않도록 가릴 수 있는 옷을 선택함
미적 특성	아이의 외모에 영향을 주는 정도	길고 예쁜 머리카락과 같이 호감 가는 외모적 특징을 강조하는 것은 때때로 자세잡기와 같은 치료적 중재를 제한함
낙인의 원인	선천적 또는 후천적 질환	출생 이후 발생된 영아의 손상이 있다면, 의료팀과 같은 다른 사람들을 탓하거나 출생 전 부모의 행동(예: 임신 중 흡연) 때문일지도 모른다고, 영아의 상태에 대하여 누군가를 탓함
유해함	낙인찍힌 아이와 관련된 위험	부모가 가족 또는 문제 있는 아이가 지역사회에 노출되는 것을 제한함 부모가 아이에게 적합한 치료나 발달에 맞는 서비스를 찾는데 실패함

Source: (Allen, Vessey, & Shapiro, 2009). p. 23. Reference Creditng: Allen, P.J., Vessey, J.A., & Shapiro (2009). Primary Care of the Child with a Chronic Condition, 5th edition. St. Louis, MO: C.V. Mosby.

자질 이 네 가지는 특히 장애가 있는 아이를 돌보는 가족과 관련이 있다. 표 11-3은 이러한 측면의 낙인을 보여준다.

물리치료사와 작업치료사들은 종종 그들이 치료하는 영아의 부모와 개인적으로 친분을 가진다. 많은 가정에서 치료사 및 기타 건강 전문가의 서비스는 자녀의 건강한 발달에 도움을 주기 때문에 환영받는다. 그러나 영아기 장애는 가족에게 특히 힘들고, 가족이 한 유형의 치료만 원하고 다른 치료는 원하지 않거나 권장하는 치료적 장치가 아닌 다른 치료를 종종 원하는 경우가 있다. 가족에 대한 이해와 장애가 가족에 미치는 영향을 아는 것은 아동과 가족의 요구를 모두 충족시키는 데 필수적이다.

영아기 질환에 대한 가족, 문화, 대처

FAMILIES, CULTURE AND COPING WITH INFANT ILLNESS

스트레스 수준과 대처 능력에 영향을 끼치는 많은 요소들이 존재하고 이러한 요소들은 부모가 자녀의 장애를 알게 되었을 때 필요하다(Abery, 2006; Glidden, Billings & & Jobe, 2006; Gray, 2006). 진단이 빠를수록 대부분의 부모에게는 좋다. 이 장의 앞부분에서 언급했듯이, 산전 검사를 통해 아동의 장애를 미리 알고 있는 부모는 정상적으로 발달하는 아이를 기대했던 부모보다 더 대처를 잘 한다(Glidden, Billings, & Jobe, 2006). 일부 질환은 출생 전 또는 출생 시에 진단될 수 있지만, 다른 많은 질환은 발달 후반까지 확실하지 않다. 부모는 종종 자녀가 다르게 발달할 때 또는 정상적인 아이보다 기술을 습득하는게 느리다는 것을 알게 된다. 아이가 다르다는 것을 느끼면 부모들은 대개 걱정한다. Most(2006) 등은 진단 당시 자녀의 연령이 높을수록 어머니가 보인 스트레스 수준이 더 높다는 것을 발견했다. 자녀에게 문제가 있는지에 대한 불확실성은 스트레스의 원천이다(Bingham, Correa, & Huber, 2012). 부모가 문제를 의심하지만 명확한 의학적 답이나 진단이 없는 경우, 도움 받지 못한다고 느끼고 자녀에게 필요한 보살핌을 제공하는데 확신이 없다.

이러한 점에 대한 의료전문가의 이해가 중요하다. 실제 진단이 불분명하더라도 종종 발달 차이가 확인되고 치료가 진행된다. 초기 영아기에 이루어지는 많은 진단들은 현재의 문제를 설명하지만, 부모에게 질병의 예후 또는 장기적 영향에 대한 통찰력은 거의 제공하지 못한다. 영아 및 유아 중재 프로그램에서 볼 수 있는 일반적인 비특이성 진단 중 일부분은 발달지연, 전반적 발달지연 및 근육긴장저하를 포함한다. 뇌실주위백질연화증(periventricular leukomalacia; PVL)과 같은 보다 구체적이고 새로운 진단명은 신경과 전문의에게 많은 통찰력을 제공하지만 치료사와 부모에게는 예후 또는 기능 정보를 거의 제공하지 못한다. 의료 기술의 발달로 진단이 훨씬 정확해짐에 따라 뇌성마비와 같은 일반적인 병명은 선호되지는 않지만 뇌실주위백질연화증을 가진 자녀의 부모에게는 뇌성마비라는 병명이 더 잘 와 닿을 수 있다(뇌성마비는 뇌실주위백질연화증을 포함한 여러 가지 가능한 원인으로 인해 발생할 수 있다). 왜냐하면 뇌성마비라는 병명으로 인터넷을 검색했을 때 더 유용한 부모 중심 정보를 찾을 수 있기 때문이다.

진단받은 삶으로의 전환

Transition to living with a diagnosis

Santacroce(2003)는 "불확실성은 심각한 질병을 가진 사람들에게 가장 큰 심리사회적 스트레스 원인"이라고 지적한다(p. 45). Santacroce(2003)는 만성적으로 아픈 자녀를 둔 부모 경험에 더 일반적인 이론인 **질병이론의 불확실성 (uncertainty in illness theory; UIT)**을 적용했다. UIT는 급성 질환자의 불확실성이 어떻게 발생하고 환자가 이 불확실성을 처리하는 방법을 설명한다. UIT에 대한 연구에 따르면 질병의 불확실성은 시간이 지남에 따라 감소하지만 질병의 재발 또는 악화와 함께 다시 나타난다. 진단을 기다리는 동안 불확실성이 가장 높으며 가장 고통스럽다. 진단받은 후 질병의 증상은 시간에 지남에 따라 변하거나 예측할 수 없고 일관성이 없을 때 불확실성을 초래할 수 있다. 마찬가지로 결과가 알려지지 않은 중병은 불확실성을 초래하는 것으로 알려졌다(Mischel, 2006).

부모의 삶은 자녀가 만성질환을 진단받으면서부터 불확실성과 함께 변하기 시작하며 이 시점에서 부모는 자신의 자녀가 다르다는 것을 처음 인식하게 된다. 전환은 어린 시절 내내 계속되는 과정이며, 모든 가족 구성원이 아이와 가족 모두에게 질병의 영향에 적응하는 기간을 포함한다. 전환의 첫 번째 단계인 진단 전 단계에서 가족은 도움이 될 만한 것들을 찾기 시작하며 종종 소아과 의사 또는 1차 의료제공자를 통해 도움을 요청한다. 일부의 경우, 이 단계는 전문지식이 없는 설명을 하고("걔는 그냥 게을러") 일반의약품이나 추가적인 휴식과 같이 증상을 치료하는 기간이다. 질환이 해결되지 않거나 악화되면 가족은 종종 더 광범위한 검사를 원한다. 이러한 진단 전 단계가 지속되면 부모의 스트레스가 증가하고 일부 부모는 자녀를 돌보는 능력에 대한 자신감을 잃는다(Allen, Vessey, & Shapiro, 2009).

의학적 진단에 대한 검색은 진단 전 단계의 마지막 부분이다. 단계에는 많은 진료 약속, 검사 및 결과를 기다리는 기간이 포함된다. 앞서 언급했듯이, 장기간의 진단 전 단계는 자녀 육아에 대한 부모의 믿음에 해를 끼칠 수 있다. 마찬가지로 장기간의 의학적 진단 전 기간은 의료서비스 제공자에 대한 부모의 신뢰를 약화시킬 수 있다. 이 단계에서 스트레스를 받고 불만이 가득 찬 부모는 의료서비스 제공자, 의료기관 및 의료시스템을 비난할 수 있는 시기이다(Allen, Vessey, & Shapiro, 2009).

진단이 마침내 확인되면 부모는 종종 오랜 기간 지속된 불확실성이 끝났다는 것에 안도한다. 이러한 안도감은 금방 고통으로 인해 가려질지도 모른다. 특히 질환의 말기를 진단받았을 때 그리고 자신이 자식보다 오래 살지도 모른다는 것에 대해 받아들이게 된다. 생명을 위협하지는 않지만 분명한 치료법이 없는 자폐증과 같은 질환일 때 가족은 자녀를 돌보기 위해 어떤 방법을 선택해야 하는지에 대한 갈림길에 직면한다. Santacroce(2003)는 장기적 불확실성이 자녀의 건강을 안정적으로 관찰하고 행동 기준을 부여하고 집행하며 자녀에게 자기 관리 및 궁극적으로 독립생활로의 전환을 촉진하는 부모의 능력을 방해할 수 있다고 지적한다. 가족이 진단 전 단계에서 경험한 의학적 도움에 대해 매우 부정적이거나 매우 긍정적인 반응을 보인 경우, 이 경험은 진단 후 단계에서 중재에 대한 의사결정에 영향을 줄 수 있다.

아동이 진단을 받은 후 즉각적인 조치가 세워진 후 부모가 겪어야 할 다음 단계는 질환과 함께 사는 것이다. 의학적 조치의 계획이 명확한 경우, 가족은 의료적 조치에 대한 자신감을 갖게 되고, 질병으로 인해 모든 가족 구성원들이 받는 영향은 더 명확해진다. 심각한 만성질환을 앓고 있는 아동의 부모는 종종 낙인과 간병에 대한 부담으로 의해 사회적으로 고립된다. 질병과 함께 살아가는 단계에서 일부 부모는 우울증상을 보이거나 외상후 스트레스 장애의 징후를 보인다(Santacroce, 2003). 가족에게 가장 큰 스트레스를 유발하는 특정 질환에는 갑작스럽게 발생하는 질환, 불안정하거나 예측할 수 없는 질환, 기능적 제한과 관련된 질환 및 눈에 잘 띄는 질환이 있다(Allen, Vessey, & Shapiro, 2009).

문화, 믿음 그리고 만성질환

Culture, beliefs, and chronic conditions

4장에서 논의했듯이 문화적 정체성과 문화적 믿음은 육아 및 건강과 관련된 결정에 영향을 줄 수 있다. 이러한 영향을 이해하고 존중하는 것은 심각한 질병과 만성질환에 대처하는 영유아와 그 가족을 관리하는데 필수적이다. 문화적 믿음과 가치는 영아의 성별, 수용할 만한 의학적 중재의 유형 및 수준에 대한 믿음, 영아를 돌보는 육아 책임에 대한 믿음에 근거하여 선호하는 치료에 반영될 수 있다.

종종 영아가 앓고 있는 질병에 대한 가족의 반응은 종교적, 영적 믿음을 중심으로 나타난다. 가족은 종교적 믿음을 통해 유아의 어려움에 대한 설명을 구하거나(예: "벌을 받고 있다…") 자신의 믿음을 사용하여 위안과 힘을 찾을 수 있다("하나님이 내가 감당할 수 없는 일을 주실 리가 없다"). 대부분의 병원에는 가족에게 영적인 지지를 제공하는 공식적인 예배 서비스가 있다. 드문 경우이지만 가족의 종교적 또는 문화적 믿음으로 인해 의료서비스 제공자와 충돌할 수 있다. 이 경우 가족 및 그 가족과 상호작용하는 의료서비스팀 모두 분명하게 의사소통하는 것이 중요하다. 그리고 이러한 갈등을 해결하기 위한 주된 초점은 가족을 존중하는 관계를 유지하고 아동을 지속적으로 돌보는 데 있다.

주요 삶의 영역 MAJOR LIFE AREAS

장애는 영아 발달과 가족 모두에 널리 영향을 끼친다. ICF는 3가지 주요 삶의 영역, 즉 교육, 일 및 취업, 경제생활에 대해 설명한다. 이 주요 삶의 영역은 영아와 부차적으로 관련성이 있다. 교육 영역에는 영아에게 느슨하게 적용될 수 있는 비공식적인 교육 범주가 포함된다. 비공식 교육에는 가정이나 부모 또는 가족 구성원의 비제도적 환경에서의 학습이 포함된다. 심각한 건강문제가 있는 영아는 종종 식사, 수면 및 호흡과 같은 생명을 유지하는 과제를 수행해야 하는 경우가 많다. 이러한 과제의 요구는 일반적으로 발달한 영아들이 첫 해 동안 습득하는 기술을 배우고 연습할 기회를 제한한다.

교육, 일 및 취업, 경제생활의 세 가지 주요 삶의 영역은 모두 심각한 질병이나 장애가 있는 영아의 부모와 보호자에게 큰 영향을 끼친다. 자녀가 태어나기 전에 어느 정도 공식적인 교육을 받은 부모들은 거의 항상 자녀의 요구를 다루고 있기 때문에 그 과정 중에 공백이 필요할 것이다. 이러한 부모 중 일부, 특히 다른 가족의 도움이 거의 없이 적은 사회경제적 자원을 가진 부모는 교육 프로그램에 복귀하지 못할 수 있다. 이는 부모의 재정 및 고용 기회에 장기적인 영향을 끼친다.

이와 유사하게, 부모는 현재 일 및 취업, 상황에서도 어려움을 겪을 것이다. 신생아를 위한 출산 휴가는 일반적으로 허용되지만 그 휴가 기간이 8주를 초과하는 경우는 거의 없다. 많은 조산아들과 심각한 선천적 결손이 있는 아기들은 집중치료실에서 8주 이상을 보낸다. 배우자가 어느 정도 도와줄 수 있는지, 직장 분위기가 유연한지, 형제자매가 있는지(그리고 그들의 도움이 필요한지), 부모가 이용할 수 있는 사회적 지원을 포함한 개별 상황에 따라 일부 부모는 이러한 고비 동안 직업을 잃게 된다. 교육 프로그램에 참여한 부모와 마찬가지로 일부 부모는 직장에 복귀하지 못할 수도 있다. 특수한 의료서비스가 필요한 아동 프로그램은 아이에게 건강 및 의료 지원을 제공하므로 의료비용은 가족에게 덜 부담스럽지만 고용 또는 교육 자격 상실로 인해 많은 부모가 자신의 건강보험 혜택을 잃을 수 있다.

미국 장애인교육법(IDEA)에 따른 조기 중재와 특수 교육 서비스

EARLY INTERVENTION AND SPECIAL EDUCATION SERVICE UNDER IDEA

우리는 일반적으로 만성질환이나 장애가 있는 영아의 어려움을 생각할 때 교육을 생각하지 않지만 1986년 이래로 장애가 있는 영아와 유아(출생~3세까지)를 위한 조기 중재 서비스는 IDEA의 한 부분이다. 이러한 법률은 일반적으로 **장애인교육법의 C 부분(Part C of the Individuals with Disabilities Education Act)**으로 알려져 있다. C 부분의 평가를 통해 부모에게 영유아를 위한 무상 특별 서비스가 제공된다. 이 프로그램은 특수한 의료서비스가 필요한 아동 프로그램 외에도 영아가 집으로 퇴원한 후의 치료서비스를 제공한다. 영아가 의학적으로 안정적이고 가정에 거주하는 경우 작업치료 및 물리치료를 포함한 건강 지원 서비스는 아이의 가정을 방문하여 영아를 위한 가족교육, 지원 및 치료를 제공한다.

이러한 맥락에서 **조기 중재(early invention)**는 명확하게 질환이 있다고 판단되는 아동, 신체적 또는 정신적 질환을 진단 및 평가받은 아동(발달지연이 발생될 가능성이 높은 아동), 지연의 존재 또는 아동의 발달을 지연시킬 수 있는 발달문제가 확인된 아동들을 대상으로 각종 서비스, 교육 및 지원을 제공하는 과정이다. C 부분의 목적은 발달장애 또는 지연의 영향을 줄이는 것이다. 서비스는 신체발달, 인지발달, 의사소통, 사회 또는 정서발달, 적응발달 등 5가지 발달 영역에서 어린이의 부족함을 파악하고 충족시키도록 설계되었다(Wright & Wright, 2012).

C 부분은 가족 중심 관리에 중점을 둔다. **가족 중심 관리(family-centered care)**는 서로 존중하는 가족과 전문가의 협력을 통해 아이와 가족의 건강 및 복지를 보장한다.

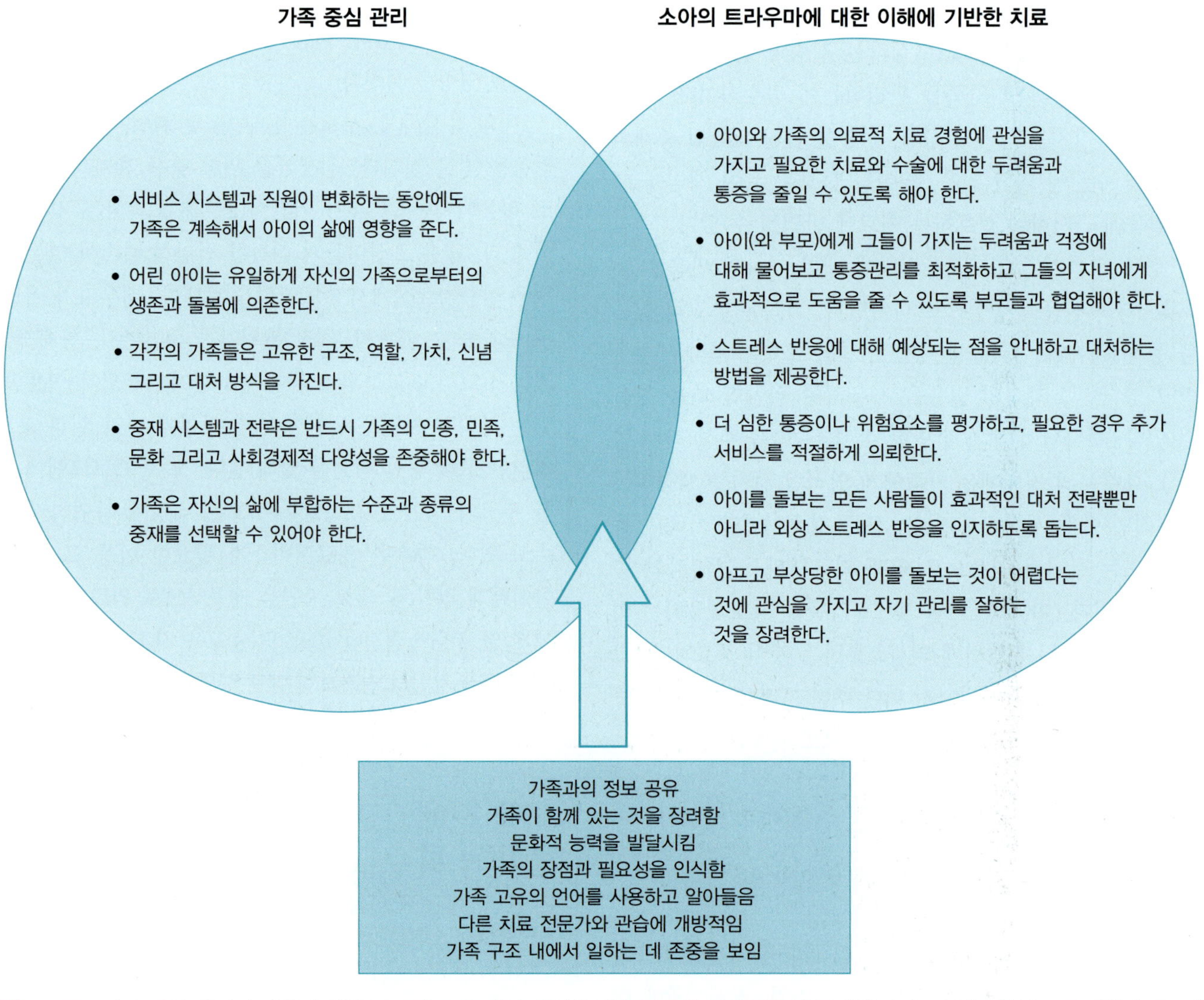

그림 11-7 가족 중심 관리적 접근과 외상 정보적 소아 관리 사이에 많은 중요한 차이점들이 존재하지만, 겹치는 영역도 존재한다. 두 사례 모두 아이와 가족에게 최선의 도움을 줄 수 있는 것이 목표이다.

모든 사람들이 이 관계에서 제공하는 장점, 문화, 전통 및 전문 지식을 존중한다. 가족 중심 관리는 양질의 서비스를 제공하는 기준이다. 특히 가족 중심 관리에서 서비스 제공자는 각각의 가족마다 다르며 의료 제공자가 아니라 가족이 계속 아이 곁에 있는 것을 존중한다. 전통적인 의료 모델에서 전문가는 의료서비스 제공자로 생각된다. 가족 중심 관리 모델에서 가족 구성원은 아동의 능력과 요구에 대한 전문가로 인정된다. 가족은 서비스 제공자와 협력하여 아이와 가족이 받는 서비스에 대한 신중한 결정을 내린다.

가족-중심 관리가 이상적이지만, 영아가 의학적으로 크게 위험하지 않을 때 상호작용에 가장 적합하다. 의료팀이 신속하고 단호하게 행동해야 하는 외상 및 응급 상황인 경우, 진정한 협업 팀 모델이 현실적이지 않더라도 가족은 지속적인 지원과 정보를 필요로 한다. 이 경우 가족 중심 관리 원칙이 적용된다. 소아의 트라우마에 대한 이해에 기반한 치료는 외상의 의학적 측면을 치료하면서 부상 또는 병으로 인한 트라우마를 겪는 아동 및 가족에게 트라우마가 주는 영향을 이해하도록 하는 것을 의미한다. 이러한 경우 의료 제공자는 **소아의 트라우마에 대한 이해에 기반한 치료(trauma-informed pediatric care)**를 어린이 및 가족과의 일상적인 대화에 통합하여 어렵거나 두려운 의료 사건의 영향을 줄이고 어린이와 가족이 질병이나 부상에 대한 정서적 반응에 잘 대처할 수 있도록 한다(National Child Traumatic Stress Institute, 2011). 그림 11-7에서 가족 중심 관리와 소아의 트라우마에 대한 이해에 기반한 치료 기초적인 전제를 나란히 보여주고 겹친 부분에는 공통된 구성요소를 나타냈다.

만성질환을 가진 아동과 윤리

ETHICS AND CHILDREN WITH A CHRONIC CONDITION

의료 윤리는 의료 및 의료서비스에 대한 선택을 하는 데 도움이 되는 일련의 도덕적 원칙, 신념 및 가치이다. 주어진 상황에서 우리의 윤리적 책임은 의사결정의 본질과 우리가 하는 역할에 어느 정도 달려 있다. 예를 들어, 부모와 그들의 대가족은 서로 다른 역할을 수행하며 환자와 의사는 다른 윤리적 의무를 가진다. 의료서비스 제공자로서 우리는 우리에게 고유한 가치와 신념을 이해하고 가족에게 정서적, 문화적으로 존중하는 치료를 제공하기 위해 때때로 우리 자신으로부터 거리를 두는 법을 배워야 한다. 모든 의료 전문가들은 환자에게 4가지 주요 윤리 원칙을 준수해야 한다. 이는 표 11-4에 나와 있다.

문화와 전통은 개인과 전문가의 윤리 모두에 영향을 끼친다. 성인이 아동 대신 의사결정을 내릴 수 있기 때문에 아동에 대한 윤리적 의료 의사결정은 복잡하다. 성인은 심장 수술을 받지 않기로 하거나 암 치료를 받기로 스스로 선택할 수 있으며 원하는 수준의 완화 치료를 받을 수 있다. 아이에게 암이나 심장질환이 있는 경우 의료전문가가 효과적으로 치료를 제공할 수 있으나 부모가 해당 질병을 치료하지 않기로 결정한다면 의료서비스 제공자는 윤리적인 어려움에 처할 수 있다. 유익한 의사결정에는 영아 또는 유아에게 분명히 도움이 되는 모든 치료 옵션과 그에 따른 부담보다 혜택이 훨씬 더 큰 모든 치료 옵션을 고려해야 한다. 어린 아이들과 함께 일하는 물리치료사 및 작업치료사들이 가지는 부담에는 고착 또는 사회적 고립으로 인한 고통과 정서적 고통이 포함된다.

표 11-4 기본적 윤리 원칙

핵심 원칙	정의
자율성 존중	자기 결정과 같이 스스로 결정을 내리도록 환자(또는 가족)의 권리를 존중함
선행	환자의 이익을 향상시키기 위해 도움을 줌; 즉 당신의 치료를 받고 있는 사람들의 복지를 증진시킴
악행금지	의료적인 피해, 불필요한 통증 유발, 입증되지 않거나 필요하지 않은 치료의 시도를 포함한 어떠한 해도 끼치지 않음
정의	모든 사례를 공정하고 동등하게 대함. 보상이 아닌 필요에 따라 일관된 수준의 치료를 제공함

악행금지(nonmaleficence)라는 용어는 유해함을 예방하거나 제거해야 하는 의료서비스 제공자의 의무와 관련이 있다. 유해함은 의료적 유해함을 포함하는데 치료사가 안전 절차를 무시해서 발생하는 골절 또는 감염을 예로 들 수 있다. 아동에게 잠재적으로 해를 끼칠 수 있는 또 다른 측면은 과학적으로 입증된 표준 치료법을 대체하는 실험적 치료 또는 대체요법을 도입하는 것이다. 치료사가 아닌 부모는 실험적 치료 또는 대체요법을 선택할 수 있으며, 의료 제공자는 부모에게 충분한 정보를 제공하여 결정을 돕는 것이 중요할 수 있다. 정의(justice)는 공정하고 평등한 치료 제공과 관련이 있다. 이러한 윤리적 원칙은 특정 기준(예: 성별, 재력, 종교적 신념 또는 부모의 생활방식)이 서비스나 중재를 제공하거나 거부할지를 결정하는 요소가 되어서는 안 된다는 것을 원칙으로 한다.

각 전문가 그룹에는 해당 직업과 관련하여 앞서 제시한 4가지 원칙을 정의하고 설명하는 자체 윤리 강령이 존재한다. 또한 작업치료사 및 물리치료사는 일반적으로 다른 병원 그리고 조기 중재 제공자와 협력하여 아동의 발달을 촉진하고 아이가 가정 및 지역사회 생활에 참여하는데 최대한 적절하게 발달하도록 가족 및 보호자를 돕는다. 가장 어려운 윤리적 고려사항은 영아 또는 유아가 병원 내 집중치료실에 있을 때 발생한다. 모든 병원 기반 의료서비스 제공자는 어려운 윤리적 결정을 다루는 전문가와 부모 모두에게 귀중한 도움을 주는 윤리위원회가 흔히 병원에 있다는 것을 알고 있어야 한다.

요약

ICF는 인간 기능에 대한 중요한 관점으로 가족을 개인의 기능에 영향을 미치는 수행 요소로 통합하고(World Health Organization, 2001) 가족 및 가족 발전에 대한 대규모 연구를 반영한다. 만성질환을 가진 영아는 다른 영아보다 부정적인 발달 궤도에 있을 위험성이 더 높다. 질환의 심각성, 아동의 특성, 가족 기능 및 사회적 지원 네트워크의 가용성은 모두 아동에게 결과적으로 영향을 끼친다(Allen, Vessey 및 Shapiro, 2009). 사회경제적 지위, 문화 및 윤리 문제는 ICF 기준틀로부터 방해되거나 또는 촉진될 수 있는 환경적 배경 요소이다. 이러한 요인들은 특히 심각한 질병과 만성장애를 가진 영아를 돌보는 것과 관련이 있는데 이들 요인은 신체적 그리고 감정적 대처전략을 위한 가정 자원(family resource)에 영향을 주기 때문이다. 모든 가족은 지원과 교육이 필요하며 제공된 교육은 문화적으로 적합해야 한다. 보통 가족은 자녀의 발달에 있어 많은 부분에서 추가적인 정보가 필요하며 이러한 정보를 받아들일 준비가 되어 있어야 한다. 물리치료사와 작업치료사들은 가족들과 협력하고 필요한 도움을 제공해야 한다.

사례 1 (계속)

잭슨

처음에 잭슨의 부모님은 "잭슨이 걸을지 말지"에 중점을 두었지만 지금은 잭슨이 기본적인 목표 기술인 구르기와 앉기를 할 만큼 발달하지 못하는 것에 대해 걱정한다. 잭슨은 정상적으로 발달 중인 영아가 독립적으로 집안을 돌아다닐 수 있는 연령대로 나아가고 있다. 잭슨의 할머니는 잭슨이 많이 돌아다니도록 독려하지는 않는다. 물리치료사는 하루 중 일정 시간을 낮은 롤링 시트에 묶어 혼자 바닥을 밀면서 다닐 수 있기를 바란다. 잭슨은 또한 하루에 두 번 "기립대"에 똑바로 서야 한다. 6장에서 논의한 체화된 인지에 대해 생각해보자. 잭슨 할머니의 판단은 아이의 신체적 및 인지발달 모두에 부정적인 영향을 줄 수 있다.

도움이 되는 질문

생각해 볼 몇 가지 질문들:

1. 잭슨의 부족함에 대해 어머니와 할머니 모두에게 간단하고 명확하게 설명하는 방법에 대해 생각해 본다. 스트레스를 받거나 방어적으로 느끼지 않으면서 더 많은 일을 하도록 독려하는 방식으로 해야 한다.
2. 인터넷에서 "의료가정"을 검색한다. 의료가정의 용어를 정의하고 이러한 것이 잭슨과 그의 가족에게 어떻게 도움이 되는지 설명하라.

사례 2

메디슨

메디슨은 임신 28주에 태어났고 NICU에 4개월 동안 입원해 있었다. 메디슨은 기관지폐형성이상증이 있으며, 현재 8개월(조정 연령 3개월 반)이며 CPAP를 통해 여전히 8리터에 불과한 산소를 공급받는다. 그녀의 어머니는 집에서 밤 간호를 할 때 메디슨이 잠을 잘 자지 못하기 때문에 산소공급을 중단하고 싶어 한다. 매디슨은 가족의 세 번째 아이이다. 메디슨은 두 명의 남자 형제 조이(3세)와 다니엘(7세)이 있다. 메디슨은 교외 지역에서 두 부모님과 함께 산다. 메디슨의 아버지는 응급의료요원이고 어머니는 영양사이다. 현재 메디슨의 어머니는 일주일에 몇 시간만 일한다. 메디슨은 매우 특별한 보살핌이 필요하기 때문에 돌보는데 많은 시간이 걸린다.

메디슨이 홀로 남겨진다면 등을 대고 누워서 머리를 옆으로 획 젖힐 것이다. 당신이 메디슨을 안으면 조용히 있지만, 메디슨을 앉혀서 팔을 당겨보면 여전히 머리를 뒤로 젖힌다. 메디슨은 미숙아 망막증이 있었고 안과 의사는 근시와 사시를 위한 안경을 처방했다. 메디슨은 안경을 좋아하지 않으며, 스스로 움직이지 않기 때문에 안경을 거의 쓰지 않는다. 메디슨은 음악을 좋아하고 가족의 목소리를 분명하게 인식한다. 메디슨은 누군가가 그녀를 안고 음악에 맞추어서 춤을 출 때 웃으면서 옹알이를 한다.

메디슨은 반복적으로 발차기를 하고 옆으로 누운 자세에서 바로 누운 자세로 구를 수 있지만 엎드린 자세에서 머리를 들 수 없었다. 하지만 몸을 똑바로 세우면 자신의 머리를 몸에서 벗어나지 않게 정렬을 유지했다. 메디슨은 눈을 마주치지 않고 손이나 장난감을 보지 않고 사람들(가족 고양이)이 방을 돌아다니는 것을 지켜본다. 메디슨은 아직 팔을 뻗거나 손을 많이 사용하지 않는다. 메디슨은 주먹을 쥐고 있다. 그녀는 다른 사람들이 자신을 안고 다닐 때 가장 행복해 한다. 누군가가 메디슨을 엎드려 눕힐 때마다 소리를 지르고 누군가가 자신을 구해줄 때까지 계속해서 운다. 바로 누워 있으면 더 조용히 있지만 여전히 까다롭다. 메디슨은 한번에 3시간 이하로 얕은 잠을 잔다.

메디슨의 어머니는 이렇게 말했다. "저에게 아들들이 있다는 것은 행운이었습니다. 특히 조이는 아주 순한 아기였습니다."메디슨의 어머니는 완전히 지쳤고, 조기 중재팀은 그녀가 낙담하고 딸과 수동적으로 소통하지는 않을까 걱정하고 있다. 그녀는 두 아이들과 함께 집에서 고립되어 점점 외로워진다고 말했다. 메디슨의 아버지는 아내와 매디슨을 돕지만 근무 시간이 불규칙해서 육아에

사례 2 (계속)

많은 도움을 줄 수는 없다.

도움이 되는 질문

생각해 볼 몇 가지 질문들:

1. 다니엘은 거의 매일 등교를 하지만 매디슨의 어머니는 학령전기 아동 두 명을 하루종일 돌본다. 조기 중재 치료사로서 메디슨에게 도움이 되는 가정환경을 형성하기 위해 어디에 노력을 집중해야 하는가?
2. 메디슨의 어머니는 일부 임시 간호의 혜택을 받을 수 있었다. 어머니는 메디슨의 의료적 요구에 대응할 수 있는 보모를 정기적으로 구할 수 없다. 일부 지역에서는 특별 위탁 간호 서비스를 이용할 수 없다. 당신의 지역에 메디슨의 어머니를 도울만한 서비스가 존재하는가?
3. 메디슨을 보살피는데 보탬이 된다고 느끼도록 형제들을 참여시킬 만한 활동을 계획한다면 어떠한 것들이 있을까?

만성적 슬픔에 대해 말하다

SUSIE RITCHIE

간호사, 공중보건 석사, 공인 소아 전문 간호사 그리고 일차 치료 제공자

임신 동안 모든 부모는 완벽하고 건강한 아기의 출산을 기대한다. 아마도 막 태어난 자녀가 질병을 가지고 성인이 되어서도 독립적으로 완전히 기능하지 못할 수도 있다는 사실을 알게 되는 것보다 부모에게 충격적인 것은 없을 것이다.

거의 30년 동안 나는 발달문제가 있는 영유아와 함께 일해왔다. 그 일을 하면서 나는 아이와 그 가족이 살아가는데 영향을 끼칠 질병에 대한 진단을 아이의 부모가 받았을 때의 충격이 몇 달, 며칠, 몇 시간 정도로 이어지는 것을 너무나도 잘 이해하게 되었다.

초기 진단 당시 "바라던 아이"에 대한 상실이 몹시 심해지면 어머니와 아버지는 슬퍼하기 시작한다(Solnit & Stark, 1961). 이 슬픔은 이러한 상실이 자녀와 가족에게 실제로 어떤 의미가 있는지를 받아들이기 위한 과정의 일부분이다. 평생에 걸쳐 슬퍼하는 '만성적인 슬픔'을 경험하는 사람도 있다(Olshansky, 1962).

희귀 유전자 증후군을 가진 신생아에 대한 발달평가를 요청받았을 때가 기억난다. 내가 그 방에 들어갔을 때 한 인상 좋은 어머니가 울면서 말하기를 "임신 중에 남편에게 한 말이", '아픈 아기를 감당할 수 없고 지체장애가 있거나 완전히 기형인 아이를 돌볼 수 없을 것이다'라고 했고 지금 우리가 이러한 상황에 있다"라고 하였다. 하지만 대부분의 어머니들은 아이를 '감당할 수 있으며' 이러한 일을 멋지게 해내고 있다. 17년 후에 이 아이는 밝게 자라서 신체장애에도 불구하고 대학에 입학할 것이다. 이때가 되면 부모는 이러한 성취를 기뻐하지만, 다른 한편으로는 자녀가 정상이지 않다는 이유로 거부당할 수 있음에 슬퍼할 것이다.

1999년 윈드 스타에서 비디오로 제작된 For Love of Julian이라는 영화가 있다. 수잔 서랜든이 나레이션을 한 이 영화에서 어머니와 아버지는 발달장애로 인해 자녀가 다른 아이들과 같지 않다는 것을 알게 된 당시에 대해 이야기한다. 아이가 태어난 지 몇 년이 지나서 이 가족들은 매우 강렬한 감정을 보여준다. 특별한 보살핌이 필요한 아이를 치료하는 사람이라면 이 영화를 보고 부모의 말에 경청하고 가족 간의 교류를 주의 깊게 관찰해야 한다. 그렇게 함으로써 완치가 불가능한 절망적인 진단에 대해 수용하는 것을 이해할 수가 있다. "수용"이라는 과정은 몇 년에 걸쳐서 이어지고 부모와 장애아동의 생애 과정 동안 전문가와 가족이 긍정적이고 생산적인 방식으로 함께 성장할 수 있도록 한다.

REFERENCES

Abery, B. H. (2006). Family adjustment and adaptation with children with Down syndrome. *Focus on Exceptional Children, 38*(6), 2–20.

Allen, P. J., Vessey, J. A., & Shapiro, N. (2009). *Primary care of the child with a chronic condition* (5th ed.). St. Louis, MO: C.V. Mosby.

American Academy for Cerebral Palsy and Developmental Medicine (AACPDM). (2014). Retrieved from http://www.aacpdm.org / patients/what-is-cerebral-palsy

Bingham, A., Correa, V., & Huber, J. (2012). Mothers' voices: Coping with their children's initial disability diagnosis. *Infant Mental Health Journal, 33*(4), 372–385.

Carnevale, F., Alexander, E., Davis, M., Rennick, J., & Troini, R. (2006). Daily living with distress and enrichment: The moral experience of families with ventilator-assisted children at home. *Pediatrics, 117(*1), e48–e60.

Centers for Disease Control and Prevention (CDC). (2011). Congenital heart defects: Data and statistics. Retrieved from http://www.cdc.gov/ncbddd/heartdefects/data.html

Centers for Disease Control and Prevention (CDC). (2012a). CDC features: Down syndrome cases at birth increased. Retrieved from http://www.cdc.gov/features/dsdownsyndrome/

Centers for Disease Control and Prevention (CDC). (2012b). *NCHS data brief: Recent declines in infant mortality in the United States, 2005–2011.* Retrieved from http://www.cdc.gov/nchs/data/databriefs/db120.htm

Centers for Disease Control and Prevention (CDC), (2012c). *Birth Defects: Cleft Lip and Cleft Palate.* Retrieved from http://www.cdc.gov/ncbddd/birthdefects/cleftlip.html

Centers for Disease Control and Prevention (CDC). (2013b). *Cerebral palsy: Data and statistics for cerebral palsy.* Retrieved from http://www.cdc.gov/ncbddd/cp/data.html

Centers for Disease Control and Prevention (CDC). (2013c). Cytomegalovirus (CMV) and congenital CMV infection. Retrieved from http://www.cdc.gov/cmv/trends-stats.html

Centers for Disease Control and Prevention (CDC). (2013a). *Reproductive health: Preterm birth.* Retrieved from http://www.cdc.gov/reproductivehealth/maternalinfanthealth/pretermbirth.htm

Children's Defense Fund. (2010). *State of America's children.* Retrieved from http://www.childrensdefense.org/child-research-data -publications/data/state-of-americas-children.pdf

Christensen, D., Kim, Doernberg, N., Maenner, M., Arneson, C., Durkin, M., & . . . Yeargin-Allsopp, M. (2014). Prevalence of cerebral palsy, co-occurring autism spectrum disorders, and motor functioning. Autism and Developmental Disabilities Monitoring Network, USA, 2008. *Developmental Medicine & Child Neurology, 56*(1), 59–65.

Curtis, M. A., Corman, H., Noonan, K., & Reichman, N. E. (2010). Effects of child health on housing in the urban U.S. *Social Science & Medicine, 71(*12), 2049–2056.

Erwin, M. (n.d.). *The kids are all right.* Retrieved from http://thekidsareallright.org/index.html

Force, L. T., Botsford, A., Pisano, P. A., & Holbert, A. (2000). Grandparents raising children with and without a developmen-tal disability: Preliminary comparisons. *Journal of Gerontological Social Work, 33(*4), 5–21.

Fowler, C., Rossiter, C., Maddox, J., Dignam, D., Briggs, C., Deguio, A., & Kookarkin, J. (2012). Parent satisfaction with early parenting residential services: A telephone interview study. *Contemporary Nurse: A Journal for the Australian Nursing Profession, 43(*1), 64–72.

Giallo, R., Gavidia -Payne, S., Minett, B., & Kapoor, A. (2012). Sibling voices: The self-reported mental health of siblings of children with a disability. *Clinical Psychologist, 16(*1), 36–43.

Glidden, L. M., Billings, F. J., & Jobe, B. M. (2006). Personality, coping style and well-being of parents rearing children with developmental disabilities. *Journal of Intellectual Disability Research, 50,* 949–962.

Gray, D. E. (2006). Coping over time: The parents of children with autism. *Journal of Intellectual Disability Research, 50,* 970–976.

Gumley, A. L., Taylor, H. E. F., Schwannauer, M., & MacBeth, A. (2014) A systematic review of attachment and psycho-sis: Measurement, construct validity and outcomes. *Acta Psychiatrica Scandinavica, 129*(4), 257–274.

Hay, W. W., Jr. (2008). Strategies for feeding the preterm infant. *Neonatology, 94*(4), 245–254.

Heaton, J., Noyes, J., Sloper, P., & Shah, R. (2005). Families' experiences of caring for technology-dependent children: a temporal perspec-tive. *Health & Social Care in the Community, 13(*5), 441–450.

Hertzler, D. A., DePowell, J. J., Stevenson, C. B., & Mangano, D. O. (2010) Tethered cord syndrome: A review of the literature from embryology to adult presentation. *Neurosurgical Focus, 29*(1), E1–9.

Hugger, L. (2009). Mourning the loss of the idealized child. *Journal of Infant, Child & Adolescent Psychotherapy, 8*(2), 124–136.

Jefferies, A. L. (2014). Going home: Facilitating discharge of the preterm infant. *Paediatrics & Child Health (1205-7088), 19(*1), 31–36.

Joachim, G., & Acorn, S. (2000). Stigma of visible and invisible chronic conditions. *Journal of Advanced Nursing, 32(*1), 243–248.

Kuppala, V., Tabangin, M., Haberman, B., Steichen, J., & Yolton, K. (2012). Current state of high-risk infant follow-up care in the United States: Results of a national survey of academic follow-up programs. *Journal of Perinatology, 32*(4), 293–298.

MacDorman, M. F., Mathews, T. J. (2011). *Understanding racial and ethnic disparities in U.S. infant mortality rates.* NCHS data brief, no 74. Hyattsville, MD: National Center for Health Statistics.

McPherson, M., Arango, P., Fox, H., Lauver, C., McManus, M., et al. (1998). A new definition of children with special health care needs. *Pediatrics, 102,* 137–140.

Maroney, D. (n.d.) . *Premature-Infant.com: Walking the road of hope and possibility with a premature infant*. Retrieved from http:// www.premature-infant.com/index.html

Mischel, M. (2006). *What do we know about uncertainty in illness*? Japanese Society for Nursing Research. Retrieved from http:// www.jsnr.jp/meeting/docs/31_02.pdf

Most, D. E., Fidler, D. J., Laforce-Booth, C. L., & Kelly, J. (2006). Stress trajectories in mothers of young children with Down syn-drome. *Journal of Intellectual Disability Research, 50,* 501–514.

National Child Traumatic Stress Institute. (2011). *Healthcare tool-box: Trauma-informed pediatric care*. Retrieved from http://www.healthcaretoolbox.org/index.php/why-traumatic-stress-is -relevant-in-pediatric-health-care/tipc

National Institutes of Health/National Institute of Child Health and Human Development (NICHD). (2007). *Neural tube defects (NTDs): What are neural tube defects?* Retrieved from https://www.nichd.nih.gov/health/topics/ntds/conditioninfo/Pages / default.aspx

Neubauer, V. Greismaier, E., Pehhbock-Walser, N. Pupp-Peglow, U., Kiechl-Kohlendorfer, U. (2013). Poor postnatal head growth in very preterm infants is associated with impaired neurodevel-opment outcome. *Acta Paediatrica, 102*(9), 883–888.

Northam, E. A. (1997). Psychosocial impact of chronic illness in children. *Journal of Paediatrics and Child Health, 33*(5), 369–372.

Olshansky, S. (1962). Chronic sorrow: A response to having a mentally defective child. *Social Casework, 43,* 190–193.

Placencia, F., & McCullough, L. (2012). Biopsychosocial risks of parental care for high-risk neonates: Implications for evidence-based parental counseling. *Journal of Perinatology*, *32*(5), 381–386.

Power, N., & Franck, L. (2008). Parent participation in the care of hospitalized children: A systematic review. *Journal of Advanced Nursing*, *62(*6), 622–641.

Purdy, I., & Melwak, M. (2012). Who is at risk? High-risk infant follow-up. *Newborn and Infant Nursing Reviews, 12*(4), 221–226.

Raine, A. (2013). *The anatomy of violence* (pp. 182–273). New York: Pantheon Books.

Rapp, E. (2008). *Poster Child*. New York: Bloomsbury USA.

Ronald McDonald House Charities. (2014) Retrieved from http://www.rmhc.org/what-we-do

Roos, S. (2002). *Chronic sorrow: A living loss*. New York: Routledge.

Santacroce, S. (2003). Parental uncertainty and posttraumatic stress in serious childhood illness. *Journal of Nursing Scholarship*, *35(*1), 45–51.

Shah, P. E., Clements, M., & Poehlmann, J. (2011). Maternal resolution of grief after preterm birth: Implications for infant attachment security. *Pediatrics*, *127(*2), 284–292.

Solnit, A. J., & Stark, M. H. (1961) . Mourning and the birth of a defective child. *The Psychoanalytic Study of the Child, 16,* 523–527.

Stein, R. E., & Silver, E. J. (2002). Comparing different defini-tions of chronic conditions in a national data set. *Ambulatory Pediatrics, 2*(1), 63–70.

Toly, V., Musil, C., & Carl, J. (2012). Families with children who are technology dependent: Normalization and family functioning. *Western Journal of Nursing Research*, *34(*1), 52–71.

Udry-Jørgensen, L., Pierrehumbert, B., Borghini, A., Habersaat, S., Forcada -Guex, M., Ansermet, F., & Muller-Nix, C. (2011). Quality of attachment, perinatal risk, and mother-infant inter-action in a high-risk premature sample. *Infant Mental Health Journal*, *32(*3), 305–318.

World Health Organization. (2001). ICF: *International classification of functioning and disability. Geneva*, Switzerland: World Health Organization.

Wright, P., & Wright, P. (2012). *Wrightslaw: Early intervention (Part C of IDEA)*. Retrieved from http://www.wrightslaw.com/info /ei.index.htm

CHAPTER 12

학령전기 발달

Development in preschool years

학습목표

이 장을 끝낸 후 독자는 다음을 할 수 있어야 한다.

- 학령전기의 운동 및 골격 변화를 설명한다.
- 언어와 지각 발달이 소근육 운동 및 자기 관리 능력의 발달을 어떻게 돕는지 설명한다.
- 물건 사용의 발달과 자기 관리 및 학업 전 기술 발달에 미치는 영향을 설명한다.
- 학령전기의 주요 능력과 정밀한 잡기 패턴 및 손기술 발달 패턴을 확인한다.
- 신체적 · 인지적 · 행동적 과제 수행 기대치를 포함하여 학교준비 상태에 대해 설명한다.
- 학령전기의 놀이의 일반적인 특징을 구분하고, 어린 시절 작업 및 기능적 기술 발달로써의 놀이의 중요성에 대해 논의한다.
- 학령전기 아동에게 영향을 미치는 배경 요인과 이러한 요인이 기능과 장애에 미치는 영향을 설명한다.

주요 용어

가장/사회극 놀이 pretense/sociodramatic play

감각처리 sensory processing

강하게 잡기 power grasp

교감놀이 attunement play

구성놀이 constructive play

규칙이 있는 게임 games with rules

그리기 기술 graphomotor skills

단독놀이 solitary play

동적 자세 안정성 dynamic postural stability

방관자적 놀이 onlooker play

분별촉각 discriminative touch

비참여 놀이 unoccupied play

사물 가지고 놀기 play with objects

상징놀이 symbolic play

소근육 운동조절 fine motor control

손 안 조작기술 in-hand manipulation

시각구별 visual discrimination

시각탐색 visual scanning

신체적 놀이 physical play

안정성 한계 stability limits

양손 협응 bimanual coordination

에어스 감각통합 Ayres Sensory Integration

연합놀이 associative play

예측 calibration

우세손 hand preference

유연성 flow

자기 효능감 self-efficacy

자세 안정성 postural stability

정밀한 잡기 precision grasp

정적 자세 안정성 static postural stability

정지시력 static visual acuity

지각 운동기술 perceptual motor skill

집행적 주의력 executive attention

체질량지수 body mass index (BMI)

촉각지각 haptic perception

평행놀이 parallel play

평형반응 equilibrium reactions

학교준비도 school readiness

학업 전 기술 pre-academic skills

협동놀이 cooperative play

사례 1

트레버

트레버는 조용한 아기였고 운동조절 발달이 느렸다. 생후 3개월 만에 운동조절의 지연으로 인해 트레버는 조기 중재로 물리치료 및 작업치료를 받기 시작했다. 1세가 되었을 때 뇌성마비(경직성 사지마비) 진단을 받았다. 이제 3세가 된 트레버는 자세 근육 그룹은 근긴장저하(휴식 시 낮은 긴장도)를 보이지만, 팔다리에서는 근긴장항진(휴식 시 높은 긴장도)을 보인다. 그는 모든 이동 및 자기 관리 기능을 의존한다.

현재 트레버는 (1) 엎드려 누운 자세에서 바로 누운 자세 그리고 바로 누운 자세에서 옆으로 누운 자세로 구르고, (2) 물건에 대해 시각적으로 주의를 기울이고 팔을 뻗으며, (3) 지지된 앉은 자세에서 몸의 중앙까지 손을 가져가고 지지 없이 잠깐(대략 1분 정도) 앉을 수 있다. 그는 등이 굽은 상태로 앉으며 때때로 엉덩펌근 경련으로 뒤로 넘어진다. 그는 (1) 보호 폄, (2) 체중부하 중 엉덩관절 안정성 또는 (3) 롤링 이외의 이동 패턴을 하지 못한다. 기립대의 도움으로 그는 두 발로 설 수 있다. 선 자세에서 두 다리로 체중을 받치고, 네발기기 비슷한 자세를 포함한 새로운 능력을 보인다.

트레버는 주변 사람들과 사물에 주의를 기울이고 관심을 갖는다. 그는 장난감을 찾으러 갔지만 팔을 완전히 뻗을 수 없고 종종 목표를 놓친다. 그는 손으로 손바닥 긁어 잡기 패턴을 보이며 종종 손으로 물건을 느끼는 방식을 좋아하지 않는다. 트레버는 먹는 자세를 취할 때 도움이 필요하다. 그는 독립적으로 앉을 수 있는 충분한 몸통 조절을 하지 못한다.

트레버는 몇 마디 말을 할 수 있지만 다른 사람의 말을 이해하기는 어렵다. 트레버는 최근에 국립 특수 유치원에 다니기 시작했다. 그는 일주일에 5일을 아침에 등교하며 자신의 발달을 최적화하는 데 도움이 되는 물리치료, 작업치료 및 언어치료뿐만 아니라 특수 교육 지원을 받는다.

서론 INTRODUCTION

일반적인 문화에서 영아는 걷기 단계를 달성하면 영아에서 유아로 전환된다. 빠른 신경운동 발달기간이 느려지고 발달 초점이 운동 조절 획득에서 의사소통 · 사회적 · 행동 조절 획득으로 이동하기 때문에 이는 중요한 전환이다. 우리는 생리적 조절 및 운동 조절 변화는 학령 전 첫 5년 동안 빠른 속도로 지속되는 것을 살펴볼 것이다. 유아기의 의사소통과 사회 기술의 갑작스러운 확장은 다른 분야의 기능 향상을 능가할 것이다. 2장에서는 발달에 있어서 민감한 시기라는 개념을 소개했다. 민감한 발달기간에 신경세포 연결은, 특히 환경적 입력에 민감하다. 학령전기에는 여러 발달에 민감한 시기가 존재한다. 유아기에는 발달에 대한 중요성이 구조 및 기능 영역에 있었다. 학령전기에는 진정한 대화식 참여와 활동이 발생한다. 개인적, 환경적 배경은 획득한 기술의 속도와 유형에 점점 더 크게 영향을 미친다. 즐거움을 위해 본질적으로 의욕을 가지고 참여하는 활동인 놀이는 이 단계 동안 더 복잡해지고 학령전 발달 과정의 중심이 된다. 레고 재단(2010)은 놀이가 아이들의 정서적 안녕과 정신건강의 핵심이라고 설명한다. 어린 시절의 놀이는 발달에 대한 거울 역할을 하며 인생에서 중요한 인간의 작업이다. 이러한 이유로 이 장에서는 놀이와 학습에서 놀이의 역할에 대해 광범위하게 논의할 것이다.

학령전기에는 지속적으로 많은 건강 궤적들(health trajectories)이 시작된다. 주로 앉아서 생활하는 방식과 비만에 대한 경향은 미국 학령전기 아동들에게 점점 더 많이 나타나는 궤적 중 하나이다. 또 다양한 차원에서, 많은 지역 사회 내 학령전 아동을 대상으로 하는 조기 아동 수영 및 "스포츠 준비" 활동 프로그램이 있다. 이와 같은 프로그램은 사회적 환경에서 놀이와 학습을 위한 기회를 제공한다. 그림 12-1은 아버지와 아들이 부모-자녀 "수영 배우기" 프로그램에 참여하는 것을 보여준다. 이러한 프로그램들은 앞에서 언급한 건강에 해로운 것보다는 건강한 생활방식 궤적을 발전시키는 데 도움이 되는 수단이다. 이 시기에는 일부 유형의 장애가 분명해지기 때문에 발달에 대한 이해가 중요한 시기이다. 자폐증, 뇌성마비, 근육퇴행위축 및 기타 여러 장애가 처음으로 인식되고 가족이 아이가 유아기를 떠나 학령전기로 들어감에 따라 치료사와 관계를 형성하기 시작한다. 작업치료사와 물리치료사들에 의해 사용되는 아동 평가도구에서 가장 큰 집단은 아동의 장기적으로 기능적인 기술 발달에 있어 이 시기가 중요하기 때문에 이 발달시기에 초점을 둔다. 이 기간 동안 경험한 지속적인 정서적 고통, 방치 또는 외상 경험은 성격 발달과 정신건강에 지속적인 영향을 미칠 수 있다.

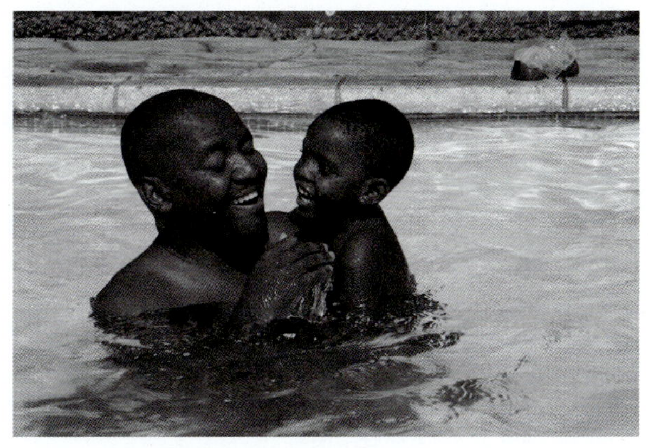

그림 12-1 아이와 아버지가 신체 놀이에 함께 참여하고 있다. 이러한 즐거운 교류를 통해 아버지는 건강한 생활방식을 발달시키는데 도움을 줄 수 있다.

2~4세 사이의 아동은 사회와 문화적 환경 내에서 기능적이기 위한 기본적인 기술을 습득한다. 이러한 기술들은 발달이정표(developmental milestones)를 통해 살펴볼 수 있으며, 나이에 따라 전형적으로 나타난다. 1~2세 사이의 아동에서는 문화적인 차이가 거의 없으나 아동이 성숙함에 따라 차이가 증가한다. 이 장에서는 발달이정표를 기본적으로 고려하여, 손 안에서 작은 물체를 움직이거나 돌리는 능력이나 움직임을 예측하고 변화시키는 동적 운동성(dynamic mobility) 같은 기능적인 기술들을 중심으로 설명할 것이다. 발달이정표는 아동을 선별(screening)하는 데는 유용하지만, 신경운동적 원인이나 환경적인 원인을 설명하기 위한 적절한 정보를 제공할 수 없는 제한점이 있다.

신체구조와 기능 BODY STRUCTURES AND FUNCTIONS

이 장에서 가장 집중할 신체의 변화는 뇌와 신경계 발달이다. 학령전기는 빠른 속도의 신체 성장과 신체기능 및 운동 모두에 대한 조절 능력이 강화되는 시기이기도 하다. 이것은 일반적으로 아이들이 적극적인 놀이를 통해 감각 운동 기술을 탐구하는 것을 선호하는 시기이다. 건강이나 다른 이유로 활동에 참여할 수 없는 어린이는 활동적인 또래보다 기술을 습득하는 것이 느려질 수 있다. 높은 신경가소성을 가지기 때문에 조기 중재와 정상 발달과의 차이점에 대한 조기 확인에 중점을 둔다. 이 시기는 치료사들에게 아이의 운동 기능을 지속적으로 변화시킬 수 있는 가장 생산적인 시간을 제공한다.

뇌와 신경계통 발달

Brain and nervous system development

뇌의 가소성은 영아기 및 학령전기 동안 가장 높다(Belsky & de Haan, 2011; James, 2010). 유아기부터 6세까지 뇌는 성인 크기의 약 90%까지 자라며 이 기간 동안 감각발달, 소근육 운동, 정서 및 인지기능 측면에서 중요한 발달 과정이 나타난다(Moon et al., 2011).

뇌영상 연구에 따르면 3~6세 사이 대부분의 아이들은 왼쪽 대뇌반구 활동이 증가하는데 이것은 이 기간 동안 언어 발달의 극적인 속도를 반영하는 것일 수도 있다. 이마엽 겉질 내 말이집 형성 및 시냅스의 발달은 학령전기 초기에 광범위하게 발생한다. 4세 무렵, 사용되지 않는 뇌 영역의 시냅스 가지치기는 어린 시절 내내 시작되고 확장된다. 이러한 뇌 변화로 인해 정보처리 속도가 향상되고 주의력, 추리력 및 인지력이 향상된다. 9장에서 처음 제시된 바와 같이 말이집형성은 신경전도를 가속화시키고, 보다 효율적인 인지처리 및 정교한 운동조절을 초래한다(Moon et al., 2011). 10장의 내용을 상기해보면 영아는 손 전체로 잡기 패턴으로 손을 움직이는데 반사로 시작하여 나중에는 능동적인 수의적 잡기로 성숙한다. 이 발달기간 동안 영아들은 한손가락의 움직임을 다른 손가락의 움직임으로부터 분리시킬 수 있는 능력이 부족하다. 즉 영아의 신경은 불충분하게 말이집형성이 되었고 주변 영역으로 신경충동이 "과다유출(overflow)"되기 때문에 이러한 움직임이 발생된다.

학령전기 아동이 환경 내에서 행동하고 기술을 배우고 발달시킴에 따라 가장 많이 사용하는 신경경로가 강화된다. 일반적으로 발달 중인 아동의 경우 생존과 최적의 기능을 위한 가장 중요한 시냅스는 번성하고 쓸모없는 연결은 제거된다. 시각계통에 과도하게 의존할 수 있는 청력상실과 같은 발달장애가 있는 아동은 그들의 부족함과 경험을 반영하는 패턴으로 가지치기가 발생한다. 어떤 경우에는 적응이 용이하지만 다른 경우에는 아이들이 나중에 잘 기능할 수 있도록 연결을 유지하고 발전시키기 위한 추가 자극이 필요하다. 시냅스 가지치기는 사용-의존적 뇌 조직을 만들어낸다. 즉 자주 사용하는 뇌 기능이 강화되고, 거의 사용하지 않는 뇌 기능은 감소될 수 있다(Henderson & Pehoski, 2006).

본 장의 시작 부분에 제시한 트레버의 경우, 정상적으로 발달하는 학령전기 아동들이 참여하는 활동들을 할 수 없을 것이다. 트레버는 이동하기, 먹기, 사회적 교환을 다른 사람들에게 의존한다. 이러한 의존성은 그의 장애를 더욱 심화시키는 시냅스 가지치기 패턴으로 이어질 수 있다. 트레버와 같은 어린이들을 위해 어린 시절의 조기 중재에 초점을 맞추는 것은 그들을 광범위한 발달 활동에 참여시키고 인지기능의 발달을 돕는 것이다.

뇌 발달이 현저한 또 다른 영역은 소뇌와 대뇌겉질을 연결하는 섬유(Deoni, Dean, O'Muircheartigh, Dirks, 2012)이다. 이러한 변화는 학령전기 동안 볼 수 있는 운동협응의 극적인 획득을 돕는다. 소뇌는 운동발달과 인지발달에 모두 관여하며, 시간적 정보를 처리하는 데 있어 두드러진 역할을 한다. 소뇌는 새로운 인지 및 운동 과제를 처리하고 평생 동안 새로운 인지 및 운동기술을 습득하는 데 관여하는 것으로 여겨진다(Davis, Pitchford, Jaspan, McArthur, 2010). 이 장의 뒷부분에 설명된 운동 조정 및 흐름의 정교화는 인지능력과 운동능력에 대한 소뇌의 영향이 증가하기 때문에 발생한다.

앞에서 언급한 바와 같이 학령전기 대뇌겉질의 왼쪽 반구에는 많은 신경활동이 존재한다. 이 시기에 좌뇌는 우뇌보다 더 빠르게 발달하여 반구 편중화 과정을 시작한다. 대뇌반구들이 편중화됨에 따라 그 기능이 전문화된다. 이것은 언어처리 능력이 뛰어난 반구뿐만 아니라 손의 지배력과 감각통합의 발달에도 영향을 미친다.

비록 뇌의 편중화 과정은 학령전기부터 시작되지만, 이는 학업 기술의 발달에 핵심이 된다. 따라서 중기 아동기 시절에 대한 13장에서 뇌의 편중화에 대해 추가 논의할 것이다.

신체적 발달 Physical development

1세 이후에는 아기의 키 성장이 상당히 느려지고, 2세가 지나면 성장은 보통 사춘기까지 매년 약 2~3인치(6cm)의 상당히 꾸준한 속도로 지속된다. 아이의 성장이 적절한지 여부를 결정하는 가장 좋은 도구는 체질량지수이다. **체질량지수(body mass index; BMI)**는 키와 몸무게를 이용해 체지방을 얼마나 가지고 있는지를 계산하여 추정한다. 이 도구는 평균에 의존하기보다는 개인의 생리적 상태를 측정하는 것이다. 뇌와 중추신경계가 계속해서 성장함에 따라 초기 몇 년 동안 영양과 활동 패턴은 성장에 영향을 미친다(Belsky & de Haan, 2011).

학령전기 동안 아동은 근육 부피, 협응, 근력을 획득한다. 걷기는 더욱 부드러워지고 큰 힘이 들지 않게 되며, 아동은 달리기, 점프 그리고 언덕을 오르는 기술을 습득한다. 기술 습득의 속도와 순서는 아이들의 환경과 사회 상황에 따라 다르다. 발달을 위한 선별검사는 "세발자전거 페달"과 같은 발달이정표가 열거되어 있는데, 이 이정표는 세발자전거나 보조 바퀴가 달린 두발자전거 타는 것을 경험하고 연습하는 것을 가정한다. 의료전문가들은 이 기간 동안 운동기술 지연을 문화 및 환경 영향으로부터 분리해서 판단하기 위해 움직임의 질적 변화를 이해할 필요가 있다.

운동기술의 또 다른 구성요소에는 과제 수행을 유지하는 데 필요한 신체적 에너지가 있다. 일반적으로 발달 중인 학령전기 아동은 특별히 매우 활기차고 적극적인 놀이를 선호한다. 에너지와 활동 수준은 높지만 육체적 피로와 상관없이 시간이 많이 소요되는 과업을 계속하기 위한 지

표 12-1 운동조절 발달

나이	대근육 운동	소근육 운동
2~2세 반	독립적인 상반운동을 통해 계단을 오를 수 있지만 내려갈 때는 도움을 받을 수 있음 뒤로 걷기가 가능함 발가락을 섬 한 다리로 몇 초간 섬	일부 흘리기는 하지만 숟가락을 가지고 기능적인 잡기 및 손목 조절을 보여줌 옷의 큰 단추를 풀 수 있음 책의 페이지를 한 장씩 넘길 수 있음 점토로 모양을 만들기 시작함
2세 반~3세	발을 일자로 두고 걸음 발끝으로 걸음 한발로 두세 번 뜀 세발자전거 페달을 밟음	작은 콩이나 핀을 손으로 조작할 수 있음 한손으로는 다른 활동을 수행하는 동안 다른 손으로 물건을 들고 있을 수 있음 자발적으로 낙서함 내용물을 붓기 위해 용기를 기울임
3~3세 반	한발로 서기를 5초간 수행함 평균대에서 균형을 잡음 양발을 교대로 계단을 잘 오르내림 두발로 점프함	손가락으로 자신의 나이를 말함 점토로 벌레나 뱀 모양을 만들만큼 힘을 쓸 수 있음 엄지, 검지, 중지로 크레용이나 마커를 잡음 도움을 받으면 스스로 옷을 입음
3세 반~4세	세 번 이상 앞으로 뛰기 가능 음악의 리듬에 맞춰 걸음 민첩하게 앞뒤로 이동함 24인치 이상 앞으로 멀리 점프함	작은 단추를 완벽히 여닫음 한손으로 컵을 들고 있음 두 개에서 네 개의 신체 부위를 가진 사람을 그림 버튼 하나의 컴퓨터 마우스를 사용함
4~4세 반	미끄럼틀 사다리를 올라가서 미끄럼틀을 탐 10초간 한발로 서기 가능함 한발로 5번 뛰기 가능함	너트와 볼트를 조이고 풀 수 있음 검지로 다른 손가락 끝을 터치할 수 있음 식사도구를 능숙하게 쓸 수 있음
4세 반~5세	그네 타는 법을 배우기 시작함 뛰기가 조절됨: 시작하고 멈추고 방향을 전환할 때 균형을 유지함 발끝으로 걷기 발을 멀리 높게 뜀	버튼을 꾹 누를 수 있음 우세손이 형성됨 신발끈을 낌(묶지는 못함) 전화를 걸 수 있음

구력은 부족할 수 있다. 아프거나 일부 유형에 장애가 있는 아이는 운동기술을 연습하기 위한 에너지나 지구력이 부족할 수 있으며 운동 이정표의 발달이 느릴 수 있다.

운동학습 과정을 통해 학령전기 아동은 자신이 원하는 목표를 달성하기 위해 사용하는 복합적인 수의적 운동 행동을 한다. 비록 영아기에도 수의적 행동이 존재하지만, 아직 영아들에게는 복잡한 행동을 지원하는 데 필요한 자세 조절, 지각 또는 정신적 기능이 없기 때문에 이는 매우 제한적이다. 학령전기 아동의 수의적 행동은 복잡해지고 의지도 커진다. 표 12-1은 5세까지의 운동기술의 정교함이 증가되는 몇 가지 구체적인 예를 보여준다.

의사소통 기능 Communication function

학령전기는 언어학습에 민감한 시기이다. 표현적이고 수용적 어휘가 확대되며, 언어의 의미론적 및 구문적 구조는 더욱 복잡해진다(언어발달 과정에 대한 자세한 내용은 5장 참조). 이 장에서는 언어발달 과정의 변화를 요약하고 언어발달이 인지능력의 발전을 어떻게 반영하는지 강조할 것이다. 이 시기 동안 언어에 대한 노출이 부족하면 평생 지속적으로 언어능력이 부족하게 된다(Kuhl, Conboy, Padden, Nelson, & Pruitt, 2005).

3세가 되면 대부분의 아이들은 거의 1,000개의 단어를 습득하게 되고, 3개의 단어로 된 문장을 만들 수 있다. 이 기간 동안 아이들은 종종 혼잣말을 하는 것을 관찰할 수 있다. 이러한 "혼자 말하기"는 생각으로 행동을 통제하기 시작하는 것을 반영한다. 아이들은 스스로 대화를 통해 생각 및 가능성에 대해 시험해 볼 수 있다. 학령전기가 끝날 때쯤, 이 혼자 말하기는 크게 내면화된다(Feldman, 2011). 4~5세 사이 아동의 의사소통 능력 및 욕구는 급속히 확장된다. 4세가 되면 아이는 일반적으로 연결된 문장을 사용하고, 경험이나 간단한 사건을 순서대로 말하고, 짧은 시, 운율, 기억에서 나오는 노래를 재현하고, 적어도 5개의 단어로 구성된 문장을 말할 수 있다. 5세가 되면 아이는 단어를 정확하게 사용할 수 있고, 복수와 시제를 정확하게 사용할 수 있다. 5세 아동은 실용적 언어능력을 발달시키고 다양한 목소리 톤과 억양을 통해 자신을 표현할 수 있다. 4~5세 사이에 아이는 효과적으로 의사소통을 할 수 있고, 대화를 연장해서 지속할 수 있고, 정보 및 생각을 전달하고, 사려 깊은 질문을 할 수 있다.

트레버의 사례는 학령전기 아동들이 언어를 통해 자신을 표현할 수 없을 때의 문제를 보여준다. 트레버의 교내 언어치료사는 그를 대신해서 표현할 수 있는 몇 가지 어의 확장형 통신 장치를 도입했다. 이러한 특수한 설비와 전자식 스위치를 통해 작업치료사는 모든 분야에서 그가 각성 및 동기 부여하는데 큰 차이를 만들도록 했다. 트레버는 이제 명사–동사 조합을 사용하여 의사소통을 할 수 있고 사회적으로 교류할 때 미리 프로그램 된 여러 구문들 중에서 적절히 선택할 수 있다. 이제 자신을 표현할 수 있게 된 트레버는 더욱 협조적인 태도를 보였고 물리치료사를 잘 따르며 보행기를 이용해 교실에서 걷기 시작했다. AAC 기기와 보행기로 자신감과 기술을 얻으면서 트레버는 가정과 지역사회에서 이러한 기기를 사용할 수 있게 되었고 이를 통해 그는 감각운동적 경험과 환경적 배경을 크게 확장할 수 있을 것이다.

학령전기의 언어는 욕구, 감정 및 생각을 다른 사람들에게 알리는 주요 의사소통 수단이 되므로 이 기술은 트레버에게 특히 중요하다. 5세가 되면 어린이 어휘는 일반적으로 약 5,000~8,000 단어로 구성되며 문법적으로도 복잡한 문장을 말한다. 의사소통과 언어는 학령전기 모든 발달과제의 중심이다. 새로운 기술들은 보통 구두지시로 가르쳐지고, 게임들은 줄거리와 대화를 포함하며, 모든 종류의 사회적 상호작용은 의사소통을 필요로 한다. 언어와 인지의 밀접한 관계 때문에 언어의 발달이 지연되면 모든 발달 분야에 영향을 미칠 수 있다.

언어능력을 획득하는데 어려움이 있는 아이는 학습활동 및 가정과 지역사회 활동에 참여하는 데 어려움을 겪게 된다. 학령전기의 언어지연은 종종 학습에 대한 좌절감으로 아동의 세계에 있는 어른들에게 나타나고 다른 사람과 대화하거나 듣거나 지시를 따르는 활동을 포함한다. 언어지연이 있는 아동들은 종종 다른 사람들에게 무관심하고 학급 활동에 관심이 없는 것처럼 보인다. 언어지연이 있는 아동들이 의사소통을 할 수 없는 것에 대한 좌절감 때문에 부정적인 행동의 폭발을 겪는 것은 흔한 일이다. 보완대체의사소통(AAC)에 대한 5장의 논의에서 언어를 배우기 이전 아동들에게 수화를 가르치는 아이디어를 소개했다. 언어발달이 지연된 어린이들에게 대안적인 의사소통 전략을 제공

표 12-2 언어발달의 위험신호

9개월 또는 그 이후까지 소리, 웃음 또는 다른 얼굴 표정을 같이 주고받지 못함
12개월까지 옹알이를 하지 않음
12개월까지 손으로 가리키고, 보여주고 손을 흔드는 제스처를 주고받지 못함
16개월까지 어떠한 단어도 말하지 못함
16개월까지 관심이 가는 어떠한 것에 손가락으로 가리키기 또는 보여주기 제스처를 쓰지 않음
24개월까지 두 단어 이상의 의미 있는 문장(따라하거나 반복하지 않음)을 만들지 못함
어떠한 연령이라도 말이나 옹알이 또는 사회적 기술을 상실함

하면 행동이 향상되고 학습활동 참여 또한 향상된다(Pizer, Walters, & Meier, 2007). 아동 언어장애의 가장 흔한 원인 중 하나는 자폐증이다. 학령전기의 언어발달은 매우 중요하기 때문에 언어지연을 조기에 인식하고 전문가 평가를 통해 아동이 보내는 조기의 경고를 알아내는 것이 중요하다. 표 12-2에는 모든 의료서비스 제공자가 알고 있어야 하는 언어발달을 위한 "위험신호(red flags)"가 열거되어 있다.

5장에서 설명한 것처럼 AAC 전략은 자폐스펙트럼장애가 있는 아동에게 제공되는 초기 아동기 지원의 관례 중 하나이다(Ganz et al., 2012). 이러한 AAC 전략은 일반적으로 언어 병리학자에 의해 개발되었지만 아동과 함께 일하는 작업치료사 및 물리치료사의 이해와 도움이 필요하다.

감각적 특성 Sensory characteristic

신경과학의 발전은 모든 학습과 발달 분야에서 감각계통과 감각 피드백의 중요성을 보여주었다(Smith, 2006). 예를 들어, 학령전기의 아동들은 균형을 동적으로 조절하는 것을 배우면서 시각, 촉각 그리고 고유수용감각으로부터 정보를 흡수하고 통합한다. 감각 및 사회적 학습을 통해 학령전기의 아동들은 신체 이미지를 발달시킨다. 신체 이미지는 보통 자신의 사회적 환경 내에서 다른 사람들과 관계되는 그들 자신의 신체의 외형과 신체적 능력에 대한 감각이다. 1세까지 대부분의 영아들은 거울을 볼 때 자신을 인식한다. 이러한 조기 자아의 인식은 학령전기까지 확대되어 5세까지 대부분의 어린아이들은 아름다움, 힘과 같은 문화적 가치 측면에서 그들의 신체에 대해 강하게 지각한다(Burgess & Broome, 2012; Monteiro Gaspar, Amaral, Oliveira, & Borges, 2011). 신체 이미지의 발달은 시각적 감각정보를 보고 처리하는 아이의 능력에 의존한다. Strickling(2010)은 시각장애를 가진 아동이 자신의 환경에 영향을 주고 통합하는 데 도움이 되는 특별한 의존성을 갖고 있다고 언급했다. 이러한 의존 개념은 시각장애아 발달의 주요 요인으로 생각해야 한다. 시각장애를 가진 아동은 환경에 대한 통제력이 떨어지고 자신의 내적 세계만 통제할 수 있다. 아동은 내적 세계에 발을 들여놓으면서 사회적 상호작용의 필요성을 줄인다. 자기 외부에 복잡한 세계가 있다는 것, 자신의 세계와는 별개라는 것, 거기에 맞게 행동을 하기도 하고 행동을 받아들일 수도 있다는 점을 이해하지 못할 수도 있다. 이러한 예시는 감각-지각적 측면이 어떻게 초기 아동기의 경험에 널리 영향을 끼치는지 보여준다. 후천적으로 감각기능을 상실한 성인은 감각장애가 있는 학령전기 아동에게 일반적인 학습 및 기술 습득의 변화를 경험하지 못할 것이다.

학령전기 초반에 아동은 환경을 적극적으로 탐색하며 움직인다. 이러한 적극적인 탐색을 통해 감각지각은 빠르게 발달한다. 아동은 운동 행위 및 학습과 짝을 이루는 풍부한 시각, 몸감각(somatosensory), 청각 및 후각에 대한 경험을 획득한다. 감각운동을 통해 아이들은 새로운 운동을 탐색하기 시작한다. 이러한 감각운동 활동 과정에서, 앞서 설명한 소뇌 기능의 확장은 점점 더 복잡한 운동의 발달을 돕는다. 감각적 지각에 역동적으로 반응하는 결과로 수의적이고 조절 가능한 움직임이 발생되는 것을 **지각 운동 기술(perceptual motor skill)**이라고 한다. 이 연령대에 시행되는 발달 선별검사에 포함된 전통적인 항목에는 선을 따라 걷거나, 공을 목표물에 던지거나, 놀이터 기구에 오르는 것과 같은 특정 지각 운동기술 등이 있다. 감각기능 또는 감각지각에 결함이 있는 어린이는 앉고 서서 뛰고 점프할 수 있지만 이러한 복합적 지각 운동기술을 조절할 수 없다.

특정 유형의 지각 운동기술, 시각적 지각 기술은 학령전기의 중요한 핵심 발달요소이다. 시각적 지각 기술에는 색상 인식, 모양 및 크기 일치, 물체 간의 공간 관계 이해(위, 아래, 사이, 옆...)가 포함된다. 시각장애가 있는 아동은 시력이 제한적이거나 부재한 상태에서 학습전략을 발달시켜야 한다. 이러한 아동들은 고유한 발달 순서를 가지고 있으며 시력이 정상인 아이들의 기준으로 이들을 평가해서는 안 된다. 또한 이 아동들은 환경적 배경에 대해 질적으로 다른 경험을 가진다. Vinter(2013) 등은 익숙한 물건을 설명하는 맹인을 연구했을 때 내재된 인식의 구성을 뒷받침할 만한 것을 발견했다. 이 연구자들은 시각장애 아동이 "정상 시력 아동보다 촉각과 청각적 특성을 훨씬 더 자주 떠올리고" 이를 설명하는데 사용했다고 언급했다(Vinter, Fernandes, Orlandi, & Morgan, 2013, p. 861).

감각통합 Sensory integration

감각처리(sensory processing)라는 용어는 복잡한 신경생물학적 기능의 집합을 말하며, 뇌는 신체 내부와 개인이 관여하는 모든 환경적 배경에서 일어나는 일을 이해할 수 있게 한다. 이 신경생물학적 기능은 작업치료 및 물리치료 모두에서 관심 및 연구의 초점이 되어왔다. **에어스 감각통합(Ayres Sensory Integration)**은 이 과정의 이해에 따라 개발된 이론 및 치료 접근법이며, 임상추론과 중재를 결정하는 데 도움이 된다. A. Jean Ayres는 이 이론을 1950년대 후반 치료 중재를 하는데 참고하는 형식으로 소개했다. 그 후 많은 다른 연구자들이 이 이론(Lane & Bundy, 2012)의 개발에 기여했는데, 이 이론에서는 감각(청각, 안뜰, 고유수용, 촉각, 시각)이 학습과 활동 수준 및 주의력 조절, 눈-손 협응, 시지각 그리고 다양한 상위 인지기능을 포함하여 본 장에서 논의된 중요한 기능적 기술의 발달에 기여한다고 설명한다.

에어스 감각통합 이론은 뇌-행동 관계 이론으로, 감각정보의 적절한 구성에 의존하여 의도적인 방식으로 상호작용하고 반응할 수 있다. 정확한 정보를 입력하고 의미 있는 반응을 발생시키려면 자극을 과거 경험과 통합하고 일치시켜야 한다. 이는 하나의 감각 시스템으로부터의 입력이 전체 시스템을 용이하게 하거나 억제할 수 있게 하는 강력한 정보 처리 네트워크이다. 이 감각통합 과정은 내재적이며 새로운 감각 경험을 찾기 위한 내적 의지를 제공한다. 조기 아동기에 보편적인 움직임 및 놀이에 대한 내적 동기는 감각통합의 정상적이고 건강한 결과로 받아들여져서 모든 발달과정의 질을 향상시킨다(Lane & Bundy, 2012).

시각 기술 Visual skills

유아기부터 시각은 아동들이 세상을 탐색하도록 동기를 부여하는 감각계통이다. 아동들이 독립적으로 움직일 수 있기 전에도 물체를 관찰하고 탐색할 수 있다. 이러한 이유 중 하나로 유아 보행기가 인기 있다. 부족함이 많은 걷기 전 단계는 이제 공간에서 이동하고 관심 있는 시각적 신호를 추적할 수 있다. 체화된 인지에 대한 이해 증가와 능동적 움직임과 학습 사이의 연관성으로 인해 어린아이들에게서도 자기 주도적 움직임의 중요성을 과소평가할 수 없다(Smith, 2006). 트레버가 환경 내에서 공간적 측면과 시간적 측면 모두를 배우고 이해하는 것은 그가 독립적인 이동능력이 발달되지 않는다면 손상될 수 있다. 그의 물리치료사가 소개한 워커의 사용은 단순히 이동성뿐만 아니라 전반적인 기능을 크게 향상시킬 수 있다.

시각은 전형적인 학령전기 아동의 총 학습에서 80%를 차지한다(Braddick & Atkinson, 2013). 유아는 시각을 통해 경험하고 모방하는 것을 배운다. 시각은 또한 이 장의 뒷부분에서 논의되는 손기술 발달에 도움이 된다. 이 논의의 목적상 시각 기술이라는 용어는 개개인이 바깥눈근육을 사용하여 눈의 방향을 지시하는 능력을 설명하는 데 사용될 것이다. 시각에 사용되는 주요 안구 운동은 시각 추적[visual pursuits(tracking이라고도 함)]과 **시각탐색[visual scanning**(도약안구운동, saccadic eye movements이라고도 함)]이다. 시각 추적은 느리고 부드러운 움직임이며, 시선이 움직이는 물체를 따라갈 때 일반적으로 사용된다. 시각탐색은 시야의 한 지점에서 다른 지점으로 짧고 빠른 시각 고정의 변화를 포함한다. 시각탐색은 무언가를 찾거나 읽을 때 사용된다.

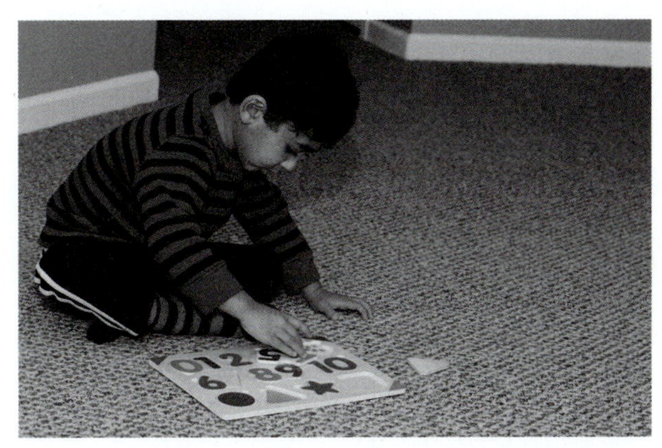

그림 12-2 퍼즐 맞추기는 정지시력과 눈-손 협응을 필요로 한다.

눈은 출생 시에는 미숙하며, 시각 기술은 5세까지 점진적으로 발달한다(Payne & Isaacs, 2012). 영아는 **정지시력(static visual acuity)**을 효과적으로 사용할 수 있다. 이것은 사람과 물체가 모두 고정되어 있을 때 물체를 구별할 수 있다는 것을 의미한다. 정지시력은 영아기와 학령전기 아동에서 기본적으로 요구되는 뻗기와 잡기에 사용된다. 특히 학령전기 놀이에서 많이 사용된다(그림 12-2). 정지시력은 표준 시력검사(standard eye exam)를 통해 측정한다. 시력의 문제를 조기에 발견하는 것이 중요한 이유는 시력장애가 눈-손 협응(eye-hand coordination) 발달을 방해할 수 있기 때문이다. 눈-손 협응이 이루어짐에 따라 아동은 손의 움직임을 경험하며, 손과 눈의 미세한 조절이 발달하기 시작한다.

시지각이란 "모양, 크기, 색깔 및 여러 가지 시각적 자극을 구별하는 정신기능이다(World Health Organization, 2001)". 아동은 우선 전체적인 모양을 보고 물체를 구분하는 능력부터 학습한다. 초기 아동기에는 일반적으로 시력과 촉각 경험이 짝을 이룬다. 이러한 한 쌍과 뇌 조직의 사용에 따른 특성을 통해 뇌는 시각적 및 촉각 정보를 동적으로 묶는다(Henderson & Pehoski, 2006). 이러한 쌍을 통해 친숙한 것을 보기만 해도 이미 그 느낌을 알 수 있다. 마찬가지로 친숙한 느낌이 들 때 이미 어떻게 보일지 알 수 있다.

이러한 초기 능력은 **시각구별(visual discrimination)**이라고 하며 크기, 모양, 색깔을 구분하는 기능이 포함된다. 형태구별 능력은 시각 과제에 따라 모방하여 그리기(copy) 능력으로 발전된다. 학령전기 아동이 크레용을 사용하기 시작하면, 처음에는 낙서를 하지만 나중에는 선긋기와 모방하여 그리기가 가능해진다. 간단한 선과 그림을 모방하여 그리기는 나중에 스스로 그리기와 기억해서 그리기 단계까지 발전한다.

4세가 되면 대부분의 어린이들은 미술 활동과 초기 글쓰기를 위한 간단한 지시와 복사 패턴을 따라할 수 있다. 이 사실은 시각 및 손기술 발달이 얼마나 밀접하게 연결되어 있는지 보여준다. 시각장애 아동은 손기술이 훨씬 느리게 발달하는데 그들의 지각은 촉각 인지와 같은 다른 식별 신호를 기반으로 해야 하기 때문이다. 그림 12-2에서 나타나듯이 퍼즐을 완성하려면 정지시력과 눈과 손의 협응이 모두 필요하다.

촉각 기술 Touch skills

촉각은 발달과정에서 많은 다양한 기능을 가진다. 우리에게 통증이나 위험을 경고하는 촉각 유형은 보호를 위한 경보 반응을 일으키는 매우 광범위한 네트워크이다. 이런 유형의 촉각 때문에 뒤에서 풀잎으로 간지럽히면 깜짝 놀라게 된다. 가볍고 움직이는 촉각은 이러한 유형의 보호 철회 반응에 대한 방아쇠(trigger)가 된다. 깊은 촉각은 아기가 포대기에 싸여 편안하게 있는 것과 같이 조용하거나 차분한 촉각이다. 이러한 초기 촉각 반응은 모두 평생 지속된다. 영아가 촉각 경험을 반복적으로 경험하게 되면, 점차 가벼운 촉각이나 깊은 촉각 두 가지로 구별하던 것에서부터 촉각을 세밀하게 구별하는 능력으로 발달하게 된다. 이것은 신경학적으로 더 새로운(더 복잡한) 접촉 유형을 구별하는 능력에 의해 이루어진다. 아동이 지각과 기억의 발달이 장려되는 방식으로 사물을 만지기 위해서는 그들의 초기 보호반응이 분별촉각 인식에 의해 무시될 필요가 있다. **분별촉각(discriminative touch)**이란 물체가 얼마나 단단한지, 부드러운지, 구부러졌는지와 같이 우리가 의식적으로 생각하는 촉각의 측면이다. 학령전기 아동은 분별촉각을 통해서 손가락의 기민성(dexterity)을 향상시키고 도구사용 기술을 습득하게 된다. **촉각지각(haptic perception)**이란 물체의 질감, 모양, 온도, 무게 등을 기억하는 감각이다. 예를 들면, 눈을 감고도 손바닥에 있는 것이 동전인지 말할 수 있다. 촉각 탐색(haptic exploration)은 아기가 2개월이 되었을 때 입에 손을 가져갈 때 즈음에 시작된다. 뇌에서의 시각과 촉각의 쌍은 촉각 지각의 발달을 위한 기초를 마련한다. 촉각 지각의 출현은 손기술의 출현과 유사하다. Payne과 Isaacs(2012)는 촉각 지각에 필요한 6가지 손 움직임 패턴을 설명한다. (1) 정적 접촉, 물체에 손을 올리는 능력, (2) 측면 움직임, 물체의 표면을 가로 질러 손가락을 움직일 수 있는 능력, (3) 지지 없이 잡기, 도움 없이 물건을 손에서 안전하게 붙잡는 능력, (4) 에워싸기, 물체가 손바닥 주위에 있는 동안 물체 주위의 손을 접는 능력, (5) 압력, 물체 아래쪽에 압력을 가하기 위해 손가락을 사용하는 동안 한 손으로 물체를 잡고 있는 양손 과제, (6) 윤곽선을 따라가기, 물체의 윤곽선을 따라 손가락을 움직이면서 한손으로 물체를 잡는 또 다른 양손 과제이다.

촉각 정보의 통합에 문제가 있는 아동은 흔히 소근육 운동 조절이나 자기관리 기술 발달에 어려움이 생길 수 있다. 특히 감각방어(tactile defensiveness)가 있는 아동은 해롭지 않은 자극(nonthreatening touch information)에도 보호반응을 일으킨다. 감각방어가 있는 아동은 의류 선택, 음식 선택 등이 매우 까다롭고, 친구들과 같이 있는 사회적 상황에서 많은 어려움이 발생한다. 또한 촉각적 경험의 탐색을 회피하기 때문에 손 기술, 자기관리 기술, 사회적 기술의 발달이 제한된다.

자세 조절의 발달 Development of postural control

자세 조절은 공간에서 신체 위치를 조절하고, 보행 중에도 바로 선 자세를 조절하는 능력이다(Payne & Isaacs, 2012). 영아기에 습득된 자세반사와 반응은 자세 조절 능력에 영향을 미친다. 바로 서서 걷는다는 것은 중력의 영향을 극복하기 위해 근육 시스템이 완성되었음을 의미한다. **자세 안정성(postural stability)**은 신체의 균형과 정렬을 유지하는 능력이다. **정적 자세 안정성(static postural stability)**은 신체를 한 자세로 유지하는 능력이다. 이것은 의자에 앉아 있는 것, 벽에 기대지 않고 가만히 서 있는 것 등을 말한다. 걸음마를 시작하여 아장아장 걷는 시기에 정적 자세 안정성은 낮다. 그러나 이 시기에 걷기 경험을 통해 근육의 크기나 자세 조절 능력은 현저히 달라진다. 5세 어린이 대부분은 2~3분 동안 가만히 서 있을 수 있고, 5~10분 동안 조용히 앉아 있을 수 있다.

자세 안정성에 관한 연구에서 안정성(stability)은 기저면 위에 몸무게의 중심을 위치시키는 것이다. **안정성 한계(stability limits)**는 기저면의 변화 없이 중량이 중심에서 벗어날 수 있는 가장 먼 거리이다. 신경계 발달이 미성숙하거나 약한 아동은 정적 자세 안정성이 낮고 안정성의 한계도 좁다. 적절한 예로, 다운증후군 아동은 혼자 앉는 것이 더디고 앉아 있더라도 장난감 쪽으로 손을 뻗칠 때 쉽게 넘어진다. 근육의 휴식 장력의 차이는 운동기술을 습득하는 것을 더 어렵게 하고, 그림 12-3과 같은 풍부한 놀이 환경이나 유치원 프로그램이 추천된다.

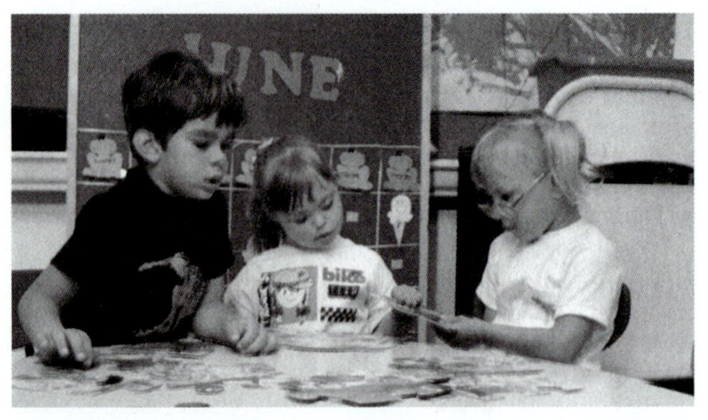

그림 12-3 이 사진에서 볼 수 있는 유아 교육 교실(유치원)은 다운증후군 아이들이 운동기술과 사회기술을 배울 수 있도록 필요한 사회적, 교육적 지원을 제공한다.

학령전기 아동은 균형이나 운동 패턴이 미성숙하기는 하지만 발레, 수영, 체조처럼 다양한 운동기술을 습득할 수 있다. 이러한 경험을 통해 학령전기 아동은 다양한 지각이 통합되고 근력과 유연성이 발달함에 따라 자세 조절이 보다 정교해진다. **유연성(flow)**이라는 용어는 팔다리를 부드럽게 움직이는 것을 말한다. 유아(toddler)의 경우 여러 가지 자세를 통해 안정된 자세 조절이 발달하지만, 역동적인 활동을 하기 위한 운동성과 안정성을 적절하게 통합하는 능력에는 한계가 있다. 예를 들면, 유아가 공을 찰 때 일단 공까지 달려가서 멈춰 선다. 멈춘 상태에서 균형을 잡고 나서 무게중심을 한쪽 다리로 이동시켜서 공을 찰 수 있다. 학령전기 댄서와 청소년기 댄서의 가장 큰 차이점은 유연성이다. 그림 12-4는 5세와 16세의 동작을 비교한 그림이다. 이 사진에서도 움직임의 질의 차이는 분명하다.

대부분의 아동은 만 5세가 되면 멈춰 서거나 균형을 잃지 않고도 달려가면서 공을 찰 수 있다. 이러한 유형의 능동적이고, 적응적인 조절은 **동적 자세 안정성(dynamic postural stability)**이며 유연성 발달과 관련이 있다. 동적

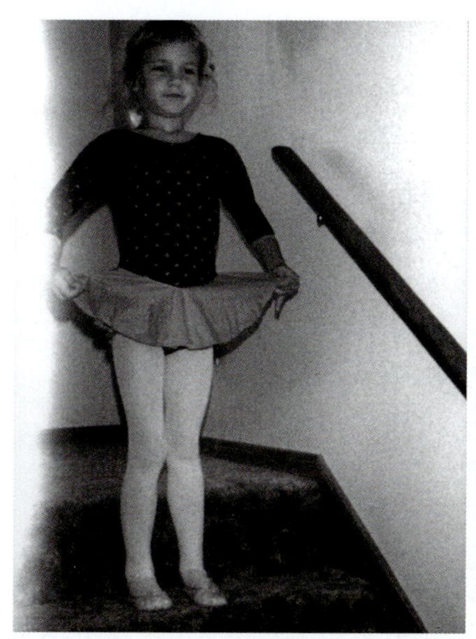
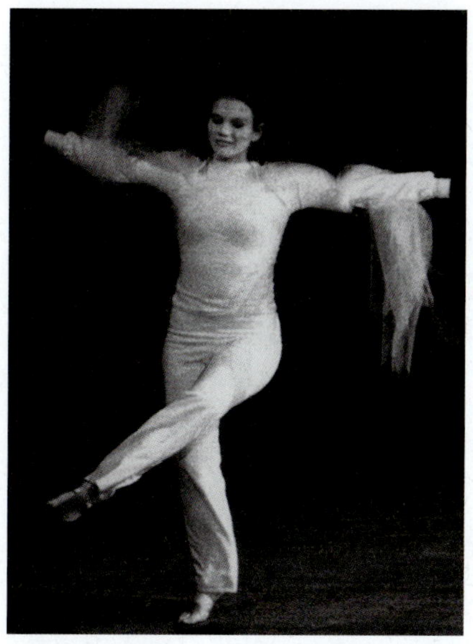

그림 12-4 이 춤을 추는 아이가 5에서 16세가 될 때까지 유연한 움직임이 개선되었다.

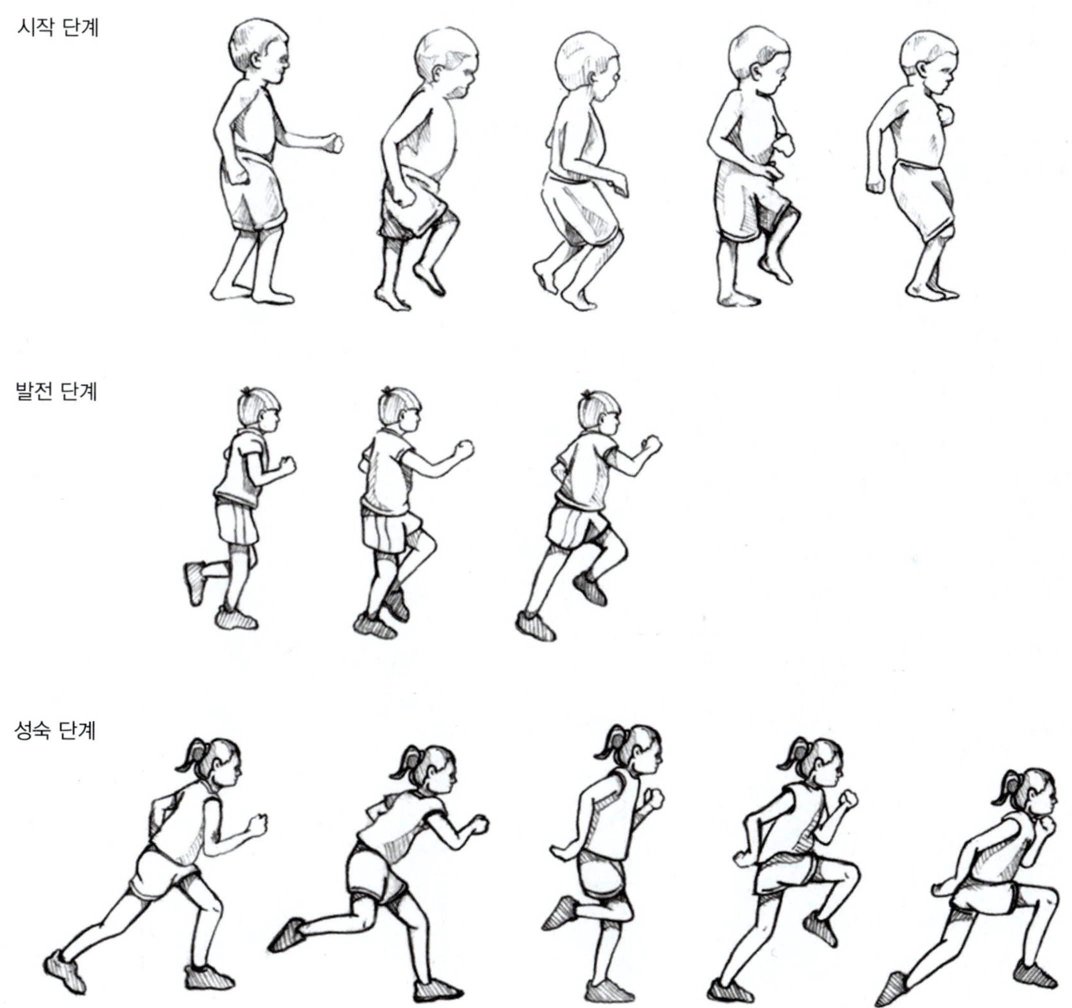

그림 12-5 이 그림은 달리기의 발달과정을 보여준다.

자세 안정성은 운동과 자세 변화를 포함하는 능동적이고 기능적인 과제를 수행하면서 안정적인 기저면을 유지할 수 있는 기능이다. 동적 자세 안정성은 연습을 통한 근력, 인지 및 학습의 복잡한 상호작용이다. 학령전기의 하키 선수나 체조 선수에서 볼 수 있듯이 아동들은 연습을 하면 그 기술을 더 빨리 습득할 수 있다. 그림 12-5는 달리기 발달 과정을 나타낸 것이다. 시작 단계는 걸음마하는 아기에서 볼 수 있는 패턴이다. 발전 단계는 유연성이 나타나고 운동 효율의 경제성이 높아지며, 더 나이가 많은 학령전기 아동에서 볼 수 있다. 운동의 유연성과 경제성을 특징으로 하는 성숙 단계의 기술은 연습이 필요하며 중기 아동기 때 다듬어진다.

평형반응(equilibrium reactions)이란 균형을 유지하기 위해서 신체 축에서 회전 움직임이 수반된 복잡한 움직임을 나타내는 패턴이다(Shumway-Cook & Woollacott, 2012). 이것은 발달 초기의 원시적인 움직임과 과도기적인 움직임 패턴이 완전히 통합된 후에 나타나기 때문에 신경학적으로 성숙한 반응이라고 할 수 있다. 평형반응은 12~21개월에 나타나서 만 4세에 완성된다. 평형반응의 변화는 뛰기(jumping) 기술의 발달에 영향을 미친다. 발달 초기에는 뛰기를 할 때 다리만 사용하고 몸통 회전이 일어나지 않는다. 그림 12-6에서 볼 수 있듯이, 학령전기 후반부터 초등학생 시기에는 상체가 보다 능동적으로 움직이며 몸통의 회전이 발달한다.

평형반응의 특징은 몸통 축에서 회전 움직임이 나타난다는 것이다. 이때 여러 개의 근육군이 부드럽고 조절된 형태로 작용한다. 부드러운 회전 움직임을 위해서는 영아기의 자세반사가 완전히 통합되고, 보다 유연한 조절 수단이

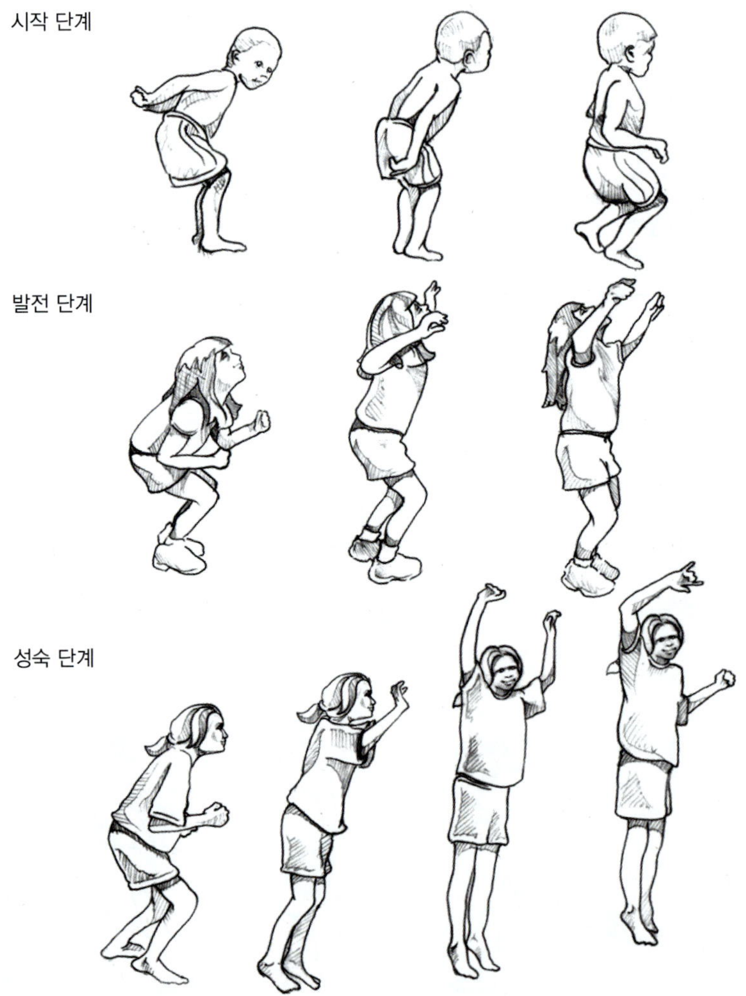

그림 12-6 동적 균형 발달의 한 예인 점프의 발달과정

사전 프로그래밍 된 반사 패턴을 넘어 길항근 그룹의 동시 수축을 허용할 때만 발생할 수 있다.

어떤 아동은 부드럽고 조절된 협응 발달이 지연될 수 있다. 뇌성마비나 다운증후군 같이 운동기능에 장애가 있는 아동은 높은 수준의 운동기술을 발달시키는 데 어려움이 발생할 수 있다. 또한 명확한 운동장애가 없는 아동도 평형반응이 다소 부적절하거나 느린 경우가 있다. 이러한 경우 평형반응의 제한이 전반적인 운동 발달에 뚜렷한 영향이 없더라도 유연성과 **움직임 예측(calibration of movement)**에는 영향을 줄 수 있다. 움직임 예측이란 어떤 동작을 할 때 힘, 속도, 방향 조절에 대한 판단이다(American Occupational Therapy Association, 2014). 일반적으로 2세의 어린이는 예측이 불완전하고 모든 과제에 너무 많은 힘을 사용하는 경향이 있다. 5세가 되면 아동은 익숙하지 않은 과제에 사용하는 힘을 조정하는 법을 배우지만 새롭고 익숙하지 않은 과제에는 여전히 너무 많은 힘을 사용할 수 있다.

움직임 예측에 어려움이 있는 경우 힘을 너무 적게 사용하거나 과도하게 사용할 수도 있고, 움직임의 속도를 적절히 조절하지 못할 수도 있다. 움직임 예측 장애는 휴식 시 근긴장도(muscle tone)가 정상범위 밖에 있을 때 흔히 나타난다. 학령전기 아동이 흔히 범할 수 있는 움직임 예측의 실수는 애완동물을 너무 강하게 껴안거나 너무 약하게 잡아서 떨어뜨리는 것이다(그림 12-7). 움직임을 예측하는 데 장애가 있는 아동은 크레용을 부러뜨리거나 음료수를 쏟거나 넘어지는 일이 잦다. 또한 놀이 중 실수로 다른 아동을 다치게 할 수도 있다.

소근육 운동 발달 Fine motor development

유아기에 대한 논의에서 언급했듯이 소근육 운동 발달은 일반적으로 신체의 작은 근육이나 근육군에 의해 생성된 움직임을 말한다. 이 본문에서의 **소근육 운동조절(fine motor control)**에는 눈, 손 및 입 근육의 협응이 포함된다. 자세 조절은 종종 자동적이지만 소근육 운동의 조절은 대부분 의지적이다(Bekkering & Pratt, 2004). 작은 근육군의 협응과 기술의 발달은 의식적이고 의지적인 부분이 강하다. 인지장애가 있는 아동은 운동신경계통의 이상이 없는 경우에도 소근육 운동 발달의 지연이 종종 나타난다(Dellatolas et al., 2003). 인지장애가 있는 아동은 실제 운동장애가 없어도 숟가락을 쥐거나 연필을 사용할 수 있는 능력이 발달하지 못하는 것은 드문 일이 아니다. 또한 시각장애가 있는 아동은 손기술 발달에서 시각의 중요한 역할 소실로 인해 정교한 손기술을 발달시키는 데 어려움을 겪는

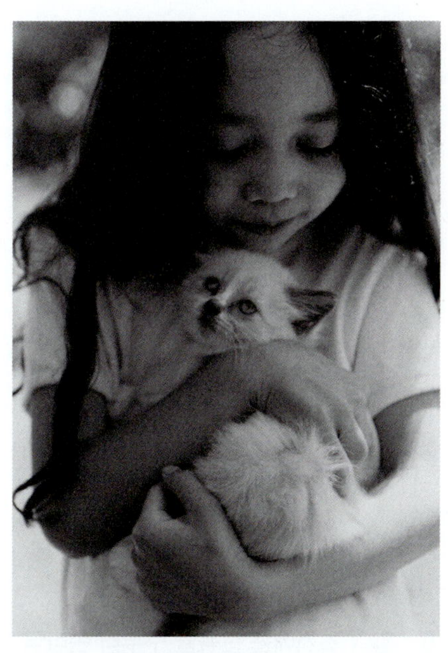

그림 12-7 애완동물을 아프지 않게 꼭 안을 수 있는 능력도 움직임 예측에 해당한다.

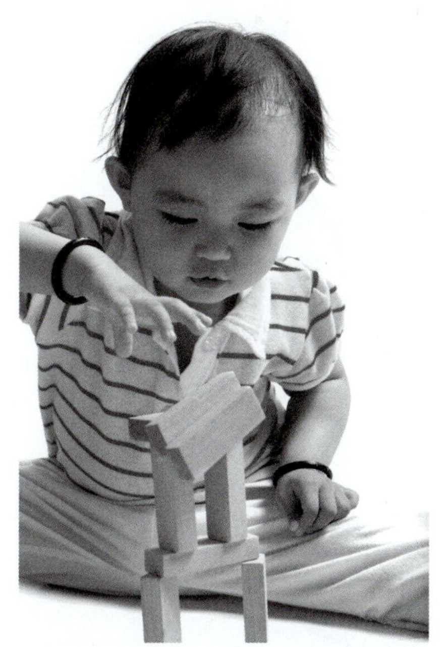

그림 12-8 이 아기는 물체를 조절해서 위에 놓는 법을 개선하고 있다. 하지만 현재 블록을 떨어뜨리지 않고 적절히 조절해서 놓지는 못한다. 학령전기 후반까지 이러한 기술을 완벽하게 익힐 것이다.

다(Brambring, 2007). Brambring(2007)은 시각장애 아동이 정상 시력 아동에 비해 도구 사용 영역에서 2.67배 더 어려움을 겪는다고 지적했다.

10장에서는 영아기의 잡기와 놓기 발달에 대해 소개하였다. 영아의 발달이 2년째에 접어 들어감에 따라 잡기 및 놓기 능력이 향상된다. 자세 조절이 개선됨에 따라 아동은 팔과 손 조절을 발달시킬 수 있다. 손가락 폄 조절이 향상되면서 아이는 놓기를 하는 동안 손을 펴는 각도의 정도를 예측하는 모습을 보이기 시작한다. 이러한 예측은 보다 효율적인 물체 놓기 패턴을 허용한다. Henderson과 Pehoski는 "효율적인 물건 놓기는 물건을 놓는 타이밍과 잡는 힘의 조절을 모두 필요로 하므로 물체를 '떨어뜨리지' 않고 정확하게 놓아야 한다"(2006, p. 152). 그림 12-8의 어린 아기는 언니가 시작한 탑에 블록을 쌓으려고 한다. 아직 이 과제를 위한 힘과 타이밍의 예측 정도를 파악하지 못하였다.

의도적인 놓기가 확립된 시점부터 아동은 잡으려는 물체의 특성에 따라 잡기 패턴을 개선하고 특수화시킨다. 다른 운동학습과 마찬가지로, 잡기 패턴의 발달도 다양한 경험과 시행착오를 통해 발생한다. 엄지손가락의 위치와 운동성에 따라 크게 두 가지의 잡기 패턴으로 구분된다(Henderson & Pehoski, 2006).

강하게 잡기(power grasp) 패턴은 크거나 무거운 물체를 다루는 데 사용된다. 잡기에는 원통 잡기(cylindrical grips), 공 잡기(spherical grip), 갈고리 잡기(hook grip), 접시 잡기 또는 측면 잡기(plate prehension)가 있다(그림 12-9 참조). 잡기 패턴은 손의 근력을 사용하는 것이 주목적이며, 장난감을 들고 옮길 때 사용된다. 물체의 크기나 모양이 잡기 패턴

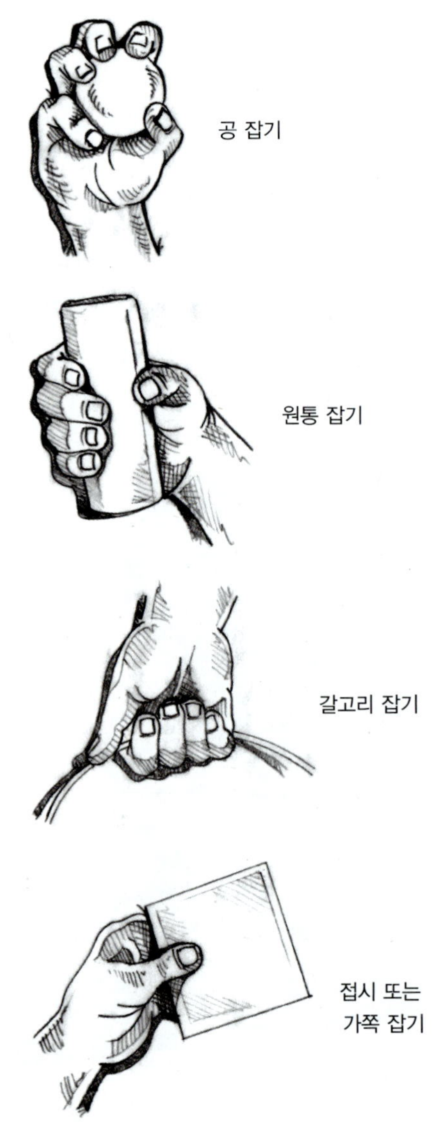

그림 12-9 다양한 잡기 패턴

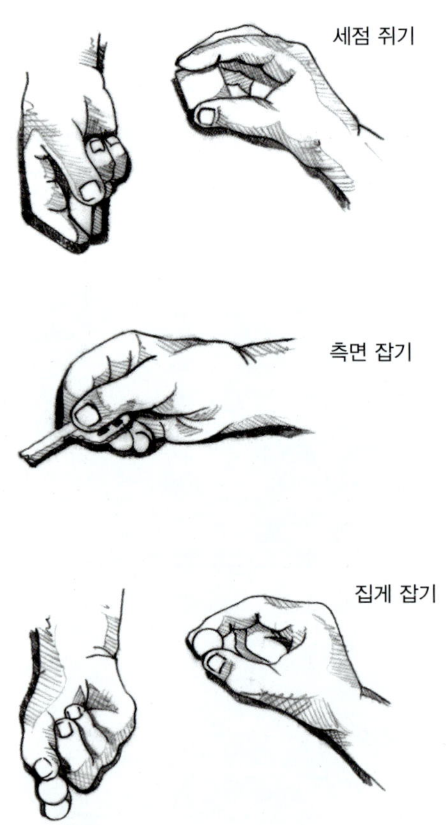

그림 12-10 발달 초기에는 손목을 구부려 손바닥 위로 잡기가 나타난다. 발달 후기에는 손목 폄 잡기가 증가하고, 손끝으로 물체를 더 자주 잡는다.

을 결정하는 주된 요소가 된다.

정밀한 잡기/쥐기(precision grasp) 패턴은 잡기 패턴보다 늦게 나타나며, 청소년기까지 계속 발달한다. 발달기간은 상당히 길지만, 학령전기에 대부분의 쥐기 패턴의 발달이 완료된다. 전형적인 쥐기 패턴은 손바닥의 지지가 없고 손목 폄(wrist extension) 상태에서 발생한다(Shumway-Cook & Woollacott, 2012). 대표적인 쥐기에는 세손가락쥐기/세점쥐기(tripod grips)와 손끝쥐기/집게 잡기(pincer grasp, 두 손가락 끝부분이 서로 마주보는 상태), 측면 잡기/열쇠쥐기(lateral prehension)가 있다(그림 12-10 참조). 이러한 쥐기 패턴은 학령전기에 정교해진다.

손으로 하는 활동과 놀이의 종류가 증가하면서 정형화되지 않은 영아의 손은 점차 활(arch)과 근육 영역이 명확히 구분된 손으로 변해간다. 손 구조의 발달은 쥐기(precision grasp) 발달이나 조작(manipulation) 발달과 함께 일어난다. 손 안에 있는 3개의 활은 안정성(stability)과 운동성(mobility)을 조절한다(그림 12-11 참조). 몸쪽 가로 손바닥 활(proximal transverse palmar arch)은 단단하지만, 먼쪽 가로 손바닥 활(distal transverse palmar arch)과 세로 손바닥 활(longitudinal palmar arch)은 유동성이 있어 내재근(intrinsicmuscle)의 작용으로 형태가 유지된다.

유연한 손바닥 활을 구성하는 근육은 손 모양을 형성하여 다른 모양의 물체를 잡고 손가락의 숙련된 움직임을 지시하며 잡는 힘의 강도를 조절한다. 모든 숙련된 움직임은 과제의 요구를 수용하기 위한 손 모양을 만드는 것부터 시작된다. 손바닥 활의 발달은 정교한 예측된 놓기 패턴과 자발적인 분리된 손가락 움직임의 발달과 함께 동시에 이루어진다. 복잡한 학습 전 소근육 운동 과제의 발달을 돕기

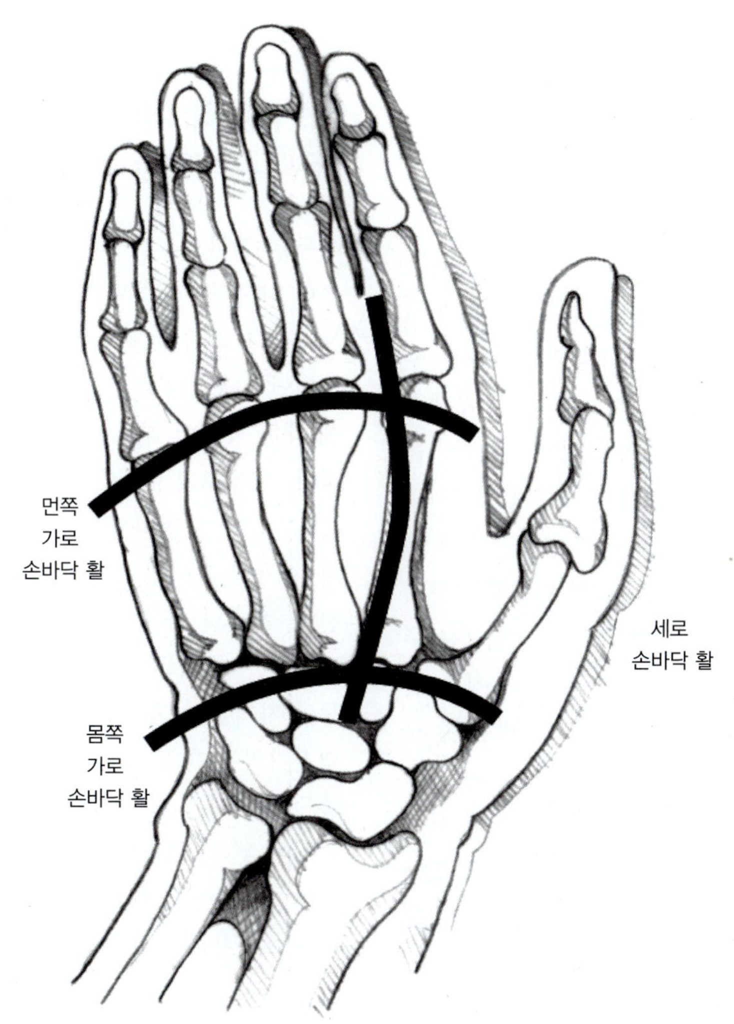

그림 12-11 손에는 두 가지의 가로 손바닥 활인 몸쪽 및 먼쪽 가로 손바닥 활과 세로 손바닥 활이 존재한다.

위해 학령전기 후반에 손가락을 개별적으로 움직일 수 있는 능력이 중요해진다. Henderson과 Pehoski는 42~47개월 사이의 어린이 중 50%만이 손가락을 개별적으로 움직이는 능력이 있으며 6세 때까지 이 능력이 지속적으로 발달한다고 보고했다.

상호 보완적 두 손 사용 Complementary two-hand use

놓기와 잡기 패턴이 개선되는 동시에 아이들은 보완적인 방식으로 손을 사용하기 시작한다. 1세가 되면 영아는 각 손에 물체를 동시에 붙잡고 양손을 "거울" 방식으로 움직일 수 있다. 1~2세 사이에 영아는 한손으로 물건을 들고 다른 손으로 물건을 잡는 법을 배운다(Henderson & Pehoski, 2006). 3세가 되면 정상적으로 발달 중인 아동은 양손을 동시에 활성화하여 보완적인 방식으로 움직일 수 있어야 한다. 한손을 우세손으로 사용하고 다른 손을 보조 손으로 동시에 사용하여 물체를 조작하는 과정을 **양손 협응(bimanual coordination)**이라고 한다.

양손 협응은 한손으로 들기 기능을 계획하고 수행하는 기능과 양손의 움직임을 동시에 모니터링하는 기능이 모두 포함된다. 이 양손 사용 패턴은 옷 입기, 머리 감기 및 스스로 먹기를 포함한 많은 자기 관리 기술 습득을 가능하게 한다. 발달 초기의 아동은 양손을 번갈아가며 우세손으로 사용하는 경우가 종종 있다. 학령전기 동안 대부분의 아동은 한손을 우세손으로 발달시키게 된다. **우세손(hand preference)**은 복잡한 손기술이 필요할 때 한손을 주로 사용하는 것이다. 우세손은 보통 만 4세에 결정된다(Henderson & Pehoski, 2006). 우세손의 사용은 식사를 할 때나 그림을 그릴 때 흔히 볼 수 있다. 7세 이전에는 우세손이 완전히 발달하지는 않지만, 그림 그리기를 할 때는 우세손과 보조손의 패턴이 보다 확실히 나타난다. 우세손 발달이 지연된 경우 글씨쓰기나 그림 그리기와 관련된 손 사용이나 도구 사용의 발달도 지연될 수 있다.

특정 연령대의 아동들에게 다양한 블록 및 기타 표준 물체를 제공함으로써 소근육 운동 기술 발달에 대한 연구가 이루어졌다. 일부 연구자들은 아동의 손 크기에 대한 물체의 상대적 비율 때문에 손기술 측정에 대한 이러한 접근법에 반대해왔다. 손기술 발달은 복잡하고 다양한 요소를 가지지만, 그 문헌에서는 어린아이들의 기술을 과소평가했을 수도 있다. 이들 저자는 손 기능 측정에 사용된 물체가 피험자의 손의 크기에 맞춰졌을 때, 어린이와 성인 피험자 간의 성능 차이가 거의 없음을 발견했다(Payne & Isaacs, 2012).

인지장애 또는 환경 박탈로 인해 물건을 가지고 놀거나 촉각 탐색에 참여하지 못하면 손 근육이 적절하게 발달하지 못하고 손바닥 활이 형성되지 못할 수도 있다(Henderson & Pehoski, 2006). 놀이의 다양성이 제한적인 아동은 학교에서의 도구 사용과 자기 관리에 적응하는 데 어려움을 겪을 가능성이 높다. 인지장애가 없는 경우 대부분의 학령전기 아동은 새로 접한 도구에 빠르게 적응한다. 소근육 운동 과제가 발달적으로 적절하고 체계적인 형식으로 제시되면 학령전기 아동은 매우 미세한 손 조절을 발달시킬 수 있다. 스즈키 방법으로 바이올린 연주를 배우는 아주 어린아이들을 그 예로 들 수 있다.

자기 관리 기술의 발달
DEVELOPMENT OF SELF-CARE SKILLS

아동은 영아기부터 자기 관리에서 능동적이다. 젖병잡기부터 시작해서 손가락으로 음식을 집어먹는 단계까지 영아는 자기관리에 능동적으로 참여한다. 학령전기 아동은 기본적인 이동이나 운동조절은 독립적으로 수행하지만, 안전에 대한 개념이 부족하기 때문에 보호자의 보살핌이 필요하다. 대부분의 아동은 18개월이 되면 독립적으로 식사를 할 수 있고, 완전하지는 않지만 손을 씻고 말릴 수 있게 된다. 아동은 2~4세 사이에 여러 가지 일상생활 동작이 발달한다. 하지만 아동이 많은 시행착오를 경험하기 때문에 부모에게는 꽤 힘든 시간이 될 수도 있다. 아동들은 학령전기 동안 자기 관리 능력을 점검해야 한다. 일상생활활동은 학령전기의 교육과 학습에 초점을 맞추지만, 이러한 활동은 종종 놀이같은 활동이며 감각 학습과 탐구를 위한 풍부한 원천이 된다. 그림 12-12는 목욕 시간에 참여하는 두 명의 어린아이들과 과제를 수행하는 동안 장난을 치며 사회적으로 상호작용하는 모습을 보여준다.

아동의 자기관리 발달 순서는 문화나 경험에 따라 달라진다. 일반적으로 일상에서 중요한 의미를 가지는 옷 입기

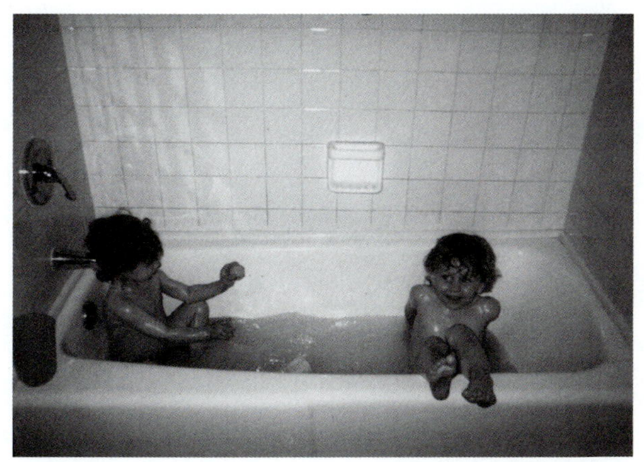

그림 12-12 자조 관리와 감각 놀이 기술은 학령전기에 자발적으로 나타난다.

기술은 비교적 초기에 습득되며, 단추 끼우기 같은 복잡한 기술은 나중에 습득하지만 팔이나 다리 빼기와 같은 부분적인 기술부터 먼저 습득되기도 한다. 표 12-3은 미국 아동의 일반적인 옷 입기 발달 순서를 나타낸다.

아동은 부모가 강조하는 기술부터 먼저 습득한다. 미국에서는 일반적으로 학령전기 아동에게 구강위생, 식사하기, 옷 입기, 화장실 위생을 우선적으로 훈련시킨다. 또한 학령전기 아동은 도구적 일상생활활동(instrumental activities of daily living; IADL)도 모방하고 여기에 참여하기 시작한다. 예를 들면, 식탁에 음식 놓기나 장난감 정돈하기, 채소 씻기, 세탁물 정돈하기 등이다. 이때 아동은 어른의 행동을 적극적으로 모방하지만 어른의 감독이 필요한 시기이다. 학령전기 아동은 종종 잔디 깎기와 같은 도구적 일상생활활동들을 놀이처럼 연습하기도 한다.

습득 속도의 차이는 있지만, 6~7세 정도가 되면 대부분의 아동은 화장실 가기를 포함한 기본적인 자기관리를 독립적으로 수행하게 되고, 학교생활을 시작할 때쯤에는 최소한의 도움만 필요로 하게 된다. 특별한 기술이 요구되는 자기관리 기술은 이보다 늦은 시기에 습득한다. 예를 들어, 머리가 아주 길거나 스타일이 특별한 여자아이의 경우에는 샴푸, 머리빗기, 말리기 등을 할 때 도움이 필요하며, 독립적으로 수행하는 데 좀 더 많은 기간이 필요할 것이다. 북극지방의 아동은 옷이 두껍고 단추가 많아서 더운 지방에 사는 아동보다는 독립적인 옷 입기에 많은 시간이 필요할 것이다. 또한 젓가락은 서양식 식사도구보다 사용하기가 더 어렵기 때문에, 이 경우 학령전기 후반 손가락으로 밥을 먹을 수 있다.

자기관리 기술의 독립은 학령전기 아동의 자존감에도 중요한 영향을 미친다. 지연된 자기관리 기술 발달은 아동을 곤란하게 만드는 주요 원인이 된다. 일반적으로 유치원이나 학령전기의 환경에서 자기관리 기술의 독립에 대한 사회적인 압력을 받기도 한다.

트레버의 경우 그의 장애로 인해 또래집단이 기대하는 수준의 자기관리 기술을 달성하기 어려울 것이다. 물리치료사와 작업치료사는 일상생활에서 이러한 기술을 간과하기보다는 부모, 교사와 함께 자신이 할 수 있는 각 활동의 일부를 계획하고 더 높은 수준의 참여를 얻을 수 있는 기술을 체계적으로 구축해야 한다. 부분적인 참여 및 활동 수정을 통해 이러한 발달적으로 가치 있는 과제에 적극적으로 참여가 가능하다.

표 12-3 북미 아동의 옷 입기 발달 순서

나이	옷 입기 수준
1세	팔이나 다리를 뺀다, 신발과 양말을 벗는다, 소매나 다리구멍을 맞추어 주면 팔이나 다리를 밀어 넣는다.
2세	단추가 없는 코트를 벗는다, 바지를 벗는다, 셔츠 구멍을 찾을 수 있다, 단추가 앞에 있는 코트나 셔츠를 입을 수 있다.
3세	셔츠와 신발을 신을 수 있다(왼쪽, 오른쪽이 바뀔 수도 있다), 양말을 신는다, 기본적인 옷 잠그기(지퍼, 큰 단추, 버클, 똑딱단추)가 가능하다. 신발끈 묶기와 풀기, 티셔츠 벗기가 가능하다.
4세	분리형 지퍼를 맞춘다, 신발과 양말을 정확하게 신는다. 방향 실수 없이 옷을 입는다.

학교준비 기술 SCHOOL-READINESS SKILLS

성공적인 학령전기 발달을 나타내는 중요한 결과 중 하나는 학교 환경 내에서 필요한 특정 기술을 잘 습득하는 것이다. 이러한 기술을 완벽히 익히는 것을 **학교준비도(school readiness)**라고 한다(Daily, Burkhauser, & Halle, 2011). 5세의 어린이 학업 및 사회적 역량은 교육 시스템 내에서 성공할 수 있는 중요한 예측인자로 인식된다(Jeon et al., 2011).

학교준비 기술에 통일된 기준은 없지만 일반적으로 신체적, 정신적 건강이 전제되어야 하며, 대부분의 일상생활 활동을 독립적으로 수행할 수 있으며, 지시 따르기를 수행할 수 있어야 한다. 아이들이 학교 환경에 맞게 전환하는데 도움을 주는 몇 가지 기술로는 이야기에 방해되지 않게 경청하고, 일상적인 시간에 대해 이해하고, 권위를 인식하고, 화장실을 잘 사용할 수 있는 능력이다. 학령전기 아동의 경험은 학교준비를 위한 위험요인 또는 보호요인 역할을 할 수 있다. 트레버의 경우와 같이 중대한 장애가 있는 경우 아이는 학교준비를 위한 "이상적인" 성취가 불가능 할 수도 있다. 학령전기에 표현 의사소통, 이동성 및 자기 관리에 중점을 두는 것은 트레버가 중요한 기술을 습득하고 일반적인 학습을 시작할 준비가 되었을 때 필요한 도구를 교사에게 제공받는데 도움이 될 수 있다.

미국에서는 유아 치료 프로그램과 작업치료, 언어치료 및 물리치료와 같은 치료법을 통해 위험을 감소시키는 데 중점을 두어 아동의 학업 성공 가능성을 높이는데 도움을 준다. 보다 복잡한 학업 기술(읽기, 수학 및 철자법 등)을 배우기 전에 아동이 배워야 하는 기술(예: 모양이나 색상, 일대일 대응 및 기타 개념들)을 학업 전 기술이라고 한다. **학업 전 기술(pre-academic skills)**은 아동이 학문적 학습으로 전환하는 데 도움이 되는 학습 능력이다. 일부 학업 전 기술은 정상적인 초기 아동기 발달의 일부로 나타나며 그렇지 않은 경우에는 구체적으로 가르쳐야 한다. 표 12-4는 5세까지의 감각운동을 기반한 학업 전 기술발달 순서의 예를 보여준다. 학업 전 기술은 아동교육 과정 초기에 배운다. 이러한 능력을 발달시키지 못한 아동도 5세에 학교에 입학해야 하며, 잠재력을 최대한 발휘할 수 있도록 도움을 받아야 한다.

학업 전 기술에는 감각, 운동, 인지 및 언어 측면이 포함된다. 이러한 과제를 위해 기억과 언어가 모두 필요하지만 표 12-4와 같이 색상 이름을 아는 것은 시지각 능력에 포함될 수 있다.

도구사용 Using materials

도구사용은 과제를 완료하기 위해 외부 물건을 사용할 수 있는 능력이 요구된다. 학령전기 아동의 경우 식기구, 쌓기 놀이 장난감 및 칫솔이나 머리빗과 같은 개인위생 도구를 사용할 수 있다. 여기에는 학령전 아동을 위한 새로운 기술인 필기도구 사용도 포함된다. 전형적으로 발달하는 아동들은 어려움 없이 공간을 지나 그들의 몸을 움직이기 위해 필요한 이동 능력을 가지고 있다. 아이는 걷기, 구부리기 및 물건을 향해 팔 뻗기를 할 수 있다. 그러나 걷기, 구부리기 또는 뻗기 과제를 잘 수행하기 위해 다른 활동을 멈추어야 할 수도 있다. 5세가 지나도 아이의 양손 협응 기술은 여전히 성숙하고 있으며 다시 말해서, 운동협응 기술이 아직 미숙한 상태라는 것이다. 따라서 양손을 동시에 사용하기보다는 한손씩 교대로 사용하거나, 한손으로 몸을 고정하고 다른 손만 사용하는 경우가 많다(Payne & Isaacs, 2012). 또한 5세가 되면 아이는 일반적으로 생활용품 및 자기 관리 도구를 포함한 일상적인 물건의 사용법을 알고 있으며 이러한 물건을 사용하기 시작한다.

초등학교에서 사용하는 기본적인 교구에는 크레용, 연필, 숟가락, 단추, 나무토막, 동전 등이 있다. 대부분의 아동은 2~5세 사이에 이러한 물체를 조작하는 기술들이 완성되며, 한손으로 물체를 고정하고 우세손으로 물체를 사용하는 기술을 주로 사용한다. 도구사용 기술에는 이러한 양손식 우세-지지 패턴이 필요하며 시지각, 몸감각 지각, 인지에 기반한다. 학령전기 아동은 여러 가지 감각경험이 포함된 놀이를 좋아한다. 이러한 놀이는 달리기와 등산 같은 야외 놀이 활동 또는 체계적인 교실 활동일 수 있다. 이 발달단계에서는 시력이 중요하기 때문에 손상된 시력을 교정하기 위한 시력 검사 및 처방 렌즈 사용이 특히 중요하다.

아동은 보완적 양손 사용, 쥐기 및 도구를 사용하여 효율적으로 과제를 수행하기 위해 필요한 손 모양을 만드는 능력을 발달시켜야 한다. **손 안 조작기술(in-hand manipulation)**은 도구 사용 발달과 관련이 있다. 손 안 조

표 12-4 학업 전 기술 발달

나이	시지각	시각 운동	인지
2~2세 반	시각 구별 크기와 색깔로 분류 그림책의 세부 사항과 이미지의 위치를 앎 동그라미, 세모, 네모를 맞출 수 있음	붓을 사용함 수평선을 그리는 것을 따라함 종이를 풀칠 할 수 있음 지시에 따라 종이를 접을 수 있음	한 번에 하나씩 주의를 기울임 좋아하는 리듬, 노래, 이야기를 많이 기억함 물건을 가지고 노는 것에 다양한 관심을 가짐 다른 사람들과 함께 가장 놀이를 하기 시작함
2세 반~3세	파랑, 빨강, 노랑과 같은 기초적인 색깔을 맞춤 익숙한 물건의 세 조각 퍼즐을 완성할 수 있음 그림에서 적어도 6가지의 신체 부위를 가리킬 수 있음 더 크고 더 작은 묘사를 한 그림을 알려줄 수 있음	가위로 자르기 시작하고 지속적인 가위질이 발달됨 크레용이나 마커로 가로, 세로, 동그라미를 따라 그릴 수 있음 약간 흘리면서 다른 용기에 내용물을 부을 수 있음 여덟, 아홉 개의 블록을 쌓을 수 있음	18개월 때까지 일어난 일을 기억할 수 있음 차를 타고 주요 장소를 기반으로 어디 가는지 앎 안, 위, 아래와 같이 방향을 가리키는 단어를 이해하기 시작함 과제와 문제를 해결할 때 혼잣말을 함
3~3세 반	구슬을 꿰면서 간단한 패턴을 만들 수 있음 일부 색깔 이름을 정확히 맞춤 같고 다르다는 개념을 이해함 간단한 패턴을 맞춤	두꺼운 선을 따라갈 수 있음 9개 이상의 블록으로 탑을 쌓을 수 있음 글을 쓸 때 여러 획을 더할 수 있음 간단한 그림틀을 사용할 수 있고 주어진 지시 사항에 따라 도구를 가지고 따라함	간단한 규칙을 가진 게임을 배워서 할 수 있음 다른 사람이 소유하지 않은 물건이 무엇인지 구분할 수 있음 말의 75% 정도 알아들을 수 있음 3가지의 명령에 따를 수 있음
3세 반~4세	윤곽에 따라 3차원의 물체를 맞출 수 있음 5가지 이상의 색깔이름을 정확히 맞춤 10조각 이상의 퍼즐을 완성할 수 있음 반만 보고도 전체 그림을 추측할 수 있음	반으로 종이를 자를 수 있음 가로 세로 선에 따라 몇 가지 글자를 따라 적을 수 있음 세 가지 신체 부위를 분명히 그릴 수 있음 선 안에 거의 색칠을 할 수 있음	도움을 받으면서 간단한 카드놀이를 할 수 있음 간단한 이야기에 대한 한두 개의 부분을 기억할 수 있음 물건을 크기, 색깔. 모양, 종류에 따라 분류할 수 있음 "그러면"과 같은 조건 관계를 이해함
4~4세 반	같은 그림을 맞출 수 있음 크고, 더 크고, 가장 크고, 작고, 더 작고, 가장 작은 것을 선택할 수 있음 블록을 가지고 복잡한 패턴을 따라 만들 수 있음 색깔, 크기, 형태에 따라 물건을 분류함	눈으로 보고 움직이는 물체를 따라갈 수 있음 네모를 따라 그릴 수 있음 열쇠로 문을 잠그고 열 수 있음 거미가 줄을 타고~ itsy bitsy spider와 같은 노래에 맞춰 손가락 율동을 따라 할 수 있음	모양, 색깔과 같이 물건 또는 그림 세부 사항을 한 번에 하나 이상 알 수 있음 자신이 들은 이야기의 서너 부분을 기억할 수 있음 30단어 또는 그 이상의 노래를 따라 부를 수 있음 과거 일의 세부 사항을 묘사할 수 있음
4세 반~5세	순서에 따라 3가지의 그림을 배열할 수 있음 대문자로 적혀있을 때 고유명사인 것을 앎 그림 속의 숨겨진 모양을 찾음 네다섯 가지의 물건을 진열해 놓은 것에서 무엇인가가 없어진 것을 찾아낼 수 있음	동그라미와 네모 모양으로 자를 수 있음 눈, 코, 입을 정확한 위치에 두고 얼굴을 그릴 수 있음 간단한 물건을 알아볼 수 있게 그림 큰 가로 세로 선 안에 그림을 그릴 수 있음	어려운 과제를 수행할 때 장시간 주의를 기울일 수 있음 시간의 기초적인 개념을 이해함 물건, 그림, 글자의 위치와 방향에 주의를 기울일 수 있음 자신의 집주소와 전화번호를 알고 있음

작기술은 "물체를 보다 효과적으로 위치시키거나 놓기 위해 한손을 사용하여 물체를 조정하는 과정이다. 즉 물체는 손에 있으며 일반적으로는 손으로 조작하는 동안 표면과 접촉하지 않는다"(Exner, 1992, p. 35). 이러한 기술을 통해 도구를 사용하거나 능숙한 과제를 수행하는 동안 잡기를 동적으로 조정할 수 있다. 대부분의 어린이는 3~6세 사이에는 힘 예측(force calibration) 및 손가락 분리 기술 발달과 동시에 손 안 조작기술이 발달한다.

손 안 조작기술에는 3가지 유형이 있다. 첫 번째는 손바닥 이동(translation)이다. 이것은 물체가 손가락에서 손바닥으로, 또는 손바닥에서 손가락으로 이동하는 것이다(Exner, 1992, p. 39). 두 번째는 손가락 이동(shift)이다. 이것은 물체가 손가락과 엄지손가락 사이에서 이동하는 것이다(Exner, 1992, p. 39~40). 세 번째는 회전(rotation)이다. 회전은 물체가 손가락 주위에서 1개 또는 여러 개의 축으로 회전하는 것이다. 손 모양 만들기, 분리된 손가락 움직임 또는 잡기 예측이 어려운 아동은 손으로 조작해야 하는 과제가 힘들 수 있다. 이러한 기술이 발달하는 기간 동안 아이는 새로운 운동 조절 패턴의 탐색을 통해 사용되는 방법 또는 잡기가 보통 다양해진다(Henderson & Pehoski, 2006). 연습과 경험을 통해 대부분의 아동은 하나의 적절한 과제 수행 방법을 결정한다. 학습 단계에서 다양성이 부족한 아동은 신중한 평가가 필요할 수 있는데 근육 또는 운동 조절 문제 때문에 다양성 부족이 나타날 수 있기 때문이다.

그리기 기술 Graphomotor skills

그리기 기술(graphomotor skills)이란 그리거나 쓰기와 관련된 인지, 지각, 운동이 통합된 기술이다. 그리기는 그림을 그리는 기술이나 연필을 다루는 기술이 먼저 발달하지만, 쓰기는 감각이나 운동기술뿐만 아니라 글자형태, 숫자형태, 언어학습의 과정이 선행되어야 한다. 쓰기 학습의 초기에는 단순하게 모양을 따라 그리는 방식으로 글자 모양을 따라 그린다. 자음과 모음의 의미를 이해하는 것보다 글자 모양을 정확히 따라 그리기가 먼저 발달한다. 따라서 인지기능이 손상된 아동도 글자 모양을 기억해서 글자 쓰기를 학습할 수 있다.

가쪽쥐기/연필쥐기 패턴은 세손가락쥐기/세점쥐기(three jaw chuck)가 변화된 형태이다(그림 12-10). 이러한 변화된 세손가락쥐기 형태는 학령전기 동안 발달한다(그림 12-13). 처음에는 연필쥐기 패턴이 고정적이지만, 손 안의 조작기술이 발달하면서 필기도구에 따라 다양한 패턴이 나타난다. 이러한 기술은 중기 아동기까지 발달한다.

아동이 그리기 기술을 배우는 순서는 선 따라 그리기(시선을 손끝에 고정하고 지시선을 따라 그림), 모양 모방하기(완성된 모양을 보고 그림)의 순서로 발달한다(Henderson & Pehoski, 1995). 이러한 그리기 기술은 발달단계에서 학교준비 기술에 해당한다. 그리기 기술이 부족한 아동을 보상하기 위해서는 컴퓨터 키보드 사용 등 여러 가지 방법이 사용될 수 있지만, 그리기에 필요한 시각과 촉각(visual and haptic perception), 운동감각(kinesthetic awareness), 운동조절(motor control), 기억(memory)의 통합이 필요하다.

주의력과 기억력 Attention & memory

많은 인지, 추론 및 기억력은 일반적으로 5세 때까지 발달한다. 학급 환경에서 아동이 과제를 잘 수행하려면 포괄적

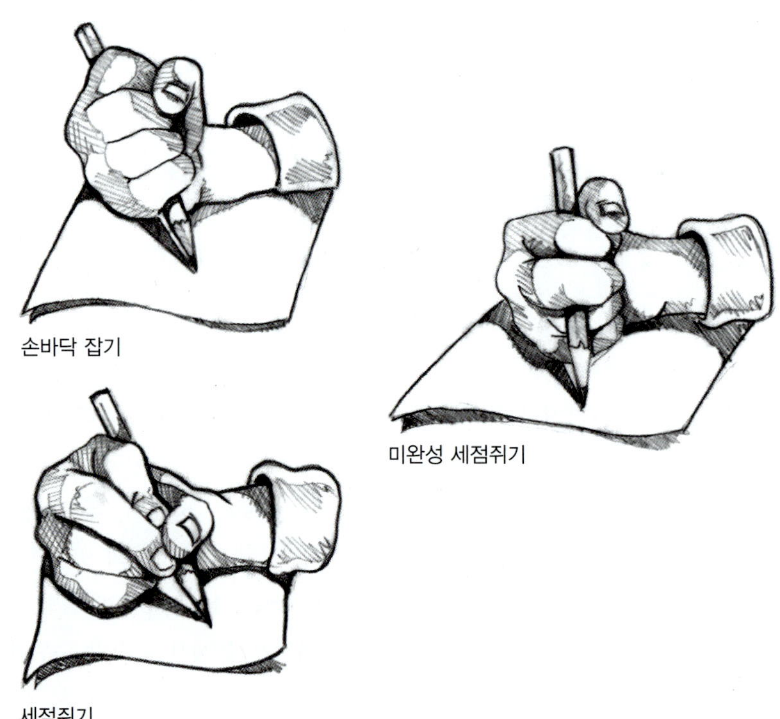

그림 12-13 학령전기 아동들은 대체로 미성숙한 손바닥 잡기를 한다. 연필 잡는 연습을 통해 더 손목을 펴고 손등 쪽으로 잡는 것이 발달한다.

이고 특정한 정신기능이 필요하다. 장치 및 도구는 많은 운동 및 감각장애를 보완하는 데 도움이 될 수 있지만 정신기능 장애는 가정 및 학교 환경에서 가장 많은 한계를 가진다. 특히, 선택적 주의력(selective attention)은 표 12-4에 나열된 모든 학업 전 기술에 있어서 필수적이다. 주의력 결핍은 학업 및 사회 기술 학습 모두에서 부정적인 궤도를 발생시킬 수 있다(Hanania & Smith, 2010).

주의력은 학령전기 전반에 걸쳐 발달하며, 점점 더 정교하게 조정되는 구별을 포함한다. 학령전기 아동의 경우 주의력은 ICF에 설명된 모든 특정 정신기능의 기초가 된다. 실제로 일부 연구자들은 주의력과 집행 기능에 대한 ICF 구분이 성인의 신경심리학적 모델에서 나오기 때문에 아동의 인지 능력을 고려하는 데 유용하지 않다고 주장한다(Visu-petra, Benga, & Miclea, 2007). 학령전기 아동의 경우 긍정적인 인지기능은 **집행적 주의력(executive attention)** 및 자기 조절의 발달에 기초한다.

집행적 주의력은 특히 여러 가지 반응이 가능한 갈등 상황에서 아동이 자신의 대응을 통제하는 능력을 뜻한다. 초기 성인기 집행적 주의력은 지속적으로 발달되지만 2~7세 사이에 급격한 발달의 민감한 시기를 겪는다(Holmboe & Johnson, 2005). 학령전기 아동의 집행적 주의력 영역에 대한 연구는 주의에 대한 활성화와 억제 정확도(inhibition accuracy) 사이의 관련성을 알아보는 것인데, 아이가 행동을 교정하고 자기 조절하기 위해 사용하는 전략을 관찰함으로 알 수 있다. 학령전기 아동은 주의력 및 오류 감지에 대한 자기 통제 기술을 발달시킨다. 아동이 촉각반응이 필요한 과제에 사용하는 조절 전략은 자신의 손 위에 앉거나 주머니에 손을 넣는 것과 같이 보통 신체적이었다. 언어적 자기 조절 전략은 생후 4년이 지나서야 나타나는 것으로 보인다(Backen Jones, Rothbart & Posner, 2003; Holmboe & Johnson, 2005). 학습, 특히 학문적 학습에는 주의력, 오류 감지 및 자기 조절이 필수적이다. 이러한 영역의 적절한 발달이 실패하면 다른 독립적 기능을 하는 영역에서 지연이 발생될 수 있다.

기억력 발달은 지각경험, 언어발달과 관련이 있다. 언어 발달 이전에 기억 발달을 평가하는 것은 어렵지만, 초기에도 기억력이 어느 정도 분명히 존재한다. 언어가 발달되기 전 아동은 운동학습을 통해 기억력을 보여주며 의미 없는 앵무새와 같은 방식으로 의미 없이 구절을 흉내 내거나 반복하면서 기계적 기억력을 나타낸다. 비록 어린아이의 기억력은 정상이지만 아이가 말로 자신을 표현할 수 있기 전까지 단기 및 장기기억, 기억 범위 및 기억 회복 능력을 평가하기 위해서는 면밀한 관찰이 필요하다.

사회적 관습과 교칙 준수

Following social conventions and school rules

학령전기에는 사회적 행동도 습득된다. 아동은 독립적인 이동성(걷기)을 확보하면서, 사회적인 독립을 시도하기 시작한다. 학령전기 아동은 사회적 관계에서 주도성이 발달한다. 부모와의 관계나 친구 관계는 사회감정적 발달을 위해 필요하다(Shonkoff, Phillips, & Council, 2000). 면역계가 억압된 아동과 같이 많은 고립을 경험하는 아동은 제한된 사회적 접촉에 따라 이차적인 발달지연이 발생할 수 있다. 그림 12-14에서 보여지는 것처럼 이동성이 제한된 아동도 해당된다. 학령전기 아동은 신체를 활발히 사용하는 놀이를 좋아하는데, 신체적인 제한은 다른 아동과 어울리는 데 큰 제한이 될 수 있다.

질병, 빈곤 또는 학대로 인한 부정적인 초기 경험은 아동의 인지, 행동 및 사회적 감정 발달을 해치고 우울한 인지 및 증상을 발생시킬 수 있다(Gibb & Abela, 2008).

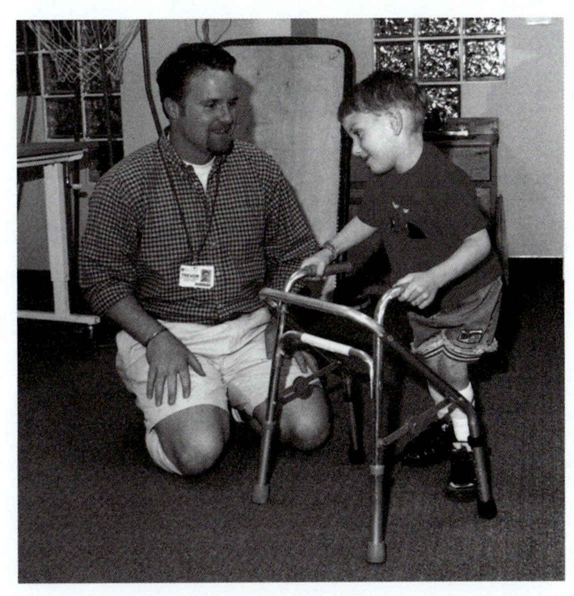

그림 12-14 이동 제한을 가진 학령전기 아동은 상대적으로 또래 아이들보다 어른들과 더 많은 사회적 교류를 가질 수 있다.

초기 학령전기 아동은 자신의 한계를 시험하기 시작하고 못하게 하는 일을 한다. 이러한 반항(negativism) 기간은 정상이며 "싫어"라는 말을 반복하거나 때리기, 물기, 발차기, 화내기 등의 행동과 같이 신체적 저항을 포함하는 자율성에 대한 표현이 있다. 이러한 반항 시기는 통제가 필요하고, 자기 관리 영역에서도 부각된다. 2~3세의 아동은 기본적인 식사, 개인위생 및 옷 입기 기술을 가지고 있지만 느리고 실수를 자주 하는 경향이 있다. 일반적인 2세 아동의 부모는 "싫어" 외에도 자기 관리 과제에서 "나도 할래"라는 말을 듣는다. 몸이 아프거나 활동이 제한적인 아동은 일반적인 아동보다 수동적이고 의존적인 것처럼 보일 수 있다. 대부분의 경우 이러한 자율성 표현은 아동들이 건강 상태가 좋거나 정상적인 2세 아동의 운동 발달 수준에 도달할 때 나타난다(Allen, Vessey & Schapiro, 2009). 반항성은 일반적으로 5세가 되면서 보다 순응적인 행동을 통해 해결된다. 반항성이 높은 아동은 학급 환경에서 더 어려움을 겪을 수 있다.

사회적 상황에 대한 양가감정(ambivalence)도 어린 아동에게서 흔히 나타나는 현상이다. 이러한 양가감정은 부모와 함께 있고 싶어 하고 부모가 적극적이고 사회적으로 참여하려고 할 때 울면서 내빼는 아이들의 경우처럼 아이들이 매력적이고 혐오스러운 것을 동시에 발견할 때 발생한다. 이러한 행동 유형은 아동의 자율성이 발달함에 따라 부모의 관심을 받기를 원함과 동시에 부모로부터 벗어나려고 하는 것을 보여준다. 아동은 자신이 독립적일 수 있다고 느끼면 부모 역시 자신과 떨어질 수 있다는 것을 알게 된다. 2~3세의 아동은 안겨 있는 것을 싫어하지만 엄마를 따라 화장실로 가는 등 행동을 방해받는 경우를 포함하여 모든 곳을 그림자처럼 따라다닌다. 이 시기의 아동은 자유롭게 탐색할 때 가장 행복하지만 항상 부모가 자신의 시야에 들어와 있기를 원한다. 10장에서 언급한 분리불안(separation anxiety)은 친밀한 사람이나 대상이 없을 때 불안해하거나 심리적 고통을 호소하는 것이며, 일상생활의 모든 측면에서 다른 사람들에게 의존하는 아동의 적응적 행동이다. 이와 관련하여 분리불안이 존재한다. 분리불안이란 일차보호자와의 분리로 인한 어린 아동이 불안을 경험하는 것을 말한다. 대부분의 아동의 경우 불안 기간은 2세가 되기 전에 해결된다. 이는 시각장애와 같은 질환이 있는 아동들에게도 해당되며, 이러한 경우 초기 아동기의 의존 기간이 연장되고 정상 시력을 가진 아동보다 훨씬 더 오랜 시간 동안 분리불안이 나타날 수 있다. 이러한 유형의 분리불안은 정상이며 지속적인 정신건강 문제를 나타내는 것은 아니다. 이러한 유형의 장애는 유전적 · 사회적 원인을 모두 가지며, 종종 생애 후반에 나타나는 불안장애 징후의 전조가 된다.

놀이 Play

놀이(play)란 문화적 · 개인적으로 깊은 의미를 가지고 내적 동기를 통해 즐거움을 주는 활동이다. 놀이는 초기 아동기에 학습하고 기술을 발달시키는데 핵심적인 도움을 준다. 놀이와 관련된 즐거움의 측면은 중요한데 즐거움은 즐거운 활동을 반복하기 위한 내적 동기의 기초가 되기 때문이다. 놀이를 통한 기술 숙달을 위한 이러한 내적 동기는 이 장의 앞부분에서 설명한 감각통합 이론의 기본 전제 중 하나이다(Lane & Bundy, 2012). 발달 기술의 습득과 함께 놀이는 점점 더 복잡해진다. 아이는 놀이와 기술 숙달을 통해 자신의 세계를 통제하고 원하는 변화를 이끌어 내는 것을 배운다. 개인의 힘으로 어떤 일을 변화시킬 수 있다는 믿음을 자기 효능감이라고 한다. **자기 효능감(self-efficacy)**은 아동이 어려움에 도전하고 자신이 새로운 기술을 능숙하게 할 수 있게 하기 때문에 학교준비 기술에 있어서 중요하다.

놀이는 여러 가지 방법으로 분류될 수 있으며, 각각의 과학자 집단은 놀이를 다르게 분류한다. 이러한 이유 때문에 학술 문헌은 찾기가 다소 어렵다. 먼저 우리는 놀이의 형태, 아이들이 참여하는 특정 유형의 활동 그리고 아이들이 발달함에 따라 더욱 복잡해지는 놀이를 살펴볼 것이다. 미국놀이연구소(National Institute for Play, 2012)는 유치원에서 발생하는 5가지 형태의 놀이를 설명하고 레고 재단(Lego Foundation, 2010)은 놀이 유형을 설명한다. 이들의 고려사항이 약간씩 겹칠 수 있으므로 두 가지 분류를 함께 생각하도록 한다. 미국놀이연구소의 분류와 레고 재단의 분류가 겹치는 부분은 괄호 안에 표시하였다. 즉:

- **교감 놀이**(Attunement play)는 신생아와 어머니 사이와 같이 관계를 설정하는 사회적 교류이다. 이는 레고 재단이 고려하지 않은 놀이의 유형 중 하나이다.
- **신체(몸) 놀이**[Physical (body) play]에는 활발하고

야단법석인 활동과 소근육 운동 연습이 포함된다. 아동의 몸 전체 및 손-눈의 협응 능력 발달과 관련된 운동 활동도 이 범주에 속한다.

- **사물 가지고 놀기(사물놀이)**[Play with objects (object play)]에는 사물을 통합하는 활동이 포함된다. 사물놀이는 학령전기 내내 일어나며 세발자전거, 옷 갈아입히기, 블록 쌓기 등이 포함된다. 영아가 물건을 잡고 의도적으로 들고 있을 때 사물을 가지고 놀기 시작한다. 유아 초기에 아이는 사물을 탐색하는데 이러한 사물 탐색은 학습 전 기술인 물건을 구분하고 분류하는 것으로 점차 발전한다. 4세경에 아동들은 물건을 재조합하고 쌓는 것에 관심을 가지기 시작한다. 쌓기에 대한 이러한 관심을 일부 저자들은 구성놀이로 설명하였고 이 장의 뒷부분에 나와 있다. 구성놀이(constructive play)는 사물놀이의 특수한 한 형태이다. 사물놀이는 특히 인지, 언어 및 놀이 기술과 서로 연관되어 통합된 방식을 나타내는 "혼자 말하기"와 관련이 있다(The Lego Foundation, 2010). 일부 저자는 물건이나 도구를 이용한 놀이를 구성놀이라고 하며 물건을 만들거나 쌓는 활동을 포함한다. 구성놀이와 상상 놀이는 상상력, 문제 해결 기술, 훌륭한 운동기술 및 자기 효능을 발달시키고 아이가 학교에 입학할 때 필요한 기술을 갖출 수 있도록 도와준다.
- **가장/사회극 놀이(사회 놀이)** [Pretense/sociodramatic play (social play)]에는 옷차림 및 역할 놀이를 포함한 모든 형태의 가장 놀이가 포함된다. 가장 놀이는 일반적으로 아동의 언어능력이 그들의 상상력을 뒷받침할 만큼 성장함에 따라 2세 때 단독놀이 중에 나타난다. 학령전기 동안 아동의 가장 놀이는 다른 사람들을 자신의 가상 세계로 끌어들이면서 확대되고 사회적으로 변한다.
- **상징(상상) 놀이**[Symbolic (imaginative) play]는 아동이 언어 기술을 습득함에 따라 후기 학령전기에 나타난다. 상징 놀이는 언어를 이용한 놀이이다. 상징 놀이는 생각, 감정 및 경험을 표현할 수 있는 아동의 능력 발달을 돕는다. 이 표현은 언어, 칠하기 그리기, 음악 및 공예 활동을 포함한 모든 매체에서 가능하다.
- **규칙 있는 게임**(Games with rules)은 놀이 유형의 마지막 형태이며 학령전기 간단한 형태로 나타나고 생애에 걸쳐서 발전된다. 이러한 유형의 놀이 중 일부는 어린아이를 대상으로 하는 전자 미디어 장치를 이용하는 형태이다. 스포츠 및 조직화된 집단 활동 형태 놀이는 13장에서 자세하게 다룰 것이다.

앞서 설명한 6가지 유형의 놀이 각각은 어린아이들의 건강한 발달을 돕는다. 놀이를 명확하게 분류했지만 실제로는 아동이 놀 때 이러한 놀이들을 거의 하나 이상 한다. 놀이는 또한 사회적 역량 발달을 위한 핵심적인 위치에 있으며 사회적 배경에서 기술을 연습할 수 있게 한다. 각 형태의 놀이(아마도 감각 놀이를 제외하고)에서 아동들은 혼자, 다른 아동들과 함께 또는 부모나 다른 어른들과 함께 놀기를 선택할 수 있다.

Mildred Parten(1932)은 놀이 활동의 사회적 특징에 따라 놀이에 대한 아동의 참여 분류를 개발했다. Parton의 사회적 놀이 분류 중 가장 초기의, 가장 미성숙한 놀이는 **비참여 놀이(unoccupied play)**이다. 이런 종류의 놀이에서 아이들은 능동적으로 놀지 않는다. 그들은 관찰하거나 심지어 한 곳에 서 있거나 임의로 움직일 수 있다. 앞서 설명한 교감 놀이와 신체(몸) 놀이는 비참여 놀이로 여길 수 있다. 단독 놀이(solitary play)는 일반적으로 아이가 놀이 활동에 다른 사람들을 포함시키지 않고 혼자 즐겁게 활동에 집중하는 것을 뜻하며 약 2세 정도에 발생한다. 단독 놀이는 사회 놀이를 제외하고 앞에서 설명한 놀이 형태를 포함할 수 있다.

방관자적 놀이(onlooker play)는 Parton의 분류체계에서 최초의 진정한 사회적 유형의 놀이이다. 방관자적 놀이는 개인이 실제로 활동에 참여하지 않고 놀이에 대한 대화를 하는 것과 같이 사회적 교류의 한 형태로 참여할 때 나타난다. 실제로 활동에 참여하지 않고 또래집단과 모래성 쌓기에 대해 이야기하는 아동을 예로 들 수 있다. 자폐스펙트럼장애가 있는 아동은 종종 사회적 놀이가 제한되며 비참여, 단독, 방관자적 놀이에 어느 정도 참여할 수 있다.

평행놀이(parallel play)는 아동이 다른 사람들과 따로 놀지만 그들과 가까이서 그들의 행동을 흉내 낼 때 나타난다. 예를 들어, 두 명의 아동이 점토로 놀 수 있다. 그들은 함께 무언가를 만들지는 않지만 서로를 따라하기 때문에 비슷한 동물을 동시에 만들 수 있다. 평행 놀이는 교감 놀이를 제외하고 앞에서 설명한 모든 놀이 형태에 포함될 수 있다. 평행 놀이는 2세 아이에게서 볼 수 있지만, 놀이의 형태가 점점 더 성숙해지면서 학령전기 전반에 걸쳐 나타난다. 아동은 사회적 역할을 실험하고 규정된 사회적 행동을 배우면서 평행 놀이와 다른 형태의 놀이에 동시에 참여할 수 있다.

연합놀이(associative play)는 사회적 관계를 반영하는 좀 더 성숙한 형태의 놀이이다. 이러한 유형의 놀이에서 아동은 다른 아동 집단과 함께 있는 것은 즐기지만 그들의 활동의 구성원이 되지는 않는다. 예를 들면, 다른 아동과 같이 줄서기, 장난감 빌려주기, 장난감과 관련된 설명하기 등이 있다. 즉 아동은 다른 사람이 노는 것에 관심을 가지지만 사람들과 함께 활동하지는 않는다.

Parton이 설명한 사회적 놀이의 마지막 형태는 **협동놀이(cooperative play)**이다. 협동놀이는 아동이 함께 놀고 있는 사람들과 그들이 하는 활동에 관심이 있을 때 발생하며, 교감 놀이를 제외하고 앞에서 열거한 놀이 형태를 모두 포함할 수 있다. 일반적으로 학령전기의 놀이는 성인 또는 더 나이가 많은 어린이가 조직하고 감독한다. 진정한 협동놀이는 가장 일반적으로 규칙이 있는 게임 범주와 동일하며 중기 아동기와 가장 관련이 있다.

학령전기 놀이의 대부분은 모방적이며 장난감과 아동이 사용하는 장난감을 보는 방식에 의해 발생된다. 장난감 주방, 전화기, 잔디 깎는 기계와 같은 성인 활동을 모방한 장난감은 이 연령대에서 매우 인기가 있다. 그림 12-15는 전형적인 학령전기 상상 놀이를 보여준다.

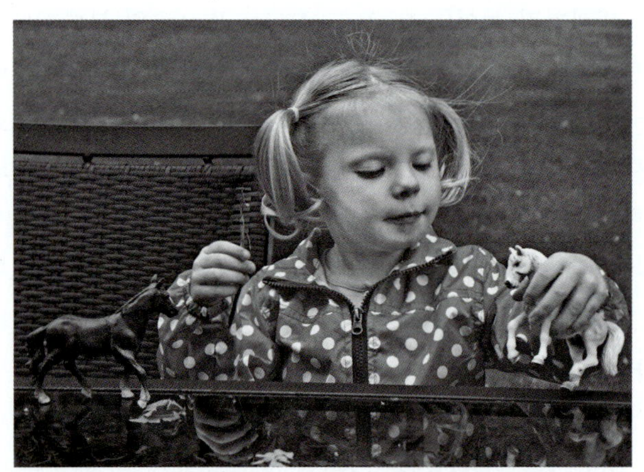

그림 12-15 여자아이는 사물놀이와 가장 놀이를 함께 하고 있다. 아이는 자신의 상상력으로 말 장난감에 대한 이야기를 내적 대화를 통해 말하는 것처럼 보인다. 이는 놀이 형태와 인지 언어발달 간의 상호 관계를 나타낸다.

놀이의 마지막 형태인 규칙 있는 게임은 후기 학령전기에 나타난다. 초기부터 아동은 자신의 세계를 이해하고 싶은 의욕을 가지고 탐색하며 규칙에 관심을 갖는다. 학령전기 아동이 규칙이 있는 게임을 할 때 그 게임은 성인이나 나이가 더 많은 아동에 의해 조직된다. 이러한 유형의 게임을 통해 아이들은 공유, 교대 및 정보 공유를 포함한 많은 사회적 기술을 배운다.

학령전기 아동은 실제 사건과 상상한 사건을 쉽게 구분할 수 없다. 이런 이유로 그들은 TV와 영화의 효과에 특히 취약한데 자신이 보고 있는 것이 허구인지 항상 이해할 수 없기 때문이다(Paavonen, Roine, Pennonen, & Lahikainen, 2009). 현재 통계에 따르면 미국의 일반적인 학령전기 아동은 가정과 보육시설에서 하루에 4시간 이상 TV를 시청하고 있다(Christakis et al., 2013).

학령전기 아동은 능동적으로 활동하고 능동적인 사회적 교류를 통해 가장 잘 학습할 수 있다. 어린아이들을 즐겁게 하기 위한 TV와 비디오 게임 사용의 증가가 우려되고 있는데 이러한 유형의 오락이 일반적으로 수동적이거나 규정되어 있기 때문이다(따라서 창의적이거나 상호작용적이지 않다). 문제는 수동적인 오락에 너무 많은 시간을 소비하는데 이로 인해 아동은 학교에서 필요한 기술, 특히 주의력, 과제 지향성 및 개인의 자율성을 발달시키지 못한다. TV는 수동적인 오락일 뿐 아니라 가치 체계 발달과 행동 형성에 강력한 영향을 미칠 수 있다. 아동을 대상으로 하는 광고의 영향과 TV 시청의 정적인 특성은 어린 시청자의 장기적인 생활습관 영향에 대한 우려로 이어졌다(Hancox, Milne, & Poulton, 2004).

안타깝게도 오늘날 TV 프로그램의 상당 부분이 폭력적이다. 사회 과학자들은 TV 프로그램의 폭력성 또는 자극성 때문에 어린아이들의 TV 시청에 대해 우려하는 논문들을 발표했다. 이러한 우려는 아동의 일상생활 전반에 영향을 줄 수도 있다(Paavonen et al., 2009).

더 나이가 많은 아동을 대상으로 한 TV 시청에 대한 많은 연구에서 TV 시청이 공격성과 관련이 있는 것으로 나타났지만 학령전기 TV와 공격성 간의 연관성에 대한 데이터는 매우 부족하다. Christakis(2013) 등이 실시한 5세 이

전 어린이들의 TV 시청과 폭력성에 대한 종단 연구에 따르면 TV 시청이 초기 초등학교에서 괴롭힘과 공격적인 행동이 계속 발생할 수 있는 잠재적 위험요소가 될 수 있다고 밝혔다. 일반적으로 4세 이전에는 대부분의 아동들이 현실과 환상을 구별할 수 없으며 폭력을 평범한 것으로 볼 수 있다. 또한 TV에 나타난 폭력은 반복적으로 발생하지만 그에 대한 결과가 거의 없는 것처럼 보이며 이는 다시 정상적인 상황이라는 것을 뒷받침한다. 이로 인해 폭력에 대한 둔감함과 폭력이 갈등 해결에 유용하다는 가정이 생겨버린다(Beresin, 2013).

TV 외에도 터치스크린 기술과 컴퓨터 게임을 포함한 전자매체가 부모에게 학습도구로 점점 더 많이 판매되며 학령전기 아동이 널리 사용하고 있다. TV 시청이 아동 발달에 미치는 잠재적 영향에 대한 많은 연구가 있었지만, 터치스크린 기술 사용이 매우 어린아이에게 미치는 영향은 이러한 기술이 최신의 것이기 때문에 아직까지 많은 연구가 이루어지고 있지 않다. 카이저 가정재단(Kaiser Family Foundation, 2006)은 연구에서 부모가 전자매체를 자녀의 놀이 활동에 포함시킨 주된 이유는 이러한 기기가 아이와 놀아주는 동안 부모가 다른 활동에 참여할 수 있기 때문이라는 것을 인정했다. 또한 이들 부모는 아이들이 짜증나 있을 때 주의를 전환하고 착한 행동에 대한 보상과 같이 훈육의 수단으로 전자매체를 사용한다고 말했다.

이러한 기기들은 종종 보모의 역할을 하지만 부모 스스로 교육에 도움이 되는 첨단기술, DVD 그리고 태블릿 기반 "애플리케이션"을 선택한다(Hutton, 2013). "많은 부모들이 전자매체를 자녀에게 제공하는 주된 이유는 교육적 혜택 때문이 아니라 부모에게 제공하는 실질적인 이점 때문이다. 즉 방해받지 않고 집안일을 하고 조용히 휴식을 취하고 또는 자신이 좋아하는 프로그램을 볼 수 있는 기회일 뿐이다"(Kaiser Family Foundation, 2006, p. 5).

보다 수동적인 전자매체, TV 및 DVD 시청에 대한 보고서는 아이에게는 상당히 부정적이지만, 잘 설계된 컴퓨터 게임은 아이에게 매우 매력적이고 창의적이며 제약이 없고 문제 해결 과제를 제공하는 것이 입증되었다. 이러한 대화형 컴퓨터 게임은 문제 해결 능력 또는 물건을 가지고 노는 구성놀이가 가지는 이점을 공유하는 것으로 보인다(The Lego Foundation, 2010).

요약

학령전기는 사회적, 감정적, 인지적인 발달이 급속도로 이루어지는 중요한 시기이다. 개인마다 독특한 성격 발달이 시작되고, 다른 사람들에게 자신을 표현할 수 있게 된다. 놀이와 사회적 관계는 기본적인 일상생활 기술들을 탐색, 모방, 연습하는 수단이기 때문에 학령전기 발달에서 결정적인 역할을 한다. 이 시기는 특정 물체와 연습을 통해서 새로운 기술이 습득되기 때문에 영아기에 비해서 기술 습득의 순서가 개인마다 다양하다. 학령전기 후반에 아동은 독립적인 자기관리, 사회규범 지키기, 지시 따르기, 그룹 활동 참여가 가능해진다. 학령전기 과업의 성공적인 달성은 아동이 학교라는 보다 다양한 환경에서 적응하게 한다.

놀이는 학령전기 아동의 핵심 작업이며, 학령기 아동에게 예상되는 다른 모든 작업 행위의 발달에 필수적이다. 어린아이들을 대상으로 한 첨단기술 및 엔터테인먼트 매체의 빠른 발전은 축복임과 동시에 우려이다. 최신 대화식 기술은 구성놀이와 동일한 학습 기회를 갖게 한다. 그러나 이러한 매체 기반 도구 중 다수는 이야기와 대본을 제공하므로 생각을 자유롭고 창의적으로 탐구할 수 없다. 비정형 자유놀이를 포함한 모든 유형의 놀이는 아동 발달, 특히 오늘날 학령전기 아동이 21세기의 도전에 맞서기 위해 필요한 상상력과 창의성을 키우는 데 중요하다.

치료 중재 프로그램의 일환으로 소근육 운동과 대근육 운동 능력을 기반으로 한 목표지향적 기술 수행에 초점을 두기 쉽지만 학령전기 아동과 함께 일하는 모든 전문가는 아이와 재미 있게 관계를 맺고 아이들의 발달 필요성의 일부로 모든 형태의 놀이에 도움을 주는 것이 필수적이다.

사례 1 (계속)

트레버

트레버가 3세 때 그는 삶의 모든 측면에서 매우 의존적이었다. 이동성 감소, 의사소통 및 자기 관리 능력에 대한 문제는 이 장의 앞부분에서 논의했다. 이러한 능력 외에도 트레버는 놀이 능력을 발달시켜야 한다. 터치스크린과 조이스틱으로 작동하는 게임 종류의 광범위한 가용성 덕분에 트레버와 같은 아동은 비디오 및 온라인 게임을 통해 또래 집단과 상호작용할 수 있다. 많은 AAC 장치는 다른 전자 장치와 상호교환하지 못한다는 한계가 있다. 즉 트레버는 친구와 대화를 할지 또는 게임을 할지 선택해야 하는데, 동시에 이러한 활동을 전환하기 위해서는 전자 장치들의 상호교환이 필요하기 때문이다. 작업치료사 및 물리치료사 모두 재활용 세발자전거 사용, 배터리로 작용하는 전동차, 미술 및 음악과 같은 표현 중심의 활동 등 놀이 발달을 지원하는 것이 중요하다. 이 장에서 언급했듯이 모든 발달 영역은 서로 상호작용하며 트레버는 자신의 잠재력을 최적화하기 위해 모든 영역에서 도움이 필요하다.

도움이 되는 질문

생각해 볼 몇 가지 질문들:

1. 트레버와 같은 아동을 위한 세발자전거 및 기타 장난감을 만드는 많은 회사가 존재한다. 트레버가 보다 일반적인 유년기를 보내도록 적응시키는 데 도움이 되는 다른 야외 놀이터 활동에는 어떤 것이 있는가? 인터넷에서 찾을 수 있는 트레버에게 적합한 다른 놀이터에서의 재활 활동 예에는 어떤 것들이 있는가?
2. 트레버를 돌볼 때 어떠한 점이 요구되는지에 대해 생각해 보라. 이것이 부모와 그들의 생활방식에 어떤 영향을 미칠 수 있는가?
3. 트레버가 나이가 더 많은 형제가 있다면, 이 형제와의 관계를 보다 긍정적으로 만들기 위해 무엇을 도울 수 있다고 생각하는가? 이 상황에서 어떠한 어려운 점이 있을 것이라고 생각하는가?

사례 2

브랜든

브랜든은 조산아로 태어나서 성장장애를 진단받았으며 위식도 역류, 조산아 망막병증으로 인해 고도 근시를 가졌고 안경으로 시력이 완전히 교정되지 않았다. 브랜든은 저긴장성이며 발달을 위한 운동 능력 습득이 느렸다. 브랜든은 이제 38개월이 되었다. 그는 다른 사람이 없으면 많이 움직이지 않고 오랫동안 혼자서 조용히 앉아 있을 것이다. 평가결과 브랜든은 (1) 잘 앉고, (2) 몸을 굴려서 이동하기를 보여주었고, (3) 잡고 일어서기, (4) 가구나 사람들을 붙잡고 돌아다닐 수 있었다. 그는 독립적으로 서 있을 수 있지만 불안해하며 무언가를 잡지 않으면 발걸음을 뗄 수가 없다. 그는 서 있는 자세를 유지하기에 충분한 정적 자세 조절을 할 수 있지만 아직 동적 자세 조절이 발달하지 못했다.

브랜든은 좋은 수용성 언어와 표현성 언어를 가지고 있지만 아주 미성숙한 사회적 기술을 가지고 있다. 그는 매우 까다롭고 부정적이며 종종 통제하기가 어렵다. 브랜든은 도움을 받으면 많은 자조활동을 할 수는 있지만 일관되게 하지는 못한다. 브랜든의 부모는 "전쟁 같다"라고 말할 만큼 그를 먹이는데 집중해야 했다. 이런 이유로 브랜든의 부모는 브랜든이 옷 입기, 화장실 가기 또는 스스로 먹기에 참여하지 못한다고 하였다.

브랜든은 손끝쥐기(precise)를 포함하여 다양한 잡기 패턴을 할 수 있으며 물건을 만지고 느끼는 것을 즐기는 것처럼 보인다. 시력장애로 인해 브랜든은 다양한 장난감에 대한 관심이 떨어졌다. 브랜든은 불이 켜지고 만졌을 때 소리가 나오는 장난감을 좋아한다. 그는 숟가락을 써서 스스로 먹기를 시작할 수 있는 기초적인 손기술을 가지고 있다. 손바닥의 근육 활이 제대로 발달하지 못했기 때문에 브랜든은 숟가락 모양대로 손모양을 만들 수 없다. 브랜든은 우세손이 형성되지 않았으며, 식기구를 사용하거나 신발, 양말

사례 2 (계속)

또는 고무줄 반바지를 수월하게 벗지 못한다.

브랜든은 유치원에서 특수 교육 서비스 및 시력치료, 작업치료 그리고 물리치료를 받는다. 그는 유치원 수업을 즐기는 것 같지만 또래 아이들보다는 성인과 대화하는 것을 선호한다. 브랜든은 집, 유치원 및 또래 환경에 참여할 수 있도록 이동성 및 자기 관리 중재 프로세스에 주요 초점을 맞춘다. 심한 근시로 인해 브랜든은 물리치료 시간에 다른 사람들로부터 멀리 떨어지는 것을 두려워한다.

브랜든이 시각장애를 극복하고 정규 유치원 수업에 참석할 수 있도록 하는 것이 가족의 목표이다. 이 목표를 달성하기 위해서는 브랜든이 이동하고 또래 친구들과 상호작용하는 것에 대한 불안을 해결해야 한다. 재활팀은 브랜든이 목표에 도달하도록 스스로 먹기 및 화장실 이용하기와 같은 추가적인 기술에 집중하기로 결정했다. 물리치료사는 브랜든의 보행과 이동 기술을 발달시키기 위해 노력하고 있다. 화장실을 오가는 것과 롤링 워커를 사용하여 학교를 돌아다니는 것이 이러한 목표를 향한 첫 단계이다. 작업치료사는 식사시간에 새로운 맛과 질감을 받아들이는 것 등 감각처리 기술에 힘쓰고 있다. 작업치료사는 재미 있는 환경에서 브랜든이 손가락으로 음식을 집어 잘 씹어서 먹도록 노력함으로써 브랜든이 자신을 위해 더 많은 일을 할 수 있다는 자신감과 의욕을 얻는데 도움이 되고자 한다.

도움이 되는 질문

생각해 볼 몇 가지 질문들:

1. 브랜든은 사회적 발달을 제한하는 심각한 시각장애가 있다. 학령전기 환경에서 3~4세 사이의 사회적 교류 유형에는 무엇이 있는가?
2. 다른 아이들과 교류하는 긍정적인 경험을 갖도록 브랜든의 환경을 어떻게 바꿀 수 있는가?
3. 브랜든이 유치원에서 필요한 학업 전 과제를 수행하는 데 도움이 될 만한 교실 및 첨단기술 재활에는 어떤 것이 있는가?

만성질환을 가진 아동에 대해 말하다

ANNE CRONIN, PhD
소아 작업치료사

이 글은 낭포성섬유증(cystic fibrosis)과 당뇨(diabetes)가 있는 학령전기 아동의 어머니와 인터뷰한 기록의 일부이다. 이 가족을 지원하는 방법을 이해하기 위해서는 정상 발달에 대한 지식이 전제된다. 심각한 건강문제가 있는 학령전기 아동의 부모는 종종 일반적인 지원 체계에서 예외가 될 수 있다.

■ ***아이로 인해 당신의 삶에 변화가 있었습니까?***

(웃음) 그런 질문을 왜 하시죠? 말할 필요도 없죠. 완전히요. 100%. 제 개인생활은 전혀 없죠 뭐. 글쎄, 나라는 존재는 전혀 기능이 없어요. 저도 대학까지 나왔지만, 아이를 낳은 이후로 아무것도 못하고 있어요. 결혼 첫해 제가 잠시 직장을 그만두고 집에 있기로 남편과 합의했죠. 그 이후로 제가 영원히 일터로 돌아가지 못하리라고는 생각도 못했죠. 전 집 밖에서 매우 활발한 활동을 했었지만, 지금은 바깥에 거의 나가지도 못하고 있어요. 다시 말해서 우리 아이가 특별하고, 여러 가지 어려움이 있다는 뜻이죠. 힘든 점이 정말 한둘이 아니에요. 여러 가지로 복잡하고 힘들어요. 모두 다요. 아시겠어요? 우리 아이는 정말 병원 경력부터가 화려해요. 안 아픈 데가 없어요. 글자 그대로요. 집은 항상 깨끗하게 유지해야 하고, 식사 준비할 때도 신경이 많이 쓰여요. 아이의 천식 때문에 정말 조

만성질환을 가진 아동에 대해 말하다 (계속)

심해야 돼요. 우리 아이는 태어난 순간부터 저를 고생시켰죠. 3일 내내 진통하다가 아이에게 문제가 있다는 것을 알게 되어서 결국은 제왕절개술을 받았어요. 아이가 태변을 삼켜서 중환자실에 입원하게 되었어요. 3일 정도 후에 일단 퇴원은 했죠. 3주 후에는 장폐색증 때문에 병원에 다시 가게 되었는데 실은 증상이 있기 시작한 지 열흘이나 지난 뒤였어요. 그때 정말 괜찮다고 생각했었어요. 정말 괜찮을 거라고, 별일 아닐 거라고 생각했거든요. 소아과 의사 선생님이 "아이가 낭포성섬유증이 있는 것 같군요. 정밀검사를 해 볼 필요가 있습니다"라고 말했어요. 저는 낭포성섬유증은 들어보지도 못한 병이었어요. 병원에 가서 진단받기 전까지 남편과 저는 정말 상상도 못 했어요. 17개월 되던 때에는 당뇨 진단까지 받아 우리 아이가 정말 많이 아프다는 것을 알게 되었어요. 그리고 다른 합병증이 발생하기 시작하자 저는 솔직히 화까지 났어요. 정말 화가 났었어요. 담당 레지던트가 그때까지 말도 안 해줬어요. 정말 우리 아이가 죽을 뻔 했는데. 우리 부부가 그 레지던트에게 아이한테 문제가 없냐고 계속 이야기했는데, 별 말을 안 해줬어요. 거짓말을 한 거죠. 그녀는 우리에게 내분비내과 전문의에게 전화해서 확인했다고, 문제 없다고 했어요. 결국은 증상이 악화되어 2차 합병증까지 생기게 된 거죠.

■ *확진을 받고 나서 어떤 변화가 있었나요?*

낭포성섬유증에 대해서 전혀 들어보지 못했다는 사실 말고는 아무런 변화도 없었죠. 안 좋은 말만 듣게 되었죠. 병원에서는 아이가 살 수 있을지의 여부까지 거론했어요. 정말 스트레스였어요. 그 심정을 아무도 몰라요. 하지만 이제는 다르게 생각해요. 희망이 있다고 생각해요. 내가 할 수 있는 뭔가가 있는 것 같아요. 우리를 도와줄 지원 체계가 어디에 있든 능동적으로 대처해 나갈 거예요. 우리가 할 수 있는 무언가를 찾을 거예요.

■ *아이가 학교 갈 시기가 되었을 때는 어떠했나요?*

다른 아이들과 어울리게 되면 건강이 악화될까 봐 유치원은 안 보냈어요. 초등학교를 가면서 학교 일정이 걱정되었어요. 선생님이 우리 아이가 특별한 아동이라 특별한 도움을 필요로 한다는 인식을 가지는 것 자체가 스트레스였어요. 공교육 체계가 아이의 요구들을 수용할 수 있을지도 걱정되었고요. 저도 공립학교 선생님이었지만 아이를 공립학교에 보내고 싶지는 않았어요. 그러나 저는 결국 교장 선생님, 담임 선생님, 직원 선생님에게 혈당 수치 측정과 아이가 복용하는 약에 대해서 설명했어요.

■ *질병이나 장애가 있는 아이의 부모로 살아가는 상황을 설명하면 어떤가요?*

아이를 보살피는 하루하루가 매우 달라요. 한때는 상상도 못할 만큼 화가 났죠. 당연한 거죠. 귀여운 우리 아이의 몸속에는 괴물이 살고 있는 거 같아요. 그 괴물이 없어질 때까지는, 정말 모르겠어요.

REFERENCES

Allen, P., Vessey, J., & Schapiro, N. (2009). *Primary care of the child with a chronic condition* (5th ed.). St. Louis: Mosby.

American Occupational Therapy Association. (2014). *Occupational Therapy Practice Framework: Domain and process* (3rd ed.). Bethesda, MD: AOTA Press.

Backen Jones, L., Rothbart, M., & Posner, M. (2003). Development of executive attention in preschool children. *Developmental Science, 6,* 498–504.

Braddick, O., & Atkinson, J. (2013). Visual control of manual actions: Brain mechanisms in typical development and developmental disorders. *Developmental Medicine & Child Neurology, 55,* 13–18.

Brambring, M. (2007). Divergent development of manual skills in children who are blind or sighted. *Journal of Visual Impairment & Blindness, 101*(4), 212–225.

Bekkering, H., & Pratt, J. (2004). Object-based processes in the planning of goal-directed hand movements. *Quarterly Journal of Experimental Psychology: Section A, 57*(8), 1345–1368.

Belsky, J., & de Haan, M. (2011). Annual research review: Parenting and children's brain development: The end of the beginning. *Journal of Child Psychology & Psychiatry, 52*(4), 409–428.

Beresin, E. (2013). The impact of media violence on children and adolescents: Opportunities for clinical interventions. *DevelopMentor.*

American Academy of Child and Adolescent Psychiatry. Retrieved from https://www.aacap.org/AACAP/Medical_Students_and _Residents/Mentorship_Matters/DevelopMentor/The_Impact_of _Media_Violence_on_Children_and_Adolescents_Opportunities _for_Clinical_Interventions.aspx

Burgess, J. N., & Broome, M. E. (2012). Perceptions of weight and body image among preschool children: A pilot study. *Pediatric Nursing, 38*(3), 147–176.

Christakis, D. A., Garrison, M. M., Herrenkoh1, T., Haggerty, K., Rivara, F. P., Chuan, Z., & Liekweg, K. (2013). Modifying media content for preschool children: A randomized controlled trial. *Pediatrics, 131*(3), 431–438.

Daily, S., Burkhauser, M., & Halle, T. (2011) . School readiness practices in the United States. *National Civic Review, 100*(4), 21–24.

Davis, E., Pitchford, N., Jaspan, T., McArthur, D., & Walker, D. (2010). Development of cognitive and motor function following cerebellar tumour injury sustained in early childhood. *Cortex: A Journal Devoted To The Study of the Nervous System & Behavior, 46*(7), 919–932.

Dellatolas, G., de Agostini, M., Curt, F., Kremin, H., Letierce, A., Maccario, J., & Lellouch, J. (2003). Manual skill, hand skill asymmetry, and cognitive performances in young children. *Laterality, 8*(4), 317.

Deoni, S., Dean, D., O'Muircheartaigh, J., Dirks, H., & Jerskey, B. (2012). Investigating white matter development in infancy and early childhood using myelin water faction and relaxation time mapping. *Neuroimage, 63*(3), 1038–1053.

Exner, C. (1992). In-hand manipulation skills. In J. Case-Smith & C. Pehoski (Eds.), *Development of hand skills in the child* (pp. 35–46). The American Occupational Therapy Association Press: Bethesda, MD.

Feldman, R. (2011) *Child development* (6th ed.). Upper Saddle River, NJ: Prentice Hall.

Ganz, J., Earles-Vollrath, T., Heath, A., Parker, R., Rispoli, M., & Duran, J. (2012). A meta- analysis of single case research stud-ies on aided augmentative and alternative communication sys-tems with individuals with autism spectrum disorders. *Journal of Autism & Developmental Disorders, 42*(1), 60–74.

Gibb, B. E., & Abela, J. Z. (2008). Emotional abuse, verbal victim-ization, and the development of children's negative inferential styles and depressive symptoms. *Cognitive Therapy & Research, 32*(2), 161–176.

Greenspan, S., Prizant, B. & Wetherby, A. (2004). *Hallmark devel-opmental milestones.* Retrieved from http://www.firstsigns.org / healthydev/milestones.htm

Hanania, R., & Smith, L. B. (2010). Selective attention and atten-tion switching: Towards a unified developmental approach. *Developmental Science, 1*(4), 622–635.

Hancox, R. J., Milne, B. J., & Poulton, R. (2004) Association be-tween child and adolescent television viewing and adult health: A longitudinal birth cohort study. *Lancet, 364,* 257–262.

Henderson, A., & Pehoski, C. (Eds.) . (2006). *Hand function in the child: Foundation for remediation* (2nd ed.). St. Louis: Mosby.

Holmboe, K., & Johnson, M. (2005). Educating executive attention. *Proceedings of the National Academy of Sciences of the United States of America*, 102, 14479–14480.

Hutton, J. S. (2013). Baby unplugged: A novel, market- based approach to reducing screen time and promoting healthy alter-natives. *Clinical Pediatrics, 52*(1), 62–65.

James, K. (2010). Sensori-motor experience leads to changes in visual processing in the developing brain. *Developmental Science, 13*(2), 279–288.

Jeon, H., Peterson, C. A., Wall, S., Carta, J., Luze, G., Eshbaugh, E., & Swanson, M. (2011). Predicting school readiness for low-income children with disability risks identified early. *Exceptional Children, 77*(4), 435–452.

Kaiser Family Foundation. (2006). The media family: Electronic media in the lives of infants, toddlers, preschoolers, and their parents. Retrieved from http://www.kff.org/entmedia/7500.cfm

Kuhl, P., Conboy, B., Padden, D., Nelson, T., & Pruitt, J. (2005). Early speech perception and later language development: Implications for the "critical period." *Language Learning and Development, 1,* 237–264.

Lane, S., & Bundy, A. C. (2012). *Kids can be kids: A childhood occupations approach.* Philadelphia: F. A. Davis Co.

Lego Foundation. (2010). *The future of play: Defining the role and value of play in the 21st century.* Retrieved from http://www.legofoundation.com/en-us/research-and-learning/foundation -research/the-future-of-play/

Milrod, B., Markowitz, J., Gerber, A., Cyranowski, J., Altemus, M., Shapiro, T., & . . . Glatt, C. (2014). Childhood separation anxiety and the pathogenesis and treatment of adult anxiety. *The American Journal Of Psychiatry, 171*(1), 34–43. doi:10.1176 /appi.ajp.2013.13060781

Monteiro Gaspar, M. J., Amaral, T. F., Oliveira, B. M., & Borges, (2011). Protective effect of physical activity on dissatisfac-tion with body image in children—A cross-sectional study. *Psychology of Sport & Exercise, 12*(5), 563–569.

Moon, W., Provenzale, J., Sarikaya, B., Ihn, Y., Morlese, J., Chen, S., & DeBellis, M. (2011). Diffusion -tensor imaging assessment of white matter maturation in childhood and adolescence. *AJR. American Journal of Roentgenology, 197*(3), 704–712.

National Institute for Play. (2012). *Play science—the patterns of play.* Retrieved from http://nifplay.org/states_play.html

Parten, M. (1932). Social play among preschool children. *Journal of Abnormal and Social Psychology, 27,* 243–269.

Payne, V. G., & Isaacs, L. D. (2012). *Human motor development: A lifespan approach.* New York: McGraw-Hill.

Paavonen, E. J., Roine, M. M., Pennonen, M. M., & Lahikainen, R. (2009). Do parental co-viewing and discussions mitigate TV-induced fears in young children? *Child: Care, Health & Development, 35*(6), 773–780.

Pizer, G., Walters, K., & Meier, R. P. (2007). Bringing up baby with baby signs: Language ideologies and socialization in hearing families. *Sign Language Studies, 7*(4), 387–430.

Shonkoff, J., Phillips, D. A., & Council, N. R. (Eds.) (2000). *From neurons to neighborhoods: The science of early childhood develop-ment.* Washington, DC: National Academy Press.

Shumway-Cook, A., & Woollacott, M. (2012). Motor control issues and theories. In *Motor control: Translating research into clinical practice* (4th ed., pp. 1–20). Baltimore: Lippincott, Williams and Wilkins.

Smith, L. (2006). Movement matters: The contributions of Esther Thelen. *Biological Theory, 1*(1), 87–89.

Strickling, C. (2010). Impact of visual impairment on develop-ment. *Texas School for the Blind and Visually Impaired.* Retrieved from http://www.tsbvi.edu/infants/3293-the-impact-of-visual -impairment-on-development

Vinter, A. A., Fernandes, V. V., Orlandi, O. O., & Morgan, P. P. (2013). Verbal definitions of familiar objects in blind children reflect their peculiar perceptual experience. *Child: Care, Health and Development, 39*(6), 856–863.

Visu-petra, L., Benga, O., & Miclea, M. (2007). Dimensions of attention and executive functioning in 5-TO 12-years-old chil-dren: Neuropsychological assessment with the NEPSY Battery. *Cognitie, Creier, Comportament/Cognition, Brain, Behavior, 11*(3), 585–608.

World Health Organization. (2001). ICF: International classifica-tion of functioning and disability. Geneva, Switzerland: World Health Organization.

CHAPTER 13

아동기와 학령기

Childhood and School

학습목표

이 장을 끝낸 후 독자는 다음을 할 수 있어야 한다.

- 학교 과제와 요구, 인지/행동적 자기 통제, 자조활동/자기 관리 기술, 협동 및 경쟁 놀이를 포함하여 아동기의 가장 크게 발달하는 성장 영역에 대해 설명한다.
- 스트레스와 정신건강 문제를 포함하여 6~12세 사이 아동의 건강에 관한 최신 동향 및 문제에 대해 논의한다.
- 중기 아동기 동안의 사회 행동 및 정체성 형성의 발달에 대한 가족, 지역사회, 소셜 미디어 및 동료의 영향에 대해 설명한다.
- 중기 아동기의 위험요소와 보호요소를 구분한다.
- 아동의 전반적인 기능적 수행을 위한 언어 및 문해력 발달의 역할에 대해 설명한다.
- 중기 아동기의 환경에서의 놀이 및 창의성과 기술 습득에 대해 설명한다.
- 중기 아동기 동안 아동이 체계적인 활동, 스포츠 및 자율 놀이를 하면서 규칙 있는 게임을 어떻게 이해하는지에 대해 설명한다.

주요 용어

가상 (디지털) 놀이 virtual (digital) play
공간 인식 spatial awareness
괴롭힘 bullying
긍정적인 스트레스 positive stress
대뇌반구의 특성화 hemispheric specialization
동시적 예측타이밍 coincidence-anticipation (CA) timing
공동 규제 co-regulation
반응시간 reaction time
법적 실명 statutory blindness
불균형적 발달 asynchronous development
사회적 역량 social competence
사회적 자본 social capital
사회적 지식 social knowledge
사회적 참조 social referencing
메타기억 metamemory
손가락 기민성 finger dexterity
시각장애 visual disorder
시간 인식 temporal awareness
신체 도식 body schema
여가 leisure
우세손 hand dominance
운동 지각 kinesthetic perception
유해한 스트레스 toxic stress
인지적 모니터링 cognitive monitoring
인지도 cognitive map
자기 관리 기술 self-management skills
자아개념 self-concept
저시력 low vision
전경-배경 지각 figure-ground perception
정신운동 능력 psychomotor abilities
견딜만한 스트레스 tolerable stress
청각장애 deafness
통합 inclusion
학습된 무력감 learned helplessness

사례 1

엘리어스

엘리어스는 활동적인 9세의 운동선수이다. 그는 6세부터 매년 가을에는 축구팀에서 매년 봄에는 소프트볼팀에서 뛰었다. 지난 초여름 자넷은 아들 엘리어스가 절뚝거리면서 걷는 것을 보았다. "엘리어스의 다리 통증은 있다가 없다가 했어요. 우리는 이건 아마 그냥 성장통일거라 생각했어요" 그 통증은 무릎 종양 때문인 것으로 밝혀졌다. 엘리어스는 희귀하고 급진성 암인 유잉육종(Ewing's sarcoma)을 진단받았다. 그는 36주 동안의 화학요법을 시작했다. 자넷은 "매우 부담스러웠지만 우리는 아들이 받고 있는 치료에 확신을 가졌어요. 모두가 매우 긍정적이었어요. 우리는 치료에 의문을 제기하지 않았고 의사를 의심하지도 않았어요."

엘리어스는 항암화학요법을 위해 9개월 동안 1달에 3주씩 병원에 입원했고 때로는 합병증을 앓았다. 종양 치료를 했지만 결국에는 무릎 아래 다리를 절단하기 위해 수술을 받았다. 엘리어스는 학교생활과 친구들을 그리워했다. 항암화학요법으로 인해 그의 면역체계가 억제되었기 때문에 외부 방문객이 거의 없었다. 그가 학업을 따라갈 수 있도록 그를 방문한 선생님이 있었지만, 그 외 시간에 엘리어스는 세상에서 외로움과 분노를 느꼈다.

엘리어스는 만성통증으로 인해 이동 및 기타 일상 과제를 수행하는데 어려움을 겪었고 집에서 작업치료와 물리치료를 받기 시작했다. 물리치료사는 재미있었고 엘리어스가 웃으면서 자신이 제시한 게임과 웃긴 장애물 코스에 도전하도록 했다. 이러한 게임을 하기 전 몇 달 동안 엘리어스는 거의 웃지 않았기 때문에 그의 부모는 매우 기뻐했다.

작업치료사는 엘리어스와 함께 옷 입기와 자조활동 과제를 시도했지만 엘리어스는 낮은 의욕과 좌절감을 보이며 분노를 터뜨렸다. 그는 이러한 활동의 중요성을 깨닫지 못했는데 딱히 할 일도 없고 갈 곳도 없기 때문에 옷 입기를 할 이유가 없었다고 생각했다. 자극을 위해 작업치료사는 엘리어스에게 그가 어디든 갈 수 있다면 어디로 가고 싶냐고 물었을 때 그는 화성에 가고 싶다고 대답했다. 다음 방문 때 엘리어스는 작업치료사에게 자신이 그린 화성에 있는 자기 자신을 보여주었다. 그 그림에서 엘리어스는 대머리에 다리는 하나뿐이고 얼굴을 찡그리고 있었다.

사례 1 (계속)

엘리어스의 예술에 대한 관심을 통해 엘리어스와 작업치료사는 동기부여와 협조를 높이기 위한 건강한 자기 개념을 향한 긴 여정을 시작했다. 엘리어스의 일상생활과 도구적 일상생활 능력은 향상되었으며 학업 성적도 마찬가지였다. 의료 팀은 엘리어스가 성장기 동안 4~6개월마다 뼈연장 수술을 받아야 한다고 진단했기 때문에 만성 통증이 있을 때 회복과 대처 전략을 세우는 것이 매우 중요했다.

유머와 예술적 표현을 통해 엘리어스는 일상 활동에 대한 참여를 지속하고 결국 이를 개선시킬 수 있었다. 엘리어스는 10살 때 5학년 과정을 위해 학교로 돌아왔고 그의 인생을 계속할 준비가 되었다.

서론 INTRODUCTION

상대적으로 부유했던 20세기 이전까지는 6~12세의 아동들이 상업이나 가업을 위해 "일하기" 시작했다(Fass & Mason, 2000). 미국에서 아동기를 정식 학교 교육을 특징으로 하는 뚜렷한 발달 기간으로 받아들인 것은 19세기 후반이었다(Fass, 2007). 공공교육 및 재정적 (또는 정부) 자원을 이용하여 합리적으로 교육비용을 낮추어서 이전 세대가 "견습생"이라고 여겼던 시기를 "학령기"라고 설득시켰다. 전 세계적으로 6~12세 사이의 아동들은 점차 부모와 함께 보내는 시간을 줄이고 집 밖에서 더 많은 시간을 보냈다. 우리가 중기 아동기라고 부르는 이 시기는 아동들이 사회의 생산적인 구성원이 되도록 준비하는 훈련 및 사회화를 위해 중요하다. 의무 교육은 북미에서 일반적이지만, 전 세계 대부분의 나라에서 교육은 여전히 사치이며 중기 아동기에도 아동은 가족에게 중요한 경제적 역할을 계속하고 있다(Leeder, 2003).

중기 아동기의 공통적인 능력 성장을 위한 주요 발달 추진력은 일상 작업에서의 독립성 확대와 정식 작업 역할 행동의 발달과 함께 "활동과 참여", "환경적 요인"(세계보건기구, 2001년)의 ICF 모델에 포함된다. 아동들은 이 시기에 진정한 우정을 쌓고 또래 친구들과 교류하는 것이 점점 더 중요해진다.

이 교재의 앞부분에서, 인간발달에서 본성과 육아의 다양한 역할에 관한 역사적 논의를 소개했다. 유아기 및 초기 아동기에는 엄청난 발달로 본성을 강력하게 지원한다. 아동이 활동하는 환경이 발달에 미치는 영향이 중요해짐에 따라 중기 아동기의 아동 육아 방식에 대한 근거는 계속 변화하고 있다.

학령전기는 의사소통과 운동조절에서 엄청난 습득을 가져오지만, 6살부터 사춘기가 시작될 때까지의 중기 아동기는 자조활동, 가정생활, 사람 간의 교류 그리고 시민 생활에 대한 지식과 참여를 습득하는 시기이다. 이 생애 단계에서의 사회적 요구와 경험을 바탕으로 광범위한 자기 관리 기술이 나타난다. **자기 관리 기술(Self-management skills)**은 개인이 목표 달성을 위해 자신의 활동을 효과적으로 설정할 수 있는 방법, 기술 및 전략을 뜻하며 목표 설정, 의사결정, 집중하기, 계획하기, 일정 관리, 작업 추적하기, 자가 평가 및 자가 중재를 포함한다. 중기 아동기에 개인은 자신을 돌보고 사회에서 기능하는 기본 기술을 습득한다.

신체기능과 구조 BODY FUNCTIONS AND STRUCTURES

이 장에서 가장 중점을 두게 될 신체의 변화는 증가된 운동조절의 정밀함과 정교함이고 사춘기가 시작될 때까지 신체구조와 기능의 발달을 다룰 것이다. 대부분 아동의 경우 성장 속도가 느려지고 힘과 지구력이 증가한다. 이 시기에 아동은 흔히 체계적인 스포츠에 참여한다.

뇌와 신경계 발달 Brain & nerve system development

뇌가 성숙함에 따라 뇌의 다양한 부분이 더욱 분화되고 특정 뇌 영역이 정보 처리에 특화된다. 12장에서 지적했듯이 대뇌겉질의 왼쪽 반구는 학령전기에 매우 활발하며 어린 시절부터 언어와 움직임에 특화되어 있다. 6세부터 오른쪽 반구에서의 활동은 공간과 기하학적 형태와 동시에 존재하는 요소의 분석에 더욱 특화되면서 크기가 증가한다. 이러한 특성화는 왼손잡이의 일부 사람들에서 다르게 나타날 수 있지만, 이 논의에서는 대뇌반구의 패턴보다 대뇌반구의 특성화가 발생한다는 사실이 더 중요하게 다루어진다. **대뇌반구 특성화(hemispheric specialization**, 뇌의 편측화라고도 함)는 뇌성숙의 최종 결과로 학령기 아동의 대뇌반구는 개별적이고 더 효율적으로 작용할 수 있게 된다(Groen, Whitehouse, Badcock, & Bishop, 2011). 우세손 발달을 포함한 많은 특수화 기능은 대뇌반구의 특성화에 의해 도움을 받는다.

뇌 기능의 특성화 외에도 대뇌반구를 구성하는 주요 연결 구조인 뇌들보(calpus callosum)는 중기 아동기에 말이집이 완성된다. 이러한 말이집화는 두 대뇌반구 사이에서 보다 빠르고 효과적인 의사소통을 가능하게 한다. 뇌들보는 뇌에서 가장 큰 백색질 구조이며 뇌의 많은 영역, 특히 대뇌반구 사이의 정보를 조정하는 기능을 한다(Cantlon et al., 2011). 발달 중인 뇌들보는 감각과 운동의 통합을 돕는다. 뇌 전체의 기능적 의사소통은 이 발달 기간 동안 지속적으로 향상되며 효과적인 의사소통, 특히 마루엽 및 이마엽과의 연결은 지능과 관련이 있다(Langeslag et al., 2013).

이 시점에서 대부분의 뇌 성장은 이마엽이라고 불리는 뇌 영역에서 이루어진다. 이마엽은 주의, 추상화, 조직, 계획, 시간 관리, 인지적 유연성, 통찰력 및 판단과 같은 높은 수준의 인지기능을 포함한 특정 정신기능과 관련이 있다. 학령전기에 이마앞엽은 활동적이며 자기 조절의 향상과 충동을 억제하는 능력을 지지한다. 학령기에는 이마엽의 영향이 확대되어 인지적 유연성이 향상된다(Hughes, 2011).

감각적 특성 Sensory characteristics

중기 아동기 동안 시각 및 청각의 지각 기전은 지속적으로 정교해진다. 아동을 위한 일반적인 교실 환경은 매우 감각적으로 풍부하며 감각 입력을 인식하고 정보를 필터링하여 현재 과제를 수행하는데 중요한 입력에만 집중할 수 있도록 한다. 그림 13-1은 일반적인 초등학교 교실을 보여준다. 많은 유형의 시각적 자극이 있다는 점에 주목한다. 학생들이 책상에 서로 가까이 앉고 교실에는 20명 이상의 학생들로 가득 차기 때문에 청각자극이 많이 존재할 것이다.

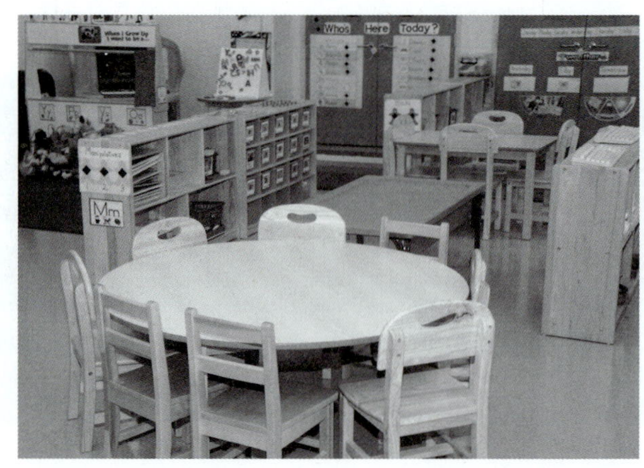

그림 13-1 저학년의 교실 환경은 어린이들이 교실에서 자신의 행동을 체계화시키는 것을 가르치고 주의를 끌기 위해 고안되었다. 비록 이러한 노력이 많은 아동들에게 효과적이지만, 감각정보를 처리하는데 어려움을 겪는 아동에게 이와 같이 감각적으로 풍부한 교실 환경은 부담스러울 수 있다.

촉각과 같은 감각을 지각하기 위해서는 개인과 물체 또는 사건의 근접성을 필요로 하는데 이를 근위감각(near sense)이라고 한다. 촉각, 미각 및 움직임 감각은 가까운 감각이다. 원위감각(far sense)인, 시각 및 청각은 개인이 멀리 떨어진 물체나 사건을 인식할 수 있게 한다. 12장에서는 시각장애가 있는 학령전기 아동에게 나타나는 공통적인 발달상의 차이점을 소개했다. 더 넓은 환경을 보고 이해할 수 있는 능력은 탐색 행동을 돕기 위한 안정성 및 어포던스(행동유도성)를 제공하는 정보를 제시한다. 원위감각은 학교와 지역사회 환경에서 기능하는 능력에 매우 중요하다. 시각 및 청각장애가 있는 아동은 교실 환경에서 잘 배우고 기능할 수 있도록 특별한 편의시설이 필요하다.

시각 발달 Visual development

유치원 아동에게 시행하는 시력검사(visual acuity)는 표준화된 선별검사 중 하나이다. 시력은 시각구별을 위해 눈의 초점을 맞추는 것이다. 시각은 전형적으로 학교 환경에 적응하도록 하는데, 따라서 시력이 주로 사용하는 감각이다. 문제를 조기에 발견하는 것은 매우 중요하다. 12장에 정의한 정지시력은 고정된 물체를 정지된 상태에서 볼 때의 선명도를 나타낸다. 일반적으로 시력은 대상자가 정해진 거리에서 차트의 문자(예: 문자 및 숫자)를 알아보고 대답하는 방식으로 검사한다. 시각 시스템은 출생 시 상당히 미숙하다. 신생아의 시력은 약 20/400이며, 어린 시절에 20/20으로 발달한다(Pan et al., 2009). 다른 신경 시스템과 유사하게, 감각 시스템은 사용 의존적 방식으로 성숙한다. Codina(2011) 등은 중기 아동기에 청각장애가 있는 아이들이 정상적으로 발달하는 또래보다 훨씬 뛰어난 주변 시력 능력이 발달되었다고 보고하면서 사용 의존적 방식에 대한 예로 설명했다.

시각장애(visual disorders)는 눈, 시신경, 시각로 또는 뇌의 이상으로 시력 또는 시야의 상실이 유발된 것을 말한다. 대부분의 사람들은 시력 손실을 특수 렌즈 또는 수술을 통해 교정할 수 있다. 다른 유형의 시각장애는 시야장애이다. 시야장애는 정상적인 시야 주변에서 시각자극을 인지하는 능력이 제한됨을 의미한다. 주변 시야는 도달 거리를 조정하고 움직이는 물체에 반응하는 데 도움이 되므로 시야 손실은 개인 안전에 심각한 문제를 발생시킬 수 있다. 미국에서의 **법적 실명(statutory blindness)**은 최대 교정시력이 20/200 이하이거나, 시야의 직경이 가장 넓은 더 좋은 쪽 눈에서 직경이 20° 이하인 시야장애인 경우 인정된다. 실명이란 용어는 시력을 크게 상실한 것을 뜻한다. **저시력(low vision)**은 더 흔한 시각 질환이다. 저시력은 20/70 또는 이보다 더 낮은 시력 수준을 나타내며 기존 안경으로는 완전히 교정할 수 없다(미국 국립 의학 도서관, 2012a). 저시력을 가진 아동은 어느 정도 볼 수는 있지만 스포츠 참여에 어려움을 겪을 수 있다. 이 아동들은 학교에서 특정한 어려움에 직면하는데 특히 인쇄된 자료를 중심으로 가르치는 학교에서는 더 힘들다. 심한 시각장애가 있는 아동은 눈과 손의 협응보다는 귀와 손의 협응에 의존해야 한다. 정상 아동의 눈-손 협응보다 귀-손 협응은 1~2년 더 늦게 발달하며 학교 환경에서 운동지연으로 보일 수 있다. 추가적으로 시각 발달이 손상된 사람은 보상적으로 촉각이 더 세밀하게 발달한다.

청각 발달 Auditory development

중기 아동기 아동은 청각자극이 존재한다는 것을 인식할 뿐만 아니라 청각정보를 이해하고 처리하는 많은 기술을 획득한다. 아동은 다양한 청각자극을 자신이 가지고 있는 음원과 연관시킬 수 있으며 청각자극을 검색하고 찾을 수 있다. 또한 아동은 단어, 구절 또는 일련의 숫자를 듣고, 기억하고, 반복하고, 기억할 수 있다. 마지막으로, 아동은 청각정보를 활용하여 언어를 처리한다. 일반적으로 음성 주파수에서 들리는 소리에 대한 민감도가 감소하면 청력손실이 발생한다. 5장에 정의된 청각손상은 경증에서 중증(청각장애)에 이르는 난청을 가진 개인을 포괄하는 광범위한 용어이다. 청력이 약하거나 중간 정도인 아동은 일반 교실에서 쉽게 적응할 수 있다. 심각한 청력손실이 있는 아동은 종종 중기 아동기에 또래와 완전히 생활하기 위해 발달 및 교육 지원이 필요하다. 청각장애는 사람이 소리가 증폭된 상태에서도 말을 알아들 수 없는 정도의 난청을 뜻한다(U.S. National Library of Medicine, 2012b). 최근 몇 년간 아동의 청각장애를 돕기 위해 많은 기술 발전이 이루어졌다. 인공와우(cochlear implant)는 이러한 새로운 기술 중 하나이다. 인공와우는 수술을 통해 이식하는 전자 장치인데 프로세서가 말소리를 전자신호로 변환하여 속귀의 청각신경으로 전송한다. 이 기술은 선천성 난청 아동의 정상적인 청각겉질 발달을 지원하는 것으로 나타났다(Cardon, Campbell, & Sharma, 2012). 청각장애가 있는 아동은 적절한 기술의 적용을 통해 정규 교실에 기능을 수행할 수 있다.

신체적 발달 Physical development

영양이 풍부한 일반적인 아이들은 6~11세 사이에 1년에 5~7.5cm씩 자란다(American Academy of Pediatrics, 2012). 이 기간 동안 머리의 상대적 크기가 감소함에 따라 신체 비율이 점차적으로 변하고 골격과 근육량이 증가하여 "젖살"을 대체한다. 학령전기에는 팔다리에 비해 몸통의 성장 속도가 빠르고, 서 있을 때 무게중심(center of gravity)은 흉추의 중간(갈비뼈의 끝 근처)으로 된다. 6~10세 사이에 팔다리의 성장 속도는 더 빨라지게 되고, 무게중심은 배꼽 근처로 내려가게 된다. 이것은 그림 13-2에서 볼 수 있는 것과 같은 비율로 변하게 된다.

무게중심이 내려감에 따라 뛰면서 균형을 유지하는 능력이 더욱 발달하게 된다. 무게중심이 이동함에 따라 스포츠와 같이 물체를 조작하거나 활동에 참여하면서 균형을 더 잘 잡는다(Payne & Isaacs, 2012). 아동기 동안의 자세 조절의 정교화에 대한 많은 연구가 있었으며, 자세반응이 시간이 지남에 따라 더 빠르고 안정적으로 개선되는 것

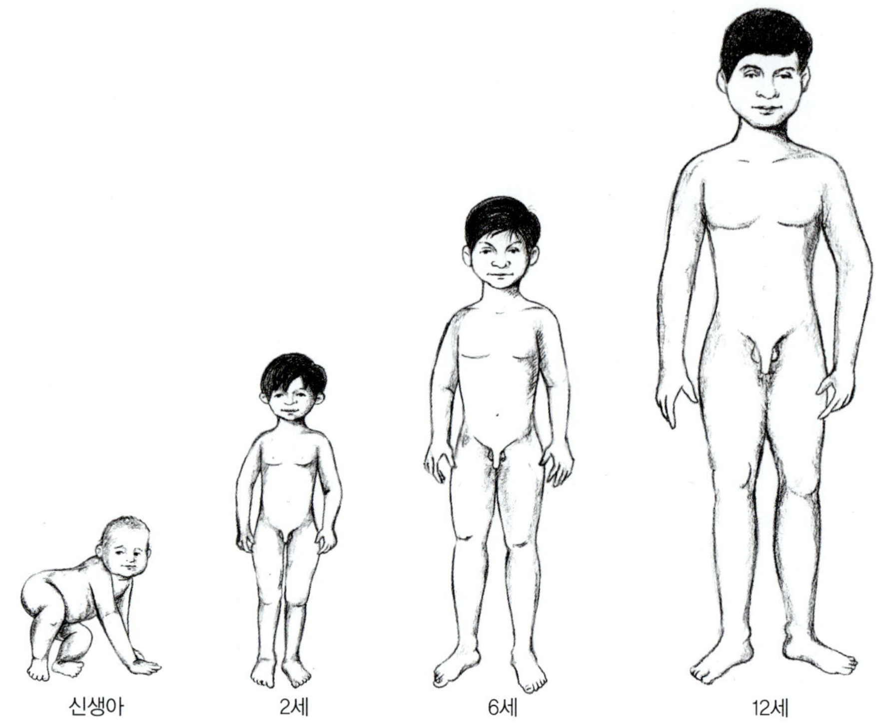

그림 13-2 이 그림에서는 출생에서부터 중기 아동기까지의 신체 비율이 어떻게 변하는지 보여준다.

을 보여준다(Shumway-Cook & Woollacott, 2012). 많은 연구에서 어린 시절의 인지능력과 운동능력 발달 사이의 관계를 제시한다(Davis, Pitchford, & Limback, 2011). 이러한 관계는 어린 아동에게서 가장 강하고 아동이 나이 들어감에 따라 감소한다. 예를 들어, Reilly, van Donkelaar, Saavedra와 Woollacott(2008)은 자세 간섭(postural interference)이 4~6세의 시각 작업기억에 영향을 미쳤다고 하였다. 그러나 만 7~12세 사이 그리고 성인에게는 영향을 미치지 않는 것으로 나타났다. 서 있거나 앉을 때와 자신에게 주어진 환경에서 물체를 움직이고 상호작용할 때의 안정성 및 정렬을 유지하는 운동능력은 학령기 아동이 매일 수행하는 많은 활동에 필수적인 기술이다. 작업기억에 방해받지 않고 자세를 조절하는 능력은 교실에서의 학습에 필수적이다. 그림 13-3은 스프링쿨러에서 노는 두 명의 9세 소년을 보여준다. 자세 조절의 복잡성과 유연성은 이 사진에서 분명히 나타난다.

중기 아동기의 아동은 무게중심을 낮추는 것 외에도 근력이 크게 증가된다. 근력이 높아지면 기능적 과제 수행이 점차 향상된다. 여러 연구에 따르면 악력(grip strengthen)은 7~17세 사이에 260~393%까지 증가한다(Payne &

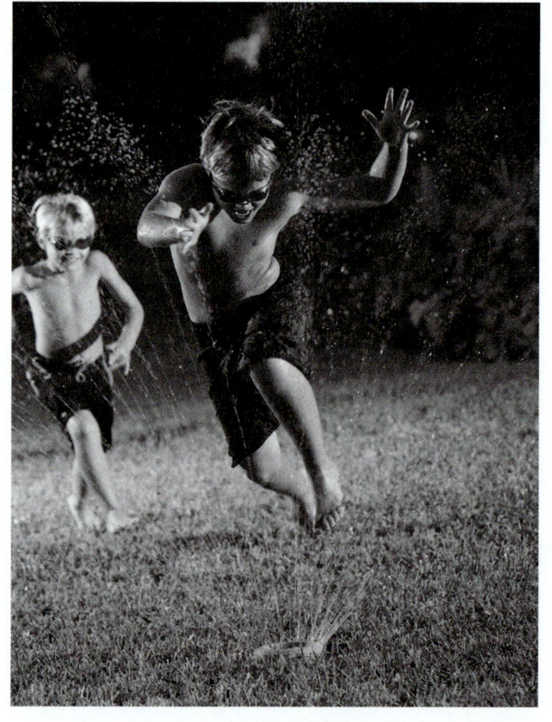

그림 13-3 자신감이 넘치는 이 아동들의 움직임은 시각정보에 반응하는 자신의 운동계획을 동적으로 조절하는 능력뿐만 아니라 그들의 발달된 높은 수준의 운동조절을 반영한다.

Isaacs, 2012). 학령전기 동안 아동은 걷거나 구부리거나 물체를 향해 팔을 뻗을 수 있지만 종종 이러한 행동을 조절하기 위해 다른 활동을 중단해야 한다. 이제 아동은 부엌에서 걸을 때 사과를 움켜잡고 복도를 지나갈 때 친구들과 하이파이브를 하면서 걸을 수 있다. 운동능력은 아동기 동안 계속 발달한다. 중기 아동기에는 과제 요구에 따라 정확하게 움직임을 교정하는 능력이 크게 향상된다.

이 연령대에 성 정체성과 성 역할은 발달의 중요한 부분이기는 하지만, 중기 아동기의 소년과 소녀의 운동 수행은 차이가 거의 없다(Feldman, 2011).

이 연령대의 아동들은 종종 높은 수준의 신체 기술을 완전히 숙달하도록 권장되며 종종 스포츠 및 기타 활동을 광범위하게 접한다. 신체적 능력은 중기 아동기 청소년기의 인기 요인 중 하나이므로 스포츠 참여는 건강상의 이점뿐만 아니라 사회적 이점을 제공한다. 댄스나 스포츠 등 특정 신체 활동 영역에서의 경쟁심이 강하고 특정 운동 수행 영역에 집중하는 아동의 경우 부상의 위험이 높은데 아동의 뼈와 관절이 계속 성장하기 때문에 나이가 더 들었을 때보다 과도한 신체 활동이나 훈련으로 인한 부상에 더 취약하다(Hutchison, 2011).

소근육 운동 기술 Fine motor skill

12장에서 설명했듯이, 각 손을 사용하는 과정은 학령전기부터 달라지기 시작한다. 학령전기에 촉각지각과 손 안 조작기술이 시작되며 움직임의 속도와 손가락 기민성은 중기 아동기에 걸쳐서 증가한다. 익숙한 과제를 하는 동안 작업 수행에 사용되는 전략의 다양성은 줄어든다(Henderson & Pehoski, 2006). CNS의 지속적인 성숙으로 인해 이러한 움직임이 정교해진다. 손과 팔을 뻗고(reaching) 조정(calibrating)하는 동안에도 비슷한 변화가 발생하며 정확도가 향상된다. 시각적 처리 기술은 미세한 손 기술 발달에 필수적이다. Davis, Pitchford와 Limback(2011)은 아동의 시각 처리 점수가 소근육 운동 수행 검사 점수와 높은 상관관계가 있음을 일관되게 발견했다.

손가락 기민성(finger dexterity)은 아주 작은 물체를 사용하거나 조작하기 위해 한손 또는 양손의 손가락을 정확하게 조정하여 움직이는 능력이다. 필기, 키보드, 문자 메시지 및 대부분의 게임 컨트롤러를 사용하려면 손가락 기민성이 필요하다. 아동이 성숙함에 따라 양손 과제에 대한 복잡한 요구가 증가한다. 이 연령대의 아동은 한손을 안정적으로 유지하고 다른 손은 정확한 과제를 완료하기 위해 점점 더 잘 움직일 수 있다. 비대칭 과제를 수행하기 위한 이러한 능력의 증가는 대뇌반구 간의 의사소통의 정교화를 반영하는 것으로 여겨진다(Henderson & Pehoski, 2006).

아동의 시간 및 공간 지각 능력이 발달함에 따라 운동 동작의 시간 조절도 개선된다. 이러한 기술의 등장은 **동시적 예측 타이밍[coincidence-anticipation (CA) timing]**이며 다른 움직이는 물체에 반응하기 위한 움직임의 시간을 예측하는 능력이다. 동시적 예측 타이밍의 경험은 소근육 운동 기술 영역에서 정확도를 발달시키는데 중요한 요소이다. 이러한 유형의 타이밍을 필요로 하는 활동을 하는 아이들을 위해 능력은 12세까지 잘 발달된다.(Kim, Nauhaus, Glazek, Young, & Lin, 2013). 동시적 예측 타이밍은 많은 활동에서 필요하지만 그림 13-4에 잘 나타나 있는데 공 잡기의 정상적인 발달단계를 보여준다. 공 잡기의 초기 발달에서 아동은 정적이고, 공에서 멀리 떨어져 있을 수 있으며, 공 잡기를 위해 손을 벌리고 위치를 잡는 대신 공을 팔로 끌어안는다. 정상적인 중기 아동기의 성숙한 단계에서, 눈은 공에서 손으로 따라가고 팔은 날아가는 공에 맞게 조정하며, 손은 공을 적절한 타이밍에 잡는다. 아동이 소프트볼과 같은 공과 관련된 스포츠를 연습할 때 더 복잡한 동시적 예측 타이밍 시간조절을 볼 수 있다(그림 13-5 참조).

우세손 Hand dominance

아동이 학교에 입학할 무렵인 5세가 되면 일반적으로 일관되게 선호하는 우세손이 나타난다. **우세손(hand dominance)**은 "기능적이고 숙련된 작업에서 선호되는 손을 일관되게 보다 더 능숙하게 사용하는 것"이다(Henderson & Pehoski, 2006). 우세손은 특정한 손이 숙련된 과제 수행에 가장 큰 영향을 주거나 통제한다는 것을 의미한다. 우세손의 확립은 대뇌반구의 특성화와 대뇌반구 간 의사소통의 지표이다. 유전적 요인이 우세손을 결정하는데 가장 중요한 역할을 하지만 문화적, 환경적 요인도 마찬가지로 영향을 끼친다(Hill & Khanem, 2009).

많은 사회에서 왼손잡이를 제한하려고 하며, 때로는 전

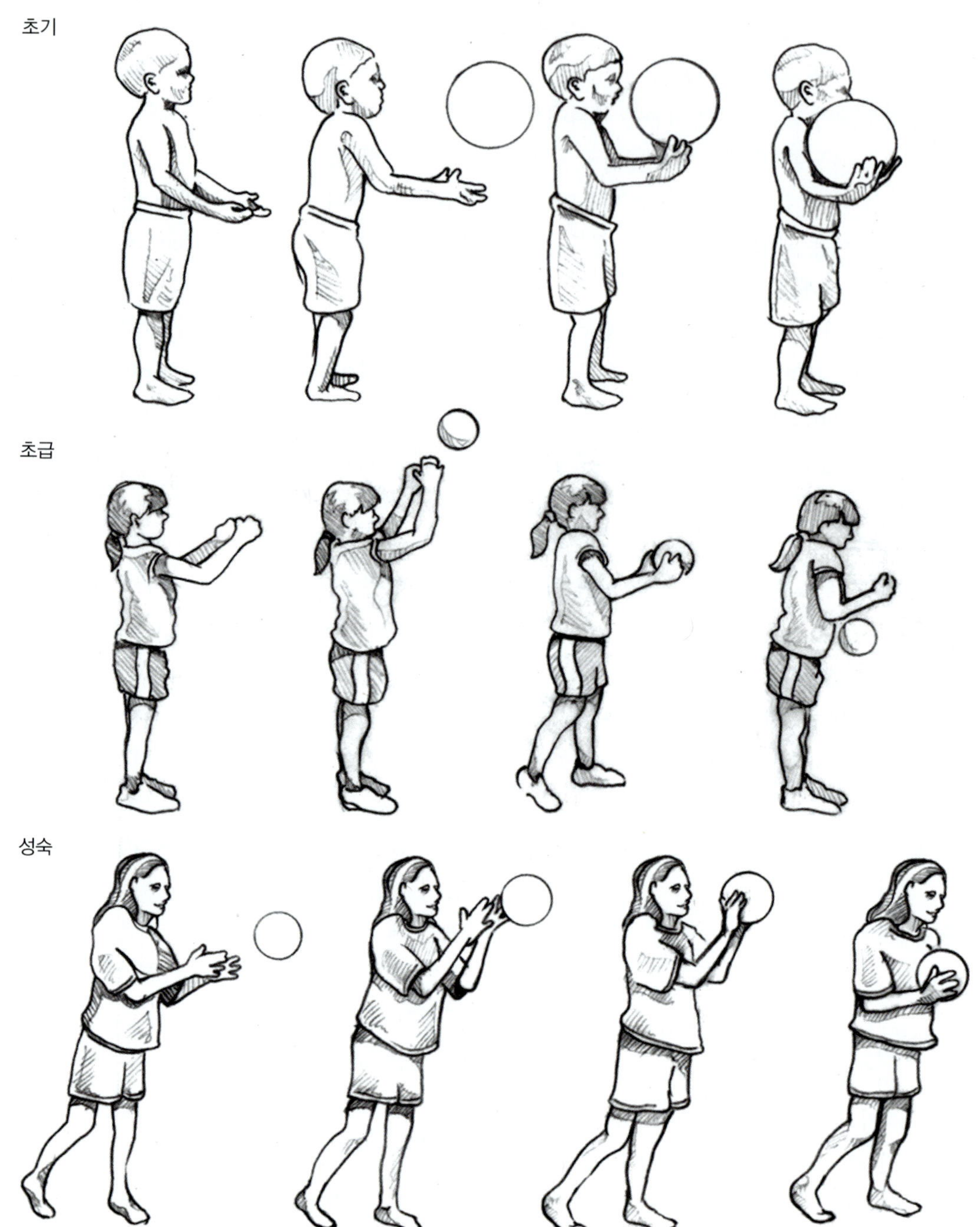

그림 13-4 이 그림은 공받기의 정상적인 학습 패턴을 나타내고 있다.

체 또는 특정 과제만 왼손 사용을 제한한다. 예를 들어, 쿠웨이트에서는 왼손으로 먹는 것을 무례한 것으로 생각한다. 쿠웨이트에서 왼손잡이는 결국에는 양손잡이가 된다. 즉 밥을 먹을 때는 오른손을 쓰고 글을 쓸 때는 왼손을 쓴다. 이것은 정상적인 적응이며 개인의 발달에 부정적 영향을 끼치지는 않는다. 마찬가지로, 아동이 먹고 글을 쓸 때 선호하는 손과 운동할 때 선호하는 손이 다른 것은 드문 일이 아니다. 오른손잡이와 왼손잡이인 아이들 사이의 운동기술의 발달은 전반적으로 차이가 없는 것으로 보인다(McManus, 2002).

일관되게 오른손 또는 왼손만을 선호하는 아이는 양손잡이 패턴을 가진 어린이보다 운동 측면에서 우수하다(Mori, Iteya, & Gabbard, 2006). 관련 문헌에서 손 우위가 대뇌반구의 편측화를 반영한다고 제안한다. 따라서 더

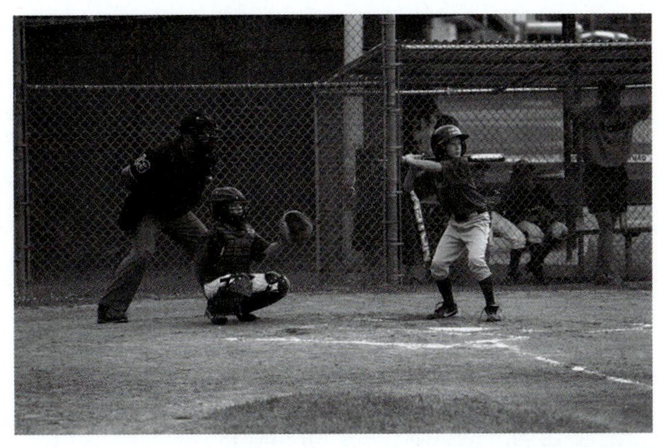

그림 13-5 소프트볼은 발달된 동시적 예측 타이밍이 요구된다. 이러한 수준의 기술을 달성하기 전에 아동은 티볼(T-ball)이나 정지된 볼을 가지고 놀이를 해야 한다.

강하게 편측화된 사람들은 강력한 우세손 패턴을 가질 가능성이 높다. 따라서 아이가 손 사용을 일관성 없이 하거나 양손잡이인 경우 미성숙한 중추신경계의 간접적 지표로 추론할 수 있다(Mori, Iteya, & Gabbard, 2006).

양손 패턴에서 지배적인 "숙련된" 손의 발달로 아이들은 글쓰기, 키보드 작업 및 기타 학교 요구에 필요한 세련된 손재주를 전문화하고 발달시킬 수 있다. 아동이 우세손을 가지지 못하면, 손을 자주 바꾸고 비슷한 작업을 위해 양손을 사용하는 것을 보일 수 있다. 능숙하게 사용할 수 있는 우세손을 발달시키기 위해 아동은 자세 조절, 눈손 협응, 상호보완적 양손 기능 그리고 지각 개념(신체 이미지, 편측성 및 내부/외부 지향성)에 능숙해야 한다.

정신기능 Mental function

중기 아동기에는 전반적 및 특정 정신기능이 크게 증가한다. 행동을 억제하는 능력과 언어를 내재화하는 능력이 향상됨에 따라 학령기 아동은 이전에는 불가능했던 추상화와 암산이 가능하다. 또한 언어 및 인지 능력의 발달은 놀이 및 기타 일상 작업에서 보이는 창의적인 사고의 잠재력으로 이어진다.

주의력 Attention function

주의를 전환할 때 집중하고 스스로 교정 및 재보정하기 위한 능력은 아동이 학교를 다니는 동안 중요한 기술이 된다. 흔히 비디오 게임과 같이 새롭고 다양한 자극에는 쉽게 집중하지만 중기 아동기 아동은 교실 안에서 일상적인 상황에서도 집중하는 법을 배운다. 일반적인 6살짜리 아동들은 교실 안 소리에 쉽게 산만해진다. 아동은 교실과 같이 다양한 감각 입력이 경쟁하는 상황에서 유의한 정보는 선택적으로 집중하고 의미 없이 산만하게 하는 정보는 피하는 법을 배워야 한다. 5~12세 사이의 아동들은 청소년 및 청년들보다 광범위한 청각 및 시각 과제와 관계없이 무의미한 정보로부터 산만해지기 쉽다는 것이 밝혀졌다(Passow et al., 2013). 청각장애 아동은 이 시기의 정상 아동보다 더 많은 집중력이 필요한데 청각정보의 의미를 찾고 쓸데없는 소리를 가려내기 더 어렵기 때문이다(Porter, Sladen, Ampah, Rothpletz & Bess, 2013).

주의력결핍 과잉행동장애(attention deficit hyperactivity disorder; ADHD)는 행동장애로 나타나는 발달 질환으로, 흔히 중기 아동기 처음에 발견되는데 부주의 및 충동성과 관련이 있다. ADHD는 행동 억제 장애로 아동들이 학교에 다니기 시작할 때 종종 가장 먼저 눈에 띈다. 많은 사람들은 ADHD가 진짜 질환이 아니라 단지 잘못된 양육 방식을 반영하거나 약물에 의해 고칠 수 있다는 잘못된 인식을 가지고 있다. ADHD를 앓고 있는 아동들은 종종 교실에서 요구되는 행동을 준수하는 데 어려움을 겪으며 또래들과 긍정적인 사회적 관계를 발전시키는데 어려움을 겪는다. 12장에서 설명한 관리자의 관심은 교실 환경 내 학습에 필수적이다. 오늘날 아동들은 실내에서 책상에 오랫동안 앉아 있으며 신체 활동을 위한 휴식 시간이 거의 없기 때문에 교실에서의 주의력 요구가 증가된다. 몇 십 년 전에 학교에서 적응했을지도 모르는 ADHD 아동은 오늘날의 학교 환경에서는 과거와 같이 적응하지 못할 수도 있다.

기억력 Memory functions

작업기억은 언어 및 비언어적 추론 과제를 수행할 수 있는 정보 기억 능력으로 주의력, 언어 이해력 및 언어 생산을 돕기 때문에 중기 아동기의 모든 환경적 배경에서 학습하는 데 중심적인 역할을 한다(Whitely & Colozo, 2013). 작업기억은 정보의 능동적이고 의식적인 처리와 저장을 포함한다. 이는 주로 자동적인 잠재의식적 처리와 함께 수동적 정보 저장과 관련된 단기기억과는 구별된다. 작업기억은 우리가 정신 활동을 수행하는 동안 중요한 정보를 저장하는 데 사용할 수 있는 일종의 정신적 작업공간이라고 생각할 수 있다.

중기 아동기의 작업기억은 4가지 주요한 측면이 있다. 이것들 중 첫 번째는 음운 고리(phonological loop)라고 불리며 음운이나 음운 정보를 다룬다. 음운 고리는 음성 인식을 돕고 정보를 단기간 동안 단어로 보관한다. 또한 이는 우리가 언어 정보를 저장하고 연습하는 것을 돕는 기전이다. 두 번째 측면은 공간 및 시각정보를 저장하고 처리하는 데 사용되는 시각 공간 처리(visual spatial processor)이다. 작업기억의 이러한 측면은 우리가 모양, 디자인을 기억할 수 있게 해주며 복잡한 건물을 지나다니는 길을 계획하는 것과 같은 공간 이동을 계획하는데 관여한다. 임시 완충기(episodic buffer)는 '백업'으로서 중요한 기능을 가지고 있으며, 장기 기억장치와 작동 기억장치의 구성요소 모두와 통신하는 저장 영역이다. 마지막 측면은 중앙 집행(central executive)이다. 중앙 집행은 전체 시스템을 구동하고 음운 고리 및 시각 공간 처리에 데이터를 할당한다. 중앙 집행은 관심의 집중(전환), 하위시스템 조정, 부호화 및 해석 전략 조절, 장기기억의 검색(Michalczyk, Malstädt, Worgt, Könen, & Haselhorn, 2013)과 관련이 있다. 한 번에 저장하고 조작할 수 있는 항목의 수는 작업기억의 "범위"이다. 개인이 작업기억의 범위에 얼마나 많은 것을 담을 수 있는지는 나이, 선천적인 능력 그리고 정보가 제시되는 속도에 따라 달라진다. Barrouillet(2009) 등은 7세 이전의 아동의 경우 기억 처리에서 기억 저장으로 쉽게 전환하기 위해 활동을 통제할 수 있는 능력이 제한되어 있다는 것을 밝혀냈다. 7세 이후 아동의 작업기억은 크게 향상된다.

이 연령대에서 중요한 새로운 인지 발달은 메타기억이다. **메타기억(metamemory)**은 의식적 인식 및 기억력과 기억을 돕기 위한 내적 전략을 포함하는 일종의 메타인지이다(Karliably & Zabrucky, 2009). 학교 교육을 따라가기 위해 아동은 기억 속에 새로운 정보를 저장하는 법을 배워야 한다. 이 또래집단에서 사용되는 몇 가지 일반적인 메타기억 전략은 다음과 같다.

- 반복(rehearsal): 스스로에게 정보를 재차 되풀이함
- 조직(organization): 관련 항목을 그룹화 함
- 기억법(mnemonics): 단어, 약자 또는 기타 장치를 이용하여 동일한 범주의 구성요소가 아닌 두 개 이상의 항목 간에 관계를 만듦

이러한 메타기억 전략은 작업치료사 및 물리치료사에게 유용할 수 있는데 작업치료사 및 물리치료사는 아동이 능동적으로 기억하고 자기 관리를 학습하도록 중재 프로그램을 기획하고 고령인 클라이언트의 기억력 문제에 도움을 주기 때문이다.

정신운동 능력 Psychomotor functions

정신운동 능력(psychomotor abilities, 정신운동 기능이라고도 함**)**은 물체를 조작하고 제어할 수 있는 능력을 포함하여, 신체 수준에서 운동 및 정신적 사건 모두를 통제하는 특수한 정신적 기능이다(World Health Organization, 2001). 정신운동 능력은 눈손 협응, 반응 시간과 같이 인지 및 운동기능의 통합을 포함한 기술을 나타낸다. 우리가 일상의 작업에서 도구를 사용하고 글쓰기 운동기술을 발달할 수 있게 해주는 것이 정신운동 능력이다. 작업치료사 및 물리치료사들은 이러한 유형의 정신운동 능력을 실행(praxis)이라고 설명한다. 운동계획이라고도 불리는 실행은 6장에서 새로운 일을 계획하고 정리하고 순서를 정하는 정신적 능력으로 정의되었다. 능숙한 운동계획은 팔을 움직이는 동안 자신의 팔과 손을 안정적으로 유지하거나 팔과 손을 한 자세로 들고 있거나 앞을 보고 있는 상태에서 자신의 두 팔을 부드럽게 움직이는 것을 말한다. 이 장의 앞부분에서 정신운동 능력에 의존하는 중기 아동기 동안 발달하는 기술 중 두 가지는 손가락 기민성과 동시적 예측 타이밍이다. 정신운동 능력의 또 다른 예는 두 개 이상의 다른 신호(빛, 소리, 그림)에 대응하여 두 개 이상의 움직임 사이에서 빠르게 선택할 수 있는 능력이다. **반응시간(reaction time)**은 자극에 반응하여 팔과 다리를 빠르게 움직일 수 있게 해주는 정신운동 능력이다. 자극의 출현과 그 자극에 대한 운동반응 사이의 시간 지연을 반응시간이라고 한다. 반응시간 및 동시적 예측 타이밍 능력은 5~12세 사이에 증가한다(Debrabant, Gheysen, Vingerhoets, & Van Waelbelde, 2012). 반응시간은 많은 개인차가 존재하며, 이 연령대에서 스포츠 수행 능력을 좌우하는 중요한 특징이다. 어떤 경우에는 느린 반응시간이 잘못된 시간 인식과 관련이 있을 수도 있다. 초등학교 시절 아이들은 반응시간이 점차적으로

향상되는 것을 경험한다. 반응시간 발달은 이 장의 앞부분에서 설명한 동시적 예측 타이밍의 발달을 돕는다.

감정기능 Emotional functions

이 발달 기간 동안 아동은 자신의 감정을 인식하고 토론할 수 있는 능력을 획득한다. 아동은 또한 자신을 다르게 보기 시작하는데, 신체적 속성보다는 심리적인 특성의 관점에서 더 많이 보기 시작한다. 중기 아동기 동안 아동은 자신의 사회적 상황에 맞게 감정을 숨기거나 적절히 보여주는 법을 배운다(Hutchison, 2011). 학령기 아동들은 세상에서 자신의 위치를 확인하고 싶은 욕구가 강하며, 성숙함에 따라 **자아개념(self-concept)**을 발전시킨다. 자아개념이란 아동이 자신의 정체성, 가치, 능력, 한계 등에 대해 가지고 있는 생각, 감정, 태도를 종합한 것이다(Mosby, 2009). 아동의 자아개념은 개인에 대한 개인적, 사회적 평가의 결과로서 발전한다. 자아개념은 중기 아동기 내내 복잡해지며, 사춘기 무렵에는 자아개념의 몇 가지 뚜렷한 영역이 나타날 수 있다. 예를 들어, 학문적 영역에서 아동은 과학에는 뛰어나지만 사회에는 서툴다는 것을 알고 있을 것이다. 사회적 영역에서 아동은 대가족 내에서 잘 적응하지만 학교 관계에서는 주변부에 있을 수 있다. 아동의 삶에서 중요한 사람들의 가치, 문화적 가치 그리고 아동이 보는 TV와 인터넷에서 묘사한 가치들은 아동이 그들의 자아개념을 발전시킬 때 스스로를 측정하는 기준으로 작용한다.

교사들은 아동의 자아개념 발달에 큰 영향을 미칠 수 있다. Tiedemann(2000)은 학교에서의 아동의 광범위한 수학 교육 경험보다 아동의 수학적 능력에 대한 부모와 교사의 성별 고정관념이 아동의 자아개념에 영향을 미칠 수 있다고 밝혔다. 수학 성적과 관련된 교사들의 성별에 따른 기대는 Tiedemann(2000)의 연구에서 학생들에게 중요한 영향을 미치는 것으로 나타났다. 성별에 따른 기대와 믿음은 자아개념 형성에 중요한 요소이다(Hutchison, 2011).

아동이 학교에 다니기 시작하면서 또래들과 자신을 비교하기 시작하고, 선생님과 부모의 기대를 이해한다. 이 연령대의 아동들은 종종 스트레스를 경험한다. 아동기의 스트레스는 아동이 적응하거나 바뀌어야 하는 어떠한 상황에 의해서도 발생할 수 있다. 일상생활 경험과 주요 생애 사건 모두 스트레스를 유발할 수 있다. 아동들이 학대나 심각한 모성 우울증과 같은 만성적인 스트레스 조건에서 자라면 발달하는 뇌를 변화시킨다는 것이 증명되었으며 부정적인 결과를 발생시킬 확률이 증가한다(National Scientific Council on the Development Child, 2014).

아동들을 대상으로 한 연구에서는 세 가지 다른 유형의 스트레스가 고려된다. 즉 **긍정적인 스트레스(positive stress)**, **견딜만한 스트레스(tolerable stress)** 그리고 **유해한 스트레스(toxic stress)**이다. 긍정적인 스트레스는 단기간의 어려운 경험으로부터의 압박감이다. 긍정적인 스트레스는 학습과 긍정적인 성장을 초래하는 보통의 단기간의 스트레스이다. 견딜만한 스트레스는 긍정적인 스트레스를 유발하는 것보다 더 강하지만, 여전히 비교적 단기간의 인생의 어려움 경험이다. 견딜만한 스트레스의 예로는 부모의 죽음, 자연재해 또는 무서운 사고 등이 있다. 견딜만한 스트레스는 완전히 극복되기가 더 어렵고 극복하기 위해 어른의 도움이 필요할 수도 있다. 도움이 없으면 견딜만한 스트레스는 유해하게 되고 건강에 장기간 부정적인 영향을 초래할 수 있다. 유해한 스트레스는 오랜 시간 동안 지속될 수 있는 엄청나게 힘든 경험에서 오는 스트레스이다. 이것은 아동학대나 만성적인 방치와 관련된 스트레스의 유형이다. 이런 상황에서 아동들은 스트레스를 효과적으로 관리할 수 없게 되고, 스트레스 대응 시스템은 장기간 활성화된다. 유해한 스트레스는 뇌의 발달에 영구적인 변화를 초래할 수 있으며, 앞으로 살아가는 동안 스트레스에 과한 반응을 일으킬 수 있다(National Scientific Council on the Development Child, 2014).

이 장을 소개한 엘리어스의 사례로 다시 되돌아가면 그는 자신의 자아개념에 대해 상당한 스트레스와 어려움에 직면해 있다. 많은 어린 소년들이 신체적으로 활발하며 스포츠 활동에 참여하기를 원하는 시기 동안에 엘리어스는 질병을 앓았고 한쪽 다리를 상실했다. 가족의 큰 지지와 좋은 의료서비스를 받았지만 엘리어스 자신의 이미지가 영구적으로 바뀌었다. 엘리어스는 다리를 잃은 것과 그의 질환으로 인한 사회적 고립 외에 만성적인 고통과 그를 피곤하고 아프게 하는 암 치료의 부작용 모두를 감당해야 한다. 이 정도의 스트레스는 인생의 어느 단계에서도 감당하기 어려울 것이다. 이러한 경우 견딜만한 스트레스가 되든 유해한 스트레스가 되든 엘리어스는 그의 가족 그리고 의료

팀과 같이 주변 어른들의 도움에 의지하게 될 것이다. 엘리어스와 유머 및 그의 관심사로 관계를 형성한 물리치료사와 작업치료사 모두 견딜만한 스트레스 기간 동안 엘리어스가 이 어려운 시기에 잘 대처하고 대응할 수 있도록 도와줄 실질적인 도움을 제공한다.

많은 아동들은 학교에서 그들이 행동규제와 또래 친구의 공격성과 관련된 성취에 대한 압박과 사회적 스트레스를 처음으로 경험한다. 중기 아동기 스트레스 원인이 외부(가족, 친구, 학교 등)에서 올 수 있지만, 또한 아동의 인식과 기대에서도 올 수 있다. 중기 아동기에 아동들은 다른 사람들과 비교해서 스스로를 평가하기 시작하고 압박감을 느끼기 시작한다. 왜냐하면 그들은 그들이 해야 할 것보다 자신이 부족하다고 인식하기 때문이다. 이런 종류의 스트레스는 전형적으로 긍정적인 스트레스인데, 이러한 스트레스는 아동이 자신의 사회적 위치에서 더 확실하게 행동하도록 하기 때문이다. 학령전기에 견딜만한 스트레스는 부상이나 이혼과 같은 사건에서 오는 경우가 가장 많다. 일시적인 심각한 병이나 지속적인 병 역시 견딜만한 스트레스의 원인이 될 수 있다.

어린 아이들의 유해한 스트레스는 뇌의 성장과 뼈되기 작용에 부정적인 영향을 미칠 수 있다. 또한 높은 수준의 스트레스 호르몬은 신체의 면역반응을 억제하고 다양한 건강문제에 취약하게 할 수 있다. 지속되는 높은 수준의 스트레스 호르몬은 학습과 기억을 담당하는 뇌의 영역에 지속적인 손상을 초래할 수 있다(National Scientific Council on the Development Child, 2014).

지각 기능 Perceptual functions

지각 기능(perceptual functions)은 일찍이 감각자극을 인식하고 해석하는 특정한 정신적 기능으로 설명되었다(World Health Organization, 2001). 지각은 기억과 언어 기능에서 끌어 나오는 정신적 기능이다. 아이들은 인지 능력을 얻고 새로운 도전에 노출되면서 모든 감각 시스템 내에서 지각 능력도 얻게 된다. 지각 기능의 몇 가지 예는 다음과 같다.

시지각 Visual perception

시지각(visual perception) 기술은 중기 아동기 광범위하게 발달한다. 시지각은 도구적 일상생활활동뿐만 아니라 읽기와 쓰기의 발달을 돕는다. 표 13-1은 중기 아동기에 성숙한 시지각의 주요 측면을 나타낸다. **전경-배경 지각(figure-ground perception)**은 복잡한 감각 영역을 배경을 무시하고 명확하게 눈에 띄게 하기 위해 물체를 입체적인 배열로 식별하려는 경향을 지닌 지각의 한 속성이다. 전경-배경 지각은 원위감각들 모두에서 발생될 수 있으며 개인은 중요하지 않은 특성의 배열을 무시하면서 중요하고 심적인 감각신호를 분리할 수 있다. 이 기술은 4~13세 사이에 정교해진다. 시각적 전경-배경 지각은 청소년기에 최고조에 달하며, 자기 관리와 학업 과제를 수행하는 데 중요하다. 전경-배경 지각은 글을 쓸 때 글자와 종이를 구별하고, 옷 입을 때 앞뒤를 구분하는 데 필요하다. 청각적 전경-배경 지각은 시끄러운 교실에서 교사의 목소리만을 듣는 능력이며, TV를 볼 때 아이스크림 트럭이 집 앞에 오는 소리를 들을 수

표 13-1 시지각의 성숙

능력	정의	성숙되는 대략적인 시기
크기의 항상성(size constancy)에 대한 지각	물체가 관찰자와의 거리가 달라도 일정한 크기를 유지한다는 것을 인식하는 능력. 이는 아동이 물체의 크기를 정확하게 판단할 수 있게 해준다.	이 능력은 일반적으로 11세까지 성숙한다.
전경-배경 지각	아동이 주의를 산만하게 하는 배경에 묻힌 물체를 찾고 주의를 기울이도록 하는 능력이다.	이 능력은 일반적으로 8세까지 성숙한다.
깊이 지각	본래 3차원인 물체의 길이를 판단하고 인식하는 능력이다.	이 능력은 일반적으로 12세까지 성숙한다.
운동 지각	눈으로 움직이는 물체를 감지하고 추적하는 능력이다.	이 능력은 일반적으로 10세까지 성숙한다.

Source: Goggin, 2003. Reference Crediting: Goggin, N. (2003). KINE 3500 Lecture 4: Perceptual-Motor Development. Retrieved from http://www.coe.unt.edu/goggin/kine3500/350lec4.htm

있다. 전경-배경 지각에는 주의력, 감각 입력, 기억력이 필요하기 때문에 중기 아동기 이전에는 잘 발달되지 않는다.

운동 지각 Kinesthetic perception

운동 지각(kinesthetic perception)은 자세와 관련하여 신체 각 부분들의 정보를 해석하는 것이다. 즉 공간에서의 신체 자세와 신체 움직임을 인식하는 것이다(Goggin, 2003). 운동 지각은 시지각처럼 다양한 지각기술을 포함한다. 입체감각인식(입체인지, stereognosis, 촉각 지각의 한 형태)과 조작에 의한 물체 재인식, 사지 움직임의 정도와 이에 대한 지각을 포함한다(Shumway-Cook & Woollacott, 2012). 악기를 능숙하게 다루기 위해 상당한 운동 지각이 필요하다. 초등학생 정도가 되면 대부분의 아동은 악기를 다룰 수 있는데 그림 13-6에서 볼 수 있듯이 10세 정도가 되면 능숙하게 연주를 할 수 있다.

운동 지각은 또한 이 연령대 아동들이 구기 스포츠에서 볼 수 있는 기술들을 크게 증가시킬 수 있다. 아동은 필요한 자세와 움직임을 운동 지각적으로 인식하는 동안 시선을 공에 고정할 수 있다.

고위인지기능
Higher-level cognitive function

고위인지기능(higher-level cognitive function)은 의사결정, 추상적 사고, 계획 및 실행, 정신적 유연성 그리고 어떤 상황에서 어떤 행동이 적절한지 결정하는 것과 같은 특정한 정신적 기능이다(World Health Organization, 2001). Anderson과 Reidy(2012)는 실행 기능 발달은 학령전기 때부터 시작하여 중기 아동기까지 확장된다고 밝혀냈다. 습득한 기술 중에 정보처리에 필요한 시간이 감소하고 그에 상응하는 정보처리능력의 증가가 존재한다. 또한 아동들은 무관한 정보로부터의 간섭을 무시하고 당면한 과제와 관련된 정보에 집중할 수 있는 능력을 얻는다.

인지적 관찰(cognitive monitoring)은 현재 하고 있는 일, 다음에 할 일 그리고 그 활동이 의도한 목적을 충족시키기 위해 얼마나 효과적으로 활동을 수행하고 있는지에 대한 자기성찰을 수반하는 고위인지기능이다. 인지적 모니터링은 아이들이 독후감을 완성하거나 수학 문제를 푸는 것과 같은 학교 과제를 지속할 수 있게 해준다. 학교생활에 참여하기 위해서는 높은 수준의 상호작용 기술이 요구된다. 일부의 경우 혼자 있을 때에는 적절한 기술 수준을 가지지만, 하루 동안 요구되는 일들의 결합은 활동의 제한으로 이어질 수 있다. 학교에서 일하는 작업치료사와 물리치료사의 효과적인 치료적 중재는 모든 영역에서 아동의 참여를 증진시키는 것이다.

대개 교과과정의 일부로 포함되지는 않지만, 대부분의 학교 환경에서는 아동의 메타인지 발달과 일치하는 자기관리 기술의 체계를 가르친다. 어린아동들이 학교에서 가장 어려움을 겪는 측면에는 조용히 줄지어 서 있으라는 요구와 친구들과 조용히 앉아 있는 것 그리고 특정 할당된 시간 내에 교실 내의 물건을 사용하는 것과 같은 자기 규제의 어려움이 포함된다. 그림 13-7은 학교생활의 일부로서 차

그림 13-6 바이올린 연주에는 악기의 현을 켜고 운지(fingering)하는 운동 지각이 필요하다. 이러한 능력은 음악 시험을 치거나 지휘자와 함께 연주하는 동안 아동이 무의식적으로 악보를 연주할 정도가 되어야 한다.

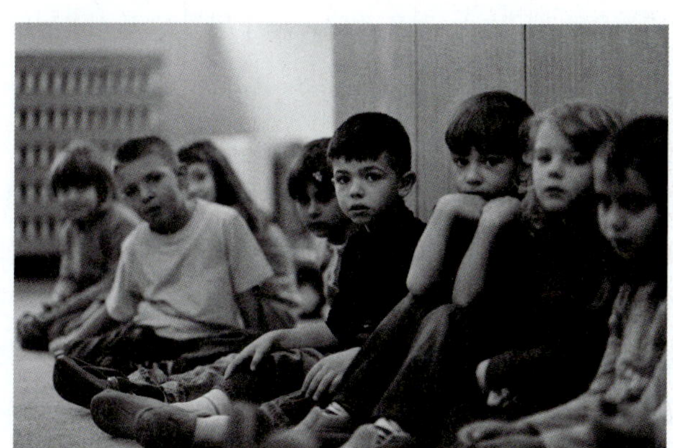

그림 13-7 5세 아동은 초기 학교생활의 일부분으로 조용히 기다리는 법을 배운다. 이러한 능력에는 자기 규제와 사회적 인식이 필요하다.

례를 기다리는 아이들을 보여준다.

교사들은 매일 교실 활동의 일정을 게시하고, 숙제 취합과 같은 일반적인 교실 일과를 수립하고, 학생들이 수업에 집중할 수 있도록 준비하는 전환 활동을 개발하는 등 이러한 유형의 자기 관리 기술 발달을 돕기 위한 전략을 사용한다. 학생들이 기술을 습득함에 따라 그들은 과제를 완료하기 위한 시간을 계획 및 조정하고, 과제 수행의 속도를 조절하고, 올바른 순서로 과제 수행 단계를 진행시키는 것을 포함하여 개인과 그룹 과제 모두에서 더 독립적으로 행동할 것으로 기대된다. 충동성은 크게 감소되고 6~10세 사이에는 개인의 오류 감지 능력이 증가된다. 이러한 자기 관리 기술의 발달은 이 장의 뒷부분에 설명한 일상생활기술의 성숙을 가능하게 한다.

인지도(cognitive map)는 공간에 대한 지식을 구성하고 축적하기 위해 사용하는 고위인지기능으로 "마음의 눈"으로 이미지를 시각화하고 정보의 회상 및 학습을 강화하도록 한다. 인지도는 우리가 길을 찾고 환경의 중요한 특징들을 기억하는데 도움을 주는 물리적 위치에 대한 정신적 표현이다. 좀 더 간단히 말해, 인지도는 자신의 집안에서 어떻게 돌아다닐 수 있는지 기억하는 데 도움을 주고, 더 복잡한 상황에서는 과거의 경험에 근거하여 화장실이 어디에 있는지 추리하는 데 도움을 준다. 인지도는 중기 아동기에 나타나며 청소년기를 거쳐 계속 발달한다. 그것은 기하학적 토대 및 도표와 그래프 정보의 시각적 분석을 제공하는 관념적 수단이다(Choon, Booker, & Kaplan, 2001). 인지도는 학교와 도구적 일상생활활동(IADL) 과제에서 시간 구성, 작업의 단계와 순서를 처음부터 끝까지 질서정연하게 논리적으로 배열하는 것을 정교화하기 위해 널리 사용된다.

시간 및 자아 기능에 대한 경험
Experience of time and self function

기본적인 시간 개념의 이해는 대부분의 초등 교육과정의 구성요소이다. **시간 인식(temporal awareness)**은 시간의 흐름에 대한 복잡한 이해이다. 그것은 학문적 의미에서의 시간이 아니라 움직임의 기획, 순서, 변경과 관련이 있다. 시간의 인식은 시간의 흐름의 경험, 공간을 가로지르는 물체의 움직임에 대한 경험 그리고 음악과 리듬 감각에서의 타이밍에 대한 경험 등 여러 면에서 나타난다. 아동들은 일상생활에서 일정과 시간 순서를 접하게 되면서 일상생활에서의 시간적 측면에 대해 더 잘 알게 된다. 시간 인식은 아이에게 공을 잡기 위해 얼마나 빨리 뛰어야 할지, 버스를 잡기 전에 간식을 먹을 시간이 충분한지 계산하는 데 사용할 수 있는 일종의 "정신적 타이머"를 제공한다. Droit-Volet와 Zélanti(2013)는 어른과 아동의 시간 민감도를 비교하는 실험을 수행했다. 그들은 시간 민감도는 5살 때 존재하는 것이 꽤 일반적이라는 것을 발견했고, 이러한 민감도는 중기 아동기 어린 시절 내내 나이와 경험에 기초해 발달한다는 것을 발견했다. 이 연구는 복잡한 시간의 양분화 과제를 포함했지만, 시간 인식은 특정 시간 내에 줄넘기, 피아노 연주, 일상생활활동 완료 및 학술적 과제 등 반복적인 운동 활동에서 기능적으로 나타난다. 실제로 과거 사건으로부터 또는 역년(calendar year) 관점에서 미래 사건까지 상대적 시간(relative time)을 판단하는 능력은 7~10세 사이에 발달한다(Feldman, 2011).

공간 인식 Spatial awareness

공간 인식은 사람들이 자신의 몸과 주변 물체의 상대적 위치를 인식하게 되는 과정이다. 이것은 환경으로의 이동과 방향에 중요한 깊이와 거리 같은 단서를 제공한다. 6살까지 아이들은 **신체 도식(body schema)**이 발달되는데, 이는 자신의 몸이 공간 내에 얼마나 차지하는지와 우리 몸을 둘러싸고 있는 가까운 공간에 대한 내재화된 감각으로 나타나는 특수한 형태의 공간 인식 도식을 발달시킨다(Holmes & Spence, 2004). 아동의 신체 도식은 몸감각과 움직임의 경험적인 기억이 혼합되어 나타나는 것이다. 다른 말로 신체 도식은 아동이 다음과 같은 질문에 어떻게 대답하는지를 통해 알 수 있다. "저 상자에 내가 들어갈 수 있을까?, 공이 물에 떨어지기 전에 잡을 수 있을까?" 이러한 신체 도식 연구에 의하면 "신체 도식은 선천적으로 주어지는 것이 아니라 운동 경험과 연관되어 형성된다"고 한다. 아동은 신체를 사용하고 움직임을 시도함으로써 신체 및 신체 도식에 관한 인지 정보를 얻게 된다. 자기 스스로 움직임을 조절하는 경험이 없다면 이러한 기술을 발달시키기 어려울 것이다.

신체 도식은 개인적으로 다르게 발달하여 공간을 이해하는 데 기초가 된다. 심각한 시각장애를 가진 아동의 부모들에게 가르치는 주요 전략 중 하나는 신체 도식의 발달을 향상시키기 위한 다양한 놀이 활동이다. 신체 도식 발달이 지연된 아동은 중기 아동기의 일상생활에서 종종 서투른 모습을 보인다. 이들은 시각 기술을 보상하는 방법을 배워 이를 통해 일상생활을 수행하게 된다. 시력 저하가 있는 아동은 발달을 지지해줄 수 있는 신체 도식을 발달시키지 못하고, 이 때문에 움직임이 많거나 사람이 많은 곳에서 활동하는 데 두려움을 가지거나 피하게 된다.

공간 인식(spatial awareness)은 주변 장소에 대해 가깝고 먼 것을 이해하는 것이며 공간 사이의 거리를 정확히 측정하는 것이다. 6세 아동은 쓰레기통에 쓰레기를 던져 넣기 힘들 수 있으나, 10세쯤 되면 아동은 좀 더 역동적인 방법으로 장소를 인지하며 장소에 대한 인지도를 작성하고 계획하기 시작한다.

아동들은 자신의 행동을 논리적인 일련의 단계로 조직하는데, 인지도를 통해 과제를 시작하고 과제를 완료할 때까지 논리적이고 효과적인 방법으로 활동의 각 단계를 지속시킬 수 있다. 그들이 활동을 시작할 때(예: 상차림), 학령기 아동은 계획 없이 논리적인 순서를 섞는다. 아이는 접시받침을 놓기 전에 접시를 놓을 수 있으며 다른 사람이 하는 것을 관찰한 후에야 접시를 접시받침 위에 올려놓는다. 연습을 하면 순서화 능력이 향상되고, 과제 완료 순서가 점점 더 타당해진다.

불균형적 발달
ASYNCHRONOUS DEVELOPMENT

불균형적 발달(asynchronous development)이라는 용어는 정상적인 발달과정이 매우 일정하지 못한 상황을 나타낸다. 영재아의 경우, 지적 능력과 나이에 맞는 사회적, 신체적 능력 사이의 차이는 좌절과 정서적 고통을 초래할 수 있다. 이 문제는, 특히 학령전기 아동의 제한된 신체적 능력으로 인해 그들의 행동이 생각을 따라가지 못하게 하거나 그들이 상상하는 물리적 물건을 만들어내는 것을 방해할 때 좌절하게 된다.

불균형적 발달은 신체적, 인지적 발달이 현저하게 차이가 날 때 발생한다. 소아 치료사들이 흔히 볼 수 있는 예로는 뇌성마비 같은 심한 운동장애를 가진 아동이 정상적인 사고 능력을 가진 경우이다. 이 아동들은 주변에서 일어나는 일들을 보고 이해하지만 다른 사람들과 의사소통하고, 탐색하며 실험하고 그들의 생각에 따라 행동하는 능력이 부족할 때 내성적으로 변하고 종종 화를 낸다. 매우 뛰어난 인지 능력을 가진 아동과 심각한 운동장애를 가지고 있지만 좋은 인지 능력을 가진 아동은 모두 사회적, 정서적 문제를 일으킬 위험이 더 크다.

대부분의 아동은 놀이를 통해서 주변의 사물이나 환경을 탐색하고 실험함으로써 자기 효능감을 획득한다. 하지만 불균형적 발달 패턴을 보이는 아동은 자기 효능감에 혼란을 느끼기가 쉽다. 의사소통 기술이 부족한 아동은 일반적인 사회적 표현을 하기가 어렵고, 다른 사람들의 주의를 유발하기 위해 소리를 지르거나 짜증을 계속 내기도 한다. 이러한 아동은 스스로 자신의 행동이 비정상적이라는 것을 알지만 의사소통을 위한 다른 대안이 없다는 것도 인식하고 있다. Megan은 심한 느린비틀림운동형 뇌성마비가 있는 8세 아동으로, 언어장애가 심해서 눈 깜빡임 등으로 가족들과 의사소통한다. 언어표현을 전혀 할 수 없기 때문에 가족 외 다른 사람들과의 의사소통은 불가능하다. 유치원에서 의사소통에 실패한 후 Megan은 모든 의사소통을 포기하고 모든 수업활동을 회피하였다. Megan은 자신이 매우 무기력하고 다른 사람들의 세계에 참여할 수 없다고 느꼈다.

학습된 무력감(learned helplessness)은 사람이 해결할 수 없는 문제에 직면했을 때 나타나는 행동 패턴이다. 아동은 자신의 상황을 개선할 능력이 거의 없거나 전혀 없다고 느낄 때 Megan이 그랬던 것처럼 포기할지도 모른다. 학습된 무력감은 살면서 지속된다. 아동이 노력하지 않으면 성공할 기회도 줄어든다. 그래서 Megan의 예로 돌아가 보면, 만약 아동이 또래들과 교류하는 것을 거부한다면, 시간이 지남에 따라 점점 더 고립될 것이고, 학교와 사회적 관계에서 성공하는 데 필요한 발달 능력을 획득하지 못할 것이다(Feldman, 2011). 신체적 손상, 의료적 치료 제도, 과잉보호하는 부모에 의해 야기된 의존성은 아동의 사회적, 정서적 장벽을 만든다(Allen, Vessey, & Shapiro, 2009). 학습된 무력감은 누구에게나 일어날 수 있지만 불균형적 발달 패턴을 가진 아동은 이렇게 심신이 약해지는 행동을 할 위험이 훨씬 크다. 불균형적 발달을 하는 아동을 지도하는 교사나 치료사는 아동의 인지적 수준에 맞춰서 행동하고 참여할 수 있는 방법을 고민해야 한다.

활동과 참여 ACTIVITIES AND PARTICIPATION

ICF에서 "활동과 참여"의 범주는 학습, 의사소통, 이동성, 자기 관리, 대인관계, 지역사회 생활을 포함한다(World Health Organization, 2001). 아동은 매우 다양하고 복잡한 일상 업무에 참여하게 되고 많은 능력과 관심을 가지고 있지만, 그들의 시간이 어떻게 구성되는지에 대해 상대적으로 거의 통제하지 못한다(Rodger & Ziviani, 2006). Hofferth와 Sandberg(2001)는 아이들이 55%는 일상생활활동(수면, 식사, 자기 관리 포함), 15%는 학교나 탁아소에서, 나머지 30%는 자유 활동에 소비한다고 보고했다. 후속 연구에서 Hofferth(2009)는 2001년 보고서 이후 비디오 게임과 TV 시청이 증가했고 그 밖의 놀이, 수면, 스포츠, 야외 활동도 감소했다고 보고했다. 그녀는 "주말에 비디오 게임을 하거나 TV를 시청하는 데 시간을 더 쓸 때마다 놀이, 잠, 독서, 공부하는 시간이 7~10분 정도 감소했다"라는 언급을 통해 이 연구결과를 요약했다. 이 장에서는 아동발달에 초점을 맞춘 활동과 참여의 구체적인 측면을 중점으로 다룰 것이다. 이러한 중요한 발달상의 도전에는 의사소통, 대인관계, 교육의 주요 생활 영역과 지역사회, 사회, 시민 생활 영역이 존재한다.

일상생활활동 Activities of daily living

기본적인 자기 관리 활동에서의 독립성은 보통 중기 아동기에 이루어진다. 학교에 입학하는 5세 무렵의 정상 발달 아동은 화장실 사용법을 배우고 식사 및 간단한 위생 처리를 스스로 하게 될 것이다. 아동은 일반적으로 스스로 옷을 입을 수 있지만, 종종 안전벨트나 옷 입기 과제의 다른 측면에 도움이 필요할 수 있다. 이 장에서는 일상생활활동의 숙달, 도구적 일상생활활동(IADLs) 능력의 출현, 가정 밖에서 폭넓은 사회활동에 참여할 수 있도록 하는 놀이 및 사회적 상호작용 기술의 발달에 대해 다룰 것이다.

Rodger와 Ziviani(2006)는 일상생활에 할당되는 시간이 연령과 문화 그룹에 따라 크게 다르다는 점에 주목했다. 일반적으로 아이들이 성숙함에 따라 그들은 기본적인 일상생활활동에 더 적은 시간이 소요된다. 비록 아동은 새로운 일상생활 기술을 거의 발달시키지 않지만, 아동의 이러한 기술 수행은 그들이 성숙함에 따라 더 정교해진다. 표 13-2는 초기 학령기부터 청소년기까지의 서구 문화에서 흔히 볼 수 있는 일상생활 기술 수행의 향상을 보여준다.

암으로 치료를 받고 있는 엘리어스는 오랜 기간 동안 질병으로 인해 돌아다니지 못하게 될 것이다. 이것은 새로운 역할과 새로운 일상생활활동 기술을 탐색하는 능력에 방해가 될 뿐만 아니라 일부 퇴행을 초래할 수도 있다. 고통과 피로에 대한 대응으로 성인 간병인들은 엘리어스가 스스로 해왔던 일들을 대신 해줄 것이다. 이러한 일들은 그를 보살피고 도와줄 수 있는 자연스러운 방법이다. 비록 이것이 양육의 한 형태일지라도, 엘리어스가 스스로 무엇을 할지 여부를 결정하는 것은 매우 중요할 것이다. 만약 성인 간병인을 갖는 것이 사생활의 상실이나 독립성의 상실로 인해 불편하게 느낀다면, 이러한 일들을 부분적으로나마 엘리어스 스스로 할 수 있도록 여러 과제를 수정하는 것을 모색하는 것이 최선일 것이다. 비록 이것이 신체적으로 필요하지 않을 수도 있지만, 이러한 시도는 엘리어스에게 중요한 정서적 지지를 제공할 수도 있다.

의사소통 기능 Communication function

일반적으로 발달하는 아동에게, 의사소통의 발달은 아동의 인지 능력 발달과 유사한 표현성, 수용성 언어 기능의 발달을 포함한다. 중기 아동기에 아동은 다양한 관련 질문들과 함께 건설적인 대화에 참여할 수 있다. 아동의 대화는 어른과 이성인 구성원들과 교류하기 위한 예의와 전통을 포함하여 문화적으로 규정된 규칙을 반영하여 설계된다. 아동은 사회적 맥락에 대한 경험과 이해를 습득하며, 중기 아동기 후반에 이르러서는 은유, 수수께끼, 말장난을 이해하도록 하는 단어의 이중에 대한 의미를 파악하기 시작한다(American Speech and Hearing Association, 2012).

중기 아동기의 아동은 또한 대화를 시작하고 지속하는 데 능숙해진다. 이 시기에 아동이 배우는 기술 중 하나는 자신을 소개하고 대화에 "아이스 브레이커즈"를 써서 대응하는 방법이다. 아이스 브레이커즈는 사람들을 대화로 이끄는 매력적이거나 재미있는 이야기이다. 아이스 브레이커즈는 자신이 응원하는 팀의 유니폼을 입는 것만큼 간단해

표 13-2 자조 활동 기술의 발전

일상생활활동 과제	중기 아동기	청소년 이전
목욕하기/샤워하기	부모의 독촉으로 목욕과 샤워를 함. 초기에는 부모가 지켜봐야 할 수 있음	독립적으로 스스로 목욕과 샤워를 수행함
식사하기	익숙한 식사 도구로 모든 종류와 식감의 음식을 먹을 수 있음	변화 없음
머리 손질	효과적으로 머리를 빗을 수 있음	효과적으로 머리를 감고 빗고 멋을 낼 수 있음
식사 준비	시리얼이나 샌드위치 같은 간단힌 차가운 음식을 준비할 수 있음	여러 요리를 시도하지만 완전히 요리를 아직까지는 완성하지는 못함
옷 입기	독립적으로 옷을 입고 벗을 수 있음. 초기에는 신발 끈을 묶고 발에 딱 맞게 신기 위해서는 도움이 필요할 수 있음. 환경에 맞는 의상을 선택하기 위해서는 부모의 도움이 필요	독립적으로 옷을 입을 수 있음. 날씨나 환경에 맞는 옷을 입을 수 있음. 옷 선택을 통해 자신의 의상 선호도에 대한 감각이 발달됨
개인위생	기초적인 개인위생과 화장실 쓰기 과제를 독립적으로 해낼 수 있음	문화와 성별에 기초한 새로운 능력을 습득. 즉 데오드란트, 치실, 화장하기를 시도할 수도 있음
의사소통/안전	중요한 정보를 전달하고 믿을 만한 어른에게서 도움을 요청할 수 있음. 부모님과 휴대전화로 연락을 주고받는 것을 기억함 번호를 눌러서 통화를 시도할 수 있음(단축 번호 없이)	부모보다 또래 친구와 의사소통하는 것을 선호 문자를 사용하는 능력이 발전되며 컴퓨터로 읽는 능력이 향상됨
개인 물품 관리	안경, 콘택트렌즈, 보청기, 보조기와 같은 보조도구를 감독 하에 관리할 수 있음	지도와 연습을 통해 안경, 콘택트렌즈, 보청기, 보조기와 같은 보조도구를 스스로 관리할 수 있음
수면/휴식	부모의 감독 하에 잠 잘 시간과 일어날 시간을 관리하도록 독려 받음	스스로 아침에 등교하기 위해 일어나는 책임을 짐. 밤에 자도록 지속적으로 독려받을 수도 있음

서 다른 팬이 서로 응원하는 팀에 대해 어떻게 생각하는지 자유롭게 의견을 나눌 수 있다. 아이스 브레이커즈는 농담을 하거나 유도 질문을 하는 등 좀 더 의도적일 수 있다. 아이들은 대화를 시작하고 지속하는데 있어서 주변 어른들의 전략을 모델로 삼고, "아이스 브레이킹"뿐만 아니라 대화의 진행을 중단하고 싶은 충동을 조절하는 기술을 습득한다.

성인 남녀에 대한 연구에서는 남성이 직설적이고 강압적으로 말을 하고 다른 사람을 방해하는 경향이 있다. 여성들은 다른 사람들의 생각에 대한 지지를 표명하고 그들의 말에 동의할 가능성이 더 높다(Shinn & O'Brien, 2008). 이러한 성별 차이는 부모들이 다른 어른들과 그들의 자녀들과의 의사소통에서 분명히 나타나지만, 최근의 연구에서는 학령기 아동들 사이의 의사소통 패턴에서 일관된 성별 차이가 나타나지 않았다. Shinn과 O'Brien(2008)은 "최근 연구에서 성별 차이가 거의 나타나지 않은 것은 중기 아동기의 아동들이 성 역할의 초기 고정관념에서 벗어나 아직 성별로 강하게 구분되는 것을 경험하지 못했기 때문일 수 있다"고 언급했다(p. 66).

아동의 사회적 경험이 학교 환경에 노출되면서, 아동은 그들의 의사소통을 듣는 사람에게 맞추는 법을 배운다. 아동은 선생님, 반 친구 그리고 다른 어른들에게 적절하게 말하는 것을 배운다. 성별 간 의사소통의 차이는 분명하지 않을 수 있지만, 또래집단 내에서의 의사소통에는 차이가 존재한다. Murphy와 Faulkner(2006)는 인기 있는 소녀들이 지시, 자세한 반대 의견과 설명, 규칙 상기 그리고 구체적인 해명 요구를 할 가능성이 가장 높다는 것을 발견했다. 인기가 없는 소녀들은 이러한 전략을 덜 사용할 것이다. 인기 있는 남자아이들과 인기 없는 남자아이들은 여자아이들 대비 중간 수준을 보였다. Murphy와 Faulkner(2006)는 또한 인기 없는 친구들보다 인기 있는 소녀와 소년 모두에게 더 높은 빈도의 의사소통 행위가 나타났다고 보고했다. 이 연구는 중기 아동기에 성별보다는 인기가 의사소통 패턴에 더 강한 영향을 미쳤음을 시사한다.

학교 환경에서 아동은 점점 더 글에 노출되고, 시간이 지남에 따라 더 많은 어휘와 글쓰기 의사소통 능력을 얻는다. 서면 의사소통의 어려움은 아동이 작업치료를 받게 되는 흔한 이유 중 하나이지만, 서면 의사소통은 근본적으로 언어에 기반을 둔 능력이라는 것을 기억해야 한다. 언어지연이 있는 아동의 손 기술을 향상시키는 것은 소근육 운동 조절을 향상시킬 수 있지만 반드시 서면 의사소통에 영향을 미치지는 것은 아니다.

학교 기능 School function

중기 아동기에 가장 영향력 있는 사회 제도 중 하나는 아동의 학교 환경이다. 대부분의 아동에게 있어 아동기는 집을 떠나 학교에 있는 긴 시간을 포함한다. 학교 환경에서 아동은 가족이 아닌 어른들과 다른 배경을 가진 사람들과 함께 경험을 쌓는다. 학교와 지역사회에서 다른 사람들과 함께 어울리는 경험을 통해 아동은 자기 정체성과 자아개념을 얻는다. 학교생활에 참여함으로서 아동은 학교와 관련된 의무와 특권을 배우고, 수업 자료로 학습하는 법을 배운다. 아동은 또한 선생님들의 지시를 받아 다른 학생들과 협력하는 법을 학습해야 한다.

사람 간의 관계 Interpersonal relationships

중기 아동기 동안 아동은 외적인 신체적 특징을 넘어서는 정체성을 형성하기 시작한다. 또래와의 교류에서 아동은 자신의 능력과 행동을 다른 사람들과 비교하고 평가하기 시작한다. **사회적 참조(social referencing)**라고 불리는 이러한 비교로부터 아동은 애매한 상황에 대처하기 위한 수단을 발달시킨다. 사회적 참조는 영아기의 아기들이 무엇을 해야 할지 스스로 결정하는데 도움을 주기 위해 다른 사람들의 표정을 살펴보는 것으로 처음 나타난다. 아동이 학교에 다닐 무렵, 아동은 새롭고 낯선 상황에서 다른 사람들의 행동을 모방하는 법을 배운다. 이것은 그들이 문맥과 상황에 따라 대인관계와 사회적 교류로 쉽게 전환할 수 있는 전략을 갖도록 한다. 발달학적으로 차이가 나는 아동은 자신의 강점과 약점 그리고 자신의 손상이나 발달상의 차이가 주는 장기적인 영향에 대해 추측하기 위해 사회적 참조를 사용할 수 있다. 엘리어스는 자신을 대하는 그의 반 친구들의 반응을 관찰할 것이고, 이러한 반응들은 그의 자아개념의 변화를 촉진시킬 것이다. 마찬가지로 엘리어스가 의족을 착용하고 학교로 복귀한다면, 그의 반 친구들은 엘리어스에 대한 그들의 반응을 살피기 위해 서로와 학교의 어른들을 쳐다볼 것이다. 사회적 참조는 환경에 적절한 자아개념의 발달과 사회적으로 용인될 수 있는 행동을 결정하는 데 중요한 영향을 미친다.

사회적 참조와 관련된 것은 **사회적 지식(social knowledge)**이다. 이 연령대 아동은 또래 관계를 이해하는 것이 매우 중요하다. Dodge, Murphy와 Buchsbaum(1984)은 이 부분을 개척하였고 사회적 지식의 5단계를 설명하였다.

1. 사회적 단서 해석
2. 사회적 단서 이해
3. 반응 찾기
4. 최적의 반응 선택
5. 행동하기

사회적 지식은 교우 관계, 교실 협력, 우정, 공격성의 모든 측면에 관여한다. 중기 아동기까지 아동은 신체적 장애에 대한 반응에 대해 조심하는 법을 배웠다. 비록 학령전기 아동들이 다리를 절단한 사람에게 쉽게 다가가 "다리를 어디에 뒀니?"라고 물을 수도 있지만, 중기 아동기의 아동들은 조용히 있고 사람들이 자신을 관찰하지 않는다고 느낄 때에만 그 장애인을 쳐다볼 가능성이 더 높다. 절단 수술을 하는 것이 불행하고 바라던 바가 아니라는 사회적 지식은 엘리어스가 복학하고 또래집단에 참여하는 것을 더욱 어렵게 만들 것이다. Dodge(2003) 등에 의하면 사회적 지식에 대해 20년간 연구해 온 결과 사회적 지식이 경쟁과 우정을 형성하는 데 영향을 준다고 하였다. 그들은 학우를 거부하는 것은 경쟁이나 공격으로 발전하게 되며 이러한 경향은 특히 남자 아동에게서 많이 보인다고 하였다. 그림 13-8은 다양한 연령대의 성공적인 사회적 관계와 우정 형성에 대하여 설명하고 있다.

친구와 학우들은 중기 아동기에 중요한 영향을 끼친다. 친구들은 정서적 지원, 사회적 지식, 향상된 의사소통 기술을 제공한다(Yu, Ostrosky, & Fowler, 2011). 아동은 초기 우정에서 정서적 자기 규제, 의사소통 기술을 배우고 사회적 지식을 얻는다(Guralnick, Neville, Hammond, & Connor, 2007). 우정은 소속감과 안전감을 제공하고 학교에 적응하는 스트레스와 증가하는 사회적 기대를 감소시킨다(Rubin, Bukowski, & Parker, 2006). 또한 중기 아동기 동안 또래들과의 협력과 친밀한 우정은 지속적인 행복

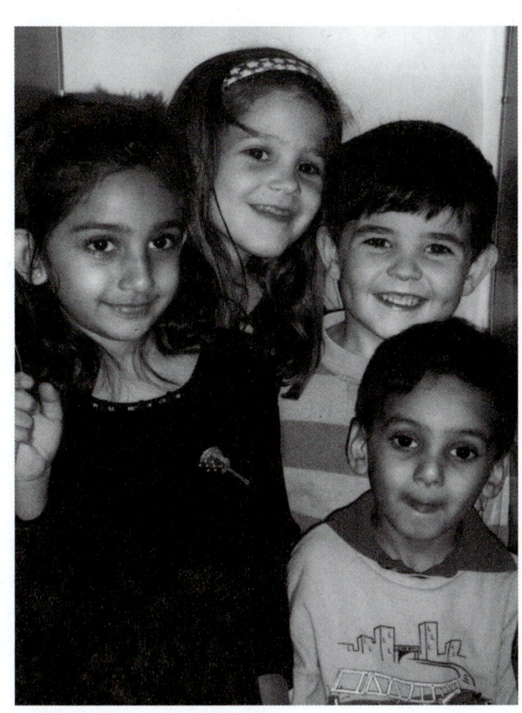

그림 13-8 다양한 연령대의 아동들은 성공적으로 사회적 관계와 우정을 형성시킬 수 있다.

과 복지와 관련이 있다(Berndt, 2004; Holder & Coleman, 2009).

학령전기의 우정은 변화할 수 있고 서로에 대한 접근성에 의해 주로 결정된다. 중기 아동기 동안의 우정은 부모에 의해 계획된 "놀이 약속(playdate)"이나 교사가 배정한 역할에 기초하지 않고 자발적인 관계에서의 상호간 애정에 근거하기 때문에 더욱 어른스러워진다(Bowker, Rubin, Burgess, Booth-LaForce, & Rose-Krasnor, 2006).

이 시기는 "요새"에서의 놀이, 비밀 은신처, 여름 캠프, 클럽을 포함한 또래들과 함께하는 환경이 매우 중요하다. 중기 아동기 동안 아동들은 어른과의 교류에서 흔히 볼 수 있는 규칙과 다른 독특한 또래 문화를 발달시킨다. 의사소통에 관한 이전의 논의에서, 인기에 기초한 특정 연령대 특유의 의사소통 패턴은 이러한 또래 문화를 반영한다. **사회적 역량(social competence)**은 유머, 비언어적 행동의 읽기, 사회적 관습의 이해와 같은 사회적 기술의 매끄럽고 절차에 맞는 적절한 사용으로 나타난다(Feldman, 2011). 즉 사회적 역량은 인기와 관련이 있다.

아동의 성장하는 사회적 네트워크와 관련된 마지막 구조는 사회적 자본이다. **사회적 자본(social capital)**은 사회적 네트워크 내에서 가치 있는 실질적 자원의 존재(또는 부재)로서 자원과 관련된 대우를 소유자에게 제공할 수 있다. 예를 들어, 가족이 승마 학원 사업을 하는 어린 소녀는 반 친구들 사이에서 말을 좋아하는 친구로 평가될 수 있다. 예쁘다는 것, 운동적인 것, 외향적인 것 또는 문화에 의해 평가되는 자연적으로 발생하는 다른 속성들은 사회적 자본이 될 수 있다. 사회적 자본은 통화(currency)의 일종으로, 다른 사람들이 자신의 사교 공동체에 속하고, 친구가 되고 싶어 하게 만드는 사회적 가치이다. 따라서 사회적 자본은 친구를 만드는 기회를 증가시킬 수 있다.

15장에서는 아동기에 장애를 갖는 것과 관련된 문제가 논의될 것이다. 많은 장애아들의 흔한 경험 중 하나는 그들이 많은 종류의 사회적 자본에 접근할 수 없다는 것이다. 사회집단에 받아들여지기 위해서는 더 열심히 노력해야 한다는 것을 의미한다. 정상 발달을 하지 못하는 아이들이 어떤 형태든 사회적 자본을 개발하도록 돕는 것은 이러한 아이들과 함께 일하는 치료사들이 중요하게 고려해야 할 사항이다. 사회적 자본은 대부분의 학생들이 컴퓨터를 가지고 있지 않을 때 태블릿 컴퓨터는 학교 교실에서 의사소통을 돕는 수단이 될 수도 있다. 사회적 자본은 스포츠 팀이나 레크리에이션 활동과 같은 공동체 내 관심사에 대해 능숙하게 말할 수 있게 한다. 사회적 자본을 구축하거나 개발시키는 방식으로 이루어지는 치료 활동은 치료 중재가 학교와 지역사회 환경에 미치는 긍정적인 영향을 키우는 데 도움이 될 수 있다.

주요 생활 영역 Major life areas

"활동과 참여"의 ICF 범주는 교육, 업무, 고용에 종사하고 금전 거래를 수행하는 데 필요한 업무와 행동을 수행하는 활동에 초점을 맞춘 하위 범주를 포함한다. "주요 생활 영역"이라고 불리는 이 범주는 아동이 가정환경에서 학교와 지역사회로 이동함에 따라 관심을 갖게 된다(WHO, 2001).

학교에서의 과제 및 요구 School tasks & demands

공교육의 초점은 학문적 기술을 습득하는 것이지만, 아동은 학교환경에서 다른 중요한 기능적 기술이 많이 발달된다. 아동들이 학교를 통해 발달함에 따라 교사들의 지시는 감소하고 그들의 과제와 시간을 독립적으로 관리해야 하는 요구가 더 커진다. 비록 많은 관심이 학교의 학문적인 부분에 집중되어 있지만, 학교 교과과정은 종종 수학, 독서, 과학과 같은 과목에는 매우 구체적이면서도, 학교 참여에 대한 공식적인 교과목표를 제공하지 않는다. 학교 참여는 교육 환경에서의 교류, 효과적인 구성 전략, 실험 활동에 대한 참여 및 학우와의 교류를 포함한다. 자가 관리 기술 습득의 순서 및 시기는 개인마다 크게 다르지만, 11세가 되면 표 13-3에 나타난 바와 같이 대부분의 아이들은 자기 관리, 이동성, 사회적 기능을 한다.

학교에서의 활동 수행 School activity performance

중기 아동기에 자세 조절(postural control)은 작업을 수행하기 위해 몸통 조절과 균형(trunk control and balance)이 포함되어야 한다. 균형 기술은 스포츠나 체육을 수행하는 데 좀 더 자주 나타난다. 춤, 체조, 무술, 단체 스포츠를 하는 동안 특히 발달한다. 학령기 아동은 물건을 잡기 위해 손을 뻗는다. 뻗기 활동은 마루 위에 있을 때, 책상에 있을 때, 학교 식당의 계산대를 가로지를 때 필요하다. 중기 아동기에 양쪽 협응(bilateral coordination) 기술이 성숙하고 기민성(dexterity)이 증가하며 손 안 조작기술(in-hand manipulation)이 향상되는 것은 학생들이 연필을 바로 잡고 이동하며, 조미료 포장을 열고, 악기를 다룰 능력이 발달하는 것으로써 확인할 수 있다. 이 새로운 기술은 계속 의식적일 수 있지만, 습관이 되어 더 이상 인식하지 않아도 자연스럽게 수행된다.

많은 복합된 양손 기술(bi-manual skill)이 학교 환경에 필요하다. 이러한 기술은 물건을 들거나 상자에 가득 찬 물건을 들 때, 문을 열고 닫을 때, 줄을 서서 이동할 때, 정확한 시간에 필요한 물건을 모을 때, 책을 넣은 가방을 들 때, 깨지기 쉬운 물건을 운반할 때 필요하다.

학교 환경에서 아동은 잘 발달된 우세 손과 손가락 기민성이 기대된다. 쓰기는 대부분의 학업 프로그램의 일부이며, 10~11세 아동의 교실에서는 긴 단락과 에세이를 쓸 수 있는 운동 기술과 근력을 일반적으로 기대할 수 있다. 그림 13-9에서 보이는 바와 같이 많은 아동이 쓰기를 배우고 문자를 쓰는 시기에 컴퓨터를 사용하기 시작한다. 아동은 컴퓨터 자판을 치기 훨씬 전부터 마우스와 게임 컨트롤러(game controller)를 사용하게 된다. 키보드를 보지 않고 자판을 치는 것을 일반 교육 과정에서 가르치고 있지는 않지만, 자판을 효과적으로 치기 위한 촉각 운동 인식(tactile kinesthetic awareness)이 필요하며 중요성이 계속적으로 증가하고 있다.

규칙적 일상생활 수행 Carrying out daily routine

8세에 이르러 아동이 학교생활에 참여하는 것은 규칙적인 일상생활의 일부가 된다. 아동은 초기 아동기에 간단한 일

표 13-3 중기 아동기 이동성과 사회적 기능의 발달

이동성	사회적 기능
다양한 상황 및 거칠고 고르지 않은 지면에서 효과적으로 서고 앉기를 효과적으로 할 수 있음	구두 지시에 대해 이해하였음을 표현하고 분명한 의미를 가지고 타인에게 정보를 전달할 수 있음
승용차 및 버스와 같은 차량을 타고 내릴 수 있음	적어도 30분 동안 또래 친구와 한 가지 과제를 함께 수행할 수 있음
복잡한 복도나 야외에서 같은 속도와 거리로 움직일 수 있음	다른 사람과 함께 놀이 활동을 계획할 때 친구의 선호와 관심을 고려함
방에서 방으로 의자와 같은 큰 물건을 옮길 수 있음	가정에서 충분한 안전 인식을 보여줌
일상 환경에서 계단이나 사다리를 사용할 수 있음	도움 없이 익숙한 지역의 다양한 환경에서 독립적으로 기능할 수 있음
주택 또는 아파트의 일반적인 문을 열고 닫을 수 있음	학교에서 자신의 행동을 통제하고 문제될만한 행동을 피함
사방치기, 줄넘기 또는 다른 뜀뛰기 놀이를 할 수 있음	경쟁하는 보드게임 그리고 규칙에 따르는 놀이를 할 수 있음
스포츠 참여와 같이 장시간 강도 높은 신체활동에 참여할 수 있음	어른의 도움 없이 전화, 컴퓨터, 휴대폰으로 친구와 의사소통할 수 있음

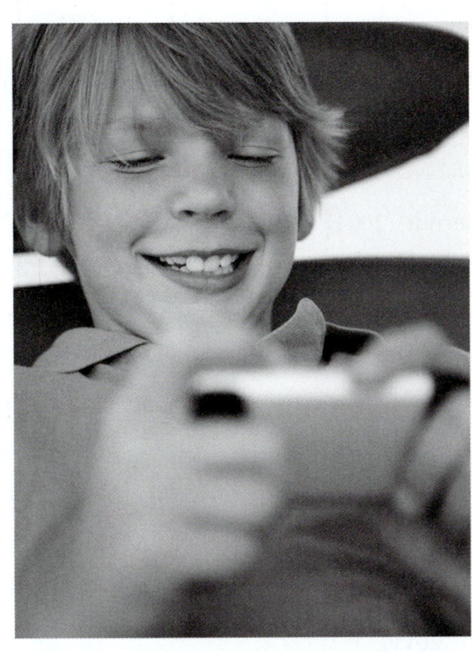

그림 13-9 문자와 많은 게임 시스템은 고도의 손가락 기민성이 필요하다. 부모의 도움 하에 문자 쓰기와 소셜 미디어 사용은 아동의 문해력을 강화시킬 수 있다.

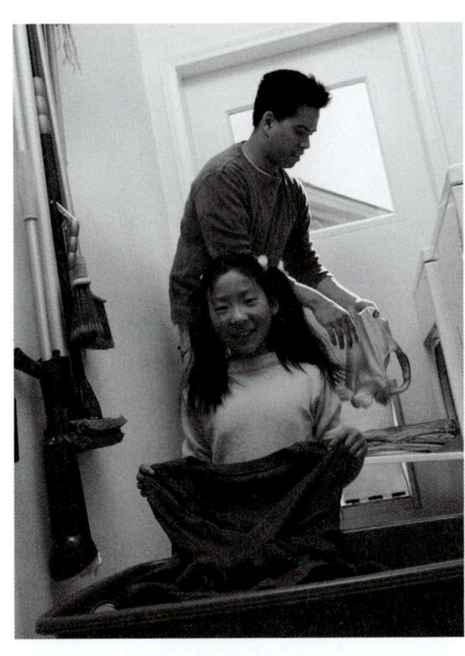

그림 13-10 도구적 일상생활활동 능력은 중기 아동기에 연습과 감독을 통해 발생된다. 연습, 감독과 함께 아이들이 이러한 과제를 수행하는 능력들이 다양해진다.

상생활을 배우기 시작하고, 독립적으로 과제를 시작하고 완성하기 위해 시간과 재료를 조직화한다. 이러한 기술을 향상시키기 위해서는 다양한 사고를 발달시켜야 하는데, 여기에는 추상적 사고, 일반적 사고 등이 영향을 미친다. 또한 환경의 새로운 특성을 고려하고, 과제를 수행하는 데 어떻게 영향을 미치는지 알아야 한다. 많은 일상생활을 기계적인 방법으로 배우는 동안 그들이 정보를 다루거나 새로운 특성을 해석하고 스스로가 직면한 문제를 풀지 못한다면 이전에 배웠던 상태로 고립될 것이다. 더 높은 단계의 정신적 조작은 중기 아동기에 나타나 어른이 될 때까지 나타난다.

많은 도구적 일상생활활동(instrumental activities of daily living; IADL)은 이때 나타나게 된다. 이 나이의 대부분의 아동은 집안일과 교실에서의 일을 돕는다. 처음에는 어린 소녀가 그림 13-10에서 아버지의 세탁을 돕는 것과 같이 보조로 일하며, 사춘기 이전까지는 몇 가지 독립적인 IADL 기술을 보유한다. 아이들은 집안일을 하기 시작하고, 또한 자신들의 돈을 얻기 시작한다. 중기 아동기의 아동들은 돈 관리, 계획, 쇼핑하는 법을 배우기 시작한다.

오늘날의 젊은이들은 휴대전화/인터넷 사용능력을 일상생활에 필수적인 기술이라고 생각한다. 휴대전화는 이제 대외적 의사소통의 필수품으로 여겨지며, 우정을 발전시키고 유지하는 도구로 생각된다. 휴대전화는 정교한 손가락의 기민성뿐만 아니라 전화기를 충전시켜 놓고, 전화기를 가지고 다니고, 문자 메시지를 보내고, 메시지를 확인하고 그리고 다른 전화기 유지 관리를 위한 계획 능력과 기억력을 필요로 한다. 이러한 새로운 IADL은 학령기의 아동들이 또래들과 효과적으로 기능하도록 돕기 위한 전략을 계획할 때 고려되어야 한다.

9~12세 사이에 대부분의 아동들은 애완동물을 완벽히 돌보고 가정과 지역사회에서 자잘한 일을 책임지는 개인적 책임감과 진취성을 발달시킨다. 중기 아동기가 끝날 때쯤 정상적으로 발달한 아이들은 돈을 관리하고 거스름돈을 챙길 수 있다. 또 다른 IADL은 애완동물을 보살피는 것을 책임질 수 있는 능력이다. 그림 13-11에서 한 어린 소녀가 말과 함께 포즈를 취하고 있다. 그녀는 타는 것뿐만 아니라 말을 돌보는 것도 배웠다.

7장에서 장애인을 돕는 봉사 동물에 대해 소개했다. 대부분의 기관들은 12세 이하의 아동들에게 봉사 동물을 제공하지 않는데 아직까지 동물을 돌보고 훈련시킬 만큼 성숙하지 않았기 때문이다.

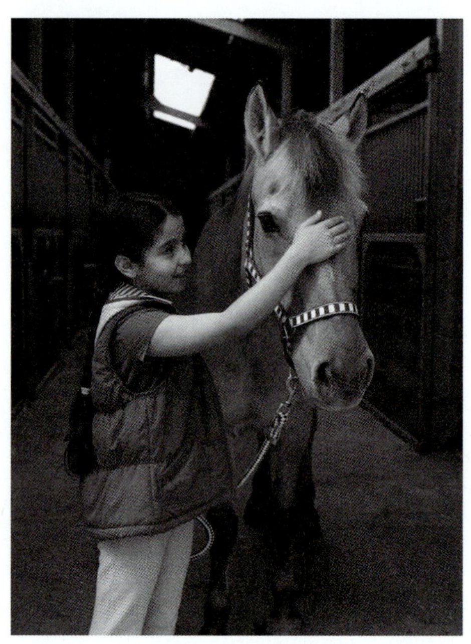

그림 13-11 아동은 자신의 일상생활에서의 많은 기회를 통해 배운다. 이 소녀는 승마 스포츠를 통해 사회적 · 신체적 능력을 습득하는 동안 동물을 책임지고 관리하는 법을 배운다.

놀이와 여가 Play and leisure

여가(leisure)란 자기 지시와 자아 발견을 포함하는 학교, 직장, 집안일로부터 떨어져 보내는 자유 시간이다. 작업에 참여하는 능력이 커짐에 따라 아동은 우선 여가 시간을 즐길 수 있게 된다. 정상적으로 발달한 아동들의 여가 활동들 중 많은 것들이 여러 형태의 놀이를 포함한다. 12장에서 설명한 바와 같이 놀이는 개인이 참여하는 자기 주도적이고 즐겁고 스스로 동기부여가 되는 활동이다. 놀이는 흔히 아이들의 일이라고 여긴다. 영화 등에 나온 영웅이나 캐릭터 인형을 위한 대본 또는 종이 성 등의 놀이를 하는 동안 어떠한 것을 만들 때 아이들은 "향후 능력을 위한 인지적 체계"를 구축한다(Gauntleett & Thomsen, 2013). 유희는 인지발달, 정서적 행복과 밀접한 관련이 있다. 놀이는 12장에서 소개된 언어와 다른 표현 능력의 발달에 중심적인 역할을 한다. 또한 놀이를 위한 교류는 인지 능력과 자기 규제 능력의 발달을 돕는다(Whitebread, 2010). 중기 아동기의 놀이에는 12장에서 설명한 모든 형태의 놀이가 포함되지만 스포츠, 자연탐사, 비구조적인 여가 시간의 영역도 포함된다. 중기 아동기의 놀이 활동은 성별에 따라 매우 구분된다. 놀이 환경에서는 소년과 소녀들이 서로를 적극적으로 피할 수 있다. 이러한 성별 분리는 이 연령대 대부분의 인간 사회에서 발생한다(Feldman, 2011). 이러한 분리는 우정의 패턴이 동성 간에 쉽게 친구가 되는 경향이 있고, 놀이에서의 성별 차이가 명백해진다는 것을 의미한다(Berndt, 2004). 소년들은 더 넓은 친구 네트워크를 가지고 있고, 무리를 지어 노는 경향이 있으며, 거칠게 치고받는 놀이에 더 많이 참여하는 경향이 있다는 점은 지속적으로 보고되었다. 남자아이들의 게임은 종종 승자와 패자가 있고, 그룹 내에서는 계층과 지배를 위해 싸운다. 논쟁은 종종 이러한 게임의 일부분이다. 소녀들은 상대적으로 동등한 지위를 가진 한두 명의 "절친한 친구'에게 집중하는 경향이 있다. 소녀들의 놀이는 경쟁보다는 타협으로 해결되는 등 평등하고 규칙 중심적이지 않은 경향이 있다(Feldman, 2011).

물건을 가지고 노는 것은 중기 아동기 동안 기술 발달 도구로써 지속적인 효과가 있지만, 다루는 물건도 복잡해지고 물건을 다루는 방법도 더욱 정교해지며 종종 미술 재료나 쌓기 블록과 같은 개방형 구성 도구(constructional tools)를 이용한다. 물건을 가지고 노는 것은 어른들이 주도하는 놀이일 수도 있고 아닐 수도 있다. 흥미로운 미술재료나 변장할 수 있는 옷을 제공함으로써, 성인들은 원하는 특정 놀이 활동을 이끌어낼 수 있다. 모든 형태의 놀이 중에서도 특히 사물놀이를 통해 아동들은 그들 주변의 세계와 문화에 대한 이해를 높이며, 창의성을 나타낸다. 창의성은 새로운 게임, 문제에 대한 해결책, 예술적 표현 등 새로운 것을 만들거나 만들어낼 수 있는 능력이다. 창의성은 놀이와 마찬가지로 스스로 동기부여가 된다.

Gauntlett과 Thomsen(2013)은 창의성의 세 가지 요소인 놀이, 만들기, 공유하기에 대해 설명한다.

현대 도시화된 사회에서 놀이는 창의성에 도움이 되지 않는다는 우려가 존재한다. 놀이는 위험을 회피하려는 사회의 발전, 자연으로부터의 인간의 분리 그리고 조기 교육에 초점을 맞추는 등 몇 가지 요인에 의해 제한될 수 있다. 어떤 경우에 아동들은 학교 일과와 함께 고도로 구조화된 일과를 보내는데 이는 스포츠나 다른 곳에서 기술을 쌓기 위해 선택된 일련의 체계화된 방과 후 활동을 포함한다. 비록 중기 아동기 동안 아동은 스스로 일정과 자신의 활동을 계획할 수 있고 또 그에 대한 관심을 가지고 있지만, 많은 부모들은 "최고" 혹은 더 실용적으로 부모들이 일하는 동안 그들이 보호받는 것을 보장하기 위해 그들의 활동을 계속해서 조직한다. 창의적 놀이 활동에 참여하는 것은 향후에 인생에서 비판적 사고와 인지적 유연성을 돕는다고 여겨진다(LaMore et al., 2013).

가상 놀이 Virtual play

가상 (디지털) 놀이[virtual (digital) play]는 여가(학교나 학습 활동보다는)의 한 형태로 선택되는 디지털 기술 활동을 포함하는 놀이이다.

점점 더 많은 아동들이 디지털 기술을 이용해 놀이를 한다. 이 기술들은 쌍방향일 뿐만 아니라 온라인 게임과 같이 이전에는 불가능했던 유형의 놀이도 가능하게 하는데, 즉 또래집단들은 대규모 멀티플레이어 온라인 게임(MMO라고도 한다)을 통해 자신의 집에서 서로 교류할 수 있다. MMO는 다수의 플레이어를 동시에 지원할 수 있는 멀티플레이어 게임 형식이다. 이러한 게임은 개인용 컴퓨터, 비디오 게임 콘솔 또는 스마트폰을 포함한 대부분의 네트워크가 가능한 플랫폼에서 찾아볼 수 있다. TV를 시청하는 수동적인 경험과 달리 이러한 MMO들은 플레이어가 서로 협력하고 경쟁할 수 있도록 해주며, 그들이 대면 게임에 참여하는 것과 동일한 사회적 행동 기술을 연습하게 한다. 이러한 MMO들은 개별적으로 참여할 수 있지만 종종 사회적이고 공동체적이며 거의 항상 경쟁과 지적 도전을 제공한다.

게임기기와 스마트폰은 이 연령대에서 매우 흔한 놀이 및 사회 플랫폼이다. 아동은 이러한 자동차, 대중교통, 놀이터를 포함한 대부분의 활동환경에 게임기나 스마트폰을 들고 간다. TV와 DVD 시청은 많은 학령기 아동들이 선호하는 주요 가상 여가의 유형이 되었다(McHale, Couter, & Tucker, 2001; Wright et al., 2001). 이러한 활동은 수동적인 형태의 오락이며 상호 교류나 창조적 요소가 포함된 놀이로 생각해서는 안 된다.

규칙이 있는 게임 Games with rules

"규칙이 있는 게임(games with rules)"으로 설명되는 놀이의 형태는 광범위하며, 사회활동뿐만 아니라 혼자 놀기도 포함된다. 게임은 유희적일 수도 있고, 운동 경기나 학습 경쟁의 일부일 수도 있는 체계적인 활동이다. 게임은 심지어 단독 게임, 둘 이상의 상대, 경쟁 그리고 승자를 결정하는 기준에 동의하는 규칙을 포함한다. 규칙은 다양성이나 변화의 지배를 받으며, 아동들은 종종 그들이 하고 싶은 게임으로 바꾸기 위해 규칙을 협상한다. 규칙이 있는 게임은 가상 또는 직접 대면할 수 있다. 이 시기 아동들이 광범위하게 참여하는 규칙이 있는 게임은 스포츠 범주에 속한다. 6~17세 사이의 아동들은 미국의 모든 연령대 중에서도 스포츠에 가장 많은 참여를 한다(Sporting Goods Manufacturers Association, 2013). 스포츠 참여는 건강한 생활양식을 뒷받침할 뿐만 아니라 스포츠맨십과 목표 중심적인 행동을 가르치는 데 있어 서구 문화에서 매우 중시한다. 스포츠는 연습의 가치 그리고 실패에 계속 부딪히는 경험에 대한 가치와 같은 유용한 교훈을 가르쳐준다.

이 장의 앞부분에서 언급한 바와 같이 이 연령대의 아동들은 신체적 능력이 뛰어나지만, 아직 미성숙한 골격계를 가지고 있다. 이는, 심각한 스포츠 부상은 앞으로 살아가면서 지속적인 영향을 끼칠 수 있다는 것을 의미한다.

자유 놀이 Free play

아동을 대상으로 한 자유롭고 비체계적인 놀이에 시간을 보내는 동안 학습과 창의성이 자극된다는 광범위한 근거가 존재한다(The Lego Foundation, 2010). 중기 아동기는 많은 아동들에게 비체계적인 시간을 보내는 것을 추구하는 특정 시기로 열정적이고 강박적인 관심을 가지는 시기이다. 이 연령대 아동은 일반적으로 동물 또는 스포츠에 큰 관심을 가진다고 알려졌다. 선호하는 취미 및 자유 시간 활동에 대한 여러 항목들이 존재하지만, 지역과 문화에 영향을 많이 받는 경향이 있다. Griffiths(2011)는 아동의 활동 선호도에 대한 연구에서 "일부 아동 표본 집단에서 나(연구원/어른으로서 역할을 하는 나)를 만족시키기 위해 역할자유 시간 동안 '특별한 무엇'인가를 해야 한다는 압박감을 느낀다고 했고 다른 친구들은 자신이 '아무것도 하지 않았다'고 멋쩍게 고백했다"고 덧붙였다. 이에 대해 그들은 아동들이 "시간을 보내는 '적절한' 방법이라고 생각하지 않는 흥미롭고 기발한 관심사를 드러냈다"고 전했다. 이러한 잠재적으로 "부적절한" 활동 선택의 예는 "사촌과 어울리는 것"이다. Griffiths(2011)가 함께 무엇을 했는지 물었을 때 처음 반응은 '아무것도 안 했다'였다가 서로 무서운 것들에 대한 이야기를 '했다'로 바뀌었다. Griffiths의 연구에서의 자유 활동에 대한 묘사는 타인(부모, 친구 등이 될 수 있음)과의 중요한 관계로부터의 교류, 가까운 물리적 환경에서의 상호작용 및 탐색, 실내 활동(예: 컴퓨터 게임) 및 야외 활동(단체 놀이, 캠핑, 걷기, 하이킹)을 포함하는 사교 놀이(social game)에서의 상호작용을 포함한다. 혼자 또는 단체이든 자유 놀이는 창의성 개발 및 학습 강화와 관련이 있다(The Lego Foundation, 2010).

환경적 배경 및 문화

Environmental contexts & culture

또래와 어울려 노는 상황에서 필요한 사회적 기술은 학교에서의 또래집단과 여러 활동을 계획한 교사, 코치 및 상담사와 함께 또래집단에서 상호작용할 때 필요한 것들이 다르다. 중기 아동기의 확장된 수행 영역은 아동을 새로운 환경 및 문화적 배경에 노출시킨다. 사회적 참조를 통해 아동은 또래집단과 우정을 활용하여 새로운 수행 환경을 탐색할 때 사회적 및 대인 관계 행동을 모델링한다. 어린 시절에 또래를 모델로 삼는 경향은 학교 환경에 통합되는데 가장 큰 도움을 주었다. 교육에 **통합(inclusion)**된다는 것은 아동의 강점과 약점에 관계없이 학교에 소속된 모든 학생들이 정규 학교 공동체의 일부라는 것을 의미한다. 인지장애 및 다른 발달상의 차이가 존재하는 아동이 정상적으로 발달하는 또래와 함께 있을 때 더 적절하고 긍정적인 사회적 상호작용을 발달시킬 수 있다는 이론적 근거들이 존재한다. 통합교육 실행은 많은 아동에게 사회적 행동의 개선을 가져온다는 여러 근거가 존재한다(Vogler, Koranda, & Romance, 2000). 하지만 이러한 근거의 대부분은 상당히 혼재되어 있거나 공공연히 부정적이다(Graham & Slee, 2008). 비록 통합교육이 본래 모든 아동에게 최적의 교육을 제공한다고 홍보되었지만, 정규 교실에 장애가 있는 아이들은 종종 사회적 상호작용이 적고 또래집단에서 교우관계가 부족하다는 근거 역시 존재한다(Cheney, Osher, & Caeser, 2002; Ridsdale & Thomps, 2002). 이러한 점은, 특히 청각장애, 자폐증 및 일부 유형의 학습장애를 가진 아동과 같이 비언어적 의사소통을 지각하는 능력이 손상된 경우에 해당된다(Stoutjesdik, Scholte, & Schwab, 2012). **괴롭힘(bullying)**과 집단 괴롭힘은 거의 85%의 여학생들과 80%의 남학생들이 적어도 한 번 이상 학교에서 어떤 형태의 괴롭힘을 경험할 만큼 중기 아동기에 흔하다(Feldman, 2011). 괴롭힘은 많은 것을 포함할 수 있고, 생애 과정 동안 언제든지 일어날 수 있지만, 대부분의 괴롭힘은 학교에서 일어난다. 괴롭힘은 특정 피해자에게 반복적으로 강요하거나 폭력을 행사하는 것을 포함하여 개인이나 집단에 의해 지속되는 공격적인 행동의 한 형태이다. 동료들의 보고서들은 괴롭힘이 때리고, 밀치고, 사람들을 위협하고, 사람들이 하기 싫은 일을 하도록 강요하는 것을 포함한다는 것에 동의한다(Boulton, Trueman, & Flemington, 2002). 이 연구에서, "학생들은 여전히 절반 이상이 '욕하기', '다른 사람에 대해 못된 이야기를 하는 것', '사람들의 소지품을 빼앗는 것'이 괴롭힘의 유형이라고 인정했다"(Boulton, Trueman, & Flemington, 2002, p. 353). 중기 아동기 동안 종종 외톨이인 아동들과 상당히 수동적인 아동들이 괴롭힘과 집단 괴롭힘을 당하기 쉽다(Feldman, 2011).

우정과 집단 괴롭힘의 패턴은 최근 모든 연령대의 아동들이 휴대전화와 인터넷을 폭넓게 사용하면서 바뀌었다. 사이버 폭력은 의도적으로 디지털 미디어를 사용하여 다른 사람에 대한 허위, 당혹 또는 적대적인 정보를 전달하는 것이다. 사이버 폭력은 이메일, 문자 메시지, "트위팅", 블로그, 비디오 메시지 그리고 소셜 네트워킹 서비스(SNS)에 포스팅하는 것을 포함할 수 있다. 사이버 폭력은 청소년과 젊은이 모두에게 자살과 다른 비극을 초래하기 때문에 대중의 관심을 받고 있다. 더 높은 연령대에 더 만연하지만, 사이버 폭력은 학령기 아동들을 돌보는 사람들에게 큰 우려가 되고 있다. Hannah(2010)는 전체 아동 및 청소년의 25~30%가 사이버 폭력을 경험한 것으로 추정했다. 다른 사람처럼 행동할 수 있기 때문에 사이버 폭력은 가장 익명인 형태의 괴롭힘이다(Bolton & Grave, 2005).

빈곤 Poverty

아동기의 빈곤과 신체적, 인지적, 사회적, 정서적, 행동적 문제에 대한 높은 위험 그리고 성인기 동안의 빈곤, 범죄 및 건강불균형 사이에는 상당한 상관관계가 존재한다(West Virginia Center for Budget and Policy, 2013). 빈곤은 아동이 많은 어려움을 겪을 가능성이 높고, 어떤 경우에는 놀

수 있는 기회를 감소시키기도 한다. 중기 아동기 동안 빈곤은 운동 능력을 떨어뜨리고, 더 많은 사고와 부상을 초래할 수 있다. 이로 인해 다른 건강 위험요소인 표준 이하의 영양소 부족으로 이어질 수 있다. 빈곤한 아이들은 특히 저학년일수록 학업성취도가 떨어지는 등 더 큰 인지적 어려움을 겪을 수 있다. 빈곤은 또한 높은 수준의 개인적인 스트레스와 관련이 있고, 아동이 정신건강 문제를 겪을 위험성이 높아진다. 빈곤의 정도가 커질수록 모든 문제 형태는 더 확실해진다(West Virginia Center for Budget and Policy, 2013)

성인의 사회적 배경 Adult social contexts

비록 또래와의 관계와 우정의 성장은 중기 아동기의 중심적인 발달 과제 중 하나지만 가족은 여전히 아동들에 대한 지지와 영향력의 중심에 있고 필수적인 원천으로 남아 있다. 이 장의 앞부분에서 언급한 바와 같이 아동은 혼자 있을 수 있는 기회와 그에 대한 관심이 증가한다. 그 아동들은 독립적으로 성장하고 있고 유치원에서처럼 세심하게 관리되지 않는다. 아동은 중기 아동기를 거치면서 부모에 의해 자신의 시간과 활동이 거의 완전히 통제되는 것에서 일상의 작업에 대해 자신의 통제력을 높이는 것으로 전환된다.

부모와 자녀 모두가 일상적인 행동에 대한 통제를 공유하는 이 시기를 **공동 규제(co-regulation)**라고 한다. 공동 규제는 한 사람(예: 아동)이 다른 사람의 행동(부모의 요구)에 대해 행동(영양이 풍부한 점심 식사)을 취하는 것을 말한다. 이에 대한 예로 아이는 부모의 지시에 응하지만, 학교에서 점심을 고르는 것은 부모의 선택이 아니라 실제로 자신의 선택이다.

학교, 스포츠, 커뮤니티 활동에 더 많이 참여하기 때문에, 학령기 아동은 그들의 부모 이외의 어른들로부터 영향을 받을 수도 있다. 이러한 상호작용의 대부분은 긍정적이지만, 이 시기 아동은 매우 쉽게 영향을 받으며, 성범죄자에 의한 희생자가 될 수도 있다. 비록 전자오락을 하는 시간과 내용 모두에서 주의가 요구되지만, 특히 인터넷 매체는 아동의 사회 발전을 위한 새롭고 긍정적인 기회를 제공했다. 인터넷 놀이의 매개변수(익명성, 상호작용성, 연결성)는 역할과 개인 정체성을 탐색하는 위협적이지 않은 형식을 제공한다(Maczewski, 2002; Subrahmanyam, Greenfield, Kraut, 2001). 특정 조건이나 특별한 관심사와 관련된 많은 단체들은 인터넷 사이트 및 웹 기반 포럼을 가지고 있다. 비록 인터넷에 대한 연구는 이 분야의 폭발적 발전을 따라잡지는 못했지만, 인터넷은 유사한 경험을 가진 또래집단을 대상으로 자기 표현과 친구를 위한 포럼을 제공할 수 있을 것으로 보인다(Jones, Zahl, & Hws, 2001).

요약

중기 아동기는 가정을 넘어 자기 자신과 문화를 이해하는 것이 특징이다. 이 시기의 가장 큰 발전적 요구는 학교와 지역사회 환경에 대한 적극적인 참여와 관련이 있다. 아이들은 도구적 일상생활활동에서 독립성과 능력을 얻고 독특한 관심사를 발전시키기 시작하고 놀이와 취미를 통해 창의적으로 자신을 표현한다. 이 시기의 아동은 자신의 사회세계를 탐구하는 시기로, 휴대전화 사용과 소셜 네트워킹을 통해 그들에게 이용 가능한 가상 공동체를 점점 더 탐색한다. 아동이 가족을 넘어 더 넓은 세계로 나아가는 동안 그들은 괴롭힘, 스트레스 관련 문제 그리고 잠재적으로 스포츠 부상을 포함한 새로운 위험에 직면할 수도 있다.

발달상의 차이 및 장애를 가진 아동들은 그들이 다른 사람과 얼마나 다른지에 대해 더 관대한 어른의 척도보다는 엄격한 또래집단으로부터 그들 자신을 평가하는 법을 배우기 때문에 특히 더 어려움을 겪는다. 아동들이 사춘기에 접어들면서, 그들은 자기 자신에 대한 생각 그리고 곧 사춘기가 될 자신의 장점과 약점이 무엇인지에 대한 생각을 키워간다. 놀이와 학우들과의 우정에서 참는 법을 통해 아동은 자신이 속한 공동체의 복잡한 대인관계에서 협상하는 법을 배운다.

사례 1 (계속)

엘리어스는 1년간의 수술과 암 치료를 마치고 학교로 돌아갈 것이다. 의족 때문에 엘리어스는 학교에서 스포츠에 참여하는데 약간의 어려움을 겪을 것이다. 또 의족의 생김새 때문에 자의식이 더 강해져서, 자신의 모습을 뚜렷하게 드러내는 활동에 참여하기보다는 또래집단과 섞이려고 노력할 것이다.

도움이 되는 질문

생각해 볼 몇 가지 질문들:

1. 장기적으로는 엘리어스가 많은 스포츠를 할 수 있어야 한다. 당신은 이것이 지금 다뤄져야 할 문제라고 생각하는가, 아니면 그가 학교로 돌아갈 때까지 스포츠에 대해 생각하는 것을 단념해야 한다고 생각하는가? 그 이유는 무엇인가?
2. '소아 의족' 이미지 검색을 하면 다양한 종류의 인공 의족이 검색된다. 어떤 것은 실제 다리를 대체한 것으로 보이고, 어떤 것은 첨단 방비처럼 보인다. 어느 것이 더 나은가? 왜 이런 생각을 하는가?

사례 2

클로이

6세 반인 클로이는 태어날 때 허리뼈(L1/L2) 척수수막탈출증(myelomeningocele) 진단을 받았고 수두증 치료를 위한 션트(shunt) 수술을 받았다. 클로이는 20명의 학생으로 구성된 정규 1학년 반에 속해 있다. 그녀는 학교에서 화장실 사용과 점심 식사에 대한 도움을 받는다. 다른 아이들이 체육 수업에 참여하고 운동장에서 노는 동안 교실 보조원은 클로이와 함께 앉아 있다.

클로이는 엉덩이에서 무릎까지 오는 보행 보조기를 가지고 있는데 한 번씩 보조기를 학교에 차고 간다. 클로이는 학교에 기립대를 가지고 있고, 압력 경감 쿠션이 있는 휠체어를 타고 등교한다. 그녀는 통학을 위해 학교에서 중간 정도의 도움이 필요하고 집에서 욕조 이동을 위해 최대한 도움이 필요하다. 클로이는 의자에서 바닥으로 옮겨 앉을 수 있지만, 아이가 넘어지는 것을 걱정하기 때문에 충분한 설득 후에 가능하다.

클로이는 도움을 받고 옷을 입을 수 있지만 지퍼, 작은 버튼, 신발끈을 다루는 것에 계속해서 어려움을 겪고 있다. 그녀는 식사할 때 나이프와 포크, 숟가락을 사용할 때 조금씩 음식을 흘린다. 오렌지나 바나나 껍질을 벗길 수 없고, 밀폐 용기와 학교 우유곽을 여는 데 어려움을 겪는다. 클로이는 카테터 삽입을 받았기 때문에 대소변 관리를 위해 도움을 받는다 .

클로이는 학교생활을 즐기고 친구를 쉽게 사귀는 것으로 보인다. 그녀는 글쓰기 기술이 늦게 발달했고, 알파벳에서 일부 글자만 쓸 수 있다. 표준검사에서 클로이는 시각-공간 관계와 시각-순차 기억의 시각-인식 기술에 어려움을 겪었다. 비록 1학년 선생님이 클로이가 반 친구들과 함께 발전할 것이라고 확신했지만 클로이의 부모는 아이의 부족한 글쓰기, 독서, 수학 실력에 대해 걱정하고 있다.

클로이는 학교를 좋아하고, 그녀의 친구인 줄리와 함께 독서 그룹에 참여할 수 있도록 책을 더 잘 읽고 싶다고 말한다. 클로이와 아이의 부모는 아이가(특별교육이 아닌) 정규 교실에 참여할 수 있기를 바란다. 그녀는 학교 시스템을 통해 작업치료사와 물리치료사 모두를 추천받았다.

도움이 되는 질문

생각해 볼 몇 가지 질문들:

1. 선생님은 클로이가 학급 활동에 더 잘 참여하고 적응할 수 있도록 작업치료사와 물리치료사로부터 도움을 받는 것을 생각해냈다. 클로이를 돕기 위해 당신은 어떠한 생각을 할 수 있는가?
2. 그녀의 한계를 고려해 볼 때, 이들 한계 중 클로이가 정규 교실에서 학교 공부를 하는데 있어 가장 도움이 필요한 것은 무엇인가? 그 이유는 무엇인가?

학교생활의 어려움에 대해 말하다

HANNAH MCMONAGLE
아스퍼거 증후군 아동의 부모

오늘날 학교의 초점은 학업, 좋은 성적과 운동이다. 나의 아들 그레고리(Gregory)는 그러한 것들을 잘 한다. 그레고리의 경우 학업 성적은 훌륭하나 친구 만들기가 어렵다. 계획되지 않은 일이 일어나거나 경기에서 질 때, 그는 화를 내고 팔을 흔들면서 크게 운다. 선생님들은 그레고리가 비협조적이며 종종 참여를 거부한다고 이야기한다.

작년에 그레고리는 많은 전문가에게 검사를 받았고 아스퍼거 증후군(Asperger's syndrome)으로 진단받았다. 작업치료 평가는 그레고리가 학교에서의 어떤 과제에서 어려움을 겪고 있는지 알려주었다. 그레고리가 쓴 글은 읽기 어렵고, 말할 때 내용의 구성이 빈약하다. 또한 알림장(written instruction)의 일부분을 이해하지 못한다. 나는 그레고리가 학습장애가 아닌가 의심했다.

나는 그레고리의 학교에 특수교육 지원을 요청했다. 교장은 그레고리가 매우 높은 표준 점수를 받고 있는데 왜 특수교육을 원하는지 물었다. 나는 이 말에 매우 불쾌해서 내 생각에 학업은 단지 교육의 일부분이라고 생각한다고 말했다. 나의 관심은 전체적인 교육이다. 학교는 사회적 기술이 교육의 매우 중요한 부분이라는 것을 잊은 것 같다.

그레고리는 모든 것을 흑과 백의 관점에서 본다. 우리가 당연시 여기는 많은 사회적 표현을 그레고리는 이해할 수 없다. 예를 들면, '죽든 살든 알아서 해야 한다(sink or swim)'고 말하면 그레고리는 이것을 문자 그대로 해석한다. 어느 날 그레고리와 대화를 하던 중 "내가 죽을지도 몰라"라고 말하자 아이의 입이 크게 벌어졌다.

그레고리는 다른 사람에게 소개되었을 때 그를 마주보지 않고 아래를 보거나 먼 곳을 바라본다. 교회에 가면 형제가 아닌 누구와도 손을 잡지 않는다. 그가 당황하면 어떤 상황이라도 크게 소리를 지른다. 그레고리는 다른 아동과 대화를 시작하지 못하고 주변에 머무른다. 이런 상황이 여러 번 있고 나서야 대화에 참여하게 될 것이다.

그레고리의 성적은 우수하지만 집을 떠나서 자기 자신을 돌볼 수 있을까? 쇼핑을 하고, 다른 사람에게 때로 도움을 요청하며, 대학이나 직장에서의 사회적 기대를 잘 수행할 수 있을까? 아동을 생산적인 성인의 삶으로 이끌어 나갈 수 없다면 교육의 가치는 무엇인가? 왜 신체적 손상은 분명하지만, 학교에서의 사회적 환경에 어려움이 없는 아동은 제약이 눈에 보이는 않는 그레고리 같은 아동보다 특별한 도움이 제공되는가?

REFERENCES

Allen, P., Vessey, J., & Schapiro, N. (2009). *Primary care of the child with a chronic condition* (5th ed.). St. Louis: Mosby.

American Academy of Pediatrics. (2012). *Physical development of school age children.* Retrieved from http://www.healthychildren .org/English/ages-stages/gradeschool/puberty/pages/Physical -Development-of-School-Age-Children.aspx

American Speech and Hearing Association. (2012). *Typical speech and language development.* Retrieved from http://www.asha.org /public/speech/development/

Anderson, P., & Reidy, N. (2012). Assessing executive function in preschoolers. *Neuropsychology Review, 22*(4), 345–360.

Barrouillet, P., Gavens, N., Vergauwe, E., Gaillard, V., & Camos, V. (2009). Working memory span development: A time-based resource-sharing model account. *Developmental Psychology, 45*(2), 477–490.

Berndt, T. J. (2004). Children's friendships: Shifts over a half century in perspectives on their development and effects. *Merrill Palmer Quarterly, 50*(3), 206–223.

Bolton, J., & Graeve, S. (2005). No room for bullies: From the classroom to cyberspace teaching respect, stopping abuse, and rewarding kindness. Lincoln, NE: Boys Town Press.

Boulton, M. J., Trueman, M., & Flemington, I. (2002). Associations between secondary school pupils' definitions of bullying, atti-tudes toward bullying, and tendencies to engage in bullying: Age and sex differences. *Educational Studies 23*(4), 353–370.

Bowker, J., Rubin, K. H., Burgess, K. B., Booth-LaForce, C., & Rose

-Krasnor, L. (2006). Behavioral characteristics associated with stable and fluid best friendship patterns in middle child-hood. *Merrill-Palmer Quarterly, 52*(4), 671–693.

Cantlon, J. F., Davis, S. W., Libertus, M. E., Kahane, J., Brannon, E. M., & Pelphrey, K. A. (2011). Inter-parietal white matter development predicts numerical performance in young children. *Learning & Individual Differences, 21*(6), 672–680.

Cheney, D., Osher, T., & Caesar, M. (2002). Providing ongoing skill development and support for educators and parents of students with emotional and behavioral disabilities. *Journal of Child and Family Studies, 11,* 79–89.

Children's Cancer Research Fund. (2012). *Andrew's story: Surviving Ewing's sarcoma.* Retrieved from http://www.partnersinhope.org/andrew-january2014.html

Chown, E., Booker, L., & Kaplan, S. (2001). Perception, action planning, and cognitive maps. *Behavioral and Brain Sciences, 24,* 882–884.

Codina, C., Buckley, D., Port, M., & Pascalis, O. (2011). Deaf and hearing children: A comparison of peripheral vision develop-ment. *Developmental Science, 14*(4), 725–737.

Cardon, G., Campbell, J., & Sharma, A. (2012). Plasticity in the de-veloping auditory cortex: Evidence from children with sensori-neural hearing loss and auditory neuropathy spectrum disorder. *Journal of the American Academy of Audiology, 23*(6), 396–411.

Davis, E. E., Pitchford, N. J., & Limback, E. (2011). The interre-lation between cognitive and motor development in typically developing children aged 4–11 years is underpinned by visual processing and fine manual control. *British Journal of Psychology, 102*(3), 569–584.

Debrabant, J., Gheysen, F., Vingerhoets, G., & Van Waelvelde, H. (2012). Age-related differences in predictive response timing in chil-dren: Evidence from regularly relative to irregularly paced reaction time performance. *Human Movement Science, 31*(4), 801–810.

Dodge, K., Lansford, J., Burks, V., Bates, J., Pettit, G., Fontaine, R., & Price, J. (2003). Peer rejection and social information-processing factors in the development of aggressive behavior problems in children. *Child Development, 74,* 374–394.

Dodge, K. A., Murphy, R. M., & Buchsbaum, K. (1984). The as-sess-ment of intention-cue detection skills in children: Implications for developmental psychopathology. *Child Development, 55,* 163–173.

Droit-Volet, S., & Zélanti, P. (2013). Development of time sensi-tivity: Duration ratios in time bisection. *Quarterly Journal of Experimental Psychology, 66*(4), 671–686.

Fass, P., and Mason, M. (2000). *Childhood in America.* New York: NYU Press.

Fass, P. (2007). Children of a new world: Society, culture and global-ization. New York: New York University Press.

Feldman, R. (2011) *Child development* (6th ed.). Upper Saddle River, NJ: Prentice Hall.

Gauntlett , D., and Thomsen, B. (2013). *Cultures of creativity: Nurturing creative mindsets across cultures.* The Lego Foundation. Retrieved from http://www.legofoundation.com/en-us /research-and-learning/foundation-research/cultures-of-creativity/

Goggin, N. (2003). *KINE 3500 Lecture 4: Perceptual-motor development.* Accessed 4/23/2012 from http://www.coe.unt.edu/goggin /kine3500/350lec4.htm

Graham, L. J., & Slee, R. (2008). An illusory interiority: Interrogating the discourse/s of inclusion. *Educational Philosophy & Theory, 40*(2), 277–293.

Griffiths, M. (2011). Favoured free-time: Comparing children's activity preferences in the UK and the USA. *Children & Society, 25*(3), 190–201.

Groen, M. A., Whitehouse, A. O., Badcock, N. A., & Bishop, D. M. (2011). Where were those rabbits? A new paradigm to deter-mine cerebral lateralisation of visuospatial memory function in children. *Neuropsychologia, 49*(12), 3265–3271.

Guralnick, M., Neville, B., Hammond, M., & Connor, R. (2007). The friendships of young children with developmental de-lays: A longitudinal analysis. *Journal of Applied Developmental Psychology, 28,* 64–79.

Hannah, M. (2010). Cyberbullying education for parents: A guide for clinicians. *Journal of Social Sciences, 6,* 530–534.

Henderson, A., & Pehoski, C. (Eds.). (2006). *Hand function in the child* (2nd ed.). St. Louis: Mosby.

Hill, E., & Khanem, F. (2009). The development of hand preference in children: The effect of task demands and links with manual dexterity. *Brain & Cognition, 71*(2), 99–107.

Hofferth, S. L., & Sandberg, J. E. (2001). How American children spend their time. *Journal of Marriage & Family, 63*(2), 295.

Hofferth, S. (2009). Media use vs. work and play in middle child-hood. *Social Indicators Research, 93*(1), 127–129.

Holder, M. D., & Coleman, B. (2009). The contribution of so-cial relationships to children's happiness. *Journal of Happiness Studies, 10,* 329–349.

Holmes, N., & Spence, C. (2004). The body schema and the mul-tisensory representation(s) of peripersonal space. *Cognitive Processing, 5*(2), 94–105.

Hughes, C. (2011). Changes and challenges in 20 years of research into the development of executive functions. *Infant & Child Development, 20*(3), 251–271.

Hutchison, E. (2011) *Dimensions of human behavior: The changing life course* (4th ed.). Thousand Oaks, CA: Sage Publications.

Jones, R., Zahl, A., & Huws, J. (2001). First-hand accounts of emo-tional experiences in autism: A qualitative analysis. *Disability and Society, 16,* 393–401.

Karably, K. & Zabrucky, K. (2009). Children's metamemory: A review of the literature and implications for the classroom. *International Electronic Journal of Elementary Education, 2,* 32–52.

Kim, R., Nauhaus, G., Glazek, K., Young, D., & Lin, S. (2013). Development of coincidence-anticipation timing in a catching task. *Perceptual and Motor Skills, 117*(1), 1361–1380.

LaMore, R., Root-Bernstein, R., Root-Bernstein, M., Schweitzer, J., Lawton, J., Roraback, E., Peruski, A., VanDyke, M. and Fernandez, L. (2013) . Arts and Crafts: Critical to Economic Innovation.

Economic Development Quarterly, 27(3), 221–229. Langeslag, S. E., Schmidt, M., Ghassabian, A., Jaddoe, V. W., Hofman, A., van der Lugt, A., & . . . White, T. H. (2013). Functional connectivity between parietal and frontal brain re-gions and intelligence in young children: The Generation R study. *Human Brain Mapping, 34*(12), 3299–3307.

Leeder, E. (2003). The family in global perspective: A gendered journey. Thousand Oaks, CA: Sage Publications.

Lego Foundation. (2010). *The future of play: Defining the role and value of play in the 21st century.* Retrieved from http://www.legofoundation.com/en-us/research-and-learning/foundation -research/the-future-of-play/

Maczewski, M. (2002). Exploring identities through the Internet: Youth experiences online. *Child and Youth Care Forum, 31,* 111–129.

McHale, S., Crouter, A., & Tucker, C. (2001). Free-time activities in middle childhood: Links with adjustment in early adolescence. *Child Development, 72,* 1764–1778.

McManus, C. (2002). Right hand, left hand: The origins of asym-metry in brains, bodies, atoms and cultures. Boston, MA: Harvard University Press.

Mori, S., Iteya, M., & Gabbard, C. (2006). Hand preference con-sistency and eye-hand coordination in young children during a motor task. *Perceptual & Motor Skills, 102*(1), 29–34.

Mosby. (2009). *Mosby's Medical Dictionary* (8th ed.). Oxford, UK: Elsevier Inc.

Murphy, S. M., & Faulkner, D. (2006) . Gender differences in verbal communication between popular and unpopular children dur-ing an interactive task. *Social Development, 15*(1), 82–108.

Michalczyk, K., Malstädt, N., Worgt, M., Könen, T., & Hasselhorn, M. (2013). Age differences and measurement invariance of working memory in 5- to 12-year-old children. *European Journal of Psychological Assessment, 29(*3), 220–229.

National Scientific Council on the Developing Child. (2014). *Excessive stress disrupts the architecture of the developing brain: Working Paper 3.* Updated Edition. Retrieved from www.developingchild.harvard.edu

Pan, Y., Tarczy-Hornoch, K., Cotter, S., Wen, G., Borchert, M., Azen, S., & Varma, R. (2009). Visual acuity norms in pre-school children: The Multi-Ethnic Pediatric Eye Disease Study. *Optometry and Vision Science, 86,* 607–612.

Passow, S., Müller, M., Westerhausen, R., Hugdahl, K., Wartenburger, I., Heekeren, H. R., & . . . Li, S. (2013). Development of attentional control of verbal auditory perception from middle to late childhood: Comparisons to healthy aging. *Developmental Psychology, 49(*10), 1982–1993.

Payne, V. G., & Isaacs, L. D. (2012). *Human motor development: A lifespan approach.* New York: McGraw-Hill.

Porter, H., Sladen, D. P., Ampah, S. B., Rothpletz, A., & Bess, F. H. (2013). Developmental outcomes in early school-age children with minimal hearing loss. *American Journal of Audiology, 22*(2), 263–270.

Reilly, D. S., van Donkelaar, P., Saavedra, S., & Woollacott, M. H. (2008). Interaction between the development of postural con-trol and the executive function of attention. *Journal of Motor Behaviour, 40,* 90–102.

Ridsdale, J., & Thompson, D. (2002). Perceptions of social adjust-ment of hearing-impaired pupils in an integrated secondary school unit. *Educational Psychology in Practice, 18,* 21–34.

Rodger, S., & Ziviani, J. (2006). Occupational therapy with chil-dren: Understanding children's occupations and enabling par-ticipation. Carlton, VIC: Blackwell Publishing.

Rubin, K., Bukowski, W., & Parker, J. (2006). Peer interactions, relationships, and groups. In W. Damon, R. M. Lerner, & N. Eisenberg (Eds.), *Handbook of child psychology: Vol. 3. Social, emotional, and personality development* (6th ed., pp. 571–645). New York: Wiley.

Rubin, K., Wojslawowicz, J., Rose-Krasnor, L., Booth-LaForce, C., & Burgess, K. (2006). The best friendships of shy/withdrawn children: Prevalence, stability, and relationship quality. *Journal of Abnormal Child Psychology, 34,* 143–157.

Shinn, L., & O'Brien, M. (2008). Parent–child conversational styles in middle childhood: Gender and social class differences. *Sex Roles, 59*(1/2), 61–67.

Shumway-Cook, A., & Woollacott, M. (2012) . *Motor control: Translating research into clinical practice* (4th ed.). Baltimore: Lippincott, Williams and Wilkins.

Sporting Goods Manufacturers Association. (2013). *2013 sports, fit-ness, and leisure activities topline participation report.* Retrieved from http://www.sfia.org/reports/301_2013-Sports,-Fitness ,-and-Leisure-Activities-Topline-Participation-Report

Stoutjesdijk, R., Scholte, E. M., & Swaab, H. (2012). Special needs characteristics of children with emotional and behavioral dis-orders that affect inclusion in regular education. *Journal of Emotional & Behavioral Disorders, 20*(2), 92–104.

Subrahmanyam, K., Greenfield, P., Kraut, R., & Gross, E. (2001). The impact of computer use on children's and adolescents' development. *Journal of Applied Developmental Psychology, 22,* 7–30.

Tiedemann, J. (2000). Parents' gender stereotypes and teachers' beliefs as predictors of children's concept of their mathematical ability in elementary school. *Journal of Educational Psychology, 92*(1), 144.

U.S. National Library of Medicine & U.S. Department of Health and Human Services National Institutes of Health. (2012a). Vision impairment and blindness. Retrieved from http://www .nlm.nih.gov/medlineplus/visionimpairmentandblindness.html

U.S. National Library of Medicine & U.S. Department of Health and Human Services National Institutes of Health. (2012b). Hearing disorders and deafness. Retrieved from http://www.nlm.nih.gov/medlineplus/hearingdisordersanddeafness.html

Vogler, E., Koranda, P., & Romance, T. (2000). Including a child with severe cerebral palsy in physical education: A case study. *Adapted Physical Activity Quarterly, 17*(2), 161–175.

West Virginia Center for Budget and Policy. (2013). *Child poverty in West Virginia: A growing and persistent problem.* Retrieved from http://www.wvpolicy.org/child-poverty-in-west-virginia -a-growing-and-persistent-problem

Whitebread, D. (2012). *The importance of play.* The Lego Foundation. Retrieved from http://www.theideaconference.com/#/knowledge-hub

Whitely, C., & Colozzo, P. (2013) . Who's who? Memory updat-ing and character reference in children's narratives. *Journal of Speech, Language & Hearing Research, 56*(5), 1625–1636.

World Health Organization (WHO). (2001). *ICF: International classification of functioning and disability.* Geneva, Switzerland: World Health Organization.

Wright, J. C., Huston, A. C., Vandewater, E. A., Backhands, D., Scantlin, R. M., Kotler, J. A., Caplovitz, A., Lee, J., Hofferth, S., & Finkelstein, J. (2001). American children's use of elec-tronic media in 1997: A national survey. *Journal of Applied Developmental Psychology, 22,* 31–47.

Yu, S., Ostrsosky, M., & Fowler, S. (2011). Children's friendship development: A comparative study. *Early Childhood Research and Practice, 13.* Retrieved from http://ecrp.uiuc.edu/v13n1 /yu.html

CHAPTER 14

청소년기 발달

Adolescent Development

학습목표

이 장을 끝낸 후 독자는 다음을 할 수 있어야 한다.

- 청소년기 동안의 신경계 발달 동향을 파악하고 이를 건강 및 사회적 행동에 대한 의사결정과 연관시킨다.
- ICF에서 설명한 영역에서 작업적 역할 개념을 포함한 활동 및 참여로 대표되는 일반적인 청소년기의 수행을 확인한다.
- 청소년기에 일반적으로 발달하는 수행 능력과 수행 패턴을 구분한다.
- 청소년 활동 및 참여를 지원하는 데 사용되는 의사소통 전략의 다양성과 범위를 파악한다.
- 교육 및 작업의 주요 생활 영역에서 청소년 참여 패턴에 대해 설명한다.
- 소셜 미디어 및 기타 디지털 기술이 청소년들의 사회적 · 정서적 행복에 미치는 영향에 대해 논의한다.
- 청소년기에 공통되는 사람 간 상호작용의 서로 다른 유형과 개인의 발달에 있어 이러한 관계의 역할에 대해 설명한다.
- 탄력성(resiliency)과 청소년 발달에 있어서 그 중요성에 대해 정의한다.

주요 용어

경력 career
둘레계통 limbic system
물질남용 substance abuse
비만 obesity
뼈끝 epiphysis
섭식장애 eating disorder
성욕 sexuality
성적 지향 sexual orientation
성 정체성 gender identity
수면 위생 sleep hygiene
수행 기술 performance skill
시점 할인 temporal discounting
신경성 식욕부진증 anorexia nervosa
신경 연결성 neural connectivity
연인 관계 romantic relationship
우울증 depression
의미기억 semantic memory
이마엽앞 겉질 prefrontal cortex
일 work
작업 역할 occupational roles
정체성 형성 identity formation
준거 집단 reference group
줄무늬계 striatal system
직업 vocation
폭식증 bulimia
회복력 resilience

사례 1

빈센트

16세인 빈센트는 교통사고로 2차로 차량에 정면충돌하여 지속적 다중외상을 입게 되었다. 그의 오른쪽 다리는 중상을 입었고, 지금은 오른쪽 넙다리뼈에 핀을 박고 중력 제거 상태에 있다. 그는 그 사고로 복통과 관절통에 시달리고 있다. 빈센트는 부모, 여동생(13)과 함께 좁은 트레일러에서 살고 있었다. 그는 고등학교에 다니면서 농구 대표팀에서 뛰었고, 연극 동아리에 속해 있다. 사고가 났을 때는 빈센트의 여자 친구가 운전을 했고 그는 보조석에 있었다.

사고 현장에서는 그와 그녀 모두 검사를 받았고 둘 다 혈중 알코올 농도가 높았다. 빈센트의 여자 친구는 충격을 받았지만 다치지는 않았다. 빈센트는 급성기 치료를 위해 병원에서 4일을 보냈고, 이제 막 급성기에서 재활치료로 전실되었다. 빈센트는 상의 입기, 먹기, 몸단장하기는 중등도의 도움(준비와 돕기 위한 대기)이 필요했다. 그는 상의 입기와 화장실 이용은 완전한 도움을 받아야 했다. 그는 고통과 악몽 때문에 잠을 잘 자지 못하고 있다. 그는 경미한 정신착란 증상이 있었는데, 이름과 위치에 대한 지남력만 정상이며, 문제 해결과 기억 과제에서 때때로 구두로 독려하는 것이 필요했다. 사고 이전에 그는 모든 일상생활활동(ADL)과 도구적 일상생활활동(IADL) 과제를 스스로 했다. 그는 대화를 시도하지 않고 재활치료에 참여하는 적극성이 부족했다.

빈센트는 친구들과 함께 농구 시즌을 마칠 수 없을 것 같아 화가 났다. 그는 평범한 학생이었고 학교생활을 따라가지 못할 것이고 계속해서 스포츠에 참여할 수 있는 성적을 받지 못할 것이라고 걱정했다. 그의 여자 친구가 병문안을 왔지만, 그의 상태가 매우 고통스러웠기 때문에 이러한 방문은 그에게 좋지 못했다. 빈센트는 완쾌까지 적어도 6개월이 걸릴 것이라고 이야기를 들었다. 그의 부모님과 여동생이 도움을 주었지만, 빈센트는 집에 있어도 그를 돌봐줄 사람이 없을 것이기 때문에 스스로 더 많은 것을 할 수 있어야 한다고 가족들이 강조했다.

서론 INTRODUCTION

청소년기는 유년기와 성인기를 연결하는 발달단계이다. 전형적으로 청소년기는 10대로 여겨지지만, 그것보다 더 복잡하다. 엄밀히 말하면, 사춘기는 사춘기에 시작되는데, 일부 소녀들에게는 10세부터가 될 수 있다. 사춘기는 아이의 몸이 수정이 가능하고 유성생식을 할 수 있는 어른의 몸으로 성숙하는 신체적 변화 과정이다. 사춘기와 관련된 신체적, 생리적 변화는 사춘기 초반의 '공식적' 표시로 인식되고 있지만, 젊은이들에게 일어나는 심리적, 사회적 변화는 흔히 청소년기 발생의 가장 뚜렷한 징후라고 할 수 있다. 일부 젊은이들에게는 오랜 문화 전통이 청소년기 시작의 공식적인 표시 역할을 한다. 일부 종교적 신앙은 공식적인 통과 의례로 청소년기의 도입을 인정한다. 신앙의 관점에서 이러한 의식은 남자 또는 여자의 자격으로의 전환에 대해 공식적으로 인정함으로써 이러한 관점이 더 명확해진다. 이러한 과정은 젊은이들에게 성인으로 제한되어 있는 서비스에 참석할 권리를 준다.

예를 들어, 유대교 신앙의 어린 소년들은 바르츠바(bar mitzvah) 의식을 치르고(그림 14-1 참조), 어린 소녀들은 13세가 되면 바트미츠바(bat mitzvah) 의식을 치른다. 이 형식적인 종교 의식에 앞서 많은 종교 공부가 선행된다. 이 젊은이들은 종종 그 날을 기념하기 위해 상징적인 예복의 옷을 입는다. 결혼 피로연과 비슷하게 종종 매우 공들여서 꾸며진 축제와 축하행사는 공식적인 종교 예배 뒤에 이어진다. 일부 기독교 교파에서도 마찬가지로 청소년기에 종교 공부를 하는 기간을 가지고 종교적 의식을 치른다. 이 종교의식은 청소년들이 자신의 신앙에 대해 독립적이고, 객관적인, 스스로 결정을 할 수 있을 정도로 성숙했음을 의미한다. 이 의식을 통해 청소년들은 더 이상 부모들에게 의존하지 않는다는 것을 교회로부터 인정받는다. 그들은 스스로 신앙을 결정할 수 있는 나이가 되었다. 이 종교 의식은 현대 사회에 남아 있는 몇 안 되는 소수의 통과 의식 중 일부로, 사회에서 또는 적어도 그들의 신앙 공동체 구성원들에 의해 어린 10대들이 어떻게 다르게 받아들여지는지 보여준다.

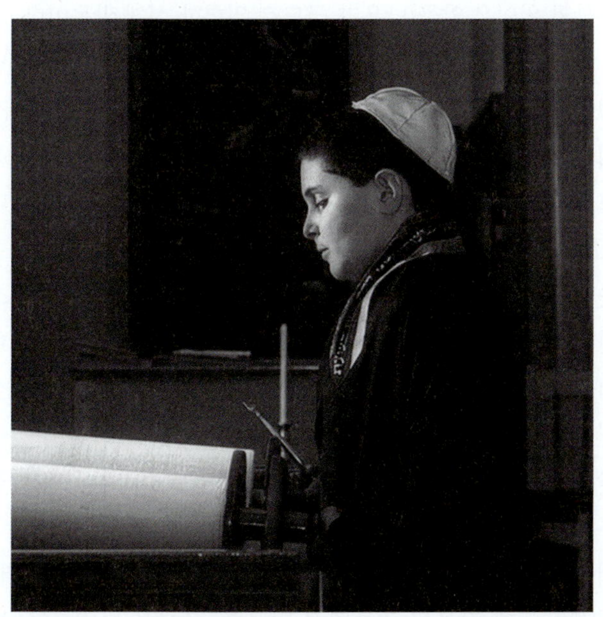

그림 14-1 유대교의 성인식(bar mitzvah, bat mitzvah)은 13세에 치러지게 되며, 예배와 모임에 성인으로서 참여하게 되는 통과 의례이다.

청소년기의 끝을 명시하는 것은 성인기의 완성에 대한 명확한 표시나 지표가 없기 때문에 더 문제가 있다. 청소년기의 끝을 표시하기 위한 신체적 또는 생리적 변화는 없다. 청소년기는 정체성 발달의 핵심 기간으로서 심리적으로 중요하다. 역사적으로, 미국의 성년기 표시는 부모나 다른 성인 보호자로부터 독립적으로 생활하거나, 결혼과 가정을 꾸리거나, 정규직을 가지는 것 등을 포함한다. 성년 달성 지표로 제시된 것 중 하나는 부모나 다른 성인들로부터의 경제적 독립이다. 이러한 통과의례는 젊은이들이 노동력에 투입되거나 등록금 대출 또는 직장인 대출을 모두 스스로의 관리하에 책임을 질 때 나타날 수 있다.

이 시기에는 개인이 먼저 자발적으로 작업 역할을 구축하고 반영한다. **작업 역할(occupational roles)**은 개인이 적극적으로 발견하고 구체적으로 정의된 상황에서 예상되는 행동과 책임에 대한 지침을 제공하는 행동 패턴이다. 작업 역할은 문화적으로 정의되는 경우가 많다. 아들이나 형제의 역할과 같이 어떤 역할은 필수적이고 내재되어 있다. 음악가나 운동선수와 같이 다른 역할들은 개인에 의해 적극적으로 선택된다. 또한 보호자이자 형제자매 역할을 해야 하는 경우 그리고 필요한 학교 공부를 완료하고 학생 역할을 능숙하게 하기 위해 더 많은 시간을 할애해야 하는 직장인과 같은 경우처럼 작업 역할들이 서로 충돌할 수 있다. 작업 역할은 이 연령대에서 직업적 희망과는 별개지만 종종 관련이 있다. 예를 들어, 학생 역할을 훌륭히 수행하면 개인들이 대학에 진학하여 원하는 직업을 위해 훈련을 시작할 수 있을 것이라고 확신할 수 있다.

청소년기에 젊은이들은 성인으로서의 삶과 직장으로의 전환을 진지하게 계획하기 시작한다. 사회가 점점 더 복잡해지고 기술적으로 발전함에 따라 고등교육과 훈련의 요건은 노동력 진입을 충분히 준비하기 위해 필요한 기간을 연장한다. 고등교육과 훈련에 대한 요건이 계속 확대됨에 따라 젊은이들의 경제적 독립은 늦어진다. 본문 뒷부분에서 논의하겠지만, 청소년기와 성인기 사이의 전환 시점이 최근 몇 년 사이에 불분명해졌고, 일부 심리학자들은 초기(또는 신흥) 성인의 발달단계를 추가하는 것을 제안했다.

신체기능과 구조
BODY FUNCTIONS AND STRUCTIONS

대부분의 청소년 신체적 성장은 청소년기의 처음 2/3 동안 일어난다. 사춘기 동안과 그 이후 성별에 따라 힘과 신체 구성이 다르게 발달한다. 이 기간 동안 발생하는 성기능의 성숙은 이 교재에서는 특별히 다루지는 않는다. 우리가 강조해서 다룰 부분은 일상생활에서의 운동 조절과 기능 수행이다.

뇌와 신경계 발달
Brain and nervous system development

뇌 성장과 뼈되기 과정은 청소년기로 계속 진행되어 신경 연결이 증가한다(Carlisi, Pavletic, & Ernst, 2013). 생애 초기부터 지속되는 신경세포의 성장은 사춘기까지 계속되는데, 그 결과 사춘기가 끝날 무렵에는 뇌의 회색질(민말이집 뇌조직)의 비율이 백색질(말이집 뇌조직)에 비해 감소된다. **신경 연결성(neural connectivity)**은 공통 발달 궤적을 공유하는 뇌의 영역 사이의 물리적 연결을 말한다. 뇌 연구에 따르면 신경 연결성이 높은 부위가 과제 수행 중에 함께 활성화되는 것으로 나타났다. 또한 뇌의 이마엽앞 겉질(prefrontal cortex)은 청소년기에 성숙한다.

이마엽앞 겉질(prefrontal cortex)은 뇌의 이마엽 앞부분이다. 뇌의 이마엽앞 영역은 둘레계 및 줄무늬계와 함께 강한 연결성을 포함하여 높은 신경연결성을 가진 영역이다. 둘레계는 대뇌겉질 바로 아래에 있는 중간뇌 영역의 복잡한 구조물이다. **둘레계(limbic system)**는 주로 우리의 정서적 삶의 기초가 되는 뇌의 활동과 기억의 형성을 책임진다. 이마엽앞 겉질은 높은 신경연결성과 둘레계와 연결되어 있으며, 상위인지 및 실행 기능과 관련된 중심 뇌 영역이다(Carlisi, Pavletic, & Ernst, 2013).

줄무늬계(striatal system)는 새줄무늬체 또는 줄무늬핵으로도 알려져 있다. 줄무늬계는 대뇌겉질에 위치하며 중간뇌의 겉질밑 영역과 밀접하게 상호 연결되어 있다. 줄무늬계는 움직임 경로에 대한 계획과 변경에 영향을 미치고, 실행 기능의 진행을 돕고, 보상 및 새롭거나 강렬한 자극에 의해 활성화된다. 많은 청소년들에게 보이는 위험 감수 행동의 증가는 줄무늬계의 수용력 증가에 의한 것이라고 생각된다(Galván & McGlenenen, 2013). 신경과학자들이 청소년 뇌에 대한 연구를 집중한 이유 중 하나는 많은 인간의 신체적 능력이 최고조에 달하고 있는 것과 동시에 위험 감수성과 감각을 추구하는 것이 특징인 민감한 발달 기간이기 때문이다(Carlisi, Pavletic, & Ernst, 2013). 청소년들이 겪는 많은 건강과 사회 문제들은 그들 스스로 의사결정을 잘(혹은 잘못) 내린 결과물이고 위험을 감수하는 경향이 있다. 이것은 역설적인 문제이다. 수명에 있어서 가장 건강하고 신체적으로 능숙한 시기에 젊은이들은 자신의 건강을 해치는 의도적인 선택을 한다. "(미국 청소년들의) 의도치 않은 부상이 주요 사망 원인이었고 살인, 자살, 암, 심장질환이 그 뒤를 이었다. 청소년 사망 원인의 거의 절반이 의도하지 않은 부상에 기인하지만, 이러한 원인은 모두 이 연령대에서 84.3%를 차지한다"(USHHHHS, 2011). 의도하지 않은 부상 범주에 속하는 사망 중 44.1%는 자동차 사고로 인한 것이다. 또 다른 청소년들에게 흔한 의도하지 않은 부상의 원인은 약물 남용과 극도로 위험한 신체 활동이다.

사망 외에 질병 및 장애를 일으키는 가장 흔한 청소년 행동으로는 자전거를 탈 때 헬멧을 쓰지 않고, 음주운전자의 차를 타고, 안전벨트를 착용하지 않고, 음주운전을 하고, 운전을 하면서 문자나 이메일을 보내는 것 등이 있다(USHHS CDC, 2012). 이 목록에서 추론할 수 있듯이, 잘못된 의사결정은 많은 청소년 건강문제의 핵심이다. 청소년기에 보이는 일반적인 의사결정 패턴은 미성숙한 실행 기능을 반영한 것이다. 시점 할인은 젊은이들이 결정의 잠재적인 장기적 영향을 생각할 때 즉각적인 보상에 초점을 맞추는 것을 말한다. **시점 할인(temporal discounting**; 불투명성 오류라고도 함)은 원치 않는 임신, 낮은 교육적 성취 그리고 범죄 행위와 같은 사회적 문제들에 기초하는데, 이것은 또한 잘못된 충동조절 및 실행 추론을 반영한다. 빈센트와 그의 여자 친구의 경우 시점 할인이 명백하다. 술을 마시는 것은 그들의 나이에 불법이다. 그 자체로, 그 결정은 반항과 위험한 행동을 나타낸다. 음주운전의 결과는 훨씬 더 심각하다. 비록 그들 둘 다 충돌에서 살아남았지만, 빈센트는 농구팀에서 자신의 소중한 자리를 잃었고 고통스러운 여러 재활 과정을 거쳐야 한다. 그의 여자 친구는 운전면허증을 잃었고, 18세가 될 때까지 새로운 운전면허증을 발급받지 못할 것이다. 게다가 그녀는 엄청난 벌금과 그녀가 한 행동에 대한 재판을 앞두고 있으며, 그녀의 부모님은 차를 수리하는 데 드는 비용을 갚아야만 한다. 두 젊은이가 모두 죽거나 다른 사람을 사망시킬 수 있었기 때문에 이러한 결과가 최악은 아닌 것으로 보인다. 빈센트는 교훈을 얻었을지 모르지만, 음주운전은 미국 청소년들의 주요 사망 원인 중 하나이다.

신체적 발달 Physical development

사춘기는 내분비계의 변화에 의해 발생되며, 2차 성징이 나타나고 생식계가 성숙기에 도달하는 시기이다. 여학생의 경우 유두와 유방이 커지고, 치모의 성장, 성기의 성장이 그 뒤를 잇는다. 남성의 경우 2차 성징으로는 고환의 크기 성장, 치모의 성장 등이 있다. 나중에 겨드랑이털과 수염, 몸의 털이 나타난다. 생리의 시작은 여성의 사춘기를 확실하게 확인시키는 사건이며, 일반적으로 미국 여성의 경우 약 12세에 발생한다. 남성의 경우 사춘기의 중요한 시점이 덜 분명하지만, 청소년 중기 어느 시점의 성숙한 정자의 첫 번째 사정(ejaculation)이라고 생각할 수 있다(Feldman, 2011).

청소년 신체적 성숙도를 평가하는 가장 흔한 방법은 성 성숙 평가척도(sex maturity rating scale, SMR)이며 태너(Tanner, 1962년)에 의해 개발되었고 태너 단계(Tanner stages)라고도 불린다. SMR은 성기나 가슴, 음모의 육안 검사를 이용하여 사춘기 발달단계를 평가하는 방법이다. 태너 1단계는 사춘기 이전이며, 음모의 부재, 여성의 납작한 가슴, 남성의 음모의 부재로 입증할 수 있다. 태너 2단계는 사춘기 초반이며, 드문드문한 음모, 여성의 작고 봉긋한 가슴, 남성의 검게 된 음모를 동반한 고환의 확대가 특징이다. 3과 4단계는 사춘기 중반이다. 굵고 곱슬한 음모는 3단계의 특징이다. 태너 3단계인 여성의 유방은 커지고 솟아오른 것이 특징인 반면, 남성의 경우 성기의 크기가 증가한다. 4단계인 여성은 유륜 및 유두가 유방과 별도의 윤곽을 형성하고 남성의 성기는 지속적으로 성장하는 것이 특징이다. 5단계인 남녀는 성인의 성기를 가지는 것이 특징이다(Tanner, 1962). 사춘기와 관련된 몸의 변화는 유전학에 근거하여 발생하며 개인차가 크다. 또래보다 더 일찍(또는 그 이후) 사춘기를 시작하는 젊은이들은 "오프타임(off-time)"이라고 한다. 적절한 시기에 사춘기 발달이 되지 못하는 경험을 가진 청소년은 제 시기에 사춘기가 오는 청소년에 비해 더 많은 스트레스를 받는다(Susman & Rogol, 2004, p. 30). 이 스트레스는 사춘기가 일찍 오는 여성에게 가장 큰 것으로 보인다. 오프타임 발달은 정서적 고통, 나쁜 신체 이미지, 고도의 우울증 그리고 약물 남용과 관련이 있다. 성기능의 성숙과 함께 성욕도 발생한다. **성욕(sexuality)**은 성적 · 육체적 행위뿐만 아니라 감정, 생리적 추진력, 임신, 피임, 성병 등의 복잡한 요소들을 포함하는 성적 상태를 말한다.

이 시기의 뼈대 성장은 종종 동시발달적(asynchronous) 성격을 가진다. 손과 발이 팔과 다리보다 먼저 성숙하고, 다리는 일반적으로 어깨와 가슴에 앞서 가장 빨리 성장한다. 이는 본문 앞에서 설명한 머리쪽꼬리쪽과 몸쪽먼쪽 성장의 일반적인 발달 추세의 반대이다. 청소년기는 또한 뼈의 빠른 성장을 포함한다. **뼈끝(epiphysis)**은 긴뼈의 끝부분이며, 처음에는 연골의 한 부분에 의해 뼈몸통(diaphysis)으로부터 분리된다. 유아기부터 뼈의 끝부분과 몸통이 함께 융합되도록 뼈끝의 연골은 점차적으로 골화된다. 성장은 뼈끝 부분에서 발생한다. 키가 가장 빨리 자라는 시기는 평균 남자 13.5세, 여자 11.5세로 나타난다. 사춘기 동안의 성장은 최종 성인 키의 약 20%를 차지하는데, 평균적으로 여성은 9~11인치, 남성은 6~11인치에 달한다. 청소년기의 평균적인 성장은 24~36개월까지 지속되며, 이 기간 동안 뼈의 끝부분은 특히 취약하다. 성장이 급물살을 타면서 뼈끝 이음부는 골화되고 청소년은 성인 키에 달한다. 남성의 경우, 뼈끝 이음부는 여성보다 약 2년 더 오랫동안 열려 있다. 이러한 이유로 평균적으로 남성이 여성보다 4~5인치 더 키가 크다.

아동 및 10대가 경쟁적인 운동 훈련을 할 때 가장 우려하는 부분은 뼈끝 연골이 유연하고 손상되기 쉽다는 점이다(Malina, 2011). 이렇게 빠른 골격계의 성장으로 인해 특발성 척추옆굽음증 같은 병리적인 증상을 유발하기도 한다. 특발성 척추옆굽음증은 사춘기 전의 척추 굴곡을 반영하며, 급격한 골격계의 성장기 동안 적극적인 치료 개입이 요구된다(Horne, Flannery, & Usman, 2014). DiFiori(2014) 등 미국 스포츠 의학협회를 대신하여 청소년 스포츠 참여 및 과사용으로 인한 부상에 대한 입장 성명서를 발표했다. 전문가들의 포괄적인 문헌 검토를 통해 몇 가지 결론이 도출되었다. 첫째, 이전 부상의 병력은 후속 부상과 크게 관련이 있다. 따라서 선별검사는 위험을 밝혀내는 데 도움이 될 수 있다. 둘째, 스포츠 참여를 위한 준비는 인지 및 정신 운동요소를 포함하여 위험을 결정하는 핵심요소이다. 셋째, 생리불순은 여성 운동선수에게 위험요소이다. 마지막으로 체조와 같은 특정 스포츠를 제외하고 아동기 및 청소년기에는 조기 전문 스포츠 활동 및 그와 관련 전문적인 집중 훈련을 피해야 한다.

청소년기의 체중 증가는 키와 유사한 패턴을 따르지만 환경적 요인에 의해 크게 영향을 받는다. 일반적으로 남성은 청소년기에 어깨가 넓고, 엉덩이가 더 좁고, 팔다리가 더 길어진다. 여성은 어깨가 더 좁고 엉덩이가 더 펑퍼짐하고 체질량이 약 80%에서 74%로 감소하는 반면, 평균 체지방 수치는 청소년기 말까지 16%에서 27%로 증가한다. 반대로, 청소년기 남성의 경우 사춘기 후반 동안 체지방 수치는 평균 12%로 떨어진다(Stang & Story, 2005).

비만(pobesity)은 키와 대비하여 일반적으로 건강하다고 여겨지는 것보다 몸무게의 범위가 더 클 때 사용되는 용어이다. 체질량지수(BMI)는 체중을 판단하는 데 사용되는 기준이다. BMI가 25~29.9 사이인 성인은 과체중이다. BMI가 30 이상인 성인은 비만이다. 미국의 청소년 5명 중 1명은 과체중이며 20명 중 1명은 비만으로 분류된다. 운동부족, 패스트푸드의 쉬운 접근성, 여가 및 사교활동 모두를 위한 전자기기 및 인터넷 사용의 증가는 아동기 및 청소년기 모두에서 비만의 원인이 된다. 비만은 질병에 큰 영향을 끼치고 일부 가치 있는 작업에 대한 참여를 제한할 수 있다. 건강한 생활패턴을 위한 지원은 청소년기에 점점 심각해지는 비만 문제를 극복하는데 도움이 되도록 치료에 접목할 수 있다.

수면 Sleep

연구 데이터에 따르면 청소년은 실제로 아동보다 더 많은 수면이 필요하며 충분히 자고 난 후에도 낮 시간 동안 졸음이 발생된다(Loessl et al., 2008). 대부분의 생애 동안 인간은 하루 평균 약 24시간이 내장되어 있으며 이는 전형적인 수면/각성주기를 예측한다. 이러한 내재화 과정을 하루주기리듬(circadian rhythm)이라고 한다. 청소년기 전에 이 하루주기리듬은 대부분의 아동이 오후 9시경 자연스럽게 잠이 들도록 한다. 사춘기는 10대의 하루주기리듬을 변화시켜 졸음을 느끼기 시작하는 시간을 늦게 자정 또는 더 늦게까지 늦춘다. 하루주기리듬의 변화와 더불어 청소년기 동안 수면의 구조와 패턴에도 상당한 변화가 발생한다(Colrain & Baker, 2011). 이러한 수면 패턴의 변화는 학습요구 증가, 과외 활동을 포함하여 많은 요인에 의해 발생하며 이 장의 앞부분에서 설명한 뇌 구조 및 조직의 변화와도 관련이 있다. 이 행동 변화는 뇌 구조와 조직의 변화에 반응하여 수면파 형태의 변화에 의해 발생된다.

수면 문제는 종종 청소년 초기부터 후기까지의 과정에 따라 악화된다(Loessl et al., 2008). 불행히도, 많은 학교는 이른 아침 수업을 시작한다. 결과적으로 청소년 학생들은 종종 수업 중에 졸리거나 수면이 부족한 경향이 있다. 수면장애 증가와 함께 수면의 필요성이 증가함에 따라 많은 젊은이들은 밤늦게까지 깨어 있다. 청소년기 동안의 수면 패턴의 변화는 발달의 정상적인 한 부분이지만 이른 아침 학교 등교에 대한 사회적 기대로 인해 많은 청소년들은 수면 부족을 겪는다. 수면 부족은 기분장애, 비만, 인지기능 장애, 교통사고 위험 증가 및 물질남용과 관련이 있다(Colrain & Baker, 2011).

좋은 수면 위생 기술을 사용하면 수면 부족 문제를 해결할 수 있다는 근거가 존재하다. **수면 위생(sleep hygiene)**에는 수면의 길이와 질에 영향을 줄 수 있는 습관, 환경요인 및 습관이 포함된다. 청소년이 매일 필요한 하루주기 패턴을 유지시키는 수면을 독려하기 위한 전략이 표 14-1에 설명되어 있다. 이러한 접근법 외에도 영양가 있는 식이요법과 규칙적인 운동을 하는 건강한 생활방식은 앞서 설명한 수면 위생 전략을 강화시킨다.

운동 수행 기술 Motor performance skills

청소년이 계속 성숙함에 따라 몸의 움직임을 보다 정확하게 조절할 수 있게 되어 몸의 잘 협응된 부드럽고 조정

표 14-1 수면 위생 전략

매일 밤 같은 시간에 잠을 자고 매일 아침 같은 시간에 일어난다.
침실에 모든 TV, 컴퓨터 또는 다른 전자기기를 없앤다.
자기 전에 과식을 피한다.
침실을 조용하고 어둡고 편안한 환경으로 만든다.
걷기, 운동, 근력 훈련은 수면을 돕지만 자기 몇 시간 전에는 피한다.
밤샘 공부를 피한다.
주말에 2~3시간 이상의 늦잠을 피한다.
아침에 일어날 때 밝은 햇빛에 노출시킨다.
낮잠을 제한한다. 짧은 시간은 괜찮지만 30~45분으로 제한한다.

Source: Prohealthcare–http://www.prohealthcare.org/services/SleepCenter/good-sleep-habits-for-teens/

(calibration)된 움직임이 가능하다. 사춘기 여성들은 일반적으로 대략 15세가 될 때까지 대운동 · 소운동기술이 완만하게 향상된다. 이 시점 이후에는 일반적으로 이러한 기술이 필요한 스포츠나 취미로 훈련을 받지 않는 한 운동 능력이 추가로 향상되지는 않는다. 반면에, 사춘기 남성은 특히 사춘기 전체 기간 동안 심지어 20대 초반까지도 힘과 지구력 분야에서 계속 향상된다(Feldman, 2011).

정상적으로 발달 중인 청소년은 제한이나 뻣뻣함 없이 몸통을 숙이고 구부리거나 회전할 수 있다. 청소년기에 양손 협응 기술은 완전히 성숙하게 된다. 일상적으로 두 손을 효율적으로 사용하거나, 한손과 몸의 다른 부분을 사용하여 물건을 지지하고 조작하여 과제를 달성할 수 있게 되며 작은 화장품을 조작하거나 고리에 끼우는 노트를 다루는 등에 어려움이 없다. 청소년은 손에 펜이나 연필을 집어서 이동하고 조절하여 수업 시간에 필기를 하고 연필 끝의 지우개를 사용하기 위해 연필을 손으로 돌리고, 자판기에 음료수를 뽑기 위해 어려움 없이 동전을 넣는다.

청소년기에는 강도, 속도, 힘, 반응 시간, 지구력과 같은 복잡한 요소들의 상호작용으로 운동기술을 양적으로 조절할 수 있게 된다. 그러므로 **수행 기술(performance skill)**은 종종 숙련된 운동패턴에 적용된다. 이는 개인이 한 활동의 반복, 연습, 훈련 정도 같은 환경적 요인에도 영향을 받고 유전이나 성별, 신체 상태 같은 타고난 요소들에도 영향을 받는다. 그림 14-2는 자발적인 미식축구 시합 사진이다. 이 스포츠에는 복잡한 운동 협응 기술과 지각 인식, 게임에서의 행동에 따른 운동 계획을 동적으로 변경하는 기능이 포함된다.

운동기술의 수행은 신체 성장과 관련이 있다. 예를 들어, 중력중심(center of gravity)이 아동기에는 보다 높았다면, 청소년기에는 점점 낮아지게 되면서 균형능력의 변화가 일어난다. 전반적으로 이러한 경향은 청소년기 전체에 걸쳐 정적 균형과 동적 균형 모두 점진적으로 향상되게 한다. '청소년기의 갑작스러운 둔함(adolescent

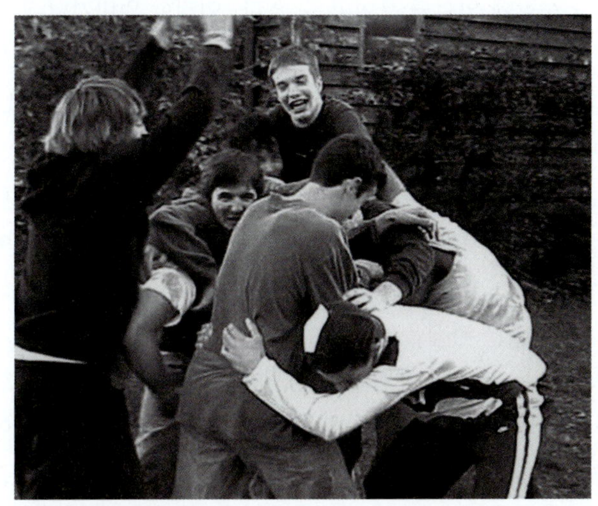

그림 14-2 미식축구 같은 접촉이 있는 스포츠는 문화와 발달을 반영한다. 이 젊은이들은 이러한 거친 형태의 사회적 상호작용에서 고도의 숙련된 운동기술을 보여주고 있다.

awkwardness)'에 대한 것은 양적 연구를 통한 규명이 쉽지 않다. 최근 견해로는 대부분의 남성이 급격히 성장하기 때문에 이러한 현상이 일어나는 것으로 보기도 한다. 청소년기의 둔함은 전이 과정의 한 현상으로, 대부분 남성에게 나타나며 성장 속도가 빠른 경우에 나타난다. 청소년의 신체적 변화는 순조롭고 일정하게 발생하지 않을 수 있다. 청소년은 자신의 외모와 신체와의 조화에 대해 어색한 단계를 겪을 수 있다(Medline Plus, 2014). 청소년기 동안 근력이 변화하게 되며, 이는 복근이나 악력 측정으로 증명되었다. 물론 여기에는 성별의 차이가 명백하다. 남성은 청소년기 동안 상지 근력이 지속적으로 증가하는 반면, 여성은 근력 변화가 거의 없어서 평행선에 가깝게 표시된다. 장악력은 남성과 여성 모두 청소년기에 증가하게 되지만, 역시 남성의 증가율이 훨씬 높다.

특정 정신기능 Specific mental functions

Reyna(2012) 등은 이 장에서 제시할 청소년기의 정신기능 발달을 세 가지 주요 패턴, 즉 (1) 기억, (2) 추론, (3) 판단으로 설명한다.

특수한 유형의 기억이 확장되면서 기억은 더욱 복잡해진다. **의미기억(semantic memory)**은 개념 및 단어 의미에 대한 기억이다. 이는 세상에 대한 사실과 일반적인 지식의 회상을 포함한다. 의미기억은 청소년 발달 전반에 걸쳐 확장된다. 10대들이 세상을 경험할수록 점점 의미 없는 단어나 문장에 의미를 부여할 수 있다. 이러한 의미기억 과정을 통해 청소년들은 과거에 배운 지식을 적용함으로써 새로운 개념에 대해 점점 더 많이 배울 수 있다(Reyna et al., 2012).

고차원적인 추론능력은 청소년기 동안 급속하게 확장된다. 이 발달 영역은 많은 청소년들이 인지적으로 정체되어 학문적인 성장을 하지 못했기 때문에(Reyna et al., 2012, p. 124) 많은 관심을 받았다. 최근의 연구에 따르면 작업기억과 충동 억제를 포함한 고차원적인 인지 능력이 청소년기 전체와 초기 성인기까지 발달하는 것으로 나타났다. 이러한 고차원적인 능력의 발달로 인해 추론의 복잡성이 증가한다. Reyna(2012) 등은 성인과 청소년들이 때때로 서로 상충되는 두 가지 현실을 가지고 있다고 생각했다. 개인이 경험하거나 관찰한 것 그리고 뉘앙스 없이 문자 그대로 현실에 대해 신속하고 핵심 있게 표현하는 능력이 존재한다. Reyna(2012) 등이 "신속한 표현"이라고 하는 빠른 취득은 사건의 주관적인 의미를 개인에게 반영한다. 문자 그대로 또는 "말 그대로의 생각(verbatim thinking)"은 사실이나 상황을 자세히 생각할 때 중요하다. 사춘기 청소년들은 나중에 어른이 될 때까지의 추론과 달리 경험이 부족하고 상황의 요점보다는 세부적인 세부 사항에 근거하여 위험한 결정을 내리는 경향이 있다. 청소년기에 위험에 노출되는 정도는 성별, 나이, 문화적 배경이 심리사회적 요소에 영향을 주어 달라지며 청소년기에는 위험한 상황에 직면했을 때 어른보다는 그들이 가진 맥락적 단서를 잘 활용하지 못한다.

판단은 고려된 결정을 내리거나 합리적인 결론을 내릴 수 있는 능력이다. 또한 이러한 능력이 훈련되고 가속될 수 있다는 증거가 존재한다. 이런 식으로, 10대들의 교육 환경은 학생들이 무엇을 배우고 어떻게 생각하도록 장려되는지를 통해 뇌를 구조화시키는 역할을 한다. 인지 훈련 중재는 이러한 분야에서 문제가 있는 개인을 돕는 데 효과적일 수 있으며, 주의력 결핍 과잉행동장애를 가진 사람들과 작업기억력 및 충동 조절 장애와 관련된 다른 질환을 가진 사람들에게 널리 권장된다(Reyna et al., 2012).

청소년기와 초기 성년기는 위험 감수 행동이 증가하는 것이 특징이다(Galván & McGlenenen, 2013). 앞서 이마엽앞 겉질, 둘레계, 줄무늬계의 발달 변화에 대해 논의했다. 최근 연구에 의하면 청소년기와 초기 성년기는 줄무늬계가 더 민감해서 이마엽앞 겉질이 위험과 보상 중심 행동을 조절할 준비가 되기 전에 보상을 추구하는 행동을 추구하는 것으로 알려진다. 이로 인해 청소년기에 인지적 이분법이 나타난다. 10대들은 "통제되고, 분석적이며, 이성적인 과정을 수행할 수 있지만, 종종 더 자동적이고, 직관적이며, 체험적 과정에 의존한다"고 한다(Galván, 2012, p. 268). 이는 청소년들이 주변의 정서적, 환경적 유혹에 취약하다는 것을 의미한다. 중립적 감정(emotion-neutral) 상황에서 고도의 문제해결을 보여줄 수 있는 능력을 갖췄지만, 어떤 상황에 감정적으로 격앙되면 청소년들은 감정에 휘둘리기 쉽다. 감정에 이끌려 보상을 추구하는 것은 청소년기에 최고조에 달해 지나치게 감정적인 상황에서 판단력이 떨어지는 결과를 낳는다. 청소년기와 초기 성년기의 특징은 판단의 오류와 위험 감수 행동의 증가이다(Galván & McGlenenen, 2013). 이마엽앞 겉질이 완전히 성숙함에 따라 판단력과 감정 처리는 향상될 것이다.

활동과 참여 ACTIVITIES AND PARTICIPATION

생애에서 청소년기는 실제로 개인이 ICF에서 "활동과 참여"로 기술된 모든 분야에 참여할 수 있는 기초적 기술을 갖는 첫 번째 기간이다(World Health Organization, 2001). 이러한 영역은 표 14-2에 제시되어 있다. 청소년기에 이르러 대부분은 지식을 배우고 적용하는 활동에서 높은 수준의 기술을 습득하게 된다. 일반적인 일상생활활동과 도구적 일상생활활동 기술이 일상화됨에 따라 청소년들은 이전에 배운 작업을 새로운 환경에 이전하고 적응시킬 수 있도록 정교한 처리 기술을 발전시킨다.

ICF에서 설명하는 많은 활동과 참여 분야에서 청소년들은 매우 능숙하고 독립적이다. 이러한 영역에는 지식의 학습과 적용, 일반적인 과제와 요구, 의사소통, 이동성이 포함된다. 자조 활동, 가정생활, 사람 간의 상호교류 및 관계 그리고 공동체, 사회, 시민 생활 분야에서 지속적인 발전이 일어난다.

청소년기의 활동과 참여의 새로운 영역으로의 확대는 처리 기술의 발전에 의해 뒷받침된다. 처리 기술은 6장에서 소개되었으며, 사전 지식과 경험을 바탕으로 한 문제 해결 및 의사결정 전략이다. 처리 기술에는 문제 식별, 선택 사항 및 문제해결능력의 개발, 솔루션의 잠재적 영향 평가 및 선택한 솔루션 실행이 포함된다. 청소년들은 일을 시작하기 전에 적절한 도구를 선택하기 때문에 하루 동안 지식의 처리 기술을 사용한다. 그리고 그들은 하루의 일부를 구성하는 다른 활동에 어떤 작업 개체(task objects)가 필요한지 알고 있다. 그들은 또한 그들이 의도한 목적에 따라 다른 일을 위해 선택한 도구와 재료를 사용할 수 있는 지식을 가지고 있다. 때로는 세탁할 때 옷솔 대신 칫솔을 사용하거나, 포크 대신 나이프를 포크처럼 사용하는 등의 대용적인 물건을 사용하기도 하지만, 대부분의 경우 적절하고 안전하게 다양한 과제를 하는 동안 과제물을 목적에 맞게 사용하는 것을 안다. 학교, 가정 및 지역사회 환경에서 처리과정의 예는 표 14-3에 열거되어 있다.

본 단원에서는 표 14-2에 기재된 "활동과 참여"의 ICF 범주의 일부 중요한 성과를 제시한다. 이러한 기술들은 일반적인 성취의 예를 제공하겠지만, 독자들은 청소년기의 젊은이들이 발달시키는 기술들이 그들의 인생 경험, 문화, 직업적 역할 그리고 자원에 맞춰져 있다는 것을 이해할 필

표 14-2 활동과 참여 영역에 대한 ICF 설명

학습 및 적용 지식(기본적인 학습 및 적용 지식)
일반적인 과제 및 요구(하나 또는 여러 과제를 수행하거나 일상생활을 구성하고, 스트레스를 극복하는 일반적인 측면)
의사소통(언어, 기호, 상징을 통한 의사소통, 메시지를 주고받고, 대화를 이어나가고, 의사소통을 위한 기기나 기술을 사용하는 것을 포함함)
이동성(신체의 자세나 위치를 변화시키거나 한 장소에서 다른 장소로 이동을 통해 움직임, 물건을 옮기고 움직이고 조작하면서 움직임, 걷기, 뛰기, 오르기를 통해 움직임. 다양한 교통수단을 이용해 움직임)
자조 활동(스스로를 돌봄, 스스로를 씻고 말림, 신체 및 신체 부분을 관리함, 옷 입기, 먹기, 마시기를 스스로 함, 자신의 건강을 챙김)
가정생활(가정 내의 일상활동 및 과제를 수행함. 가정생활 영역에는 의식주 및 다른 생필품, 집안 청소 및 수리, 집안 내 물건 관리, 다른 사람 돕기 등이 필요함)
사람 간의 상호교류 및 관계(문맥상 그리고 사회 통념상 적절한 태도로 기본적 그리고 복잡한 사람(낯선 이, 친구, 친척, 가족 그리고 연인) 간의 상호교류가 요구되는 활동 및 과제의 수행)
주요 생활 영역(교육, 직업, 고용에 참여하고 금전 거래를 하기 위한 과제 및 활동을 수행함)
지역, 사회, 시민 생활(집 밖인 지역, 사회, 시민 생활 영역 내에서 체계적인 사회생활에 참여하는 데 필요한 과제 및 활동의 수행)

Source: World Health Organization, 2001. Reference Crediting: World Health Organization (WHO), (2001). ICF: International classification of functioning and disability. Geneva, Switzerland: World Health Organization.

표 14-3 청소년의 처리 기술

정상적으로 발달하는 청소년이 참여하는 활동의 예				
처리 기술	학교	집	지역사회에서의 일	놀이/여가 및 지역사회에서의 사회적 환경
에너지 – 과제 수행 과정에서의 지속적인 노력				
속도	학교 과제를 일정한 속도와 리듬으로 하기	집안일, 식사 준비, 씻기, 청소 등을 너무 급하거나 너무 느리게 하지 않기	커피 주문을 받고 적절한 시간에 커피를 따르고 커피 리필이 필요한 고객이 있는지 확인함	크로스컨트리 경기에 완주하기 위해 자신의 페이스에 맞게 달리기
집중	수업 중에 중요한 내용에 필기함	다른 사람에 의한 정보에 방해받지 않고 가족들과의 대화를 계속 진행함	일과 관계되지 않아도 수영장에 있는 사람들의 안전에 주의를 기울임	상대편 팀의 말에 현혹되지 않고 축구 경기에 집중함
지식 – 과제와 관련된 지식을 찾는 능력				
선택	다음 수업에 맞는 공책과 교제를 사물함에서 선택함	잔디 청소를 위해 잔디깎이를 선택함	4인용 식탁 세팅에 맞는 접시, 냅킨, 나이프, 숟가락을 선택함	벽장에 가득 찬 운동기구들 중에 프리스비(플라스틱 원반) 고르기
사용	목적에 맞게 펜, 자, 컴퍼스, 종이를 사용하기	칫솔, 치실 등을 목적에 맞게 사용하기	설거지하는 수세미를 바닥 닦을 때 사용하지 않기	친구와 함께 농구공과 농구골대를 사용하기
다루기	용액으로 가득 찬 비커를 쏟지 않게 두 손으로 받치기	접시를 식탁에서 부엌으로 두 손으로 가져가기	고객의 물 잔을 리필할 때 물주전자를 두 손으로 잘 받치기	도자기를 가마로 옮길 때 두 손으로 가마뚜껑을 들어 올림
세심함	빠뜨린 부분 없이 과제를 완수하기	식기 세척기에 모든 식기를 넣고 세제를 채운 뒤에 전원 스위치를 올림	고객이 떠난 자리를 치우고 다시 냅킨 및 식기를 세팅함	경기 결과가 나올 때까지 포핸드와 백핸드를 반복하면서 테니스 경기를 함
질문	미리 알려주지 않은 사항에 대해 교사에게 질문함	세탁기 사용에 대한 설명을 한 번 들은 후 되묻지 않고 사용함	미리 설명하지 않은 사항에 대한 고객의 질문에 대해 상사에게 분명하게 물어봄	사전에 설명을 듣지 못한 경기 및 기술에 대해 감독에게 질문하기
시간 조직화 – 과제의 일련의 과정 및 활동 순서를 시작하고, 논리적으로 순서를 정하고, 지속하며, 완성함				
시작	교사의 지시에 따라 시험을 침	부모의 개입 없이 숙제를 시작함	고객이 가게 들어오는 것을 보고 도움이 필요한 고객에게 질문하기	지시 없이 매일 반복하는 스트레칭 시작하기
지속	생물 또는 화학실험을 다른 일로 중단하지 않고 지속하기	주변에 방해받지 않고 진공청소기를 계속 돌림	과제에 집중력을 잃지 않고 계속해서 피자를 구움	관중의 소리에 상관없이 농구경기 지속하기
순서	주어진 날에 시간표 순서에 따라 수업에 참석하기	요리를 주어진 레시피에 따라 진행하기	음식이 식기 전에 계산 완료하기	로버트의 규칙(Robert's Rules)에 따라 동아리를 운영함
종료	미완성일 때 과제를 중단하지 않고 완성되었을 때 과제를 마무리함	인터넷을 적절한 시간만큼만 하고 컴퓨터를 종료하기	풀장 타일 청소를 종료한 후 덮개로 덮음	파티 참석 후 귀가 시간에 맞게 집에 돌아가기
공간과 객체의 구성: 과제 수행을 위한 공간 및 도구를 조직화하는 기술				
탐색/위치	물건으로 가득 찬 책가방 속에서 펜과 종이를 넣기	주방 서랍에 칼과 도마 그리고 선반 안에 있는 땅콩버터잼을 찾음	고객에게 맞는 사이즈의 옷과 신발을 창고에서 찾기	동아리 멤버의 전화번호와 집주소를 학교 주소록에서 찾기
수집	기하학 수업을 위해 연필, 공책, 교재, 계산기를 챙김	옷장과 서랍장에 셔츠, 바지, 속옷, 양말, 신발을 정리하기	항목에 기재된 물품을 장바구니에 담기	방망이, 장갑, 타자 장갑, 땀밴드, 스파이크 운동화, 수건, 유니폼을 가방에 챙겨서 소프트볼 경기에 가져감

표 14-3 청소년의 처리 기술 (계속)

처리 기술	학교	집	지역사회에서의 일	놀이/ 여가 및 지역사회에서의 사회적 환경
구성	미술시간에 필요한 도구를 잘 간수하여서 물이 엎질러지지 않게 함	공책과 과자를 책상 위에 최대한 엎지르지 않게 놓기	경기장에서 판매하기 위한 음료수를 이동식 가판대에 놓음	야외에서 그림을 그리도록 이젤, 캔버스, 물감 등을 가방에 정리해서 넣기
복구	도서관에서 인터넷 검색을 마치고 컴퓨터 종료하기	세탁된 옷을 개어서 옷장에 넣기	소금, 후추, 설탕병을 채운 뒤 원래 자리에 두기	헬멧, 어깨보호대, 공, 보호대를 탈의실에 돌려놓기
탐색	식당에서 식탁 및 의자 또는 사람에 부딪히지 않고 다니기	받침대나 선반에 부딪히지 않고 주방을 다니기	전시된 옷이나 판매대에 부딪히지 않고 걸어 다니기	축구를 할 대 상대편 선수와 너무 가까이 붙지 않기
적응 – 과제 수행 중에 일어날 수 있는 오류나 실수를 예측 및 수정하고 재발하지 않도록 하는 능력				
주의/반응	오류가 완전히 삭제되지 않은 것을 확인하고 수정 프로세스를 완전히 완료함	세탁기가 가득 찬 것을 보고 세탁기를 돌림	어린아이가 풀장 주변을 뛰어다니는 것을 보고 안전요원 호각을 불기	투수가 공을 바깥쪽으로 던지는 것을 알고 공을 치기 위해 몸을 가까이 붙이기
수용	교사가 교과서에서 설명하는 것을 따라오고 교과서를 더 자세히 보기 위해 가까이 가져감	셔츠 단추가 잘못 채워진 것을 원래 자리에 맞게 다시 채우기	구조대 스탠드에 그늘이 지게 우산을 바로 조정함	우회하거나 차량이 느리게 달리는 것을 알고 차량 라디오의 음량을 낮춤
적응	동아리 모임에 쓸 분필이 다 떨어졌을 때 옆 반에 가서 분필 하나를 빌림	진공청소기가 먼지를 빨아들이지 못하는 것을 알고 먼지 주머니를 비움	고객의 잔이 비워진 것을 보고 주전자를 가지고 와서 물잔을 채움	지역 청소 활동을 할 때 쓰레기통이 가득 차 있으면 새 봉투를 가져옴
이익	시험의 대부분의 문제가 선생님이 알려주신 데에서 나온 것을 알고 다음 시험에 성적을 향상시키는데 적용함	세탁 후 분홍색으로 염색되지 않게 하얀색 세탁물을 색깔 있는 세탁물과 분리함	20분 타이머를 설정하여 오븐에 피자를 너무 오래 두어 타지 않도록 함	모임 시간에 대한 홍보 부족으로 참석률이 저조했던 것을 깨달은 뒤 다음 모임을 위한 알림장을 전송함

요가 있을 것이다. 예를 들어, 미국에서는 청소년들이 자동차 운전을 배우는 것이 일반적이다. 운전은 많은 미국 10대들에게 성년이 되기 위한 중요한 삶의 발걸음이다. 세계의 다른 많은 지역에서 차를 운전하는 것은 청소년기의 경험에서 중요한 부분이 아니다.

의사소통 기능 Communication function

발달하고 있는 청소년들은 전형적으로 학교, 가정, 지역사회에서 하루종일 사회적 교류를 경험한다. 학교 복도, 연습장 또는 파티에서 동료들과의 상호작용은 적절한 신체적 접촉을 필요로 한다. 의사소통은 언어적이기도 하고 비언어적이기도 한데 10대들은 잠시 떨어져 있다가 서로 마주쳤을 때 악수를 하거나 포옹하는 것과 같이 신체적 접촉을 통해 의사소통을 한다. 의사소통의 어용론은 5장에서 대화를 위한 규칙과 관습을 통해 설명했다. 비언어적 의사소통의 어용론은 신체적으로 상호작용하는 사회적 규칙을 포함한다. 대부분의 청소년들은 사회적 배경에 반응하고 이러한 배경에 자신의 의사소통 전략을 적용한다. 예를 들어, 그들은 신체 접촉이 언제 적절한지 또 언제 부적절한지 알고 있다. 청소년들은 눈을 다른 사람과 마주치면서 의사소통을 한다. 눈 맞춤으로 의사소통하는 것은 상대방과 그 대화에 대한 관심 그리고 지속적인 상호 교류를 유지하는데 기여한다.

청소년들은 또한 효과적인 제스처를 사용하여 토론에서 강조할 점을 표시, 입증 또는 추가하는 것을 배우고 타인과 함께 자신의 몸을 조화롭게 움직이는 것을 배우면서 의사소통의 어용론을 보여준다. 이러한 조화로운 신체적 기술에는 다른 사람들의 안락지대(comfort zone)에 대한 존중을 보여주기 위해 자신과 다른 사람들 사이의 공간을 조절하는 것도 포함된다. 청소년들은 보디랭귀지로 많은 것을 의사소통한다. 몸을 앞으로 숙인 자세 그리고 팔짱을 끼고 다리 꼬고 뒤로 기대서 앉아 있는 자세에서 첫 번째는 수용과 관심을, 두 번째는 거절과 무관심을 뜻한다. 청소년들은 일반적으로 같은 성별의 또래들과 부모, 선생님 그리고 친구들의 부모들과 같은 어른들과 함께 적절한 신체활동을 한다.

점차적으로 그들은 그들의 의사소통과 상호작용의 신체적 측면에 자신감을 얻고 이성인 또래들과 편안하게 상호교류하는 수준으로 발달한다. 그림 14-3과 같이 첫 데이트 때 옷깃에 액세서리를 꽂는 것은 접촉과 근접성에 대한 신체적 측면에 익숙해지는 기회로 보여진다.

청소년기의 건강한 의사소통은 자신의 말과 행동이 사교적으로 적절할 수 있는 데 초점을 맞추는 것이 필요하다. 청소년은 학교에서 수업 등 많은 시간 동안 여러 다른 친구들과 집단들에서 사회적 행동을 무수히 경험하게 된다. 이로 인해 사회적 메시지에 대한 지식을 확장해 나가는데, 이러한 사회적 메시지로는 흥미 표현, 도움 제공, 격려, 칭찬, 타인의 감정에 관심 보이기, 적절한 유머 사용, 생각 제공, 제안 등을 들 수 있다. 이러한 행동의 결과로서 신뢰가 형성된다. 가까운 우정과 연애관계는 청소년에게 관계를 만들고, 관계를 유지하는 기술을 습득하는 기회를 제공한다. 친구들은 서로 위로하고 축하하며 때로 상처를 주기도 한다.

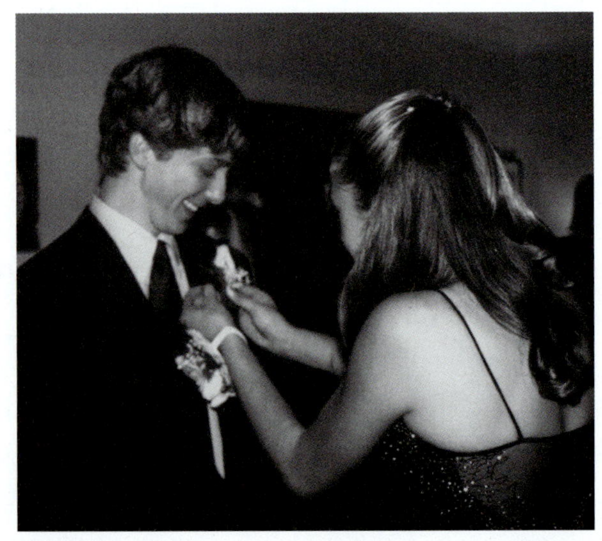

그림 14-3 이성과의 신체적인 접촉이 더욱 익숙해지고 편안해질 때까지 첫 데이트의 사회적 관습들을 경험하는 것은 처음에는 어색할 수 있다.

오늘날 청소년들은 대면 의사소통 외에도 다양한 형태의 소셜 미디어에 일상적으로 참여하고 있다. 소셜 미디어에 참여하는 것이 의사소통과 사회적 관계를 향상시킴으로써 청소년들에게 도움이 된다는 연구결과로 나타났다(Ito et al., 2008). 최근 여론조사에 따르면 청소년들의 22%가 자신이 좋아하는 소셜 미디어 사이트에 하루에 10번 이상 접속하고, 청소년들의 절반 이상이 하루에 한 번 이상 소셜 미디어 사이트에 접속한다고 한다(Common Sense Media, 2012). Romer, Bagdasav와 More(2013)는 청소년기의 TV 사용이 학교 성적의 저하를 수반하지만, 인터넷(하루 1~4시간)의 적당한 사용은 학교 공부에 지장을 주지 않으며, 클럽이나 스포츠의 참여와 관련하여 긍정적인 측면이 있다는 것을 밝혀냈다. 점점 더 많은 청소년들이 디지털 미디어와 소셜 미디어를 사용하여 친구나 이성친구와 관계를 돈독하게 하고 있다. 이러한 소셜 미디어의 사용은 젊은이들에게 도움이 되거나 괴로움의 원인이 될 수 있다. Body와 Hargittai(2013)는 인터넷이 발달한 이후 사생활, 포르노, 해킹, 사이버 폭력, 음란물 공유(sexting), 중독, 성적 희생(sexual victimization), 신원도용, 자해 콘텐츠, 파일 공유, 폭력 콘텐츠 등에 대한 청소년의 참여에 다양한 우려가 존재한다고 언급했다.

이러한 심각한 우려는 광범위하게 연구되고 있으며 Boyd와 Hargittai(2013), Ito(2009) 등은 소셜 미디어와 관련된 부모의 두려움이 젊은이들을 더욱 고립시키고 사람들과 함께 덜 어울리는 등 '공포의 문화'의 원인이 될 수 있다고 주장한다.

이동성 Mobility

10대 후반까지 젊은이들은 지역사회에서 독립적으로 활동할 수 있고, 활동할 것으로 예상된다. 이러한 기대와 함께 그들이 지역사회에서 능숙하게 이동성을 한다는 기대도 존재한다. 지역사회 이동성은 해당 지역에서 일반적으로 사용되는 모든 형태의 이동 수단을 효과적으로 사용하는 것을 포함한다. 여기에는 버스, 택시, 기차의 독립적 이용이 포함된다. 가족 공동 자동차 또는 청소년인 자녀가 주로 사용하도록 제공되는 자동차를 합법적으로 운전하고 자동차에 접근할 수 있는 능력은 미국의 청소년들에게 중요한 발달이정표이다. 운전은 청소년들을 가족의 일상적인 이동에 참여하게 하고, 형제들을 약속 장소로 데려가고, 필요할 때 마트로 장을 보러갈 수도 있다. 그림 14-4의 청년은 새로 취득한 운전면허증을 자랑스럽게 보여주고 있다.

Vincent의 경우로 돌아가면, 그는 현재 거의 하루 종일 휠체어를 타고 다닌다. 휠체어를 혼자 천천히 운전할 수 있지만 통증 때문에 바닥에 있는 물건을 집어 올리기 위해 몸을 들어 올리거나 앞으로 구부릴 수 없다. Vincent는 재활치료를 마치고 집으로 돌아가 학교로 복귀할 것이다. 이동성은, 특히 문제가 되는데 집으로 들어가는 계단과 휠체어가 들어가기에 제한된 집의 공간 때문이다. 그는 휠체어를 타고 학교에 복귀하는 것을 원하지 않는데 어떻게 등교할지 걱정하고 있다. 그는 운전을 할 수도 없고 혼자서 일반 스쿨버스를 타거나 내릴 수도 없다. 그는 사고 몇 달 전에 운전 면허증을 취득했기 때문에 자신의 독립성 상실을 분명하게 느낀다.

이러한 이동성의 상실과 마찬가지로, 스스로 옷을 입고 목욕을 할 수 없는 독립성의 상실은 그에게 매우 괴로운 일이다. 그는 자신이 미취학 아동에게 의존할 정도로 퇴보했다고 느낀다. 그는 그의 의존성에 분개하고, 이러한 정서적 어려움은 작업치료사와 물리치료사들이 그의 회복을 돕는 것을 더 어렵게 만들 수 있다.

자조 활동 Self-care

12살까지 아이들은 자율적으로 되기 위해 필요한 일상생활 활동 기술의 대부분을 습득한다. 아이들은 먹기, 목욕하기, 몸단장하기, 화장실 가기, 옷 입기를 스스로 한다. 만약 부모나 보호자가 이 시기까지 대부분의 옷을 아이 대신 구입했다면, 스스로 옷을 고르고 선택하는 의욕에 눈에 띄는 변화가 존재할 수 있다. 최근 아동복 디자인에 영향을 미치는 청소년 및 성인복 스타일의 트렌드로 인해 부모들은 자녀들을 위해 산 옷의 스타일에 제한을 가할 수도 있다. 청소년기에 복장의 선택은 종종 젊은이들이 부모의 통제로부터 자주성을 표현하는 첫 번째 방법 중 하나이다.

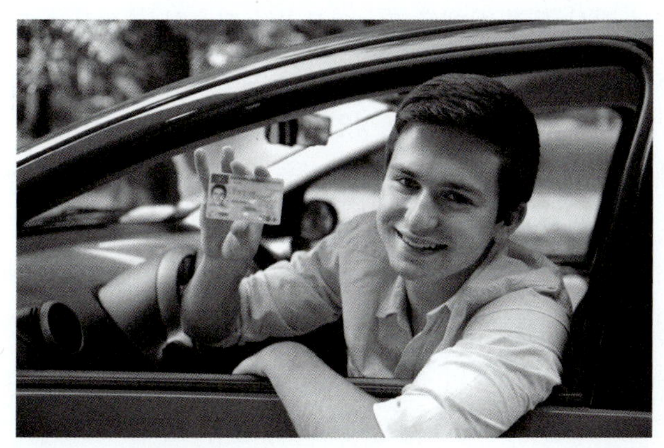

그림 14-4 많은 청소년들에게 운전면허를 취득하는 것은 독립하기 위한 첫 번째 단계이다.

일상적인 양치질, 머리손질, 매일 목욕, 식사 전 손 씻기 등 좋은 위생 기술은 일반적으로 아동 초기에 습득된다. 사춘기가 될 때쯤 이러한 습관이 이전에 충분히 습득되지 않는 한 더 이상 말로 이러한 일상적인 일들을 상기시킬 필요가 없다. 청소년들이 신체적으로 성숙하기 시작하고 체취가 점점 문제가 될 수 있다. 즉 적절한 위생은 데오도런트를 사용하는 것이 습관이 될 때까지 말로써 상기시키는 형태로 강조할 필요성이 있다. 여학생들은 몇 달에 걸쳐 첫 생리를 경험하기 때문에 여성 위생과 여성 위생 제품의 적절한 처리에 대한 지도가 필요하다. 일단 이러한 새로운 위생 기술이 확립되면, 젊은 청소년들은 어른들의 감독 없이 독립적으로 위생 기술을 지속할 것으로 예상된다.

작업수행 영역에서 이러한 작업 전 영역은 자아 존중감에 영향을 준다. 외모와 신체상에 대한 만족감은 자아 존중감에 지속적으로 중요한 변수로 작용한다(Clay, Vignoles, & Dittmar, 2005). 또래의 사회적 수용, 학업성취, 운동을 잘 하는 것 또한 자아 존중감과 관련 있는 요인들이지만, 외모가 가장 큰 영향을 미친다. 청소년은 자신이 어떻게 보이는지에 관심이 많다. 남학생보다는 여학생이 패션, 머리 스타일, 향수 등에 먼저 관심을 보이지만, 남학생과 여학생 모두 사춘기 동안 그들의 외모와 신체적 매력에 관심을 갖게 된다.

자신의 스타일을 선택하는 것은 자아 정체성에 대한 실험의 초기 표현이다. 일부 청소년은 일련의 집단 정체성으로 이동하여 한 집단이 개인적으로 적합한지 여부를 결정하기 위해 정도에 따라 여러 정체성을 시도한다. 청소년들이 자신의 머리모양과 의상의 선택을 특정한 그룹과 의사소통하기 위해 흔히 이용한다. 그 집단의 구성원들은 특정한 고유의 스타일로 의상을 입는 경향이 있다. 외모는 또한 청소년들의 사회적 정체성 발달에 도움을 준다. 많은 여학생들은 그림 14-5에서 볼 수 있듯이 사춘기 때 화장을 배운다.

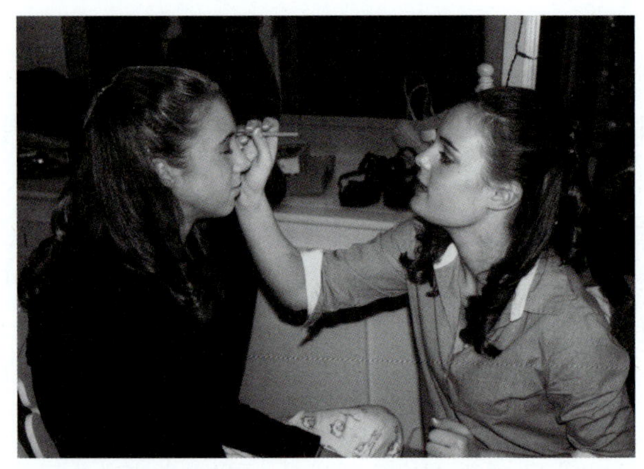

그림 14-5 일부 사춘기 소녀들은 매일 화장하고 단장하는 일이 중요하고, 특히 학교 댄스 같은 특별한 행사에서는 더욱 그러하다.

가정생활 Domestic life

대부분의 12~15세 청소년은 집에서 부모와 살지만, 일부 청소년은 조부모와 함께 혹은 위탁가정이나 시설에서 산다. 가정의 사회적 환경으로서의 요소를 배제하더라도 대부분의 청소년은 도구적 일상생활활동에 대한 책임을 조금씩 지니게 된다. 자기 방을 깨끗하게 하는 것, 침대나 이불 정리, 잔디깎기, 식탁 차리기, 간단한 옷 세탁, 설거지, 청소 돕기(진공청소기, 가구 먼지 닦기, 욕실 청소 등) 등이 포함될 수 있다. 많은 청소년들은 전자레인지, 가스레인지, 오븐을 이용해 간단히 차갑거나 따뜻한 식사를 준비하는 법을 배운다. 부모가 모두 일하는 청소년들과 동생들이 있는 청소년들은 그들의 형제들을 위해 핫도그, 피자, 마카로니 치즈와 같은 간단한 음식을 책임지고 준비할 수 있다.

만일 청소년이 약을 규칙적으로 복용해야 하는 경우라면 자신의 규칙적인 복약에 책임을 지게 된다. 처음에는 부모가 복약을 지도하고 책임지지만, 시간이 지날수록 그 일은 청소년 자신이 맡게 된다. 쇼핑을 도구적 일상생활활동으로 보기도 하지만, 청소년기에 쇼핑은 여가활동의 성격을 띤다. 일부 청소년은 장보기나 물건 사기 등의 일에 대한 책임을 가지기도 하지만, 이는 가족 내에서 청소년의 역할이라기보다는 성인의 역할로 생각하는 것이 더 보편적이다. 청소년이 되면 보편적으로 도구적 일상생활활동에 더 관여하게 된다.

세계 일부 지역에서는 청소년들이 사회에서 성인으로 인정받고 있으며 성인 역할을 맡을 것으로 예상된다. 일반적으로 청소년 후기에는 이러한 일들을 적절히 할 수 있는 기술을 가진다. 청소년기가 성인의 역할을 할 준비 기간이 연장된 산업 사회에서는 부모로부터 완전히 독립해서 사는 것을 고려하면서 동시에 독립적으로 사는 데 필요하다고 생각되는 일을 수행하는 데 더 큰 관심을 갖게 된다. 비록 청소년들이 더 일찍 옷 관리와 식사 준비 작업을 수행하지 않았더라도, 그들은 가족으로부터 독립할 것을 예상해서 몇 달이나 몇 년 동안 이러한 기술을 습득하기 위한 어른들의 도움을 구할 수 있다.

사람 간의 상호작용 Interpersonal interactions

평균적인 10대들의 대인관계 증가의 원인에는 **정체성 형성(identity formation)**, 사회와 생활에서 새롭게 형성하는 위치를 확인하는 데 도움이 되는 개인의 뚜렷한 개성의 확립이 있다(Feldman, 2011). 이러한 정체성 형성의 과정은 개인을 자기 자신뿐만 아니라 타인에 대해서도 정의한다. 청소년기에 정체성 형성은 '나는 누구인가?', '나는 어디에 속해 있는가', '내가 되고 싶은 것은 무엇인가' 등의 질문을 중심으로 이루어진다. 정체성 형성에 반영되는 것은 개인의 자아개념(나는 어떤 사람인가?)과 자존감(나 자신을 얼마나 좋아하는가?)이다. 정체성 형성은 개인적인 과정이지만, 이 과정은 10대들이 생활하고 상호작용하는 사회문화적 배경에서 형성된다. 정체성 형성은 문화, 민족, 성별, 성적 정체성 때문에 남들과 다르다고 느끼는 10대들에게 특히 힘들 수 있다.

회복력(resilience)은 스트레스와 역경에 대처하는 사람의 능력을 뜻하는 용어이다. 회복을 위한 대처는 개인이 이전의 정상 동작 상태로 되돌아오거나 단순히 부정적인 효과를 나타내지 않는 것을 말한다(Masten, 2009). 회복력에 대한 연구는 보살핌을 받는 성인이라는 존재가 젊은이들의 삶에서 매우 중요한 자산이라는 것을 보여주었다. 청소년들이 성인기로 접어들면서 회복력은 점점 더 중요한 특성이 된다. 전통적인 발달경로에 있는 개인에게 있어, 초기 성인과 중간 성인은 생애 과정에서 가장 높은 수준의 스트레스를 경험한다. 회복력은 가족의 질병이나 죽음과 같은 부정적이거나 스트레스가 많은 경험을 분명히 극복시킬 수 있다.

회복력은 또한 더 미묘한 반응일 수 있다. 패션에 대한 극단적 관심 부족이든 성적 지향성의 차이든, 사회의 기대에 따르지 않기로 선택한 10대들 또한 회복력을 보여준다(Ungar, 2010). 어린이와 청소년 모두의 회복력은 소외된 사람들이 의사소통을 할 수 있고 "말대꾸" 할 수 있는가에 달려 있다. 그들이 대처할 수 있는 능력은 개인적 문제라고 그들에게 말할 것이다(Bottrell, 2009). 회복력은 개별 대처 전략의 훈련을 통해 도움을 받을 수 있으며, 가족과 지역 공동체의 지원을 통해 구축될 수 있으며, 학교에서의 소외되는 친구가 없도록 하는 정책 등을 통해 도움을 받을 수 있다.

정체성 형성의 구성요소는 **성 정체성(gender identity)**의 확립, 남자 또는 여자로서의 자신에 대한 이해이다. Hutchison(2011)은 "모든 문화는 성 역할에 대한 규범을 가지고 있으며, 사회 제도는 여성과 남성이 어떻게 행동해야 하는지에 대한 기대를 나타낸다"고 지적한다(p. 237). 비록 미국의 경우 성별에 따른 기준에 어느 정도 융통성을 가지고 있을 수 있지만, 남녀 구성원들에 대한 유사한 기대와 함께, 뚜렷한 성별 역할은 세계의 많은 곳에서 규정되어 있다. 미국 주류 문화에서는 성별에 대해 유연한 생각을 가진 반면에 다수의 이민자 집단은 보수적인 기준을 가지는데 이 둘 사이의 충돌은 다른 문화에 대해 강한 민족적 유대를 가진 가정에서 갈등의 원인이 될 수 있다.

청소년기에 일어나는 정체성 형성의 일환으로, 10대들은 그들이 어떤 유형의 사람들에게 성적 매력을 느끼는지 알기 시작한다. **성적 지향(sexual orientation)**은 감정적, 낭만적, 성적 또는 이러한 것들이 다른 사람들과 함께 결합되는 지속적인 매력을 느끼는 패턴을 나타낸다. 이러한 성적 지향은 이성, 동성 또는 양성을 대상으로 할 수 있다. 개인적, 성별, 성 정체성에 대한 탐구는 청소년기에 널리 퍼져 있다. 이러한 탐색에도 불구하고, 이 시기는 여전히 또래집단의 압력과 사회적 순응에 대한 기대가 있는 높은 시기이다. 상대적으로 소수의 청소년들이 "커밍아웃"을 하고 청소년기에 동성애자, 레즈비언, 양성애자 또는 성전환자(GLBT)로 스스로를 인정하는 것은 아마도 이러한 이유 때문일 것이다.

역사적으로 동성애자, 양성애자, 트랜스젠더(gay, lesbian, bisexual and transgender, GLBT) 청소년들의 경험에 대한 대부분의 정보는 경험에서 나온 이야기이지만, 최근의 연구는 성 소수자인 이 젊은이들이 사춘기 초기에 더 많은 어려움에 직면한다는 것을 보여주었다(Russell, Everett, Rosario & Birkett, 2014). GLBT 10대들은 자신의 물건을 도둑맞는 것을 포함한 더 많은 비신체적 괴롭힘을 경험했지만, 이러한 경향은 싸움이 증가하는 추세에 비해서는 심각하지 않다. Russell(2014) 등은 전반적으로 나이가 들면서 싸움은 줄어들지만, 고등학교 기간 동안 비신체적 형태로 학교에서 괴롭힘을 당하는 것은 내내 지속되었다고 밝혔다. GLBT 10대들은 사회적으로 고립되고 우울증에 걸릴 수 있다. Russell과 Toomey(2012)는 동성애 성적 지향을 가진 청소년들이 다른 또래보다 자살을 생각하거나 자살을 할 위험성이 더 크다고 밝혔다. 이러한 경향이 정체성 발달과 개인적 패배감을 포함한 청소년기의 발달 경향에 반영된다고 하였다.

청소년기는 성 정체성의 발달과 더불어 젊은이들이 자신의 민족적 배경을 평가하고 민족적 정체성을 탐구하는 시대이다. 이것은 아일랜드와 관련된 것에 대한 열정을 키우는 5세대 미국인의 경우와 같이 가족유산에 대한 관심으로 표현될 수도 있고, 특정 소수민족이나 민족과 관련된 정체성 형성일 수도 있다. 이것은 멕시코에서 이민 온 젊은이들이 특정한 사회 그룹을 형성할 수도 있고, 아니면 도시에서 온 고등학생들이 농촌 지역사회 학생들과 크게 교류하지 않는다는 것을 의미할 수도 있다. Hutchinson(2011)은 사춘기 후반쯤이면 인종 차별에 노출되었을 수 있으며, 이러한 노출은 정체성 형성에 영향을 미칠 것이라고 지적한다. 일반적으로 소수민족 출신의 젊은이들은 민족 정체성이 강하게 발달하는 경향이 있다.

인간관계 Relationships

청소년기 동안 젊은이들이 유지하는 관계의 유형과 숫자 둘 다에서 큰 확장이 나타난다. 청소년들은 성장하면서 자신의 성욕을 이해하며 새로운 관계 유형을 탐색한다. 동시에 청소년들은 학교 및 지역사회에서 폭넓게 어른들과 또래 친구들 모두와 함께 관계를 맺는다. 이 발달기간 동안 청소년과 부모와의 관계는 종종 변화하는 능력 및 필요성을 반영하기 위해 다시 조정되지만 가족은 대부분의 10대들에게 여전히 중요한 확실한 지지의 원천으로 남아 있다. 친구나 다른 동료들은 이 시기에 영향력도 중요하지만, 부모는 계속해서 중요한 영향을 끼친다. 부모와 자식의 관계는 10대 내내 매우 중요하며, 부모와 긍정적인 관계를 가진 10대들은 또래들과도 긍정적인 관계를 맺는 경향이 있다.

격의 없는 사회적 관계 Informal social relationships

친구들은 어른스러워지고 있는 청소년에게 자신의 능력 성장을 의미 있는 방향으로 비교하고 평가할 기회를 제공한다. 이 시기는 청소년들이 가족을 넘어 어른들이 제공하는 정보의 적절성과 유용성에 의문을 품기 시작하는 시점이다. 준거 집단(reference group)으로서, 친구들은 새로운 행동에 대한 정보의 원천, 역할 모델 그리고 관중의 역할을 한다. 준거 집단은 청소년들이 자신을 판단할 수 있는 사회적 기준을 제시한다(Feldman, 2011). 젊은 청소년들은 성별이나 관심 분야에서 자신과 비슷한 준거 집단을 선택하는 경향이 있다. 지역 공동체 활동의 참여를 통한 사회 참여의 기회를 만들기 위해 청소년들은 폭넓은 우정을 쌓고 청소년 중기까지 이성을 친구들 무리에 포함시킬 수 있다(Hutchison, 2011). 청소년들이 성숙함에 따라 자신의 준거 집단 구성원들의 성별, 나이, 관심 분야가 더욱 다양해진다.

청소년기에 10대들은 부모의 감독 없이 또래들과 점점 더 많은 시간을 보낸다. 또래 압력(peer pressure)은 개인으로부터 가치를 평가받는 사회 집단의 영향력이다. 또래 동조(peer conformity)는 또래 압박에 대한 행동 반응으로 초기 청소년기에 가장 높다. 또래 압력은 종종 부정적인 영향으로 표현되지만, 긍정적일 수도 있고 부정적일 수도 있다. 긍정적인 측면에서, 동료 압력은 학업 성공 및 건강한 생활 습관과 같은 사회 행동에 대한 동기를 부여할 수 있다. 또래들은 종종 10대가 되는 것과 관련된 좌절, 어려움 및 걱정에 대해 주의 깊게 듣고 받아들이고 이해한다.

동료의 부정적인 영향 중 일부는 위험하거나 무모한 행동 및 거부감과 관련이 있다. 고립되거나 거부감을 느끼는 10대들은 다른 사람들에게 깊은 인상을 주거나 친구들에게 자신을 증명하기 위해 위험한 행동을 할 가능성이 높다. 장애가 있는 청소년은 건강관리를 위해 권장되는 조치를 취하기보다는 친구들과 함께 섞여 있을 수 있다. 당뇨병과 같은 심각한 질환을 가진 10대는 질병 관리에 필요한 의학적 요법을 유지하지 못할 수 있다. 마찬가지로, 뇌성마비와 같은 정형외과 질환을 가진 청소년은 집단의 기준에 맞지 않기 때문에 스플린트 또는 보조기의 사용을 거부할 수도 있다. 친구들을 따라하고 싶은 욕망과 함께 어울리려는 욕구로 인해 청소년들은 서로 한데 섞이고 싶어 하기 때문에 건강관리 지원을 제공하는 데 상당한 장애가 될 수 있다.

최근 몇 년 동안 10대들은 인간관계를 넓히는 수단으로 첨단 기술을 사용하기 시작했다. 채팅, 문자, 팔로우(follow)할 수 있는 개인 뉴스 스트림(personal news streams)인 트위터 등이 없이는 청소년은 또래들 간 다수의 의사소통에서 제외될 수 있다. 커먼센스미디어(Common Sense Media, 2012)는 13~17세 청소년들의 10명 중 9명(90%)은 어떤 형태로든 소셜 미디어를 사용한다고 보고했다. 청소년 4명 중 3명(75%)은 현재 소셜 네트워크서비스(SNS)에 프로필을 가지고 있고, 5명 중 1명(22%)은 현재 트위터 계정(27%)을 갖고 있다(p. 9)고 언급했다. 그림 14-6의 여학생들처럼 문자나 채팅을 하면서 인터넷을 통해 온라인 친구들과 웹캠이나 영상통화를 하는 것은 드문 일이 아니다.

어른들은 소셜 미디어의 성장에 대해 많은 우려를 표시했지만, 청소년들은 소셜 미디어와 디지털 미디어가 친구들 간의 관계를 개선시켰다고 압도적으로 많이 언급했다. 그는 "10대 4명 중 1명 이상이 소셜 네트워크 서비스(SNS)를 사용하면 수줍음을 덜 느끼고 더 외향적으로 변한다(29%)고 답했고 5명 중 1명은 자신감(20%), 인기(19%), 타인에 대한 공감심(19%)을 더 느끼고, 15%는 자기 자신에 대해 더 긍정적으로 생각하게 되었다고 답했다. 이에 비해 5%만이 소셜 네트워킹으로 인해 외향적인 느낌을 덜 받게

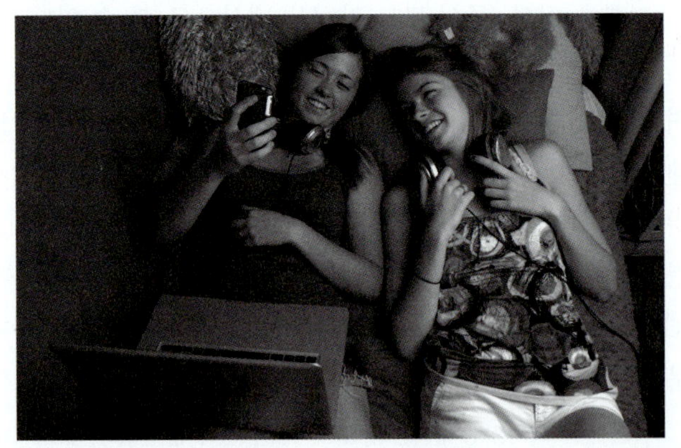

그림 14-6 전자 기술은 10대들이 사회적으로 상호작용하는 방식을 바꾸어 놓았다. 이 젊은 여성들은 비디오 채팅을 하는 동시에 친구들이 보낸 문자를 읽고 있다.

되었고, 4%는 소셜 네트워킹 사이트를 사용한 후 자신감과 인기가 떨어지며, 3%는 더 부끄러움을 느낀다"고 답했다(Common Sense Media, 2012, p. 10).

소셜 미디어 사용과 관련된 많은 이점들이 있지만 위험도 있다. O'Keeffe, Clarke와 Pearson(2011)은 소셜 미디어 사용과 관련된 위험 범주를 밝혀냈다: 또래 대 또래, 부적절한 콘텐츠, 온라인 상 개인 정보 보호 문제에 대한 이해 부족 그리고 제3자 광고 그룹에 대한 외부 영향. 사이버 괴롭힘과 같은 또래 대 또래 위험은 13장에서 소개되었다. 사이버 괴롭힘은 종종 청소년기에 잠재적으로 더 큰 피해를 입히며 우울증, 불안, 심한 고립 그리고 극단적인 경우에는 자살 같은 정서적인 결과를 초래할 수 있다(Hinduja & Patchin, 2010).

섹스팅(sexting)은 "휴대전화, 컴퓨터 또는 기타 디지털 기기를 통해 성적으로 노골적인 메시지, 사진 또는 이미지를 전송, 수신 또는 전달"로 정의할 수 있다(Berkshire District Attorney, 2010). 이러한 성적으로 노골적인 이미지는 휴대전화나 인터넷을 통해 빠르게 배포된다. 한 조사에 따르면 10대들의 20%가 자신의 누드 사진이나 동영상을 보내거나 게시했다고 한다(National Campaign to Prevent Teen and Unplanned Pregnancy, 2008). 섹스팅은 종종 소규모 동료 그룹을 넘어 공유되지 않으며 관련 당사자들에게 고통을 주지 않는 사회적 활동이다. 섹스팅의 경우 아동 음란물로 간주되어 중범죄로 기소되며, 가해자에 대한 학교 정학 및 피해자의 정신건강에 따라 정서적 고통을 초래할 수 있다(O'Keefe & Clarke-Pearson, 2011).

오늘날 청소년과 관련된 주요한 인터넷의 위험성은 부적절한 기술의 사용, 너무 많은 정보의 공유, 자신 또는 다른 사람에 대한 잘못된 정보 게시 등과 같이 의도하지 않은 영향을 끼치는 것이다(Barnes, 2006). 섹스팅과는 별개이지만 성적으로 노골적인 이미지를 게시할 때 비슷한 문제와 우려가 발생한다. 많은 사이트에서 사용자는 "안전하지 않음" 또는 "부적절함"이라고 태그된 이미지를 차단할 수 있으며 개인은 이러한 이미지를 차단하도록 브라우저를 설정할 수 있지만 이러한 설정을 하지 않은 청소년들은 원치 않는 이미지에 직면할 수 있다. 인터넷 쇼크 사이트(internet shock sites), 즉 클라이언트에게 의도적으로 불쾌감 및 충격을 주는 웹 사이트는 더 심각하다(Herrmann, 2007). 대부분의 쇼크 사이트는 "인터넷 함정(internet traps)" 또는 사용자가 예기치 않게 또는 실수로 연결된 사이트가 될 수 있다. 이 사이트들은 일부 청소년과 같은 미숙하고 서툰 인터넷 사용자를 대상으로 한다.

가족 관계 Family relationships

보살핌과 힘을 주는 가족 관계는 회복력(resiliency)의 원천이며 긍정적인 청소년 발달을 위한 보호적 요소로 작용하는 것으로 나타났다(Hutchison, 2011). 아직은 어린 10대 자녀가 점점 더 많은 독립심을 갖기 시작함에 따라 부모들은 자녀에게 더 많은 큰 자율성을 경험할 수 있도록 해야 하는 도전에 직면하게 된다. 합리적이고 안전한 것으로 간주되는 것에 대한 결정이 12~15세 청소년의 관점과 성인의 관점에서 볼 때 종종 크게 다르기 때문에 이러한 관점의 차이는 부모와 청소년 자녀 사이의 마찰의 원인이 된다.

이 기간 동안 가족과의 관계는 10대의 내부 정체성 형성 과정을 지지하고 영향을 끼친다. 많은 사람들에게 이 과정은 어떠한 부모가 되고 싶은가(또는 되고 싶지 않은가) 그리고 자신의 미래에 대한 가족들의 기대에 대해 어떻게 느끼는가에 대한 인식에서부터 가족의 기대가 미래에 대해 어떻게 느끼는지 인식하는 것에서부터 시작된다. 이러한 과정은 청소년기가 원숙에 접어들거나 성인으로 잘 성장하여 부모로부터 독립하면서 시작된다. 이러한 독립 과정은 Hutchison(2011)에 의해 4가지 구성요소를 갖는 것으로 설명된다. 자녀의 완전한 독립을 위해서는 표 14-4에 제시된 모든 구성요소가 달성되어야 한다.

가정에서의 식사 시간, 차를 타고 이동하는 시간, 방문, 휴가 및 주말 또는 주중 저녁 시간은 가정 내의 사회적 참여를 위한 일반적인 시간들이다. 많은 청소년들이 계속해서 가족과 함께 외식을 하거나 영화를 보거나 텔레비전을 시청한다.

친밀한 관계 Intimate relationships

친밀감은 서로를 신뢰할 수 있는 능력이며, 특정 사람들과 개인적인 생각과 느낌을 공유할 수 있는 능력이다. 친밀감과 관련된 것은 연애와 성적인 활동이다. Hutchions(2011)은 **연인 관계(romantic relationship)**를 정서적, 성적 지

표 14-4 가족의 본질로부터의 개인화

기능적 독립	부모님의 도움 없이 일상적 과제의 수행 기능이 가능함	일상생활활동에서의 기능적 독립은 아동 중기에 보통 발달한다. 도구적 일상생활활동의 독립은 보통 청소년기에 발달함
태도적 독립	자신의 부모와 독특한 존재를 반영할 수 있는 자신만의 고유한 가치와 믿음을 발달시킴	청소년기 동안 정치 또는 종교적 신념과 같은 차이에 대해 넓은 관점에서 집중함 태도적 독립은 청소년기에 완전히 발달하지만 보통 성인기까지 계속 진화함
정서적 독립	부모의 승인이나 정서적 지지에 의존하지 않음	청소년기 동안 인간관계에 대한 시행착오나 스트레스에 대해 가족들보다는 또래 친구들에게 알림 정서적 독립은 청소년기에 완전히 발달하지만 보통 성인기까지 계속 진화함
갈등적 독립	죄책감이나 원망 같은 부정적인 감정 없이 부모와의 분리됨을 깨닫는 단계	청소년기 초반에 부모는 자신들을 부끄럽거나 이해할 수 없다고 여기는 자식들에 의해 흔히 비웃음 당함 갈등적 독립은 젊은이가 자신이 이해할 수 없는 부분을 비웃기보다는 의견의 차이를 인정(agree to disagree)할 때 발생됨

향성에 맞는 파트너 간의 관계로 설명한다. 청소년기에서 발생하는 많은 연인 관계는 몇 주 또는 몇 달 동안 지속되며 성인에게는 중요하지 않은 것처럼 보일 수 있지만 이러한 초기 연인 관계는 성인기의 장기적이고 헌신적인 관계를 위한 능력 발달에 중요하다(Sorenson, 2007). 초기 청소년기에 대부분의 청소년들은 연애 문제와 이성 친구를 가지는 것에 대한 생각에 매우 몰두한다. 더 어린 청소년들의 외출은 일반적인 데이트와는 보통 다르다. 어린 청소년 집단은 영화를 보러 갈 수도 있고, 이성 친구와 전화로 이야기하거나 학교에서 같이 놀 수도 있다.

청소년의 3/4이 이성 친구를 가졌거나 다른 이성과 데이트를 해봤다고 답했는데, 즉 청소년 중기에서 후기 청소년기 동안 이성관계는 사회생활의 중심이 된다. 사실, 청소년기 중후반인 청소년들은 친구나 가족보다 이성친구와 더 많은 시간을 보내는 것으로 알려졌다(Sorenson, 2007). 연인 관계를 형성하기 위해 사회적으로 규정된 시기와 기대는 문화마다 다르다. 데이트가 점점 일반화되고 빈번해지면서, 이성 친구로서의 역할에 대한 인식은 종종 10대의 정체성에 기여한다. 청소년 후기에는 진지한 이성 관계는 더 흔하게 나타난다. 이러한 진지한 이성 관계는 성인이 되어서도 헌신적인 연인 관계를 지속적으로 발전시키거나 다른 사람과 관계를 맺을 수 있게 한다. 많은 10대들이 성적으로 적극적이지는 않지만, 자신의 정체성을 확립하기 위해 성(性)에 대해 생각할 것이다. 자위와 성교를 포함한 성 경험은 많은 청소년들에게 중요한 인생 경험 및 가치 있는 활동이다.

동성인 다른 또래들에게 끌리는 청소년들은 자신의 정체성을 발달시키고 보통의 사춘기를 겪고 있는 또래에 대한 심도 있는 분석 결과와 다른 자신의 성적 지향성에 대해 받아들이기 위한 시간이 더 필요할 수도 있다. 앞서 언급했듯이, 청소년기 초반에 LGBT 경향을 나타내는 젊은이들은 신체적 폭력, 언어 학대 및 괴롭힘에 더 노출되는 경향이 있다. LGBT 청소년은 이전 시대보다 선입견이 적은 문화에 살고 있다고 주장할 수 있지만, 이성애 이외의 성적 지향성에 대한 수용은 국가와 세계의 지역에 따라 크게 다르다.

질병이나 장애를 치료하기 위한 재활 환경에 있는 10대들은 성욕과 성적 활동과 관련된 문제에 대해 이야기하는 것에 주저할 수 있다. 많은 작업 및 물리치료사들이 청소년의 성욕을 다루는 것이 불편해 하지만, 성 활동이 일상생활의 일부라는 것을 인식하는 것이 중요하다.

주요 생활 분야 Major life areas

사춘기 동안 청소년들은 우선, 즉 교육, 직업, 고용과 같이 전체 활동 범위에 참여한다. 많은 청소년들이 자신이 가진 돈으로 쇼핑을 하지만, 사춘기 동안 학생들은 자신의 돈을 관리하고 은행 서비스를 이용하며 부모의 감독 없이 경제 거래를 하는 법을 배우기 시작한다. 청소년의 많은 작업 역할은 주요 생활 분야에 참여하는 것과 관련이 있다.

교육 Education

미국과 세계 많은 다른 지역의 청소년들은 공식 교육에 참여해야 한다. 학생의 작업 역할은 국적뿐만 아니라 동료 영향 및 사회 · 경제적 지위와 같은 덜 구체적인 요소에 따라 다르다. 11~14세 사이의 학생들은 보통 중학교에 다닌다. 이 기간 동안 학생들은 한 교실에 한 사람의 담임교사가 있었던 것에서 특정 과목을 가르치는 여러 교사가 존재하는 시스템으로 전환되는 것을 경험한다. 중학생의 신분에 맞게 학생들은 행동 강령과 복장 규정을 준수해야 한다. 모든 학년에서 학생의 작업 역할에는 교사에 대한 존중의 표현과 자신의 능력을 최대한 발휘할 수 있는 임무를 수행하겠다는 결의가 포함된다. 중학생들은 교실을 옮겨 다니면서 고급 교육과 전문 지식을 갖춘 교사의 도움을 받을 수 있어야 한다. 15세에서 18세까지의 고등학교 교육은 비교적 자유로우며 학생들은 관심사를 추구하고 성인 생활을 준비할 것을 권장받는다. 학년이 높아질수록 학생의 작업 역할에 대한 기대치가 높아진다. 학생들은 수업 시간에 집중하고, 내용을 익히고, 수강하는 모든 과목과 교실학습 및 과제를 완성하고, 시험을 위해 공부하고, 커리큘럼의 필수 내용을 복습하기 위해 적절하게 필기를 해야 한다.

공식적인 교육 참여에는 식당 및 학교 복도에서의 상호교류와 같은 학업과 관련 없는 과외 활동도 포함된다. 중학교와 고등학교에서 교육에 참여하는 것은 대부분의 청소년의 삶에서 가장 영향력 있는 수행 패턴일 것이다. 학기가 진행되는 9~10개월 동안 청소년의 시간은 학교, 이동, 과외 활동 및 숙제 일정으로 구성된다. 학생으로서의 작업 역할에서의 성공 또는 실패에 대한 10대의 인식은 미래의 생애 과정에 대한 의사결정에 영향을 미친다.

학교생활을 통해 성장해감에 따라 청소년들은 공부와 수업, 시험 준비 그리고 준비가 불충분한 것에 대한 결과를 배운다. 공부 습관은 일반적으로 이 시기에 잘 정립되지만, 이러한 습관은 강의가 더 어렵고 더 까다로워지기 때문에 어려움을 겪거나 효과가 없는 것으로 나타날 수 있다. 고등학생들은 시험을 스스로 준비할 수도 있지만 몇몇 과목의 경우 친구들과 함께 하는 스터디 그룹과 같이 반 친구들과 협력하는 것이 뚜렷한 이점이 있다는 것을 깨닫는다. 학생들이 나이가 들면서 그들의 교과과정과 대학생이나 노동자로서의 자신의 미래를 연관 짓기 시작한다.

고등학교는 일반적으로 더 큰 학교이며 10대가 다니던 학교보다 넓은 지역에서 학생들이 모인다. 이러한 이유로 고등학교 환경에서 문화적 다양성과 문화적 긴장이 있을 가능성이 높다. 주류 문화를 벗어난 느낌은 사회적 소수자들이 고등학교 졸업을 하는 비율이 낮은 것에 기여하는 요소이다(Hutchison, 2011). 일반 고등학교를 대신하는 일부 대안 학교는 특별한 어려움을 가진 학생들에게 덜 심각하고 더 도움이 되는 환경을 제공한다. 홈스쿨링은 의욕 있는 학생들과는 다른 방식으로 배우는 학생들에게 실용적인 선택이다. 대안 학교는 자녀가 있고 자녀를 보살펴야 하는 고등학생과 일반 고등학교의 행동 기준을 준수하기 어려운 학생을 위해 제공된다.

일과 고용 Work and employment

가족의 사회적 배경은 학업 성취, 직업적 열망과 관련이 있다(Schoon & Polek, 2011). 직업(career)은 직업 또는 생계 수단으로 이어지는 개인이 장기간 추구하는 조직화된 경로이다. 청소년들은 중요 인물들에 대한 관찰, 직업에 대한 미디어의 묘사, 지역사회에서 시간제 고용 또는 자원봉사 경험을 통해 직업에 대해 배우게 된다. 청소년들은 어떠한 직업에 대해 희망하고 학교에서 그 직업을 탐구하고 준비하기 시작할 수 있다. 그러나 대부분 선진국의 초기 성인기 단계에서 고등학교 졸업 후 진정한 경력 개발이 이루어진다. 연구에 따르면 불우한 배경을 가진 젊은이들은 종종 학교에서 잘 적응하지 못하고 일찍 퇴학하며 미래의 직업이나 직업 추구 목표가 더 낮다.

일(work)은 이 교재의 문맥에서 생계적인 활동이라고 할 수 있다. 일은 대학생이 직업이나 경력의 목적을 장기적으로 가지지 않고 돈을 버는 활동이 될 수 있다. **직업(vocation)**이라는 용어는 자신의 천직을 찾는 것과 관련된 정서적 측면 또는 "소명"을 말한다. 청소년기 동안 가능한 미래를 고민하고 일과 직업적 관심사를 모두 포함하는 성인 생활을 위한 길을 모색한다. 학교는 어떤 직업이나 직업이 사람에게 가장 적합한지 알아내기 위해 시험, 학업적 적합성 및 관심사를 기반으로 하는 직업 지도 서비스를 제공한다. 세계의 대부분의 지역에서 청소년들은 일을 우선적으로 해야 하고, 교육받는 것은 할 수 있을 때 권장된다. 비록 이러한 경우가 미국에서 일반적이지는 않지만, 미국의 일부 가정에서의 10대들은 가족을 부양하기 위해 일을 해야 한다. 그림 14-7의 젊은이와 같이 다른 청소년들에게 일은 자발적이며 기술 개발, 개인적 책임 그리고 독립성을 높일 수 있다.

직원으로써의 역할을 하는 젊은이의 첫 경험은 종종 청소년기에 발생한다. 많은 10대들이 학교에 다니는 동안 아르바이트를 한다. 공식적인 "직업"이 없더라도 대부분의 청소년들은 자신이 일한만큼 대가를 받지만 이를 주된 직업에 포함시키지는 않는다. 청소년들은 아르바이트로 어린아이들을 돌보는 일, 이웃의 정원에서 일을 하는 것, 애완동물을 보살피는 것, 신문을 배달하는 것, 지역에서 주관하는 스포츠 게임에서 심판으로 일하거나 매점 직원으로 일한다. 이러한 단기간의 근무기회는 젊은이들이 스스로 용돈벌이를 할 수 있게 하고 직장 내 사회적, 문화적 요구사항에 대해 경험하게끔 한다. 이러한 경험은 그들의 사회적 배경의 확대와 성인 근로자의 역할로의 진전을 나타낸다.

미국의 공정 노동 기준법(Fair Labor Standards Act, FLSA)은 14세를 고용 최소 연령으로 정하고, 만 16세 미만의 미성년자가 정규 고용 환경에서 일하는 시간을 제한하고 있다. 이 법들은 매우 구체적이다. 14~15세의 학생은 등교하는 동안 하루 3시간 이상 또는 일주일에 18시간 이상 일할 수 없다. 그러나 등교하지 않는 동안은 하루 최대 8시간 또는 일주일에 40시간까지 일할 수 있는데, 즉 학교 방학과 쉬는 시간에 직업을 가질 수 있다. 또한 6월 1일부터 근로자의 날까지 저녁시간이 오후 9시까지 연장되는 여름철을 제외하고 근무 시간(오전 7시~오후 7시)이 제한되어 있다(U.S. Department of Labor, n.d.).

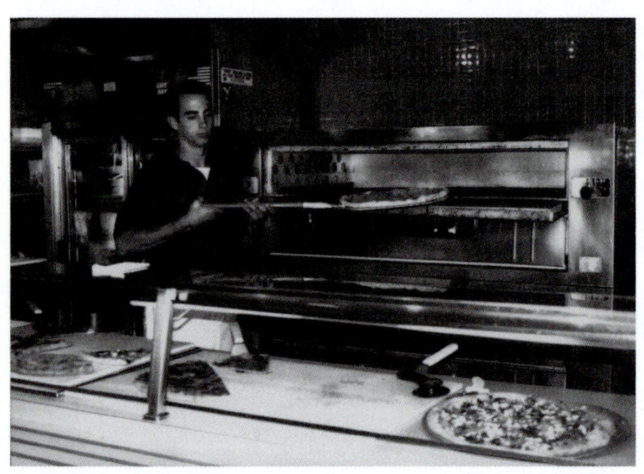

그림 14-7 16세 이상의 많은 청소년들은 서비스 관련 업종에서 아르바이트로 일한다.

16세 이상인 경우 최대 근무 시간은 일반적으로 성인과 동일하다. 학생들이 고등학교의 직무 경험 교육 프로그램에 등록하지 않는 한, 학기 중에는 4시간 이상 일할 수 없다는 조건은 여전히 존재한다. 직무 경험 교육에 참여하는 학생들은 주당 23시간까지 일할 수 있으며, 그 중 어느 부분이든지 학교 수업 시간에 일할 수 있다(U.S. Department of Labor, n.d.). 이 연령대인 10대의 거의 70%가 집 밖에서 일을 한다고 보고되었다(Braveman & Page, 2012).

사춘기의 직업선택은 (1) 현실요인, 필요한 이동 거리나 교대근무와 같은 실제 직장세계에서의 제약, (2) 개인의 적성과 교육기회에 대한 참여, (3) 개인이 작업환경에 대해 가지는 정서적 흥미(또는 흥미 부족), 즉 동물과 일을 하거나 기계를 제조하고자 하는 욕구 등에 의해 영향을 받으며, (4) 일의 중요성과 특정 유형의 업무에 용인에 대해 개인이 가족 및 사회로부터 배운 가치(Braveman & Page, 2012)를 포함한다. 모든 청소년들이 직업을 선택하는 것은 아니며, 재정적으로 도움이 되지 않는 직업을 선택할 수도 있다. 예를 들어, 오늘날 몇몇 젊은이들은 온라인 역할 게임에 적극적으로 참여하고 있으며, 그들은 게임 커뮤니티 내에서 활동하는데 일주일에 20시간 이상을 보낸다. 그들은 그들의 생활에 필요한 직업을 선택할 수도 있지만, 게임에 참여하는 데 그들의 관심과 열정을 집중시킬 수도 있다. 직업과 직업 계획 과정은 이 시기에 시작되며 관심, 기술, 삶이 변화함에 따라 성인기 내내 다양한 시기 동안 그 과정이 반복될 수 있다.

지역, 사회 및 시민의 삶

Community, social and civic life

ICF의 "활동과 참여" 범주는 가족 이외의 지역사회, 사회 및 시민 생활 분야에 참여하는 데 필요한 행동과 과제에 초점을 맞춘 하위 범주를 포함한다(WHO, 2001). "공동체, 사회, 시민생활"이라고 불리는 이 범주는 청소년들이 스포츠, 레저 활동, 사회활동과 같은 장소를 통해 사회에서 독립적인 역할을 수행함에 따라 점점 그들의 관심사가 된다. 청소년들은 가정 밖에서, 지역사회, 사회, 시민 생활 영역이라는 조직화된 사회생활에 참여하고 있다. 대부분의 10대들에게 이러한 공동체, 사회, 시민의 역할은 자발적이며 개인의 열정이나 관심을 반영한다. 청소년들이 과외 활동에 대해 간섭을 덜 받음에 따라 그들은 종종 감독에서 벗어난 "자유 시간"을 갖게 된다. Caldwell과 Witt(2011)는 '자유 시간'이 비근무일수의 약 40%를 차지한다고 추정한다. 그들이 어떻게 이 시간을 보내는지에 따라 발달과 건강에 영향을 미친다. 그들 삶의 일부인 사회 집단에 참여하는 것은 그들의 자기 인식(self-definition)과 작업 정체성의 발전에 광범위하게 기여한다. 청소년들은 집단 참여 외에도 파괴주의(vandalism)에 연루되거나 불법 약물을 사용하는 등 건강하지 않거나 부정적인 방법으로 여가 시간을 보낼 수 있다. 이 단원에서는 스포츠 참여에 대해 자세하게 다룰 것이다. 이러한 활동은 높은 평가를 받으며 청소년들이 건강관리와 재활 환경에서 중요한 역할을 하기도 한다.

스포츠 참여 Sports participation

운동 성취도(athletic achievement)는 대중적으로 가장 널리 인정받고 널리 알려질 수 있다. 스포츠에서의 성취와 성공은 학교와 지역사회에 퍼지게 된다. 운동에 뛰어난 청소년은 스포츠팀의 재킷 또는 경기 당일의 복장 등으로 지역에서 주목받게 되며, 학교나 지역 신문에 실리기도 한다. Eime(2013) 등은 청소년들의 스포츠, 특히 단체 스포츠 참여를 통한 심리적, 사회적 건강상의 혜택에 대한 실질적인 증거를 제시했다. Moreau(2014) 등은 스포츠에 참여하는 9명의 청소년들에 대한 정성 연구(qualitative study) 결과를 발표했다. 저자는 청소년들의 정서적 · 사회적 발달을 촉진하기 위한 도구로서 스포츠의 근본적인 여섯 가지 원동력을 발견했다. 이 여섯 가지 요인은 (1) 또래간의 협력 장려, (2) 긍정적인 태도를 가진 촉진자의 존재, (3) 청소년들의 안락 영역에 대한 도전, (4) 즐거움과 노력 간의 관계, (5) 혁신을 위한 훈련의 중요성, (6) 유대를 통한 위험의 공유를 포함한다. 스포츠 참여는 공식적으로 경쟁을 추구할 수 있지만 비공식적인 레저 활동도 포함할 수 있다. 그림 14-8에 표시된 것과 같은 지역사회 기반 스포츠 팀은 청소년들에게 일반적인 여가 활동이다. 스포츠를 관중으로서 보는 것에 대한 관심은 사교모임을 자주 갖는 이유가 되기도 한다.

청소년의 스포츠 참여는 긍정적인 측면이 많지만, 의료 전문가들은 운동선수, 부모, 코치에게 적절한 지침을 제공하기 위해 위험요소와 일반적인 부상의 특성에 대해 잘 알고 있어야 한다. 많은 물리치료사들은 부상 위험과 예방에 대한 예상 지침을 제공하는 것을 목적으로 하는 지역사회 기반 스포츠 선별 프로그램에 참여한다.

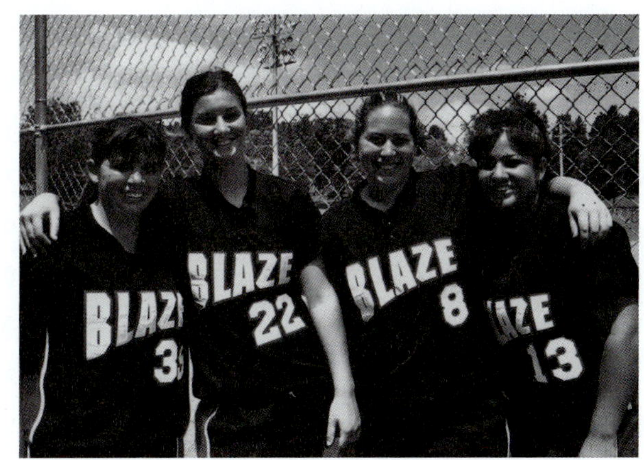

그림 14-8 단체 스포츠는 많은 청소년들의 신체 능력을 발달시키고 친구들과 가깝게 지낼 수 있도록 한다.

청소년들은 운동선수로서 참가하는 것 외에도 관중이나 팬으로서 스포츠에 관여하는 경우가 많다. 운동선수가 아닌 개인은 게임, 봉사 활동, 학교 밴드 참여 또는 TV나 라이브 경기의 단체 관람과 관련된 조직화된 사회 행사를 통해 스포츠에 적극적으로 참여할 수 있다. 학교와 지역사회 스포츠 행사는 젊은이가 사회적 관계를 형성하고 더 큰 공동체의 한 부분을 느끼도록 돕는다.

여가의 확장된 배경 Expanded context for leisure

청소년기의 여가 시간은 환경과 필요한 공간과 장비에 대한 접근성에 의해 영향을 받는다. 예를 들어, 골프장과 골프 클럽에 세트를 접하게 되면 청소년들이 골프를 치는 것에 관심을 가질 수 있다. 바다, 해변, 강, 호수 그리고 다른 수상 환경을 접할 수 있는 청소년들은 이와 관련된 다른 여가 활동 모임을 가진다. 그들은 보트타기, 카누타기, 낚시 그리고 수상스키, 제트스키, 오리 사냥과 같은 다양한 수상 스포츠를 즐긴다. 마찬가지로, 그들이 시골과 숲에 접근할 수 있다면 종종 새, 사슴 그리고 다른 동물들을 사냥하는 것을 즐기면서 자란다. 여가 활동도 사회적 배경에 의해 많은 영향을 받는다.

종종 젊은이들의 여가 시간은 미리 계획해 놓지 않는다. 대개 순간적인 경험을 위해 자발적으로 참여하는 비공식적인 놀이활동을 하면서 이러한 시간을 보낸다. 여기에는 음악듣기, 친구들과 어울리기, 취미로 책이나 잡지를 골라서 보거나, 순수한 즐거움을 위해 악기를 연주하거나, TV를 보거나, 쇼핑하고, 친구들과 외식하고 영화를 보거나, 비디오 게임이나 컴퓨터 게임을 하거나 또는 디지털 미디어를 통해 친구와 대화하는 것 등이 포함된다. 이러한 활동의 대부분은 미리 계획하지 않고, 한순간에 일어난다. 청소년들은 여가 시간을 위한 어른들의 감독을 필요로 하지 않기 때문에 그들의 구조화된 과외 활동에 아동기보다 더 적게 참여할 수도 있다.

어떤 여가 활동은 구조화되어 있고 10대들에 의해 적극적으로 선택된다. 음악과 드라마 같은 특정한 관심사는 학교와 지역사회 행사 둘 다를 통해 활동할 수 있다.

어떤 여가 활동은 좀 더 체계적이다. 보호자가 주도하는 여가 활동의 가용성은 젊은이들이 성장하고 미래의 목표를 달성하는 데 도움이 될 만한 기술과 능력을 배울 수 있도록 한다. Eime(2013) 등은 성인이 제공한 체계, 조직, 리더십이 청소년 발달에 얼마나 기여하는지를 강조하는 프로그램의 예를 제시한다. 이 저자들은 "구조화된 과외 활동에 참여하는 청소년들은 반사회적 행동에 덜 참여하고, 더 높은 수준의 학업 성취도를 가질 가능성이 높으며, 긍정적인 정신사회적 기능을 가질 가능성이 더 높다"고 밝혔다(p. 17).

건강 및 손상 HEALTH AND IMPAIRMENT

대부분의 사람들에게 청소년기는 생애 과정에 있어서 건강한 기간이다. 생애 과정 발달 모델에서 볼 때 청소년기는 많은 사람들이 건강과 행동 패턴을 형성하고 현재와 미래의 건강 모두에 영향을 미치는 생활방식을 선택하는 중요한 시기이다. 청소년들은 점점 더 독립적이고, 습관과 생활방식의 선택에 대해 더 큰 책임을 질 것으로 예상된다. 성인이 될 때를 대비한 행위 실험은 청소년기의 정상 발달을 반영하지만, 음주와 성행위와 같은 일반적인 성인 행동의 이른 시작은 건강에 해를 끼칠 수 있다. 가족, 또래집단, 학교, 지역사회 특성과 같은 환경적 요인도 청소년들의 건강과 위험 행동의 원인이 된다.

2007년 미국아동건강(Child Health USA, 2011)은 자동차 관련 사고가 첫 번째 사망 원인(44.1%)이며, 총기 살인이 사망의 두 번째 주요 원인(18.2%)이라고 보고했다. 자동차 사고 중 상당 부분이 알코올과 관련된 사고였을 가능성이 높다. 알코올과 다른 형태의 약물 남용은 청소년을 치료하는 의료전문가들에게 명백한 건강상 문제이다. 청소년인 남성의 1/5이 살인으로 사망하며, 여성의 경우에는 7.8%가 살인으로 사망했다(Child Health USA, 2011).

거식증이나 **폭식증(bulimia)** 같은 **섭식장애(eating disorder)**도 생리적, 심리학적 변화를 보이는 청소년기에 나타나는 경향이 있다. 현재 섭식장애는 유전적 위험요소, 다른 생물학적 위험요소 및 환경적 요인을 고려해야 하는 생애 과정 발달 모델의 맥락에서 이해된다(Gicquel, 2013). **신경성 식욕부진증(anorexia nervosa)**은 주로 사춘기 소녀와 젊은 여성에게 나타나는 질환으로 진단 및 통계 매뉴얼 5(Diagnostic and Statistical Manual 5; DSM-5)에 정의되어 있으며, 이는 비만이 되는 것에 대한 병적 공포와 과도한 음식섭취 제한이 특징이다. DSM-5에서 폭식증(bulimia)은 적어도 매주 발생하는 구토나 설사 유발에 따른 비정상적인 폭식으로 정의된다(American Symphysic Association, 2013). 섭식장애는 높은 사망률과 질병률을 가지고 있으며 성공적인 치료를 위해 집중적인 중재를 필요로 한다. 조기발견 및 치료는 좋은 결과를 낳는다(DeSocio, 2013). 섭식장애의 치료는 다양한 차원에서 이루어지는데, 여기에는 건강상태에 대한 생리학적 관찰, 심리치료, 폭식증의 경우 때때로 처방약 등이 포함된다. 거식증에 대한 가족 기반 치료와 폭식증 및 폭식을 위한 인지행동 치료는 지금까지 성공적이다(Hay, 2013).

물질남용(substance abuse)으로도 알려진 약물 남용(drug abuse)은 의료전문가들에 의해 승인되거나 감시되지 않는 방법으로 일정 양의 물질(약물)을 소비하는 패턴이다. 청소년들은 술과 담배와 같은 흔한 물질을 시도하고 과용한다. 그들은 또한 합성 물질과 약물의 비의료적 사용과 같은 불법 물질의 사용을 시도한다. 청소년기의 약물 남용은 공중 보건에 중대한 문제이다. 약물 남용과 관련된 건강상의 위험이 존재할 뿐만 아니라 알코올 중독자인 청소년 사이에서 자살은 매우 흔한 일이다. 청소년 자살자 4명 중 1명은 알코올 남용과 관련이 있다(O'Connor & Sheey, 2000). 마찬가지로 청소년 남성의 사망 원인 중 12.8%가

자살로 인한 것으로 나타났으며, 이에 비해 청소년 여성의 경우 사망의 7.4%가 자살에 의한 것이었다(Child Health USA, 2011).

우울증(depression)은 일반적으로 기운이 없고 삶에 대한 의욕이나 관심을 유지하는 데 어려움이 있는 정신장애의 상태를 말하는데, 기분장애라고도 한다. 10대들의 우울증은 어른들의 우울증과는 매우 다르게 보일 수 있으며, 짜증스럽거나 화가 난 기분, 설명되지 않은 통증과 고통, 비판에 대한 극단적인 민감성 그리고 다른 사람들로부터의 도피를 포함할 가능성이 더 높다. 청소년기의 28%가 사춘기 동안 주요 우울증의 정신건강 기준에 부합하는 증상을 경험하며, 이는 상당한 건강문제를 유발한다(국립정신건강연구소, 2012). 청소년들에게 흔한 다른 건강문제로는 성병, 계획되지 않은 임신, 비만 등이 있다.

요약

아동기를 지나서 성인기를 목전에 둔 청소년기의 발달 목표는 자신과 자신의 능력을 발견하여 자아 정체성에 도달하는 것이며, 이것들이 조화를 이루어서 현재의 청소년이 사회적으로 겪는 신체적, 심리적인 상황에 알맞은 사회적 역할을 하도록 하는 것이다. 이러한 발달적 도전을 성취하는 것은 청소년이 속한 배경에서 알맞은 작업에 관여하는 것이다. 일반적인 청소년은 이 기간에 다양한 자기 결정권을 지닌 일상활동에 참여하게 된다. 교육, 사회, 직업, IADL, ADL, 놀이, 여가 경험의 넓은 범위에 참여함으로써 청소년은 몸과 마음, 정신을 성장시켜 나가게 된다. 이렇게 많고 다양한 작업 활동을 경험하는 것은 개인의 발달을 더 많이 이루게 한다. 이러한 활동은 청소년의 정신, 감각, 신경근계 기능과 이면에 깔려 있는 생리적 기능을 발달시킨다. 다양한 자연발생적 맥락에서 정해진 광범위한 작업의 선택 및 체험의 기회는 청소년들에게 최적의 발달을 촉진할 수 있는 조건을 제공할 것이다.

사례 1 (계속)

빈센트

빈센트는 회복의 일환으로 물리치료와 작업치료를 동시에 받을 것이다. 치료사들은 그의 말에 귀 기울이고 그의 감정을 존중해 주어야만 그가 앞으로 나아가도록 도움을 줄 수 있을 것이다. 이 경우 작업치료와 물리치료 모두 빈센트가 일상으로 복귀하는 데 기여할 것이다. 자신의 장래 계획 및 새로 형성된 자아 정체성의 붕괴에 직면해 있는 빈센트는 회복 및 성인 생활 역할로 성공적으로 이행하기 위해서는 지속적인 정서적 · 신체적 지지가 필요할 것이다.

사례 2

마크

마크의 부모님이 청소년 약물 남용 외래 치료센터에 그를 데리고 왔을 당시에 마크는 15세 8개월이었고 고등학교 2학년 1학기 중에 있었다. 마크는 학교 운동장에서 마리화나를 피운 혐의로 정학을 당했다. 작업치료사와의 첫 인터뷰에서 마크는 그의 부모님이 모두 매우 바쁜 업무 스케줄을 가진 전문직 종사자들이라고 말했다. 그는 또한 명문 주립대학 의대에 다니는 누나가 있다고 말했다. 그는 '완벽한' 누나와 달리 그가 기억하는 한 그는 오랫동안 학교생활에 어려움을 겪어 왔다. 그는 문진에서 7학년 말에 맥주를 마시기 시작했고, 구할 수 있으면 바이코딘(vicodin)을 복용해 왔으며, 약 1년 동안 매일 마리화나를 피웠다고 확인했다.

마크는 초등학교와 중학교 시절에는 수줍음 많이 탔고, 작년에 진학한 고등학교에서는 적응하는데 어려움을 겪었다고 말했다. "나는 똑똑한 애도, 부유한 애도, 힘이 센 애도 아니예요" 한 번은 스케이트를 잘 타는 친구가 학교 끝나고 함께 타자고 한 적이 있었는데, 마크는 스케이트보드를 가져가서 함께 타보려고 했지만 '지독히도' 못 탔다고 했다. 그는 자신이 무엇인가에 한 번도 능숙해 본 적이 없다고 말했다. 아버지는 그가 축구나 야구에 흥미를 가지도록 하기 위해 어린이 팀에 입단시켰지만, '항상 팀에서 가장 못하는 선수였기 때문에' 결국 그만두었다.

스케이트 타는 친구들과 잘 어울리지 못하게 되자 마크는 자신에게 대마초 피는 법을 소개한 두 명의 친구와 어울리기 시작했다. 마약에 취하는 것은 그를 편안하게 만들었고 삶에 대해 긍정적으로 느끼게 했다. 마크는 그의 성적이 좋지 않다는 것을 인정했는데 공부는 그에게 완전히 지루한 것이었기 때문이다. 그는 각 과목마다 읽어야 할 내용이 많았기 때문에 학교를 싫어했다. 마크의 부모님은 성적표를 보고 "우리가 너에게 A, B 학점을 요구하는 것이 아니야. 적어도 D나 F는 받지 않아야지"라고 항상 말했다.

마크는 자신이 더 어렸을 때는 야구 카드를 모으고 정리하는 것을 좋아했다고 말해주었다. 하지만 지금은 대부분의 시간을 친구들과 빈둥거리거나 음악을 듣거나 TV나 DVD를 본다고 했다. 부모는 마크에게 주당 25달러를 용돈으로 주지만, 그 용돈은 집안일에 대한 어떠한 책임과 상관이 없었다. 청소는 매주 청소 서비스 업체를 통해 해결하고 세탁은 어머니가 항상 담당했기 때문에 부모님은 마크에게 집안일을 하도록 강요한 적이 없다. 마크는 7개월 내에 운전면허를 따는 것 외에는 아무런 목표가 없었고, 앞으로 어떤 일을 할 것인지 그리고 하고 싶은지에 대해 아무 생각이 없었다. 학교에서 실시되는 과외 활동에도 한 번도 참여해 본 적이 없다고 했다.

마크는 미래에 대한 비전이 없이 하루하루 살고 있다. 그는 꽤 부유한 집안 출신이지만 가족이 도움이 되기보다는 스트레스를 유발한다고 생각한다. 그는 학문적, 운동적, 사회적으로 성공을 경험할 기회가 많지 않았다. 그의 자기결정 능력은 매우 제한적이고 부정적이었다. 그는 생산적이거나 성취감을 느끼게 하거나, 기쁨이나 즐거움의 감정을 표현하는 데 도움을 주는 취미가 없었다.

외래환자 프로그램의 치료에는 약물 남용 상담과 매주 개인 및 가족 집단 상담이 포함되었다. 프로그램에 소속된 작업치료사는 그가 새로운 관심사를 탐구하고 이전의 취미를 되찾고, 어려움에 대처할 자신감을 키우며, 식사를 준비하는 것과 같이 작업 활동 도전에서 성공을 경험하는 것을 도왔다. 작업치료사는 마크가 시간을 보내던 방식을 변화시키도록 도와주고, 그가 정기적으로 해왔던 활동이 생산성, 기쁨, 회복의 감정에 기여했는지 그리고 그렇지 않다면 어떤 대체 활동이 그에게 잘 맞는지를 고민하였다. 주간 스케줄을 짜는 것은 그가 건강한 생활을 유지하기 위한 건강한 습관을 어떻게 기를 수 있는지를 고민해보는데 도움이 되었다.

처음에는 마크가 거부하였지만, 작업치료와 가족치료과정을 통해서 마크가 집에서 책임을 질만한 활동을 정하고 부모가 도와주기로 하였다. 자신의 옷 세탁, 쓰레기 비우기, 자신의 방과 욕실 청소하기 같은 것들부터 시작하기로 하였다. 마크는 이 프로그램을 성공적으로 완료했고, 학업과 운동적 성공에 대한 기대가 매우 높은 가정에서 자라난 자신이 부족함을 느끼는 감정에 대해 부모님께 표현할 수 있었다. 마크가 프로그램을 떠날 때 그는 마약으로부터 멀리하고 싶다고 분명히 밝혔다. 사후 관리 없이 스스로 해내려고 시도한 후 마크는 자신이 회복하기 위해서는 도움이 꼭 필요하다는 것을 인정했다.

마크가 프로그램을 마친지 1년 정도 되었을 때 그는 백화점 식당가에서 자신을 치료한 작업치료사를 만나게 되었다. 치료에서의 일반적인 규칙상 환자의 기밀을 누설할 위험을 피하기 위해 이전 고객을 우연히 만나게 되면 모르는 척 하는 것이 맞지만, 마크가 먼저 치료사에게 가서 말을 걸었다. 아직 약간 수줍어하는 편이었지만, 그는 내게 여전히 학교에서 좀 어려움을 겪어도 가정교사의 도움을 받으면서 성적이 조금씩 오르고 있다고 말해주었다. 여름방학 동안에 운전면허를 땄고, 등산용품 가게에서 시간제로 일하면서

사례 2 (계속)

받은 돈으로 자동차 보험금을 내고 여러 차례 하이킹을 잘 다녀왔다고 했다. 그는 수줍게 웃으며 자신이 직접 다린 '꽤 잘 다려진' 셔츠와 바지를 자랑하였다. 헤어지기 전에 그는 "선생님은 나의 인생에 대해 생각하게 해 주었어요. 그 때는 그 말씀을 모두 다 받아들일 준비가 되어 있지 않았는데, 지금은 선생님의 말씀들이 다시 생각날 때가 많아요. 고마워요!"라고 말했다.

도움이 되는 문제

생각해 볼 몇 가지 질문들:

1. 작업치료사들은 정신건강 문제로 기능하기 어려운 사람들과 함께 일한다. 마크가 "가정생활"의 ICF 활동에 매우 제한적으로 참여한 것은 그의 나이 또래에는 드문 일이었다. 식사와 세탁을 돕는 것 외에 마크가 독립하기 전에 어떤 가사 기술을 숙달해야 하는가?
2. 형제 관계는 종종 힘이 되지만, 마크의 경우 누나의 성공은 자신의 능력을 부정적으로 보는 원인이 되었다. 당신은 어떤 전략이 마크가 더 긍정적인 자기 정체성을 형성하는데 도움이 될 수 있다고 생각할 수 있는가?

사례 3

제레미

제레미는 학교와 지역의 스포츠 활동에 매우 적극적인 13세의 남자 아동이었다. 그는 5살 때 지역의 T-ball 리그 단체에 입단하였고, 그때부터 야구를 했다. 중학생이 되자 미식축구를 시작하였다. 코치는 그가 운동선수로서의 자질이 있음을 금세 알게 되었다. 8학년 가을 농구코치는 제레미에게 농구팀에 들어오기를 권유하였다. 조직적인 농구 경기를 한 번도 해 본 적이 없었지만, 매우 빠른 속도로 배우고 적응하는 운동선수의 자질을 보여 팀에서 단연 돋보이는 존재가 되었다. 농구 시즌 마지막 2주째부터 제레미는 양 무릎의 통증을 호소하기 시작하였다. 지난 몇 년간 약간의 통증은 익숙한 것이었고, 시합에서 지는 것을 매우 싫어하는 경쟁적인 아이였기 때문에 초반 통증이 시작되었을 때 그는 코치나 부모에게 이 사실을 말하지 않았다. 하지만 통증이 계속되자 부모에게 말하기로 결정하였다.

제레미의 엄마는 즉시 가족 주치의에게 그를 데려갔고, 의사는 성장통이라고 진단하였다. 이로 인해 부모의 공포감은 누그러졌고 제레미는 통증이 있음에도 운동을 계속하였다. 겨울이 되고 농구 시즌이 끝났을 때 그의 통증은 가라앉았다. 봄과 여름에 야구 경기를 했지만 그때도 괜찮았다. 하지만 미식축구가 시작된 지 두 번째 주, 8월 중순경에 무릎통증이 서서히 돌아왔다. 시즌이 진행되던 9월, 그는 뛰거나 점프를 할 수 없었다. 심지어 언덕을 내려갈 때나 계단을 내려갈 때도 통증을 느꼈다. 그의 부모는 교회에서 알게 된 지역의 정형외과 의사에게 그를 데려갔다.

제레미는 4월부터 7월까지 야구, 8월부터 11월까지 축구, 11월부터 2월까지 농구를 했다. 제레미는 운동 중뿐만 아니라 운동 후에도 통증을 느꼈고 이는 그가 만성적인 상태에 있음을 암시하였다. 제레미는 아직 성장하고 있고 뼈끝판(epiphyseal plates)은 개방되어 있기 때문에 의사는 일반 방사선 촬영을 처방내렸다. 방사선 촬영 결과 양쪽 정강뼈거친면에서 경미한 뼈끝 분리가 나타났는데, 이는 오스굿-스클라터(Osgood-Schlatter) 질환의 분명한 징후였다.

제레미의 부모는 왜 제레미가 여름 동안에는 아프지 않았는지에 대해 물었다. 의사는 이 질환의 경우 처음에는 점프나 원심성 수축에 의해 악화되는데, 농구와 축구 활동이 이에 해당된다고 설명하였다. 이 오스굿-슐라터병은 운동량에 민감하여 야구를 할 때는 움직이는 양이 적어 통증이 숨어 있다가 농구와 축구를 하면서 통증이 악화된 것이다. 이러한 진단에 따라 제레미는 스포츠 손상 전문 물리치료사에게 보내졌다.

물리치료사는 제레미에게 적절한 넙다리네갈래(quadripces) 스트레칭 방법과 닫힌사슬 운동의 원심성 강화운동을 지도하였다. 또한 그에게 얼마나 아픈지를 부모에게 솔직히 말하는 것의 중요성을 말해주었고, 과도한 사용 후 통증의 초기 증상이 시작될 때 휴

사례 3 (계속)

식과 얼음찜질로 급성통증에 대처하라고 알려주었다. 그리고 두세 가지의 운동을 모두 하고 싶을 때 사람에게 적절한 휴식이 얼마나 중요한 것인지 상기하도록 당부했다. 2주 후 두 번째로 제레미가 찾아와서 진행 정도를 평가받았고, 물리치료사는 그가 잘 하고 있다는 사실을 확인시켜 주었다. 제레미는 통증이 없어져서 다시 운동을 하기로 하였다. 야구와 미식축구는 너무 좋아하는 것이라 그만둘 수가 없었고, 농구는 중단하였다. 이러한 중재 이후에 제레미는 더 이상의 통증이나 문제 없이 운동을 계속할 수 있었다. 그는 훌륭한 야구선수였고, 고교 3학년 때 대학 야구팀에 입단할 것을 제안받았다.

도움이 되는 질문

생각해 볼 몇 가지 질문들:

1. 제레미는 친구들과 동료들에게 약한 모습을 보이고 싶지 않았기 때문에 그의 고통에 대해 아무에게도 말하지 않았다. 당신은 이것이 미국 문화와 젊은 남성들의 강인함에 대한 기대를 반영한다고 생각하는가? 진지한 선수라면 할 수 있는 일일까? 답변에 대해 설명하라.
2. 물리치료사는 제레미의 상태를 이해하는데 많은 노력을 기울였다. 제레미가 겨우 13살이었기 때문에 치료사는 제레미의 부모님을 교육시키는 데 집중할 수 밖에 없었다. 이 교육을 제레미에게 맡겼을 때의 이점은 무엇이라고 생각하는가?

10대 시절에 대해 말하다

ANNDREA EARLE MULLINS
그래프턴 학교 작업치료사

청소년과 함께 일하는 것은 내게 큰 즐거움이다. 나는 12~13세의 어린 청소년부터 19~20세의 청년기에 들어가는 연령까지 모든 연령의 청소년들을 만나왔다. 나는 사설 작업치료사이며 아동과 청소년을 위해 학교의 비영리 치료 프로그램을 진행하고 있다. 대상 아동과 청소년은 집이나 학교 환경에서의 적응이나 기능에 어려움이 있는 경우가 대부분이다.

나의 경험은 전반적 발달장애가 있는 친구를 통해 시작되었고, 그것은 결국 이 분야에서 일하도록 나를 이끄는 원동력이 되었다. 나는 그가 청소년 시절에 사회적 활동에 참여하거나 친구관계를 발전시키는 데 어려움이 있던 것을 기억한다. 이러한 어려움이 있는 어린 친구들을 위하여 일하고자 하는 욕구가 컸기 때문에, 4년 전 전통적인 작업치료사의 역할이라기보다는 행동치료 전문가가 맡는 이 분야의 일을 하기로 결정하였다. 내가 주로 집중하는 역할은 개인의 긍정적인 행동을 지원하는 프로그램을 고안해서 학생들과 교사들을 돕는 것이고, 전반적인 삶의 질과 적응 행동을 향상시키는 기술을 배우도록 하는 것이었다. 1년 남짓 되었을 때 나는 이 프로그램에서 '전통적인' 작업치료사의 역할을 하도록 전환되었고, 이때 행동치료 전문가로서의 경험이 작업치료사로서 받은 교육과 양립되는 것이 아니라 그것에 매우 큰 도움이 된다는 사실을 알게 되었다.

내가 만나는 학생들은 자폐성 장애, 아스퍼거 장애, 정신지체, 우울증, 주의력결핍장애, 양극성 장애 같은 정신과적 장애 등의 다양한 진단을 받았다. 작업치료사로서의 나의 주된 역할은 이런 학생들이 자신만의 독특한 정체성을 형성하도록 돕는 것이다. 나는 사회적, 자아적 성장의 중요한 단계들을 놓치는 10대들을 다수 보아왔다. 그들 다수는 주에서 제공하는 사회 서비스의 보호 하에 있다. 대부분의 경우 '일반적으로 성장하는' 또래들의 사회적 참여에 비해 극도로 제한된다. 이러한 청소년은 장애가 있음에도 다른 모든 청소년처럼 미래를 위해 만족스러운 사회적 역할이 필요하다.

이 학생들에게 나는 자신의 흥미와 선호를 발견하는 기회를 주는 활동을 제공한다. 이러한 과정을 통해 예상치 못한 놀라운 결과

10대 시절에 대해 말하다 (계속)

들이 일어난다. 예를 들어, 수(Sue)라고 하는 후기 청소년기의 여성이 있었다. 처음 수를 위해 일을 시작할 때 그녀는 TV 보는 것 이외에는 아무런 개인적인 즐거움이 없었다. 그녀는 위탁가정과 집단가정에서 지내면서 지금까지 자신의 삶에 필요한 많은 기본적인 활동을 거의 해본 적이 없었다. 가치, 흥미, 신념과 같은 것을 경험하는 능동적인 참여도 해본 적이 없었다. 수와 함께 지낸 사람들은 그녀에 대해 "게으르다", "두목행세 한다", "의욕 없다"고 말했다. 우리는 매우 쉬운 것부터 그녀의 흥미와 가치를 탐색하기로 했다. '관심사 목록'을 작성하면서 다양한 항목 중 선택하는 것부터 시작하였다. 그녀는 동물에 관심이 있다고 말하였고, 매 프로그램 마지막 시간에는 치료견을 데리고 와 단장시키고 산책하는 일을 수행하였다. 나는 항상 즐거운 시간을 만들어주려고 노력하였다. 우리는 그녀가 이전에 경험하지 못했던 것들에 관심을 가진다는 것을 발견하였다. 이후 몇 달간의 과정 이후 수는 지역 동물보호소에서 자원 활동을 시작하였다. 이후 그녀는 애견 미용을 독립적으로 수행하는 수준으로 발전하였다. 그녀가 자신의 재능을 발견함에 따라 이전에는 보여주지 않았던 자신의 삶에 대한 생각을 진심으로 표현하기 시작했다. 수의 진전은 그녀 인생의 모든 영역으로 펼쳐졌다. 요즘 그녀는 다른 장애인들을 대표하는 활동을 하고 있다.

REFERENCES

American Psychiatric Association. (2013) *Diagnostic and statisti-cal manual of mental disorders* (5th ed.). Arlington, Virginia: American Psychiatric Publishing.

Barnes, S. (2006). A privacy paradox: Social networking in the United States. *First Monday, 11,* 9.

Berkshire District Attorney. (2010). *Sexting*. Pittsfield, MA: Commonwealth of Massachusetts. Retrieved from http://www .mass.gov/berkshireda/crime-awareness-and-prevention/sexting /sexting.htm

Bottrell, D. (2009). Understanding "marginal" perspectives: Towards a social theory of resilience. *Qualitative Social Work, 8*(3), 321–339.

Boyd, D., & Hargittai. E. (2013). Connected and concerned: Variation in parents' online safety concerns. *Policy & Internet, 5*(3), 245–269.

Braveman, B., & Page, J. (2012). *Work: Promoting participation and pro-ductivity through occupational therapy*. Philadelphia. PA: F.A. Davis.

Caldwell, L., & Witt, P. (2011). Leisure, recreation, and play from a developmental context. *New Directions For Youth Development, 2011, 130,* 13–27.

Carlisi, C. O., Pavletic, N. N., & Ernst, M. M. (2013). New per-spectives on neural systems models of adolescent behavior: Functional brain connectivity. *Neuropsychiatrie De L'enfance Et De L'adolescence, 61*(4), 209–218.

Child Health USA. (2011). *Adolescent mortality*. Retrieved from http://mchb.hrsa.gov/chusa11/hstat/hsa/pages/229am.html

Clay, D.,Vignoles, V., & Dittmar, H. (2005). Body image and self-esteem among adolescent girls: Testing the influence of socio-cultural factors. *Journal of Research on Adolescence, 15,* 451–477.

Colrain, I., & Baker, F. (2011). Changes in sleep as a function of adolescent development. *Neuropsychology Review, 21,* 5–21.

Common Sense Media. (2012). *Social media, social life: How teens view their digital lives.* San Francisco, CA: Common Sense Media.

DeSocio, J. (2013). The neurobiology of risk and pre -emptive in-ter-ventions for anorexia nervosa. *Journal of Child and Adolescent Psychiatric Nursing, 26*(1), 16–22.

DiFiori, J. P., Benjamin, J., Brenner, J., Gregory, A., Hayanthi, N., Landry, G., & Luke, A. (2014). Overuse injuries and burn-out in youth sports: A position statement from the American Medical Society for Sports Medicine. *Clinical Journal of Sport Medicine, 24*(1), 3–20.

Eime, R. M., Young, J. A., Harvey, J. T., Charity, M. J., & Payne, W. R. (2013). A systematic review of the psychological and so-cial benefits of participation in sport for children and adoles-cents: informing development of a conceptual model of health through sport. *International Journal of Behavioral Nutrition & Physical Activity, 10*(1), 98–118.

Feldman, R. (2011) *Child development* (6th ed.). Upper Saddle River, NJ: Prentice Hall.

Galván, A., & McGlennen, K. M. (2013). Enhanced striatal sen-sitivity to aversive reinforcement in adolescents versus adults. *Journal of Cognitive Neuroscience, 25*(2), 284–296.

Galván, A. (2012). Risky behavior in adolescents: The role of the developing brain. In V. F. Reyna, S. B. Chapman, M. R. Dougherty, J. Confrey (Eds.), *The adolescent brain: Learning, reasoning, and decision making* (pp. 267–289). Washington, DC US: American Psychological Association.

Gicquel, L. (2013) Anorexia nervosa during adolescence and young adulthood: Towards a developmental and integrative approach sensitive to time course. *Journal of Physiology-Paris, 107*(4), 268–277.

Hay, P. (2013). Assessment and management of eating disorders: An update. *Australian Prescriber, 36*(5), 154–157.

Herrmann, S. (2007). *BBC News: Shock tactics.* Retrieved from http://www.bbc.co.uk/blogs/theeditors/2007/06/shock_tactics.html

Hinduja, S., & Patchin, J. (2010). Bullying, cyberbullying, and suicide. *Archives of Suicide Research, 14,* 206–221.

Horne, J., Flannery, R., & Usman, S. (2014). Adolescent idio-pathic scoliosis: Diagnosis and management. *American Family Physician, 89*(3), 193–198.

Hutchison, E. (2011) *Dimensions of human behavior: The changing life course* (4th ed.). Thousand Oaks, CA: Sage Publications.

Ito, M., Horst, H., Bittani, M., Boyd, D., Herr-Stephenson, B., Lange, P., Pascoe, C., and Robinson, L. (2008). *Living and learning with new media: Summary of findings from the Digital Youth Project.* Chicago, IL: John D. and Catherine T. MacArthur Foundation Reports on Digital Media and Learning.

Ito, M., Baumer, S., Bittanti, M., Boyd, D., Cody, R., Herr, B., Horst, H., Lange, P., Mahendran, D., Martinez, K., Pascoe, C., Perkel, D., Robinson, L., Sims, C., & Tripp, L. (2009) . *Hanging out, messing around, geeking out: Living and learning with new media.* Cambridge: MIT Press.

Loessl, B. B., Valerius, G. G., Kopasz, M. M., Hornyak, M. M., Riemann, D. D., & Voderholzer, U. U. (2008). Are adolescents chronically sleep- deprived? An investigation of sleep habits of adolescents in the Southwest of Germany. *Child: Care, Health & Development, 34*(5), 549–556.

Malina, R. M. (2011). Skeletal age and age verification in youth sport. *Sports Medicine, 41*(11), 925–947.

Masten, A. S. (2009). Ordinary magic: Lessons from research on resilience in human development. *Education Canada, 49,* 28–32.

Medline Plus. (2014). *Adolescent development.* Retrieved from http://www.nlm.nih.gov/medlineplus/ency/article/002003.htm

Moreau, N., Chanteau, O., Benoit, M., Dumas, M.-P., Laurin-lamother, A., Parlavecchio, L., & Lester, C. (2014) Sports activities in a psychosocial perspective: Preliminary analysis of adolescent participation in sports challenges. *International Review for the Sociology of Sport, 49*(1), 85–101.

National Campaign to Prevent Teen and Unplanned Pregnancy. (2008). *Sex and tech: Results of a survey of teens and young adults.* Washington, DC: National Campaign to Prevent Teen and Unplanned Pregnancy. Retrieved from http://thenationalcampaign.org/resource/sex-and-tech

National Institutes of Mental Health. (2012). *Depression in children and adolescents.* Retrieved from http://www.nimh.nih.gov /health/topics/depression/depression-in-children-and-adolescents.shtml

O'Connor, R., & Sheehy, N. (2000). *Understanding suicidal behav-iour.* Leicester: BPS Books (pp. 33–36).

O'Keeffe, G., & Clarke-Pearson, K. (2011). The impact of social media on children, adolescents, and families. *Pediatrics, 127,* 800–804.

Payne, V. G., & Isaacs, L. D. (2012). *Human motor development: A lifespan approach* (8th ed.). New York, NY: McGraw Hill.

ProHealth Care. (2012). *Good sleep habits for teenagers.* Retrieved from http://www.prohealthcare.org/services-sleep-center-good -sleep-habits-for-teens.aspx

Reyna, V. F., Estrada, S., DeMarinis, J., Myers, R., Stanisz, J., & Mills, B., (2011). Neurobiological and memory models of risky decision making in adolescents versus young adults. *Journal of Experimental Psychology: Learning, Memory, and Cognition, 37*(5), 1125–1142.

Romer, D., Bagdasarov, Z., & More, E. (2013). Older versus newer media and the well-being of United States youth: Results from a national longitudinal panel. *Journal of Adolescent Health, 52*(5), 613–619.

Russell, S. T., Everett, B. G., Rosario, M., & Birkett, M. (2014). Indicators of victimization and sexual orientation among ado-lescents: Analyses from youth risk behavior surveys. *American Journal of Public Health, 104*(2), 255–261.

Russell, S. T., & Toomey, R. B. (2012). Men's sexual orientation and suicide: Evidence for U. S. adolescent-specific risk. *Social Science & Medicine, 74*(4), 523–529.

Schoon, I., & Polek, E. (2011). Teenage career aspirations and adult career attainment: The role of gender, social background and general cognitive ability. *International Journal of Behavioral Development, 35*(3), 210–217.

Sorenson, S. (2007). Adolescent romantic relationships. *Facts and Findings.* Retrieved from http://www.actforyouth.net/resources /rf/rf_romantic_0707.pdf

Stang, J., & Story, M. (Eds.) (2005). *Guidelines for adolescent nutri-tion services.* Retrieved from http://www.epi.umn.edu/let/pubs /adol_book.shtm

Susman, E. J., & Rogol, A. (2004). Puberty and psychological development. In R. M. Lerner & L. Steinberg (Eds.) . (2004), Handbook of adolescent psychology (2nd ed., pp. 15–44). Hoboken, NJ: Wiley.

Tanner, J. M. (1962). *Growth at adolescence.* Oxford: Blackwell.

Ungar, M. (2010). Families as navigators and negotiators: Facilitating culturally and contextually specific expressions of resilience. *Family Process, 49*(3), 421–435.

U.S. Department of Health and Human Services, Health Resources and Services Administration, Maternal and Child Health Bureau (USHHS). (2011). Adolescent mortality. *Child Health USA 2011.* Rockville, Maryland: U.S. Department of Health and Human Services.

U.S. Department of Health and Human Services, Health Resources and Services Administration, Center for Disease Control (USHHS CDC). (2012). Youth Risk Behavior Surveillance—United States 2011. *Morbidity and Mortality Weekly Report, 61*(4), 1–162.

U.S. Department of Labor (n.d.). *Youth and labor.* Retrieved from http://www.dol.gov/dol/topic/youthlabor/workhours.htm

World Health Organization (WHO), (2001). *ICF: International classification of functioning and disability.* Geneva, Switzerland: World Health Organization.

CHAPTER 15

아동기 동안의 가족 및 장애 문제

Family and Disablement Issues throughout Childhood

학습목표

이 장을 끝낸 후 독자는 다음을 할 수 있어야 한다.

- 발달장애와 발달지연을 구별한다.
- 아동기에 나타나는 주요 건강 및 장애 상태를 확인하고 설명한다.
- 육아 전략 및 만성질환을 가진 어린이, 청소년들을 돌보는 가족이 기능하는 결과로서 표준화를 정의한다.
- 장애를 가지고 사는 아동 및 가족의 요구사항을 더 잘 충족시키기 위해 건강에 대한 전통 모델 및 질병 이론의 불확실성을 어떻게 사용할 수 있는지 설명한다.
- 어린이와 청소년에게 중재 서비스를 제공할 때 문화적으로 효과적인 건강관리를 돕기 위한 전략을 제공한다.
- 아동의 성격이 어떻게 부모와 형제 관계의 본성에 영향을 미치는지 설명한다.
- 지역사회 및 여가 활동에 장애가 있는 어린이와 청소년의 참여를 돕기 위한 전략을 설명한다.

주요 용어

건강 전통 모델 health traditions model
다중 외상 multitrauma
발달장애 developmental disability
발달지연 developmental delay
불안장애 anxiety disorders
스페셜 올림픽 Special Olympics
승마치료 hippotherapy
외상후 스트레스 장애 post-traumatic stress disorder (PTSD)
육아 스트레스 parenting stress
자폐스펙트럼장애 autism spectrum disorder (ASD)
장애인교육법 B 부분 Part B of the Individuals with Disabilities Education Act
정신건강 장애 mental health disorder
주의력결핍/과잉행동장애 attention deficit/hyperactivity disorder (ADHD)
지적장애 intellectual disability (ID)
표준화 normalization
학습장애 learning disability (LD)
화이트 코트 증후군 white coat syndrome

사례 1

로건

로건이 6살이 되어서, 1학년으로 입학할 준비가 되었을 때 그는 감각처리 및 교실 참여 기술에 대한 작업적 치료평가를 받았다. 로건은 미숙아로 태어났고, 언어지연 그리고 전반적인 발달지연의 병력을 가지고 있었다. 로건은 2세 때부터 지역사회와 학교 환경을 통해 행동지원, 작업치료, 언어치료 서비스 등을 받아왔다. 평가에서 로건은 정상적인 운동범위와 근육의 긴장도를 가지고 있다는 것이 밝혀졌다. 로건은 기능적으로 앉은 자세를 취할 수 있었고, 자신의 연령에 맞고 효과적인 잡기와 놓기 패턴을 가지고 있었다. 그럼에도 불구하고 로건은 학교생활과 관련된 소운동 과제에 어려움을 겪었고 아주 짧은 시간 동안만 이러한 활동을 지속할 수 있었다. 임상관찰 중 로건은 두 손을 일관되지 않게 우세 및 보조 패턴을 함께 사용하는 것으로 나타났으며, 과제를 살펴보기 위해서는 신호가 필요했다. 그는 반복적인 놀이에 대한 특정한 선호도를 가지고 있었고 새로운 기술을 발달시키는 것에 도전하지 않았다. 로건은 특히 스트레스를 받을 때 불빛을 응시하고 몸을 흔드는 등 반복적인 자기 자극적인 행동을 보였다. 그는 공동 관심(joint attention)을 요하는 과제(즉 다른 사람과 동일한 항목이나 주제에 대한 관심)에 어려움을 겪었으며, 과제 수행에서 특정 과제의 요소를 지향하고 이해하는 데 어려움을 겪었다. 예를 들어, 그는 그 일 자체가 그에게 이치에 맞지 않았기 때문에 그림 그리는 일을 계속하지 않았다. 로건은 언어지연이 심했는데 관찰 동안 말로 하는 지시를 이해하고, 지속하고, 탐색하는 데 어려움을 겪는 것처럼 보였다.

로건이 내년에 직면하게 될 학교 환경에서의 요구사항 때문에 걱정이 많은데 1학년에 성공적으로 적응하기 위해 필요한 수행 기술인 과제 수행 중의 표현적 의사소통, 주의력, 작업기억, 감각처리 및 문제 해결은 로건이 가장 취약한 기술이기 때문이다. 로건이 직면한 것과 같은 전환점에서 종종 아동과 가족은 장애가 있는 아동의 요구를 이해하고 지원하는 데 어려움을 겪는다.

서론 INTRODUCTION

일부 사람들은 장애를 가지고 태어난다. 11장에서 소개된 선천적 장애 및 미숙아는 신체적 · 정신적 · 선천적 장애의 주요 원인이다. 이 장에서는 출생 시 존재하는 것 이외의 장애를 유발하는 몇 가지 추가적인 유형의 손상을 다룰 것이다. 예를 들어, 일부 아동은 부상을 입거나 병에 걸리고 그에 따른 장애를 갖는다. 또다른 아이들은 점차 자라면서 장애의 징후를 보인다. 2010년 미국 인구조사에서 약 520만 명(8.4 %)의 어린이들이 일부 장애를 가지고 있다. 6세 미만의 아동 중 약 3.6%가 장애를 가지고 있었고, 이 장애의 대부분은 선천적 또는 발달문제로 인해 발생되었다

(Brault, 2012).

6~14세 사이의 약 450만 명의 어린이(12.2%)가 장애를 가지고 있다. 이 중 약 230만 명의 어린이들이 정규 학교 공부(6.2%)에 어려움을 겪었으며, 이 중 160만 명이 특수교육 서비스를 받았다(Brault, 2012). 이 장에서는 보통 유아기 때 진단받지 못한 질환에 대해 강조해서 설명할 것이다. 유아기에 이미 만성적인 문제를 진단받은 아이들이 아동기 동안 지속적인 수행의 한계를 보이며 소아 물리치료 및 작업치료의 중요한 부분을 차지하는 경우가 많다.

일반적으로 생애과정 동안 장애를 가진 인구의 비율이 증가한다. 이러한 증가는 그림 15-1에 나타나 있다. 아동기를 분리해 본다면 이러한 패턴은 비슷하다. 현재 통계가 이전의 데이터에서 포함시키지 않았던 인지, 학습, 정신건강 문제를 포함하고 있기 때문에 6~14세 사이의 연령층에서 장애가 크게 증가한다. 표 15-1은 2010년 미국 인구조사 데이터를 보여준다.

이 장의 한 가지 목표는 어린 시절에 처음 진단받은 발달장애에 대해 작업 및 물리치료 전문가에게 소개하는 것이다. 또 다른 목표는 그 진단이 어떻게 아이들의 가족에게 영향을 미칠 수 있는지를 보여주는 것이다. 치료사들은 발달장애를 가진 아동들의 재활에 매우 중요한 역할을 하기 때문에 아이들을 돕는 데 있어서 그들의 역할뿐만 아니라 가족의 역할과 지역사회 내의 지원 시스템에 대해서도 이해할 필요가 있다.

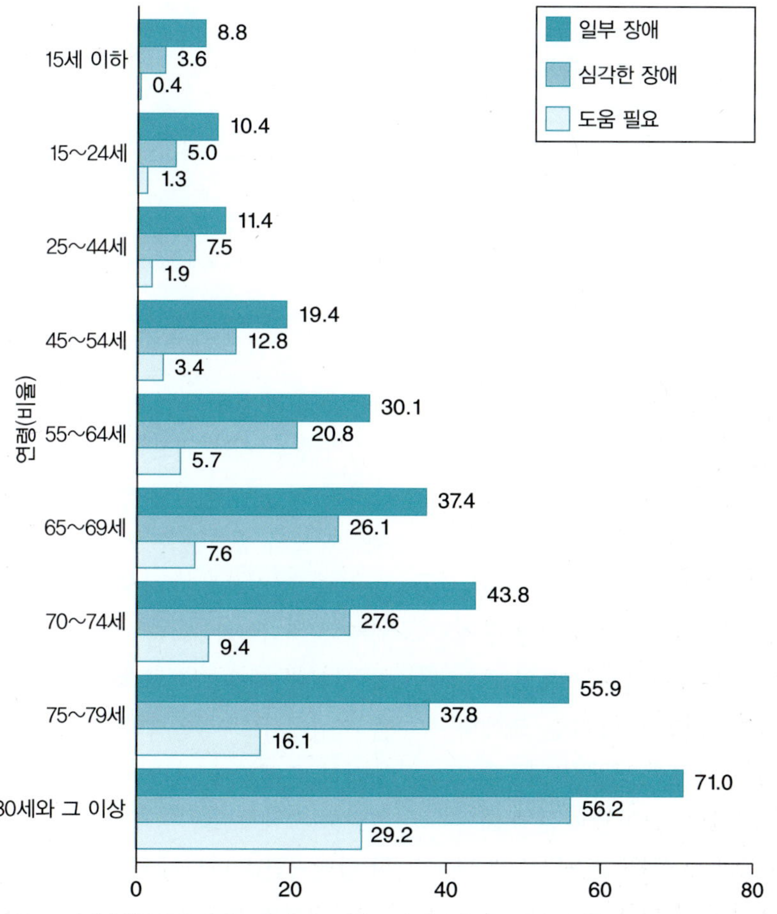

참고: 일상생활활동에 대한 도움의 필요성은 6세 미만의 아동에게는 질문하지 않았다.

그림 15-1 연령 증가에 따른 인구당 장애 발생 정도

Source: U.S. Census Bureau. Survey of Income and Program Participation, June–September 2005.

표 15-1 장애아동을 보여주는 인구 데이터

분류	추정되는 수	추정되는 백분율
15세 이하	62,176	100
장애를 가짐	5,218	8.4
3세 이하	12,676	100
장애를 가짐	289	2.3
3에서 5세	12,961	100
장애를 가짐	465	3.6
6에서 14세	36,540	100
장애를 가짐	4,464	12.2
언어장애 가짐	692	1.9
주의력결핍/과잉행동장애	1,867	5.1
지적장애	154	0.4
다른 발달장애	540	1.5
다른 발달질환	1,654	4.5
일상생활활동 제한	370	1.0

Source: Brault, 2012. Reference Creditng: Brault, M. (2012). Americans with Disabilities: Household economic studies. U.S. Census Bureau. http://www.census.gov/people/disability/publications/sipp2010.html

발달 차이와 가족
DEVELOPMENTAL DIFFERENCES AND THE FAMILY

아이가 예상 기간 안에 발달 과정표에 도달하지 못한 것은 그 아이가 발달문제가 있을 수 있다고 판단할 수 있는 첫 번째 지표이다. 일부 어린이들은 비정상적인 신체 구조나 얼굴 생김새, 행동 문제의 증가, 협응 또는 근육의 긴장도 문제, 시력이나 청력장애, 반복적인 놀이 또는 또래와의 교제에 대한 관심 부족과 같은 우려를 발생시키는 추가적인 지표를 나타낼 수 있다. 부모들은 아이가 같은 또래의 다른 아이들과 같은 발달 경로에 있지 않다는 것을 알게 되면, 무엇이 지연을 초래하고 있으며, 아이가 또래 아이들을 따라잡도록 돕기 위해 무엇을 해야 하는지를 알고 싶어 하는 것은 당연하다. 그들과 그 문제에 대해 대화하는 첫 번째 전문가는 보통 아이의 1차 병원의 의사나 소아과 의사이다. 일반 소아과 의사들은 아이가 방문할 때마다 정기적으로 발달검사를 시행한다. 미국소아과학술원(2014)은 소아과 전문의에게 모든 아동에게 13, 24, 36개월의 발달 선별검사를 할 것을 권고하고 있다. 이러한 선별 정보를 통해 소아과 의사는 각 발달 영역에서 어린이가 어떤 검사를 할지를 부모와 상의할 수 있다.

발달 선별검사는 아동의 수행 능력을 또래와 비교하기 위해 설계되었다. 학습 경험은 문화마다 그리고 사회경제적 지위에 따라 다르기 때문에 정상적으로 발달한 어린이들 사이에서도 "일반적인" 것으로 여겨지는 광범위한 수행 능력이 존재한다. 선별검사는 보수적이고 광범위한 정상 범위를 포함하도록 설계되었기 때문에 학령전기에서 미묘한 발달지연을 반드시 발견하지 못할 수 있다.

발달상의 문제가 있다고 확인된 아이들은 보통 발달 소아과 의사, 소아신경과 의사, 소아유전학자, 발달심리학자, 언어치료사, 직업치료사 또는 물리치료사를 포함하여 초기 발달을 전문으로 하는 전문가에게 보내져서 추가적인 평가를 받는다.

각 전문가는 진단을 위해 아동을 평가하는 동안 자신

의 전문 분야에 따라 다양한 방법으로 아동에게 접근할 것이다. 소아 신경학자는 뇌 기능에 관심이 있는 반면, 유전학자는 장애의 가족력을 조사하고 염색체 비정상을 검사하기 위해 혈액검사가 필요한지 아닌지를 결정할 것이다. 발달심리학자는 사회적 능력이나 의사소통 유형 같은 아동의 삶의 기술과 인식 정도를 보는 반면, 발달 소아과 의사는 병력을 검토하고 아동의 의학적 상태를 명확히 하기 위해 필요하다고 느끼는 검사를 지시한다. 이 모든 전문가들은 분명하고 정확한 진단을 내리는 데 필요한 모든 정보를 얻기 위해 팀으로 함께 일한다.

많은 부모와 전문가가 초기에 아동의 장애 진단을 내리기를 꺼려하지만, 발달장애에 대한 초기 진단에는 한 가지 이점이 있다. 진단(diagnosis)은 전문적인 결정 혹은 분류 표시이며, 아동에 의해 제시된 발달 차이의 특징 및 원인을 반영한다. 그 진단은 아동의 발달에 잘못된 것이 있을 거라고 걱정하던 부모에게 해답을 줄 것이다.

11장에서 언급한 바와 같이 불확실성의 기간은 부모가 문제를 의심하지만 설명이나 진단이 제시되지 않았을 때 부모들에게 큰 스트레스를 준다. 진단을 받는 것은 부모들에게 치료를 시작하는 데 필요한 지침을 제공할 수 있다. 더 일찍 구체적인 중재가 시작될수록 결과는 더 좋아진다. 신경 발달 기능의 큰 변화는 더 어린아이들에게 발생될 수 있다. 어린아이들의 뇌에 내재된 신경 가소성으로 인해 초기 집중적인 중재는 장애를 줄이는 데 도움이 되는 것으로 나타났다. 예를 들어, 동력 이동 장치는 뇌성마비를 앓고 있는 어린아이들에게 또래에 뒤지지 않는 독립적인 이동성을 제공하거나, 인공 와우 시술은 청각장애아동들에게 정상적인 의사소통을 할 수 있는 기회를 줄 수 있다.

불행하게도 모든 질환이 어린 시절에 확인되기 쉬운 것은 아니다. 이 장에 소개된 로건과 같은 아이의 경우 발달 차이가 오래전부터 있었지만 다른 여러 분야에서의 기능은 잘 해냈다. 로건은 발달지연으로 언어치료, 물리치료, 작업치료 등 특수 서비스를 받을 자격을 얻었지만 '발달지연'이라는 모호한 진단명을 얻었다.

발달지연과 발달장애는 별개지만 종종 예상 시간에 발달이정표에 도달하지 못한 아이들에게 주어지는 관련 분류이다. 발달 전문가들은 발달이 느리지만 따라잡을 가능성이 있는 아이들을 묘사하기 위해 **발달지연(developmental delay)**이라는 용어를 사용한다. 예를 들어, 합병증 없이 조산아로 태어난 아이는 처음에 모든 발달 과정표를 예상 시간에 충족시키지 못할 수도 있지만 보통 2세 전후로 따라잡을 수도 있다. 그러나 **발달장애(developmental disorder)**는 보다 만연하고 만성적인 지연을 내포하고 있으며 지적장애, 뇌성마비, 자폐증 등 다양한 진단에 대한 포괄적 용어로 쓰인다. 발달장애는 22세 이전에 나타나 발달하는 신경계의 평생 신체적 및 정신적 · 지적 관련 질환이다. 여기에는 운동 수행, 인식, 청각 및 음성, 시각 및 행동과 같은 하나 또는 복수의 영역에서 기능의 지연 또는 제한이 포함될 수 있다.

로건의 가족에게는 발달지연과 발달장애를 구분하는 것이 중요하다. 로건은 학교 입학에 앞서서, 비록 계속해서 기술을 습득하고 있지만, 또래들보다 이러한 기술들을 습득하는 것이 분명히 느렸다. 로건의 소아과 의사는 가족에게 그가 영구적인 장애인 만성 자폐증을 앓고 있다고 알렸다. 로건의 가족은 로건을 포기할 수 없었기 때문에 로건의 상태에 대한 다른 의견을 구했다. 로건의 가족에게 지연에서 장애로 바뀐다는 것은 미래에 대한 희망이 희박한 것을 뜻했다. 모든 가족이 로건처럼 반응하지는 않겠지만 우리가 무심코 사용할 수 있는 단어가 가족에게 얼마나 큰 영향을 미칠지 이해하는 것은 중요하다.

가족 기능적 측면에서의 발달질환의 영향

Impact of developmental conditions on family function

긍정적인 발달결과는 성장하는 어린이들과 그들의 환경적 맥락 사이의 반복적인 상호작용을 통해 발생한다. 아이의 가족은 아이의 발달에 중요한 영향을 미치고 정서적 행복의 강력한 예측 변수이다(Allen, Vessey, & Shapiro, 2009). 어떤 형태의 만성적 질병이나 발달질환을 가진 아이의 가족에게는 추가적인 요구가 발생한다. 이러한 요구사항 중 일부는 가족의 삶의 질에 부정적인 영향을 미칠 수 있다(Hsieh et al., 2013). 가장 큰 어려움은 중증 장애아동 부모에 의해 나타나며, 부모들이 그들이 필요로 하는 모든 전문 서비스와 도움, 가족과 친구들의 도움, 서비스 및 전문 프로그램에 대한 접근 또는 도움을 구할 곳을 알고 있는 것은 아니다(Browne et al., 2013).

초기 적응이 어려울 수 있지만, 심각한 질병이나 장애를 가진 자녀를 둔 대부분의 가정은 결국 자녀와 그들의 삶을 정상으로 보고 이와 관련된 요구를 잘 다루게 된다(Deatrick et al., 2006). 일부 가정은 이것을 "새로운 정상"을 찾는 것으로 묘사한다. 다양한 질환을 가진 자녀를 둔 가정에 대한 많은 연구들은 아이의 병약함, 육아 및 보호자의 부담에 대해 초점을 맞추기보다 양육 방식에 대해 기술했다. 표준화와 관련된 양육 방식은 **표준화(normalization)**에 대한 기대를 가지고 진행하는 것을 포함하며, 이는 만성질환을 가진 아이의 가족들의 긍정적인 대응 방식이다.

부모는 지속적으로 정상을 가치 있는 것으로 파악한다. 목표와 전략을 수립하여 그들이 정상적이고 만족감을 경험하는 가족생활을 만들고 지속할 수 있는 전략을 발달시킨다. 이와 같이 정상 과정이기도 하고 결과이기도 하며, 개념의 이 두 측면이 중복될 수도 있고 책에서는(Gjengedal, Rustoen, Wahl, & Hanesta, 2003; McDougal, 2002; Rehm & Bradley, 2005) 정확하게 구별되지 않는 경우가 많다. 정상 과정을 위한 육아는 가족 구성원들이 정상적인 가족생활을 만들기 위한 노력(과정), 이러한 노력의 결과에 대한 그들의 인식(결과) 그리고 그들이 대처하는 노력의 결과에 대한 지각을 결합한다(Knafl, Darney, Gallo, & Angst, 2010).

소아 만성질환을 정상화하는 가족은 "정상 렌즈"를 사용하여 자녀와 가족을 중요한 방식으로 변하지 않은 것으로 계속 보면서 병의 심각성을 인식한다. 자녀와 가족을 정상으로 보는 견해를 수용하면 가족이 질병이나 질환과 관련된 요구에 대한 가족 및 아동 기능의 일반적인 패턴을 유지시키는 방법으로 대처하는 법을 배우는데 도움이 된다. 육아 방식으로서의 표준화의 기본 속성은 표 15-2에 제시되어 있다.

정상화에 초점을 맞춘 가족의 긍정적인 결과는 가족 참여이다. 자녀 양육에 대한 가족의 참여는 특히 사회 참여와 정서적 행복의 영역에서 발달을 증진시킨다(Axelsson, Granlund, & Wilder, 2013). 참여는 때때로 측정하기 어렵다. 왜냐하면 단순히 활동 중에 참석한다고 해서 참가자로 인정되는 것은 아니기 때문이다. Maxwell과 Granlund(2011)는 ICF 참여에 대한 개념에는 참여의 주관적 경험을 강조하는 심리적 관점이 포함되어 있다고 제시했다. 아이들은 환경과 사회적 맥락에서 상호작용을 통해 능동적인 참여자가 되는 것을 배운다. 어린이의 손상은 심각할수록 가족들도 참여도를 높이기 위해 더 많은 적응을 해야 할 것이다. Axelsson, Granlund와 Wilder(2013)는 "아이의 가장 가까운 네트워크인 가족은 아이가 참여하고 참여할 수 있도록 일상의 일관되고 만족스러운 활동을 유지하는 일과를 구축해야 하는 과제를 안고 있다"고 말했다. 여기에는 목욕 및 저녁 일상생활활동과 같은 일상활동 주변의 특정한 일상활동의 발달이 포함될 수 있으며 또는 가족의 여가 및 레크리에이션 활동 선택에 영향을 미칠 수 있다.

아이들이 선호하는 특정 유형의 활동은 가족 및 사회적 요인에 의해 영향을 받는다(Axelsson, Granlund, & Wilder, 2013). 가족 참여 수준과 관련하여 아이의 성격에 가장 영향을 많이 끼치는 것은 인지(cognition)이다. 인지는 참여에 광범위하게 영향을 미친다. 인지기능 수준이 낮은 아이들은 가족 기능에 덜 참여했고 비구조화된 "아동 주도형" 활동에 더 적게 참여했다. 예를 들어, 로건은 어렸을 때 공동체 놀이 활동에 효과적으로 참여할 수 있었지만, 또래들이 조직적인 스포츠에 참여하고 있기 때문에 로건이 규칙을 이해하고 놀이 순서를 따르는 것이 힘들다는 것이 더 명백해졌다. 비록 로건의 운동기술은 손상되지 않았지만, 그의 인지 발달지연은 팀 스포츠에 성공적으로 참여하

표 15-2 육아 방식으로서의 표준화의 속성에 대한 정의
1. 그 질환 그리고 그 질환이 가족 기능 및 가족의 생활방식에 잠재적인 위협이 될 것이라는 것을 안다.
2. 아이와 가족이 정상이라는 관점에서 다른 사람과 상호 교류한다.
3. 아이와 가족을 정의할 때 정상이라는 색안경을 적용한다.
4. 정상이라는 색안경을 지속적으로 적용하면서 육아 활동 및 가족의 일상생활에 참여한다.
5. 정상이라는 색안경을 지속적으로 적용하면서 치료요법을 개발한다.

는 능력을 방해한다.

정상화는 발달상의 어려움을 얼마간 의식적으로 뒤편으로 두는 긍정적인 적응 전략이지만, 대부분의 만성질환들은 안정의 기간과 문제가 악화되는 기간을 포함한다. 가족들은 정상화를 추구할 수도 있지만, 때때로 의학적 또는 행동적 조건의 엄청난 압박이 가족의 기능을 지배한다. 가족이 직면하고 있는 여러 가지 스트레스 요인을 이해하는 것은 아이와 가족을 돕는 데 있어 효과적이다.

질병 이론의 불확실성(UIT)(Mishel, 2006)은 11장에서 소개되었다. 이 이론은 개인이 질병이나 장애의 영향을 받아들일 수 없을 때 불확실성이 초래된다고 언급한다. 미셸의 용어(Mishel's term)에서 이것은 개인이 질병과 관련된 사건의 의미를 해석할 수 있는 적절한 인지적 도식(cognitive schema)을 형성할 수 없다는 것을 의미한다. 이것은 가족들이 다가올 도전에 대한 통제력이 없기 때문에 괴로움으로 이어진다. Mishel은 불확실성을 해결할 수 없을 때 또는 부정적인 감정을 감당하기에 대처 반응이 불충분할 경우 불확실성은 심리적 고통을 초래한다고 언급한다(Stewart, Mishel, Lynn & Terhorst, 2010). 부모들은 불확실성을 위험하거나 유익한 것으로 평가할 수 있다. 많은 것들이 불확실성을 촉발시킬 수 있다. 표 15-3은 불확실성을 유발할 수 있는 요인들의 예시이다. 이 목록의 많은 것들이 질병이나 장애와 관련된 것이 아니라는 것을 유념하는 것이 중요하다. 예를 들어, 만약 한 가족이 아이가 6살 때 말하는 법을 배울 수 있는 기회가 끝난다는 말을 들었다면, 6번째 생일이 다가와도 아이가 아직 말을 못할 때 가족들의 고통은 점점 심해질 수도 있다.

Mishel(2006)은 대부분의 성인들이 처음에는 불확실성을 위험하다고 평가한 다음 불확실성을 줄일 수 있는 기술과 자원을 가지고 있는지 여부를 고려하기 시작한다고 보고한다. 대부분의 부모들은 어느 정도의 통제를 원하지만, 그들 자녀의 보살핌이 의학적으로 너무 복잡하거나 그들이 스스로 관리하기에는 너무 벅차다는 것을 알게 될 것이다. 부모들은 일반적으로 두 가지 형태의 정보 관리를 통해 불확실성에 대응한다. 첫째는 아이의 상태에 대한 정보를 적극적으로 추구하는 것이다. 두 번째 접근법은 아이의 질환에 대해 드러나거나 거기에 대해 언급될 가능성이 있는 사회적 상황을 피하는 것이다(Santacroce, Deatrick, & Ledlie, 2002). 불확실성은 아이의 질환 측면에서도 나타날 수 있다. Garner(2013) 등은 (주의력결핍/과잉행동장애 또는 자폐스펙트럼장애와 같은) 외적 행동장애를 가진 아동의 부모가 자녀와의 긍정적인 상호작용을 적게 보고하며, 연구에서 가장 무능한 "육아 점수"를 매겼다는 사실을 발견했다. 이들 저자는 이 발견에 대해 가능한 설명을 탐구하지는 않았지만, 비정형적이고 예측할 수 없는 행동을 가진 아이를 양육하는 데 내재된 불확실성이 부모들에게 심리적, 정서적 고통을 야기할 수 있다고 언급했다.

병원이나 치료 예약과 같은 사회적 상황에서 자신의 자녀를 통제하는 것이 불가능하거나 불편한 부모는 이러한 어려움을 피할 수 있다. 자주 병원 약속을 취소하거나 학부모 중심의 학교 활동에 참여하지 않는 것은 UIT에서 설명한 것처럼 회피 전략일 수 있다. 부모가 회피 전략을 과도하게 사용하는 것은 치료요법이나 가정 치료 프로그램을 지속하지 못하게 할 수 있다. 이러한 전략은 또한 사회적 고립과 공동체의 도움 감소를 발생시킬 수 있다.

표 15-3 불확실성에 대한 잠재적 방아쇠

표준화 방아쇠	질병 관련 방아쇠
기념일과 생일	치료요법의 변화
대가족과의 교류	의료서비스 제공자와의 의사소통
대중매체의 이야기	병의 발병
보호자의 질병	검사결과를 기다림
지원 서비스의 상실(예: 밤간호)	아이의 증가되는 기술 의존성

일반적인 발달장애
COMMON DEVELOPMENTAL DIASBILITIES

11장에서 소개된 것을 제외하고 가장 일반적인 발달장애는 자폐스펙트럼장애, 학습 및 지적장애, 주의력결핍/과잉행동장애 등이다. 각각의 장애는 초기에서 중증까지 그리고 한 가지 진단 외에 다른 더 많은 진단이 있을 수 있기 때문에 다양할 수 있다. 대부분의 경우 이러한 질환은 초기 아동기에 진단된다.

자폐스펙트럼장애 Autism spectrum disorder; ASD

자폐스펙트럼장애(autism spectrum disorder; ASD)는 두 가지 주요 영역, 즉 사회적 의사소통과 반복적이고 비정상적인 일상활동 또는 행동의 문제로 나타나는 복합적인 발달장애이다(American Psychological Association, 2013). 이러한 장애는 효과적인 의사소통, 사회적 참여, 사회적 관계, 학업 성취도 또는 작업 수행에 있어 기능상의 한계를 발생시킬 수 있다. 발달 초기에 자폐스펙트럼장애 증상이 시작되었지만 사회적 의사소통 요구가 아동의 제한된 능력을 넘어설 때까지는 장애가 완전히 드러나지 않을 수 있다(APA, 2013). 예를 들어, 집에서 주로 보살핌을 받은 아이는 또래의 다른 유아들 사이에서 부끄러워하거나 조용해 보일 수 있지만, 학령기에 도달하면 사회화에 대한 관심 부족이 더욱 분명해질 것이다. 미국 심리학 협회는 자폐증을 "가장 심각한 발달장애"(2014)라고 설명한다. 자폐에 대한 정의는 잘 확립되었지만 이러한 진단을 받아들이는 일부 가족들은 과잉된 반응을 보일 수 있다. 자폐스펙트럼장애를 가진 사람들은 매우 다양하고 이 범주는 높거나 낮은 기능을 수행하는 사람들을 포함하기 때문에 특히 그러하다. 심각도의 결정은 사회적 의사소통 장애의 정도와 제한된 반복적 행동 패턴을 기반으로 하며, 진단 시 심각도는 "기능 수준" 점수를 따라 정해진다. 즉 1단계는 비교적 적은 중재가 필요하고 3단계는 가장 많은 중재가 필요하다. 진단은 적용 가능한 경우 언어 · 지적장애 수준 및 발작, 불안, 우울증 또는 위장(GI) 문제와 같은 질병의 존재 등 유전적 원인으로 알려진 지표를 추가하여 설명할 수 있다. 자폐증 진단에는 다양한 수준의 장애가 존재한다. 예를 들어, 자폐증을 가진 한 아이는 다른 또래들에게 관심이 있고 자신보다 어린아이들과 놀아줄 수 있는 반면, 다른 아이는 혼자 있는 것을 선호할 수 있고 또래에서 벗어날 수 있다. 한 아이는 자신이 원하는 것을 요구하기에 충분한 기능적 단어를 가지고 있는 반면, 다른 아이는 완전히 비언어적이며 자신의 요구를 충족시킬 때까지 기다릴 수 있다. 자폐증이 있는 일부 어린이는 친숙한 사람들에게 애정이 있는 반면, 다른 어린이들은 어떤 간섭으로부터도 벗어나려고 한다. 자폐스펙트럼장애를 가진 사람들의 기능적 지능을 측정하는 것은 어려운데, 최근의 연구는 표준 지능 테스트 외에도 다양한 방법을 모색했다. Charman(2011) 등은 75명의 아동을 대상으로 한 실험에서 55%의 어린이들이 지적장애를 가지고 있음을 발견했다. 이 발견은 자폐스펙트럼장애가 이전 연구에서 지적한 것보다 지적장애와 관련이 덜함을 보여준다. 증상이 경미하고 지능이 높은 사람의 경우 보통 사회적 관계의 질이 제한적이며 불안 수준이 높다(Eussenet al., 2013).

학습장애 Learning disability; LD

학습장애(learning disability; LD)는 뇌의 정보 처리 및 반응 능력에 영향을 미치는 신경학적 장애이다. 전 세계 일부 지역에서는 더 광범위하게 진단되지만 미국에서는 아동의 학습 성취 수준이 지능 수준으로부터 예상되는 수준보다 훨씬 낮을 때 진단된다(Child Trends Databank, 2014). 학습장애는 평생 질환이며 학업 환경에서 개인의 학습 능력에 큰 영향을 준다. 학습 문제 외에도 이 질환은 쓰기 및 말하기 언어, 조정, 자기 조절 및 사회적 상호작용에 특정한 어려움을 발생시킬 수 있다(Lane & Bundy, 2012).

학습장애는 질환의 원인이 아닌 증상(교육적 어려움)으로 설명된다. 이러한 방식으로 이 용어는 포괄적이며 특정한 많은 인과 요인을 포함할 수 있다. 학습장애는 빈곤 기준 이상의 환경에 사는 미국 학령기 아동의 약 7%와 그 이하에 사는 아동의 10%에서 발생하며, 남자아이가 이 질환을 진단받을 가능성이 더 높다(Child Trends Databank, 2014). 학습장애는 교육 및 고용, 가정생활 및 일상생활을 포함하여 삶의 여러 측면에 영향을 미친다. 학습장애가 있는 아동은 다른 어린이보다 특수 교육에 등록하고 건강관리 서비스를 이용할 가능성이 훨씬 높다(Child Trends Databank, 2014). 그림 15-2는 학업에 어려움을 겪고 있는 어린 남자 아

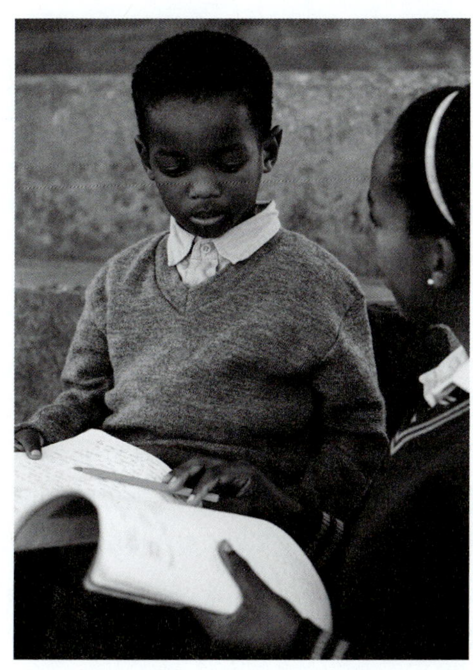

그림 15-2 읽기장애를 가진 아이는 아마 특수 교육의 도움 없이는 학교에서의 학습이 불가능할 것이다.

이를 보여준다. 이와 같은 아동은 학문적 학습 성취를 위해 가정과 학교 모두에서 추가 지원이 필요할 수 있다.

지적장애 Intellectual disability' ID

지적장애(intellectual disability; ID)는 미국에서 정신지체라는 용어를 대체하기 위해 제안된 현재 용어이다. 지적장애는 학습장애보다 더 심각한 장애이며, 즉 지능지수(IQ)가 70 이하이며 자조 활동과 같은 일상생활활동 적응 및 수행 능력의 중대한 제한, 의사소통, 학업 및 사회 환경 참여를 포함한 세 가지 특성을 가진 평균 이하의 인지 능력을 말한다. 장애의 발병은 18세 이전에 발생한다(The ARC, n.d.).

학습장애와 마찬가지로 지적장애는 질환을 나타내는 포괄적인 용어이지만 특정한 많은 인과 요인을 포함시킬 수 있다. 지적장애는 환경적 요인 또는 생물학적 요인으로 인해 발생할 수 있다. 다운증후군과 같은 유전 증후군의 일부분으로 발생하는 경우 유아기 때 지적장애를 진단받을 수 있다. 명확한 유전 증후군이 없거나 장애가 덜 심할 경우, 아동이 여러 영역에서 발달이정표가 지연됨에 따라 지적장애의 확인이 가능하다.

지적장애는 IQ 검사의 수행 측면에서 가장 자주 분류된다. 이러한 분류와 IQ 점수 범위는 표 15-4에 제시되어 있다. 또한 표 15-4에는 네 가지 공식 수준의 지적장애와 지적 기능의 경계선 범주가 나와 있다. 경계선 지적 기능(평균 이하 IQ라고도 함)은 인지장애의 한 분류이다. 학령전기 아동이 이렇게 불리는 것은 드문 일이 아니며, 더 많은 학업 문제가 발생함에 따라 추후에 경도 지적장애로 다시 분류된다.

Lane과 Budny(2012)는 지적장애 수준 진단에 있어서 IQ에 과도하게 의존하지 않도록 지적한다. IQ 점수는 여러 영역에 걸친 개인의 장단점 또는 문화적 선입견을 항상 고려하지 않는다. 또한 표 15-4에는 독립적 기능의 기대치에

표 15-4 지적장애의 수준별 분류

분류	발병률	지능검사 점수	기능적 수행
경계선 지적 기능	지적장애 분류에 속하지 않음	70~85	모든 영역에서 완전히 독립적임
경도 지적장애	지적장애를 가진 사람의 85%	50~70	대부분의 영역에서 완전히 독립적임
중등도 지적장애	지적장애를 가진 사람의 10%	35~55	대부분의 영역에서 완전한 독립성; 일부 성인 기대치(예: 고용, 자금 관리 및 자녀 양육)에 맞추기 위해 도움 또는 조정이 필요할 수 있음
중증 지적장애	지적장애를 가진 사람의 4%	20~40	부분 의존성; 일상생활활동에서 가장 독립적이지만 도구적 일상생활활동의 지원이 필요함. 제한된 언어를 가진 경우 의존성이 가장 큼. 지역사회에서 활동하기 위해서는 지속적인 지원이 필요함
최중도 지능장애	지적장애를 가진 사람의 1%	<20	기본적인 일상생활활동의 제한; 모든 일상 업무에서 직접적인 보살핌이 필요함

대한 일반적인 설명이 수록되어 있다. 지적장애가 있는 대부분의 사람들은 약간의 도움과 조정(accommodations)을 받으며 독립적으로 살 수 있다. 심각하며 중증 범위의 사람들은 종종 소두증이나 뇌성마비 같은 진단을 동반해서 받는데, 이러한 상태로 인해 도움 없이는 자신의 기능을 더욱 제한시킬 수밖에 없다.

주의력결핍/과잉행동장애

Attention deficit/hyperactivity disorder; ADHD

주의력결핍/과잉행동장애(attention deficit/hyperactivity disorder; ADHD)는 미국의 4~17세 아동 중 약 11%가 진단받을 만큼 가장 흔한 신경행동장애 중 하나이다(CDC, 2013a). 학습장애처럼 이 장애는 일반적으로 아동기에 진단되지만 평생 지속될 수 있다. 증상으로는 과제에 대한 방향 설정 및 지속의 어려움, 행동 조절의 어려움, 과잉행동(과도한 활동) 등이 있다. ADHD를 앓고 있는 사람들은 종종 전통적인 학업 환경 적응에 있어 학교 친구들과 어울리기 힘들며, 상호 교류를 통해 우정을 쌓는 것 또한 어렵다(CDC, 2013a).

아이가 ADHD를 앓고 있다고 진단할 수 있는 결정적인 검사는 없다. 표준 프로토콜은 진단에 사용될 수 있지만, 많은 다른 질환들은 ADHD를 앓고 있는 어린이들에게 흔히 나타나는 것과 유사한 행동을 발생시킨다. 예를 들어, ADHD는 발달지연의 운동 과다증(hyperkineses)과 혼동될 수 있는데, 이는 아이가 실제 나이가 아니라 발달연령에 따라 행동할 때 나타나는 질환이다. 예를 들어, 방금 5번째 생일을 맞은 아이가 2살짜리 아이의 적응 행동 기술, 언어, 인지 능력을 가지고 있다면 그의 행동은 2살짜리 아이에 더 가까울 것이다.

아이가 충동적이거나 부주의해 보일 수 있지만, 이는 그 아이가 대부분의 5세 아이들의 정상적인 수행 패턴을 아직 발달시키지 못했기 때문이다. 또한 부주의와 가만히 못 있는 행동은 알레르기, 갑상샘 질환, 고혈압 등의 의학적 문제 때문에 발생할 수 있다. 수면 부족이나 저혈당증을 초래하는 매일 반복되는 행동 및 일상생활활동 패턴의 문제들 또한 ADHD와 같은 증상을 발생시킬 수 있다. 특히 재활전문가들은 자폐스펙트럼장애, 태아 알코올 증후군, 우울증 등과 같은 다른 심각한 질환들이 모두 부주의와 충동증상을 포함할 수 있다는 것을 인식하는 것이 중요하다. 어린이가 더 심각한 상태가 있을 수 있다는 징후가 있는 경우 치료사는 추가 검사가 정당한지 확인하기 위해 아이의 1차 진료 의사와 상의해야 한다. 조기 진단과 조기 치료가 매우 중요하기 때문에 정확하게 진단하는 것은 아이와 가족 모두에게 중요하다.

행동 억제의 어려움과 관련이 있을 수 있지만, ADHD를 앓고 있는 아동은 ADHD가 없는 아동과 비교했을 때 큰 부상을 입을 가능성이 더 높았고(59% 대 49%), 병원 입원환자(26% 대 18%), 병원 외래환자(41% 대 33%) 또는 응급실 입원(CDC, 2013a)의 확률이 더 높았다. 이것은 물리치료사와 작업치료사들이 일반적인 병원과 재활치료 환경에서 ADHD를 앓고 있는 고객을 접할 가능성이 높다는 것을 의미한다.

아동 및 청소년에게 공통적으로 발생되거나 새롭게 나타나는 질환

COMMON ACQUIRED OR EMERGENT CONDITIONS IN CHILDREN AND ADOLESCENTS

만약 한 아이가 아동기 동안 질환이 발생된다면, 그 질환은 유전적 요소, 정신질환 또는 사고나 다른 외상을 가장 흔하게 동반한다. 정서 및 행동장애와 다발성 외상이라는 두 가지 광범위한 질환이 여기에서 제시될 것이다. 아동기에 특징적인 어려움 및 사회적 교류를 아이가 경험하지 못하게 하는 어떠한 질병도 자아상과 학업 성공에 지속적인 영향을 미칠 수 있다.

정서 및 행동장애

Emotional and behavioral disorders

정신건강 장애(mental health disorders; 정신병이라고도 함)는 개인의 정상적인 인지, 감정 또는 행동 기능의 손상으로 특징지어지는 일부 질환이며, 감염이나 머리 외상 같은 사회적, 심리학적, 생화학적, 유전적 또는 기타 요인에 의해 야기되는 것이다. 정신질환이라는 용어는 아동에게 적용되지만, 이 진단명은 젊은이들에게 거의 사용되지 않는다. 더 일반적으로 비정상적인 심리사회적 발달에 대해 설명하는 정서장애, 행동장애와 같은 진단명으로 나타낸다. 이러한 대체 용어를 쓰는 이유 중 하나는 사회적 낙인을 피하기 위한 것이지만, 다른 설득력 있는 이유는 그렇지 않으면 정상 발달한 많은 젊은이들이 때때로 어른들이 일탈적이라고 생각하는 방식으로 행동하기 때문이다.

정신건강 질환을 앓고 있는 아동을 확인하기 위해서는 이 문제가 일상 기능에 크게 영향을 끼치고, 일시적인 반응이 아니라는 것을 판단해야 한다. 비록 많이 언급되지는 않았지만, 정신질환은 오늘날 젊은이들에게 나타나는 가장 흔한 만성적인 문제 중 하나이다. 질병통제예방센터는 미국에 살고 있는 아이들의 13~20%(5명 중 1명)가 정신질환을 겪었던 것으로 추정하고 있다(CDC, 2013b). 실제로, 생애과정 동안 정신질환의 거의 절반이 14세부터 시작된다(National Institute of Mental Health, 2014). 질병통제예방센터는 통계에는 다양한 정신건강 장애가 포함되어 있다. 이 자료에는 미국정신과협회 정신건강 진단통계 매뉴얼에 등재된 질환들로 진단된 모든 아동이 포함된다(5th ed.; 2013). 정신건강 장애에 관한 이 섹션에 포함된 통계에는 신경 발달질환으로 앞에서 설명한 ASD와 ADHD를 가진 아이들이 포함된다. ASD와 ADHD를 앓고 있는 많은 어린이들 또한 불안과 기분 장애를 가지고 있기 때문에 통계를 정신건강장애와 분리시키기는 어렵다. 어린이와 청소년들에게 가장 많이 나타나는 정신건강 장애는 불안장애이다.

불안장애 Anxiety disorders

최근 불안을 이해하는 데 큰 발전이 있어 왔으며, 이러한 이해는 문제를 조기에 식별하고 치료할 수 있게 해주었다. 불안은 스트레스에 대한 정상적인 반응이다. 누구나 불안을 경험한다. 그러나 불안이 사회 참여, 일상적인 활동 또는 기능을 제한하는 방식으로 일상생활을 손상시키는 경우 불안장애라고 한다. **불안장애(anxiety disorders)**에는 비정상적인 두려움이나 공포증, 강박 관념과 행동, 공황 발작 및 일상적인 상황에 대한 비합리적인 공포가 포함된다. 이 중 하나 또는 전부가 6개월 이상 지속되면 정신건강 장애가 된다. 분리불안 장애, 일반 불안장애, 외상후 스트레스 장애 및 특정 공포증을 포함하여 다양한 불안장애가 존재한다.

아동 및 청소년 불안장애는 공포와 불안의 정상적이고 비정상적인 징후가 하나와 동일한 연속체의 일부라고 가정하는 발달적 관점에서 가장 잘 관찰된다(Besdo et al., 2009). 보통 학령전기 동안 나타나는 불안장애는 무언증(mutism)과 일반화된 불안장애라는 두 가지 유형만 나타난다는 점에서 불인의 발달 원인은 명백하다. 약 6세부터, 진단받은 불안장애의 범위는 어른들에게서 발견되는 범위와 비슷한 정도로 확대된다. 불안장애는 실제로 분리된 장애가 아니라 오히려 더 다양한 유형의 장애라는 것이 제안되었다. 아동발달에서는 아동들이 한동안 장애를 겪고 나서 다른 장애로 전환되거나 다른 장애가 추가되는 것을 종종 볼 수 있다(muris & Broeen, 2009). 약 8%의 10대들이 불안장애를 가지고 있으며, 일반적으로 6세 전후에 그 증상이 나타난다(국립정신건강연구소, n.d.). 같은 연구에서는 불안장애 청소년 중 18%만이 정신건강 치료를 받는 것으로 나타났다. 정신건강 문제뿐만 아니라 아이들이 치료를 받도록 하는 다른 문제들도 치료사의 중재와 아이들의 삶의 질을 크게 향상시킬 것이기 때문에 이것은 중요하게 생각해 볼 사항이다.

앞에서 설명한 여러 유형의 발달장애(자폐증, 학습장애 및 ADHD)를 가진 아동도 흔히 불안장애를 겪는다. 정형외과 수술 후 통증을 포함하여 외상 및 통증을 경험한 만성질환이 있는 어린이는 종종 치료 환경에 있을 때 강한 두려움을 느끼게 된다. 공포가 본격적인 공포증 수준에 도달하지 못할 수도 있지만, **화이트 코트 증후군(white coat syndrome)**은 의사와 다른 의료기관(화이트 코트 착용)이 이전의 부정적인 경험에 근거한 불안한 행동을 나타내는 것을 말한다. 이 젊은이들에게 두려움과 불안은 그들이 중요한 치료를 받지 못하게 한다. 작업치료사들은 불안 관련 문제에 대해 아동과 청소년을 임상적으로 볼 가능성이 높지만, 작업치료사와 물리치료사는 치료 개입에 대한 불안이 미칠 수 있는 부정적인 영향을 이해하고 인식해야 한다.

다중 외상 Multitraumatic jnjuries

다중 외상(multitrauma 또는 polytrauma)은 심각한 화상뿐만 아니라 심각한 머리 부상과 같은 여러 외상성 상해를 입은 사람들의 상태를 나타내는 의학적 용어이다. 어린이와 청소년의 경우 다중 외상은 종종 자동차 사고 또는 자연재해와 관련이 있다. 소아에서 가장 흔한 외상 유형은 화상, 외상성 뇌손상 및 사지 절단이다. 이러한 질환은 예상치 못한 결과로, 급성 치료에서 지역사회의 복귀까지 장기간 치료 기간이 연장된다. 부상은 치유될 수 있지만 종종 평생 장애가 남기도 한다(Lane & Bundy, 2012).

최초에 다중 외상의 경우 의료팀은 생존에 초점을 맞춘다. 일단 생존이 보장되면, 소아 외상성 부상 생존자와 그 가족을 위한 기능적 결과, 정서적 안녕 및 장기적인 삶의 질을 지원하는 데 중점을 둔다. 외상 유형에 따라 회복 패턴에 약간의 차이가 있지만 Martin-Herz, Zatzick & McMahon(2012)은 가족들이 부상 전 누렸던 삶의 질을 회복했다고 느끼기까지는 외상 재활을 마치고 집으로 돌아온 후 2년 이상이 걸릴 수 있다고 보고한다. 초기 외상 외에 전체 외상 후 급성 스트레스 장애 비율이 전체의 40%를 차지한다(Holbrook et al., 2005a). 이는 외상후 스트레스 장애의 일종으로 심리적 트라우마를 일으키는 어떤 사건에 노출되어도 발병할 수 있는 심각한 불안장애이다. 일부 가족의 경우 외상으로 인한 급성 스트레스는 장기적인 PTSD 패턴으로 지속된다. 급성 스트레스와 PTSD는 삶의 질에 부정적인 영향을 미치며 학업 및 기타 일상생활활동에 대한 참여를 제한할 수 있다(Holbrook et al., 2005b)

가족 문화와 문화적 반응에 대한 건강관리
FAMILY CULTURE AND CULTURALLY RESPONSIVE HEALTH CARE

Brown(2013) 등은 아이들이 발달과정이 늦어지거나 행동 및 정서적 건강이 나빠졌을 때 부모는 가족 스트레스를 많이 받는다고 설명한다. 이러한 스트레스는 자폐스펙트럼장애(ASD), ADHD 및 불안장애와 같은 상태에서 볼 수 있는 것처럼 통제되지 않거나 예측할 수 없는 행동을 하는 질환을 가진 아동인 경우 더 크다. 이러한 아동의 가족은 종종 내부 갈등, 불화 및 대인 관계 적대감에 대해 언급한다(Browne et al., 2013). 가장 스트레스를 많이 받는 부모들은 추가적인 사전적 또는 예방적 의료서비스를 받지 않았지만 911 긴급 및 구급차 호출에 대한 이용에 많은 비용을 지불했다(Browne et al., 2013, p. 181). 이는 질병 이론의 불확실성(UIT)(Mishel, 2006)에서 앞서 설명한 대처 회피 패턴과 일치한다. 부모로서의 역할에 지나치게 스트레스를 받는 부모는 도움을 구하기보다는 피할 수 있다. 이것은 아동 및 가족 모두에게 부정적인 결과를 가져온다. 이에 비해 사회적 · 작업적 영역에서 지속적이고 조기에 적응하는 가족은 일반적으로 신체적, 정신적 건강 상태에서 자녀를 키우는 가족과 거의 차이가 없다. 특히 장애가 남아 있는 경우에도 자녀가 학령기 이상이 되면 더욱 그렇다. 작업 및 물리치료사는 종종 특별한 도움이 필요한 아동의 가족과 장기적인 관계를 맺는다. 이 때문에 치료 전문가들은 가정 기능이나 적절한 의료서비스를 받으려는 의지를 제한하지 않고 아동을 위한 조정을 제공하고 육아에 도움을 줄 수 있는 좋은 위치에 있다.

문화는 여러 건강에 대한 신념과 육아 관행에 영향을 미친다. 건강에 대한 신념과 관련해서 가족을 분석하기 위해 특히 중요한 일반 영역은 대체의학, 비의료전문가 그리고 양육 관계에서의 성별에 따른 역할이다.

치료에 대한 대안적 접근방식은 보다 전통적인 의료 접근방식과 결합하여 독립적인 치료전략과 지지로 널리 사용된다. 의료 제공자들은 이러한 믿음이 임상의사가 가지고 있는 믿음과 일치하지 않을 때에도 부모의 건강에 대한 신념을 존중해야 한다. 많은 전통적인 관습과 대체의학 접근법은 전적으로 순수하며, 가족에게 위로와 정서적 지원을 제공할 수도 있다. 육아의 의학적 측면과 유익한 대체전략이 어떻게 도입될 수 있는지에 대한 가족들의 이해를 돕는 것이 중요할 수 있다. 가족이 선택한 대안적 또는 전통적인 중재를 통한 접근방식이 유익하지 않거나 권고적 중재를 방해할 가능성이 있는 경우, 임상가는 그 문제에 대해 대화할 수 있고 자녀의 치료를 계획할 때 가족을 대변하는 역할을 할 수 있다.

어떤 문화적 배경에서 여성은 중요한 결정을 미루고 경우에 따라 남성을 통해 의사소통을 한다. 특히 진료소 방문 및 치료시간에 참석하는 사람이 아버지가 아닌 주로 어머니라는 점에서 이러한 문화적 패턴으로 인해 어려움을 겪을 수 있다. 임상가와 아버지 사이의 정보가 제3자를 통해 이행될 때까지 지연이 발생하고 이로 인해 오해가 생길 가능성이 매우 높다. 또한 일부 문화권에서 가족은 주요 사회 단위이며 가족은 육아의 모든 측면에 적극적으로 참여한다.

마찬가지로, 문화적 신념은 장애에 대한 부모의 해석,

장애와 건강관리 제공자 모두에 대한 부모의 반응, 제공되는 가족의 지지의 양과 유형에 영향을 미친다. 예를 들어, 신체적 손상은 문화적으로 소년보다 소녀에서 더 치명적인 것으로 볼 수 있다. 소녀는 자신의 모습을 숨기기 위해 사회적으로 분리될 수 있지만, 소년의 경우 사회적으로 고립되지 않을 수 있다. 반대로, 척추갈림증(spina bifida)과 같은 중요한 이동성 제한은 부모가 소년보다 소녀에서 받아들이는 것이 더 쉬울 수 있다. 치료사들이 직면하는 일반적인 문제는 특별한 도움이 필요한 어린이에 대한 기대치를 낮추는 부모의 경향이다. 아동은 과제에 참여할 수 있지만, 가족은 발달 수준에서 다른 아동에게 예상되는 ADL 및 IADL 과제에서 자녀를 과도하게 도움을 주거나 제외시킬 수 있다.

가족의 다양한 건강 신념과 사회적 기대를 이해하는 접근법은 **건강 전통 모델(health traditions model)**이다. 그림 15-3에 설명된 바와 같이 건강 전통 모델은 신체적, 정신적 및 영적 가치를 통합하여 건강을 전체적으로 고려하고 사람들이 전통적인 관점에서 건강을 유지, 보호 및 회복하기 위해 무엇을 하는지 분석한다(Spector, 2004).

각 가족의 건강 관련 신념에 대한 민족적, 종교적, 문화적 유산은 최상의 결과를 위해 현대적인 건강관리 방법으로 존중되고 융합되어야 한다. 일부 가족의 신념은 수용

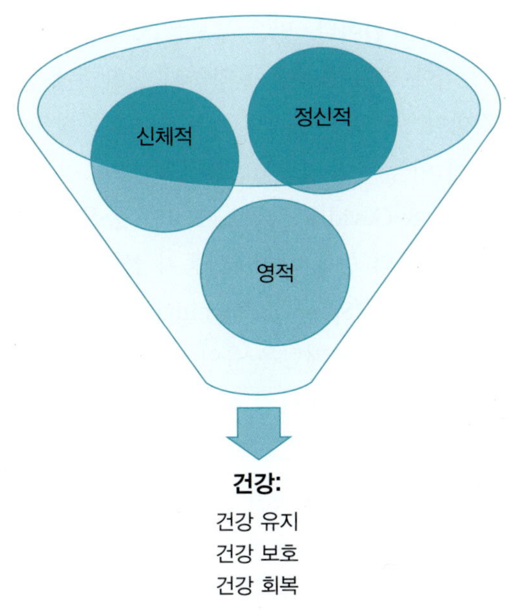

그림 15-3 건강 전통 모델 내의 건강 기여 요소

하기 쉽다. 예를 들어, 중부 유럽에서는 호흡기 질환을 예방하고 어린아이들의 목을 따뜻하게 유지하기 위해 특별한 주의를 기울인다. 표 15-5에서 이는 신체 건강을 유지하기 위한 적절한 의복의 사용으로 나타난다. 목 스카프를 착용하는 것은 미국에서 아이들이 흔히 입는 대중적인 패턴은 아니지만 수용하기 쉽고 ADL 계획에 통합된다. 마찬가지로 중국 문화권의 사람들은 차가운 음료가 감기나 독감에 걸리기 쉽게 한다는 신념 때문에 건강보호 차원에서 자녀에게 차가운 음료를 제공하지 않는다. 미국인이 좋아하고 병원 환경과 학교 환경에서 널리 음용되는 차가운 음료는 중국인 부모를 매우 언짢게 할 수 있다.

또한 많은 문화권의 건강관리는 지역사회 기반의 자원과 문화생활 방식에 중점을 둔다는 점도 고려해야 한다. 전통적인 신념 체계를 가진 가족은 의학적 조언을 구하기보다는 스스로 또는 친구를 통해 건강 및 장애 상태를 치료하려고 시도할 수 있다. 이는 흔한 질환이거나 다른 가족 구성원이 경험하는 경우에 특히 그러하다. 미국의 애팔래치아와 관련된 빈곤 문화에서는 외부인과 권위 있는 사람들에 대한 깊은 불신이 존재한다. 가족은 장애가 있는 아이를 의료서비스 제공자로부터 숨길 수 있으며, 집과 가족으로부터 낯선 사람을 멀리하기 위해 무료 조기 중재 서비스를 거부할 수 있다.

대부분의 경우 문화적 감수성이 높은 임상가는 가족의 신념 체계에 대해 이해하고 그 신념의 범위 내에서 치료할 수 있다. 이 장에 열거된 많은 질환을 다루는 가족을 위한 의료 및 교육 지원이 존재하지만 일부 부모는 이러한 서비스를 이용하지 않을 것이다. 의학적 치료에 대한 비협조는 아동에게 부정적인 영향을 줄 수 있는 일반적인 문제로 인식된다(Rapoff, 2010). 대부분의 경우 가족 구성원은 자녀를 지원하는 데 관심이 있지만 의료서비스 단체의 추가 지원 또는 조정이 필요하다. Peplow와 Carpenter(2013)는 뇌성마비 아동의 부모에서 물리치료 프로그램의 순응(adherence) 여부를 연구했다. 이들 저자는 부모의 선호하는 학습 방식에 큰 차이가 있음을 발견했다. 그들은 또한 이 연구에서 부모들이 다른 상황 및 양육 방식에 맞게 운동에 적응할 필요성이 있다는 것을 발견했다. 연구에 참여한 가족들은 아동이 처방된 운동을 하게 하려면 상당한 시간과 노력을 기울여야 하며 심지어 가족 관계에 중대한 부정

표 15-5 건강 전통 모델의 상호 관련된 요소들의 예

	신체적	정신적	영적
건강 유지	적절한 옷 입기 적절한 식사 적절한 운동 적절한 휴식	명상/이완 지역 내 의식 및 레크리에이션 행사에 참가함	영적 믿음에 따른 생활방식 관례를 따름 명상/묵상
건강 보호	특별한 음식/약초 함께 복용 또는 특별한 음식/약초 조합을 피함	질병의 원인이 된다고 의심되는 사람/음식/활동을 피함	종교적 숭배 기도 명상/묵상 부적 또는 상징적인 물건을 착용
건강 회복	동종유사/아유르베다 요법 특별한 음식	휴식 전통적(대체적) 치유자 동종유사/아유르베다 요법	영적인 의식/특별한 기도 굿(exorcism) 전통적(대체적) 치유자

Source: Spector, 2004, p. 76. Reference Creditng: Spector, R. (2004). Cultural Diversity in Health and Illness, 6th edition. Upper Saddle River, NJ: Pearson–Prentice Hall.

적인 영향을 미쳤다고 지적했다. 이 연구는 의료 모델(여기서 전문가는 전문가 및 의사결정자임) 내에서 작업 및 물리치료 서비스 제공과 가족의 요구 사이의 갈등을 보여준다. 가족은 프로그램을 준수하지 못할 수도 있음을 알고 있는 경우에도 가정 중재 프로그램을 연기하거나 질문하지 않을 수 있다. 작업 및 물리치료사는 관련된 모든 개인에게 의미 있고 적합한 중재 프로그램을 개발해야 한다.

육아의 스트레스와 대처 Parental stress & coping

많은 상황적인 요인은 장애아동의 보살핌에 영향을 미친다. 상황과 기능의 상호 관련성을 중심으로 생각할 때 이 경우 ICF 등급 모델이 장애아동이 있는 가족에 적용될 수 있다(World Health Organization, 2002). 부모의 성별은 심지어 정상 발달 아동의 상호작용 패턴에 영향을 미친다(Zaman & Fivush, 2013). 마찬가지로, 연구에 따르면 한 부모 가구의 어린이는 종종 두 부모 가족의 자녀보다 더 잘못된 행동을 할 수 있다는 보고가 있다. Mokrue, Chen과 Elias(2012)는 소수 민족 아동을 대상으로 연구한 결과 독신 가정의 소녀들이 두 부모 가정의 소녀들보다 부정적인 행동을 하는 것으로 나타났다. 하지만 미혼모 아들의 행동 문제는 두 부모 가정의 행동 문제와 다르지 않았다. 따라서 이 연구에서는 부모와 자녀의 성별 간 관계가 중요하다는 것을 밝혀냈다.

육아 스트레스(parenting stress)는 육아에 대한 요구와 그러한 요구를 충족시킬 수 있는 자원에 대한 인식의 불일치로 정의되는 잘 확립된 개념이다(Spinelli, Poehlmann, & Bolt, 2013). 의학적으로 취약한 유아 또는 발달의 차이가 있는 유아의 출생은 부모의 스트레스를 증가시킨다. 부모의 스트레스는 장애아동을 돌보거나 배우자의 도움이 부족할 때 발생하는 것이 아니다. Kao(2012) 등은 부모가 자녀의 장애로 인해 정상인 자녀의 발달에 참여할 시간이 충분치 않다는 걱정을 보였다고 보고했다. 경제적 압박은 또 다른 스트레스 요인이다. 많은 부모들은 자녀를 돌보기 위해 집에 있어야 하며 가족을 부양하기 위한 돈을 벌 수 없다고 생각한다. 부모의 기능 및 스트레스 회복력은 모든 아동 집단에서 아동 적응의 주요 결정요인으로 일관되게 나타났다(Giallo & Gavidia–Payne, 2006). 높은 수준의 육아 스트레스는 아동의 능력 저하, 아동기 불안 증상 및 행동 문제와 관련이 있다(Spinelli, Poehlmann, & Bolt, 2013). 산모의 스트레스 증가 패턴은 유아 생후 3년 동안 또는 유아가 다태아 분만아 중 하나일 때 나타난다.

비록 부모 양육의 패턴을 변화시킨 많은 사회적 · 경제적 변화가 있었지만, 대부분의 경우 장애아의 양육 책임은 대체로 어머니에게 지속적으로 있다(Mitchell, 2007). 장애아를 둔 어머니들은 비장애아를 둔 어머니들보다 훨씬 낮은 급여 및 고용률을 보였다. PTSD 증상은 암과 같은 생명을 위협하는 소아 질환에 직면하고 있는 부모에게도 나타난다. Allen, Vessey와 Shapiro(2009)는 아이의 삶에 심각한 위협이 있을 때 "속상한 일에 대한 부모의 인식을 제한하고, 잠재적으로 감당하기 어려운 감정을 억제하며, 부모가 치료결정을 내리고 아이와 가정을 보호하기 위해 다른 조치를 취할 수 있도록 한다는 점에서 PTSD와 관련된 증상들은 상대적이고 방어적이다"라고 언급한다(p. 77). 어머니들은 집에 있을 가능성이 가장 높고, 자녀와 함께 진료소를 방문할 가능성이 가장 높다. 이 때문에 특수한 의료서비스가 필요한 아동의 부모에 대한 연구 대부분은 어머니에 집중되어 왔다.

비록 어머니에 대한 많은 연구가 행해졌지만, 엄마와 아빠가 단지 성별 때문에 다른 수준의 육아 관련 스트레스를 경험한다는 사실은 신뢰하기 힘들다. 기질적으로 스트레스에 더 취약해진 부모들은 더 많은 스트레스를 받을 가능성이 있고, 특수한 의료서비스가 필요한 아이를 돌볼 때 더 지속적인 스트레스를 받을 수 있다(Mezulis, Hyde, & Abramson, 2006).

아동의 특성 Characteristics of child

아이가 새로운 발달기술을 습득함에 따라 아이와 부모의 상호작용은 상호 영향의 결과로 시간이 지남에 따라 발전한다(Sameroff, 2009). 아이의 발달이 일반적이지 않을 때 부모와 자식의 상호작용 패턴은 이에 영향을 받을 것이다. Adamson(2012) 등은 공동 관심(joint attention) 기술의 발달을 통해 이러한 변화된 상호작용을 살펴보았다. 일반적으로 공동 관심은 생후 1년에 나타나지만, 그 출현은 발달장애에 의해 지연될 수도 있다. 공동 참여 이후 초기 언어 습득은 판단 기준으로써 역동적 의사소통 및 공통의 주제 확립을 포함한 상호작용 패턴을 탈바꿈시킨다. 예를 들어, 엄마와 아이가 인도를 걷고 있고, 보도 위에 개를 한 마리씩 앞에 두고 있는 경우 그들은 서로 쳐다보며 서로를 바라보고, 그 다음에 개에 대한 대화를 나누면서 공동 관심에서 역동적 의사소통으로 넘어가게 된다. 확인을 위해 다른 사람을 쳐다보지 않는 아이들은 공동 관심이 부족하기 때문에 사회적 의사소통이 제한된다. Adamson(2012) 등은 부모-자녀 상호작용에서 공동 관심과 초기 의사소통 능력을 세 그룹으로 나누어 비교했다. 정상적으로 발달한 아이들, 다운증후군을 가진 아이들의 그리고 자폐스펙트럼장애를 가진 어린이들의 상호작용 패턴을 살펴보았다. 그들은 일반적으로 아이들이 공동 관심 기술을 습득함에 따라 부모와 자식의 상호작용이 더 풍부해지고 더 복잡해진다는 것을 발견했다. 다운증후군을 가진 아이들은 더 느리게 기술을 습득했고, 따라서 상호작용의 변화율 또한 느렸다. 자폐스펙트럼장애를 가진 아이들의 경우 초기 패턴이 더 복잡해지지 않았고, 아이가 공동 관심 기술을 습득하지 못해 더 깊은 부모-자녀 사회 교류가 중단되었다. 이 예시에서, 자폐스펙트럼장애를 가진 아이들의 부모들은 그들의 아이로부터의 사회적으로 분리될 위험이 더 크다. 자폐스펙트럼장애 아동에서 흔히 볼 수 있듯이, 아이가 상호작용을 시작하지 않거나 부모의 노력에 신뢰성 있게 대응하지 않을 때 부모들은 참여의 부족에 좌절할 수 있으며, 노력을 멈출 수도 있다.

문화적 가치는 부모-자녀 관계로 인한 자녀 특성에 영향을 끼친다. Wang, Michaels와 Day(2011)는 중증 지적장애를 가진 사람들에 대한 태도가 세계의 다른 많은 지역보다 중국에서 더 부정적이라고 보고했다. 이들 저자는 이웃과 대가족의 부정적인 태도가 모성 스트레스 수준을 높이는 원인이 될 수 있다고 하였다. 중국 사회에서 부모는 자녀의 학업 성취에 높은 가치를 부여하며, 그 결과 심각한 지적장애를 가진 어린이의 어머니 스트레스 수준은 자폐증 자녀를 가진 미국인 부모의 스트레스 수준보다 보통 더 높았다. 부모의 흔한 대처 방식은 회피이며, 이러한 부정적인 방식은 발달 기회와 치료적 도움으로부터 아동을 더욱 고립시킬 수 있다. 지구 공동체가 더욱 다양해짐에 따라 부모의 고통 인식에 대한 문화적 민감성과 반응은 의료서비스 실무에서 점점 더 중요한 부분이 될 것이다.

아동 특성은 다른 방식으로 부모-자식 관계에 영향을 줄 수 있다. Wilton(2011)은 언어를 통한 부모-자식 상호작용이 시각장애가 있는 아동의 발달을 최적으로 도울 수 있는 필수적인 요소라는 것을 발견했다. 부모가 놀이 대상에 이름을 붙이고 풍부하고 자세한 설명을 제공하는 것은 아이들이 정신적 이미지를 형성하는 데 도움이 된다. 이를 통해 아동은 자신의 부족한 시각정보를 더 잘 보상할 수 있다.

아이들의 장애가 운동, 감각, 인지 등 정상적인 형태의 상호작용을 제한할 수 있는 또 다른 경우는 부모가 자녀의 발달상의 이득을 인식하지 못하는 것이다. 예를 들어, 부모에 대한 의존 외에 욕구를 충족시킬 수단이 거의 없는 걷지 못하는 아동의 부모들은 그들의 아이를 별개의 사람으로 보는 데 어려움을 겪을 수 있다. 공동규제(co-regulation)는 13장에서 부모와 자녀 모두가 지배력을 공유하는 과제의 성과로 설명했다. 대부분의 어린이들이 공동규제를 통해서 집안일을 하고, 시간을 계획하고, 행동을 규제하는 것을 배운다. 또한 아이들은 공동규제를 통해서 사회적 상황에서 효과적으로 기능하는 데 필요한 기술을 얻는다. 어떤 부모들은 장애가 있는 아이들을 지나치게 보호하게 되고, 아이들이 준비가 되었을 때에도 정상적인 분리에 필요한 독립을 허용하지 않거나, 자신의 두려움을 아이들에게 전달하여 아이가 분리를 두려워하게 만든다. 부모들은 육아가 너무나 버거운 나머지 자녀를 위한 일관된 행동 제한을 설정할 수가 없다. 그 결과, 아이는 매우 철없는 행동을 하고 집에서 자기 마음대로 하려고 한다. 두 경우 모두 공동규제의 최적의 발달 과정은 발생되지 않는다.

아동 특성은 발달보다는 장애에 대한 아동과 가족 모두의 반응에 영향을 받는다. 아동기의 부상은 아동을 신체장애뿐만 아니라 다중 외상에 대한 논의에서 앞서 논의한 바와 같이 정서적 고통과 외상후 스트레스 장애(PTSD) (Morris, Lee, & Delahant, 2013) 증상의 위험에 처하게 한다.

아동기의 외상후 스트레스 장애는 부모-자녀 관계의 어려움, 사회적 장애로 인해 초래될 수 있다. Morris, Lee와 Delahanty(2013)는 외상을 경험한 아이들을 대할 때 부모와 자식을 모두 배려하는 것이 중요하다고 강조했다. 이들 저자는 부모들이 사건을 평가하는 방식이 이 충격적인 사건에 대한 아이들의 반응에 직접적인 영향을 미친다는 것을 발견했다.

본 단원은 주로 어려움에 집중하지만, 많은 가정들이 장애를 가진 아동들을 양육하면서 긍정적인 결과를 경험한다는 연구 보고서가 존재한다는 것에 주목해야 한다. 일반적으로 언급되는 긍정적인 결과들 중 일부는 관용, 인내, 연민, 이타주의 증가, 가족 관계와 응집력 강화 그리고 학교와 지역사회 구성원들과의 긍정적인 관계들이다(Lee & Gardner, 2010).

형제자매 Siblings

형제자매는 일생을 함께 하는 동료 여행자들이다. 그들은 경험을 공유하고 가족과 생활방식에 대한 사적인 정보를 기억한다. 아동기 때 형제자매들은 자리를 뜰 수 없는 관객, 쓸모 있는 동료 그리고 경쟁자가 될 수 있다. 형제는 모든 성과를 평가하는 측정자이다. 형제자매 관계를 통해 각각의 아이들은 사회적, 감정적, 심리적으로 발전한다. 좋은 마음으로 부모들은 때때로 다른 형제자매의 장애를 다른 자녀에게 말하지 않음으로써 형제자매를 보호하려고 한다(Kao, Romero-Bosch, Plante, & Lobato, 2012). 부모는 장애의 영향을 감소시켜 형제자매들의 일상생활에 지장을 주는 것을 최소화하려고 노력할 것이다. 어느 나이에도 비장애아동들은 그들의 형제자매의 장애가 무엇이고 미래에 무엇을 기대할 것인지 이해할 필요가 있다. 부모는 형제자매의 강점과 약점을 보여주고, 그 형제자매가 장애를 통해서만 완전히 정의되는 것은 아니라는 것을 깨달아야 한다. 그들은 보살피는 사람뿐만 아니라 일반적인 친구 관계를 통해서도 형제와 상호작용하는 방법을 배우는 데 도움이 필요할 것이다. 형제자매들을 위한 지원 교육을 제공하고 형제자매들의 감정과 요구를 중재 계획 과정에 통합시키는 것은 더 긍정적이고 도움을 주는 발달학적 배경을 제공함으로써 치료 고객인 아이를 잘 지원할 수 있다.

가족 환경은 형제자매가 발달지연을 가진 형제자매의 의학적 진단에 대해 어떻게 적응하는지에 중요한 역할을 한다. 예를 들어, 일관되고 규칙적인 가족 일상활동에 대해 말하는 가정의 형제자매들은 더 적은 일상활동에 대해 말하는 가정의 형제자매들보다 적응에 어려움을 덜 겪었다(Giallo & Gavidia-Payne, 2006). 이들 저자는 가족 간의 교류 활동이 형제자매들에게 회복요소로 작용하여 그들이 정기적으로 긍정적인 경험을 공유하고, 사회적 지원을 받고, 문제를 처리할 수 있게 할 수 있다고 제시한다. 형제자매에 대한 또 다른 보호요소는 가족 내에서 효과적인 의사소통과 문제 해결 전략을 사용하는 것이다. Giallo와 Gavidia-Payne(2006)은 일부 형제들이 가족의 스트레스와 갈등에 매우 민감할 수 있다는 증거가 있기 때문에 가족 간의 잘못된 의사소통과 문제 해결이 형제자매들이 적응하는 것을 더 악화시킬 수 있다고 제시한다.

연구에 따르면 대부분의 형제자매는 잘 적응하며, 특히 장기적으로 생각해 본다면, 적은 수의 형제자매만이 적응하는데 상당한 어려움을 겪을 위험이 있다(Giallo &

Gavidia-Payne, 2006). 형제자매가 적응하는데 어려움을 겪을 것을 예측할 수 있는 강력한 변수 중 하나는 부모의 고통이다. 여러 연구에서 장애가 있는 아이들의 형제자매가 가족 갈등 및 부모 기분에 특히 민감하다는 것을 보여주었다(Giallo & Gavidia-Payne, 2006). 이 발견은 임상가들이 특별한 도움이 필요한 아이들의 부모들 감정과 우려에 관심을 기울일 필요가 있는 것을 더욱 뒷받침한다.

출생 순서와 장애의 성격은 특히 돌봄(caretaking)의 영역에서 형제자매의 관계에 영향을 줄 수 있다. 일반적으로 자녀를 키우는 가정에서 나이 많은 형제자매는 종종 젊은 형제자매를 돌보는 역할을 한다. 이 역할은 장애아동을 가진 가정에서도 분명히 나타나지만, 더 나이 많은 형제의 표준화된 돌봄의 역할은 확대된다. 특히 지적장애를 가진 형제자매의 맏이는 지적장애를 가진 동생이나 자매에게 더 많은 관심을 기울일 것으로 기대된다(Lobato, 1990). 그러나 예를 들어, 더 나이가 많은 형제자매가 지적장애를 가지고 있으면, 더 어린아이들이 종종 장애가 있는 형제자매를 돌보는 역할을 맡는다. 즉 형제자매의 역할 관계가 바뀐다. 장애가 있는 형제자매의 기능적 유능함이 적은 경우에 특히 그러하다(Stoneman, Brody, Davis, Crapps, & Malone, 2003).

형제자매들이 이렇게 돌봄에 대한 기대치 증가에 어떻게 대응하는가는 다양하다. 많은 연구에 따르면 이러한 기대가 형제자매 관계에서 분노와 불만의 원천이라고 한다. 일반적으로 발달 중인 형제자매의 반응은 문화적 기대와 같은 광범위한 요소와 가족의 일상 및 지지와 같은 보다 친밀한 요소에 의해 영향을 받는다. Kao(2012) 등은 장애아동의 라틴계 형제자매를 인터뷰했다. 이 연구에서 그들은 자신의 형제자매 때문에 사회활동 참여의 기회가 제한되었다고 설명했다. 이러한 경험은 많은 형제자매에게 공통적이지만 미국에서 자라는 라틴계 형제자매에게는 더 두드러지게 나타날 수 있다. 왜냐하면 미국의 보통 아이들은 가족보다 과외 및 동료 그룹 활동에 더 많은 시간을 소비하기 때문이다.

문화적 가치와 기대는 형제 간의 경험에서 그 역할이 존재한다. Kao 등은 백인 형제와 라틴계 형제들의 반응을 비교하면서 "이전의 형제자매들의 인터뷰 연구와는 달리 아이를 돌보는 것에 대한 필요성은 라틴계 형제자매와 부모들의 이야기에서 중요한 주제였다"고 말했다. 형제자매들은 아이를 돕고 감독하는 데 적극적으로 참여했으며, 형제 관계가 더 중요해지고 형제 간의 보살핌이 일상생활화된 라틴계 문화와 일치하면서 서로를 삶의 한 부분으로 통합시켰다"(2012, p. 550).

이 논의에서 우리는 장애아동에 대해 전반적으로 생각해봤다. 형제자매가 인지, 행동 또는 정신건강에 문제가 있는 자신의 형제 또는 자매에 대해 더 모순되고 괴롭게 생각한다는 것에 대한 분명한 근거가 존재한다. Tsao, Davenport와 Schmiege(2012)는 자폐 아동의 형제자매와 인지장애 아동의 형제자매를 연구했다. 두 형제자매 집단 모두에서 부정적인 형제 관계는 장애아동의 미래에 대한 걱정, 장애아동에 대한 부모의 편애에 대한 인식, 장애아동에 대한 거부감과 관련이 있는 것으로 보였다. 돌봄과 가족 중심의 집안일을 강조한 Kao의 연구와는 달리, 특별한 도움이 필요한 형제와 더 많은 시간을 함께 보낸 것에 대한 부모의 죄책감으로 인해 자폐아동을 형제자매로 둔 아이는 정상 발달 아이를 형제로 둔 아이보다 집안일을 덜 한다고 보고했다(Tsao, Davenport, & Schmiege, 2012).

Mazaheri(2013) 등은 특정 유형의 인지장애인 프레더 윌리 증후군(Prader-Willi syndrome)을 가진 아이의 형제자매에 대한 연구에 중점을 두었다. 이들 저자는 형제자매의 92%가 외상후 스트레스 반응의 중등도에서 심각한 증상을 보인다고 밝혔다. 이는 표준화 데이터(건강한 형제자매가 있는 경우) 또는 암을 가진 아동 및 청년의 형제자매보다 외상후 스트레스 증상의 발생률이 더 높았다. 프레더 윌리에 대한 연구에서 형제자매는 자신의 형제자매의 질병, 놀람 반응, 수면장애, 비관적인 미래에 대해 떠올릴 때마다 각성, 회피, 고도의 경계, 분노, 슬픔의 증가를 보였다(Mazaheri et al., 2013, p. 870). 인지장애가 있는 형제자매에 대한 이러한 연구결과는 모든 가족 구성원들, 기질과 지원 측면에서 각 개인의 자원 그리고 아이의 장애에 대한 기능적 영향 사이에 복잡한 상호작용이 있음을 분명히 하기 위해 포함되었다. 장애를 가진 형제자매와 함께 생활하는 경험은 매우 독특하며, 물리 및 작업치료사들은 형제자매와의 긍정적인 상호작용을 돕기 위해 노력해야 하지만, 그러기 위해서는 각 당사자들의 개별적인 요구를 이해하는 데 시간을 들여야 한다.

긍정적인 태도를 가진 형제자매들은 특별한 도움이 필요한 형제나 자매에게 자신들의 "아이의 시선"을 제공할 수 있다. 특별한 도움이 필요한 아이들은 평범한 또래 아이들을 키울 때보다 어른들과 함께 보내는 시간이 훨씬 더 많기 때문에 이러한 아이의 시선은 아이의 발달을 돕는 데 결정적인 역할을 할 수 있다. 그림 15-4에 묘사된 것과 같이 어린 시절의 다양한 경험은 형제자매 관계를 통해 가장 잘 제공될 수 있다.

대가족의 구성원들 Extended family members

대가족은 가족들이 자녀 양육에 적극적으로 관여하는 친밀한 관계를 포함한다. 장애아동과 가장 밀접한 관계를 가지는 대가족 구성원은 조부모이다. 조부모는 장애아동에게 일상적인 보육을 제공하는 중요한 제공자가 될 수 있으므로 부모와 자녀의 안녕에 큰 영향을 줄 수 있다. 부모와 마찬가지로 조부모는 자녀의 장애에 적응해야 하며, 긍정적으로 적응하지 못하면 조부모는 가족에게 스트레스나 정서적 부담을 줄 수 있다(Lee & Gardner, 2010; Mitchell, 2007). 조부모가 긍정적으로 적응해서 장애가 있는 손자를 잘 받아들이게 된다면 그들은 가족을 위한 필수 자원과 지원이 될 수 있다.

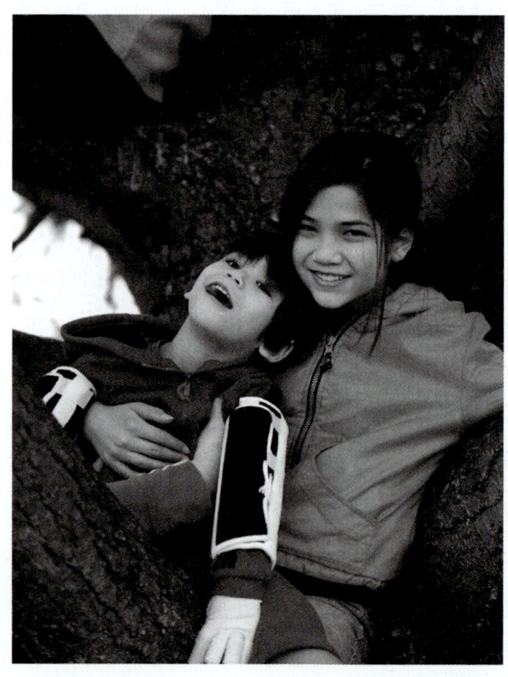

그림 15-4 형제자매는 나무를 타는 것과 같이 특별한 지지와 기회를 자신의 장애아동 형제 또는 자매를 위해 제공한다.

조부모가 자녀의 일상적인 보육에 참여하면 이는 부모가 긍정적인 태도를 유지하고 특별한 도움이 필요한 자녀를 돌보는 데 따른 신체적 피로를 줄이는 데 도움이 될 수 있다. 아이를 돌보는 일에 관여하고 의학적 진단의 필요성을 이해하려고 노력하는 조부모는 세대 간 관계를 정상화시키는 아이와 함께 위안을 준다. 또한 조부모가 육아에 참여할 때 다른 가족 구성원이 아이를 돌보는 일에 더 많이 참여할 가능성이 높다(Green, 2001). 장애아동의 어머니는 유급 고용률이 낮다는 사실에 대해 앞서 언급했다. Russell(2003)은 많은 어머니들이 일하기를 원하지만 이용 가능하고 적절한 보육이 부족하기 때문에 불가능하다고 지적했다. 조부모의 주요한 지원은 비공식 보육을 제공하는 것인데, 이는 부모가 아이에 대한 지속적인 경계를 피하게 해주며 부모, 특히 어머니가 일을 할 수 있게 하는 중요한 원천이 될 수 있다(Mitchell, 2007).

Green(2001)의 연구에서 부모들은 종종 두 세대의 요구를 균형 있게 조정하고 가족 구성원들에게 자신들이 두 세대 모두를 돌볼 수 있다고 확신시키는 것이 필요하다고 밝혔다. 비록 조부모의 도움이 가족의 행복에 긍정적인 영향을 주었지만, 가족 이외의 지원은 부모가 적응하는데 긍정적인 영향을 미치는 것으로 밝혀지지 않았으며 종종 조부모의 지원으로 얻은 것보다 낮은 행복 수준과 관련이 있었다(Green, 2001).

부모 지원 Parent-to parent support

아이가 장애 진단을 받았을 때, 한때 부모들에게 교제와 지원을 제공했던 친구들과 가족들은 아이 주변에서 불편하거나 아이와 가족을 위해 슬퍼하고 있기 때문에 더 이상 그러한 자격으로 행동할 수 없거나 기꺼이 행동할 수 없을 수도 있다(Hartman, Radin & McConnell, 1992). 따라서 질병을 진단받은 아이의 부모는 자신의 슬픔을 받아들이려고 할 때 중요한 지지를 잃을 수도 있다. 어떤 경우에 부모는 스스로에게 위로와 위안을 주기 위해 입장을 바꿔봐야 하고 친구들이나 가족들의 슬픔에 반응해야 된다고 느낀다.

가장 가치 있는 새로운 지원의 원천은 종종 다른 장애아동의 부모가 된다. 이러한 비공식적 지원은 부모의 자녀의 요구와 형제자매에 대한 이해를 촉진한다. 부모 대 부모

USA(Parent to Parent USA; P2PUSA)는 전국에 있는 부모 간의 지원을 위한 접근성, 양질 및 리더십을 증진시키기 위해 노력하는 미국 내 비영리 단체이다. 이 조직은 인터넷을 활용하여 특수한 의료서비스의 요구, 장애 또는 정신건강에 문제가 있는 아동의 가족에게 핵심 자원을 통해 부모 간 지원을 제공한다. 이 프로그램 또는 이와 유사한 프로그램을 통해 경험이 풍부한 부모는 가장 유용한 프로그램 및 서비스를 다른 부모에게 안내하고 해당 시스템을 접할 때 배운 기술을 공유할 수 있다. 이러한 관계가 제공하는 연결고리는 새롭게 병을 진단받은 아동이 공동체 의식을 가지는데 도움을 준다.

부모 대 부모 지원이 비공식적일 필요는 없다. 많은 도시에서는 가족지원 네트워크(Family Support Networks; FSN)를 통해 보다 공식적인 도움의 자원을 제공한다. 가족지원 네트워크(FSN)는 심리학적인 지원, 또래 훈련, 몇 가지 경우에서 특별한 욕구를 가진 아동에게 재정적인 도움을 제공한다. 네트워크의 직원들은 또한 새로 진단받은 아동의 부모가 그 아동에게 도움을 줄 수 있는 치료 전문가를 찾는 것을 도와준다.

이러한 지원 네트워크의 구성원들은 부모의 경험을 공유함으로써 긍정적인 역할 모델로 쓰일 수 있다. 장애가 있는 아동의 부모에 대한 가장 중요한 역할 모델이 되는 것은 더 노련한 부모가 자신들의 아동의 즐거움을 보여주고 그들의 성취에서의 자부심을 증명할 때 일어난다(Hartman et al., 1992). 그들은 가족이 슬픔을 이겨내어 행복하고 생산적인 삶을 사는 것이 가능함을 보여준다. 지원이 있으면, 새로 진단받은 아동의 부모 대부분은 자신들을 더 유능하다고 생각하며 대답을 구하는 것을 타인에게 덜 의존하게 된다고 생각한다. 그들은 문제를 풀기 위해 자신들의 욕구를 찾아내고 새롭게 획득한 기술을 사용하기 시작한다(Hartman et al. 1992). 결국 이러한 부모들은 노련해질 것이고, 자신감과 능력이 커질수록 지원 체계는 그들이 다시 도움을 제공할 기회를 부여해줄 수 있다. 인터넷 지지 그룹은 또한 공동체 의식을 제공할 수 있으며, 특히 농촌이나 고립된 지역에 살거나 다른 사람을 만나기를 꺼리는 부모에게 중요한 수단이 될 수 있다.

주요 삶의 영역 MAJOR LIFE AREAS

11장에서 설명한 부모의 주요 생활 영역에 대한 영향은 지속되지만, 아동이 젊은 성인으로 성숙함에 따라 장애와 관련하여 교육, 직장, 고용 및 경제생활에 대한 영향이 꾸준히 증가된다. 그들의 기회는 교사, 국회의원 그리고 부모와 자녀가 상호작용하는 지역사회 단체 회원들을 포함한 그들 지역사회의 다른 사람들에 의해 영향을 받는다.

어린 시절에 주요 생활 영역에 참여하는 것은 대개 성인에 의해 지시되며, 앞에서 설명한 공동 규제의 과정을 반영한다. 부모의 지도와 감독에 더하여 점점 더 많은 다른 어른들이 더 성장한 아이와 상호작용을 한다. 사춘기가 되면 정상적인 젊은이들은 가정과 지역사회에서 다양한 사회적 역할을 통해 기능한다. 14장의 고용법에서 논의했듯이, 법률과 사회 정책은 아동이 확장된 사회적 역할에 참여하는 방법에 영향을 미칠 수 있다. 우리는 보통 아이들을 가족의 상황에서 생각하지만, 그들은 가족의 경계를 훨씬 넘는 정부, 사회, 교육, 경제 정책을 통해 간접적으로 영향을 받는다. 이러한 영향은 장애인 교육법과 같은 특정 법률을 통해 반영될 수 있고, 지역사회의 대중교통과 방과 후 프로그램의 가용성을 통해 보다 간접적으로 반영될 수 있다.

교육 Education

1975년 미국 의회는 모든 장애아동을 위한 교육법을 통과시켰고, 현재 개정되어 장애아동 교육법(Individuals with Disabilities Education Act; IDEA)으로 이름을 바꾸었다. 이 법의 목적은 "장애아동"을 위한 적절한 교육을 제공하고, 이러한 서비스를 제공하는 주정부를 지원하며, 미국에서 시행된 프로그램의 효과를 평가하는 것이다(Mills, 1996). 공립학교 제도에서 충족되지 않는 교육적 필요성을 가진 8백만 명의 장애아동들과 장애로 인해 학교에 다니지도 않은 특별한 도움이 필요한 또 다른 1백만 명의 아동의 문제를 해결하기 위해 이 법이 만들어졌다(Mills, 1996). 이 법에 따라 공립학교는 연방 및 주정부의 자격/장애 표준에 따라 자격이 있는 것으로 판명된 학생을 위한 개별화된 교육 프로그램(individualized education program; IEP)을 만들어야 한다. IDEA에 따르면, 특수 교육과 관련 서비스(직업, 신체, 언어치료 포함)는 자격을 갖춘 장애아동이 학령전기부터 21세가 될 때까지 특정한 학습 요구를 충족시키기 위해 필요에 따라 제공되어야 한다.

현행법은 전국의 장애아동들에게 특별교육과 지원 서비스를 보장하고 있다. IDEA는 주 및 공공기관이 자격을 갖춘 영유아, 아동 및 장애 청소년에게 조기 중재, 특수 교육 및 관련 서비스를 제공하는 방법을 다룬다. 장애를 가진 영유아(출생~2세)와 그 가족은 IDEA C 부분에 따라 조기 중재 서비스를 받는다. 어린이와 청소년(3~21세)은 IDEA B 부분에 따라 특수 교육과 관련 서비스를 받는다. IDEA는 11장에서 기술한 바와 같이 발달지연 및 기타 조기 중재를 받는 장애아동을 가진 부모를 위한 자원을 제공한다. 아동의 발달지연을 예방하고 개선하도록 고안된 조기 중재 프로그램은 연방 법률에 의해 의무화되어 있으며 모든 주정부에서 이용 가능하다. 때때로 이러한 초기 중재는 아동이 발달이정표를 적절하게 따라잡는데 도움이 되며 이후 서비스는 중단된다. 그러나 어린이들이 지속적인 개입을 필요로 할 때 직원들은 아이들과 함께 다음 단계의 교육 지원, 즉 보통 유치원 특별 필요 프로그램으로 전환하기 위해 가족들과 협력할 것이다.

특수 교육 Special education

3세가 되면 특별한 도움이 필요한 아동은 IDEA를 통해 제공되는 조기 중재(C 부분) 서비스로부터 전환된다. 특수 교육은 정규 교실에서 교육 서비스를 받을 수 없거나 학습을 위해 특별한 지원이 필요한 학생들의 학습 요구를 지원하도록 설계된 교육이다. 교육 환경에서 잘 적응하기 위해 추가적인 지원이 필요할 것으로 예상되는 지속적인 장애를 가진 아동은 B부분 서비스에 등록된다. **장애인교육법 B 부분(Part B of the Individuals with Disabilities Education Act)**은 특수 교육 서비스를 통해 장애가 있는 모든 아동의 교육 활동을 지원한다. 특수 교육은 교실을 기반으로 하거나 학생의 개인차나 요구를 해결하기 위해 개별화될 수 있다. IDEA는 특수 교육 계획은 개별 학습 요구를 충족하도록 설계되어야 한다. 아동의 개별 교육 프로그램을 위한 별도의 장소가 필요하지 않은 한 비장애 학생들이 다니는 학교에서 교육을 받아야 한다. 또한 아동은 최소제한 환경(least restrictive environment; LRE)에서 특수 교육을 받아야 하며, 주정부는 장애아동이 장애가 없는 아동과 최대한 함께 교육을 받도록 해야 한다. 특수 수업, 별도의 학교 교육 또는 정규 교육 환경에서 아이들을 배제하는 것은 장애의 성격이나 심각성에 따라 추가적인 지원과 서비스의 도움을 받아 정규 수업에서 아이를 교육할 수 없는 경우에만 발생할 수 있다. 이 경우 특수 교육 서비스 환경, 즉 교실, 아동의 자택, 병원, 다른 기관 또는 기타 환경에 대한 지침이 포함될 수 있다.

일과 고용 Work & employment

14장에서 설명한 것처럼 중년 시절부터 청소년기에 이르기까지 젊은이들은 점점 더 가정과 지역사회에서 일에 참여하고 있다. 지적장애인은 업무 기술을 발달시키는 데 오랜 시간이 걸리고 작업 환경에서 생산적인 업무를 위해 더 많은 도움이 필요할 수 있다. 직업 탐구, 직업 상담 및 직업 훈련은 모든 학생의 교육적 경험의 한 부분이 되며, IDEA는 학생의 학교에서 지역사회로의 전환을 지원하는 기술 개발을 하도록 한다.

지역, 사회, 시민의 삶 Community, social & civic life

14장에서 논의한 바와 같이 여가 및 놀이활동은 아동의 역량, 자기 결정 및 개인 정체성을 구축하는 데 가장 중요한 역할을 한다. 아동이 의미 있는 여가 활동에 참여하는 것은 그들의 건강과 삶의 질, 특히 그들이 장애를 가진 경우 더 밀접하게 관련이 있다(Shikako-Thomas et al., 2012). 당연히 장애가 있는 아동과 청소년은 장애가 없는 상대방과 같은 유형의 활동에 적극적으로 참여하고 싶다는 의지를 표명한다(Shimoni, Engel-Yeger, & Tirosh, 2010). 개별 아동이 선호하는 활동은 연령, 성별, 부모 교육 및 거주지(도시 대 농촌)의 영향을 받는다(Schreuer, Sachs, & Rosenblum, 2014). 일반적으로 소녀들이 선호하는 활동은 소년들이 선호하는 것보다 신체적으로 덜 힘들다.

신체활동은 아이들이 협조, 규칙의 이해, 타인과의 협력을 발달시키는데 도움을 줄 수 있다. 특별한 도움이 필요한 많은 아동들은 잘 적응할 필요가 있을 것이다. 감독 및 다른 지도자들은 특별한 도움이 필요한 아이들이 어떻게 의사소통하는지 뿐만 아니라 신체적, 주의력 한계를 이해하고, 그들의 능력을 강조할 게임에서 모든 아이들에게 특정한 역할을 부여할 수 있도록 훈련시켜야 한다. 가능하다면 모든 아이들에게 다른 아이들을 이끄는 기회를 주는 것이 중요하다. 어린이들이 스포츠나 다른 레크리에이션 이벤트에서 신체적으로 경쟁할 수 없을 때 그들은 잔심부름이나 매니저 일을 통해 좋아하는 팀을 지원하는 의미 있는 작업을 발견할 수 있다. 미국의 걸스카우트와 같은 스카우트 프로그램은 다양한 자격증을 통해 건강 및 사회 참여를 장려한다. 배지를 얻는 기준은 신체적 한계나 다른 특별한 욕구가 있는 관심 있는 소녀들의 능력을 충족시키기 위해 개별화할 수 있다. 장애아동들을 위한 대부분의 지역에서 지역사회 참여와 오락을 위한 기회가 증가하고 있다. 거의 모든 지역사회는 장애인을 위한 스페셜 올림픽 프로그램을 가지고 있으며, 교회 단체나 4-H 그룹(미국의 비영리 단체)과 같은 전통적인 단체들은 장애를 가진 아이들의 참여를 장려한다. **스페셜 올림픽(special olympics)**은 발달장애 및 지적장애 아동(및 성인)이 스포츠 훈련과 대회를 통해 신체적으로 더 건강하고, 존중받고, 생산적이 될 수 있도록 하기 위한 국제기구이다(Mooar, 2002). 그림 15-5는 휠체어를 탄 선수가 신체 건강한 파트너와 두 사람이 한 팀이 되어 다른 팀과 경쟁하는 특별한 경주 경기를 보여준다.

의욕 넘치는 휠체어 운동선수들은 대규모 지역사회 내의 프로그램을 이용할 수 있다. 탁구 및 배구와 같은 실내 게임과 스키 및 보트와 같은 야외 스포츠를 포함한 인기 있는 게임에 많은 장애인들이 참여하고 있다. 이들 프로그램은 신체적 장애가 있는 사람들이 팀 스포츠 경기에 참여할 수 있는 기회를 제공한다. 작업 및 물리치료사는 보통 지지자의 역할을 하며 지역사회 내에서 이러한 종류의 프로그램 개발을 돕는다. 그림 15-6은 유럽의 인기 있는 스포츠인 핸드볼 경기에 참여하고 있는 휠체어 선수 팀을 보여준다.

장애가 있는 사람들을 위한 전문 레크리에이션 및 교육 프로그램 등이 존재한다. 승마치료는 이러한 특별한 프로그램 중 하나이다. 승마치료에서 말의 움직임은 물리치료사 및 작업치료사에 의한 치료도구로 사용된다. 승마 치료에서 개인은 치료사가 말의 움직임을 조정하고 감각 입력을 평가함으로서 재미와 도전을 동시에 가지는 활동에 참여한다. 말의 보행은 가변적, 율동적이며 반복적인 움직임을 통해 전정감각 입력을 제공하며, 승마자의 골반 움직임은 걷는 동안 움직임과 유사하다(McGibbon, Andrade, Widener, & Cintas, 1998). 특정 승마 기술은 승마치료에서는 배우지 않지만 신경기능과 감각처리를 개선하기 위해 기초를 마련해 준다.

장애를 가진 사람들이 이용 가능한 다른 프로그램으로는 수치료 프로그램(Hutzler, Chacham, Bergman, & Szeinberg, 1998)과 요가치료 프로그램(De Leon, 2009)이 있다. 건강 전문가들은 수치료, **승마치료(hippotherapy)** 및 요가치료 등 자신이 관심이 있는 치료의 고전문 자격증을 취득할 수 있다.

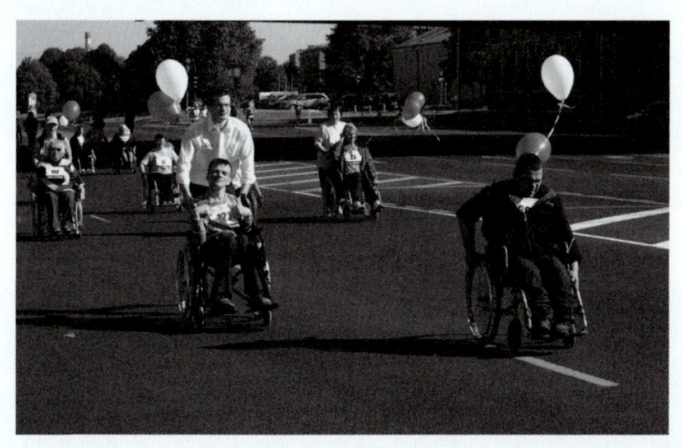

그림 15-5 이러한 경주와 같은 일부 지역 스포츠 활동은 신체 건강한 사람들이 신체적인 장애를 가진 사람들과 함께 팀을 이룰 수 있게 한다.

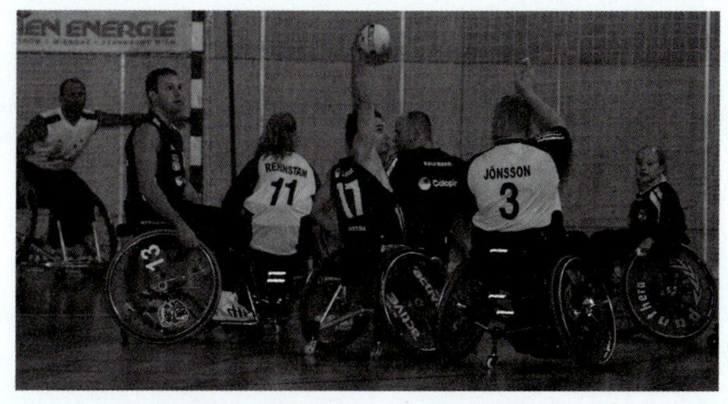

그림 15-6 휠체어 선수 팀은 최소한의 장비와 규칙을 통해 많은 스포츠 경기에 뛸 수 있다.

요약

발달에 어려움이 있는 아동의 성장발달은 정상적으로 발달하고 있는 아동에 대한 사람들의 기대와는 다르다. 정상적으로 발달하고 있는 아동이 성인기에 성취할 수 있는 것에 다양한 변수가 있는 것처럼 발달장애가 있는 아동이 성취할 수 있는 것에도 다양한 변수들이 있다. 예를 들어, 대화가 불가능한 자폐아동의 경우 6세가 되기 전에 언어로 의사소통하는 것이 어려울 것을 예상할 수 있다. 개인의 강점과 약점 외에도 가족의 지지는 장애아동에게 가장 중요한 역할을 한다. 가족 특성과 상호작용의 패턴은 어린이 또는 청소년의 인지 능력 개발뿐만 아니라 사회적 능력 및 기능 기술 발달에도 영향을 줄 수 있다.

사례 1 (계속)

로건

로건의 가족은 아들의 자폐증 진단을 받아들이지 못했지만 학교 환경에 대한 기술을 발달시키기 위해 많은 지원이 필요하다는 것을 알았다. 가족은 자폐증에 대한 서비스를 특별히 찾아보지는 않았지만 작업치료, 언어치료, 청각 "듣기" 치료 및 고압 산소실에서 시간을 보는 중재를 시도하였다. Bowker(2011) 등은 자폐스펙트럼장애가 있는 대부분의 어린이 가족이 여러 가지 전략을 사용하여 질환을 해결한다는 것을 발견했다. 또한 과학적 근거 이외의 요소가 가족의 자녀 치료 선택에 영향을 미친다는 것을 발견했다. 이러한 요소에는 육아 방식, 가족생활 선택, 특정 서비스 및 치료 이용, 미디어의 영향 및 다른 가족의 이야기 등이 포함된다. 로건의 가족이 자폐스펙트럼장애를 일찍 진단받았다면 그의 장애를 더 잘 받아들였을 수 있다. 로건이 6세가 되었을 때 가족은 학교와 갈등이 심했기 때문에 학교와 충돌을 일으켰다. 학교 환경에서 일하는 물리치료사 및 작업치료사는 이러한 유형의 편성에 대한 결정을 협상하고 가족과 교직원 사이의 의사소통 연결을 구축하는 데 도움이 될 수 있다.

도움이 되는 질문

생각해 볼 몇 가지 질문들:

1. 로건의 부모는 로건이 "다른" 특수 교육이 필요하다는 것을 인정했다. 로건의 부모는 발달지연이라는 진단을 받아들이게 되었다. 왜 그 부모는 자폐증 진단에 그렇게 부정적으로 반응했는가?
2. 로건의 가족은 지속적인 지원이 필요하며 로건과의 역할에서 치료사를 신뢰했다. 로건이 일상생활에서 더 성공할 수 있도록 근거 기반 치료전략으로 안내하면서 가족을 어떻게 지원할 수 있는가?

사례 2

커티스

커티스는 9살이고 부모님은 주의력결핍/과잉행동장애와 발달 협응 장애가 있다고 들었다. 커티스는 다섯 자녀 중 셋째이며 어머니와 함께 산다. 커티스의 어머니는 자신의 사업 청소 사무실과 소규모 사업체를 가지고 있으며, 아이들(7세인 쌍둥이 아들, 12세와 14세인 딸)은 큰 딸이 돌본다(아이들이 하교했지만 어머니가 아직 일을 하고 있을 경우 옆집 사람들이 도와준다). 커티스의 아버지는 연락이 닿지 않고 생활비를 보태주지도 않는다.

사례 2 (계속)

커티스는 3학년 때 아직 가만히 앉기가 힘들고 학업을 계획하는 데 어려움을 겪고 있다. 커티스는 평균 이상의 IQ를 가지고 있지만 하위권 학생이다. 교사는 "이 아이는 매우 착하지만 자제력이 없으며 다리와 발을 하루 종일 움직여요. 그는 항상 자리에서 벗어나 다른 사람들과 잡담을 나누며 모든 것에 산만해요."

커티스는 산만함 외에도 많은 비정상적인 행동을 한다. 그는 특히 쉬는 시간, 체육시간과 같이 집단에 속한 상황에서 예기치 않은 접촉을 두려워하고 때로는 공격적이다. 그는 어떤 활동에서도 손이 지저분해지는 것을 싫어한다. 이러한 이유로 이번 학년 동안 학교 급식, 예술 및 과학 실험실 활동을 수행하기가 어려웠다. 그는 옷이 지저분하고, 단정하지 못하거나, 바지가 삐뚤어져 있고 또는 셔츠가 반쯤 풀린 경우 눈치 채지 못한다. 놀이터에서 커티스는 빠르고, 회전하며 또는 격렬하게 움직이는 것을 선호한다. 그는 가능한 한 오랫동안 높게 그네를 타는 것을 좋아하고 걷는 대신 항상 달리고, 점프하고, 뛰어다닌다.

커티스는 육체적으로 매우 활동적이지만 책상에서 일하는 동안 손이나 팔에 머리를 올리고 엎드리거나 몸을 기댄다. 커티스는 자주 넘어지며 다른 반 친구들보다 균형을 잡는데 어려움을 겪고 있는 것 같다. 그는 총 운동 능력이 좋지 않다. 문제 영역에는 점프, 공 잡기, 높이뛰기, 사다리 오르기 및 지구력 부족이 포함된다. 체육 수업에서 커티스는 스포츠 기술을 배우는 데 어려움을 겪고 있으며 또래보다 그 수준이 훨씬 낮다. 그의 많은 친구들이 스포츠 팀에 합류했기 때문에 커티스의 어머니는 이점에 대해 염려하고 있다. 커티스의 스포츠 능력은 매우 낮은 것으로 추정되며, 운동에 참여하지 않음으로써 친구들과 사귈 기회를 잃고 있다.

커티스는 개인위생과 옷 입기를 완전히 독립적으로 할 수 있지만 종종 이러한 작업을 하기 위해서는 지시가 필요하다. 그는 교실과 집에서 시간을 관리하는 데 어려움을 겪고 있다. 그는 집안일을 하지 않고 집에서 규칙을 따르려고 할 때 누나에게 점점 더 대든다. 커티스의 어머니는 외래로 커티스가 물리치료와 작업치료 그리고 학교에서 추가적인 지원을 받도록 했다.

도움이 되는 질문

생각해 볼 몇 가지 질문들:

1. 커티스는 집, 학교 및 지역사회에서 어려움을 겪고 있다. 교내 치료사는 그들의 목표에 맞게 학교 관련 기능에 집중해야 한다. 외래 물리치료사와 작업치료사는 의료 모델을 통해 치료하면서 전반적인 기능적 결함에 대해 살펴볼 것이다. 외래 치료사가 치료할 수 있거나 치료할 수 없다고 생각하는 부분은 무엇인가, 이러한 부분은 학교 치료사가 해결할 수 없는가?
2. 커티스는 학교를 싫어하고 자신을 "멍청한" 사람으로 묘사하기 시작했다. 커티스와 함께 일하는 치료사는 커티스가 보다 긍정적인 시선으로 자신을 바라보게 하기 위해 어떻게 도울 수 있는가?

나의 특별한 선물에 대해 말하다

CARRIE COBUN

특수 도움이 필요한 젊은 여성의 부모

어머니가 되는 것은 내가 어렸을 때부터 가져온 꿈이었다. 나는 빨리 성인이 되어 결혼하고 아이를 가지고 싶었다. 완벽한 아기에 대한 꿈은 다른 엄마들과 다르지 않았다. 그러나 나의 꿈은 17년 전 외동딸인 맨디(Mandy)가 태어났을 때 산산조각이 났다.

맨디는 처음부터 아주 달랐다. 그러나 대부분의 엄마들처럼 나는 그 아이의 모습 그대로를 사랑했고, 처음에는 그녀에게 무언가 잘못될 수 있다는 사실을 믿지 않으려고 했다. 임신 중에 매우 몸조심을 했으므로 아이가 완벽하지 않을 이유가 없었다. 고통스러운 자세한 일들은 생략하고, 맨디가 '중증 뇌손상'이며 "당신의 아기는 정상적인 아이가 될 수 없을 거예요"라는 말을 들은 이후의 17년

나의 특별한 선물에 대해 말하다 (계속)

이 기쁨, 격렬한 슬픔, 축하, 희망이 뒤섞인 세월이었다는 것만 말하겠다.

맨디는 2살 때 강직성 사지마비로 진단받았다. 아이가 가진 뇌성마비는 경직성 근육, 불수의적 움직임, 간질, 정신지체, 시각손상, 언어적 의사소통 장애를 포함한다. 맨디는 걸을 수 없어 휠체어를 사용한다. 이외에도 그녀는 독립적으로 걸을 수 없고 움직일 수 없으며, 수많은 위장 관련 문제를 가지고 있었다. 그녀는 65%의 척추만곡 때문에 척추융합뿐만 아니라 내과적 수술을 받았다. 아이는 입원해 있는 동안 너무나 많은 고통을 견디면서도 성인보다 불평은 덜하였기 때문에 나를 놀라게 했다.

내가 맨디로부터 무엇을 배웠는가? 그녀는 한 마디도 하지 않았지만 내가 아는 어떤 사람보다도 더 많은 것을 가르쳐주었다. 아이는 나에게 조건 없는 사랑의 진정한 의미를 가르쳐주었다. 아이는 만나는 모든 사람을 감동시키며 항상 주변 사람들을 웃게 만든다. 밖에 데리고 나가면 우리는 미소를 띠며 그녀를 쳐다보지 않는 사람을 거의 만나지 못한다. 이것이 맨디와 내가 함께 있는 사진이다(**그림 15-7**). 그녀는 정말로 천사이다.

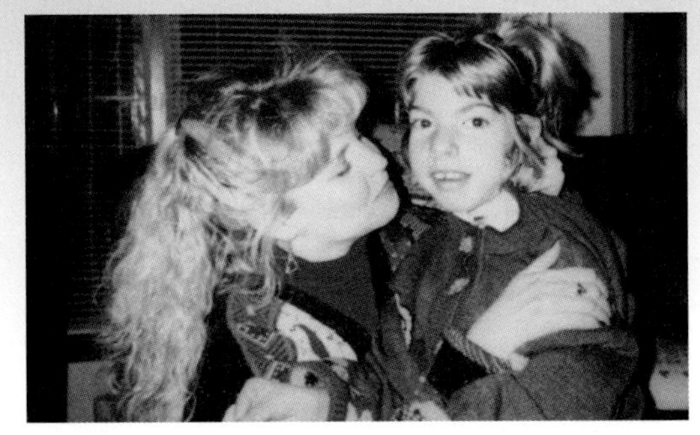

특별한 도움이 필요한 딸을 키울 때 매일 직면하는 엄청난 어려움이 있는가? 여러분은 내가 그렇다고 확신할 것이다. 맨디를 키울 때 나의 도전은 정상적으로 성장하는 17세 아동을 가진 어머니들의 그것과는 다르다. 때때로 나는 '정상적인' 10대 아동을 다루는 어머니들과 그들이 해결하는 문제들이 부럽다. 하지만 나는 맨디를 가진 것이 행운이라고 생각한다. 우리는 모두 삶에서의 도전에 직면해 있다. 그것이 우리가 가장 중요한 문제를 해결하는 방식이다.

맨디가 청년으로 계속해서 자랄수록 그 도전은 매일 커져가는 것처럼 보인다. 내가 그것을 더 이상 지속할 수 없다고 느낀 날들도 있다. 내가 그런 느낌을 가질 때에는 죄의식을 느끼지만, 나는 나도 인간이라는 사실을 깨닫는다. 맨디는 계속 무거워지고 있으며, 이제 그녀를 들어 올리는 것이 문제가 되고 있다. 그러나 더 무거운 짐은 장애아동을 양육하는 것이 1차 보호자에게 종종 가져다주는 감정일 것이다. 내 몸이 수백만 가지의 다른 방향으로 끌려가고 있다고 느끼는 날들이 존재한다. 모든 사람들은 맨디와 관련된 어떤 것을 위해 나를 원하는 것처럼 보인다. 그리고 맨디는 24시간 내내 보살핌을 필요로 한다. 나는 아이가 가능한 독립심을 가지게 하려고 최선을 다한다. 그러나 나는 또한 아이가 무엇을 할 수 있고 할 수 없는지 이해한다.

나는 지난 17년 동안 맨디와 그녀를 보살펴 온 사람들로부터 많은 것을 배웠다. 나는 웨스트버지니아에서 개업하고 있는 가장 놀라운 전문의들 중 몇몇을 만나게 되었다. 또한 나는 그들의 아동과 의사소통하는 방법을 배우는 데 집중적인 훈련이 부족한 몇몇 전문가도 만났다. 나는 나와 비슷한 처지에 있는 부모들로부터 가장 많은 것들을 배웠다. 그들은 나와 같은 삶을 살고 있으며, 나의 진정한 스승이다.

장애아동을 보살피는 다른 부모와 전문가에게 충고를 해준다면, 이렇게 말하고 싶다. "당신 자신을 잘 보살피세요" 나만이 맨디를 보살필 수 있다는 믿음을 버리는 데 여러 해가 걸렸다. 지난 몇 년 동안 나는 다른 사람들이 맨디를 보살피도록 훨씬 더 자주 맡기게 되었다. 이 고달픈 세상에서 나에게 어떤 일도 일어날 수 있다. 나는 내가 할 수 있는 만큼 그녀를 잘 보살필 수 있는 다른 사람이 있음을 확신해야 한다. 이러한 깨달음과 함께 다른 문제가 찾아온다. 아동과 어린 성인에게 질 좋고 금액이 적당한 보살핌을 부모가 어떻게 평가하고 찾을 것인가? 이것은 모든 부모에게 중요한 문제이다. 똑같은 문제가 우리에게 존재한다. 우리는 우리의 아동과 노인이 질 좋은 보살핌을 받기를 원하지만 보살핌을 주는 사람에게는 최소한의 돈을 지불하기를 기대한다. 우리의 주와 연방 정부가 일시적 위탁 보살핌을 최우선 순위로 만들 때까지 우리의 아동에게 보살핌을 주는 사람을 찾는 일은 계속해서 어려울 것이다.

결론적으로 맨디와 나의 삶은 기쁨과 도전으로 채워져 있다. 나는 맨디를 세상과 거래하지는 않을 것이지만, 우리가 필요로 하는 지원으로써 그녀와 우리의 가정에 더 '정상적인' 삶을 살 많은 기회가 있기를 원한다. 나는 여전히 맨디가 신이 보내준 선물이라고 믿으며 능력이 되는 한 그녀에게 최선을 다하려고 노력할 것이다.

REFERENCES

Adamson, L., Bakeman, R., Deckner, D., & Nelson, P. P. (2012). Rating parent-child interactions: Joint engagement, communi-cation dynamics, and shared topics in autism, Down syndrome, and typical development. *Journal of Autism & Developmental Disorders, 42*(12), 2622–2635.

Adolfsson, M. (2011). *Applying the ICF- CY to identify everyday life situations of children and youth with disabilities. Dissertation in Disability Research, Series No. 14; Studies from Swedish Institute for Disability Research, No. 39.* Retrieved from http://www.diva -portal.org/smash/get/diva2:443678/FULLTEXT01.pdf

Allen, P. J., Vessey, J. A., & Shapiro, N. (2009). *Primary care of the child with a chronic condition* (5th ed.). St. Louis, MO: C.V. Mosby.

American Academy of Pediatrics. (2014). Recommendations for pediatric preventive health care. *Pediatrics, 133*(3), 568–570.

American Psychological Association (APA). (2014). *Psychology topics: Autism.* Retrieved from http://www.apa.org/topics/autism/

American Psychiatric Association (APA). (2013). *Diagnostic and statistical manual of mental disorders* (5th ed.). Arlington, VA: American Psychiatric Publishing.

Axelsson, A. K., Granlund, M. M., & Wilder, J. J. (2013). Engagement in family activities: A quantitative, comparative study of children with profound intellectual and multiple dis-abilities and children with typical development. *Child: Care, Health & Development, 39*(4), 523–534.

Beesdo, K., Knappe, S., & Pine, D. (2009). Anxiety and anxiety dis-orders in children and adolescents: Developmental issues and implications for DSM-V. *Psychiatric Clinics of North America, 32*(3), 483–524.

Bowker, A., D'Angelo, N., Hicks, R., & Wells, K. (2011). Treatments for autism: Parental choices and perceptions of change. *Journal of Autism & Developmental Disorders, 41*(10), 1373–1382. doi:10.1007/s10803-010-1164-y

Brault, M. (2012). *Americans with disabilities: Household economic studies.* U.S. Census Bureau. Retrieved from http://www.census.gov/people/disability/publications/sipp2010.html

Browne, D., Rokeach, A., Wiener, J., Hoch, J., Meunier, J., & Thurston, S. (2013). Examining the family- level and economic impact of complex child disabilities as a function of child hyperactivity and service integration. *Journal of Developmental and Physical Disabilities, 25*(2), 181–201.

Centers for Disease Control and Prevention (CDC). (2013a). *Attention deficit/hyperactivity disorder: Data and statistics.* Retrieved from http://www.cdc.gov/ncbddd/adhd/data.html

Centers for Disease Control and Prevention (CDC) . (2013b). *Morbidity and mortality weekly report: Mental health surveillance among children United States 2005–2011.* Retrieved from http:// www.cdc.gov/mmwr/preview/mmwrhtml/su6202a1.htm?s _cid=-su6202a1_w

Charman, T. T., Pickles, A. A., Simonoff, E. E., Chandler, S. S., Loucas, T. T., & Baird, G. G. (2011). IQ in children with autism spectrum disorders: Data from the Special Needs and Autism Project (SNAP). *Psychological Medicine, 41*(3), 619–627.

Child Trends Databank. (2014). *Learning disabilities.* Retrieved from http://www.childtrends.org/?indicators=learning-disabilities

Deatrick, J. A., Thibodeaux, A. G., Mooney, K., Schmus, C., Pollack, R., & Davey, B. H. (2006). Family management style framework: A new tool with potential to assess families who have children with brain tumors. *Journal of Pediatric Oncology Nursing, 23,* 19–27.

De Leon, V. (2009). Yoga can be an effective therapy for children with special needs. *The Spokesman-Review,* October 26, 2009. Retrieved from http://www.spokesman.com/stories/2009 /oct/26/stretching-mind-and-body/

Eussen, M., Van Gool, A., Verheij, F., De Nijs, P., Verhulst, F., & Greaves-Lord, K. (2013). The association of quality of social relations, symptom severity and intelligence with anxiety in chil-dren with autism spectrum disorders. *Autism: The International Journal of Research & Practice, 17*(6), 723–735.

Garner, R. E., Arim, R. G., Kohen, D. E., Lach, L. M., MacKenzie, M. J., Brehaut, J. C., & Rosenbaum, P. L. (2013). Parenting children with neurodevelopmental disorders and/or behaviour problems. *Child: Care, Health & Development, 39*(3), 412–421.

Giallo, R., & Gavidia-Payne, S. (2006). Child, parent and family factors as predictors of adjustment for siblings of children with a disability. *Journal of Intellectual Disability Research, 50*(Part 12), 937–948.

Gjengedal, E., Rustoen, T., Wahl, A., & Hanesta, B. (2003). Growing up and living with cystic fibrosis: Everyday life and encounters with the health care and social services—A qualita-tive study. *ANS: Advances in Nursing Science, 26*(2), 149–159.

Green, A. (2001). Grandma's hands: Parental perception of the importance of grandparents as secondary caregivers in families of children with disabilities. *International Journal of Aging and Human Development, 53,* 11–33.

Hartman, A., Radin, M., & McConnell, B. (1992) . Parent- to-parent support: A critical component of health care services for fami-lies. *Issues in Comprehensive Pediatric Nursing, 15,* 55–67.

Holbrook, T. L., Hoyt, D. B., Coimbra, R., Potenza, B., Sise, M., & Anderson, J. P. (2005a). High rates of acute stress disorder impact quality-of-life outcomes in injured adolescents: Mechanism and gender predict acute stress disorder risk. *Journal of Trauma: Injury, Infection, and Critical Care, 59*(5), 1126–1130.

Holbrook, T. L., Hoyt, D. B., Coimbra, R., Potenza, B., Sise, M., & Anderson, J. P. (2005b). Long-term posttraumatic stress dis-order persists after major trauma in adolescents: New data on risk factors and functional outcome. *Journal of Trauma: Injury, Infection, and Critical Care, 58*(4), 764–769 and discussion 769–771.

Hsieh, R., Hsueh, Y., Huang, H., Lin, M., Tseng, W., & Lee, W. (2013). Quality of life and impact of children with unclassi-fied developmental delays. *Journal of Paediatrics & Child Health, 49*(2), E116–E121.

Hutzler, Y., Chacham, A., Bergman, U., & Szeinberg, A. (1998). Effects of a movement and swimming program on vital capac-ity and water orientation skills of children with cerebral palsy, *Developmental*

Medicine and Child Neurology, 40, 176–181.

Kao, B. B., Romero-Bosch, L. L., Plante, W. W., & Lobato, D. D. (2012). The experiences of Latino siblings of children with developmental disabilities. *Child: Care, Health & Development, 38*(4), 545–552.

Knafl, K., Darney, B., Gallo, A., & Angst, D. (2010). Parental perceptions of the outcome and meaning of normalization. *Research in Nursing and Health, 33*(2), 87–98.

Lane, S., & Bundy, A. C. (2012). *Kids can be kids: A childhood occupations approach.* Philadelphia: F.A. Davis Co.

Lee, M., & Gardner, J. (2010). Grandparents' involvement and support in families with children with disabilities. *Educational Gerontology, 36*(6), 467–499.

Lobato, D. J. (1990). *Brothers, sisters, and special needs: Information and activities for helping young siblings of children with chronic illness and developmental disabilities.* Baltimore: Brookes.

Martin-Herz, S., Zatzick, D., & McMahon, R. (2012). Health-related quality of life in children and adolescents following traumatic injury: A review. *Clinical Child & Family Psychology Review, 15*(3), 192–214.

Maxwell, G. & Granlund, M. (2011) . How are conditions for par-ticipation expressed in education policy documents? A review of documents in Scotland and Sweden. *European Journal of Special Needs Education, 26,* 251–272.

Mazaheri, M. M., Rae-Seebach, R. D., Preston, H. E., Schmidt, M. M., Kountz-Edwards, S. S., Field, N. N., & . . . Packman, W. W. (2013). The impact of Prader-Willi syndrome on the family's quality of life and caregiving, and the unaffected siblings' psychosocial adjust-ment. *Journal of Intellectual Disability Research, 57*(9), 861–873.

McDougal, J. (2002) . Promoting normalization in families with preschool children with type 1 diabetes. *Journal for Specialists in Pediatric Nursing, 7*(3), 113–120.

McGibbon, N., Andrade, C., Widener, G., & Cintas, H. (1998). Effect of an equine -movement therapy program on gait, energy expenditure, and motor function in children with spastic cerebral palsy: A pilot study. *Developmental Medicine and Child Neurology, 40,* 754–762.

Mezulis, A. H., Hyde, J., & Abramson, L. Y. (2006) . The devel-opmental origins of cognitive vulnerability to depression: Temperament, parenting, and negative life events in child-hood as contributors to negative cognitive style. *Developmental Psychology, 42*(6), 1012–1025.

Mills, D. (1996). Beyond weapons: The case for including a danger-ousness exception to the "stay put" provision of the Individuals with Disabilities Education Act (IDEA). *Journal of Juvenile Law, 17,* 94–106.

Mishel, M. (2006). *What do we know about uncertainty in illness*? Japanese Society for Nursing Research. Retrieved from http:// www.jsnr.jp/meeting/docs/31_02.pdf

Mitchell, W. (2007). Research review: The role of grandparents in intergenerational support for families with disabled children: a review of the literature. *Child & Family Social Work, 12*(1), 94–101.

Mokrue, K., Chen, Y. Y., & Elias, M. (2012). The interaction be-tween family structure and child gender on behavior problems in urban ethnic minority children. *International Journal of Behavioral Development, 36*(2), 130–136.

Mooar, P. (2002). Experiences as sports coordinator for the Philadelphia County Special Olympics. *Clinical Orthopedics, 396,* 50–55.

Morris, A., Lee, T., & Delahanty, D. (2013). Interactive relation-ship between parent and child event appraisals and child PTSD symptoms after an injury. *Psychological Trauma: Theory, Research, Practice, and Policy, 5*(6), 554–561.

Muris, P., & Broeren, S. (2009). Twenty-five years of research on childhood anxiety disorders: Publication trends between 1982 and 2006 and a selective review of the literature. *Journal of Child & Family Studies, 18*(4), 388–395.

National Institute of Mental Health (NIMH) (2014). Any disorder among children. Retrieved from http://www.nimh.nih.gov /statistics/1ANYDIS_CHILD.shtml

National Institute of Mental Health (NIMH). (n.d.). Anxiety disorders in children and adolescents—Fact sheet. Retrieved from http://www.nimh.nih.gov/health/publications/anxiety-disorders -in-children-and-adolescents/index.shtml

Peplow, U. C., & Carpenter, C. (2013). Perceptions of parents of children with cerebral palsy about the relevance of, and ad-herence to, exercise programs: A qualitative study. *Physical & Occupational Therapy in Pediatrics, 33*(3), 285–299.

Rapoff, M. A. (2010). *Adherence to pediatric medical regimens* (2nd ed.). New York, NY: Springer.

Rehm, R., & Bradley, J. (2005). Normalization in families raising a child who is medically fragile/technology dependent and devel-opmentally delayed. *Qualitative Health Research, 15*(6), 807–820.

Russell, P. (2003) *"Bridging the gap" developing policy and practice and childcare options for disabled children and their families.* Council for Disabled Children, London.

Sameroff, A. (Ed.) . (2009). *The transactional model of development: How children and contexts shape each other.* Washington, DC: American Psychological Association.

Santacroce, S., Deatrick, J., & Ledlie, S. (2002). Redefining treat-ment: How biological mothers manage their children's treat-ment for perinatally acquired HIV. *AIDS Care: Psychological and Socio-Medical Aspects of AIDS/HIV, 14,* 247–260.

Schreuer, N. N., Sachs, D. D., & Rosenblum, S. S. (2014). Participation in leisure activities: Differences between children with and without physical disabilities. *Research in Developmental Disabilities, 35*(1), 223–233.

Shikako-Thomas, K. K., Dahan-Oliel, N. N., Shevell, M., Law, M., Birenbaum, R., Poulin, C., et al. (2012). Play and be happy? Leisure participation and quality of life in school-aged children with cerebral palsy. *International Journal of Pediatrics,* doi:10.1155/2012/387280

Shimoni, M., Engel-Yeger, B., & Tirosh, E. (2010). Participation in leisure activities among boys with attention deficit hyper-activity disorder. *Research in Developmental Disabilities, 31*(6), 1234–1239.

Spector, R. (2004). *Cultural diversity in health and illness* (6th ed.). Upper Saddle River, NJ: Pearson-Prentice Hall.

Spinelli, M., Poehlmann, J., & Bolt, D. (2013). Predictors of par-enting stress trajectories in premature infant–mother dyads. *Journal of Family Psychology, 27*(6), 873–883.

Stewart, J., Mishel, M., Lynn, M., & Terhorst, L. (2010). Test of a conceptual model of uncertainty in children and adolescents with cancer. *Research in Nursing & Health, 33*(3), 179–191.

Stoneman, Z., Brody, G. H., Davis, K., Crapps, J. M., & Malone, D. M. (2003). Ascribed role relations between children with mental retardation and their younger siblings. *American Journal on Mental Retardation, 95,* 537–550.

The ARC. (n.d.). *What I want to learn about . . . Intellectual disability.* Retrieved from http://www.thearc.org/page.aspx?pid=2543

Tsao, L., Davenport, R., & Schmiege, C. (2012). Supporting siblings of children with autism spectrum disorders. *Early Childhood Education Journal, 40*(1), 47–54.

Wang, P., Michaels, C. A., & Day, M. S. (2011). Stresses and cop-ing strategies of Chinese families with children with autism and other developmental disabilities. *Journal of Autism & Developmental Disorders, 41*(6), 783–795.

Wilton, A. P. (2011). Implications of parent -child interaction for early language development of young children with visual impairments. *Insight: Research & Practice in Visual Impairment & Blindness, 4*(3), 139–147.

World Health Organization. (2002). *ICF: International classification of functioning and disability.* Geneva, Switzerland: World Health Organization.

Zaman, W., & Fivush, R. (2013). Gender differences in elaborative parent-child emotion and play narratives. *Sex Roles, 68*(9/10), 591–604.

CHAPTER 16

성인 초기

Early Adulthood

학습목표

이 장을 끝낸 후 독자는 다음을 할 수 있어야 한다.

- 현대 사회에서 어른의 지위를 얻기 위해 관여하는 요소를 이해한다.
- 초기 성인기의 신경 및 인지 성숙의 기능적 영향을 특징짓는다.
- 젊은 성인의 작업과 공동작업에 대한 기대에서 문화적, 사회경제적 차이를 확인한다.
- 청소년기와 성인기 사이에 "성인기의 출현"이라는 발달단계를 도입해야 한다는 Arnett의 주장을 둘러싼 이슈를 연관시킨다.
- 직업교육, 직무 유연성 및 경제적 제약이 인력 진입에 영향을 미치는 복잡성을 이해한다.
- 젊은 성인과 그 출신 가족 간 관계 패턴의 과거 및 현재 차이를 평가한다.
- 성인 초기에 부모가 되는 것과 관련된 문제 및 어려움에 대해 논의한다.
- 성인의 작업이 어떻게 생활양식과 수행패턴에서 그 의미를 창출하는지 설명한다.

주요 용어

감각조절 장애 sensory modulation disorder (SMD)

건강형평성 health equity

결정적 지능 crystallized intelligence

결혼 marriage

고용 지원 supported employment

공동작업 co-occupation

공적인 관계 formal relationships

대처 coping

독실함 religiosity

동거 cohabitation

부메랑 세대 boomerang generation

성취 단계 achieving stage

스트레스 stress

실행 단계 executive stage

심혈관계 건강 cardiovascular fitness

영성 spirituality

육아 parenting

일과 삶의 균형 work-life balance

자기 개방 self-disclosure

자기 규제 self-regulation

작업 정체성 occupational identity

중단된 진로 discontinuous career paths

지속적인 직업 경로 모델 continuous career path model

직업 선택의 발달이론 developmental theory of vocational choice

책임 단계 responsible stage

초기 성인기 emerging adulthood period

Y세대 generation Y

사례 1

드안드레

24세인 드안드레는 아프가니스탄에서 군 복무를 했다. 파병 가 있는 동안 드안드레는 외상성 뇌손상(traumatic brain injury; TBI) 및 4번에서 6번까지 허리뼈 부위에 불완전한 척수손상(incomplete spinal cord injury)을 입었다. 드안드레는 보훈처의 다중외상 네트워크 사이트에서 3주 동안 근무한 후 집으로 돌아가 보훈처 소속 "퇴직 군인 센터"로부터 서비스를 받았다. 드안드레는 다시 자신의 삶을 되찾고 싶지만, 척추 부상과 관련된 만성적인 통증, 상태 악화, 외상후 스트레스 장애로 계속 고군분투하고 있다. 그 당시 드안드레는 작은 시골 마을 근처에서 부모님과 함께 살고 있었다. 그는 18살 때 군으로 떠났고, 집에 돌아오자 옛 친구들이 이사를 갔거나 상황이 변했다는 것을 알았다. 군대에서 6년을 보낸 이후 그가 쌓은 친분이 고립되고 버림받은 기분이다.

드안드레는 종종 주의력, 문제해결, 기억력, 지각력에 어려움을 겪는다. 그는 집중하기가 어렵다는 것을 알게 되고, 종종 옆길로 새서 시작한 일을 끝내야 한다는 것을 잊어버린다. 외상성 뇌손상의 결과로 드안드레는 오른쪽 시야의 중등도 장애를 가지고 있으며 오른쪽 몸의 일부에 대한 무시를 가지고 있다. 보행이 힘들긴 하지만 나아지고 있다. 그는 이제 워커를 사용하고 신체를 이용한 모든 일상생활활동이 가능하다. 그는 여전히 그의 시각적 문제를 보완하기 위해 자신의 신체 오른쪽을 확인하도록 도움을 받아야 한다.

드안드레는 그의 부모님과 다시 이사했다. 그는 신체적, 시각적, 지각적 한계로 차를 운전할 수 없기 때문에 가정건강 치료를 받는다. 드안드레가 약물을 복용하고 그의 가정 운동 프로그램을 받는 것이 신체적으로 가능하지만, 종종 이러한 일정을 기억하도록 알려줄 필요가 있다. 드안드레의 부모는 현재 드안드레를 위해 모든 집안일과 재정 관리 업무를 수행하고 있다.

비록 그가 다시 걸을 수 있는 가능성에 대해 긍정적으로 느끼지만, 드안드레는 계속해서 상당한 감정의 변화를 겪고 있고 종종 그의 치료시간에 화를 내고 짜증을 낸다. 그는 부모님의 도움이 필요한 것이 싫고, 24살에 "아기처럼 보살핌을 받고 있다"고 말했다.

서론 INTRODUCTION

수년 동안 고군분투하는 많은 청소년들에게 어른이 된다는 생각은 흥미진진할 것이다. 성인기는 일반적으로 독립성이 증가되는 시간이고 예전의 강한 감독 및 구조 없이 개인적 목표를 추구할 수 있는 기회를 보인다. 오늘날 젊은이들에게는 성인으로의 전환이 이전 세대보다 더 복잡하다. 1960년대에 사람들은 기본적인 학교 교육을 마치고, 직업을 얻거나, 결혼하고, 자녀를 낳는 것이 일반적이었다. 그런 다음 사회학자와 심리학자들이 "어떤 사람이 성인입니까?"라는 질문을 했을 때 그에 대해 분명히 대답할 수 있었다.

무엇이 사람을 어른으로 만드는가에 대한 정의는 훨씬 광범위하다. 사춘기의 끝과 성년의 시작은 사회적으로 정의되고 상황 및 사회적 기대의 영향을 받는다. 예를 들어, 15세의 엄마는 비록 학교를 마치지 않았고 재정적으로 자신을 부양할 수 없을지라도, 그녀의 아이를 돌보기 위한 어른의 역할과 책임을 맡을 것으로 예상된다. 엄밀히 따지면 사춘기 청소년이지만, 젊은 엄마는 어른으로서의 기능을 하고 있을지도 모른다. 이 스펙트럼의 반대쪽 끝에는 결혼을 하지 않은 30세의 대학원생이 정규직을 갖고 있지 않고, 기초 소득 수준으로 살고 있으며, 인터넷에서의 롤플레잉 게임에 많은 시간을 보낼 때 그는 엄밀히 성인이지만, 청소년처럼 기능하고 있을 수도 있다.

과거, 성인 초기에 대한 논의는 가족과 경력을 쌓는데 초점을 맞추었다. 이러한 특성화는 사회에서 말하는 Y세대와 N세대라고 부르는 오늘날의 젊은 성인들의 발달적 경험을 더 이상 반영하지 못한다. **Y세대(generation Y)**는 1980년대와 1990년대에 태어난 세대로, 여성이 사회생활에 진출할 것이라는 기대와 디지털과 전자기술을 가지고 성장했다. 이 세대는 가정과 직업의 확립을 지속적으로 중요시하는 반면, 아이를 갖기 전 결혼하는 것과 같은 목표에 대한 지향성은 덜 분명하고 이러한 요소들은 더욱 유동적이다. 현재, 사회적 변화는 표준화되거나 사회적으로 예상되는 것보다 더 적게 남아 있기 때문에 이러한 발달 기간은 특징짓기 어렵다. 개인이 어른으로써의 책임을 지는 방향은 사람에 따라 시기 및 내용에 따라 다양하다(Berk, 2010).

현대 청소년들의 생활 경험의 변화에 대응하여, Arenett (2000)은 자신의 책에서 **초기 성인기(emerging adulthood)** 단계라는 새로운 생애의 단계가 추가되었다고 제안했다. Arenett의 설명에 따르면 성인기의 출현 시기는 사춘기와 본격적인 성인기 사이의 생애 단계로서, 주로 자녀가 없고 경제적으로 완선히 독립할 만큼 충분한 수입이 없는 개인에게 적용된다(Arnett, 2000). 어느 정도 경제적 자원을 가지고 있는 젊은 성인들은 대개 10대 때보다 더 집중적으로 교육, 직장, 개인적 신념과 가치 그리고 사랑에 대한 대안을 탐구할 것이다(Arnett, 2007). 신흥 성인기 단계는 정체성 및 작업적 발전을 장기화할 수 있게 한다. 성인기와 관련된 많은 변화와 자율성 증가 때문에 이 시기는 작업에 있어서 새로운 의미를 갖는 연령대이다. 자녀 양육에 대한 기대와 같은 작업에는 다양한 사회적, 문화적 의미가 존재한다. 이러한 의미들은 자기 자신의 삶의 배경 안에서 작업에 대한 개인의 관점에 영향을 미친다. 육아, 결혼, 고용과 같은 작업은 성인기 내내 대인관계의 배경을 형성한다. 이 때문에 성년 초에 내린 결정은 개인에게 오랫동안 지속적으로 영향을 미칠 수 있다.

개인적인 경험, 즉 사적 그리고 대인 간의 경험은 일상적이거나 평범한 활동을 의미 있게 만들며, 개인이 기념행사에 참여하는 것과 같이 문화적 패턴에 깊은 의미를 부여할 수 있는데 이러한 활동 등을 통해 개인은 삶의 반응으로써 공유된 문화적 패턴에 애착을 가지기 때문이다. Christiansen과 Townsend(2010)는 "사람들은 자신의 작업을 인생 이야기의 일부로 생각해 삶의 의미를 이해한다. 작업은 개인이 펴는 자서전의 일부가 됨으로써 시간이 흐름에 따라 의미를 얻는다(p. 13)"고 하였다.

성인기로의 전환을 특징으로 하는 시기는 극적인 삶의 변화로 나타난다. 개인들은 종종 이 연령대의 자신을 "삶의 이야기"를 구축한다고 생각하기 시작하며, 그들은 자신의 배경과 열망을 모두 반영하는 결정을 내린다. 특히 이 나이에 우리는 역사적 집단 그리고 발달의 역사적 규범적 측면에 대해 생각하기 시작한다. 비록 초기 성인기는 생물학적, 물리적 측면에서는 거의 변화를 하지 않지만, 초기 성인을 설명한 오래된 문헌은 더 이상 오늘날의 초기 성인 체험과는 완전히 다르다. 성인 초기에 젊은이들에게 영향을 미치는 역사적, 개인적 사건들은 불만족스러운 경력, 실패한 결혼 그리고 육아 문제와 관련된 개인적, 재정적, 사회적 비용을 생각해 볼 때 매우 중요하다. 문제 해결 기술과 의사결정 능력이 삶의 경험에 영향을 받는 경우, 성인으로의 전환은 삶의 많은 경험이 없어도 인생을 결정하는 시기로 개념화 할 수 있다.

인생경험의 부족은 이 연령대에서 장점도 되고 단점도 된다. 오늘날의 젊은이들은 에너지와 열정으로 사회적 도전에 직면하고 있는 창조적 혁신가로 보인다. 디트로이트의 삶(Detroit Lives!)의 크리에이티브 디렉터인 Philip Lauri는 Shore가 "우리는 아메리칸 드림을 재창조하고 있다. 100년 동안 그런 기회가 없었다"라고 했던 말을 인용했다. 오늘날의 젊은이들은 스스로를 사회제도를 긍정적으로 바꾸려는 의지와 헌신을 가진 창조적 혁신가로 본다. 이와 관련하여 청년들의 작업, 역할 그리고 그들이 성인 생활에 참여하는 모든 측면에 부여한 의미들은 시간이 흐르면서 경험과 기술을 통해 변화하고 정제될 가능성이 있다. 성인 초기는 많은 사람들이 여러 가지 작업과 역할을 얻는 기간이다. 성년기 내내 작업과 역할은 그들이 수행할 수 있거나 못하는 것, 선택한 것 그리고 그들의 생활방식을 구성하는 많은 작업에서 그들의 수행을 통해 스스로의 평가에 대한 개인적 믿음을 반영하기 위해 변화한다.

이 장에서는 초기 성인기의 기간과 일반적으로 관련된 다양한 문제와 전통적인 생활 과제에 대해 개괄적으로 설명한다. 직업 선택, 결혼 및 육아에 대한 이론적 개념은 성공 및 적응 문제 모두에 관련된 요소에 중점을 두고 논의될 것이다. 생애주기의 다른 기간과 마찬가지로, 젊은이로서의 사회적 참여는 초기에 직면한 발달문제를 해결하는 방식에 의해 크게 영향을 받는다. 성인 초기 동안 수많은 도전 과제가 모여 성인이 가지는 책임의 토대를 마련한다.

성인 초기는 무엇인가?
WHAT IS EARLY ADULTHOOD?

초기 성인과 관련된 일반적인 연령대는 21~34세이다. "성인"(정규 학교 교육 완료, 부모로부터 독립, 결혼, 자녀 유무, 재정적 독립 수립)을 정의하는 데 사용된 전통적인 이 정표는 더 이상 오늘날 젊은이들의 평균적 경험을 포괄하지 못한다(Settersten & Ray, 2010). 대중매체에는 "N세대", "Y세대", "부메랑 세대", "키덜트" 및 "트윅스터(twixters)"를 포함하여 이 연령대의 사람들을 설명하기 위한 많은 용어들이 존재한다.

이 장에서는 18~40세까지의 연령을 성인 전환 연령으로 광범위하게 고려할 것이다. 18세의 나이에 젊은이들은 주정부가 지정한 학교에서 멀리 떨어져 진학할 수 있으며 추가적인 학교 교육, 직업 훈련, 초보적인 일을 하지만 아직까지 부모님과 같이 산다. 이는 성인기로 가는 첫 번째로 큰 전환이다. 이 장에서 소개된 초기 성인기 단계는 이러한 지속적인 삶의 결정이 내려지는 청소년기의 시점에서 시작된다. 이 시기는 인구 통계학적 변화와 다양성이 매우 높은 시기이기 때문에 인구 통계학적으로 구별된다. 20대 중반은 작업, 교육 상태 및 인간관계에서 빈번한 변화 및 전환의 시기이다. 성인의 역할이 확립되는 결혼, 자녀 및 직업을 포함한 많은 결정은 요즈음 사회 및 경제 환경으로 인해 연기되기 때문에 40세까지 늦어질 수 있다.

신체기능과 구조
BODY FUNCTIONS AND STRUCTURES

초기 성인기의 대부분의 사람들에게는 육체적, 정신적 수행능력이 최고조에 달한다. 이 기간 동안 뇌 성숙은 계속되고 있지만 대부분의 다른 신체구조는 완전히 성숙한다.

뇌와 신경계통 발달
Brain and nervous system development

전반적으로 신경계 기능은 성인기에 최고 기능 수준에 있다. 이 시기에는 이마앞겉질이 완전히 성숙하여 일상생활에 잘 발달된 실행기능 기술을 가능하게 한다. 현재 대부분의 과학자들은 25세 전후에 "성인의 뇌"를 가진다고 말한다. 성인 뇌는 발달하는 뇌보다 가소성이 적다. 새로운 신경세포가 생성되는 과정인 신경발생(neurogenesis)은 앞서 9장에서 설명했다. 성인의 뇌에는 신경발생, 즉 새로운 뉴런의 생성이 지속적으로 존재한다는 근거들이 계속해서 나오고 있다. 특히 성인 초기와 중기에 신경발생률과 관련된 신경가소성은 더 낮은 연령대 사람들에 비해 훨씬 낮지만, 가쪽뇌실과 해마에서 새로운 뉴런이 계속해서 형성된다(Steinberg, 2012). 지속적인 신경발생의 가능성은 손상된 뇌 영역도 기능적으로 고칠 수 있다는 희망을 준다.

성인 신경발달에 대한 연구는 동물모델로 행해져 왔으며, 이러한 이유로 이러한 발견이 인간에게 어떤 기능적 영향을 미치는지 불분명하다(Kempermann, Wiskott & Gage, 2004). 컴퓨터 모델링에 근거하여 연구자들은 이러한 새로운 뉴런들이 기억 용량을 증가시키거나(Becker, 2005), 기억 사이의 간섭을 감소시키거나(Wiskott, Rasch, & Kempermann, 2006), 시간 관련 정보에 대한 기억을 추가할 수 있다고 제안했다(Aimone, Wiles & Gage, 2006). 이러한 발견은 작업치료 및 물리치료 중재가 성인을 위한 새로운 학습과 기능 회복에 도움을 준다는 것을 뜻한다. 이마앞겉질의 성숙과 함께 성인기에 일어나는 또 다른 신경생물학적 발전 중에 하나는 정제된 행동자기조절(behavioral self-regulation)이다.

자기조절은 내부 또는 사회적 기대에서 비롯되는 일부 표준, 이상(ideals) 또는 목표에 따라 행동을 변경할 수 있는 개인의 능력을 말한다(Baumeister & Vohs, 2007). 자기 조절 과정을 통해 청년들은 자발적인 반응을 억제하여 더 많은 혜택을 얻을 수 있는 조절된 반응을 선호할 수 있다. 행동을 스스로 규제하고 충동을 억제하는 능력은 젊은 성인의 과제에서 목표달성을 돕는다. 특히 자기 조절은 "사회적 양심"을 통해 이기적인 충동을 억제하여 사람들이 옳은 일을 하며 하고 싶지 않은 일도 할 수 있게 한다(Baumeister & Bushman, 2011). 또한 자기 조절 과정은 단기적인 혜택을 경험하더라도 개인이 장기적으로 많은 대가를 지불해야 하는 충동을 방지한다(Baumeister & Vohs, 2007).

감각기능 Sensory functions

감각의 예민함은 성인기에 최고조에 달한다. Baldwin과 Ash(2011)는 젊은 성인의 감각 민감도를 보고하며, 이러한 높은 수준의 감각기능이 작업기억 기능에 상당한 도움을 줄 것이라고 제시했다. 어린 시절에 감각 민감도나 감각적 처리에서 결손이 있었던 성인들은 성인이 되면서 이러한 차이를 계속 가지게 될 것이다. 12장에서 감각처리를 뇌가 신체 내부와 개인이 관여하는 모든 환경적 상황에서 일어나는 일을 이해할 수 있게 하는 복잡한 신경생물학적 기능의 집합으로 소개했다. 신경계가 감각신호를 적절한 반응으로 구성할 수 없는 경우 감각처리 장애(sensory processing disorder; SPD)라는 상태가 발생할 수 있다. 이 상태는 어린 시절에 나타나며 생애 전체에 걸쳐 지속될 수 있다. **감각조절 장애(sensory modulation disorder; SMD)**는 개인이 감각 입력에 대해 비정상적인 방식으로 반응하여 종종 무해한 자극을 거슬리거나 불쾌하거나 고통스럽게 인식하게 하는 SPD의 하위 유형이다. 이 상태는 어린이와 성인 모두에게 적절한 수준의 각성 또는 주의력을 유지하기 어려운 것을 포함하여 기능상의 한계와 관련이 있다. 성인의 SMD는 종종 불안, 우울증 및 부적응을 동반한다(Bar-Shalita, Vatine, Parush, Deutsch, & Seltzer, 2012). 성인기라는 과도기와 삶의 변화 기간 동안 SMD를 가진 젊은이는 특히 취약할 수 있다.

인지기능 Cognitive functions

18세 무렵부터 사람들의 사고는 실제 경험과 약속에 대한 반응으로 점점 더 개인적이고 통합적이며 실용적으로 변한다. 청년들은 그 어느 때보다 다양한 관점을 생각할 수 있는 능력이 향상된다. 이 새로운 기능을 통해 그들은 같은 일에 관심이 있고 동일한 가치를 공유한다는 것을 관찰함으로써 동료들과 관계를 형성할 수 있다. 그들은 또한 건설적인 비판을 이해할 수 있으며, 당장은 고통스럽게 느껴지더라도 도움을 주려는 의도였다고 평가한다. 성인의 사고는 사적·사회적, 고용, 가족 및 환경적 상황에 내재되어 있다. Schaie와 Willis(2000)는 연령과 관련된 인지발달의 7단계, 즉 습득, 성취, 책임, 실행, 재구성, 재통합 및 업적의 생성을 제안했다. 그림 16-1에 이 단계를 설명하였으며 각 생애에서 해당 인지발달 출현 범위를 보여준다. 이 장에서는 Schaie와 Willis의 단계 중 "성취"에 중점을 둘 것이다.

성취 단계(achieving stage)는 Schaie와 Willis가 말하는 성인 사고의 초기 단계인데 이전에 습득한 지식을 통해 자신의 고유한 세계관을 형성하는 것을 뜻한다. 이 단계에서 청년들은 장기목표, 즉 자신의 경력, 가족 그리고 사회에 대한 기여를 달성하기 위해 지능을 사용해야 한다. 또한 여러 가지 직면한 주요 문제를 해결하며 대학 진학 여부, 취업 및 결혼시기 등 결정을 내리는데 이러한 결정은 평생 동안 영향을 미친다(Feldman, 2010). 젊은이들이 독립적인 성인 기능에 필요한 사회적·인지적 기술을 습득함에 따라

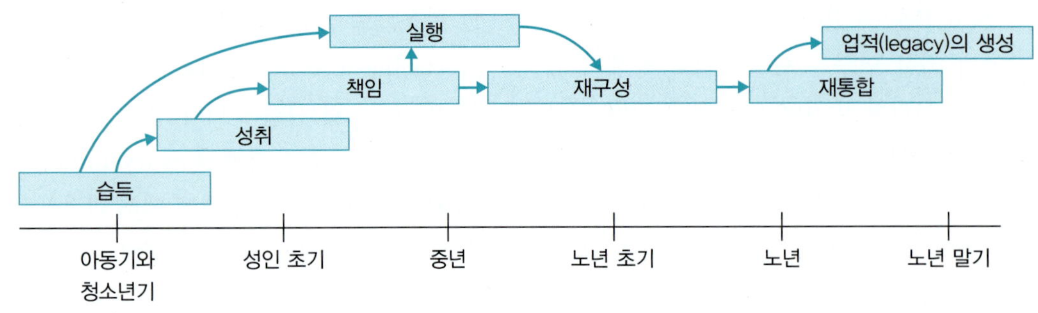

그림 16-1 Schaie와 Willis(2000)의 나이와 관련된 인지발달의 7단계

사회적 책임이 필요한 상황에서 이러한 기술을 적용해야 하는 상황으로 전환되는데 이 시기를 Schaie와 Willis(2000)의 책임 단계라고 한다.

보통 **책임 단계(responsible stage)**는 가족이 성립되고 성인이 배우자와 자녀에 대한 책임을 질 때 발생한다. Schaie와 Willis(2000)는 단계 간의 전환은 개인의 연령에 따라 달라지는 것이 아니라 개인이 관련 기술을 개발하고 실천해야 하는 기회에 기초한다고 강조했다. 성취 및 책임 단계가 성인 초기와 가장 연관되어 있지만 어떤 맥락에서 보면 청년들도 실행 단계로 옮겨갈 수도 있다.

실행 단계(executive stage)에서 사람은 개인 영역에서 지역사회 또는 사회 수준으로 시야를 넓힌다(Feldman, 2010). 그림 16-1에서 실행 단계는 성취 단계 및 책임 단계를 넘어선다는 점에 주목해야 한다. 이것은 모든 사람들이 실행 수준으로 기능하는 것은 아니라는 것을 의도적으로 나타낸 것이다. 이러한 수준의 기능은 기회 및 본질적인 능력을 모두 필요로 한다.

앞서 언급한 DeAndre는 성인의 진로를 선택했고 분명히 성취 단계에 있었다. 그는 항상 군대 생활을 꿈꿔왔다. 아직 성인 초기에 이른 지금, 부상으로 군 생활은 끝났고 그는 더 이상 뚜렷한 진로를 찾지 못했다. 게다가 그는 고통과 기능적 능력의 상실에 직면해 있다. 다시 독립적으로 기능할 수 있게 되겠지만, 현재 자신의 부모에게 의존하고 있다. 청소년들을 탈선하게 만드는 트라우마나 인생경험에 직면할 때 그것은 특히 정서적으로 힘들다. DeAndre는 유년기의 의존성과 청소년기 정체성의 발견을 다시 경험해야 한다. DeAndre가 앞으로 나아가기 위해서는 정서적, 신체적 지원이 모두 필요할 것이다.

스트레스와 대처 Stress & coping

생각의 유연성이 증가하고, 새로운 여러 환경과 작업 확장을 통해 많은 사람들은 성인기 동안 많은 스트레스를 받는다. **스트레스(stress)**는 일상 작업을 방해하는 어떤 것에 대한 신체의 반응이다. 스트레스의 징후는 감정적, 심리적, 신체적일 수 있다. 스트레스에 대한 개인의 극복은 유년기와 청소년기를 통해 발전해 왔다. 성인 초기에 스트레스 요인이 나타날 때쯤 대부분의 사람들은 13장에서 이미 설명했듯이 긍정적이고 감내할 수 있는 스트레스에 대응할 수 있는 능력을 갖게 된다.

대처(coping)는 스트레스나 갈등을 극복하거나 최소화하는 방식으로 개인과 대인 문제를 해결하기 위한 의식적인 노력을 하는 긍정적인 스트레스에 대한 반응이다. 실행 기능의 성숙과 높은 수준의 추리능력으로, 청년들은 성인기를 거치는 데 도움이 될 만한 대처 기술을 습득한다. 젊은이들이 성숙하고 미래의 결과에 대해 더 많이 생각할 때 그들은 미래에 대한 현명한 결정을 내리고 위험을 쉽게 조절한다. 청년들은 성인의 삶에 대한 스트레스에 직면하고 그것을 해결할 때 더 광범위한 대처 패턴을 발달시킨다.

유동적과 결정적 지능 Fluid and crystallized intelligence

유동적 지능(fluid intelligence)은 6장에서 지능의 한 측면으로 소개하였다. 유동성 지능은 습득된 지식과는 무관하게 새로운 정보를 처리하고 논리적으로 생각하고 새로운 상황에서 문제를 해결하는 능력이다. 이러한 형태의 지능은 작업기억과 밀접하게 연관되어 있으며, 작업이 시간적으로 압박을 받을 때(빨리 일하도록 강요받을 때) 부정적인 영향을 받는다. 성인 초기에 유동성 지능은 30세까지 최고조에 달하고 이후로는 서서히 감소한다(Li, Baldassi, Johnson, & Weber, 2013).

지능의 한 측면인 **결정적 지능(crystallized intelligence)** 은 성인기에 점점 더 중요해진다. 이 지능은 기술, 교육적 학습, 경험의 실천을 통해 얻은 지식을 응용할 수 있는 능력이다. 이 지능은 기억이나 지식과 관련이 없지만, 주어진 상황에 대응하는 방법을 결정하는 데 도움을 주기 위해 장기기억을 통해 정보에 접근하고 저장된 기억을 사용한다. 결정적 지능은 성인 초기와 중기에 걸쳐 향상된다. 성인 초기 연구에서는 유동적 지능과 결정적 지능 모두를 다루지만, 이 장에서는 유동적인 지능과 일상 수행 및 기능 능력에 영향을 미치는 지능의 사용에 초점을 맞출 것이다.

신체기능 Physical functions

성인기로의 이행과 관련된 기간은 최고의 신체 상태와 최적의 건강을 획득하는 방향으로 진행되는 것이 특징이다. 19~26세 사이의 개인은 일반적으로 최적의 반응 시간 속도에 도달하고 골격, 호흡기 및 심혈관 시스템의 성인 성장을 달성한다. 이 시기 동안 많은 사람들의 심혈관계 상태는 건강하다. **심혈관계 건강(cardiovascular fitness)**이란 장기적인 육체노동이 유지될 수 있도록 일하는 근육 조직에 산소를 전달하는 심장, 폐 및 혈관 시스템의 결합된 효율을 뜻한다(Payne & Isaacs, 2012). 표 16-1은 과도기 동안 생체 변화에 대한 개요를 제공한다.

청소년기와 성년기의 특징을 나타내는 사회적, 감정적 압박은 개인들이 새로 습득한 신체적, 인지적 능력을 남용하도록 유혹한다. 건강하고 신체적으로 능숙한 젊은이들이 자신의 건강을 해치는 일을 고의적으로 선택하는 이 역설적인 상황은 청소년기에 시작되어 성인 초기로 이어진다. Draut(2005)는 많은 젊은이들이 운동이나 스포츠 활동에 적은 시간을 보내고 청소년기에 비해 건강에 신경을 덜 쓴다고 지적한다. 자신이 상당한 스트레스와 노력으로 회복할 수 있다는 사실은 많은 젊은이들로 하여금 그 자신의 몸을 혹사하게끔 한다.

표 16-1 성인기로 이행하는 동안의 신체적 변화

계통	변화
골격계	• 성장은 본래 25세 전후에 완전히 이루어진다. • 척추는 약 30세까지 계속 성장한다.
신경근계	• 근육 수행력은 20~30세 사이에 최고에 달한다. • 반응시간은 일반적으로 초기 성인기의 시작 전에 최고이며 20대 후반까지 일정하게 남아 있다.
외피계	• 사춘기 이후 피부는 수분이 줄어들기 시작하고 단계적으로 더욱 건조해지며 나이와 함께 주름이 지기 시작한다. • 흰머리와 대머리의 최초 징후가 초기 성인기에 나타나기도 한다. • 불필요한 모발 성장이 나타난다.
심혈관계	• 16세에 성인의 크기와 리듬을 확립한다. • 초기 성인의 전체 혈액량은 70~80ml/kg이다. • 초기 아동기부터 서서히 혈압이 증가하고 사춘기 수준은 21세 수준까지 증가한다.
호흡계	• 초기 성인기에 성숙한다. • 산소를 최적으로 사용하는 신체 능력은 심혈관계의 능력에 더 많이 의존하며 폐의 성숙보다 골격계의 성숙을 필요로 한다.
위장관계	• 소화관은 30세 이후 일부 소화액 분비량의 감소를 드러낸다. • 침 안의 프티알린(녹말, 소화에 사용되는 효소)은 20세 이후 감소한다. • 3번째 어금니('사랑니')는 정상적으로 20~21세 사이에 나오며 적절한 교합을 위해 고칠 수 없는 손상을 예방할 필요가 있다면 제거하기도 한다.
생식비뇨기계	• 24시간 동안 총 소변 배출량은 성인 평균 1,000~2,000ml의 범위이다. • 방광은 약 30세에 최대 무게에 도달한다. • 통계적으로 여성의 생식을 위해 적절한 기간은(임신에 성공할 수 있는 가능성이 가장 큰 시기) 20~30세이다.

건강상 문제들 Health challenges

자동차 사고와 자살은 청소년기에 있었던 것처럼 이 연령대의 주요 사망 원인이다. 청소년과 마찬가지로 비만은 이 생애의 단계에서 새롭게 떠오르는 중요한 건강문제이다. Ogden(2012) 등은 2009~2010년 사이에 약 4,400만 명의 여성과 20세 이상의 남성 3,700만 명 이상이 비만이었다. 비만 인구 중에서 특정 부분이 다른 부분보다 더 큰 비중을 차지한다. 예를 들어, 히스패닉 이외의 흑인은 멕시코계 미국인(40.4%), 모든 히스패닉계(39.1%) 및 히스패닉 이외의 백인(34.3%)에 비해 연령 조정에 따른 비만율(49.5%)이 가장 높다(Flegal, Carroll, Kit, & Ogden, 2012). 농촌 지역에 거주하는 사람들과 발달장애가 있는 사람들은 일반 인구보다 비만율이 높다.

비만은 다중의 유전적, 생물학적, 심리적, 사회적, 생활방식, 식이요인에 의해 야기되는 복합적인 만성질환이다. 과체중이거나 비만이 되는 것은 젊은 여성들에게 있어서 나쁜 신체 이미지와 삶이 낮다고 인식하는 것과 관련이 있다. 신체 이미지 문제는 대체로 여성의 문제인데, 여성이 남성보다 체중에 대해 더 신경을 쓰는 경향이 있고, 남성은 과체중이거나 비만이더라도 어떻게 보이는지에 대해 더 만족하는 경향이 있기 때문이다(Saloumi & Plourde, 2010).

건강상 위기 Health risks

불량한 개인 생활방식은 청소년기 후반과 성인기 초기에 흔히 볼 수 있는 것으로 보이며, 그것이 건강상태에 영향을 미칠 때 장기적인 악영향을 미칠 수 있다. 건강을 해치는 행동 중 가장 위험하고 문제가 되는 것은 무방비한 상태의 섹스이다. Hutchison(2011)은 "HIV를 포함한 성병 감염의 가능성은 빈번한 성적 실험, 약물남용(특히 폭음), 다른 담배 제품의 흡연이나 사용과 관련이 있다"고 밝히고 있다(p. 281).

2010년 약물사용과 건강에 대한 국가 조사에서 18~25세 사이의 젊은 성인들의 불법 약물사용 비율이 21.5%로 다른 어떤 연령 집단보다 높다고 보고했다. 청년들의 경우 마리화나 18.5%, 비의료용 정신치료제 5.9%, 환각제 2.0%, 코카인 1.5% 등의 비율이 높았다[Substance Abuse and Mental Health Services Administration (SAMSHA), 2011].

성인 초기에 물질남용의 영향을 미치는 요인은 무엇인가? 국립약물남용연구소(2010)는 또래 친구들이 기분 전환으로 마약을 사용하거나 남용하는 것이 개인의 행동에 큰 영향을 미친다고 보고한다. 중독을 발생시키는 위험요소로는 중독의 가족력, 남성성, 친구의 압력, 가족 참여 부족, 불안, 우울, 외로움, 중독성이 강한 약물 복용 등이 있다(Mayo Foundation for Medical Education and Research, 2014). 성인 초기 동료들의 압박은 사회와 여가활동과 관련이 있다. 그림 16-2에서 볼 수 있듯이, "특별한 시간"에 친구를 만나는 것은 많은 젊은이들에게 인간관계에 있어서 중요하며, 이러한 만남은 그들이 가치 있는 경력과 이성 관계를 맺는데 도움을 줄 수 있는 지인들 간의 네트워크를 구축할 수 있게 해준다. 이러한 모임은 과음을 하거나 그룹에 받아들여지기 위해 불법적인 약을 사용하도록 장려할 수 있다.

많은 청년들에게 의료서비스의 접근은 또 다른 문제가 된다. 비록 일반적으로 성인 초기의 건강상태 및 부상은 청소년기와 유사하지만 청년들은 정기적인 치료를 받을 가능성이 훨씬 낮다. **건강형평성(health equity)**은 다른 인구에 걸쳐 건강 및 건강관리의 질 차이에 대한 연구를 말한다. 미국에서 성인 초기의 사람들은 고용주가 지원하는 의료보험이 충분하지 못할 가능성이 가장 높고 보험에 가입되지 않은 사람들의 가장 큰 비율을 차지한다(Goldberg, Hayes & Huntley, 2004). 2012년 미국의 조사에서 성인기로 전환되는 사람들이 건강보험이 없는 가장 하위 그룹을 구성

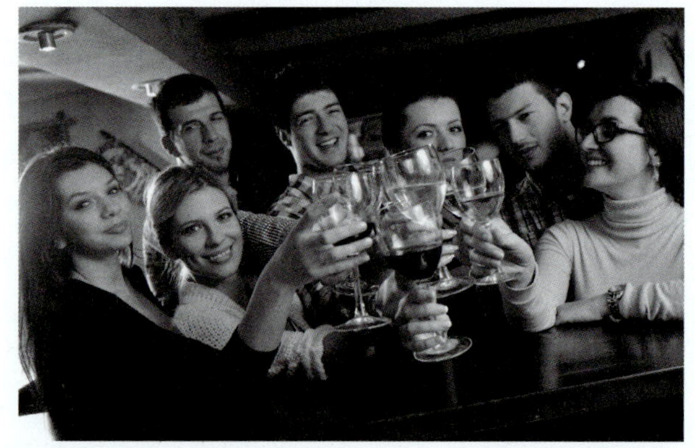

그림 16-2 친구는 성인 초기에 중요한 영향을 미친다. 이 영향은 긍정적일 수 있지만 불법 약물이나 과음에 대한 또래 압박이 있을 수도 있다.

했다. 2012년 이후 미국의 의료서비스법 개정으로 의료서비스 교환을 통해 건강보험에 보다 쉽게 접근할 수 있게 되었다. Millman(2004)은 2014년 3월까지 새로운 건강보험에 가입한 사람들의 45%가 18~34세 사이라고 알렸다. 미국에서 저비용 치료법(Affordable Care Act)을 시행한 이후 실시된 연구에 따르면 젊은이들의 건강과 삶의 질이 향상되었다고 했다. 흥미롭게도, 청년들에게 가장 큰 혜택은 의존적 건강보험에 대한 접근성의 증가일 것이다. Carlson, Lennox Kail, Lynch과 Dreher(2014)는 건강 개선 차이의 절반 이상이 의존적 범위의 변화로 인한 것일 수 있다고 지적했다.

활동과 참여 ACTIVITIES AND PARTICIPATION

청년기에는 사람들이 새로운 환경으로 이동하여 이전 어느 때보다 참여할 영역을 자유롭게 선택할 수 있다. 사회에서 성인의 역할을 수행하려면 일부 작업의 숙달이 필요하다. 예를 들어, 성인 자격을 얻으려면 개인이 일상생활활동 및 도구적 일상생활활동 작업을 관리하기 위한 효과적인 전략을 가지고 있어야 한다. 이러한 작업은 적응 및 보상을 사용하여 수행할 수 있지만 성인은 과정 자체를 관리해야 한다. 작업치료 실습체계(AOTA, 2014)에는 목욕 및 샤워, 몸단장, 대소변 관리, 드레싱, 식사 및 수유, 기능적 이동성, 개인 물품 관리, 개인위생 같은 독립 기능에 필수적인 자가 관리 활동 그리고 성적 활동, 화장실 위생 등을 포함한다. 성인 초기까지 대부분의 사람들은 일상생활활동 및 도구적 일상생활활동을 모두 습득했으며, 가장 큰 성장 분야는 가정생활과 생활방식을 지원하는 데 필요한 물질 및 서비스의 획득이다.

가정생활 Domestic life

ICF(World Health Organization, 2001)에 설명된 가정생활 활동의 범주는 필수품 구입, 재화 및 서비스 취득, 가정 업무, 가정 물건 돌보기 및 타인 돕기이다. 가정생활 활동에 참여하는 것은 어린 시절 초기에 시작되었지만 가정생활 작업의 숙달은 성인 초기의 사회적 기대에서 중요하다.

생필품의 획득 Acquisition of necessities

ICF에 설명된 "생필품의 획득"에는 몇 가지 측면이 포함된다. 거처를 구하는 일은 성인 초기의 첫 번째 핵심 문제이다. 많은 젊은이들이 고등학교를 마치고 고향을 떠난다. 일부는 대학 기숙사로, 일부는 아파트로, 일부는 고용주가 제공한 주택으로 이사한다. 성인 초기의 첫 부분에 매년 4회 이상 이사하는 것은 드문 일이 아니다. 초기 성인은 현대 생활에서 가장 이동성이 높은 시기이며, 이러한 이동은 잠재적으로 스트레스가 될 수 있다.

대학을 졸업한 후 부모와 함께 살기 시작하는 패턴은 등록금을 내고 자신의 가정을 가지며 의미 있는 직업을 얻는 데 따른 경제적 어려움으로 인해 점점 더 증가하는 추세이다. 이 장에서 앞서 소개한 DeAndre는 군복무를 통해 얻은 장애로 인해 부모의 집으로 돌아왔지만, 성인으로서 가족에게 기여할 수 있는 방법을 찾을 수 없었기 때문에 이러한 이동은 부정적인 것으로 볼 수 있다. 4장에서 언급했듯이 미국에서 가장 빠르게 성장하는 노숙자 인구는 청년이다. 여기에는 군복무, 위탁 보호 및 형사 사법 시스템을 포함한 사회적 지원 시스템이 없는 젊은이들이 포함된다. 또한 직장에서 경쟁력을 갖추기 위해 필요한 교육 자격을 얻기 전에 아이를 가진 젊은 어머니도 포함된다. 이러한 젊은 여성들은 변변찮은 서비스업, 건강보험 또는 육아 서비스를 제공하지 않는 직위에 있기 때문에 특히 어려움을 가진다. 외상성 뇌손상 및 PTSD를 경험한 DeAndre와 같은 재향 군인은 종종 직장에서 기대하는 행동에 적응하는데 어려움을 겪으며 이러한 재향 군인의 경우 노숙자가 될 수 있다.

제품과 서비스의 획득 Acquisition of goods & services

"제품과 서비스의 획득"은 가정생활을 지원하는 데 필요한 물건을 쇼핑, 구매 및 운송하는 것을 포함한다. 청소년기에는 대부분의 사람들이 스스로 쇼핑을 시작하지만 의류나 간식과 같이 충동적으로 쇼핑하기 시작한다. 청년들은 신중하게 생각하고 다른 물건과 비교하여 주로 물건을 구매한다. 이와 관련된 쇼핑에 대한 예는 컴퓨터, 가구 또는 자동차 구매를 들 수 있다.

자동차는 상품과 서비스를 획득하는 데 중요한 역할을 할 수 있는데, 이는 젊은이가 필요로 하는 고가의 상품 및

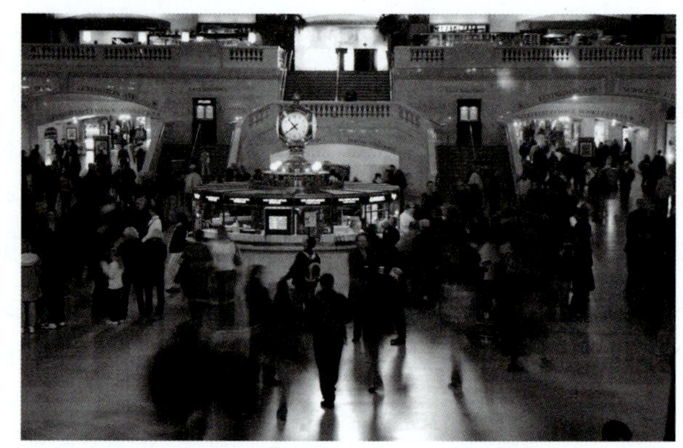

그림 16-3 자가용을 사는데 돈을 쓰기보다 대중교통 수단을 이용하는 것을 선호하는 젊은이들이 늘고 있다.

다른 상품과 서비스를 얻기 위한 운송 지원 수단으로 사용된다. 대부분의 젊은이들은 청소년 후기에 운전할 수 있지만 차량 구매, 보험 및 유지비용은 보통 엄청나게 비싸다. Davis, Dutzik와 Baxandall(2012)에 따르면 2001~2009년까지의 젊은이(16~34세)가 이동하는 평균 연간 차량 마일수는 10,300마일에서 7,900마일로, 즉 23% 감소했다. 경기가 회복되더라도 운전의 꾸준한 감소 추세는 오래 지속될 것이다. 젊은이들은 유류비 상승, 새로운 허가 법률, 대체 교통수단을 지원하는 기술 개선, Y세대 가치 및 선호도 변경 등 여러 가지 이유로 인해 운전을 덜 하는데 이러한 모든 요소들은 앞으로 몇 년 동안 영향을 미칠 것이다"(p. 1). 운전에서 멀어지는 경향은 대중교통 이용의 증가와 짝을 이룬다. 그림 16-3은 통근하는 회사원들과 학생으로 가득 차 분주한 기차역을 보여줌으로써 이러한 추세를 반영한다.

집안일 Houshold tasks

부모님의 집에서 계속 살거나 대학 기숙사에서 생활하는 청년들은 식사 계획, 조직 및 준비의 일상을 미룰 수 있지만, 이 기술은 어른 수준의 독립성을 달성하기 위해 숙달되어야 한다. 마찬가지로 성인기에는 일상 기능의 일부로 의복과 깨끗한 생활공간을 유지하는 능력이 요구된다. 대부분의 청소년들은 집안일을 돕지만 그 일을 계획하거나 분명히 할 책임은 없다. 부모와 함께 사는 청년들은 혼자 사는 청년들보다 집안일을 할 가능성이 적다. 비록 이러한 경향과 다소 멀어진 적은 있지만, 모든 연령의 여성들은 대부분의 집안일을 한다(U.S. Department of Labor, 2013). 집안일에는 음식 준비 및 청소, 가정 청소, 세탁, 잔디 및 정원 관리가 포함된다. 문화, 사회경제적 지위, 성별 기대 및 개인적 가치는 어떠한 집안일이 가치가 있고 능숙해야 하는지 판단하는데 영향을 미친다.

집안 물품의 관리 Caring for household objects

집안 물품을 관리하는 기능 범주에는 일상생활에서 필요한 개인 소지품 및 장비의 유지 관리 및 수리를 포함한다. 여기에는 내부 및 외부 유지 관리, 수리 및 장식이 모두 포함된다. 성인의 역할 및 생활방식으로 전환함에 따라 의류, 가전제품, 배관 및 환기와 같은 집안일을 관리하고 수리하는 법을 배워야 한다. 문화, 사회경제적 지위, 성별 기대치 및 개인적 가치는 집안일 수행에 영향을 미치는 방식과 유사하게 집안 물품을 관리하는 데 영향을 미친다. 개인 재정과 생활 상황은 이 범주와 관련된 기술을 상당히 다양하게 만들 것이다. 임대 아파트에 사는 사람은 필요한 수리에 관해 집주인과 의사소통하는 기술을 습득할 수 있으며, 소득이 낮은 사람들은 옷 수선을 배우는 것과 같이 부유한 또래가 하지 않는 기술을 습득해야 할 수도 있다. 또한 이 범주에는 집안일을 돕기 위해 고용된 사람들과의 의사소통 및 감독도 포함된다. 때때로 젊은이들은 가족에게서 이러한 기술들을 배우고, 때로는 개인적인 경험을 통해 배운다. 사람들이 아파트를 빌릴 때 집주인은 보통 아파트 피해를 막기 위해 상당한 "보증금"을 요구한다. 주거공간을 돌보지 않는 임차인은 임대료가 만만치 않다고 생각할 수 있는 반면, 아파트를 임대해 좋은 상태로 떠난 사람은 새 아파트를 찾는 데 유리할 수 있다.

타인 돕기 Assisting others

타인을 돕는 활동에는 집안 및 집밖에서 학습, 의사소통, 자기 관리 및 변화를 위해 가구 구성원 및 다른 사람들을 돕는 모든 것을 포함한다. 이러한 활동을 통해 파트너, 자녀 또는 개인에게 중요한 다른 사람을 돌볼 수 있다. 성인 초기에는 다른 사람의 행복에 대해 고려함으로써 다른 사람과의 관계에 대한 감정을 표현한다. 이 단계에서 많은 사람들은 자녀를 갖는 것을 선택한다. 부모가 되는 행위는 생물학적이지만 부모의 사회적 역할은 복잡한 작업 및 주요한 삶의 사건으로 추측된다. **육아(parenting)**는 유아기부터 성인기까지 아동의 신체적, 정서적, 사회적, 지적 발달을 촉진하고 지원하려는 의식적인 결정이다. 대부분의 성인 작업과 마찬가지로 육아 작업도 시간이 지나 초보 부모의 경험이 증가함에 따라 변화한다. 육아는 둘 이상의 사람들이 함께 참여하는 작업의 한 예이다. 최소한 부모와 자식 사이의 동적인 상호 관계의 통합이 존재한다. 많은 경우 부모의 작업에는 다른 성인 및 어린이 등 여러 사람이 포함될 수 있다. 육아는 **공동작업(co-occupation)**이며, 서로가 참여하는 작업이다. 성인이 수행하는 많은 작업은 공동 작업이며, 공동의 의미를 구축하는 데 적극적으로 참여하고, 필요하거나 선택한 작업을 수행하는 데 공동된 목표를 가진 두 명 이상의 사람들이 참여한다.

인간관계 Relationships

인간관계는 대인 간의 관계를 형성하고 유지하기 위한 기술을 필요로 한다. 이 섹션에서는 사람들과의 기본적 그리고 복잡한 상호 교류에 필요한 행동 및 과제를 상황 및 사회적으로 적절한 방식으로 고려한다. 인간관계에는 여러 가지 형태가 있을 수 있다. 이 논의에서 우리는 공적인 관계, 사적인 관계, 가족 관계, 친밀한 관계 그리고 연인 관계에 대해서 다룰 것이다.

공적인 관계 Formal relationship

가족 구조 및 교육 시스템은 성숙한 사람들에게 교사, 코치, 종교 지도자들 그리고 권위 있는 많은 다른 사람들과 교류하고 관계를 형성할 기회를 제공한다. 성인 초기 동안 사람들은 적절한 때에 배려와 존중을 보이는 것을 포함하는 상황적 · 사회적으로 적절한 방식으로 다른 사람들과 교류할 수 있는 능력을 습득해야 한다.

공적인 관계(formal relationship)는 고용이나 사회적 교류를 기반으로 공통된 소속이나 목표로 연결된 두 당사자 사이의 유대이다. 보통 권위 있는 사람들과 이러한 관계를 맺지만, 사람들은 또한 부하직원 및 동료들과도 관계를 맺을 수 있다.

공적인 관계를 만들고 유지하는 것은 성인기에 가장 중요한 새로운 요구 중 하나이다. 공적인 관계를 통해 자신이 원하는 주거, 고용 그리고 여가 기회를 찾는데 매우 가치 있는 인간관계를 형성한다. 전자통신과 밀접한 젊은이들은 성인 생활에서 예의범절의 중요성을 과소평가할 수도 있다. Stanyon(2012)은 의사소통 기술과 매너를 강조하는 직장 내 필요한 '친화적 특성'을 나열하고 있다. 이것들은 표 16-2에 열거되어 있다.

성인 초기에, 공적인 관계에서 행동에 대한 암묵적 규칙과 명시적 규칙을 인식하고 준수하는 능력은 노동에 진입하고 지역사회 내에서 생산에 참여하는 데 성공을 예측하는 중요한 요소가 될 것이다. 문자 메시지와 "트위팅"으로 성장한 N세대들을 위해 공적인 관계에서의 전자매체를 통한 의사소통과 관련해 완전히 새로운 기준을 알아야 한다. 예를 들어, 직장에서의 이메일은 문법적으로 정확해야 하고, 철자 오류가 없어야 하며, 약어가 없어야 한다. 개인이 공개 프로필을 구축하고 연결 목록(선택한 다른 사용자)

표 16-2 모든 직장인들이 성공하기 위해 가장 필요한 5가지 예절

1. 의사소통의 강점과 한계를 알고 그 지식을 활용하여 더 나은 상호 교류를 구축한다. 대부분 무관심은 의사소통 방식과 학습 방식의 차이로 인해 발생한다.
2. 기술을 현명하게 사용한다. 당신과 대화를 나누고 있는 사람보다 더 중요한 사람은 없다. 전화가 오면 반드시 받을 필요는 없다. 메시지 알람이 와도 나중에 읽을 수 있기 때문에 즉시 확인할 필요는 없다. 주의가 산만해지지 않도록 전화를 끄도록 한다.
3. 시간을 지켜라. 늦게 나타난다는 것은 당신이 하고 있는 것이 더 중요하다는 뜻으로 전달된다. 우리가 계속적으로 지각했을 때 사람들은 무례하다고 느낀다.
4. 실수에 대한 책임을 지고 사과하고 해결책을 제시하라. "실례합니다", "감사합니다", "천만에요" 및 "죄송합니다"라고 말하라. 실수를 인정하는 노력과 해결책을 제시하는데 더 큰 노력을 한다.
5. 현재에 충실하라. 일대일 대화 또는 인터넷 상의 세미나에서 말하는 사람과 다른 참가자를 배려하고 존중한다. 가는 것이 있으면 오는 것이 있다.

Adapted from Stanyon, D. (2012). Top Five Civility Traits All Employees Need to Succeed. Retrieved from http://www.emilypost.com/on-the-job/workplace-relationships/906-top-five-civility-traits-all-employees-need-to-succeed.

을 작성할 수 있는 소셜 네트워킹 서비스의 광범위한 성장은 공공과 민간 간의 관계를 흐리게 한다(Whitfield, 2013). 직원을 고용하는 회사에서는 소셜 네트워킹 사이트(social networking sites; SNS)의 '친구' 목록과 활동 및 상호 교류에 대한 영구적인 기록이 포함된 공개 프로필에 관심을 보인다. 청년들은 자신의 직장에서 다른 사람의 면전에서 말하지 않아야 하는 것은 이메일로도 해서는 안 된다는 것뿐만 아니라 귀여운 이모티콘을 사용하는 것이 직장 내 의사소통에서 무례하지 않다거나 인터넷 상의 자신의 프로필이 직장 내에서 부정적인 영향을 끼칠 수 있다는 사실을 알아야 한다.

사적인 사회관계 Informal social relationship

성인 초기의 사적인 사회관계에 대한 연구는 상대적으로 거의 이루어지지 않았다. 가장 보편적인 사적 사회 집단은 친구 집단이다. 청소년기에 친구는 긍정과 수용의 근원이었다. 친구는 의사결정에 영향을 미치고 스트레스가 많은 시기에 지지를 제공한다. 친구들은 이러한 자원을 성인 초기에도 계속 제공한다(Berk, 2010). 특히 사회경제적 배경이 어중간한 사람들이 결혼과 출산을 연기하면서 자아 탐구와 정체성 발달이 연장될 수 있다. 이전 세대가 혼인이라는 동반자 관계로 빠르게 전환했을 때 또래와의 우정은 오늘날의 초기 성인을 위한 사회적 지원으로 앞장서고 있다. Settersten과 Ray(2010)는 TV가 현 시대를 반영한다고 상기시킨다. "아버지가 제일 잘 안다(Father knows best)와 그 후의 가족의 모든 것(All in the Family)과 같이 몇 세대 전의 시트콤들은 성공적인 젊은 성인을 위한 모델을 제공했다. 오늘날 TV 쇼는 친구들의 앙상블을 중심으로 청년을 묘사한다. 섹스 인 더 시티(Sex in the city), 빅뱅 이론(Big bang theory), 네 어머니를 어떻게 만났는지(How I met your mother) 등의 시트콤에서는 현대 초기 성인과 우정의 중요성을 특징으로 한다. Christakis와 Fowler(2009)는 소셜 네트워크의 규모와 그 지위가 인종, 계급, 성별 또는 교육보다 성공에 더 큰 영향력 및 예측요소가 된다고 밝혔다.

많은 청년들이 가지는 우정은 함께 공유한 경험, 즉 대학 또는 직장에서의 교류에 근거한다. 이러한 우정은 도움을 주고 따뜻한 것이지만 진정한 친밀감이 부족할 수 있다. 인터넷 연결 및 다양한 소셜 네트워킹 선택을 통해 같은 생각을 가진 사람들을 찾고 관계를 구축하는 것이 그 어느 때보다 더 쉬워졌다. 많은 청년들에게는 대면 친구보다 더 가치 있는 웹 기반 친구가 존재한다. Christakes와 Fowler(2009)는 "친구의 친구"가 초기 성인들이 직업을 얻고, 이성 친구를 사귀고 경력을 개발하는데 영향을 줄 것이라고 밝혔다.

사회적 관계는 사회적 집단에서 받아들여지는 행동에 참여하도록 영향을 미치는 동료 의식과 다른 사람들에 대한 의식을 심음으로써 건강한 행동에 영향을 미친다(Umberson & Karas Montez, 2010). 건강에 미치는 이러한 영향은 개인의 사회적 네트워크에 따라 긍정적이거나 부정적일 수 있다.

가족 관계 Family relationship

많은 경우에, 젊은이들이 결혼하거나 헌신적인 관계를 성립한 이후에 이성을 만나는데 시간을 투자하기보다는 형제자매와의 관계를 더 확장할 수 있다. 정서적으로 서로 가깝거나 큰 문제가 없는 형제들은 보통 이 시기에 더 강한 유대를 형성한다. 가족 경험이 긍정적이었을 때 성인 동성 형제자매 간의 관계는 공유된 배경과 가치와 관점의 유사성을 포함하는 유대감을 제공한다. 반대로 부모의 편애, 대인관계 경쟁 및 형제자매의 유년기 병력이 있는 경우와 같이 관계가 부정적일 경우 형제자매 유대가 중단되고 형제자매와의 관계가 끊어질 수 있다(Berk, 2010).

15년 전까지만 해도 젊은 성인들이 집을 떠나 독립을 하는 발달상 분명한 지점이 존재한다는 가정이 있었다. 직업 참여를 위한 교육 수요의 변화, 결혼 지연, 경제 불황이 결합되면서 젊은 성인들의 가족관계에도 극적인 변화가 나타났다. 이 시기는 연애와 부부관계를 오가고, 대학에 다니고, 학교를 바꾸고, 취업을 하고, 어쩌면 또다시 직업을 바꿀 수도 있는 일시적인 삶의 단계이다(Aquilino, 2006). 이 발달기간에 청년들은 필요한 작업(ADLs, IADLs 등)에서 자율성을 얻는 것 외에도 새롭고 자신이 관심을 가지는 다양한 작업을 탐색한다. 젊은이들은 자신에게 즐거움이나 개인적인 만족감을 가져다주는 작업들을 탐구하는 것을 선택한다.

이 모든 변화 중에 젊은이들의 자기 가족들과의 관계는 당연히 극적으로 변한다. 역사적으로 초기 성인 단계에서 청년들은 부모, 형제 그리고 다른 친척들을 전보다 훨씬 드물게 보게 된다(Hutchison, 2011). 최근의 연구들은 이러한 추세에 반하는 것을 보여주었다. Christakis와 Fowler(2009)는 "18~25세 사이 젊은 성인의 절반이 적어도 일주일에 한 번은 부모를 만난다고 말한다"고 언급했다. 그들의 2/3 정도가 부모로부터 한 시간 이내 거리에 산다고 답했다. 서로 만나지 못하면 정기적으로 전화통화를 한다고 말했다. 일, 연애, 지리적 거리 그리고 독립에 대한 욕구는 모두 가족들과의 접촉을 유지하는 능력에 영향을 미칠 수 있다. 그럼에도 불구하고 부모와의 관계는 중요하고 영향력이 있다. Aquillino(2006)는 청소년에서 확립된 관계와 분리 간의 균형을 유지하고 확장하는 안정적이고 애정이 풍부한 부모-초기 성인 유대는 긍정적인 자부심, 정체성 발달, 대학생활로의 성공적인 전환, 높은 학업 성취, 도움이 되는 우정 및 연인 관계 그리고 불안, 우울, 고독 그리고 약물중독의 감소와 같이 적응 기능의 많은 측면에 도움이 된다고 기술했다(p.367). 성인으로서 독립해서 경제적 어려움을 겪는 동안 가족이라는 울타리 내에서 안전하고 도움과 사랑을 받는다고 느끼기 때문에 부모와의 유대는 청년들이 성공적으로 독립하는데 도움을 줄 수 있다.

'**부메랑 세대(boomerang generation)**는 계속해서 집으로 돌아갈 것이다'라고 생각을 하는 젊은이들에게 적용되는 용어이다. 초기 성인기의 젊은이들은 종종 짧은 기간 혼자 살아보고 난 뒤 자신의 고향으로 돌아가 부모와 함께 사는 것을 선택한다. 많은 부모들에게 이러한 상황은 자신의 세대에서는 "실패"로 여겨졌기 때문에 불안해한다. 이러한 상황은 부모 자식 간의 긴장을 발생시킬 수 있는데 부모들이 자신이 가졌던 것보다 자녀들이 덜 사적이고 덜 독립적인 태도를 가지고 있기 때문이다.

청년들은 보통 부모가 될 때에도 자신의 부모와 활발히 교류한다. 청년들이 부모로서의 역할을 받아들일 때 그들은 일상생활의 모든 측면에서 변화를 경험한다. 육아 및 의료비용은 이제 막 취업한 젊은이들의 재정을 초과할 수 있다. 부모가 된 청년들은 친구 관계를 많이 구축했을 수도 있지만, 출산 후에는 친구들과는 전보다 더 적은 시간을 보내고 자신의 가족과 더 많은 시간을 보내는 경향이 있다. 이러한 성인 초기 집단은 자신의 부모로부터 사회적 지원과 비용을 찾을 수 있으므로 "부메랑 세대"가 될 가능성이 가장 높다.

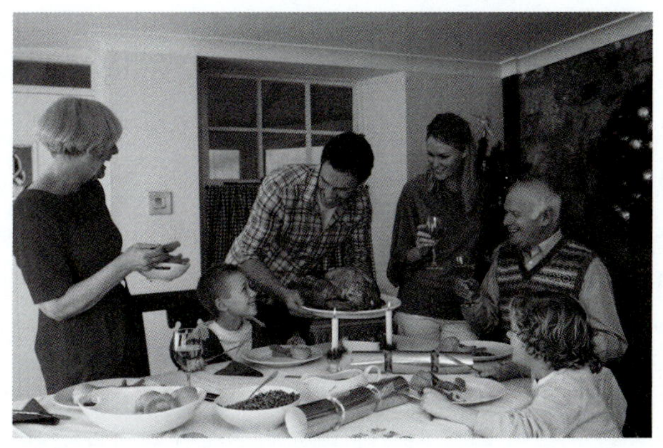

그림 16-4 젊은 성인이 자녀를 가지면 자신의 부모와 보통 더 가까워지고 가족들과 휴가 및 집안 전통 행사에 더 적극적으로 참여한다.

자기 가정을 유지할 때도 어린 자녀를 둔 젊은 성인들은 자신의 가족과 함께하는 경우가 많다. 육아의 어려움은 경험을 공유했고 이러한 성인 작업에 대해 정서적, 신체적 지원을 제공할 수 있는 다른 사람들로부터 지지를 얻도록 한다. 그림 16-4에서 볼 수 있듯이, 젊은 성인들은 종종 부모, 형제들과의 관계를 강화하고 성인 작업 선택의 일부로 명절이나 휴가 같은 가족 활동에 더 적극적인 역할을 한다.

경제적으로 불안정하고 부양해줄 부모가 없는 젊은 성인들은 특히 불안정한 위치에 있을 수 있다. 제한된 교육, 의료서비스 접근, 고용으로 인해 안정적인 직업을 구하지 못하는 젊은이들이 "하류층"이 되는 경우가 증가하는 것에 대한 우려가 존재한다. 2012년에 출현한 이러한 사회 패턴은 향후 10년 내에 상당한 사회적 과제를 발생시킬 것으로 예상된다(Draut, 2005).

친밀한 관계 Intimate relationships

개인적인 가치와 목표에 대한 확인과 헌신은 젊은이들이 관계의 친밀감을 갖도록 준비하는 첫 단계이다(Aquilino, 2006). 흥미롭게도 친밀감의 발달에 도움을 주는 요소는 행동에서의 자기 조절 기술이다(Busch & Hofer, 2012). 자기 조절은 인지적 유연성의 증가를 반영하며 사람들이 매일 직면하는 사회적·상황적 요구에 적응할 수 있도록 한다(Baumeister & Vohs, 2007).

Eryilmaz와 Atak(2009)은 친밀함의 8가지 측면을 제공한다. 즉 이러한 측면은 신체적 친밀감, 비언어적 의사소통, **자기 개방(self disclosure)**, 존재감, 인지적 친밀감, 감정적 친밀감, 헌신 그리고 상호 관계를 포함한다. 신체적 친밀감은 신체적 접촉과 친밀감을 공유하는 것이다. 그것은 신체적으로 가까운 곳에 서 있는 것에서부터 성적 접촉에 이르기까지 다양한 행동들을 포함할 수 있다. 비언어적 의사소통을 통한 직관성은 제스처, 얼굴 표정 또는 다른 사적인 신체적 신호를 이용한 사적인 의사소통이다. 자기 개방은 한 사람이 다른 사람에 대한 개인적인 감정과 같은 사적인 정보를 공개하는 친밀한 행위이다. 존재감은 당신과 친밀한 사람이 실제로 존재하지 않을 때 그러한 존재가 신체적이거나 비신체적으로 존재한다는 느끼는 주관적인 감정이다. 인지적 친밀감은 상대방을 "잘 안다는" 느낌을 특징으로 한다.

감정적 친밀감은 서로에 대한 깊은 사랑, 배려, 동정 그리고 긍정적인 매력을 받아들이고 표현하는 것이다. 헌신(commitment)은 관계의 파트너들이 그들의 관계를 무기한 동안 지속되는 것으로 인식하는 정도를 말한다. 마지막으로, 상호 관계(mutuality)는 친밀한 파트너들이 공동의 대의에 함께 참여하는 것이다. 친밀한 관계는 연인 관계일 수도 있지만, 성공한 젊은이들은 친구, 형제, 동료 그리고 그들의 삶에서 다른 중요한 사람들과도 친밀감을 형성한다.

연인 관계 Romantic relationships

연애는 전통적으로 젊은이들을 헌신과 결혼으로 이끄는 것으로 여겨진다. **결혼(marriage)**은 친족 관계를 법적으로 식별하고 일반적으로 친밀하고 성적인 대인 관계를 인정하는 배우자라고 불리는 사람들 사이의 사회적 결합 또는 법적 계약이다. 공통의 목표를 공유하는 사람들 간의 헌신적인 교류로서의 결혼은 "배우자"나 "동반자"와의 공동작업을 위한 관문으로 생각할 수도 있다. 친밀감과 애정 관계의 수준에서 동성 커플들은 성년 초기에 이성 커플들이 겪는 여러 압박감과 스트레스를 동일하게 받는다. 문헌에 기록된 이들 부부가 경험하는 주된 차이점은 출신 가족의 지원이 적고 가족 관계의 연관성이 더 제한적이라는 것이다(Hutchison, 2011).

미국에서 첫 결혼의 평균 연령은 높아졌으며 여성의 경우 25.5세, 남성의 경우 27.5세이다(Berk, 2010). 미국인의 거의 90%가 적어도 한 번은 결혼한다. "결혼은 대부분의 사회에서 사회적, 경제적으로 중요한 사건이다. 가족이 사회적, 경제적으로 상호 의존적임에도 불구하고 결혼은 부모 단위에서 개인이 분리되는 시작을 나타내는 통과의례이다. 많은 개발도상국에서 결혼은 두 개인뿐만 아니라 두 가족 또는 친족 집단의 결합을 뜻한다"(Quisumbing & Hallman, 2006, p. 200).

결혼 결정은 많은 개인적, 경제적, 사회적 요인의 영향을 받는다. 많은 젊은이들은 특정 연령대에서 결혼해야 한다는 생각에 영향을 받는다. 예상하는 시기 내에 결혼을 하지 않으면 끊임없는 의문을 받을 수 있다. Wang과 Taylor(2011)는 결혼과 부모 되기는 전통적으로 성인으로의 여정에서 발달 이정표가 되었지만 이제는 더 이상 그렇지 않다고 지적했다. 미국에서는 결혼한 성인의 비율이 몇 년 동안 감소하고 있다. Cohn(2011)은 이 경향이 성인 초기에 가장 두드러졌으며, 2010년 조사에서 18~29세의 20%가 결혼하기로 결정했는데 이는 1960년의 59%와 대조적이다.

전통적인 결혼에서는 남편과 아내의 역할이 명확하게 구분된다. 이러한 유형의 결혼에서 남편의 주요 책임은 직업을 통해 가족의 경제적 안녕을 유지하는 것이다. 이 계약에서 아내는 집안일을 하고 남편과 자녀를 돌볼 책임이 있다. 전통적인 아내는 집 밖에서 직업을 갖지 않는다.

2012년 미국 인구조사에서 모든 가구의 53.6%가 맞벌이 부부였으며, 전통적인 결혼 역할에서 크게 벗어난 것으로 나타났다. 전체 부부의 21.7%만이 남편만이 일했고 7.5%가 아내만이 일했다. 나머지 16.6%의 커플 중 어느 파트너도 취업하지 않았다. 부부 모두가 모두 집 밖에서 일하는 결혼의 경우 집안일, 육아 및 여가활동을 협상하고 부부간에 공유해야 한다. 일하는 여성의 수가 증가함에도 불구하고, 여성은 여전히 대부분의 미국 가정에서 집안일과 육아에 대한 주요 책임을 가진다.

동거(cohabitation)는 합법적으로 결혼하지 않은 두 성인이 성관계를 맺고 집안일의 책임을 공유하는 생활방식이다. 오늘날의 젊은 성인들에게 동거는 종종 공동 거주의 첫 번째 형태로 존재한다. 동거는 관계의 지속성에 대한 헌신의 수준을 반영하며, 목표 달성을 위해 일관된 공동의 목표가 있을 때 이러한 종류의 파트너십은 공동 작업으로 생각할 수 있다.

부모 되기 Parenthood

아이를 갖기로 한 결정은 평생에 걸친 인간관계를 시작한다는 것을 의미한다. Wang과 Taylor(2011)는 오늘날의 젊은 성인들은 결혼보다 부모가 된다는 것에 가치를 더 높게 둔다. 이들은 혼외 출산 등이 점점 증가됨에 따라 이러한 두 가지 사회적 패턴이 뚜렷하게 나타난다고 보고했다. 그리고 현재 젊은 성인의 52%가 좋은 부모가 되는 것이 인생에서 가장 중요한 것 중 하나라고 말하는 반면, 좋은 결혼에 대해서는 30%만이 중요하다고 말했다고 언급했다.

특히 성인 초기에 사람들은 아이를 갖는 것이 그들의 생활방식에 미칠 영향을 과소평가한다. 부모 되기의 시작과 함께 젊은 성인들은 새로운 의무와 책임에 직면한다. Martinez, Daniels와 Chandra(2012)에 따르면 초산의 절반 이상이 20대 여성에게서 발생하고, 거의 1/3이 20대 이하의 여성에게서 발생한다. 남성의 경우 첫 출생의 약 2/3가 20대에 발생하고 5명의 출생 중 한 명은 30세 이상에 발생한다. 22~44세 사이의 남녀 모두 교육 수준이 높을수록 20세 이전에 첫 출산을 하는 비율이 낮아진다. 2006~2010년 사이에 15~44세 사이의 여성 중 약 25%가 결혼 전에 출산했다.

분명히 아이를 가질 것인가 말 것인가에 대한 결정은 중요한데 일반적으로 개인, 아이, 사회의 수준에 따라 영향을 미친다. 많은 부부들에게 부모가 되겠다는 결정은 교육적 성취, 개인적 가치, 생물학적 · 의학적 질병과 같은 요소들을 고려하는 종합적인 계획의 일부분이며, 부부가 그들의 현재 일상에 육아 역할을 포함시킬 준비를 한다. 그 외에 육아에 대한 계획이 없었던 임신은 놀라운 발견이다. 어느 경우든 이러한 기대로 인해 흥분되기도 하고 스트레스를 받기도 하며, 전환에서의 다른 발달과제와 마찬가지로 예측하기 어려울 수 있는 정도의 인생 변화가 발생하기도 한다.

외로움 Loneliness

젊은 성인은 외로움을 겪을 위험이 있다. 인간관계 및 결혼 생활을 형성하는데 따른 사회적 압력과 함께 누구든 이러한 삶의 경로를 따르지 않는 사람은 외롭다고 느낄 수 있다. 외로움은 "현재 우리가 가지고 있는 사회적 관계와 우리가 원하는 관계 사이의 틈에서 오는 불행"이다(Berk, 2010, p. 376 or p. 365). 외로움은 많은 면에서 사회적, 정체성 발달에 긍정적인 동기부여가 된다. 개인을 다른 사람들과 접촉시키는 의무 교육 제도 없이, 외로움은 젊은이들로 하여금 그들의 사회적 관계를 탐구하고 확장하도록 동기를 부여할 수 있다. 극도의 외로움은 우울증이나 불안과 관련이 있지만, 경미하거나 중등도 외로움은 자신을 더 잘 이해할 수 있도록 개인적인 성찰을 위한 시간을 제공하고, 인간관계에 대한 만족과 스스로의 만족 사이에서 균형을 잡는 법을 배우는 것과 같은 긍정적인 이점을 제공할 수 있다(Berk, 2010).

주요 삶의 영역 MAJOR LIFE AREAS

최근의 젊은이들에게 영향을 미치는 가장 중요한 요인 중 하나는 경제적 변화이다. 제조업, 광업, 건설업, 기계 및 기타 유형의 육체노동과 같이 숙련되거나 미숙련된 노동력을 포함하는 직업군에서 상대적으로 적은 수의 고용이 이루어진다. 이러한 직업들은 역사적으로 대학교육을 받지 못한 사람들에게 생활 임금과 혜택을 제공해 왔다. 오늘날 서비스 산업에는 판매원으로서 그리고 음식 서비스 분야에서 미숙련된 직업들이 있지만, 이러한 직업들은 종종 의료보험상의 혜택을 주거나 생활을 유지할만한 임금을 보장하지 않는다.

이러한 도전에 직면하면서, 젊은이들은 위험을 감수하고 자신의 기술을 창의적으로 결합하여 변화하는 사회, 시민, 고용 환경에 적응하려는 의지를 가진다.

교육 Education

Settersten과 Ray(2010)는 "불완전한 어른"이라는 저서에서 첫 부분을 "고등교육은 성인으로의 과정에서 가장 중요한 첫 번째 단계"라는 문장으로 시작한다. 이 인용문은 초기 성인 교육의 우선순위를 보여준다. 이들은 또한 "오늘날 거의 알려진 사실은 아니지만 25~34세 사이의 젊은이들 중 1/4만이 학사학위를 가지고 있으며, 거의 모든 직업의 절반이 어느 정도의 학위를 요구하며, 괜찮은 임금을 지불하는 모든 직업에는 학위 또는 증명서가 필요하다. 뿐만 아니라 많은 분야에서 전문직에 필요한 학력이 높아지고 있다.

이러한 추세는 작업치료 및 물리치료 분야에서도 마찬가지이다. 오늘날 고임금 일자리의 공급은 적어지고 더 오랜 기간 전문화된 훈련이 필요하다. 이러한 상황으로 인해 기술, 직업 또는 대학에 관계없이 직장에서 경쟁하기 위해 교육이 필요하다(Settersten & Ray, 2010).

직업 및 대학 교육 프로그램에 참여하려면 금전뿐만 아니라 자기 규제 및 자제력이 필요하다. 많은 젊은이들, 특히 저소득층이나 노동 계급 출신들은 대학에서 성공하기 위해 필요한 고등학교 기술을 습득하지 못한다. 이러한 개인의 경우 취업을 위한 자격증을 취득하는 것이 매우 어려울 수 있으며 능력을 향상시키기 위해 추가적인 교육 과정이 필요할 수 있다.

부모님이 대학 교육을 받았거나 부유한 가정 출신인 젊은이는 고등교육을 받는 데 유리하다. 이러한 개인은 충분한 재정적 지원(부모 등)을 받을 가능성이 높으며 고등학교에서 잘 공부하도록 격려받았을 가능성이 높으며(따라서 대학 준비 상태가 됨) 그들은 대가족으로부터 좋은 조언과 정서적 지원을 받을 가능성이 더 높다. 적절한 수준의 학업 성적을 유지하기 위한 접근, 지원 및 전략과 관련된 문제는 모두 성인 초기의 주요 관심사이다. 오늘날 젊은이들이 직면하고 있는 경쟁적인 학업 및 직장 환경에서 장애가 있거나 특수 교육이 필요한 사람은 소외될 수 있다.

일과 고용 Work and employment

Braveman과 Page(2012)는 "어떤 형태로든 대부분의 성인들은 일하는데 삶의 많은 시간을 할애할 것이다"(p. 3)라고 말했다. 일은 성인기 동안 많은 기능을 수행하는 작업 영역이다. 일은 수입의 원천이 되지만 일상적인 일과 사회연결망에서 상호작용하고 확장할 수 있는 기회도 제공한다. 대부분의 성인들은 직장을 통해 더 나은 의료보험 및 육아 제도를 제공받을 수 있다. 여가 및 여가를 누릴 기회조차도 일과 관련된 경우가 많다.

성인 초기에 흔히 꿈꾸는 것은 의미 있고 개인적으로 만족스러운 직업을 찾는 것이다. 이 시기에 청년이 직업을 선택하는 것은 자기 정체성과 밀접한 관련이 있다. 청소년기부터 젊은이들은 오랜 시간 동안 직업을 선택한다. 이러한 직업적 선택과 그에 따른 직업적 탐구 기간은 성인 초기의 교육 선택을 돕는다. 이 과정은 **작업 정체성 (occupational identity)**의 발달로 귀결된다. Braveman과 Page(2012)는 작업 정체성을 선택한 직무에 참여하기 위한 주관적 능력과 효율성으로 정의한다. 작업 정체성은 사람들이 흥미롭고 만족스럽게 여기는 것, 참여를 통해 지속되는 역할과 관계 그리고 선택된 삶의 경로와 관련된 일상에 대한 편안함과 친숙함을 포함한다. 직업적 선택은 작업 정체성을 이상적으로 반영한다.

젊은이들은 실제 업무 경험을 통해 직업을 탐구하면서 직장이 지리적으로 통근이 가능한지 교통, 육아 필요성 등과 같은 일상적인 제약에 직면하게 된다. 이러한 현실적 요인은 "꿈의 직장"을 추구하는데 제약이 된다. 직업 선택에 대한 정서적 요인은 개인적 그리고 직장에서 허용되는 것(또는 허용되지 않는 것)에 대한 느낌과 관련이 있다. 이것은 "나는 결코 사무일을 할 수 없었다" 또는 "나는 절대 피를 다룰 수 없다"와 같이 단순할 수도 있고, 권위와 권력 관계와 관련된 더 미묘한 문제가 될 수도 있다. 많은 초보 서비스 직종에서 근로자들은 무엇을 입고 언제 도착해야 하는지 뿐만 아니라 보석, 머리 색깔, 향수, 자세와 같이 사적인 것에 대한 비난과 규제를 받을 수도 있다. 사람이 개인적인 표현에 대해 강하게 느낄 때 그들은 이 정도의 감독 및 통제 수준에서 주저할 수도 있다. 마지막으로, 개인의 가치는 자기 자신이 교육 및 감독의 압박을 견디기 위해 충분히 노력할 수 있는 진로를 찾는데 핵심이 될 것이다.

학자들이 직업 선택에 대해 처음 보고 이론을 세운 것은 1950년대였다. 직장이나 사회적 기대가 바뀌면서 초기 직업 이론의 상당수가 오늘날 거의 사용되지 않고 있다. Eli Ginzberg(1951) 등은 아동기에 시작해서 초기 성인기로 확장되는 발달과정을 따라 **직업 선택의 발달이론(developmental theory of vocational choice)**으로 설명하였다. 아동기는 직업 선택에 환상을 가지고 있으며, 아동에게 친밀하고 매력적이며 흥미로운 직업을 반영하는 경향이 있는 것이 특징이다. 이러한 환상기(fantasy period) 동안 아동은 매일 선생님, 의사, 운동선수, 수퍼 히어로가 되고 싶다고 말하곤 한다. 그것은 대략 11~12세까지 지속되며 그 후에 자신의 궁극적인 직업에 대한 좀 더 실제적인 생각을 시작한다.

Ginzberg에 의하면 잠정기(tentative period)의 의사결정은 자신의 개인적인 기술과 가능성, 가치의 시험적인 고려사항이 특징이다. 환상기의 특징인 외관상 무한한 기회들은 자신에게 적합한 한 가지 직업의 실제와 만나기 시작한다. 이러한 잠정기는 유효한 직업 선택의 제한점이 될 수 있는 요인의 인식 정도가 증가하면서 13~14세에 시작되어 후기 사춘기까지 진행된다. 이러한 고려사항에는 경제적 현실과 다양한 잠재적인 개인적, 환경적 장벽이 포함된다.

후기 사춘기 동안 현실적인 직업 탐색기(realistic career exploration)가 뒤따르며, 초기 성인기에 선택한 직업의 범주 내에서 실습기(experimentation period)로 이동한다. Ginzberg는 직업 범주의 선택에 대한 정보가 수집되고 자신의 개성과 일치하는 다양한 선택이 연구되는 과정으로 보았다. 마지막으로 건강관리 직업이 고려되는 시기를 거쳐 간호사가 되는 것을 선택하는 것과 같이 직업 범주에는 하나의 직업이 선택되는 직업 선택의 결정기(crystallization of vocational choice)가 존재한다.

Donald Super(1984)의 연구는 Ginzberg의 연구와 밀접한 관련이 있으며, 표 16-3의 Ginzberg의 단계와 비교된다. Ginzberg와 마찬가지로 Super는 직업 개발을 생애에 걸친 지속적인 과정으로 설명한다. 그는 작업 개발 과정이 사람들의 능력, 성격 그리고 자아개념과 특정한 직업에 필요한 요구사항과 능력의 상호작용을 반영한다고 제시한다.

Ginzberg와 Super는 둘 다 직업 개발을 하나의 직업으로 가는 질서 있는 경로라고 소개한다. 이 두 이론 모두 오늘날의 젊은이들의 직업 선택 경험을 반영하지 못한다는 비판을 받아왔다. 주된 비판은 다음과 같다. 둘 모두 단계 이론이고 선형이다. 이것은 하나의 직업 경로만 있다고 가정하고 직업 경로의 중단이나 변화에 대해 설명하지 않는다. 또한 두 이론 모두 성별, 가족의 영향, 사회경제적 지위 또는 문화와 같은 상황적 요소를 고려하지 않는다.

Ginzberg와 Super의 직업 개발 이론을 주의 깊게 생각해 보면, 직업과 진로의 발전을 선형적 과정으로 가정하고 있음을 알 수 있다. 진로를 향한 이러한 직선적인 경로는 아직까지 많이 존재하지만, 대부분의 사람들은 경력 개발을 위해 더 다양한 과정과 일정을 경험한다. Ginzberg와 Super가 제시하는 것은 정규교육 이수부터 은퇴까지 **지속적인 직업 경로 모델(continuous career path model)**이다. 이러한 연속적인 진로는 오늘날의 경우 예전보다 훨씬 드물다. 오늘날 젊은이들은 직장을 자주 옮긴다. 직업 변화 중 일부는 그들이 고급 훈련을 받기 원하기 때문에 임시직으로 고용되는 것과 관련이 있다. 또 다른 요인은 젊은 근로자들이 사회적 또는 경제적 추세에 가장 영향을 받을 가능성이 높은 노동력이라는 점이다. 2010년까지 확대된 미국 경기침체에서 가장 큰 타격을 받은 사람들은 고등학교 교육을 받지 못한 젊은 남성들과 젊은 흑인 여성들이었다. 노동통계국(2012)은 "2007년 12월부터 2009년 6월까지 고졸 이하 청년 취업자 비율이 12%포인트 가까이 떨어졌고, 같은 기간 흑인 여성 취업자 비율이 10%포인트 이상 떨어졌다"고 보고했다(p. 2).

광범위하고 전문적인 훈련에 대한 일터 수요와 젊은 노동자들의 높은 가용성으로 인해 오늘날 미국에서의 취업은 1930년대 대공황 이후보다 더 어렵다. 경기 불황 이전에도 많은 젊은이들이 관심 분야 외의 직업을 포함한 어떠한 일자리도 상관없이 구했다. 학교를 마친 후 7년 동안 1,200명의 젊은이들을 추적한 한 연구에서 주어진 시점에서 자신이 가장 관심 있는 분야에서 일하는 사람은 오직 20%에 불과했다(Athanasou, 2002).

표 16-3 직업 발달 이론의 비교

	Ginzberg(발달적)	Super(자아 개념)
아동 발달 기간	환상의 기간, 최종 직업 선택과 거의 관련이 없는 화려하고 흥미진진한 직업의 선호도를 나타냄	자아 형성에 대한 생각(자기 개념)
청소년기에 대한 관점	초기 기간 동안의 능력과 가치를 평가하는 임시 기간; 경제적이고 실질적인 현실을 고려한 이후의 현실적인 직업 탐색	직업에 대한 자아개념의 지속적인 발전; 스스로에 대한 명확성과 자기 결정화에 대한 생각이 커짐
초기 성인기	탐색 과정에 따라 경력 범주에 도전함	18~21세 사이에 구체화된 특정 직업; 경력 결정은 21~24세 사이에 이루어짐. 25~35세까지 안정적인 직업 선택이 이루어짐

젊은 성인 남성과 여성이 노동에 참여하는 것이 거의 동등함에도 불구하고, 대부분의 여성들은 임금이 낮거나 여성이 주가 되는 직업을 가진다. 이러한 경향은 적어도 부분적으로는 여성이 주가 되는 직업들이 전통적으로 휴가를 유연하게 쓸 수 있고 가정에 도움이 되는 혜택을 더 많이 제공하기 때문이다(Glauber, 2011). 교육수준이 높은 남녀 모두 비숙련자 또는 서비스업 종사자보다 자신이 원하는 유연한 직업을 찾을 수 있는 가능성이 높다.

Settersten과 Ray(2010)는 가정이 없는 청년들조차도 일과 삶의 균형을 중시하고 있다고 언급한다. **일과 삶의 균형(work–life balance)**은 그 사람이 직업 및 직업에 대한 야망과 가족, 관계, 여가활동의 상대적 가치에 대해 우선순위를 정하는 생활방식의 선택이다. Morganstern(2008)은 일과 삶의 균형이 "일하는 시간과 그렇지 않은 시간의 차이가 아니다. 한 가지 일을 하는 것이 다른 일을 하는데 에너지를 공급한다는 점을 인식하고 자신이 일하는 시간과 휴식 시간을 어떻게 보내는지와 더 관련이 있다"고 말했다. 오늘날의 젊은이들은 이전 세대보다 일을 통해 자신을 규정하지 않으려고 한다.

또한 젊은이들은 자기 관리, 가족 및 여가활동보다 일에 우선순위를 둘 가능성이 적다. 이는 젊은이들이 긴 근무시간이 필요하고 높은 압박과 위태로운 일자리에 머무를 가능성이 적다는 것을 의미한다. 고용주는 오늘날의 젊은 성인이 게으르고 직장 윤리가 불량하다고 불평한다. 또 다른 관점은 오늘날 청년들이 이전 세대에서 보았던 고용주보다 자신의 건강과 복지를 지킬 것이라는 기대가 높다는 것이다(Settersten & Ray, 2010).

직장의 유연성은 서서히 증가하고 있지만 이는 가치 있는 직원을 유지하려는 노력으로만 증가하는 경향이 있다. 1985년에 고용된 남성과 여성의 12.4%는 유연한 일정을, 2004년에는 27.5%가 유연하게 일을 했다(미국 노동부, 2005). 이는 두 가지 통계를 구분하는 20년 동안의 사회적, 기술적 변화에 비해 매우 적은 증가를 반영한다.

이민과 일 Immigration and work

이미 청년들이 직면하고 있는 취업의 어려움은 주류 중산층의 가치와 경험을 가진 교육을 잘 받은 젊은이들에게 가장 쉽게 느껴진다. 이민자와 이민자의 자녀들은 이렇게 경쟁적인 취업 시장에서 불이익을 받는다. Batakive와 Fix(2011)는 "오늘날 미국에서 이민자 가정의 16~26세 사이의 청소년 및 청년은 네 명 중 한 명꼴로 불과 15년 전의 다섯 명 중 한 명보다 그 수가 증가했다"고 보고했다. 이러한 인구는 미국의 노동력이 고령화됨에 따라 더 큰 역할을 할 것이며, 교실과 직장에서 어떻게 잘하는가는 이러한 개인들뿐만 아니라 미국 경제 및 지역사회 전체의 활력에도 중요한 신호이다"(p. 1).

이들 이민자 청년 그룹은 어른의 역할을 수행함에 따라 사회에 중대한 영향을 미친다. 고용 기회를 제공하는 많은 주요 회사에서는 비자가 없이는 취업할 수 없지만 이민자들은 공립학교를 다닐 수 있으며 일반적인 어떠한 미국 고등학교라도 졸업할 수 있다. 비자가 없는 이민자 자녀의 경우 공립학교 졸업 이후 성인(직업 또는 중등과정 이후 교육)이 된 뒤에는 취업의 어려움 및 서류 미비로 인해 대부분의 공공 지원 노동 프로그램에 참여를 할 수 없기 때문에 앞으로의 진로에 심각한 제약을 받는다. 서류가 미비한 이민자들은 대부분의 대학 재정 지원 프로그램에 부적격하기 때문에 고등교육을 받는데 있어서 막대한 어려움에 직면한다(Flanagan & Levine, 2010). 그럼에도 불구하고 종단 연구에 따르면 모든 이민자 그룹에서 이민 후 각 세대의 교육성과가 인상적으로 향상되었다. 또한 모든 이민 세대와 민족의 여성은 남성보다 여성의 교육성과가 더 우수하다(Batalova & Fix, 2011). 이러한 성과에도 불구하고, Settersten과 Ray(2010)는 이민자와 소수 민족의 이민자와 소수 민족을 가진 사람들이 직장에서 경쟁하는 데 필요한 기술을 익히기 위한 교육을 받을 준비와 재정적 자원이 부족할 위험성이 높다고 언급했다.

고용 지원 Supported employment

고용 지원(supported employment)은 장애인들이 경쟁력 있는 노동 시장에 참여할 수 있도록 지원하고 의미 있는 직업을 찾도록 도와주며 전문가 팀의 지속적인 지원을 제공한다. 고용 지원은 1973년 재활법 개정에서 처음으로 소개되었다. 이 법률에서 고용 지원은 "통합된 작업 환경에서의 경쟁적 환경 또는 개인이 강점, 자원과 일치하여 경쟁 작업을 위해 노력하는 통합 작업 환경에서의 고용을 의미한다. 경쟁적 고용이 정상적으로 발생하지 못하는 매우 중대한 장애를 가진 개인에 대한 우선순위, 우려, 능력, 역량, 관심사 및 개인의 현명한 선택 또는 상당한 장애로 인해 경쟁 고용이 중단되거나 일시적으로 중단된 경우" 고용 지원은 발달 및 정신건강 상태를 가진 개인이 기술을 습득하여 노동력으로 제공할 수 있도록 돕는 법률이다. 직업 코치, 직업 개발, 직업 유지, 교통, 보조기술, 전문 직업 훈련 및 개별 맞춤형 감독과 같은 지원을 제공한다. 고용 지원은 종종 고용 기회의 개발과 고용 유지를 위한 개인의 지속적인 지원을 의미한다. 작업치료사와 물리치료사 모두 고용 지원 환경에서 일할 수 있으며 노동력에 참여하기 위한 노력으로 서비스 혜택을 받는 사람들을 대상으로 치료할 수 있다.

지역, 사회, 시민의 삶

COMMUNITY, SOCIAL, AND CIVIC LIFE

여기서는 가족 외, 지역, 사회 및 시민의 삶의 영역에 구성된 사회생활에 관여하는 데 필요한 행동과 과제에 대해 설명할 것이다. 이 연령대의 사람들은 시민 참여에 대한 선택에서 완전한 독립성을 가진다. 고향을 떠나고, 결혼하고, 부모가 되는 젊은이들의 과제는 이제 동거하고 이혼하고, 부모의 집으로 돌아가며, 부모 되기를 미루고 있는 상황에서 더욱 일관성이 없다. 젊은 성인의 전통적인 과제는 많은 것이 중년까지 연장되었고, 다음 장에서 심도 있게 논의될 것이다.

육아 Parenting

육아 단체, 학부모-교사 협회, 청소년 활동 지도자와 지지자로서 지역사회 생활에 참여하는 것은 젊은 부모들의 공통된 공동체 활동이다.

대부분의 젊은 성인들은 우선 부모로서의 역할로 지역, 사회, 시민의 삶에 참여한다. 자신의 아이들과 함께 그리고 자신의 아이들을 지지하는 활동에 참여하면서, 젊은 성인들은 대체로 공동체의 일원으로서 스스로 관련되기 시작한다.

ICF 틀에서 육아의 요구사항은 스트레스와 기타 심리적 필요성을 다루는 "일반적인 업무와 요구" 영역을 포함하여 활동과 참여의 많은 측면에 분포된다.

보육은 젊은 성인 부모들에게 중요한 문제이고 부모들을 위한 지역사회 지원은 성년 초기에 지역사회 참여에 중요한 측면이 될 수 있다. 많은 임금을 주는 직업을 선택할 수 없다면, 대부분의 젊은 부부들은 일을 해야 하고 일을 하는 동안 보육시설에 아이를 맡길 수 있어야 한다. 그림 16-5는 학령전기 아동의 부모가 일반적으로 사용하는 보육 방식의 다양성을 보여준다. Laughlin(2013)은 5세 미만 어린이는 친족이 아닌 사람(33%)보다 친족(42%)의 보살핌을 받을 가능성이 높았고, 연구 대상인 아동 중 12%는 정기적으로 두 아이의 친족과 친족이 아닌 사람 모두의 보살핌을 받았다고 보고했다. 이 연구에서 그녀는 또한 학령전기 아동들 중 39%가 정기적으로 보육시설에 가지 않는다고 언급했다.

비록 직장인 부모와 비직장인 부모 모두가 비슷한 유형의 보육시설을 선택하지만, 직장인인 어머니의 아이들은 직업이 없는 어머니의 아이들보다 약 15시간 더 많은 시간을 보육시설에서 보냈다.

육아 비용과 양질의 의료 접근성 부족은 저소득층의 취업을 제한한다. 이러한 가정은 돌봄을 제공받기 위해 정기적으로 보육시설에 가지 않을 가능성이 높다. 마찬가지로, 장애가 있는 아동의 가정은 적절한 보육시설을 선택할 수

13세 이하의 적어도 한 자녀를 가진 15세에서 44세의 일하는 어머니 보육 방식

	2002[1]	2006~2010[2]
스스로, 시작 단계 또는 다른 방식으로 보육	4.0%	4.5%
유치원 또는 학교	6.9%	13.9%
집안에서 보육	3.8%	4.1%
아이의 형제 또는 자매	5.6%	6.0%
다른 부모 또는 양부모	7.3%	9.8%
등하교 전후 돌봄	10.0%	11.6%
친족이 아닌 사람	16.7%	13.4%
어린이집 또는 보육원	22.6%	23.0%
조부모 또는 다른 친척	36.1%	40.3%

참고: 둘 이상의 응답이 허용되었기 때문에 백분율이 100 이상이다.

그림 16-5 보육 방식

Source: Centers for Disease Control and Prevention, Vital and Health Statistics, Series 23, Number 25(DHHS Publication No. (PHS) 2006-1977

없을 것이며, 그 후 취업을 할 수 있는 능력이 제한될 수 있다.

오락과 여가 RECREATION AND LEISURE

앞에서 언급했듯이, 최근 젊은이들은 직장에서 보내는 시간을 줄이고, 가족이나 친구들과 소중한 활동을 하는데 더 많은 시간을 보내는 경향이 있다. 이렇게 교류하는 시간은 직접 대면하거나 일부 전자매체를 통해 이루어질 수 있다. 비록 이것이 증가하는 추세이지만, 종종 긴 시간을 일하는 젊은이들은 체계적인 여가활동보다는 휴식을 취하고 재충전하는 데 여가시간을 보낸다. 어린 시절과 후기 성인기에 사람들은 레크리에이션 및 여가에 대해 가장 많은 시간과 선택권을 가진다. 성인 초기에 오락과 여가활동은 대개 개인이 속한 교육 및 업무환경과 관련된다. 대부분의 대학에서는 교외 스포츠 팀과 헬스 프로그램을 이용할 수 있다. 직장이 있는 젊은이들은 여가시간을 종종 퇴근 후에 친구를 만나 술을 마시거나 저녁에 집에서 영화를 보면서 보낸다.

앞서 언급한 사례인 DeAndre의 경우 부상을 당하기 전에 운동을 매우 열심히 했고 교회에 속해 있었다. 현재 그는 TV 시청과 월드 오브 워크래프트 외에는 어떤 사회적 또는 여가활동도 하지 않는다. 비록 DeAndre가 신체적으로 스포츠로 복귀하기까지는 시간이 좀 걸릴지 모르지만, 지역사회나 인터넷을 통해 친목을 도모하는 것은 그가 사회생활을 다시 시작하는데 도움을 줄 수 있다.

스포츠 팀이나 뮤지컬 그룹에 참여하는 것과 같이 집단활동에 참여하겠다는 의지를 가진 여가활동을 선택하는 성인은 여가 공동작업을 선택한다. 이와 같은 공동작업은 매우 보람이 있으며 일부 청년들이 경험하는 외로움을 예방할 수 있다.

종교와 영성 RELIGION AND SPIRITUALITY

성인 초기에서 발생하는 정체성 발달의 많은 측면들 중에서 중요한 일 중 하나는 신념 체계를 탐색하고 개선하는 것이다(Hutchison, 2011). 많은 청년들은 이 시기의 삶에서 자신의 신앙 활동을 변화시킨다. 개인적 **영성(spirituality)**은 이러한 신앙 행위의 토대이다. 영성은 삶과 삶의 선택에 대한 의미, 목적, 방향을 제시하는 내면의 길에 대한 믿음이다. 명상, 기도, 묵상을 포함한 영적 행위는 개인 내면의 삶을 발전시키기 위한 것이다. 영성은 "윤리적 의무와 가치, 이데올로기를 위한 헌신적 행동을 통해 자발적으로 발생한다"(Hutchison, 2011, p. 284). 반면에 **독실함(religiosity)**은 조직화된 특정 신앙 관행에 연결되는 개인의 태도와 행동을 나타낸다.

표 16-4는 청년 및 종교에 관한 전국 연구 보고서에서 Smith(2009) 연구결과를 요약한 것이다. 이 연구는 18~23세 사이의 젊은이를 대상으로 수행되었으므로 전체 성인 초기 기간을 포함하지는 않았다. 퓨 리서치 센터 보고서(Pew Research Center Report, 2010)에서도 비슷한 결과를 나타냈다. 그들은 18~29세 사이의 미국인이 노인보다 훨씬 종교적이지 않다고 보고한다. 적은 수의 젊은이들이 특정 신앙에 속하며 부모의 세대가 어릴 때보다 체계적인 신앙에 소속될 가능성이 적다.

성인 초기에도 나이가 들어감에 따라 종교적 신념이 커진다는 근거가 존재한다. 자녀가 있는 청년들은 종종 자녀가 자라면서 체계적인 종교로 돌아와 성장하는 자녀와 자신의 믿음을 공유한다. 그림 16-6은 라마단 달에 무슬림 예배 활동을 아들에게 가르치는 젊은 아버지를 보여준다. 종교 관계의 장점에는 강력한 윤리의식이 있는 풍부한 사회자원이 포함된다. Idler(2008)는 전 세계의 모든 종교적 전통에 대한 핵심 신념에는 불우한 사람들에 대한 우려와 의도적으로 자기 자신에 대한 관심에서부터 멀어지는 것을 포함한다.

DeAndre는 이전에 그의 교회에서 활동했었기 때문에 신앙 공동체와의 관계를 다시 형성하는 것은 그가 겪은 장애와 최근에 경험한 외상성 사고에 대처하는 데 유용한 도구가 될 수 있다. 영성은 스트레스가 많은 생활 사고에 도움이 되는 것으로 밝혀졌으며 질병과 가족 문제에 직면하는 데 감정적으로 도움이 되었다. 더 긴 수명, 수술과 우울증으로부터의 회복 시간을 포함하여 많은 건강상의 이점이 종교와 관련되어 있다(Koenig, 2008). 건강상의 이익 또는 사회적 지원 안전망의 중심이 되는 믿음이 확실하지는 않

표 16-4 젊은 성인의 영성과 관련된 청년과 종교에 대한 국내의 연구결과

15%는 강한 종교적 믿음을 가지고, 그들의 믿음은 합리적으로 잘 표현되고 적극적으로 실천된다"(p. 166).
30%는 자신이 생각하기에 중요하거나 특정 부분을 단순히 무시함으로써 종교적 전통을 선택적으로 고수한다(p. 167).
15%는 영적으로 개방되어 있으며, 개인적으로 종교적 신앙에 크게 헌신하지는 않지만 일부 영적 주제나 활동을 이해하고 이에 관심이 있다(p. 167).
25%는 종교적으로 무관심하거나 다른 연구에서 "무종교"로 분류된다. 그들은 단순히 종교나 영성을 신경 쓰지 않는다. 종교에 대해 반대하거나 논쟁하지 않으며 심지어 경청할 수도 있다. 그들은 종교를 위하지도 반대하지도 않는다(p. 168).
5%는 종교적으로 단절되었으며 종교인, 종교적 신념 또는 조직에 거의 또는 전혀 노출되지 않았다. 그들은 종교에 관심이 없지만 반대하지도 않는다(p. 168). 그들은 종교에 대한 의견을 가질만한 충분한 정보를 가지고 있지 않다.
10%는 일반적인 종교와 특정 신앙에 대해 종교가 없거나 회의적이다. 그들은 일반적으로 종교에 대해 비판적인 주장을 하며 개인의 신앙에 대한 신념을 거부한다(p. 168).

퓨 리서치 센터, 2010년 2월 종교 및 공적인 삶에 관한 퓨 포럼; 밀레니얼 세대의 종교

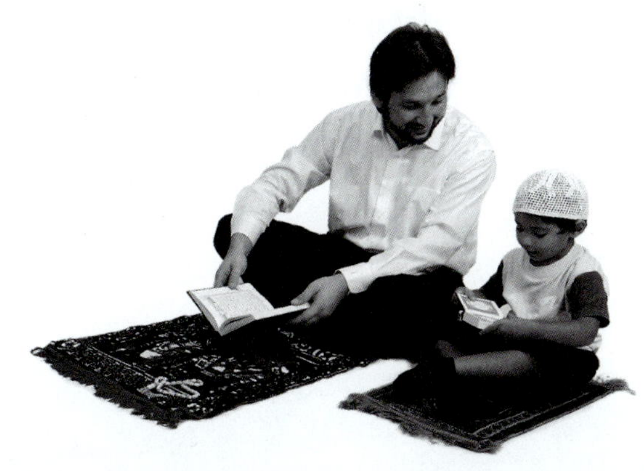

그림 16-6 많은 젊은 성인의 경우 낮은 신앙심을 보이지만 자녀를 가진 후에는 자신의 신념을 아이와 실천하고 공유하기 위해 종교로 다시 귀의한다.

지만 강한 종교적 견해를 가진 사람들과 관련 있는 일반적인 낙관론과 소속감의 전반적인 가치는 건강전문가가 고객의 편의 수준 내에서 인식하고 대처하는데 중요하다.

정치적 삶과 시민권 Political life and citizenship

Settersten과 Ray(2010)는 지난 40년 동안 젊은 성인들은 신문 읽기, 클럽 회의 참석, 공식 단체 가입, 지역사회 프로젝트 작업, 투표, 노조 가입, 종교 단체 가입 등 모든 종류의 '시민 참여'에서 후퇴했다고 밝혔다. 무엇이 이런 추세를 부채질했는지에 대해 많은 추측이 있었다. 특히 30~40세의 젊은이들 사이에서 발견되는 한 가지는 정치 체제에 대한 환멸과 정부가 그들의 필요와 이익을 위해 일하지 않는다는 보편적인 불신이다.

가족 생애주기 이론에 따르면 개인이 꾸준한 직업, 결혼, 육아와 같이 지역사회 문제에 대한 이해관계를 쌓는 성인 역할에 정착할 때 안정적인 시민 참여 패턴이 출현한다(Flanagan & Levine, 2010). 많은 젊은 성인들에게 시민 참여는 직장 또는 자녀가 연관되는 가족 활동에 의해 영향을 받는 경향이 있다. 성인 초기인 사람들의 대부분은 시민 참여를 그렇게 중요하게 생각하지 않지만, 이 시기에 종종 지속적인 정치적 견해와 정체성이 형성된다.

성인 초기 젊은이 집단은 "초기 성인"으로 약간 나이 많은 동료들보다 긍정적인 견해를 가지고 있다. 2008년과 2012년 미국 선거 동안의 청년 운동에서 볼 수 있듯이 청년들은 사회 문제에 대한 해결책을 정부에서 찾고 있다. 자신과 자신의 사회적 환경에서 초기 성인들은 소셜 네트워킹을 사용하여 정치 조직을 지지하고, 활동에 참여하고, 자신이 주목하는 문제에 관심을 갖는다(Settersten & Ray, 2010). 이들 집단이 자원봉사 활동에 소비하는 시간과 횟수는 1970년대와 1980년대보다 현재가 더 높다. Flanagan과 Levine(2010)은 오늘날의 젊은이들이 어르신들보다 국제적 행동주의에 참여하고 정치와 관련된 정보를 얻기 위해 인터넷을 사용하며 생활방식 및 소비자 정치(consumer politics)에 참여할 가능성이 더 높다고 보고한다.

요약

청소년기에서 성인기로의 성공적인 전환은 복잡한 문제를 해결하기 위한 경험 없이 삶을 변화시키는 중요한 결정을 반복해서 내릴 수 있는 능력으로 나타난다. 많은 젊은이들이 성공적이지 못한 직장생활의 위험, 실패한 결혼생활, 직업 불만족 및 심각한 건강상의 위험에 대해 면역되었다고 생각하며 고등학교를 졸업하지만, 청년들은 이러한 모든 시련에 직면한다. 경쟁이 치열한 고용 시장, 비숙련 노동자의 공급 과잉 및 경제 불황으로 젊은이들은 전통적인 성인 역할에 정착하는 데 더 오랜 시간이 걸린다. 꼭 필요하고 선택받은 새로운 직업의 탐구와 숙달은 성인기를 통해 확장되는 젊은이의 직업 정체성과 참여 패턴의 발달에 있어서 중요하다. 사춘기 성인기의 과제에 접근하고 관리하는 방식은 아동기와 사춘기의 경험과 초기 성인기의 사람들이 가진 경제적 · 사회적 자원에 의해 크게 영향을 받는다. 저소득 가정이나 무비자 이민자 가정과 같은 소외 계층 출신의 사람들은 초기 성인기의 실패 위험성이 훨씬 더 크다. 장애가 있는 개인은 또한 높은 보수의 직업 및 시민 참여 분야에서 경쟁하기가 어렵다.

젊은 성인은 일반적으로 건강하다고 생각하지만, 많은 젊은 성인이 지속적인 치료 혜택을 받아야 하는 장애와 정신건강 문제를 가진 재향 군인으로 귀환한다는 점을 기억해야 한다. 장애가 있는 영아의 생존율이 높아짐에 따라 평생 만성적인 장애를 가진 청년이 증가한다. 의료서비스의 소비자인 청년은 종종 어르신과 부양 자녀를 돌본다. 이 연령대에서 삶의 질은 자신의 건강뿐만 아니라 부양 자녀를 위한 의료서비스의 접근성 및 적절성에 의해 영향을 받는다. 보건 의료서비스 제공자로서 우리는 청년인 고객이 자신과 자녀 모두에게 필요한 치료 서비스를 받을 수 있도록 적극적인 정치 활동을 해야 할 수도 있다.

사례 1 (계속)

드안드레

드안드레는 작업치료사와 물리치료사 모두와 함께 자신의 기능 회복에 힘쓰고 있다. 그의 걷기와 신체적 지구력을 돕기 위한 가정 운동 프로그램에 참여하고 있다. 작업치료사는 그가 시각적 문제에 적응하는 법을 배우도록 돕고 있으며, 일상활동에서 과제를 수행하도록 작은 꾀를 써서 그를 도왔다. 운동과 약물복용 시기가 언제인지 알려주는 애플리케이션도 여러 차례 스마트폰에 추가시켰다. 드안드레는 요리를 배우기 시작했고, 이를 통해 부모님을 도울 수 있다. 드안드레는 재향 군인국(Veterans Administration)이 그를 지역 지원 단체에 가는 것을 돕는다는 것을 알아냈고, 이 그룹을 통해 그는 자신이 겪은 일을 이해할 수 있는 다른 사람들과 그의 경험에 대해 이야기할 수 있게 되었다.

비록 드안드레가 신체적으로는 훌륭히 회복하겠지만, 그에게 더 어려운 장애는 사회적, 감정적 장애이다. 가족과 교회 그리고 재향 군인국의 지원으로 그는 자기 자신을 재정립하고 독립적이고 성공적인 새로운 성인의 길을 시작할 것이다.

도움이 되는 질문

생각해 볼 몇 가지 질문들:

1. PTSD(외상후 스트레스 장애)는 드안드레의 전투 관련 PTSD를 포함한 여러 가지 사례에서 언급되었다. PTSD를 가지고 사는 사람들은 치료에 대한 기대를 가지는데 어려움을 겪을 수도 있다. PTSD 증상을 찾아보고 사람들이 일상으로 돌아가는데 장애가 될 수 있다고 생각하는 세 가지 과제를 나열하라.
2. 드안드레는 또래의 많은 사람들이 연인을 찾고 성관계가 그 관계의 중심인 생애 시기에 있다. 만약 드안드레가 당신에게 자신의 장애와 성역할 능력에 대해 우려를 털어놓는다면, 당신은 어떻게 하겠는가? 드안드레를 돕는데 당신의 직업이 무엇을 할 수 있는지 알아보기 위해 당신의 직업 실무지침을 살펴보라.

사례 2

다니엘라

다니엘라는 텔레비전으로 운동, 골프 그리고 피츠버그 스틸러스(미식축구 팀)의 경기를 보는 것을 좋아한다. "올해는 스틸러스의 해예요"라고 진심으로 환하게 웃으며 말했다. 다니엘라는 가벼운 지적장애를 가지고 있다. 그녀는 18살에 학교를 마쳤다. 생산적으로 일을 할 수 있었지만 초등 2학년 이상의 독해를 할 수 없었다. 현재 27살인 다니엘라는 부모님과 함께 살고 있다. 고등학교를 졸업한 이후, 그녀는 주요 식료품 체인점에서 일주일에 20시간 동안 식료품을 포장하는 일을 한다. 최근 다니엘라는 그녀의 어머니와 이야기를 했는데, "50살이 되었을 때 거지가 되고 싶지 않았다"고 말했다. 다니엘라는 일하는 게 너무 피곤하고 식료품점에서 사람들은 간혹 그녀에게 매우 무례하다고 말했다. 다니엘라는 기능적 역량 평가를 위해 지역 재활센터에 갔다. 그녀는 좋은 근력 및 운동범위와 지구력을 가지고 있었다. 그녀는 일상생활활동 과제에도 독립적이어서 최소한의 지시를 통해 많은 도구적 일상생활활동 과제를 수행할 수 있었다. 다니엘라는 물리치료사, 직업치료사 그리고 직업코치에게 치료받았다. 다니엘라는 지시와 여러 단계의 순서를 외우는 데 어려움을 겪었지만, 그것을 글로 적어준다면 잘 해낼 수 있었다. 다니엘라는 과제 연습을 통해 얻은 지식을 응용하는 데 어려움이 없었고 시간을 가지고 반복함으로써 새로운 과제를 배울 수 있었다.

그녀는 더 많은 책임감과 다양성을 가진 직업을 원했고 클라이언트와의 접촉도 적은 일을 원했다. 한 지역 사업체가 그녀와 함께 일하기 위해 고용을 위한 준비를 하였다. 다니엘라는 현재 일주일에 다섯 번, 아침마다 마이크 가게에서 일하는데, 마이크 가게에서 선반에 물건을 진열하고 청소를 하며 음식을 준비하는데 도움을 준다. 그녀는 최저임금을 받고 일하는 작은 사업에서 귀중한 직원이다.

다니엘라는 더 나은 직장과 부모의 지원 덕분에 비장애인 한 명을 포함한 세 명의 동거인이 있는 단체 주택에 입주할 수 있었다. 부모님 집에 살 때 다니엘라는 자신을 계속 '아이'로 생각했고, 부모가 자신을 위해 결정을 내릴 것으로 기대했다. 이제 다니엘라는 자신감을 얻고 스스로 결정을 내리고 있다. 그녀는 동거인들과 시간을 보내면서 춤에 관심을 갖게 되었다. 다니엘라는 독립적으로 시내버스를 타는 법을 배워 직장에서 쇼핑몰로, 댄스 수업을 받으러 갈 수 있게 되었다. 한 지역 기관은 장애인들을 위한 여러 활동을 조직하고 매달 피자와 영화의 밤이라는 행사를 연다. 이 행사는 다니엘라가 한 달 동안 가장 기다리는 일이 되었다.

다니엘라의 여동생 클라우디아가 대학을 마치고 집으로 돌아왔을 때 그녀는 다니엘라의 변화에 깜짝 놀랐다. 이제 그녀는 단체 주택에 있기 때문에 그녀의 삶은 다른 젊은이들과 훨씬 더 비슷해졌고, 자신을 대변하는 데 도움을 줄 수 있는 기술을 습득했을 뿐만 아니라 우정을 발전시켰다.

도움이 되는 질문

생각해 볼 몇 가지 질문들:

1. 우울증은 오랜 의존성, 우정 결핍, 사회적 고립 등 그들이 직면하고 있는 삶의 어려움들에 복합적으로 작용하며 지적장애와 발달장애를 가진 젊은이들에게 흔하다. 다니엘라의 새로운 생활방식에서 어떤 면이 그녀의 삶에 가장 많은 도움을 줄 것이라고 생각하는가? 그 이유는 무엇인가?
2. 당신은 의료전문가로서 다니엘라가 정신적으로나 신체적으로 건강한 일상을 만들 수 있는 다른 추천할만한 것들이 있다고 생각하는가?

꼬리표에 대해 말하다

COLLEN ANDERSON
자폐증과 발달지연이 있는 젊은이의 부모

케니가 아이였을 때 다른 아이들과의 발달차이가 있는지 설명해 주는 진단을 받았다. 뇌성마비라는 진단을 받고 나는 "지금 난 무엇을 해야 하는지 알고 있다"고 생각했었다. 일 년 후 MRI를 찍었고 뇌손상이 없음을 발견하였으며, 케니는 더 이상 뇌성마비로 진단되지 않았고 자폐증과 발달지연이라는 진단을 받았다. 학교에서 실시한 IQ 검사결과 심한 정신지체였다. 이유는 말할 수 없는 아동을 위한 검사방법이 없었기 때문이었다. 아이에게 달린 꼬리표(label)는 달라졌지만 그는 여전히 나의 케니이다.

케니는 지금 22살이다. 그는 보행기를 착용하고 걸으며, 몸짓과 한두 단어 및 구절로 의사소통한다. 이따금 문장을 말할 때도 있다. 케니의 개성과 유머는 장애와 상관없이 매력이 있다. 케니는 중대한 손상을 가지고 있을지 모르지만, 새로운 사람이나 공간의 변화에 대처하는 초기 성인으로서 자기 자신을 이해하고 있다. 그는 지역 고등학교에서 시달리는 것에 불만을 느꼈고, 그 기간 내내 홈스쿨링을 받았다. 그는 21세까지 학교 교육에 준하는 교육 서비스를 받았지만 실제로 18세부터 다음 단계의 준비를 시작하였다.

케니는 학교를 마치고 나서부터 장애인을 위한 지역 센터에서 자원봉사자로 일하고 있다. '일'을 하면서 케니는 많은 새로운 사람들과 만나고 변화하였다. 그의 의사소통 능력은 현재 그가 실제로 필요한 의사소통을 경험하고 있기 때문에 처음 몇 달 동안 특수교육을 받았을 때보다 더 많이 증진되었다. 그는 몇 개의 '가상' 상황에서보다 실제 상황에서 더 많이 배우고 있다. 그는 '심각한 장애'를 가진 사람들이 배울 수 있다고 누구도 기대하지 않는 기술을 배우기 위해 노력하고 있다.

많은 부분에서 케니는 정상적인 22살 청년이다. 직업을 가지고 있고, 젊은 여성과 사랑에 빠져 토닥거리며, 엄마와 다투기도 한다. 또한 삼촌이 되었고, 그 역할이 그의 인생에 중요한 중심이 되고 있다. 부모로서 나는 꼬리표를 달고 있는 사람들을 돌보는 학생 치료사들에게 용기를 북돋아 주기를 원하며, 사회적 변화를 지원하여 케니와 같은 많은 사람들이 학교를 마치게 될 때 더 풍부한 활동범위(niche)를 발견할 수 있게 되기를 원한다. 꼬리표가 그 사람의 전부가 아니라는 것을 기억해 달라.

REFERENCES

Aimone, J. B., Wiles, J., & Gage, F. H. (2006). Potential role for adult neurogenesis in the encoding of time in new memories. *Nature Neuroscience, 9,* 723–727.

American Occupational Therapy Association (AOTA). (2014). *Occupational therapy practice framework: Domain and process* (3rd ed.). Bethesda, MD: AOTA Press.

Aquilino, W. (2006). Family relationships and support systems in emerging adulthood. In J. J. Arnett & J. L. Tanner (Eds.). *Emerging adults in America: Coming of age in the 21st century* (pp. 193–217). Washington, DC: American Psychological Association.

Arnett, J. (2000). Emerging adulthood: A theory of development from the late teens through the twenties. *American Psychologist, 55*(5), 469–480.

Arnett, J. (2007). Emerging adulthood: What is it, and what is it good for? *Child Development Perspectives, 1,* 68–73.

Athanasou, J. (2002). Vocational pathways in the early part of a career: An Australian study. *The Career Development Quarterly, 1,* 78–86.

Baldwin, C. L., & Ash, I. K. (2011). Impact of sensory acuity on auditory working memory span in young and older adults. *Psychology and Aging, 26*(1), 85–91.

Bar-Shalita, T., Vatine, J., Parush, S., Deutsch, L., & Seltzer, Z. (2012). Psychophysical correlates in adults with sensory modu-lation disorder. *Disability & Rehabilitation, 34*(11), 943–950.

Batalova, J., & Fix, M. (2011). *Up for grabs: The gains and prospects of first- and second-generation young adults.* Washington, DC: Migration Policy Institute.

Baumeister, R. F., & Vohs, K. D. (2007). Self-regulation, ego depletion, and motivation. *Social and Personality Psychology Compass, 1,* 1–14.

Baumeister, R. F., & Bushman, B. J. (2011). *Social psychology and human nature* (2nd ed.). San Francisco, CA: Cengage.

Becker, S. (2005). A computational principle for hippocampal learning and neurogenesis. *Hippocampus, 15,* 722–38.

Berk, L. (2010). *Exploring lifespan development* (2nd ed.). Upper Saddle River, NJ Prentice Hall.

Braveman, B., & Page, J. (2011). *Work: Promoting participation & productivity through occupational therapy*. Philadelphia, PA: F.A. Davis.

Busch, H., & Hofer, J. (2012). Self-regulation and milestones of adult development: Intimacy and generativity. *Developmental Psychology, 48*(1), 282–293.

Carlson, D. L., Lennox Kail, B., Lynch, J. L., & Dreher, M. (2014). The Affordable Care Act, Dependent Health Insurance Coverage, and Young Adults' Health. *Sociological Inquiry*, *84*(2), 191-209. doi:10.1111/soin.12036

Christakis, N., & Fowler, J. (2009). *Connected: How your friends' friends' friends affect everything you think, feel, and do.* Boston, MA: Back Bay Books.

Christiansen, C., and Townsend, E. (2010). *Introduction to occupa-tion: The art and science of living* (2nd ed.). New Jersey: Pearson.

Cohn, D. (2011). Marriage rate declines and marriage age rises. *Pew Research: Social and Demographic Trends*. Retrieved from http://www.pewsocialtrends.org/2011/12/14/marriage-rate-declines-and-marriage-age-rises/

Copen, C., Daniels, K., Vespa, J., & Mosher, W. (2012). First mar-riages in the United States: Data from the 2006–2010 National Survey of Family Growth. *National Health Statistics Report*, 49. Retrieved from http://www.cdc.gov/nchs/data/nhsr/nhsr049.pdf

Davis, B., Dutzik, T., & Baxandall, P. (2012). *Transportation and the new generation: Why young people are driving less and what it means for transportation policy.* Frontier Group and U.S. PIRG Education Fund. Retrieved from http://www.uspirg.org/reports /usp/transportation-and-new-generation

Draut, T. (2005). *Strapped: Why America's 20- and 30- somethings can't get ahead.* New York: Doubleday.

Eryilmaz, A., & Atak, H. (2009). Ready or not? Markers of starting romantic intimacy at emerging adulthood: The Turkish experi-ence. *International Journal of Social Sciences, 4*(1), 31–38.

Feldman, R. (2010). *Development across the life span* (6th ed.). Prentice Hall.

Flanagan, C., & Levine, P. (2010). Civic engagement and the transi-tion to adulthood. *The Future of Children, 20,* 159–179.

Flegal, K., Carroll, M., Kit, B., & Ogden, C. (2012). Prevalence of obesity and trends in the distribution of body mass index among US adults, 1999–2010. *JAMA, 307*(5), 491–497.

Ginzberg, E., Ginsberg, S., Axelrad, S., & Herma, J. (1951). *Occupational choice: An approach to a general theory.* New York: Columbia University Press.

Glauber, R. (2011). LIMITED ACCESS: Gender, occupational composition, and flexible work scheduling. *The Sociological Quarterly, 52,* 472–494.

Goldberg, J., Hayes, W., & Huntley, J. (2004). *Understanding health disparities.* Health Policy Institute of Ohio.

Grote, G., & Raeder, S. (2009). Careers and identity in flexible working: Do flexible identities fare better? *Human Relations, 62*(2), 219–244.

Hutchison, E. (2011) *Dimensions of human behavior: The changing life course* (4th ed.). Thousand Oaks, CA: Sage Publications.

Idler, E. (2008). The psychological and physical benefits of spiritual / religious practices. *Spirituality in Higher Education Newsletter, 4,* 1.

Kempermann, G., Wiskott, L., & Gage, F. (2004). Functional significance of adult neurogenesis. *Current Opinions in Neurobiology, 14,* 186–191.

Koenig, H. G. (2008). *Medicine, religion and health: Where science and spirituality meet.* West Conshohocken, PA: Templeton Foundation Press.

Laughlin, L. (2013). *Who's minding the kids? Child care arrangements: Spring 2011.* Household Economics, U.S. Census Bureau. Retrieved from https://www.census.gov/hhes/childcare/

Li, Y., Baldassi, M., Johnson, E. J., & Weber, E. U. (2013). Complementary cognitive capabilities, economic decision mak-ing, and aging. *Psychology and Aging, 28*(3), 595–613.

Martinez, G., Daniels, K., & Chandra, A. (2012). Fertility of men and women aged 15–44 years in the United States: National Survey of Family Growth, 2006–2010. *National Health Statistics Reports, 51.*

Mayo Foundation for Medical Education and Research. (2014). Drug addiction risk factors. Retrieved from http://www.mayoclinic.org/diseases-conditions/drug-addiction/basics/risk-factors /con-20020970

Millman, J. (2014). Wonkblog: Young adults signing up at higher rates off Obamacare exchanges. *The Washington Post*, March 25, 2014. Retrieved from http://www.washingtonpost.com/blogs /wonkblog/wp/2014/03/25/young-adults-signing-up-at-higher -rates-off-obamacare-exchanges/

Morganstern, J. (2008). Work-life balance: A new definition. *Bloomberg Business Week,* July 11. Retrieved from http://www.businessweek.com/business_at_work/time_management /archives/2008/07/work-life_balan.html

National Institute on Drug Abuse. (2010). *Drugs, brains, and behavior: The science of addiction.* NIH Publication number 10-5605. Retrieved from http://www.drugabuse.gov/publications/science -addiction

Ogden, C., Carroll, M., Kit, B., & Flegal, K. (2012). *Prevalence of obe-sity in the United States, 2009–2010.* NCHS Data Brief No. 82. Retrieved from http://www.cdc.gov/nchs/data/databriefs/db82.pdf

Payne, V. G., & Isaacs, L. D. (2012). *Human motor development: A lifespan approach* (8th ed.). New York: McGraw Hill.

Pew Research Center Report. (2010). *Religion in the millennial gen-eration.* Forum on Religion and Public Life. Retrieved from http://pewresearch.org/pubs/1494/millennials-less-religious-in -practice-but-beliefs-quite-traditional

Quisumbing, A., & Hallman, K. (2006) . Marriage in transition: Evidence on age, education, and assets from six developing coun-tries (Chapter 7). In C. Lloyd, J., N. Stromquist, & B. Cohen (Eds.), *The changing transitions to adulthood in developing countries: Selected studies.* Washington, DC: The National Academies Press.

Rehabilitation Act of 1973, 29 U.S.C. §§ 701-796l, Pub. L. No. 93-112.

Saloumi, C. C., & Plourde, H. H. (2010). Differences in psychological correlates of excess weight between adolescents and young adults in Canada. *Psychology, Health & Medicine, 15*(3), 314–325.

Schaie, K., & Willis, S. (2000). Chapter 10: A stage theory of adult cognitive development revisited. In R. Rubenstein, M. Moss, & M. Kleban (Eds.), *The many dimensions of aging* (pp. 175–193). New York, NY: Springer Publishing Company.

Settersten, R., & Ray, B. (2010) . *Not quite adults: Why 20-somethings are choosing a slower path to adulthood, and why it's good for every-one.* London, England Bantam Press.

Shore, N. (2012). Millenials: The new American dreamers. HLNTV. com, Cable News Network. Retrieved from http://www.hlntv.com /article/2012/11/14/nick-shore-mtv-gen-y-millennial-making-america

Smith, C. (2009). *Souls in transition: The religious and spiritual lives of emerging adults.* Oxford University Press.

Stanyon, D. (2012). *Top five civility traits all employees need to succeed.* Retrieved from http://www.emilypost.com/on-the-job /workplace-relationships/906-top-five-civility-traits-all-employees -need-to-succeed

Steinberg, L. (2012). What the brain says about maturity. *New York Times.* Retrieved from http://www.nytimes.com/roomfordebate /2012/05/28/do-we-need-to-redefine-adulthood/adulthood -what-the-brain-says-about-maturity

Substance Abuse and Mental Health Services Administration (SAMSHA). (2011). *Results from the 2010 National Survey on Drug Use and Health: Summary of national findings.* NSDUH Series H-41, HHS Publication No. (SMA) 11-4658. Rockville, MD: Substance Abuse and Mental Health Services Administration.

Super, D. (1984). Career and life development. In D. Brown & L. Brooks (Eds.), *Career choice and development.* San Francisco: Jossey-Bass.

United States Bureau of Labor Statistics. (2012). Young adult employment in the recent recession. *Issues in Labor Statistics.* Retrieved from http://www.bls.gov/opub/ils/pdf/opbils91.pdf

U.S. Department of Labor (2013) . *Table A-1. Time spent in detailed primary activities, and percent of the civilian population engaging in each detailed activity category, averages per day by sex.* Retrieved from http://www.bls.gov/tus/tables.htm.

U.S. Department of Labor. (2005). *Workers on flexible and shift schedules.* Washington, DC: U.S. Department of Labor.

Umberson, D., & Karas Montez, J. (2010). Social relationships and health: A flashpoint for health policy. *Journal of Health & Social Behavior, 51*(1), S54–S66.

Wang, W., & Taylor, P. (2011). For millennials, parenthood trumps marriage. *Pew Research and Social Demographic Trends.* Retrieved from http://www.pewsocialtrends.org/2011/03/09/for-millennials -parenthood-trumps-marriage/

Whitfield, B. N. (2013). Social media @ work: #policyneeded. *Arkansas Law Review (1968–Present), 66*(3), 843–878.

Wiskott, L., Rasch, M. J., & Kempermann, G. (2006) . A functional hypothesis for adult hippocampal neurogenesis: Avoidance of catastrophic interference in the dentate gyrus. *Hippocampus, 16,* 329–343.

World Health Organization. (2001). *ICF: International classification of functioning and disability.* Geneva, Switzerland: World Health Organization.

CHAPTER 17

성인 중기

Middle adulthood

학습목표

이 장을 끝낸 후 독자는 다음을 할 수 있어야 한다.

- 성인 중기의 공통적인 생리적 변화와 건강문제에 대해 설명한다.
- 성인 중기의 인지 능력 연구에서 집단 및 발달 효과의 차이점에 대해 설명한다.
- 성인 중기부터 시작되는 연령에 따른 시력 및 청력의 변화를 확인한다.
- 노화에 대한 다양한 다인성 측면에서 이해를 돕는 "나이의 세 가지 유형"의 관점에서 노화가 진행되고 있는 성인을 고려해야 하는 이유에 대해 설명한다.
- 성인기에 걸친 통제력, 스트레스 및 대처 능력의 역할과 이들이 건강에 미치는 잠재적 영향을 안다.
- 성인의 사회경제적 요소와 작업, 작업 역할, 작업 균형 및 작업성과에 미치는 영향을 밝힌다.
- 다세대 가구에 대한 증가 추세가 성인 중기의 성과와 기능을 이해하는 데 중요한 고려사항이 되는 이유에 대해 설명한다.
- 성인 중기를 위한 여가, 지역사회 및 시민활동 참여 동향을 파악한다.
- 작업적 박탈감과 그것이 성인 참여와 활동 수행에 미치는 잠재적 영향에 대해 논의한다.

주요 용어

감각신경성 난청 sensorineural hearing loss
감속 단계 deceleration stage
고혈압 hypertension
관절염 arthritis
근육감소증 sarcopenia
노안 presbyopia
노인성 난청 presbycusis
노화 관련 질환 aging-associated disease
당뇨병 diabetes mellitus
대사 평형 단위 metabolic equivalent unit (MET)
만성 스트레스 요인 chronic stressor
뼈관절염 osteoarthritis
뼈엉성증 osteoporosis
뼈 재형성 bone remodeling
사회적 나이 social age
산소용량 aerobic capacity
샌드위치 세대 sandwich generation
생물학적 나이 biological age
성적 관심 sexual interest
스트레스 강성 stress hardiness
시민 참여 civic engagement
심리적 나이 psychological age
암 cancer
역할 강요 role strain
완화적 대처 palliative coping
원근 조절 visual accommodation
유연성 flexibility
유지 단계 maintenance stage
인지적 판단 cognitive appraisal
작업 균형 occupational balance
작업적 박탈감 occupational deprivation
적응적 대처 adaptive coping
절대적 문턱값 absolute threshold
제2형 당뇨병 type 2 diabetes
죽상동맥경화증 atherosclerosis
집안관리와 유지 home establishment and management
차별 문턱값 difference threshold
친족 지킴이 kinkeeper
탐색 단계 exploration stage
확립 단계 establishment stage

사례 1

샌디

샌디는 52세의 여성으로 22세 때 다발성경화증(MS) 진단을 받았다. 그녀는 자신의 상태가 악화되어 급성기 치료 병원에 입원했고, 이제 막 퇴원해서 가정방문 치료를 받고 있다. 그녀는 2층짜리 집에서 배우자와 딸 그리고 두 손녀와 함께 살고 있다. 샌디는 가정주부로 지난 2년간 손녀(5세, 7세)를 돌보았다. 보통 샌디는 아이들을 깨워서 스쿨버스를 탈 준비를 시키기 위해 아침 6시에 일어난다. 아이들이 떠난 후 그녀는 보통 낮잠을 자고 가벼운 운동을 한 뒤 필요한 집안일을 한다. 손녀들이 학교에서 집으로 돌아오면, 그녀는 아이들이 노는 것을 살피고 가족들을 위해 저녁 식사를 준비한다. 샌디의 딸은 미용사로 일하며 종종 저녁 일을 하는데, 그 날에는 샌디의 남편 존이 그녀의 청소를 돕고 나서 샌디가 쉬는 동안 손녀들을 돌본다.

퇴원한 이후 샌디는 예전의 일상으로 돌아가지 못하고 있다. 그녀의 남편인 존은 매우 힘이 되어 주고 샌디가 병원에 입원해 있는 동안 손녀들을 돌보기 위해 일을 쉬고 있다. 샌디의 딸은 이혼했고 정기적으로 양육비를 받지 않는다. 그녀는 미용실에서 일하는 동안 휴가를 쓰지 못하며, 고객들을 잃을 수도 있기 때문에(수입도 줄어듦) 너무 많은 시간을 비우는 것을 염려한다. 샌디는 건강을 회복하기 위해 육아에 대한 책임을 줄여야 한다는 것을 알고 있다. 그러나 그녀는 그녀의 딸에게 발생될 문제들 때문에 계속 육아를 돕기를 원한다.

물리치료사와 작업치료사는 외래 치료를 제공하기 위해 샌디의 집으로 찾아간다. 샌디는 양팔에 감각이 없고 허약하며, 피곤할 때는 손에 떨림이 있고 걸음걸이가 불안정하다. 그녀는 쉽게 지치고, 피곤하면 증상이 악화된다. 샌디와 그녀의 치료사들은 그녀가 에너지를 절약하고 그녀가 해야 할 모든 일을 규칙적으로 할 수 있도록 하기 위해 그녀가 하는 일과를 단순화할 수 있는 방법을 모색하고 있다.

서론 INTRODUCTION

"사람들이 나이가 들면서... 비슷한 나이 또래들 사이의 다양성은 일생 동안 증가한다"(Settersten & Mayer, 1997). 성인에 대해 생각해 볼 때 이 장에서 다루는 특정 연령대의 실제 나이에 대한 의미와 신뢰도는 점점 떨어지고 있다. 성인 중기는 전통적으로 성인 역할을 완성하는 것과 관련이 있다. 성인의 역할에는 가정을 가지고, 경력을 유지하며, 시민 및 지역사회 활동에 참여하는 것이 포함된다. 대부분의 경우 성인 중기는 40~65세 사이의 연령을 포함한다. 그러나 성인 초기의 출산 및 결혼 연기와 성인 후기의 높은 기대수명으로 인해 가족의 부양책임의 기간이 연장되었다. 이 시기와 관련된 주요 발달과제에는 성적 접촉 이상의 사랑을 표현하고, 성취를 자랑하며, 생활 수준을 유지하고, 중년의 생리적 변화에 적응하는 것을 배우는 것이 포함된다.

나이의 유형에는 생물학적 나이, 심리적 나이, 사회적 나이가 있다. **생물학적 나이(biological age)**는 개인의 장기 및 신체계통의 상태와 관련이 있다. 활동적이고 규칙적으로 운동을 해 온 사람들은 만성적으로 더 정적인 생활을 하는 젊은 사람들보다 "젊은" 심혈관계를 갖게 될 가능성이 높다. **심리적 나이(psychological age)**는 개인의 삶의 사건에 대한 적응, 문제 해결, 대처능력을 말한다. 예를 들어, 90세인 사람이 신체적으로 허약할 수 있지만, 정신적으로 활동적이고 삶의 사건에 관심을 가질 수 있다. 마지막으로 **사회적 나이(social age)**는 습관, 믿음 그리고 태도를 가리킨다. 아직 10대인 어린 성인들이 가족을 부양하는 역할을 맡아야 하고, 사회경제적으로도 어려움을 겪는다면, 훨씬 나이 든 사람들보다 신중하고 보수적인 행동을 취할지도 모른다. 성인기에 경험한 사건은 어떤 두 사람에게 동일한 순서나 시기에 발생하지는 않는다. 이러한 이유로 독자들은 나이를 먼저 고려하기보다 발달상의 요구와 개인적으로 겪는 어려움을 고려할 필요가 있다.

성인 초기와 마찬가지로 많은 성인 중기를 나타내는 여러 명칭들이 존재한다. 가장 일반적인 두 가지 명칭은 "샌드위치 세대"와 "X 세대"이다. 제2차 세계대전(대략 1944년에서 1964년 사이) 이후 "베이비 붐" 때 태어난 미국인 세대인 베이비 붐 세대는 성인 중기 및 후기를 포함한다. X 세대는 제2차 세계대전 이후 베이비 붐이 끝난 후 태어난 세대로, 성인 중기에 있는 나머지 사람들로 구성된다. 성인 발달에 관한 많은 문헌들은 "베이비 붐 세대"와 "X 세대"의 다른 역사적 경험과 개인적인 경험을 고려하여 중년을 초기와 후기로 나누었다.

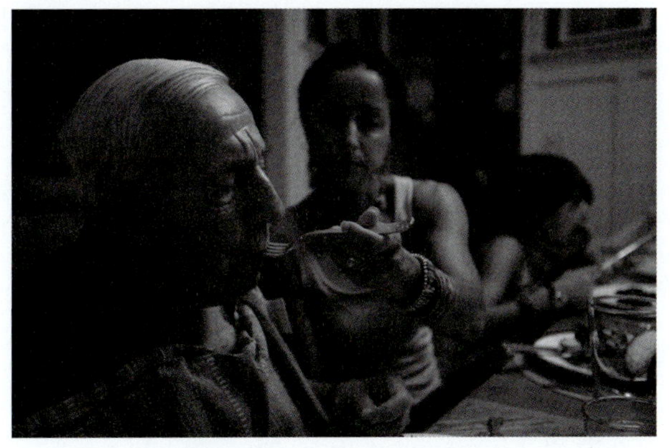

그림 17-1 나이 든 어르신을 돌보는 것은 가족 역동을 극적으로 바꾸며 성인 중기에 정서적, 신체적 압박이 된다.

성인 중기는 개인이 자신의 삶의 역할과 작업에 대한 요구 사이에서 갈등을 종종 경험한다. 이 연령 집단에서 흔히 발생하는 갈등은 직장 생활의 갈등과 돌봄에 대한 요구 사이의 갈등이다. **샌드위치 세대(sandwich generation)**라는 용어는 돌봄과 관련된 갈등을 설명하기 위해 만들어졌다. "샌드위치"는 중간에 꼈다는 의미로 노인 및 청소년 집단 모두를 부양하는 중년 성인을 말한다. 이제 부메랑 세대가 자신의 자녀까지 데리고 오면, 중년 성인은 4세대를 같은 집에서 부양할 수도 있다. 그림 17-1은 샌드위치 세대가 겪는 압박을 나타낸다.

오늘날 중년의 성인은 미국 인구의 약 3분의 1을 차지한다(Hutchison, 2011). 그림 17-2는 오늘날 미국의 변화하는 인구통계를 보여준다. 이 인구통계를 통해 가장 큰 성인 중기 집단이 성인 후기로 접어들고 있으며, 비교적 적은 청년들이 역할을 대신하기 위해 성인 중기로 이동될 것이다.

퓨 리서치 센터는 베이비 붐 세대를 "가장 우울한 세대"라고 부른다. 그들은 베이비 붐 세대가 "자신보다 더 어리거나 더 나이 든 사람들보다 자신의 삶에 대해 더 암울하다"라고 보고했다(Pew Research Center, 2008). 이 설문조사에서 베이비 붐 세대는 전체 세대의 삶의 질이 다른 세

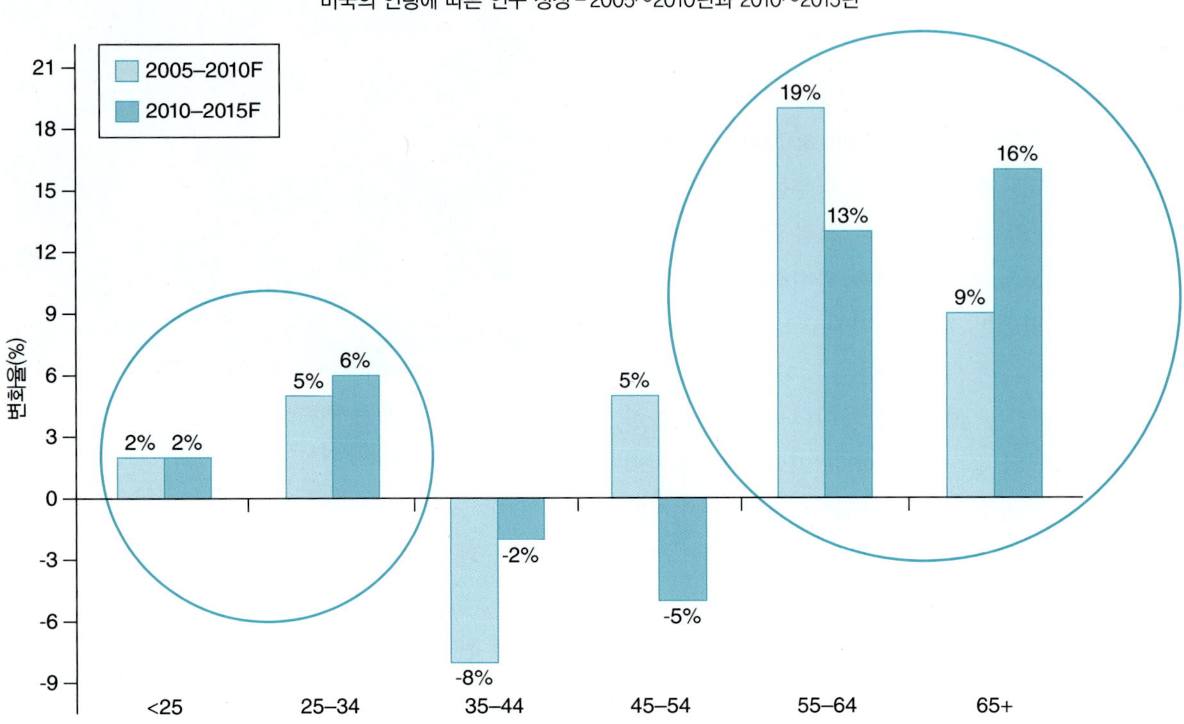

그림 17-2 현재 미국의 연령에 다른 인구 통계의 변화

Source: U. S. Census Bureau

대의 성인보다 낮은 등급을 보이며, 베이비 붐 세대가 어떠한 연령대보다도 높은 소득을 올리지만 자신의 소득이 인플레이션(물가 상승)에 미치지 못할 것에 대해 걱정할 것이다.

이러한 비관적 성향이 연장된 양육 부담, 경제 불황과 얼마나 연관되어 있는지 판단하기는 불가능하지만, 성인 중기는 20세기 후반의 성취, 재정적 안정, 존경, 개인적 독립의 정점으로부터 내리막길에 있다는 것은 분명해 보인다. 성인기 중에서 가장 스트레스를 많이 받는 시기인 만큼 학자들이 "암울하다"라고 밝힌 관점은 정당하다고 할 수 있다.

성인 중기의 작업 균형 개념에 대해서도 다룰 것이다. **작업 균형(occupational balance)**은 개인이 자신의 가치와 목표에 만족, 충족, 양립할 수 있는 개인적 작업 패턴을 인식하는 정도라고 정의된다(Christiansen & Townsend, 2010). 개인이 일상생활에서 의무 및 재량 활동에 참여함에 따라 작업 균형을 가진다면 조화로운 생활방식을 영위할 수 있다.

신체기능과 구조
BODY FUNCTIONS AND STRUCTURES

성인 초기와 마찬가지로 성인 중기는 대체로 육체적, 정신적 수행이 좋은 시기이다. 생활방식과 개인적인 기대는 종종 신체적, 정신적 수행에 대한 성인의 만족도를 나타낸다. 이 시기에 여성은 폐경기와 이 과정에서 발생할 수 있는 신체적, 정서적 어려움을 겪는다. 이러한 변화는 이 장에서 중점적으로 다루지는 않지만 일부 여성은 잠들지 못하고 우울증이 생기며 다른 질병에 걸릴 위험이 더 높다. 연령과 관련된 일부 기능 영역 감소는 이 기간이 끝날 무렵에 나타날 수 있지만 대부분의 사람들은 점진적으로 나타나고 쉽게 적응한다.

뇌와 신경계 Brain & nervous system

신경발생(neurogenesis)은 성인 중기까지 계속되지만 해마, 겉질의 일부 및 소뇌의 점진적인 위축에 의해 균형을 이룬다(Raz, Ghisletta, Rodrigue, Kennedy, & Lindenberger,

2010). 뇌의 위축에 대해 일관된 보고가 존재하지만, 건강한 식이, 운동 및 유전자를 통한 뇌조직 손실에 대한 잠재적인 예방으로 인해 위축되는 정도에는 상당한 개인차가 존재한다. 이러한 뇌의 변화는 중년에 시작되지만 남은 생애 과정에도 지속된다. 대부분의 사람들에게 중년에 시작되는 노화와 관련한 뇌와 신경계에 일어나는 변화는 개인의 전반적인 기능에 영향을 미치기에 충분하지 않다.

인지기능 Cognitive functions

성인 중기에 있는 대부분 사람들의 인지능력이 안정적으로 유지된다는 근거는 확실히 존재한다(Hutchison, 2011). 심리학 연구에서 알 수 있는 인지기능의 변화가 있지만, 대부분의 개인은 성인 중기 또는 성인 후기가 될 때까지 눈에 띄는 수행 변화를 경험하지 않는다. 그럼에도 불구하고 "사람들이 노화에 대해 가장 두려워하는 것은 신체적 능력의 상실이 아니라 인지 능력의 상실"이다(Levy, 2011, p. 117). 고혈압, 제2형 당뇨병 및 고콜레스테롤혈증과 같은 일부 생물학적 위험요소는 중년의 인지저하와 관련이 있다. 이러한 질환들은 이 장의 뒷부분에서 설명할 것이다. 지속적인 높은 기능을 지원하는 보호요소는 교육, 작업 및 신체 운동이다(Willis & Schaie, 2005). Willis와 Schaie의 종단 연구(2006)에서 성인 중기가 귀납적 추론, 공간적 지남력, 어휘 및 언어 기억의 정신 능력에서 가장 뛰어난 수행 능력을 보이는 기간이라는 것을 밝혔다. 이 연구는 성인 중기에 변화하는 6가지 정신 능력을 확인했다. 이 6가지 기능은 표 17-1에 열거되어 있다.

남성은 여성보다 10년 빠른 50대에서 공간적 방향, 어휘 및 언어 기억력에서 가장 뛰어난 능력을 달성한다. 여성은 남성보다 성인 중기 전반에 걸쳐 정신 능력이 전반적으로 더 뛰어났다. Willis와 Schaie(2006), Deary, Allerhand 외 Der(2009)의 연구는 인지 능력과 처리 속도의 측정에서 집단의 차이를 발견했다. 두 종단 연구에서 가장 최근 집단이 이전 집단보다 더 높은 수준의 수행능력을 보였다. 지능과 건강 상태를 포함한 개인의 차이가 중년의 인지 패턴에 크게 영향을 준다는 근거도 존재한다. 좋은 소식은 성인 중기 동안 일반적으로 인지 감소가 크지 않으며, 건강한 생활방식을 선택하고 인지적으로 도전적인 활동에 적극적으로 참여함으로써 인지 감소가 감소될 수 있다는 것이다.

최근 여러 연구에 따르면 특정 훈련을 통해 성인 중기 동안의 인지 능력, 특히 작업기억 능력을 향상시킬 수 있는 것으로 나타났다. 이 훈련에는 새로움과 문제 해결을 포함한 일상의 인지적 도전이 요구되며, 그 효과는 유동적 지능과 같은 다른 인지 능력에 영향을 줄 수 있다(Richmond, Morrison, Chein, & Olson, 2011). 웹 사이트와 게임 개발자는 사람들이 참여할 만한 다양한 두뇌 훈련 게임 연구에 뛰어들고 있다. 안타깝게도, 이들 중 다수는 과학적 연구에 보고된 효과를 제공할 만큼 새로움과 도전 단계에 대한 기준을 충족시키지 못한다.

인지능력을 유지하고 연령과 관련된 신체적 위축을 예방하는 또 다른 효과적인 도구는 심혈관계 건강을 유지하

표 17-1 성인 중기의 정신 능력의 변화

정신 능력	변화의 방향
단어: 단어를 이해하고 표현하는 능력	↑
언어적 기억: 언어 단위를 부호화하고 기억하는 능력	↑
숫자: 빠르고 정확하게 간단한 계산을 수행하는 능력	↓
공간적 방위: 2차원 및 3차원 공간을 시각화하는 능력	↑
귀납적 추리: 문제 해결을 위해 다양한 관계의 패턴을 인식하고 이해하는 능력	↑
지각 속도: 시각적 자극을 빠르게 식별하는 능력	↓

Source: Corporation for National and Community Service (2010). Civic Life in America: key finding on the civic health of the nation. Retrieved from http://www.nationalservice.gov/pdf/factsheet_cha.pdf.

는 것이다. Reis(2013) 등은 청소년기 심혈관계의 건강이 성인 중기 이상에서 인지기능을 돕는다는 것을 밝혀냈다. 성인 중기에서 생활방식 선택으로서의 건강은 건강한 노후와 가치 있는 작업 및 작업적 역할에 대한 지속이고 적극적인 참여를 돕는다.

감각기능 Sensory functions

감각기관의 기능, 감각처리 및 감각인식은 모두 나이에 의해 부정적인 영향을 받는다. 성인 초기 동안의 가장 뛰어난 기능 중 특히 시력과 청력은 성인 중기 동안 뚜렷한 변화를 느낄 수 있다. 대부분의 사람들에게 이러한 변화는 작고 점진적이므로 쉽게 적응할 수 있다. 감각기능의 변화는 성인 중기에 발생하지만, 성인 후기까지 뚜렷한 손상이 발생하지 않는다.

시각 Vision

시각 기능은 성인 초기 및 중기 대부분 동안 안정적이다. 노화와 관련된 일반적인 변화는 대략 50세에 시작된다(Payne & Isaacs, 2012). **절대적 문턱값(absolute threshold)**이라는 용어는 신경과학에서 감지할 수 있는 가장 작은 자극 수준을 나타내는 데 사용된다. 시력에서 이것은 물체를 보는데 필요한 최소한의 빛을 뜻한다. 눈의 상태가 변함에 따라 글을 읽기 위해 더 많은 빛이 필요하며 밤에는 보기가 더 어려울 수 있다. **차별 문턱값(difference threshold)**은 사람들이 감지할 수 있는 가장 작은 자극 변화이다. 조명을 밝히고 더 큰 시각적 대비를 제공하는 재료를 선택함으로써 그 변화는 확실하며, 성인 중기 동안 시력의 차별 문턱값은 쉽게 조절될 수 있다(Hayslip, Patrick, & Panek, 2011).

나이가 들어감에 따라 시력의 변화에는 수정체의 투명도, 눈에 닿는 빛의 양, 황반 신경세포 수 등이 20~80세 사이에 절반 정도 감소된다. **원근 조절(visual accommodation)**은 시각적 선명도를 얻기 위해 눈이 가까이 또는 멀리 있는 물체에 상관없이 눈의 초점을 조정하는 처리 과정이다. 원근 조절 과정은 노화에 따라 섬모체근 작용이 악화되어 점점 그

정상인 사람 눈의 도식도

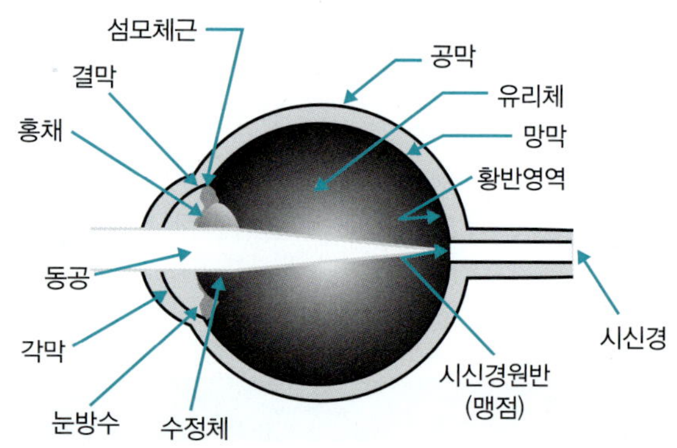

딱딱해지고 고정된 눈의 도식도

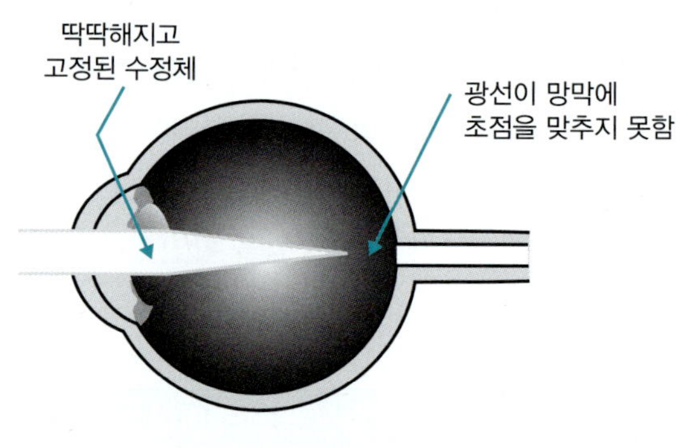

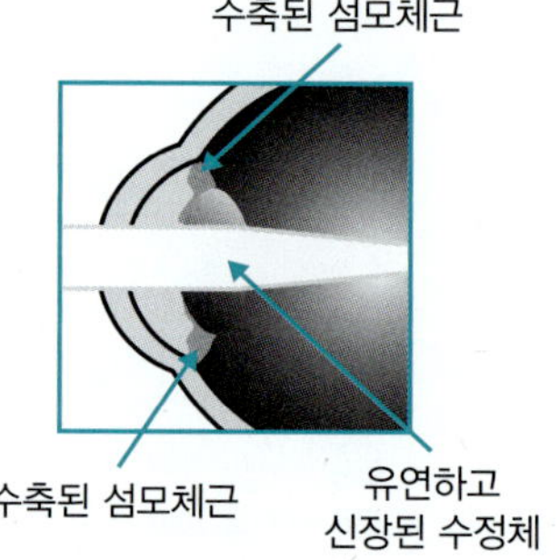

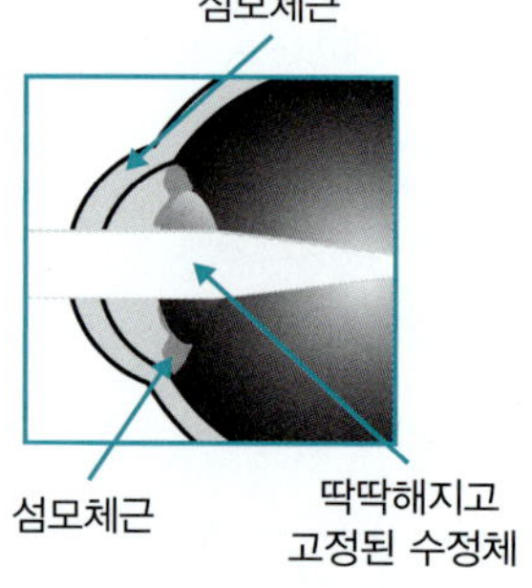

그림 17-3 노안을 발생시키는 눈의 변화

기능이 떨어진다. 수정체의 곡률을 바꾸려면 섬모체 운동이 필요하다. 이로 인해 원근 조절 능력이 감소되는데 이를 **노안(presbyopia)**이라고 하고 노화에 따라 가까이 있는 물체를 보는 능력이 떨어진다. 노안의 생리학적 과정은 그림 17-3에 설명되어 있다.

40~50세 사이의 사람은 대개 어떤 형태로든 시각적 교정이 필요하다(WebMD, 2012). 이 시기에는 많은 사람들이 독서용 안경을 사용하거나 기존의 시각 교정기(안경 또는 콘택트렌즈)를 변경하여 근거리 초점을 향상시키는 이중 초점 기능을 포함시킨다.

청각 Hearing

시각과 마찬가지로, 들을 수 있는 가장 낮은 음에 대한 절대적 문턱값은 연령에 따라 증가한다. 또한 빠르면 30세부터 고주파 소리를 듣는 것이 점점 어려울 수 있다. 가장 흔한 형태의 연령 관련 청력손실을 **노인성 난청(presbycusis)**이라고 한다. 성인 중기 대부분의 사람들에게 이 변화는 매우 느리고 60세 이후까지 눈에 띄지 않는다(Kidd Iii & Bao, 2012).

청력상실의 또 다른 제한적인 유형은 성인 중기에서도 발생할 수 있다. 매우 큰 소음에 장시간 노출되어 발생하는 청력손실 유형은 감각신경성 난청이다. **감각신경성 난청(sensorineural hearing loss)**은 달팽이관 털세포 기능 저하가 원인이다. 달팽이관 털세포는 청력 보호가 없는 큰 작업장과 같은 환경에 노출되어 손상될 수 있다. 감각신경성 난청은 소리, 언어 이해 및 평형 유지에 대한 민감도에 영향을 미친다(Bonder& Bello-Haas, 2008).

현대 많은 산업에서는 이제 감각신경성 청력손실을 방지하기 위해 귀 보호 장치를 착용해야 하지만 항상 그런 것은 아니다. 또한 일부 젊은이들은 이러한 노출에 영향을 받지 않을 것이라고 생각하고 권장하는 귀 보호 장치를 사용하지 않는다. 큰 음악에 자주 노출되거나 헤드폰을 장시간 높은 음량으로 설정하면 감각신경성 청각손실이 발생할 수 있다. 그림 17-4는 시끄러운 전동 공구를 사용하는 동안 권장 청력 보호 장치를 사용하는 목수를 보여준다. 작업장에서 청력 보호가 필요할 수 있지만 시끄러운 소음에 노출되는 가정이나 여가 활동은 규제되지 않으며, 개인에게 우려되는 것으로 여겨지지 않는다.

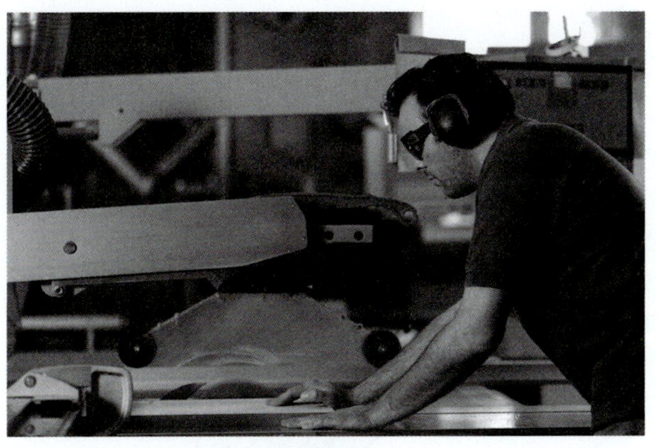

그림 17-4 전동 공구는 흔히 청력 손상의 원인이 된다. 관련 직업 종사자들은 반드시 청력 보호장치를 착용해야 한다.

신체기능 Physical function

의학 발전과 예방 건강관리의 개선으로 인해 오늘날 개인은 신체적 외상이나 질병을 제외하고 노년기에 건강하게 살기를 기대한다. 국내 생명 통계(National Vital Statistics Reports)에 따르면 미국에서 태어난 아기의 평균 수명은 남성의 경우 76.3세, 여성의 경우 81.1세였다(Hoyert & Xu, 2012). 기대수명이 길어질수록 성인 초중기에서 후기에 걸쳐 발생하는 근골격계의 정상적인 노화에 따른 생리학적 변화를 경험하는 사람들의 비율이 더 높아질 것이다. 성인 중기의 신체활동과 건강한 생활방식이 나중에 인생에서 신체적 저하를 줄인다는 분명한 근거가 존재한다(Chang et al., 2013).

근골격계 Musculoskeletal system

골격 성숙(skeletal maturity)은 성인 초기에 뼈(및 척추)의 성장이 멈추고 골격계는 최대 뼈 질량에 도달한다. 생애 전체에 걸쳐 뼈 재형성 과정이 일어난다. **뼈 재형성(bone remodeling)**은 뼈 조직의 흡수(뼈파괴세포 기능)와 새로운 뼈의 동시 침착(뼈모세포 기능) 간의 동적 균형을 뜻한다. 성인 초중기의 대부분 동안 뼈모세포 기능 및 뼈파괴세포 기능은 평형 상태에 있다(Payne & Isaacs, 2012). 그러나 35세 이후 많은 사람들은 뼈 손실이 뼈 형성을 초과하기 시작한다. 그림 17-5는 노화로 인한 뼈 조직의 변화를 보여준다.

뼈엉성증(osteoporosis)은 신체가 충분한 새로운 뼈를 형성하지 못하거나 너무 오래된 뼈가 신체에 재흡수될

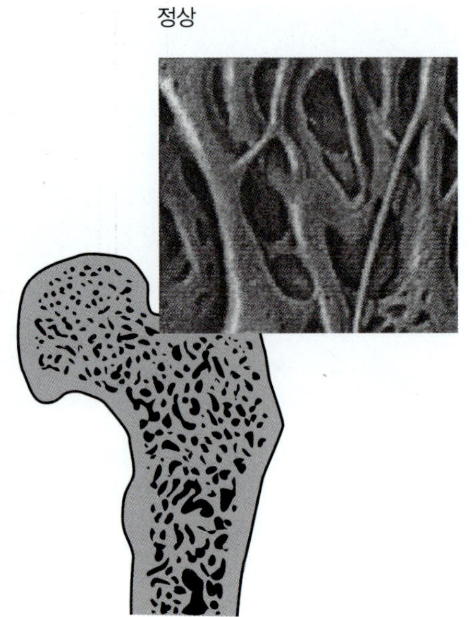

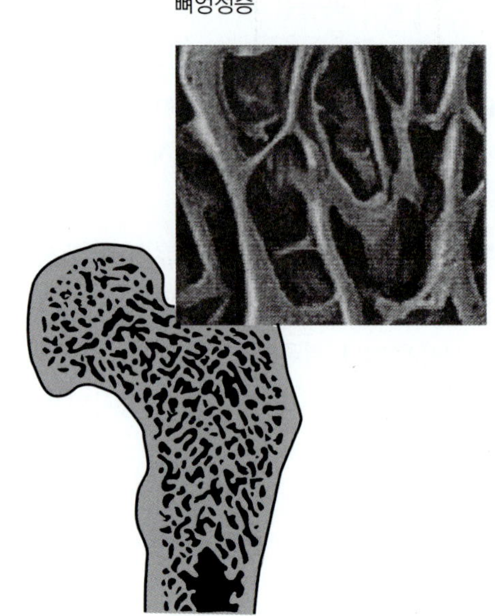

그림 17-5 뼈엉성증으로 인한 뼈구조의 변화

때 발생한다. 뼈엉성증은 유전적 · 환경적 원인으로 존재하는 다인성 대사성 뼈질환이다(Hammond, Chapman, & Barr, 2011). 뼈엉성증은 성인 중기 집단에서 가장 흔한 유형의 뼈질환이다. 뼈엉성증의 주요 원인은 폐경기 여성의 에스트로겐 감소와 남성의 테스토스테론 감소이다. 50세 이상의 여성과 70세 이상의 남성은 뼈엉성증의 위험이 높다(A.D.A.M. Medical Encyclopedia, 2010). 뼈감소증은 뼈엉성증으로 발전할 수 있는 덜 심각한 초기 단계이다. 이 장의 앞부분에 소개한 샌디는 만성질환으로 인해 뼈엉성증의 위험이 높다. 다발성경화증은 신체의 면역계가 말초신경의 말이집을 손상시키는 진행성 질환이다. 샌디는 육아에 깊게 관여했기 때문에 뼈 건강 유지에 도움이 되는 체중 감량 운동을 할 수 없었다.

관절염(arthritis)은 하나 이상의 관절의 염증과 관련된 질병이다. 정상적인 관절 표면은 부드러운 연골층으로 덮여 있다. 연골은 충격 흡수의 역할을 하는 기계적 스트레스 및 압박 부하를 견딜 수 있는 연부 조직의 한 유형으로 관절 사이의 미끌어짐(sliding) 및 구르기(rolling)를 위한 표면을 제공한다. 연골에 기계적 부하나 압력이 가해지면 체액과 영양분이 배출된다. 반대로, 연골에 부하가 제거되면 체액과 영양분이 바탕질로 다시 흘러 들어간다. 이 과정은 연골의 적절한 윤활 및 영양에 필수적이다. 노화로 이 과정이 중단되고 종종 탈수, 영양 부족 및 체중 부하 표면의 분해가 증가한다(Cech & Martin, 2011). 뼈 사이의 연골이 얇게 닳으면 뼈가 서로 마찰되어 뻣뻣함, 통증 및 관절운동 상실을 유발한다. 이 상태를 **뼈관절염(osteoarthritis; OA)**이라고 한다.

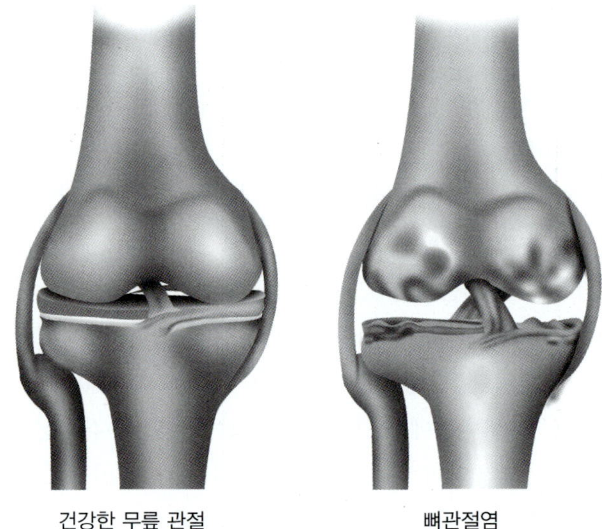

그림 17-6 뼈관절염은 보통 무릎, 엉덩이, 척추에서 발생된다.

뼈관절염(OA)은 노화와 관련된 관절염의 한 형태이며 가장 일반적으로 손, 무릎, 엉덩이 및 척추의 관절에 영향을 미친다. 그림 17-6은 정상 무릎관절과 뼈관절염을 비교해 보여준다. 관절염의 가장 흔한 형태인 뼈관절염(OA)은

표 17-2 뼈관절염의 위험요소

유전: 아직까지 명확하게 밝혀지지 않았지만 다양한 유전적 요소들이 관절염을 발생시킬 수 있다.
나이: 연골은 노화로 인해 점점 불안정해지고 스스로 치유할 수 있는 능력이 떨어진다. 사람들이 나이가 들면서 관절염을 가질 가능성이 높아진다.
체중: 관절 손상은 체중을 지지해야 하는 관절에 부분적으로 영향을 주기 때문에 과도한 체중은 관절염을 유발할 수 있다.
이전의 손상: 관절 손상은 정상 연부 관절 표면을 거칠게 만들 수 있다. 이전의 주요 손상은 관절염의 부분적인 원인이 될 수 있다.
작업 위험: 공장 조립 라인이나 중건설과 같이 고위험 직업에 종사하는 근로자는 관절염을 가질 가능성이 높다.
일부 고위험 스포츠: 스포츠 참여는 관절 손상을 유발할 수 있고 이후 관절염을 유발할 수 있다. 그러나 활동의 이점은 관절염의 위험보다 크다.
질병 또는 감염: 관절의 감염, 통풍을 여러 번 겪었거나 다른 질병을 가졌던 사람은 관절염을 가질 가능성이 높다.

Source: Cluett, J. (2011). What causes Arthritis? About.com Guide. Retrieved from http://orthopedics.about.com/od/arthritis/f/arthritiscauses.htm

과체중/비만, 관절 손상 병력 및 연령과 같은 위험요소와 관련이 있다. 뼈관절염의 위험요소는 표 17-2에 있다.

근골격계의 변화 Musculoskeletal changes

근골격의 몇 가지 생리적 변화는 30~40세 사이에서 시작된다. 체질량지수(BMI)는 성인기 동안 대부분 계속 증가한다(Payne & Isaacs, 2012). 미국인의 경우 성인의 BMI는 55~59세 그룹에서 평균 28.5로 가장 높다(Gallup Well-Being, 2012). 성인 중기 동안 제지방량과 뼈밀도는 감소하기 시작하지만, 정도와 손실률은 개인마다 크게 다르다. 이러한 변화는 사람들의 신체활동 수준, 유전학 및 기타 생활 습관 요소(예: 흡연 또는 음주)의 영향을 받는다. 특히 근력 운동은 노화된 근육에서의 손상을 지연시킬뿐만 아니라 막을 수 있다(Payne & Isaacs, 2012).

근력은 40~65세 사이에 약간 감소하기 시작한다(Williams, Higgins, & Lewek, 2002). 노화로 인한 근력 감소는 몇 가지 요인에 기인한다. 근력 감소의 요인 중 하나는 크기와 유형에 따라 **근육감소증(sarcopenia)**이라고 하는 골격근 섬유의 총 수가 감소한다(Payne & Isaacs, 2012). 근육감소증은 특히 두 번째 유형(빠른 단일수축) 근육 섬유에 가장 영향을 주는 경향이 있다. 따라서 중년인 성인은 전반적인 힘의 변화는 보이지 않지만 근육 수축 속도의 변화는 보이기 시작할 수 있다.

근육/지방 비율의 변화와 활동 수준의 변화로 인해 중년 성인들 또한 일반적으로 유연성이 감소한다. 여기서 유연성은 기능적인 활동을 하는 동안 관절에 사용할 수 있는 운동범위를 가리킨다. **유연성(flexibility)**은 애완견을 쓰다듬기 위해 몸을 구부리고, 신발을 묶고, 샤워를 하고, 계단을 오르내리는 것과 같은 일상적인 과제의 수행을 가능하게 한다. 다른 생리적 기능과 마찬가지로 지속적인 실천이 없으면, 유연성은 나이가 들수록 떨어진다. Payne과

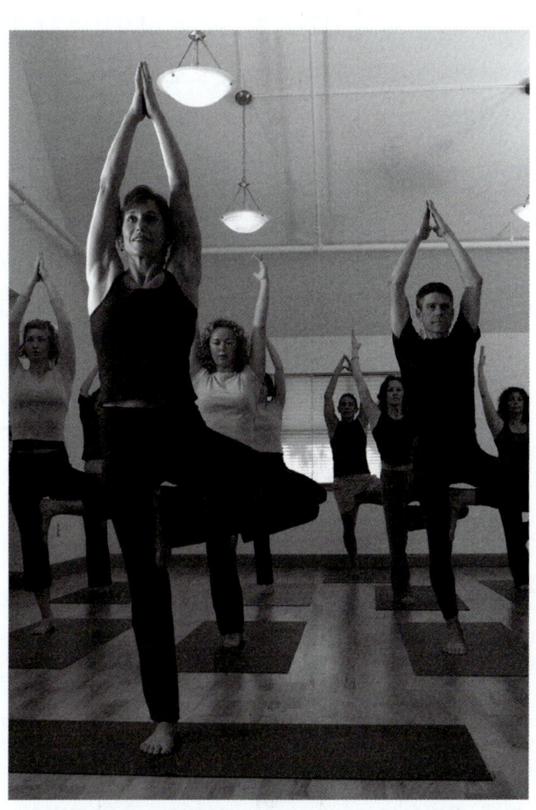

그림 17-7 요가는 건강과 유연성에 도움이 될 뿐만 아니라 중년 이후에 균형 능력의 저하를 예방한다.

Isaacs(2012)는 유연성의 감소가 보통 49세까지 매우 점진적으로 이루어지며, 그 후 남녀 모두에게서 유연성의 현저한 감소가 일어난다는 점에 주목한다. 그림 17-7과 같이 요가와 같은 운동에 참여하는 경우 성인 후기까지 유연성을 유지할 수 있다.

심혈관 건강 Cardiovasular fitness

산소용량은 산소 소비량에 의해 측정된 개인이 할 수 있는 생리학적 작업의 최대량이다. 산소용량은 나이와 질병에 크게 영향을 받는다. 산소용량 측정은 흔히 **대사 평형 단위(metabolic equivalent unit; MET)**로 표시된다. 1MET는 분당 체중의 kg당 3.5mL의 산소를 사용하는 것과 같다(mLO$_2$/kg/min). 1MET는 휴식 시 평균 에너지 비용이다. 시간당 2마일을 걸으려면 2.5MET가 필요하다. 한 사람의 최대 기능 용량이 5MET이면, 그 사람은 단지 이 속도로 걷기 위해 자신의 기능적 용량의 50%를 사용해야 할 것이다.

산소용량은 심혈관 건강의 일반적인 척도이다. 심혈관 건강은 일반적으로 중년에 나타나는 BMI, 근육감소증, 뼈엉성증 변화에 대한 예방 역할을 한다. 비록 아직 연구 중에 있지만 "운동 및 신체활동은 고령인 여성보다 남성의 심혈관계에 더 큰 영향을 미치는 것으로 보인다. 남성과 여성의 만성질환 위험 및 신체활동/비활동에 관한 근거가 증가함에 따라 여성의 특정 만성질환 위험을 감소시키려고 할 때 신체활동을 하는 것보다 비활동이 더 실질적인 역할을 한다는 사실도 밝혀졌다(Parker, Kalasky, & Proector, 2010, p. 244). 이는 심혈관 건강은 노화 과정을 늦추고 노화와 관련된 질병의 발생을 늦추는 역할을 하지만, 심혈관 건강의 전반적인 긍정적 효과는 여성들보다 남성들에게 더 크다는 것을 의미한다.

성인 중기의 건강 위험
HEALTH RISKS IN MIDDLE ADULTHOOD

이는 건강한 노화의 일부분이 아니라 사람들이 나이가 들어감에 따라 발생하는 진짜 질병이다. 이 단원에서 논의된 **노화 관련 질병(aging-associated disease)**은 고혈압, 심혈관 질환, 제2형 당뇨병 및 암이다. 가장 일반적인 건강문제 중 하나인 뼈관절염은 이 장의 앞부분에서 다루었다.

고혈압 Hypertension

고혈압(hypertension)은 일반적으로 높은 혈압(high blood pressure)이라고 한다. 혈압은 혈액이 동맥벽을 통과할 때 벽을 미는 힘이다. 고혈압에서 혈압이 증가하고 시간이 지남에 따라 많은 건강문제를 발생시킨다. 많은 사람들은 자신이 고혈압인지 모르고 살아간다. 고혈압은 심장병과 뇌졸중의 주요 위험요소이다. 조절되지 않은 고혈압은 신장질환 및 시력 문제를 유발할 수도 있다. 고혈압이 있는 성인은 성인 후기에 인지장애가 더 많이 발생하는 것을 포함하여 고혈압이 없는 성인보다 다른 만성질환을 가질 가능성이 더 높다(Taylor et al., 2013). 고혈압과 관련된 몇 가지 위험요소가 존재한다. 이것들은 아프리카계 미국인의 유전, 비만, 빈번한 스트레스 또는 불안, 높은 알코올 소비, 소금 함량이 높은 음식, 고혈압의 가족력, 당뇨병 및 흡연이다(U.S. Library of Medicine, 2014).

심혈관 질환 Cardiovascular disease

심혈관 질환은 심장 및 혈관질환이다. 대부분의 심혈관 질환은 죽상동맥경화증이라는 과정과 관련이 있다. **죽상동맥경화증(atherosclerosis)**은 플라크라는 물질이 동맥벽에 쌓일 때 발생하는 질환이다(American Heart Association, 2014). 죽상동맥경화증은 동맥을 좁히고 혈액의 흐름을 어렵게 하여 심장마비나 뇌졸중으로 이어질 수 있다.

심혈관 질환에는 심장의 구조 또는 기능에 영향을 미치는 여러 가지 상태가 포함된다. 여기에는 심장동맥질환(동맥이 좁아짐), 심장마비, 비정상적인 심장 리듬(부정맥), 울혈성 심부전, 심장판막질환 및 혈관질환이 포함된다. 심혈관 질환은 성인 중기 및 후기 모두에서 이환율과 사망률의 주요 원인 중 하나이다(WebMD, 2014).

당뇨병 Diabetes mellitus

당뇨병(diabetes mellitus 또는 diabetes)은 신체가 충분한 인슐린을 생산하지 못하거나 세포가 생성된 인슐린에 반응하지 않기 때문에 고혈당을 갖는 대사 질환군이다. 한때 성인기에 발병된다고 알려진 당뇨병으로 알려진 **제2형 당뇨**

병(type 2 diabetes)은 가장 흔한 형태의 당뇨병이다. 제2형 당뇨병은 세포가 인슐린을 제대로 사용하지 못하는 상태인 인슐린 저항성으로 인해 발생하며 때로는 절대적 인슐린 결핍과 결합되기도 한다(U.S. National Library of Medicine, 2013). 비만과 생활방식은 당뇨병의 주요 원인이 된다. 제2형 당뇨병은 아프리카계 미국인, 라틴계, 아메리카 원주민, 아시아계 미국인, 하와이 원주민 및 기타 태평양 섬 주민에서 더 흔하다. 제2형 당뇨병에서 신체의 지방, 간 및 근육세포는 인슐린에 올바르게 반응하지 않는다. 이것을 인슐린 저항이라고 한다. 결과적으로, 혈당은 에너지를 저장하기 위해 세포로 흡수되지 않으며 혈액에 높은 수준의 당이 축적되어 고혈당증을 발생시킨다. 제2형 당뇨병은 일반적으로 시간이 지남에 따라 천천히 발생하며 생활습관의 변화에 따라 지연되거나 조절될 수 있다.

암 Cancer

암(cancer)은 신체 내의 비정상적인 세포의 통제되지 않은 성장이다. 암세포는 악성 세포라고도 한다(U.S. National Library of Medicine, 2012). 많은 종류의 암이 존재한다. 암은 폐, 결장, 유방, 피부, 뼈 또는 신경조직과 같이 거의 모든 장기나 조직에서 발생할 수 있다. 개인이 암에 걸릴 가능성은 나이가 들면서 증가한다. 40~64세 사이의 성인 남성 중 4%, 여성의 6%가 이 때 암 진단을 받았다(Pfizer Foundation, 2005). 성인 중기의 암 치료 및 생존과 관련된 문제에 있어서 이러한 환자는 보통 직장을 가지고 있으며 질병 관리와 업무 및 가정의 요구사항 사이에 균형을 맞추기가 어렵다는 사실이 중요하다. 암 자체도 무섭지만 가장 곤란한 측면 중 하나는 일상생활에서 발생하는 혼란에 대처하는 것이다. Meadors(2011)는 유형에 관계없이 누군가 암 진단을 받으면 가족 전체에 큰 걱정과 두려움이 생길 수 있다고 이야기한다. 암의 종류, 예후 및 치료 옵션에 관한 불확실성은 환자와 가족에게 부담스러울 수 있다. 사실, 동반자나 가족은 종종 암 환자보다 더 많은 고통을 겪는다. 이러한 고통은 종종 암 진단과 관련된 통제력 상실, 절망감, 재정적 어려움 및 예상된 손실에 의한 결과일 수 있다. 암은 신체 건강에 상당한 영향을 미칠 수 있지만 암 진단 및 치료로 인한 심리적, 사회적 영향의 정도는 다양하다고 언급했다.

활동과 참여 ACTIVITIES AND PARTICIPATION

성인 중기는 일반적으로 다양한 활동의 필요성, 작업 및 역할에 대한 역량을 입증하는 기간이다. 중년인 성인의 경우 기능적 능력의 범위가 넓다. "활동 및 참여"의 ICF 범주에는 성인 작업의 모든 측면이 포함된다. 성인 중기 동안 이러한 영역에서 기능이 저하되는 것은 비규범적 패턴이다.

역할(role)은 문화적으로 결정된 지침, 사람들이 직면하고 이행해야 하는 일련의 권리, 의무, 기대, 규범 및 행동이다(Hindin, 2007). 성인 중기가 되면 개인은 공식적이고 사적인 많은 역할을 발달시킨다. 사람들은 또한 개인의 생활방식과 사회적 선호를 충족시키기 위해 사회적으로 규정된 역할 수행 패턴을 수정하거나 거부했을 수 있다. 성인 중기에서 일반적으로 중요한 역할 중 일부는 자녀, 부모, 배우자, 친구, 시민, 근로자, 멘토 및 조부모이다. 공동 작업에 관한 16장의 논의를 다시 떠올려 보면, 나열된 많은 역할이 공동 작업 역할을 하는 다른 사람들과 의도적으로 협력 관계에 있다는 것을 알게 될 것이다. 각 역할은 의미 있는 작업을 추가하지만 스트레스 또한 추가할 수 있다. **역할 강요(role strain**; 역할 과부하라고도 함)는 자신의 역할 수행에 대한 다른 사람의 평가에 동의하지 않거나 그 역할이 자신의 능력을 넘어설 때 발생한다(Hayslip, Patrick, & Panek, 2011). 역할 강요는 특정한 형태의 작업 불균형이다. 역할 요구를 충족시킬 능력이 충분하지 않다고 인식하는 경우 과도한 요구로 인해 어려움을 겪을 수 있다.

역할 강요에는 사회적 역할, 특히 가족 관계에서 발생하는 지속적인 문제가 포함된다. 부양과 같은 역할 강요는 중년기에 최고조에 달하는데 5명 중 1명이 어느 정도의 돌봄을 제공한다(Scott, Whitehead, Bergeman, & Pitzer, 2013). 일반적으로 너무 많은 일을 한다는 것은 중년의 보편적인 역할 강요의 원인이다.

이 장의 앞부분에서 제시된 다발성경화증을 가진 여성인 샌디는 역할 강요로부터 고통받고 있다. 그녀는 아내, 어머니, 가정주부, 할머니 및 아이 돌보는 역할을 하고 있다. 그녀의 병의 악화는 환자로서의 역할을 추가했으며 이러한 환자의 역할은 그녀의 다른 소중한 역할을 방해한다.

스트레스에 대한 대처와 다른 심리적 요구

Handling stress and other psychological demands

세 가지 연령대 중 인지된 스트레스와 대처 자원을 삶의 만족도를 예측하는 지표로 조사했을 때 가장 젊은 성인(18~40세)이 더 나이가 많은 41~65세와 66세 이상보다 가장 높은 수준의 스트레스를 경험한 것으로 나타났다(Hamarat, Thompson, Zabrucky, Steele, & Matheny, 2001). 더불어 더 나이가 많은 성인들은 자신의 삶에 가장 만족했다. 이 결과는 중년기(45~64세), 노년 초기(65~74세), 노년 후기(75세 이상) 연령층 간 대처 자원의 큰 차이를 발견하지 못한 다른 연구결과에 따른 것으로, 중년기가 위기나 특히 스트레스를 많이 받는 생애 단계라는 의견과는 다르다(Hamarat, Thompson, Steele, Matheny, & Simons, 2002). 중년기 동안 삶의 목표가 크게 바뀌는 사람들이 있을 수 있다. 아마도 육아에서부터 더 많은 공동체 참여에 이르기까지 또는 직장에서의 경쟁에서 벗어나 레크리에이션이나 여가를 위해 더 많은 시간을 할애할 것이다. 이러한 변화에 적응하는 데 어려움을 겪는 사람들은 "중년의 위기" 또는 "빈둥지 증후군"의 시기를 경험할 수 있지만 이러한 반응은 반드시 대부분의 중년의 사람들에게 발생하는 것은 아니다.

반면에 보통의 젊은 성인은 많은 극심한 스트레스에 직면한다. 중년기에 스트레스는 양육이나 재정적인 복지와 관련된 문제들과 같은 지속적인 만성 문제가 원인일 가능성이 더 높다.

Schaie와 Willis의 인지발달 단계에서, 성인 중기의 사람들은 일반적으로 16장에 소개한 책임 단계를 경험한다. 책임 단계는 가족 구성과 연관되어 있으며, 직장과 지역사회에서 타인에 대한 책임을 짐에 따라 복잡한 인지능력이 필요하게 된다. 가족, 지역사회, 진로 등 지도자의 직책을 맡고 있는 사람들도 실행 단계로 진입할 수 있다. Shaie와 Willis는 모든 어른들이 실행 단계로 진입하는 것은 아니라고 이야기한다. 이들은 실행 단계에서 기능적이기 위해 리더십 기술을 습득하고 연습할 기회를 가져야 한다고 지적한다.

자기 효능감은 인생의 특정 영역에서 성공할 수 있다는 믿음이다. 대부분의 성인은 나이가 들수록 전반적으로 자기 효능감을 유지한다. 통제소재(locus of control)는 상황에 대해 자신이 느끼는 감정의 정도이다. 자신이 일어나는 일을 통제한다고 믿는 사람은 내부 통제권을 가졌다고 생각한다. 어떤 일이 발생했을 때 통제할 수 없고 외부 변수를 책임져야 된다고 생각하는 경우 외부 통제소재를 갖는다고 할 수 있다.

성인 중기 그리고 후기에 일부 사람들은 삶의 사건을 통제할 수 있다는 믿음이 약해 보였으며, 개인의 통제소재는 더 외부에 의존하게 된다(Schaie & Willis, 2011). 사람들이 스스로 변화시킬 수 있는 능력이 있다고 믿기 때문에 내부 통제소재를 갖는 것은 긍정적인 건강 행동과 관련이 있다. 이 연령 집단의 핵심적인 발달 성취는 긍정적인 성취감을 가지는 것이다. 중요한 일상적 과제를 잘 해내고 있다는 생각은 통제할 수 없는 것들이 늘어나는 경험을 막는 데 도움이 될 수 있다. 연령과 관련된 통제력과 외부 통제력의 감소가 건강과 복지에 부정적인 영향을 줄 수 있다는 근거들이 존재한다. 노화의 경우 "감소된 통제력은 스트레스와 불안의 정도, 노력의 수준, 지속 및 전략의 사용뿐만 아니라 기억 과제 또는 신체활동에 참여를 덜 하는 등 정서적, 행동적, 의욕 및 심리적 영향을 미칠 수 있다"(Schaie & Willis, 2011). 통제소재는 스트레스에 대응하는 사람들의 변동성을 이해하는 데 도움이 되므로 유용하다. 더 내재화된 통제소재를 가진 사람들은 스트레스를 덜 느끼고 만성 스트레스와 관련된 건강문제가 더 적은 경향이 있다.

스트레스는 어려움에 대처할 수 있는 자원이 곧 고갈될 것이라는 내적 감각이다. 이 글의 앞부분에서 설명한 것처럼 스트레스에 대처하는 개인의 능력이 효과적이지 않으면 스트레스는 개인의 건강에 해로운 영향을 줄 수 있다. 일반적으로 관찰되는 스트레스 반응은 정신적 피로, 우울증, 불안, 기억력 문제, 신체 증상 및 수면 관련 장애 등이 있다(Kulmala et al., 2013). 스트레스는 심박수와 혈압을 높여 심혈관 질환의 위험을 증가시킨다. 나이가 들어감에 따라 성인 초기에 경험했던 많은 급성 스트레스 요인은 감소한다. 중년인 성인이 자신이 직장과 가정에서 구축한 일상적인 상호교류가 더욱 예측 가능해짐에 따라 스트레스를 받는 많은 상황을 피하도록 선택할 수 있기 때문이다. 불행히도, 이러한 스트레스는 만성적일 가능성이 높고 건강에 부정적인 영향을 줄 가능성이 높다. 건강, 직업 및 부양에 대한 스트레스를 포함한 중년의 스트레스 요인은 오래 지속되며 종종 개인의 통제 범위를 벗어나 앞에서 설명한 외부 통제소재를 유발시킨다. Kulmala(2013) 등은 중년기 표본의 14~23%가 만성 스트레스 증상을 보였다고 보고했다.

만성 스트레스 요인(chronic stressor)에는 사람들이 일상생활에서 지속적으로 직면하는 지속적인 문제, 갈등 및 위협이 포함된다(Scott et al., 2013). 만성 스트레스 요인은 자신에 대한 실질적 압박과 자신의 인간관계에 대한 우려로 인한 정서적 고통을 발생시킬 수 있다. 인간관계에 대한 스트레스 요인의 예로는 성인인 자녀가 집으로 돌아오는 "부메랑 세대"에서 경험하는 경제적 부담이 있다. 또 다른 인간관계 스트레스 요인은 중년 부부가 소중한 친구를 잃은 상실감일 수 있다. 성인 중기는 직장 및 인간관계 스트레스에 비교적 안정적인 기간이다. 외로움, 불량한 건강 상태 및 재정적 어려움은 일부 개인에게 만성적인 스트레스의 요인이 될 수 있다. Scott(2013) 등은 중년의 심각한 스트레스 요인은 단독으로 거의 발생하지 않으며 대부분의 사람들은 불연속적인 스트레스가 아닌 만성적으로 고통에 빠지는 스트레스 요인이 급증한다는 것을 밝혔다.

스트레스 강성(stress hardiness)은 스트레스 상황과 사건의 부정적인 영향에 저항하는 태도이다. 강성(hardiness)은 사람들의 스트레스에 대한 해석, 스트레스를 통제한다고 느끼는 정도 및 스트레스에 대한 대응을 결합한 것이다. 스트레스가 많은 사람들은 스트레스가 많은 상황을 통해 생각하고 다르게 대응하는 방법을 배운다. 작업 균형을 회복하기 위한 특정 전략을 계획하고 실행하는 것은 만성 스트레스에 대한 긍정적인 반응이며 스트레스 강성에 도움을 준다. Christiansen과 Townsend(2010)는 균형적인 생활방식을 "스트레스 감소와 개선된 행복을 가져오는 작업 패턴"이라고 설명한다.

성인 중기에 건강 및 가족과 관련된 어려움은 고민과 계획을 필요로 한다. 균형적인 생활방식을 구축하고 유지하려는 노력은 세심한 고려와 계획이 필요하다. 이 연령대에서 많은 사람들은 **인지적 판단(cognitive appraisal)**과 관련된 경험 및 기술을 얻는다. 인지적 판단은 사건이나 질병에 대한 개인의 해석을 신뢰하여 감정적 반응을 결정하는 과정이다. 인지적 판단은 스트레스와 정신건강 문제를

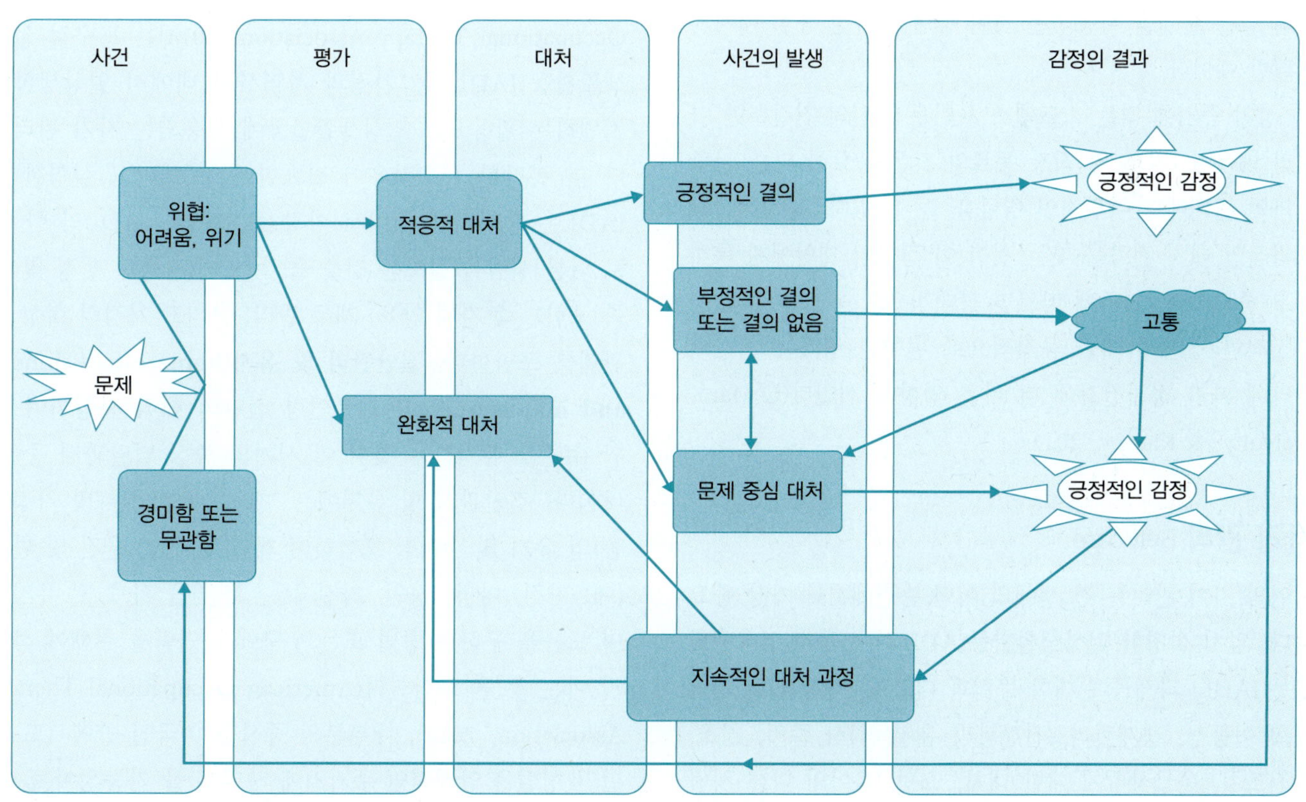

그림 17-8 적응적 대처는 문제 해결 접근법으로 효과를 바꾸기 위해 사용된다. 이러한 접근법으로 문제나 고통이 해결되지 않으면 지속된 스트레스와 대처 주기로 이동하게 된다.

해결하고 긍정적인 대처를 지원하기 위한 도구로 알려진 전략이다. Lazarus와 Folkman(1984)은 모든 연령대에서 자주 사용하는 인지적 판단에 근거하여 두 가지 형태의 대처법을 밝혔다. 이 모델은 그림 17-8에 나타나 있다. 첫 번째는 문제 중심 또는 **적응적 대처(adaptive coping)**로 문제를 해결하거나 상황에 통달하거나 상황에 대처하기 위해 자원을 확장함으로써 문제에 초점을 맞춘다. 이 형태는 주로 자신이 변화에 영향을 줄 수 있는 실질적인 기회를 가졌다고 느낄 때 대처기전으로 사용한다. 성인 중기에 직업을 바꾸거나 스트레스를 많이 받는 직장을 그만두는 것은 중년기 성인들의 문제 중심적인 대처의 좋은 예다.

두 번째 형태의 대처는 **완화적 대처(palliative coping)**이다. 완화적 대처는 스트레스가 많은 상황에 대한 정서적 반응의 관리를 통해 사람이 더 나은 기분을 느끼게 하는 전략에 중점을 둔다. 사람들은 스트레스 상태를 변화시키기 위해 아무것도 할 수 없다고 생각할 때 이러한 유형의 감정 중심 대처 방법을 사용하는 경향이 있다(Lazarus & Folkman, 1984). 일과 가족의 균형을 맞추는 데 어려움을 겪고 있는 결혼 생활 문제로부터 벗어나기 위해 알코올, 담배와 같은 물질을 사용하는 것이 중년의 감정 중심 대처의 적절한 예이다.

성인 중기에 겪는 스트레스 요인은 자신의 건강뿐만 아니라 배우자, 자녀 및 직장 동료와 같은 중요한 다른 사람들과의 관계에도 부정적인 영향을 줄 수 있다. 긍정적이고 효과적인 대처 전략을 찾는 것이 이 집단의 개인에게 특히 매우 중요하다. 연구에 따르면 상대적으로 통제할 수 없는 부정적인 경험에 대한 긍정적으로 편향된 평가는 시간이 지남에 따라 정신건강에 더 나은 영향을 끼친다(O'Mara, McNulty, & Karney, 2011).

자기 관리 Self-care

성인의 자기 관리는 전 생애의 어떤 순간에서도 가장 중요하다. 앞서 설명한 일상생활활동(ADL)과 도구적 일상생활활동(IADL) 과제들에 대한 능력과 더불어, 가정관리, 지역사회 이동성, 경제관리, 건강관리 유지, 식사 준비, 청소, 안전조치, 응급상황에 대한 대처, 쇼핑, 육아와 다른 사람 보살피기 등의 새로운 기술이 필요하다. 성인들이 어린 시절부터 자기관리와 처리기술을 다듬어 왔지만, 성인들은 그 과제에 대한 지식과 그 과제에 대한 도구를 포함한 효과적인 처리기술을 보유해야 한다. 성인은 과제를 시작하기 전 망설임 없이 적절한 도구를 선택할 수 있어야 한다. 도구는 과제와 발생된 문제에 따라 컴퓨터, 지게차나 연필깎이가 될 수 있다. 작업에 유능한 성인은 작업 수행에 필요한, 그 당시에 해야 하는 활동이 무엇인지 안다. 그들은 목적에 따라 요구되는 각기 다른 과제에 사용되는 도구나 물건을 안전하게 사용할 수 있는 지식을 가지고 있다.

성인은 아동이나 청소년보다 일과 자기관리에 더욱 독립적이고, 목표 지향적이기 때문에 결국 과제를 수행할 것으로 기대된다. 성인은 전형적으로 질문 없이 익숙한 과제를 완수하며, 과제가 자신이 가진 기술 이상의 것을 필요로 할 때 어떤 정보를 찾아야 할 필요가 있는지를 안다.

가정생활 Domestic life

성인 초기에는 대부분의 사람들이 주거지, 음식, 의복 및 기타 필수품을 구입하고 집안 청소 및 수리 기술, 개인 및 기타 가정용품을 돌보고 다른 사람을 도와줌으로써 스스로 가정을 만들기 시작한다. 미국 작업치료협회(American Occupational Therapy Association, 2014)는 도구적 일상생활활동(IADL)을 "가정과 지역사회 내에서 일상생활을 지원하는 활동으로 일상생활활동에 사용되는 자기 관리보다 더 복잡한 상호작용이 필요한 활동"이라고 설명한다. IADL은 중년기에 있어서 가장 중요하다. IADL의 한 예로 다른 사람을 돌보는 것을 들 수 있다(간병인 선정 및 감독 포함). 즉 자녀 양육; 재무 관리; 그리고 가정의 형성 및 관리를 포함한다. **집안관리 및 유지(home establishment and management)**는 이 연령 집단의 핵심 사항이며 생활 수준을 유지하는 것이 이 시기의 중심 발달과제 중 하나이다. 집안관리 및 유지에는 "개인 재산(의류 및 가정용품)의 유지 및 수리를 포함하여 개인 및 집안 물건 및 환경(예: 가정, 마당, 정원, 가전제품, 차량)을 확보 및 유지하며 도움을 구하는 방법 또는 누구에게 연락을 취해야 하는지 아는 것"을 포함한다(American Occupational Therapy Association, 2014). 대부분의 중산층 미국인 중에서도 중년인 성인은 안정적인 주거지에 자리 잡을 가능성이 높다. 빈곤과 어려운 경제 상황은 일부 성인의 가정 형성 능력을 제한할 수 있다. "부메랑 자녀"에 대한 이전 논의에서도 언급했듯이 중년 부모가 성인 자녀의 부양을 책임질 수 있다. 안정적인 주거지가 확보되지 않거나 재정 자원이 제한적인 경우, 자녀나 부모에게 도움을 줄 수 없다는 사실은 중년 성인에게는 추가적인 스트레스가 될 수 있다.

노숙 Homelessness

노숙(homelessness)은 생애 어느 시점에서나 발생할 수 있으며 성인 중기만의 문제는 아니다. 일반적으로 젊은 사람이 노숙자가 되는 유형을 일시적인 노숙자라고 한다. 일시적인 노숙 상태에서는 더 안정적인 거주지를 확보하는 기간 사이에 일정한 거처가 없는 기간일 수 있다. 만성적인 노숙은 성인 중기의 문제가 되고 있다. 노숙자에 대한 미국 주택 도시 개발부(HUD.gov, 2009) 정의에 따르면 지속적으로 노숙자인 사람은 "장애인(예: 약물남용, 심각한 정신질환, 발달장애 또는 만성 신체질환)으로 1년 이상 지속적으로 노숙자가 되었거나 지난 3년 동안 최소 4번의 노숙을 한다. 만성적인 노숙자라고 하려면 사람이 거주하지 않는 곳이나 긴급 노숙자 보호소에서 잠을 자야 한다". 노숙자는 종종 건강문제를 호소한다. 예를 들어, 38%는 음주 문제, 26%는 다른 약물사용 문제, 39%는 특정 형태의 정신건강 문제(20~25%가 심각한 정신질환 기준을 충족함), 66%는 약물사용이나 행동 문제를 호소한다. 29%는 HIV/AIDS, 결핵, 폐렴 및 성병을 포함한 급성 건강문제가 있다.

당연하게도 노숙자는 모든 유형의 의료서비스에 접근하기가 어렵다. Thomas, Grey와 McGinty(2011)는 노숙 생활을 하는 사람들의 직업상 필요와 목표에 관한 문헌들을 검토했다. 고용 및 교육, 자금 관리, 대처기술 및 여가 기술의 네 가지 영역에 대해 정의했다. 이들은 고용 부족 또는 알코올 및 약물남용으로 인한 극심한 빈곤으로 인해 은행 업무 및 돈 관리에 대한 경험이나 이해가 거의 없는 것으로 보고했다. 스트레스 관리, 분노 관리 및 자기주장 영역에 대한 능력도 필요하다고 확인되었다. 마지막으로 업무 또는 교육 목표를 설정하고 달성함으로써 고용 기회를 강화할 필요가 있다.

작업적 박탈감 Occupational deprivation

작업적 박탈감(occupational deprivation), 즉 외부 상황의 결과로서 가치 있는 직업에 종사할 수 없는 것은 4장에서 처음 기술되었다. 노숙자의 예를 들면, 비록 매우 가치 있는 작업이지만, 식사를 하거나 가족의 취침 일상을 만드는 능력은 노숙자 쉼터에 살고 있는 젊은 어머니에게는 가능하지 않을 수도 있다. 작업적박탈감은 노숙자, 만성빈곤, 자연재해 또는 개인이 자신의 시간과 일상 업무를 구성할 수 있는 능력을 상실하는 다른 상황에서 부차적으로 발생할 수 있다. 이에 대한 가장 잘 묘사된 예는 범죄행위로 인해 감옥에 수감된 개인이 이용할 수 있는 작업선택과 활동의 제한이다(Brown & Stopffel, 2011). 작업적 박탈감이 지속되면 일상적 활동 수행 능력이 저하되고, 자기효율이 감소하며, 작업적 정체성이 상실되어 미래의 생활방식과 참여 결정에 직면할 때 개인에게 부정적인 영향을 미칠 수 있다.

대인관계 및 상호작용
Interpersonal interaction & relationship

대부분의 성인 중기의 인간관계는 가족, 직장 및 지역사회 연결을 통해 광범위하다. 이 발달단계에서의 일반적인 성인은 상황에 따라 사회적으로 적절한 방식으로 낯선 사람, 친구, 친척, 가족 및 연인과 효과적이고 적절하게 상호 교류할 수 있다. 많은 가치 있는 작업과 공동 작업은 본질적으로 사회적이다. 이러한 이유로 대인간관계 및 상호작용에서의 부정적인 영향은 개인에게 광범위하게 부정적인 영향을 줄 수 있다.

가족과의 관계 Relationships with family

성인 중기는 "인간관계 구성에 있어 전례 없는 복잡성"을 가진다(Hutchison, 2011). 또한 현재 관계는 생애 초기의 관계에 의해 형성된다. 수명이 증가함에 따라 다세대 가족이 점점 보편화되고 있다. 2010년 기준, 한 지붕에 3세대 이상이 함께 사는 가정은 2년 전 380만 가구보다 15% 증가하여 420만 가정이 이러한 가족 형태를 유지하고 있다(Pew Research Center, 2010). 이러한 변화는 여러 사회적 영향력에 의해 촉진되었다. 16장에서 논의한 것처럼, 첫 결혼의 평균 나이가 그 어느 때보다 늦어짐에 따라 여전히 부모와 함께 사는 미혼 20대가 점점 더 늘어나고 있다. 라틴 아메리카와 아시아인의 이민으로 인해 다세대의 가정이 더 많이 생기고 있다.

이혼 Divorce

결혼과 이혼은 성인기 전체에 걸쳐서 발생한다. 16장에는 결혼 제도에 대한 심도 있는 토론이 포함되어 있으며, 이에 대한 논의는 중년 및 노년들에도 동일하게 적용된다. 마찬가지로, 이 장에 제시된 이혼에 대한 논의는 다른 성인 연령 집단에도 동일하게 적용된다. 서구 문화에서 사람들의 90% 이상이 중년 말까지 결혼한다. 첫 결혼의 약 25%가 이혼으로 끝난다. 재혼 후의 이혼율은 50% 이상이다(Centers for Disease Control and Prevention, 2011). 대부분의 사람들은 결혼 생활이 지속되길 바라고 이혼을 바라지 않고 갑작스러운 것이라고 생각한다. 결혼의 파경으로 인해 온 가족이 고통스럽고 혼란스러운 경험을 한다. Hayslip, Patrick과 Panek(2011)은 이혼할 때 적어도 부부 중 한 명은 실패와 거부에 대한 마음에 깊은 상처를 입고 떠난다고 언급한다. 또한 두 당사자 모두 개인 금융, 인간관계, 사회적 역할, 자기 개념 및 물질적 소유를 상실한다. Hayslip, Patrick과 Panek(2011)의 말처럼 "중년기는 인간관계에서의 불만족스러운 관계를 정리하는 시기일 수 있다" 때문에 이혼은 중년 성인에게 특히 흔하다. 이혼은 또한 오늘날 혼합 가족과 한부모가족 증가의 원인이 된다.

혼합 가족 Blended families

2011년에 이혼 또는 배우자가 사망한 1,000명 중 29명이 재혼했다(Jayson, 2013). 하지만 이혼하거나 배우자가 사망한 사람들은 점점 더 재혼하기보다는 동거하는 것을 선택한다. 재혼과 동거의 결과로 미국에는 혼합 가족이 증가하고 있다. 혼합 가족은 이전 결혼으로부터의 자녀를 한 사람 또는 두 사람 모두 포함하는 가족이다. 부모의 역할은 의붓부모/의붓자식 관계일 때 종종 협의하기가 더 어렵다. 혼합 가정에서 긍정적인 의붓자식 관계를 형성하는 것은 부모에게 큰 어려움이 될 수 있다(Hayslip, Patrick, & Panek, 2011).

친족 Kinship

원가족은 스스로 선택할 수 없지만 친족 관계에 대해서는 선택의 요소가 존재한다. 연구결과에 따르면 이러한 선택은 친족 규범(kinship norms)에 의해 결정된다. 예를 들어, 가장 강한 친족 의무는 일반적으로 아이와 관련된 것이며 즉 자식에 대한 부모의 의무이다. 친족 관계는 단독으로 존재하지 않는다. 친족 관계는 시기와 구성원에 따라 다양한 강도의 유대 네트워크를 형성한다.

어린 시절에 친밀한 관계를 맺은 형제자매는 성인 중기와 후기에도 친밀할 경향이 높다. 대부분의 어른들에게 형제들과의 친밀감은 나이가 들면서 증가하고 형제 간의 갈등 패턴은 나이가 들면서 사라진다. 어떤 연구는 부모들에게 도움과 애정을 제공하기로 결정한 것은 형제자매들이 무엇을 할 것인지에 대한 친밀한 네트워크 기대에 의해 구성된다는 것을 보여준다. 정서적으로 더 가깝거나 부모 곁에 더 가까운 곳에 사는 형제자매가 있는 사람들은 나서서 돕는 경향이 덜하다(Hayslip, Patrick, & Panek, 2011).

가족 형성과 해산 패턴의 모든 변화와 함께 형제 관계를 넘어서는 오늘날의 **친족 지킴이(kindkeepers)** 관계에는 어떤 것들이 있는가? 결혼하지 않은 동거인의 가족 관계가 친족 범주에 속하는가? 이혼, 재혼 그리고 의붓가족의 형성으로 인한 복잡성은 어떠한가? 마지막으로 전 배우자, 친구, 이성애 결혼으로부터의 자녀, 입양 또는 혈육이나 결혼을 통하지 않고 출생 기술을 통해 아이를 얻는 경우를 포함하는 게이와 레즈비언의 "선택된 가족"이 존재한다. 이러한 상황에서 친족 관계는 해당 개인이 인정하는 친밀한 관계이며 생물학적, 법적 또는 사회적 유대 관계로 나타난다. 친족 관계에는 상호 이익이나 애정에 의해 선택된 사람이 포함된다. 가족 구성원은 친족 관계에서 제외될 수 있으며 가족이 아닌 사람도 친족 그룹 구성원의 선택에 따라 구성원에 포함될 수도 있다.

다세대 가정과 확장된 친족 그룹에서 중년인 성인은 종종 친족 지킴이(kinkeeper)로서 역할을 한다. 친족 지킴이는 가족 구성원과 연락을 유지하거나 가족 구성원들이 서로에게 연락을 하도록 하는 일을 한다(Rosenthal, 2013). 특정 가족 구성원, 종종 여성은 다른 사람에게 가족의 상황을 알리고 모임을 조직하며 직접적인 상호 교류를 장려하는 역할을 수행한다. 친족 지킴(Kinkeeping)은 친족 관계의 구성원들이 서로 쉽게 다가갈 수 있도록 한다.

배우자 또는 동반자와의 관계
Relationship with spouse or partner

이혼, 재혼 및 동거의 발생률이 높기 때문에 중년의 동반자 관계를 특징 짓기는 어렵다. 중년인 사람들은 종종 이전 세대보다 더 평등한 관계를 맺고 있다. 중년의 동반자 관계의 다양한 패턴을 살펴보면, 가장 평등한 관계는 자녀를 가진 전통적인 이성애 커플이다. 아프리카계 미국인과 성소수자 부부는 백인 부부보다 역할 분담을 더 많이 하는 것으로 밝혀졌다(Hutchison, 2011).

성인 중기 동안 대부분의 사람들은 성적 활동을 지속하지만, 성은 더 이상 이 시기의 성인들의 관계의 중심이 아니다. 이 시기의 중요한 발달과제 중 하나는 성적인 접촉을 넘어서서 사랑을 표현하는 법을 배우는 것이다. 중년들은 가족, 직업 및 건강 측면에서 자신의 한계에 직면하기 시작한다. 나이와 관련된 신체적 변화로 인해 일부 사람들은 약해지고 성적 매력이 덜하다고 느낄 수 있다. 이러한 인식은 부부가 더 이상 서로에게 집중하지 않을 때 발생한다. 성생활은 성적 매력과 관련이 있기 때문에 일부 사람들은 중년기에 자신의 성적 매력을 재확인하기 위해 많은 노력을 기울일 것이다. 그 결과 중년 동안 결혼 생활에 대한 불신이 증가하는 경향이 있다. 또 다른 결과로 젊음을 되찾기 위해 성형 수술이나 명품 옷에 돈을 쓸 수 있다. 중년의 동반자 관계가 조화를 이루지 못할 경우, 각각의 배우자가 행동 및 외모에 대한 다른 기준을 가지고 있을 때 부부간의 불화가 뒤따를 것이다.

친밀한 관계 Intimate relationship

Hayslip, Patrick과 Panek(2011)은 **성적 관심(sexual interest)**을 "성적으로 행동하려는 사람의 욕구와 관련된 심리적 경험"으로 정의한다. 성적 관심은 성적 활동, 실제 성적 활동에 관여하는 행위와는 다르다. 사춘기부터 성인 생활 전반에 걸쳐 성적 관심은 성적 활동을 능가한다. Lindau(2007) 등은 성행위의 빈도가 74세까지 나이가 들어감에 따라 크게 감소하지 않았다고 보고했다.

이 연구자들은 또한 성적 활동을 할 가능성은 스스로 느끼는 건강함과 관련 있다고 밝혔다. 성적 관심은 성인기 전반에 걸쳐 상당히 안정적으로 유지되지만 일부 사람의 경우 성적 활동 수준이 감소하기 시작한다. 친밀한 관계의 질과 두 사람의 신체적, 정신적 건강을 포함하여 많은 요인들이 여기에 영향을 미친다. 성인 중기에 흔한 일부 질병 또한 성적 활동 감소와 관련이 있는 것으로 밝혀졌다. 이러한 질병에는 심혈관 질환, 관절염, 암 및 우울증이 있다. 전반적으로 성인 중기와 후기 모두에서 성적 만족도는 삶의 질 척도와 밀접한 관련이 있다(Penhollow, Young & & Denny, 2009).

자녀와의 관계 Relationship with children

중년의 부모는 오늘날의 임신과 임신 불임 치료 사회에서 모든 연령의 어린이를 키울 수 있다. 16장에서 설명한 부메랑 세대는 중년 부모에게 지속되는 육아라는 상황을 발생시킨다. 청년이 부모와 함께 살기 위해 돌아왔을 때 중년의 부모는 종종 지속적으로 부모의 역할이 연장된다. 직접적인 부모로서의 책임 감소와 관련된 "빈 둥지"를 갖기보다는 일부 중년의 부모는 부메랑 세대로 자녀가 집으로 돌아와 부모 노릇을 계속 유지해야 한다는 것을 깨닫게 된다. 오늘날 대부분의 중년 부모들은 "부메랑 자녀"와 손주를 돌보는 것을 포함하여 부모로서의 연장된 역할을 예상하지 못하였다. 많은 중년 부모에게 이러한 확장된 역할은 고통의 근원이 된다. 성인기로 들어서는 자녀를 지원하는 것은 중년의 부모에게 중요한 발달적 역할이다. "부메랑 자녀"를 가진 경우 중년 부모는 패배감을 느낄 수 있다. 성인인 자녀가 만성질환, 정서적 문제 또는 물질남용 문제와 같은 문제가 있는 경우 더욱 악화된다. 이 경우 중년 부모의 행복감은 대개 낮다(Hutchison, 2011).

부모에 대한 사회적 기대에도 변화가 있었다. 비록 중년의 성인이 어린아이들을 양육하고 있다고 하더라도 연구에 따르면, 이전 세대보다 더 많은 "베이비 붐 세대인 부모들의 생활방식은 자녀 중심이다"(Blieszner & Roberto, 2006). 부모들은 어린 자녀들의 삶을 관리하여 자녀가 어른이 되었을 때 가능한 최상의 경험을 할 것을 기대한다. 동네에서 아이들이 알아서 놀게 하기보다는 부모에 의한 플레이 데이트(play date)를 통해 친구들이 선별 및 선택된다. 어떤 부모들에게는 자식의 삶을 관리하는 패턴이 아동 초기 이후에도 계속된다. 일부 중년의 부모들은 자녀들의 삶에 깊게 관여하여 부모의 역할에 높은 가치를 두고 또한 자녀가 성숙하고 스스로 삶을 구성하고 대인관계를 형성하기 위한 기술을 쌓을 필요가 있을 때 부모의 통제권을 포기하는데 어려움을 겪는다. 대중 언론에서 이러한 부모를 "헬리콥터 부모"라는 명칭을 통해 부정적으로 묘사한다. 헬리콥터 부모는 자녀들이 자신의 행동과 수행에 대한 책임을 질 수 있는 나이가 된 이후에도, 특히 교육기관에서 자녀의 경험과 문제에 극도로 세심한 주의를 기울인다.

의붓부모 되기 Stepparenting

의붓부모 역할은 부모 역할보다 더 어렵고 명확하게 정의되지 않는다. 의붓어머니가 되는 것은 의붓아버지가 되는 것보다 더 어렵다. 왜냐하면 의붓어머니는 종종 보육에 대한 일차적인 책임을 지게 되기 때문이다. 의붓자녀와 친자녀를 모두 포함하는 경우 어머니에 대한 역할 부담은 보통 크다. 일부 아이들은 가족을 "혼합"시키는 것과 관련된 변화에 저항할 수 있으며, 본래 가족의 해체가 상당히 최근에 발생한 것이라면 자녀들의 저항은 더 크다. 의붓어머니가 의붓아버지들보다 스트레스를 더 많이 받고 자신의 역할에 대한 불만이 더 크다고 말하는 것은 당연하다. 의붓부모들은 부메랑 아동, 보육 연장, 성인 자녀들의 재정 지원 확대와 같은 다른 부모들이 직면하는 모든 어려움에 관여할 수도 있다.

조부모 되기 Grandparenting

어떤 사람들은 30대와 40대에서 조부모가 되고, 어떤 사람들은 70대나 80대가 될 때까지 조부모가 되지 않는다. 이러한 이유로 모든 연령대에서 조부모의 역할을 특징짓기는 어렵다. 이 장에서는 중년인 조부모에 대해 초점을 맞출 것이다. 조부모가 가족 그룹 내에서 수행하는 역할은 매우 다양하지만, 일부 조부모의 역할은 위기 시 안전망 및 중재자 역할을 하며, 또한 가족의 소식을 가족 구성원들에게 알리는 친족 지킴이 역할을 하고 많은 조부모들은 가족 역사가(family historian)로서의 역할도 한다. 조부모는 다세대 세대의 증가, 기대수명의 증가와 함께 점점 더 중요한 사회적 및 직업적 역할을 한다. 조/손 관계는 이제 20년 이상 연장될 수 있다.

많은 가족들에게 조부모는 일종의 가족 역사가로서 손주들에게 민족의 전통, 문화, 역사, 때로는 그들의 유산을 반영하는 언어까지 가르친다. 인종과 민족은 조부모의 역할에 영향을 미친다. 예를 들어, 연구결과에 따르면 아프리카계 미국인 조부모는 백인 조부모에 비해 손주에게 관여하는 비율이 거의 두 배인 것으로 나타났다(Hayslip, Patrick, & Panek, 2011). 손자의 나이와 조부모의 나이는 관계를 형성하는 데 중요한 요소이다.

특히 할머니들은 육아 서비스 제공자로서 중요한 역할을 수행하고 있다. Zauszniewski(2014) 등은 170만 명 이상의 할머니가 손자를 위해 기본적인 보살핌(음식, 주거, 의복)을 제공하며 그 중 40%가 할머니의 집에서 살았다고 나타났다. 또한 할머니의 70%가 30~59세 사이였으며 따라서 손자를 돌보는 동안 직장에 있을 가능성이 높다고 보고했다.

보호자와의 관계 Relationships with caregivers

부양에 대한 요구는 그 전과 비교해서 성인 중기 때 가장 크다. Pew 연구소(2005)에 따르면 모든 붐 세대의 50%가 한 명 이상의 어린이를 키우면서 한 명 이상의 어른 아이(adult children)에게 재정 지원을 제공하고 있다고 밝혔다. 자신의 삶의 위기에 직면하는 것 외에도 자녀, 배우자 및 고령 부모의 보호자 역할에 대한 어려움은 결혼 생활과 보호자와 자녀 그리고 보호자와 부모 사이라는 인간관계에 막대한 피해를 끼칠 수 있다.

"미국 성인의 30%는 개인적 필요 또는 집안일, 재정 관리, 외부 서비스 예약 또는 정기적 방문으로 가족이 어떻게 지내는지 확인하는 것을 통해 자신의 가족을 돕는다. 대부분은 부모나 배우자와 같은 성인을 부양하지만 일부 그룹에서는 장애나 건강문제가 있는 아동을 돌본다"(Pew Internet and American Life Project, 2012). 고령인 부모를 위한 지원 및 상호 교류는 보람이 있을 수 있지만, 그림 17-9에 나타난 것과 같이 중년인 자식이 부모를 위해 의약품 관리와 같은 기본적인 부모의 일상생활활동을 감독하는 위치에 있을 수 있다.

남성보다 여성이 보호자의 역할을 더 많이 한다: 보호자의 66%가 여성이고 여성 보호자의 평균 연령은 48세이다(Family Caregiver Alliance, 2012). X 세대 인구에서 보

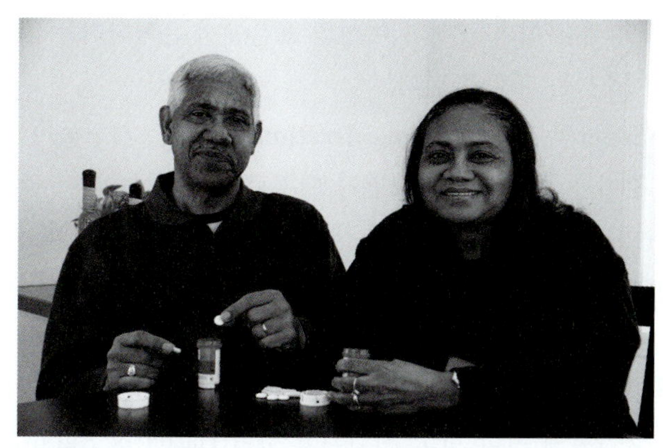

그림 17-9 고령의 부모들과 그들의 중년 자녀 모두 자식으로서 보살핌의 책임을 지는 역할 조정의 어려움을 겪을 수 있다.

이는 사회적 성별의 역할 변화에 따라 젊은 성인 집단의 경우 거의 동등한 참여를 통해 균형 있게 변화하고(보호자의 47%가 남성이다), 50대 이상인 경우 중 여성의 비율이 더 높다(남성 32%, 여성 68%). 자신의 개인 업무를 수행할 시간이 당연히 보호자에게 부족하다. 그들이 제공하는 서비스는 육체적인 것만이 아니다. 시간적 소모가 크고 정서적으로 고갈될 수 있다. 가족 보호자 연맹(Family Caregiver Alliance, 2012)에 따르면 보호자는 질병에 대한 의료서비스 또는 질병 관련 정보를 조사하거나, 병원 예약을 하거나, 재정 문제를 관리하는 데 매달 약 13시간을 소비한다고 보고했다.

중년인 보호자는 일하는 동안 돌봄의 역할을 최대한 효율적으로 조직화하고 있을 가능성이 높다. 일하는 보호자 중 69%가 가족을 보살피기 위해 업무 일정을 재조정하거나 시간을 줄이거나 무급 휴가를 가야 한다고 보고했다(Family Caregiver Alliance, 2012). 보호자들은 직장에서 승진을 포기하고 조기 퇴직을 선택하며 심지어는 완전히 일을 포기하는 것으로 상황에 타협한다. 이러한 타협은 보호자는 임금 손실, 건강보험 및 기타 직장 복지, 퇴직금 또는 투자 및 사회보장 혜택과 관련이 있다(Family Caregiver Alliance, 2012). 이러한 손실은 중년인 보호자가 나이가 들어감에 따라 심각한 영향을 줄 수 있다. 전통과 개인 생활 방식의 선택은 노부모를 보살피는 것이 이득인지 또는 손해인지에 판단하는데 영향을 미친다. 다세대 가정에서 돌봄을 중요시하는 문화에서도 장기적인 집중 돌봄 관계는 만성 스트레스와 역할 강요로 간병인에게 부정적인 영향을 미친다(Hutchison, 2011).

친구와의 관계 Relationships with friends

가족관계가 중년의 많은 사람들에게 더 큰 가치를 가지고 있는 것처럼 보이지만, 우정은 여전히 중요하다. 우정은 중년 성인이 겪는 많은 스트레스에 대항하여 스스로를 보호하는 역할을 할 수 있다. 우정은 가족의 지지가 적거나 없는 중년에게 특히 중요하다. 특히 동성애자 중년 성인의 "선택된 가족"은 서로를 돌보고 지지하는 지속적인 친구 그룹이다(McGoldrick, 2005).

주요 삶의 영역 MAJOR LIFE AREAS

많은 사람들에게 중년은 개인이 교육 및 고용 관련 작업을 수행하면서 친숙한 분야에서 적응하는 안정적인 시기이다. 교육에 대한 욕구는 개인의 고용 범위 내에서 이루어지거나 성인 초기와 별개로 새로운 관심 분야를 탐구하는 것일 수 있다. 많은 사람들은 이 시기에 경제적으로 자급자족한다. 대부분의 중년 성인은 퇴직 연령에 가까워질수록 경제적 안정에 관심이 있다.

일 Work

전통적으로 경력 수립 및 그 진행은 20대 중반에 시작되며 30대 중반에 경력사다리로 올라간다(Super, 1985). 16장에 소개한 바와 같이 Super의 이론은 성인 경력 개발 이론 중 가장 영향력이 있다. 이 이론은 경력 개발 기간 동안 순차적으로 발생하는 고유한 태도, 동기 및 행동 등을 기반으로 경력 단계의 개념을 설명한다. Super는 최초 이론으로부터 확장해서 경력 단계가 실제 연령과는 다르며, 주어진 단계를 성공적으로 통과함으로써 달성된 심리적 변화가 반드시 영구적이지는 않다고 주장한다(Super, 1990).

Super의 이론은 (1) 탐색(exploration), (2) 확립(establishment), (3) 유지(maintenance), (4) 감속(disengagement)과 같은 4가지 성인의 경력 개발 단계를 제시한다. 경력 단계 사이의 전환 시기는 개인의 성격과 생활환경에 대한 기능이며 실제 나이는 아니다. 고용된 기간이 지난 후 고등교육으로 돌아가거나, 다양한 직업 선택을 시도하거나, 자녀 양육이 종료될 때까지 취업을 연기하기로 한 결정으로 인해 탐색 단계에서 다음 단계로 넘어가는 기간이 길어질 수 있다(Super, 1990).

탐색 단계(exploration stage)는 직업 선택을 구체화하고 실행하기 시작하는 기간이다. 다른 역할을 시도하고 다양한 직업 선택을 탐구한다. Super의 성인 단계의 두 번째는 **확립 단계(establishment stage)**이다. 이 단계는 적합한 분야를 선택하고 선택한 경력에서 장기적인 자리를 확보하기 위해 노력할 때 나타난다. **유지 단계(maintenance stage)**로 알려진 Super의 세 번째 성인 단계는 명성, 권위 및 책임에 대한 유지로 구별된다. 이 단계는 지속성을 특징으로 한다: (1) 버티기(고정 또는 정체) 또는 (2) 지속하기(갱신 또는 강화). 연속성, 스트레스, 안전 및 안정성이 그 기준이 될 수 있다. 오늘날 중년 근로자들 사이에는 많은 직무 이동이 있으며, 중년 근로자들은 경력이나 직장을 바꿔야 할 경우 경력사다리의 초기 단계에서 기능을 수행할 수 있다. 남성보다 여성이 돌봄의 책임 때문에 직장에서 떠나 있는 기간 동안 경력 중단이 있을 수 있다(Braveman & Page, 2012).

직장-역할 애착(work-role attachment)은 "직장에 대한 개인의 헌신이 직장의 구성원으로 남으려는 욕구에 영향을 미치는 정도"로 정의된다(Adams, Prescher, Beehr, & Lepisto, 2002). 이 이론에 따르면 직무 참여도가 높은 근로자는 자신의 직무 내에서 자신의 역할을 중요하게 생각한다. 회사와 확고한 관계를 유지하는 근로자는 조직에 헌신하는데 반해 전문성에 애착이 높은 근로자는 특정 직업군에서 활동적인 구성원으로서의 역할을 중요하게 생각한다(Adams et al., 2002).

개인이 강한 직장-역할 애착을 가질 때 그 가치 있는 작업 역할은 중년기에 직면한 만성적인 스트레스 요인과 이러한 스트레스 요인으로 인해 작업 불균형에 긍정적이고, 예방적인 영향을 줄 수 있다. 일부는 자신의 업무 역할에서 소외되었다고 생각한다. 이러한 개인은 업무와 생활 방식의 충돌 및 역할 부담을 경험하기 더 쉽다. 강한 직장-역할 애착을 갖고 있지 않은 중년인 성인은 권력에서 물러날 때 퇴직하는 경향이 있다(Drentea, 2002). 업무 관여, 조직 및 경력에 대한 헌신과 같은 직장-역할 애착 변수는 45~77세 사이의 남성과 여성의 표본에서 은퇴하려는 의사를 예측하는 역할을 한다.

Super의 **감속 단계(deceleration stage)**는 사람들이 퇴직 준비를 시작하고 청소년기 이후로 여가 활동에 더 많이 참여하기 시작하는 성인의 생애 단계이다. Super(1985)는 50대 후반까지 대부분의 근로자들이 자신의 직장과 정서적, 신체적으로 거리를 두기 시작한다고 지적했다. 이 시기는 현대 미국 문화에서 평균 퇴직 연령은 57~61세로 꾸준히 증가함에 따라 다소 지연되고 있다(Harter & Agrawal, 2014). Harter와 Agrawal은 은퇴 연령에 도달한 성인 중기 그룹에서 "아직까지 일하는 베이비 붐 세대의 거의 절반(49%)은 은퇴하지 않을 것으로 예상하고 그중 1/10은 66세 이상이 될 때까지 은퇴하지 않을 것이라고 이야기했다(2014). Gupta와 Sabata(2012)는 재정적으로 분명한 혜택뿐만 아니라 노동이 지역사회와 사회에 생산적인 기여를 하는 기능을 포함하여 고령 근로자들에게 무형의 이득을 가져온다고 언급한다. 직업은 또한 하루를 근무와 휴무(또는 개인적인) 시간으로 구성하고 반복된 일상을 강요한다. 많은 사람들에게 직업은 관계를 발전시키고 사회적 관계를 확장할 수 있는 기회를 제공한다.

지역, 사회, 시민의 삶
COMMUNITY, SOCIAL AND CIVIC LIFE

이 장에서 소개된 많은 주제들은 성인기에 자주 발생하는 지역, 사회, 시민생활의 참여 증가를 나타낸다. 스포츠, 연극, 음악 행사 등 성장한 아이들이 지역사회 활동에 점점 더 많이 참여하게 되면, 중년인 성인들이 다양한 사람들을 만날 수 있는 기회를 가지게 될 뿐만 아니라, 많은 사람들에게 자신의 가족이 아닌 다른 젊은이들을 도와주고 가르치며 조언할 수 있는 기회를 제공한다.

젊은 성인보다 중년의 성인들은 종종 가정 밖의 지역, 사회, 시민의 생활 영역 내에서 구성된 사회생활을 한다. 이러한 사회 참여의 패턴은 성인 중기 동안 그리고 은퇴기와 성인 후기까지 계속된다. 개인의 건강이 저하되기 시작할 때 비로소 성인들은 다시 제한된 친구나 가족으로 사회적 약속의 범위를 좁힐 것이다.

지역사회에서의 삶 Community life

자발적인 활동 및 모임 참여는 여러 가지 방법으로 사회생활에 도움을 준다. 일반적으로 직장과 가족의 책임이 사회적 참여를 촉진시킴에 따라 자발적인 모임 참여는 중년에 가장 많이 이루어진다. 2011년 자원봉사자의 비율은 35~44세 사이가 가장 높았고(31.8%가 자원봉사로 보고됨), 뒤를 이어 55~64세 사이는 28.1%로 나타났다(Burr, Tavares, & Mutchler, 2011). 중년의 성인은 청소년 스포츠나 성인 교육과 같은 지역사회 내에서 가치 있는 부문을 지원하는 종교 단체, 노조 기관, 정당 및 단체에서 활동하고 있다(Yunqing & Ferraro, 2006). 자원봉사는 사회적 통합을 구축하는 방법이다. Yunqing과 Ferraro(2006)는 사회통합을 개인의 사회적 포용성으로 설명하는데, 일반적으로 여러 사회적 역할로 인해 발생한다. 적극적인 참여와 사회적 통합은 "사회적 지원, 사회적 상호작용 및 질병에 직면했을 때 회복력을 향상시키는 다른 심리 · 사회적 자원을 장려한다". 자원봉사는 시간이 지남에 따라 웰빙과 우울감 감소 측면에서 개선되는 것으로 나타났다는 점에서 중년의 성인들에게 혜택을 준다(Herrera et al., 2011).

재향 군인의 소모임은 공동체 문제를 해결하기 위해 동료보다 이웃과 함께 일할 가능성이 높고(10.5% 대 7.8%), 이웃과 호의를 교환할 가능성(63.4% 대 56.9%), 2008년 선거에서 투표할 가능성(70.9% 대 56.8%)이 더 높다. 또한 가정에서 인터넷에 접속할 수 있거나 어디에서나 인터넷을 사용하는 사람은 국가 및 지역사회 복지국(Corporation for National and Community Service, 2012)에서 연구하는 거의 모든 유형의 활동에 참여할 가능성이 높다. 가장 빈번한 지역사회 참여 서비스 유형은 표 17-3에 나열되어 있다. 이 장의 앞부분에서 종교적 참여에 대해 다루었지만, 그것이 일종의 시민 참여로 간주된다는 점에서 주목할 만하다.

표 17-3 미국 내의 시민 활동

활동의 종류	참여율	요약
조직에서의 봉사활동		26.5%
시민, 정치, 전문적 또는 국제적	5.4%	
교육 또는 청소년 서비스	26.6%	
병원 또는 다른 건강	8.3 %	
종교	35.6%	
사회 또는 지역 서비스	13.8%	
스포츠, 취미, 문화 또는 예술	3.5%	
기타	6.9%	
지역 문제를 해결하기 위해 이웃과 함께 일함		7.9%
공공 회의에 참석함		9.3%
기금 마련을 위해 모금 행사 또는 물건을 판매함	26.6%	
음식을 모으고, 준비하고, 나눠주고, 제공함	23.5%	
일반적인 노동 또는 교통수단에 관여함	20.5%	
지도 또는 가르침	19.0%	

Source: Corporation for National and Community Service (2010). Civic Life in America: key finding on the civic health of the nation. Retrieved from http://www.nationalservice.gov/pdf/factsheet_cha.pdf.

레크리에이션과 여가 Recreation & leisure

여가 활동은 성인기의 삶의 질을 유지하는 데 중요하다. 성인들은 여가 활동을 즐기기 때문에 하는 것이지, 꼭 할 필요가 있거나 사회적 혜택을 얻기 위해 하는 것이 아니다. 여가란 놀이와 마찬가지로 본질적으로 동기부여가 된다. 여가 활동 참여는 건강과 행복을 증진시키며 중년의 성인들에게 작업 균형을 회복하는데 중요한 도구가 될 수 있다. 여가는 인지기능을 강화시키고, 뼈의 손실을 줄이고, 균형을 개선하며, 성인들의 인간관계를 확장시킬 수 있다. Herrera(2011) 등은 여가 활동이 개인의 정서적, 정신적 건강에 긍정적인 도움을 준다고 보고한다. 수공예, 컴퓨터, 예술, 음악, 소셜 게임과 같은 여가 활동은 사회적 고립 감소, 정신적 자극 제공, 건강 위험요소를 감소시키는 신체 활동을 제공하는 데 도움이 된다.

Freysinger(1995)는 54명의 중년 남성과의 인터뷰를 바탕으로 여가 활동을 자기 중심적이거나 타인 지향적인 것으로 분류했다. 그녀는 "이러한 두 가지 형태의 여가를 통해 성인들은 사회적 기대와 개인의 욕구의 균형을 맞추려고 노력하며, 그렇게 함으로써 성인 중기 동안 발달에 대한 우려와 문제에 적응하려고 노력한다"고 설명한다(Freysinger, 1995). 여가는 업무와 가족의 역할로부터 탈출구가 되며 그리고 다른 사람들과 교류하는 소속감을 가지는 한 방법으로 볼 수 있다.

친목도모를 통해 함께 활동하거나 가족 또는 친구와 시간을 보내는 것을 통해 즐거움을 찾는다. 이러한 형태의 여가 활동을 추구하는 사람에게 여가는 가족 및 친구와 친밀감을 얻거나 유지하는 방법이다. 어떤 경우에는 가족과의 친목은 자녀의 발달에 있어서 상호 교류하고 공유하는 방법으로 작용한다. 이러한 친목 도모는 자녀의 학습을 위한 긍정적인 역할 모델로 제공된다. 어떤 면에서 여가는 가족 생애 과정에서 일어나는 변화와 비슷한 것으로 보인다. 30세에서 44세 사이의 여가 활동은 가족 중심인 경향이 있다. 45세 이후에는 자녀들이 점점 더 독립적이 되면서 여가 활동의 초점은 이러한 책임으로부터의 자유로 확대될 수 있다(Hayslip, Patrick, & Panek, 2011).

어떤 사람들은 건강 때문에 젊은 시절 선호했던 행동 중심의 활동에 대한 참여를 제한받을 수 있다. 성인 중기의 경우 사람들은 은퇴를 예상하고 성인 후기에 할 수 있는 여가 활동을 고려하기 시작한다. 이는 유격수보다는 직장인 소프트볼 팀의 코치 역할을 하는 것과 같은 작은 변화일 수 있다. 또한 예술이나 음악과 같이 오랫동안 미뤄왔던 관심사를 탐색하는 것을 의미할 수도 있다. 성인 교육 과정에 등록하고, 저녁 식사 모임에 참여하고, 여행을 하는 것은 중년기에 사람들이 여가로 선택할 수 있는 방법들이다.

종교와 영성 Religion & spirituality

중년 동안 종교에 참여하는 패턴은 매우 다양하며 인생 경험에 따라 달라질 수 있다. 예를 들어, 종교 활동의 일시적 증가는 자녀 양육 시 증가하며 종교 참여 감소는 이혼 또는 건강 감소에 따르는 경향이 있다. McCullough(2005) 등은 데이터의 복잡성과 인구집단의 모순된 점에 비추어 "성인 생애 과정에 대한 종교적 발달의 단일 궤적을 찾는 것은 어떤 모집단에도 몇 개의 궤적이 가정적으로 존재할 수 있기 때문에 잘못될 수 있다"고 하였다. 생애 단계의 특정 패턴은 사실이 아니지만, 종단 연구는 신앙과 종교에 대한 흥미로운 통찰력을 제공한다. 또래에 비해 신앙심이 깊은 친척이 있는 사람들은 동료들에 비해 종교적으로 신앙심이 깊은 경향이 있으며, 동시에 성인의 생애 과정에서 개인의 종교의 강도가 증가, 감소 또는 심지어 증가했다가 감소할 수 있다(McCullough, Enders, Brion 및 Jain, 2005).

독실함은 예측 가능한 발달과정이 아니지만, 대부분 중년의 성인에게 중요한 것으로 남아 있다. 표 17-4는 성인기에 조직화된 종교에 참여하는 것에 대해 인식된 가치에 관

표 17-4 중년기, 노년기의 종교에 관한 연구결과 요약
종교와 관련된 활동은 노인들 사이에서 흔하다(10명의 노인 중 9명은 그들의 삶에서 종교를 중요하게 생각한다).
많은 사람들은 성년기 내내 스트레스에 대처하는 것을 돕기 위해 신앙 관행을 이용한다.
대부분의 노인들은 종교가 상실이나 어려움에 대처하거나 적응하는데 도움이 된다고 보고한다.
흑인 여성들은 흑인 남성들과 백인들보다 더 종교적이다.
사람들은 나이가 들면서 반드시 더 종교적이 되는 것은 아니다.
종교 참여는 노화와 함께 더욱 중요해지는 사회적 지지 관계를 제공한다.

한 다양한 연구결과들 중 일부를 나열하였다.

정치 생활과 시민권 Political life and citizenship

성인 중기 동안 사람들은 종종 더 시민활동에 참여하게 된다. **시민 참여(civic engagement)**는 지역사회 프로그램의 개선에 대한 개인의 관심과 정치 및 공공 문제에 대응하기 위한 조치를 취하는 것으로 정의된다(Kaskie, Imhof, Cavanaugh, & Culp, 2008). Binstock(2006)이 중년에 시작된 시민 참여의 증가에 대해 열거한 이유는 노인들이 더 직접적으로 뉴스에 영향을 많이 받기 때문에 더 관심(사회보장 및 의료서비스 문제 등)을 기울일 가능성이 높으며, 정당을 통해 자신의 정체성을 찾는다는 것이다.

시민 참여에는 대중의 관심사에 관심 갖기, 지역 모임에 가입하기, 지역의 취약한 노인 돕기, 지역사회 콘서트에 참석하는 등의 활동에 참여하는 것과 같이 매우 간단한 것들이 포함될 수 있다.

일부 중년의 성인은 정치 과정에 대해 높은 관심을 보이며 유권자 등록을 늘리기 위한 정치 캠페인에 참여하고 공무원과 의사소통하며 지역 공공 자문 위원으로 참여함으로써 지역 정치뿐만 아니라 국가 정치에 더 적극적으로 참여할 수 있다.

요약

젊은 성인기에서 성인 중기까지는 복합적이며, 삶의 여러 방면에서 일어나는 변화들이 특징이다. 이러한 변화들은 생리적, 운동과 감각의 변화를 가져오는 정상 발달과정의 한 부분으로, 이 시기 동안에 행해야 하는 많은 역할들로 이어진다. 이 장에서 설명하였듯이, 변화는 젊은 또는 성인 중기의 성인에게 어렵게 느껴질 수 있으나 운동, 스포츠, 여가 활동을 통한 스스로의 발견 또는 재발견의 기회로 여겨질 수도 있다. 복잡한 만성 스트레스 요인과 역할 요구에 직면함에 따라 이 발달기간에는 작업 균형의 개념이 특히 중요하다. 성인 중기는 일반적으로 여가 활동과 시민 활동에 참여하여 의미 있고 생산적인 생활방식을 유지하는 데 도움을 받는다.

사례 1 (계속)

샌디

현재 샌디는 지속적인 낙상 위험이 있으며 쉽게 피로감을 느낀다. 그녀의 목표 중 하나는 표준형 워커를 사용해서 걷는 것이다. 그녀는 워커를 잘 사용하지만 휴식을 취하고 약 5분 동안만 걸을 수 있다. 작업치료사와 물리치료사는 샌디가 주부 역할을 하는 것을 돕고 일상생활을 수행하는 동안 피로를 줄이기 위한 주방 및 화장실 개조에 대한 단기 계획을 세우는데 도움을 주었다. 치료사들은 또한 그녀가 자신의 건강 요구를 유지할뿐만 아니라 중요한 역할을 계속할 수 있도록 수정된 수준에서 보육 역할로 복귀하는 데 초점을 맞추었다.

도움이 되는 질문

생각해 볼 몇 가지 질문들:

1. 샌디가 손녀들을 돌볼 때 걷는 양을 줄이는 데 도움이 되는 집안 개조의 종류는 무엇인가?
2. 샌디가 필요한 운동을 하도록 돕기 위해 손녀들을 어떻게 참여시킬 수 있는가?
3. 샌디는 다른 일로 너무 바빠서 더 이상 십자수와 다른 공예 활동에 참여하지 못하고 있다. 치료사로서 여가 활동에 참여하도록 격려하는 것이 중요하다고 생각하는가? 그 이유는 무엇인가?

사례 2

카밀

카밀은 54세의 남자로, 자동차 사고로 인한 거미막밑출혈과 함몰머리뼈골절로 입원했다. 카밀은 현재 대부분의 자기 관리 영역에 의존하고 있다. 그는 최대한의 도움 없이는 옷을 입거나 걸을 수 없다. 사고 전에 카밀은 모든 일상생활활동 및 도구적 일상생활활동을 독립적으로 수행했다. 그는 일주일에 5일은 지역 장기요양시설(오전 6시부터 오후 3시까지)에서 청소일을 했고 가족의 소득을 대부분 제공했다. 아들의 스포츠 행사 참석, 정원 가꾸기, 친구들과 카드놀이 등의 야외 활동을 즐겼다.

카밀은 몸이 나아서 아내 바쿨라, 자녀들과 함께 집으로 돌아가고 싶어 한다. 바쿨라는 일주일에 약 15시간 동안 지역 비즈니스를 위해 경리일을 하고 있다. 입원 후 그녀는 또 다른 직업을 갖게 되었으며 현재 주당 30시간을 일한다. 카밀은 아내가 집안일을 하고 아이들을 돌보는데 받는 스트레스에 대해 걱정하고 있다. 그들은 15세 딸과 12세 아들이 있고 아파트에 살고 있다. 카밀의 목표는 자기 관리, 더 잘 이동하기, 오른손 사용하기, 재취업하기 및 다시 운전하기 등을 하는 것이다. 문제 해결 능력, 기억력 및 안전에 대한 인식의 어려움으로 인해 카밀은 신체장애의 한계를 더 크게 가지게 되었다.

카밀은 왼쪽팔을 독립적으로 사용할 수 있으며 오른팔은 양손 과제를 할 때 최소한의 도움을 줄 수도 없다. 카밀의 오른쪽 신체에 대한 인식력은 감소되었고 오른쪽 상지에서 능동적인 움직임을 보이지 않았다. 그는 오른손잡이였으며 더 이상 글을 쓸 수 없다.

바쿨라는 병원에서 매우 세심하게 남편을 돌보았지만 카밀이 집으로 돌아왔을 때 어떻게 돌볼 것인지에 대해 우려하고 있다. 그녀는 신경과 전문의에 의해 많은 기능 복귀를 기대할 수 있다고 격려받았다. 작업치료사와 물리치료사는 카밀이 집으로 복귀하기 위한 준비를 도와야 한다. 부부는 약간의 소득이 필요하기 때문에 바쿨라는 카밀이 낮 동안 안전하게 집에 혼자 있고 방과 전후에 자녀를 돌보는 것을 도울 수 있으면 한다. 카밀의 어머니는 카밀이 회복하는 동안 가족과 함께 있기 위해 인도에서 왔다. 어머니가 집에 계신다면 어느 정도의 도움을 제공하지만 가족에게는 더 많은 재정 문제가 생길 것이다.

도움이 되는 질문

생각해 볼 몇 가지 질문들:

1. 인터넷을 검색하여 카밀이 겪고 있는 인지 문제의 종류에 대해 찾으시오. 이러한 문제들이 카밀을 치료하는데 어떠한 어려움이 될 수 있는가?
2. 카밀의 목표 중 하나는 운전을 다시 하는 것이다. 이것이 현실적인 목표라고 생각하십니까? 그 이유는 무엇인가?
3. 현재 카밀은 몇 가지 중요한 삶의 역할을 상실했다. 그는 더 이상 예전 방식으로 가족과 대화할 수 없고, 더 이상 직장에서 일할 수 없으며, 대부분의 일상 과제를 수행하기 위해 다른 사람들에게 의존하게 되었다. 치료사가 치료계획의 한 부분으로 예전의 가치 있는 역할을 되찾는데 어떠한 도움을 줄 수 있는가?

성인기: 인생의 전성기와 도전에 대해 말하다

ANN CHESTER 박사
보건과학교육 전문가, 아내, 어머니

성탄절 휴가? "일을 많이 한 당신! 이제 쉬어라" 사람들이 나에게 올해 성탄절 휴가를 어떻게 보냈는지 묻는다면 내 인생의 반영이라고 말할 수 있다. 우리 가족 5명은 성탄절 주를 장식, 쇼핑, 요리, 선물 포장, 선물 보내기를 하며 보낸다. 그러나 결과적으로 보면 성탄절을 준비하는 것은 쉬운 것이다. 나는 항상 성탄절 이후 휴식한 것을 만회하기 위해 보냈지만, 올해는 그렇지 않았다. 올해에는 우리가 무엇을 하고 있는지를 생각하지 않고, 남편인 짐(Jim)과 나는 16살인 딸의 방을 개조했다. 자재들을 구입하고 가장자리에 테이프를 붙이는 개조 작업은 2년 전에 했음에도 불구하고 목조 부위와 모든 벽을 다시 페인트칠하는데 꼬박 이틀이 걸렸다. 그 일은 텔레비전에서 본 많은 디자인에서 영감을 받은 딸에게 내부 디자인에 대해 흥미를 갖게 하는 '이득'이었다. 딸은 일부 어울리지 않는 색깔 조합을 선택하였다. 켈리(Kelly)는 창문이 있는 회벽에 초록색을 칠하였고, 문이 있는 다른 쪽 회벽에는 하늘색을 칠했으며, 창문의 나무 부분은 노란색을 칠했다. 페인트칠을 마치고 난 후 자신이 그린 꽃 그림들과 몇 개의 깔끔한 포스터를 걸게 하였다(그녀는 매우 재능이 있다). 창문 위의 커다란 포스터 아래에는 조명을 걸어 그것을 강조하였다. 분명히 딸과 나는 다른 시각을 가졌지만 개조를 완성하였다. 짐과 나는 지쳐버렸지만, 아이의 성취를 보는 것이 좋았다. 이런 것들이 아이들을 위한 기초가 되는 것 아닌가?

하루를 쉬고 난 후 짐과 나는 인생을 건강하고, 적합하고, 활기차게 좀 더 길게 즐기기 위해서는 우리 스스로에게 집중해야 한다는 생각을 하였다. 그러한 생각은 사용하지 않는 지하방을 리모델링하여 자전거, 운동기구, 명상에 필수적인 긴 의자 등을 갖춘 운동실로 바꾸었다. 예술적인 딸의 조언에 따라 체육실을 옥수수색과 크랜베리색으로 칠하였다. 일은 아직 완전하게 끝나지 않았고 여전히 진행 중이다. 이렇게 바꾸는 데 걸린 시간은 단지 하루뿐이지만, 전보다 훨씬 좋아 보인다. 단지 벽에 난 구멍과 아이들이 탁구와 축구를 하면서 낸 흠집들은 시트를 이용하여 제거하였다. 우리 자신을 위한 하루, 그렇게 사치스럽진 않죠?

그런 다음 우리는 새해를 맞아 나의 부모님 댁에 갔다. 부모님은 두 분 다 81세로 꽤 건강한 편이다. 여동생과 10대인 그녀의 두 딸이 테네시에서 왔다. 며칠의 휴가 기간 동안 부모님과 카드놀이를 하기로 했던 계획은 장거리 이사를 하는 것으로 바뀌어 버렸다. 더 연로하며(92세) 독신이라 자녀가 없는 이모도 자립 생활로부터 의존형 생활시설로 이사해야 했다. 그 일은 부모님이 할 수 없어 우리가 복잡하고 무거운 것을 옮겼다. 세상에! 그 일은 우리 아이들이 할 수 없었을 리가 없다. 그들은 우리가 하는 일을 어떻게 해야 할지 몰랐을 것이다. 수년 동안 쌓인 물건들을 방 세 개짜리 아파트에서 그것의 1/4 정도인 방 하나로 옮기는 데 하루 반이 걸렸다. 내 여동생, 나, 남편과 예쁜 다섯 아이가 모두 함께 열심히 했다. 지금 이모는 '생활시설'에 사시면서 행복해하신다. 그녀는 아무것도 기억하지 못했지만 그것은 그리 어려운 것은 아니었다. 오래된 아파트에서 짐을 옮기는 동안 음식들을 예상하지 못했던 곳에서 찾았다. 많은 진, 버번, 스카치, 오래된 백포도주와 언제 받았는지도 모를 비행기에서 받은 아주 작은 병들(술은 공짜로 주었음에 틀림없다. 왜냐하면 그녀는 그것을 사지 않았다. 그녀는 술 한 병보다 훨씬 가벼운 커피 한 잔도 들지 못했다)을 찾았다. 우리는 심지어 낯선 곳에서 지폐를 찾았다. 바닥 전체에 고양이 장난감을 만들기 위해 구부러진 5,000개의 담배 파이프 청소기구도 찾았다. 아파트 한쪽 끝에서부터 다른 쪽 끝까지 높게 쌓인 먼지, 고양이 배설물과 커피 엎지른 자국을 발견했다. 그러나 우리는 해냈다. 그녀는 이사했다. 우리가 짐을 옮기는 동안 그녀가 좋아하는 커피잔을 찾지 못했을 때까지는 미소 짓고 있었다.

나는 노화에 대한 생각으로 지쳤으며 그 순간 정신적으로 부담스러웠다. 이모는 나보다 43살 더 많다. 나는 '휴가'에서 돌아와 새로 칠한 멋진 지하 체육실에 들어가 내 삶을 내가 원하는 방식으로 계속할 수 있다는 확신을 갖기 위해 운동을 했다. 내가 메일 정규직으로 일하면서 내 스스로를 책임질 수 있다면(매우 어려운 일이다) 92세가 되었을 때 내 아이, 내 부모님과 같이 산에 오를 수 있기를 바란다.

중년의 삶에 대해 말하다

TRACY J. HOUGH
공인 작업치료 보조사 경영학사
작업치료 보조사, 작업치료학 석사 과정 학생

대학 졸업 후 성인기 동안 나는 이사를 하고 가정을 이루고 가족들의 요구들을 조율하는 것을 배우고 내 삶에서 즐길 수 있는 여유를 유지하는 등의 많은 전형적인 것들을 경험했다.

지금 내 주위의 청년기 학생들을 바라보면서, 나는 그 나이 때 느꼈던 열정과 이상주의적 희망을 여전히 기억할 수 있다. 하지만 열정이 젊음에만 제한될 필요는 없다. 열정은 성인 중기 동안의 삶의 경험들과 합쳐져 흥미로운 환경을 창조할 수 있다. 또한 이상주의적 희망에 관한 한계를 완화시키는 동안 만족 추구를 지속할 기회를 준다.

공인 작업치료 보조로서의 업무 경험과 재교육 이전에, 나는 세 가지 다른 제조업체의 대표로서 18년 이상을 기업환경에서 초년기를 보냈다. 그곳에서 겪은 삶과 직업 경험은 내게 작업치료와 작업치료 석사과정으로서 교육받는 것을 포함한 여러 작업 환경에서 성공하는 데 필요한 기술들을 제공하였다. 작업 경력의 초기에 배우고 발달시킨 많은 것들은 아마 새로운 형식으로, 그러나 기술, 질 및 특성은 그대로 유지된 채 새로운 기회로 전환된다. 성숙, 직업윤리 및 핵심과 결단력 같은 기술들은 모두 경력 변화에 잘 전환된다.

매년 나는 작업치료 보조 전공의 졸업반을 상대로 작업치료 환경에서 자신을 홍보하는 것에 대해 강의를 한다. 내가 새로운 졸업생들-그들 중 많은 수는 삶의 경험이 있다-에게 하고자 하는 말은 그러한 삶의 경험과 기술을 이용하는 것으로 그러한 기술들은 작업치료로 전환된다. 대인관계 기술, 시간관리 기술, 조직화 기술, 팀워크, 끈기, 결단력 같은 삶의 역할에서 배운 '소프트 스킬'들은 여러분들을 모범적인 작업치료로부터 일상적인 작업치료로 분리시킨다.

성인 중기에 직업을 바꾸는 것처럼 새로운 직업 환경에 속함으로써 얻어지는 열정은 중년 근로자에게 필요한 활기를 준다. 즉 burnout라 불리는 것을 피할 수 있다. 이는 환경과 일에 특정하게 필요한 '어려운 기술'이 새롭지만 직업 환경에 대한 비현실적인 기대가 완화되기 때문이다.

내 경험에 비추어 볼 때 40세에 새로운 경력으로 노동시장에 다시 진입했을 때 새로운 경력으로 일하는 것에 대해 다시 흥미가 생겼으며, 거기에 삶의 경험과 지식을 더할 수 있었다. 많은 열정을 가지고 일을 하였으며 새로운 기술을 열심히 연습했다. 다시 말해 오랜 기간 동안의 직업 경험으로 변화는 갑자기 일어난 것이 아니라는 것을 알았다. 또한 작업치료 보조사(COTA)로서 하는 것들이 세상을 구하는 전부가 아닌 것도 알 수 있었다. 그러한 개념과 믿음을 젊은이들은 알 수 없다. 그러나 그러한 개념은 성숙의 부분이기 때문에 젊은이들에게 매우 중요하다. 이상주의는 성숙하면서 사라지는 것이지만 또한 절대 잊어서는 안 되는 것이기도 하다. 날마다 영혼을 계속해서 깨우는 그러한 이상주의에 대한 기억이 당신이 계속 살고 있는 이유이다. 성숙이 이상주의를 완전히 없애지는 못하나, 완화시키고 변화시킬 뿐만 아니라 당신이 원하는 만큼의 기억을 만들어 줄 것이다.

REFERENCES

A.D.A.M. Medical Encyclopedia (2010). Osteoporosis. Retrieved from http://www.ncbi.nlm.nih.gov/pubmedhealth/PMH0001400/

Adams, G. A., Prescher, J., Beehr, T. A., & Lepisto, L. (2002). Applying work-role attachment theory to retirement decision-making. *International Journal of Aging and Human Development, 54,* 125–137.

American Heart Association (2014). *What is cardiovascular disease (heart disease)?* Retrieved from http://www.heart.org/HEARTORG/Caregiver/Resources/WhatisCardiovascularDisease/What-is-Cardiovascular-Disease_UCM_301852_Article.jsp

American Occupational Therapy Association. (2014). *Occupational therapy practice framework: Domain and process* (3rd ed.). Bethesda, MD: AOTA Press.

Binstock, R. H. (2006). Older people and political engagement: From avid voters to "cooled-out marks." *Generations, 30*(4), 24–30.

Blieszner, R., & Roberto, K. (2006). Perspectives in close relation-ships among baby boomers. In S. Whitbourne & S. Willis (Eds.), *The baby boomers grow up: Contemporary perspectives on midlife* (pp. 261–281). Mahwah, NJ: Lawrence Erlbaum.

Bonder, B., & Bello-Haas, V. (2008). *Functional performance in older adults* (3rd ed.). Philadelphia: F.A. Davis.

Braveman, B., & Page, J. (2011). *Work: Promoting participation & pro-duc-tivity through occupational therapy.* Philadelphia, PA: F. A. Davis.

Brown, C., & Stoeffel, V. (eds.) (2011). *Occupational therapy in mental health: A vision for participation.* Philadelphia, PA: F. A. Davis.

Burr, J. A., Tavares, J., & Mutchler, J. E. (2011). Volunteering and hyper-ten-sion risk in later life. *Journal Of Aging & Health, 23*(1), 24–51.

Cech, D. J., & Martin, S. (2011). *Functional movement development across the lifespan* (3nd ed.). Philadelphia: W.B. Saunders.

Centers for Disease Control and Prevention (2011). *FastStats: Marriage and Divorce.* Retrieved from http://www.cdc.gov /nchs/fastats/marriage-divorce.htm.

Chang, M., Saczynski, J. S., Snaedal, J., Bjornsson, S., Einarsson, B., Garcia, M., & . . . Jonsson, P. V. (2013). Midlife physical activity preserves lower extremity function in older adults: Age gene/en-vironment susceptibility-Reykjavik study. *Journal of the American Geriatrics Society, 61*(2), 237–242.

Christiansen, C., and Townsend, E. (2010). *Introduction to occupa-tion: The art and science of living* (2nd ed.). New Jersey: Pearson.

Cluett, J. (2011). *What causes arthritis? About.com Guide.* Retrieved from http://orthopedics.about.com/od/arthritis/f/arthritiscauses.htm

Corporation for National and Community Service. (2010) . *Civic life in America: Key finding on the civic health of the nation.* Retrieved from http://www.nationalservice.gov/pdf/factsheet_cha.pdf

Deary, I. J., Allerhand, M., & Der, G. (2009). Smarter in middle age, faster in old age: A cross-lagged panel analysis of reaction time and cognitive ability over 13 years in the west of Scotland Twen-ty-07 Study. *Psychology & Aging, 24*(1), 40–47.

Drentea, P. (2002). Retirement and mental health. *Journal of Aging and Health, 14,* 167–194.

Family Caregiver Alliance. (2012). *Selected caregiver statistics.* Retrieved from http://caregiver.org/selected-caregiver-statistics

Freysinger, V. J. (1995). The dialectics of leisure and development for women and men in midlife: An interpretive study. *Journal of Lei-sure Research, 27,* 61–84.

Gallup Well-Being. (2012) . *In U.S., being middle-aged most linked to having higher BMI.* Retrieved from http://www.gallup.com / poll/156440/middle-aged-linked-having-higher-bmi.aspx

Gupta, J., & Sabata, D. (2012). Older workers: Maintaining a worker role and returning to the workplace. In B. Braveman & J. Page (Eds.), *Work: Promoting participation and productiv-ity through occupa-tional therapy* (Chapter 8; pp. 172–197). Philadelphia, PA: FA Davis.

Hamarat, E., Thompson, D., Steele, D., Matheny, K., & Simons, C. (2002). Age differences in coping resources and satisfaction with life among middle-aged, young-old, and oldest-old adults. *Journal of Genetic Psychology, 163,* 360–367.

Hamarat, E., Thompson, D., Zabrucky, K. M., Steele, D., & Matheny, K. B. (2001). Perceived stress and coping resource availability as pre-dictors of life satisfaction in young, middle-aged, and older adults. *Experimental Aging Research, 27,* 181–196.

Hammond, G., Chapman, G., & Barr, S. (2011) . Healthy midlife Cana-dian women: How bone health is considered in their food choice systems. *Journal of Human Nutrition & Dietetics, 24*(1), 61–67.

Harter, J., & Agrawal, S. (2014). Many baby boomers reluctant to re-tire: Engaged, financially struggling boomers more likely to work longer. *Gallup Economy.* Retrieved from http://www.gallup.com/poll/166952/baby-boomers-reluctant-retire.aspx

Hayslip, B., Patrick, J., & Panek, P. (2011). *Adult development and aging* (5th ed.). Malabar, FL: Krieger Publishing Company.

Herrera, A. P., Meeks, T. W., Dawes, S. E., Hernandez, D. M., Thomp-son, W. K., Sommerfeld, D. H., & . . . Jeste, D. V. (2011). Emo-tional and cognitive health correlates of leisure activities in older Latino and Caucasian women. *Psychology, Health & Medicine, 16*(6), 661–674.

Hindin, Micelle J. (2007). Role theory. In George Ritzer (Ed.), *The Blackwell encyclopedia of sociology* (pp. 3959–3962). Hoboken, NJ: Blackwell Publishing.

Hoyert, D., & Xu, J. (2012). Deaths: Preliminary data for 2011. *National Vital Statistics Reports, 61*(6), 1–52.

HUD.gov. (2009). A clearer national perspective on homelessness. *Re-search Works, 6.* Retrieved from http://www.huduser.org/portal / periodicals/ResearchWorks/decjan_09/RW_vol6num1t3.html

Hutchison, E. (2011) *Dimensions of human behavior: The changing life course* (4th ed.). Thousand Oaks, CA: Sage Publications.

Jayson, S. (2013). Remarriage rate declining as more opt for cohab-ita-tion. *USA Today.* Retrieved from http://www.usatoday.com/story /news/nation/2013/09/12/remarriage-rates-di-vorce/2783187/

Kaskie, B., Imhof, S., Cavanaugh, J., & Culp, K. (2008). Civic engage-ment as a retirement role for aging Americans. *Gerontologist, 48*(3), 368–377.

Kidd Iii, A., & Bao, J. (2012). Recent advances in the study of age-relat-ed hearing loss: A mini-review. *Gerontology, 58*(6), 490–496.

Kulmala, J., von Bonsdorff, M. B., Stenholm, S., Törmäkangas, T., von Bonsdorff, M. E., Nygård, C., & . . . Rantanen, T. (2013). Per-ceived stress symptoms in midlife predict disability in old age: A 28-year prospective cohort study. *Journals Of Gerontology Series A: Biological Sciences & Medical Sciences, 68*(8), 984–991.

Lazarus, R. S., & Folkman, S. (1984). *Stress, appraisal, and coping.* New York: Springer.

Levy, L. (2011). Cognitive aging. In N. Katz (Ed.), *Cognition, occupa-tion and participation across the life span* (3rd ed.; Chapter 7, pp. 117–141). Bethesda, MD: AOTA Press.

Lindau, S., Schumm, L. , Laumann, E. , Levinson, W., O'Muircheartaigh, C., & Waite, L. (2007). A study of sexuality and health among older adults in the United States. *New England Journal of Medicine, 357*(8), 762–774.

McCullough, M., Enders, C., Brion, S., & Jain, A. (2005) The varieties of religious development in adulthood: A longitu-dinal investigation of religion and rational choice. *Journal of Personality and Social Psychology, 89,* 78–89.

McGoldrick, M. (2005) . Becoming a couple. In B. Carter & M. McGoldrick (Eds.), *The expanded family life cycle: Individual, family, and social perspectives* (3rd ed.; pp. 231–248). Boston: Allyn & Bacon.

Meadors, P. (2011). *Adult cancer.* American Association for Marriage and Family Therapy. Retrieved from http://www.aamft.org / imis15/Content/Consumer_Updates/Adult_Cancer.aspx

O'Mara, E. M., McNulty, J. K., & Karney, B. R. (2011). Positively biased appraisals in everyday life: When do they benefit mental health and when do they harm it? *Journal of Personality & Social Psychology, 101*(3), 415–432.

Parker, B. A., Kalasky, M. J., & Proctor, D. N. (2010). Evidence for sex differences in cardiovascular aging and adaptive responses to physi-cal activity. *European Journal Of Applied Physiology, 110*(2), 235–246.

Payne, V., & Isaacs, L. (2012). *Human motor development: A lifespan approach* (8th ed.). New York, NY: McGraw Hill.

Penhollow, T., Young, M., & Denny, G. (2009). Predictors of quality of life, sexual intercourse, and sexual satisfaction among active older adults. *American Journal of Health Education, 40*(1), 14–22.

Pew Internet and American Life Project. (2012). *Family caregivers online.* Retrieved from http://pewinternet.org/Press-Releases /2012/Family-Caregivers-Online.aspx

Pew Research Center (2005). Baby boomers: From the Age of Aquarius to the Age of Responsibility. Washington, DC: Pew Social and Demographic Trends. Retrieved from http://www.pewsocialtrends.org/2005/12/08/baby-boomers-from-the-age -of-aquarius-to-the-age-of-responsibility/?loc=interstitialskip

Pew Research Center (2008). *Inside the middle class: Bad times hit the good life.* Washington, DC: Pew Social and Demographic Trends. Retrieved from http://www.pewsocialtrends.org /files/2010/10/MC-Middle-class-report1.pdf

Pew Research Center. (2010). *The return of the multigenerational family household.* Washington, DC: Pew Social and Demographic Trends. Retrieved from http://www.pewsocialtrends.org / files/2010/10/752-multi-generational-families.pdf

Pfizer Foundation. (2005). *Pfizer facts: The burden of cancer in American adults.* Pfizer U.S. Pharmaceuticals. Retrieved from http:// www.pfizer.com/files/products/The_Burden_of_Cancer_in _American_Adults.pdf

Raz, N., Ghisletta, P., Rodrigue, K. M., Kennedy, K. M., & Lindenberger, U. (2010). Trajectories of brain aging in middle-aged and older adults: Regional and individual differences. *Neuroimage, 51*(2), 501–511.

Reis, J., Loria, C., Launer, L., Sidney, S., Liu, K., R, & . . . Yaffe, K. (2013). Cardiovascular health through young adulthood and cog-nitive functioning in midlife. *Annals of Neurology, 73*(2), 170–179.

Richmond, L. L., Morrison, A. B., Chein, J. M., & Olson, I. R. (2011). Working memory training and transfer in older adults. *Psychology & Aging, 26*(4), 813–822.

Rosenthal, C. (2013) . Kinkeeping. In H. Reis & S. Sprecher (Eds.), *Encyclopedia of human relationships.* Retrieved from http:// knowledge.sagepub.com/view/humanrelationships/n305.xml

Schaie, K. W., &Willis, S. L. (eds.). (2011). *Handbook of the psychol-ogy of aging.* San Diego, CA., Elsevier

Schaie & Willis, 2011, p. 181, Handbook of the Psychology of Aging. Academic Press.

Scott, S. B., Whitehead, B. R., Bergeman, C. S., & Pitzer, L. (2013). Combinations of stressors in midlife: Examining role and domain stressors using regression trees and random forests. *Journals of Gerontology Series B: Psychological Sciences & Social Sciences, 68*(3), 464–475.

Settersten, J. A., & Mayer, K. (1997). The measurement of age, age structuring, and the life course. *Annual Review of Sociology, 23*(1), 233.

Super, D. E. (1985). Coming of age in Middletown: Careers in the making. *American Psychologist, 40,* 405–414.

Super, D. E. (1990). A life span, life-space approach to career devel-opment. In D. Brown, & L. Brooks (Eds.), *Career choice and development* (2nd ed.). San Francisco: Jossey–Bass.

Taylor, C., Tillin, T., Chaturvedi, N., Dewey, M., Ferri, C. P., Hughes, A., & . . . Stewart, R. (2013). Midlife hypertensive status and cognitive function 20 years later: The Southall and Brent revisited study. *Journal of the American Geriatrics Society, 61*(9), 1489–1498.

Thomas, Y., Gray, M., & McGinty, S. (2011) A systematic review of occupational therapy interventions with homeless people. *Occupational Therapy in Health Care, 25,* 77–90.

U.S. National Library of Medicine. (2012). A.D.A.M. medical ency-clopedia: *Cancer.* Retrieved from http://www.ncbi.nlm.nih.gov / pubmedhealth/PMH0002267/

U.S. National Library of Medicine. (2014). Medline Plus: High Blood Pressure. Retrieved from http://www.nlm.nih.gov/medlineplus / ency/article/000468.htm

U.S. National Library of Medicine. (2013). A.D.A.M. medical encyclopedia: Type 2 diabetes. Retrieved from http://www.ncbi.nlm.nih.gov/pubmedhealth/PMH0001356/

WebMD. (2012). *Presbyopia and your eyes.* Retrieved from http:// www.webmd.com/eye-health/eye-health-presbyopia-eyes

WebMD. (2014). *Heart and cardiovascular diseases.* Retrieved from http:// www.webmd.com/heart-disease/guide/diseases-cardiovascular

Williams, G. N., Higgins, M. J., & Lewek, M. D. (2002). Aging skeletal muscle: Physiologic changes and the effects of training. *Physical Therapy, 82,* 62–68.

Willis, S., & Schaie, K. (2005). Cognitive trajectories in midlife and cognitive functioning in old age. In S. Willis & M. Martin (Eds.), *Middle adulthood: A lifespan perspective* (pp. 243–275). Thousand Oaks, CA: Sage Publications.

Willis, S., & Schaie, K. (2006) . Cognitive functioning in the baby boomers: Longitudinal and cohort effects. In S. Whitbourne & S. Willis (Eds.), *The baby boomers grow up: Contemporary perspectives on midlife* (pp. 205–234). Mahwah, NJ: Lawrence Erlbaum.

Yunqing, L., & Ferraro, K. F. (2006). Volunteering in middle and later life: Is health a benefit, barrier, or both? *Social Forces, 85*(1), 497–519.

Zauszniewski, J. A., Musil, C. M., Burant, C. J., & Au, T. (2014). Resourcefulness training for grandmothers: Preliminary evidence of effectiveness. *Research in Nursing & Health, 37*(1), 42–52.

CHAPTER 18

성인 후기

Late Adulthood

학습목표

이 장을 끝낸 후 독자는 다음을 할 수 있어야 한다.

- 노화 이론의 두 가지 주요 분류를 설명하고, 이러한 분류를 설명하는 기능의 변화와 연관시킨다.
- 지남력, 주의력, 기억력 및 학습의 변화를 포함하여 노화의 정상적이고 일반적인 신경학적 및 인지적 특성을 확인한다.
- 시각, 청각, 균형, 맛, 후각 및 몸감각의 나이와 관련된 변화에 대한 기능적 영향을 확인한다.
- 교육 및 사회경제적 요인, 가족 역할, 사회적 지지 관계, 여가활동, 근로, 퇴직 및 지역사회 역할을 포함한 노화의 심리사회적 특성을 설명한다.
- 건강문제가 있는 노인의 의사결정에 도움이 되고 삶의 질을 향상시키기 위해 개정된 4단계 성공적인 노화 모델의 가치를 설명한다.
- 작업 전환과 작업 균형을 포함하여 고령화 인구의 인간 작업 측면에 대해 설명한다.

주요 용어

3등분 법칙
rule of thirds communities (NORCs)

관상동맥 심장질환 coronary heart disease

그레이 파워 gray power

기립성 저혈압 orthostatic hypotension

낙상 공포증 fear of falling (FOF)

노인성 기립불능증 presbyastasis

노인성 기억장애
age-associated memory impairment (AAMI)

노화 senescence

노화 예정 이론
programmed aging theories

느린 연축(1형) 근육 섬유
slow twitch (type I) muscles fibers

동적 시력 dynamic visual acuity

몸감각 somesthesia

무작위 오차 이론(확률)
random error theories (stochastic)

빠른 연축(2형) 근섬유
fast twitch (type II) muscle fibers

성공적 노화 모델 successful aging model

약물 독성 medication toxicity

양성 노인성 건망증
benign senescent forgetfulness (BSF)

여가 능력 leisure competence

유효시야범위 useful field of view (USOV)

의미 수호자 keeper of the meaning

의약품 조정 medication reconciliation

자연발생 은퇴자 공동체
naturally occurring retirement communities; NORCs

작업 전환 occupational transition

조지 베일런트 Vaillant, George

지속적 돌봄 은퇴 주거단지
continuing care retirement community

징검다리 고용 bridge employment

척추뒤굽음증 kyphosis

헤이플릭 한계 Hayflick limit

환경 수정 environmental modifications

사례 1

린다

린다는 83세의 여성으로 신체 왼쪽의 힘이 빠진 상태에서 오른쪽 뇌혈관 사고(CVA)로 재활병원에 입원했다. 입원 후 린다는 낙상 위험으로 확인되었고 일상생활활동(ADL)과 도구적 일상생활활동(IADL) 모두에서 도움이 필요하다. 이 때 린다는 왼쪽 발가락을 끌면서 독립적으로 걸으며, 일반 워커를 이용해 시설 곳곳을 걷는다. 왼쪽 팔 전체에 걸쳐 근육의 긴장도가 점점 증가되는 것으로 보인다.

초기 평가에서 린다는 정해진 환경 내에서 스스로 음식을 먹고 몸단장을 할 수 있었다. 그녀는 자리에서 이동할 때는 최소한의 도움이 필요하고 목욕할 때는 중등도의 도움이 필요하다. 그녀는 대부분의 과제를 수행할 때 오른손을 사용하며, 일부 활동에서 왼손을 보조적으로 사용한다. 그녀는 왼쪽 어깨와 팔꿈치의 근력이 약하며, 근력은 "MMT-3 fair" 등급이다.

린다는 자신의 왼쪽 몸에 가벼운 촉각(light touch) 인식장애를 가지고 있고 왼쪽에 대한 시각적 주의력이 떨어진다. 린다는 옷입기와 요리 과제에 참여하는데 더 많은 관심이 있지만, 과제를 계속하고 완성하기 위한 시간에 따르기 위해 도움이 필요하다.

린다의 재활 목표는 '예전처럼 걷는다', '필요할 때 왼손을 쓴다', '통증 조절'이다. 린다의 남편인 밥은 린다가 입원해 있는 동안 매일 병문안을 갔지만 그녀를 돌볼 만한 능력이 없다고 느끼기 때문에 집으로 퇴원하는 것을 원하지 않았다. 린다가 집으로 돌아와 다시 살기 위해서 밥과 린다 모두 많은 도움이 필요할 것이다.

서론 INTRODUCTION

2010년 미국 인구조사에서는 인구의 16.2%가 62세 이상 인구로 구성되었다(미국 인구조사국, 2011년). 최근 몇 년 동안 미국 인구는 젊은층보다 노년층이 더 빠른 속도로 증가하고 있다. 이러한 노인 수의 증가로 인해 몇 가지 어려움과 많은 기회가 생길 수 있다. 일반적인 노화 및 발달에 대한 가장 우수하고 가장 신뢰할 수 있는 정보의 대부분은 종적 연구를 통해 얻어진다. 많은 심리학자들이 "노년 초기"라고 부르는 65~80세 사이의 수명 기간을 설명하는 종적 연구가 가능해진 것은 꽤 최근 일이다. 이 "젊은 노인" 집단이 이 장의 초점이 될 것이다. 노화에 대한 논의에는 노화와 관련된 질병에 대한 논의가 포함되어야 하지만, 건강이 나쁜 것이 노화의 필연적인 결과가 될 필요는 없다(CDC, 2012a).

또 다른 집단인 80세 이상의 노인들은 미국 인구 중 가장 빠르게 성장하는 집단이다. 이 집단의 성장률은 65세 이상의 두 배 그리고 전체 인구의 거의 네 배이다. 미국 인구조사국은 85세 이상의 인구가 2010년 550만 명에서 2050년에는 1,900만 명으로 증가할 것으로 예상하고 있다(AgingStats.gov, 2012). 이 "노년 후기" 집단은 두드러진 발달 변화와 건강 관련 문제를 가지고 있다. 이 집단은 코호트 연구에서 비교적 새로운 집단이기 때문에 이해도가 낮은 집단이다. 인구의 "노년 후기" 부분에서 건강한 노화에 대한 이해를 안내하는 연구는 거의 없다.

2030년까지 65세 이상 인구는 미국 인구의 20%를 차지할 것으로 추정되었다(미국 인구조사국, 2011). 우리는 다시 17장에 설명된 세 가지 유형의 나이, 즉 생물학적 나이, 사회적 나이, 심리학적 나이 사이의 구별을 언급할 것이다. 64세 이상의 성인은 그 어떤 연령대보다도 수행능력과 일상기능이 다양하기 때문에 세 가지 유형의 연령에 대한 고려가 중요하다.

이러한 일부 다양성을 통해 세 가지 유형의 연령으로 가장 잘 이해할 수 있다. 이 장에서는 몇 가지 일반적인 만성 건강문제가 논의되겠지만, 우리의 초점은 건강한 노화에 맞추며 건강한 노화를 돕고자 한다.

생물학적 노화 THE BIOLOGY OF AGING

노화(senescence)는 생물학적 노화의 과정을 설명하는 데 사용되는 용어이다. 비록 노화가 진행되는 동안 많은 신체 과정의 감소가 설명되지만, 나이와 관련된 감소에는 이질성(heterogeneity)이 많이 존재한다. 실제로 같은 나이인 어르신이라도 "신체적으로 뛰어난 분에서부터 신체적 의존성 및 장애에 이르는 신체적 기능을 보이는데 생물학적 연령의 광범위한 차이를 반영할 수 있다(Shumway-Cook & Woollacott, 2012, p. 223). 생물학적 과정으로서 노화 과정에 대한 연구를 통해 노화와 관련된 변화를 설명하려는 많은 이론이 정립되었다. 점점 더 과학적인 데이터가 생물학적 노화에 대한 이해와 관련된 이론을 대체하고 있지만 노화 과정에 대한 이론은 이 분야의 연구를 지속한다. 이 장에서는 노화에 대한 생물학적 이론의 가장 두드러진 두 가지 범주에 중점을 둘 것이다.

노화 예정 이론(programmed aging theories)은 예상 수명이 특정 기간으로 분할된 세포에 의해 미리 정해진다는 노화 이론이다. 세포의 기능적 변화는 세포의 노화를 유발한다. 이 개념에서 노화는 내장된 유전적 "시계"를 기반으로 하며 미리 설정된 생물학적 시간표를 따른다. 이 이론 그룹은 DNA가 무한정 복제할 수 없으며, 나이가 들어감에 따라 세포의 복제가 느려진다고 한다. 이 방법을 제안한 최초의 사람 중 하나인 Leonard Hayflick 박사는 이러한 세포 복제 속도 저하를 "**헤이플릭 한계(Hayflick limit)**"라고 이름 붙였으며 나중의 과학자들로부터 높이 평가받았다(Austad, 2009).

이 DNA 기반의 노화 예정 이론 그룹에는 세 가지 하위 범주가 있다. 하위 범주로는 (1) 프로그램된 수명, 노화는 특정 유전자를 순차적으로 켜고 끄는 결과라고 이론화하며, 노쇠는 연령과 관련된 결손이 나타나는 시기로 정의된다. (2) 호르몬을 통해 생물학적 시계가 노화 속도를 조절한다고 제안하는 내분비 이론, (3) 면역계가 시간이 지남에 따라 감소하도록 예정됨에 따라 전염병에 대한 취약성이 증가하여 노화와 사망에 이를 수 있다고 제안하는 면역학 이론이 있다(Jin, 2010).

무작위 오차 이론(random error theories, 확률 이론; stopchastic theories이라고도 함)은 시간에 따라 발생하는 무작위 사건의 영향에 기초한 몇 가지 구체적인 이론으로 구성되며, 자유 라디칼(free radical) 생성, 점진적인 마모 및 손상, 시간의 경과에 따른 돌연변이, 신진대사 비율의 차이를 포함한다. 이들 중 가장 잘 알려진 것은 (1) 마모 및 손상 이론으로, 세포가 반복적인 사용으로 인해 닳아 없어져 서서히 스스로 목숨을 끊게 되고 그 뒤 신체도 마찬가지로 사망한다는 오래된 이론, (2) 잘못된 코딩, 번역 오류, 화학반응, 방사선 조사, 복제 오류 결과로 발생하여 유전자

서열의 변화를 일으키고 세포 생존력을 천천히 감소시킨다는 개념에 근거한 체세포 돌연변이 이론, (3) 교차결합된 단백질의 축적이 세포와 조직을 손상시켜 신체과정을 느리게 하고 노화를 초래하는 것을 제안하는 교차결합 이론, (4) 자유 라디칼 이론은 과산화물 및 다른 자유 라디칼이 세포의 거대 분자 성분에 손상을 야기하고, 축적된 손상이 세포 및 결국 기관의 기능을 정지시킨다고 제안한다.

과학적 근거는 이 장에서 제시된 모든 이론의 측면을 뒷받침하고 때로는 반박한다. 이러한 이론의 대부분은 1950년대 또는 1960년대에 개발되었으며, 수년 동안 연구에 대한 의문과 방향을 제시하는 데 기여했다. 이러한 이론들은 과학적 연구의 방향을 잡는데 도움이 되었지만 노화에 대한 상당히 비관적인 관점을 가졌는데 노화에 따른 기능적 손실은 불가피하고 변하지 않기 때문이다. 이것은 사람들과 치료사들이 자기 제한적인 인식을 갖게 하고 노화에 따른 차선의 기능을 받아들이게 한다(Shumway-Cook & Woollacott, 2012).

재활전문가가 가장 자주 사용하는 노화에 대한 다른 접근법은 질병과 퇴화 모델이 아니라 건강과 복지 모델이다. **성공적 노화 모델(successful aging model)**은 적응과 정서적 행복을 포함한 성공적인 노화의 중요성을 강조한다. 대부분의 노인들에게 주관적인 삶의 질은 질병이 없는 것보다 신체적, 정신적 건강과 관련된 다른 객관적인 기준이 더 중요하다. 성공적인 노화 모델은 그림 18-1에 나타나 있다.

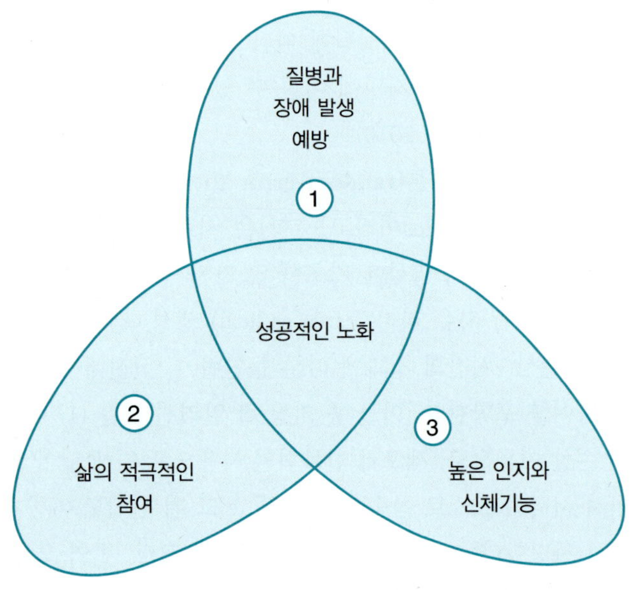

그림 18-1 성공적 노화의 요소 간 상호 의존적 관련성

Rowe와 Kahn(1998)은 노인의 신체기능이 감소하기 때문에 질병 예방과 신체 건강 유지가 성공적인 노화의 중요한 요소라고 제안했다. 이들은 질병과 장애 예방, 인지 능력 유지, 삶의 적극적인 참여라는 세 가지 주요 요소를 통합한 성공적인 노화의 통합적인 관점을 제시했다. 이 모델은 건강관리 분야에 폭넓은 영향을 미쳤으며, 노인을 대상으로 하는 많은 건강증진 캠페인들은 체력 단련에 중점을 두고 있다. 보다 최근에 Montross(2006) 등은 연구에 참여한 노인들의 92%가 성공적으로 노화되었다고 주장하지만, 그들 중 다수는 만성질환과 장애가 있다고 주장했다. 이를 뒷받침하는 Reichstadt(2007) 등은 노인들이 심리사회적 요소를 성공적인 노화의 열쇠로 강조하고 장수와 질병의 부재에 중점을 둔다는 것을 발견했다. Chaves(2009) 등은 연구에 또 다른 관점을 추가했는데, 성공적인 노화를 겪는 사람이 일반적인 노화를 겪는 사람보다 1.5배 더 많은 여가활동에 참여한 것으로 나타났다. 체력과 신체활동에 대한 지속적인 참여는 성공적인 노화에 도움을 주는 반면 정신건강, 사회적 지원 및 여가 참여는 성인 후반의 삶의 질에 중대한 영향을 미친다. Lee, Lan과 Yen(2011)은 이 새로운 정보를 포함하여 노인들을 대상으로 설문조사를 했으며 건강(6%), 심리적 건강(48%) 및 사회활동(36%)이 성공적인 노화와 관련이 있다고 생각하는 상위 3가지 조건으로 꼽았다. 이 발견에서 Lee 등은 성공적인 노화의 4가지 요소 모델을 제안했다. Rowe와 Kahn이 설명하는 기존 세 가지 요소의 여가활동에 참여라는 네 번째 요소를 추가시켰다.

신체기능과 구조
BODY FUNCTIONS AND STRUCTURES

성인 후기에는 노화와 관련된 기능이 눈에 띄게 저하된다. 이 기간 동안 신체기능과 신체구조 모두에서 많은 변화가 발생한다. 약 20년 전 노화 연구에서는 **"3등분 법칙(rule of thirds communities)"**이 널리 홍보되었다. 이 개념에서 노화는 (1) 정상적인 연령 관련 변화, (2) 안 쓰는 것(disuse)의 영향, (3) 노화 관련 질병의 영향 세 가지 조합이라고 생각한다. 이 3등분 법칙에서 성공적인 노화에 대한 현대적 견해의 중심이 되는 체력에 대한 관심이 높아졌다. 이 모델은 운동과 생활방식의 변화를 통해 노화와 관련 변화의 3분의 1 이상이 예방될 수 있음을 나타낸다. 이 모델은 최근 삶의 질 모델로서 지나치게 부정적인 것으로 여겨졌지만, 활동과 예방에 대한 본래의 전제는 여전히 유효하다.

뇌와 신경계 Brain & nervous system

두뇌의 노화는 개개인에 따라 복잡한 기술을 습득할 수 있다는 점에서 가소성을 가지고 있다. 성숙해짐에 따라 나이 든 사람들은 두뇌 성장을 위한 생물학적 능력의 한계에 도달했을 수 있지만, 가치 있는 기술 및 활동 역량을 위해 자원 또는 에너지를 계속 전달할 수 있다.

뇌와 중추신경계의 많은 변화는 노화 과정의 일부로 발생한다. 14장에서는 새로운 상위 인지기능과 이마엽앞 겉질의 성숙 사이의 연관성을 제시했다. 성인 후기에는 이 과정에서 일부 반전이 나타난다. Sowell, Thompson과 Toga(2004)는 성인 중기와 후기 사이에 회색질의 양이 줄어든다고 지적했다. 회색질 밀도의 가장 광범위한 감소는 등쪽, 이마엽 및 마루엽에서 발생한다. 마루엽은 감각 인자의 정보, 특히 공간 감각 및 탐색 기술을 결정하는 정보를 통합한다. 운동기능의 연령 관련 변화에 대해 자세히 살펴보면 마루엽 기능 감소의 기능적 영향을 알 수 있다. 정상적인 노화가 진행되고 있는 뇌는 혈류량이 적고, 운용을 위해 다른 영역으로 동원될 때 효율성이 떨어진다. 이러한 혈류 감소와 관련하여 노인들은 종종 언어 유창성의 감소를 경험하고 실행 기능을 위해 더 노력해야 한다.

또한 어르신들은 종종 신체적, 정서적 스트레스에서 회복하고 스트레스 전 수준으로 돌아가는데 더 어려움을 겪는다. 대뇌겉질의 변화 외에도 소뇌에서 푸르킨예 섬유의 손실은 자세 및 균형, 운동, 운동 순서, 반복 및 교대 운동 및 매끈 눈 운동에 영향을 줄 수 있다(Guccione, Wong, & Avers, 2011).

인지기능 Cognitive functions

인지기능의 변화는 성인 후기에 발생한다. 인지적 변화의 유형과 정도는 개인차가 크지만, 그 기간 동안의 건강한 인지 능력에는 몇 가지 경향이 존재한다. ICF에서 설명한 정신기능을 떠올려보라. 의식기능, 지남력, 지적기능, 포괄적 심리사회적 기능, 기질 및 성격, 에너지 및 주도적 기능, 수면기능을 포함한 전반적인 정신기능은 그대로 유지되는 경향이 있다. 예를 들어, 지남력 상실 증가는 반드시 노화로 나타난다고 생각하지만 연구에 따르면 지남력은 정상적인 노화 과정의 일부로 감소하지 않는다. Benton, Eslinger과 Damasio(1981)는 정상적인 노인(65~84세)의 92%가 완벽 또는 거의 완벽한 지남력을 보였음을 밝혔다.

대부분의 변화를 보이는 영역은 특정 정신기능 영역이다. 점차적 변화는 종종 중년 후기에 시작된다. 이러한 변화는 주의기능, 기억기능, 정신운동 기능에 있다.

주의력 Attention

고령인 경우 주의력과 관련된 많은 영향들을 고려해야 한다. 기능적 기억력은 양호한 작업기억과 억제 조절이 필요하다. 청년과 노인의 작업기억 성능 차이는 일반적으로 간단한 작업에서는 최소화된다. 그러나 항목 인식에 대한 이미지 연구는 특히 이마앞 겉질에서 연령별 인식 정확도에도 불구하고 현저한 활성화 차이를 보여준다. 노인들은 작업기억 과제에서 젊은 성인들과 비교하여 더 많은 이마엽앞 겉질을 동원한다. 이러한 이마엽 과잉 활성화 패턴은 노인의 단기 기억력 유지를 돕기 위해 추가 "실행" 자원을 활용하고 있음을 보여준다(Reuter−Lorenz & Park, 2010).

억제 조절 Inhibitory control

노인의 경우 주의력을 위한 흥분 또는 활성화 측면이 유지되지만 뇌 영상에서는 특정 억제장애가 나타났다. 나이 든 성인은 젊은 성인보다 주의력을 필요로 하는 과제를 하는 도중에 주의가 산만해지기 쉽다(Gazzaley, Cooney, Rissman, D' Esposito, 2005). 최근 연구에 따르면 주의력의 지속은 나이가 들어감에 따라 감소하지 않으며 70세 동안 상대적으로 안정적으로 유지된다(Carrier, Cheyne, Solman, & Smilek, 2010).

몽상(mind wandering)은 억제 조절과 관련이 있다. 몽상은 일차 과제에서 사적인 생각과 기억으로 관심을 전환하는 것이다(Jackson & Balota, 2012). 다시 말하지만, 고정 관념의 하나로 노인이 더 몽상적일 것이라고 생각하지만, 연구에서는 그렇지 않았다. 노인은 청년과 비교할 때 비슷하거나 더 적게 몽상한다. 노인에게서 두드러지게 나타나는 것은 오류 후 속도 저하이다. 이것은 그들이 실수를 했다는 것을 감지할 때 젊은이보다 대응 속도가 훨씬 느리다는 것을 의미한다. Jackson과 Balota(2012)에 따르면 오류 후 속도 저하는 오류가 감지된 후 주요 과제로 주의를 전환하는 과정과 관련이 있을 수 있다. 이 연구자들은 노인이 일련의 과제를 놓친 후에 과제들을 재결합하는 능력이 감소하여 오류를 초래하는 패턴을 보여준다.

앞부분에서 소개한 린다의 사례는 질병 과정에서 노화를 보여준다. 린다는 뇌졸중을 가지고 있기 때문에 주의력과 억제력 조절에 대한 노화 관련 인지 변화가 크게 악화될 수 있다. 또한 억제 조절의 문제와 관련하여 정서적 조절의 문제가 있다. 뇌혈관 사고 후 입원 재활은 누구에게나 고통스러울 것이다. 이러한 고통이 인지적 변화를 악화시킬 때 불안정한 감정 또는 감정마비를 겪을 수 있다. 린다가 이전의 생활로 돌아가고 작업 균형을 회복하도록 돕기 위한 노력으로 이러한 인지 변화와 신체적 어려움에 대한 도움을 제공해야 한다.

처리 속도 Processing speed

노화에 따른 신경 처리 속도 상실은 백색질 감소 및 백색질 결합과 관련이 있다. 여러 인지 측정(예: 처리 속도, 삽화적 기억, 작업기억, 억제 및 주의력)은 다른 국소 영역 또는 백색질 연결의 감소와 관련 있다(Kennedy & Raz, 2009). 연구에 따르면 수집된 정보를 조작(즉 처리 속도)하고 유지(즉 기억)하는 능력은 수명이 지남에 따라 꾸준히 감소하고 약 60~70세 후에 현저하게 감소하는 것으로 나타났다(Henninger, Madden & Huettel, 2010).

기억기능 Memory functions

정상 노화와 관련된 기억력 변화는 일반적인 감소 패턴을 반영하지 않으며, 기억력 감소의 특정 측면을 가지고 있다. 이것들은 삽화적 기억(episodic memory) (점심으로 무엇을 먹었는가?), 출처기억(source memory) (누가 나에게 말했는가?), 심리학자가 말하는 섬광 기억(flashbulb memory) (2001년 9월 11일에 어디에 있었는가?) (American Psychological Association, 2014)이 포함된다. 노인의 기억력 부족은 부분적으로 불완전한 인코딩 및 디코딩에서 비롯된다. 작업기억 동안 노인들은 종종 중간 관자엽[해마 및 해마옆(parahippocampal) 포함]의 영역에서 더 약한 활성화를 나타내지만, 젊은 성인에 비해 이마엽 영역에서 활성화가 증가했다. 주의산만, 인코딩 차단 및 처리 속도 저하와 같은 간섭은 정보 검색을 더 어렵게 만들 수 있다. 특정 인코딩 명령어가 구조적으로 또는 훈련을 통해 제공될 때 작업기억이 향상될 수 있다(Reuter-Lorenz & Park, 2010).

노인성 기억장애(age-associated memory impairment; AAMI)는 일상적인 활동 동안의 기억장애의 불편함을 포함하는 임상질환이며 50세 이상의 건강한 사람의 기억기능 상실은 매우 드물다. 대조적으로, **양성 노인성 건망증(benign senescent forgetfulness; BSF)**은 일시적인 인지장애 사건을 경험하는 건강한 개인과 관련된 용어이다. 이러한 상태는 실제 노화 과정보다 부주의와 혼란으로 발생된다. 양성 노인성 건망증은 일상활동을 방해할 만큼 심각하지 않다.

정신운동 기능 Psychomotor functions

노화와 함께 정신운동 처리 속도가 현저히 느려진다. Rodriguez-Aranda와 Jakobsen(2011)은 건강한 노인은 발화를 시작하고 생성하는 속도가 느리다고 언급했다. 운동협응의 노화에 따른 결함은 다른 정신운동 패턴에서 동시에 때리기와 같은 양손 과제를 수행하는데 어려움을 겪는 움직임의 일시적 장애로 나타난다. 마찬가지로 반응시간과 균형(이 장의 뒷부분에서 설명) 검사에서 노인의 수행 능력은 청년의 수행 능력보다 훨씬 떨어진다.

감각기능 Sensory functions

감각 변화는 성인 후기에 기능적으로 엄청난 영향을 미칠 수 있다. 이러한 변화는 사람에 따라 유형, 시기, 정도가 다르지만 이는 정상적인 노화 과정의 일부분이며 대부분의 사람들이 어느 정도 경험한다. 예를 들어, 국민건강 영양검사 조사결과, 성인 6명 중 1명은 시력이 나빠졌고, 4명 중 1명은 청력이 나빠졌으며, 4명 중 1명은 발에 감각을 잃었으며, 4명 중 3명은 비정상적인 자세 균형 검사결과를 받았다(Dillon, Gu, Hoffman, & Ko, 2010).

시력 Vision

자가–보고 시력장애의 유병률은 나이가 들면서 증가한다. 65세 이상의 사람들 중 21% 이상이 일부 형태의 시력장애를 호소한다(Dillon et al., 2010). 노년층에서 가장 흔한 시각 문제인 노안은 17장에 설명하였다. 노안은 질병 상태를 나타내지 않는다. 노안은 단순히 노화의 일반적인 한 측면이며 시각 기능에 대한 추가적인 노화 관련 변화는 성인 후기에 나타난다.

눈의 신체적 변화로 인해 노인은 시각자극과 배경 사이의 대비가 낮고 눈부심이 있을 때 시력이 더 나빠진다. 이러한 변화로 인해 일상생활에서 더 밝은 빛과 인쇄물의 글자 크기 및 기타 물체를 더 크고 뚜렷하게 만드는 등 약간의 편의가 필요할 수 있다.

동적 시력(dynamic visual acuity)은 움직이는 대상을 정확하게 식별하는 능력이다. 이것은 머리를 움직일 때 정확하게 물체를 인식하는 능력이 될 수 있다. 또는 사람의 머리를 고정시키고 물체가 움직일 수 있다. 움직이는 차 안에서 거리 표지판을 읽을 수 있는 것을 예로 들 수 있다. 물체가 더 빨리 움직일수록 노인에게 시력 문제가 더 커진다. 이것은 자동차를 운전하는 노인들에게 중요한 문제가 될 수 있다.

유효시야범위(useful field of view; UFOV) (Ball, Wadley, & Edwards, 2002)는 눈이나 머리 움직임 없이 정보를 한 눈에 추출할 수 있는 시각적 영역이다. 나이가 들어감에 따라 사람들은 집중력이 감소하고 주의력이 떨어지고 주의를 산만하게 하는 정보를 무시하는 능력이 감소하면서 유효시야범위 또한 감소하는 것을 감지하게 된다 (Cosman, Lees, Lee, Rizzo, & Vecera, 2012). 유효시야범위는 자동차 사고 위험을 포함한 여러 가지 중요한 현실 기능과 관련이 있다(Wood, Chaparro, Lacherez, & Hickson, 2012). 유효시야범위 및 전반적인 주행 안전성은 컴퓨터 기반 시뮬레이션 및 인지 훈련 프로그램을 사용하여 평가 및 개선할 수 있다(Bedard, Parkkari, Weaver, Riendeau, & Dahlquist, 2010).

색각은 노화에 따라 변한다. 이것은 부분적으로 눈 수정체의 황변과 부분적으로 정상적인 색각을 담당하는 망막의 세포가 나이가 들어감에 따라 감도가 감소하기 때문이다. 결과적으로 색상이 덜 명확해지고 다른 색상 간의 대비가 눈에 띄지 않게 된다. 노화로 인해 시야 크기는 10년에 약 1~3°씩 줄어들면서 주변 시력의 정상적인 상실이 발생된다. 80대의 경우 주변 시야 손실은 약 20~30°이다. 이러한 시야 손실은 자동차 사고의 위험을 증가시킨다. 몇 가지 흔한 안과 질환도 성인 후기에 더 흔해진다. 이에 대해서는 표 18-1에 설명되어 있다. 노인에서 연령 관련 시각장애의 가장 흔한 원인은 노안, 백내장, 노인성 황반 변성, 개방각 녹내장 및 당뇨병성 망막증이다(Loh & Ogle, 2004).

린다의 경우 시각적 주의력이 떨어지는 것으로 보고되었다. 시각 부주의는 뇌혈관 사고를 겪은 사람들이 가진 상태로 시야의 일부를 인식할 수 없다. 린다의 왼쪽 시각 부주의 때문에 자신의 왼쪽 팔을 인식하지 못하는 것으로 보인다. 린다의 경우 이러한 무시는 왼쪽의 감각이 감소하여 더욱 복잡해진다. 이것은 그녀의 뇌가 왼쪽 팔다리에 대한 정보를 덜 받고 있다는 것을 의미하며, 자신의 팔을 사용하는 법을 다시 학습하기가 더 어려워질 것이다. 린다와 남편 모두에게 일상생활 기능에 있어서 무시의 영향이 어떤 것

표 18-1 시력 및 눈의 노화 문제

나이	눈의 문제	해결
50세	노안이 더욱 발달한다. 백내장, 녹내장 및 황반 변성의 위험이 증가한다.	노안에는 다양한 안경이 해결책으로 필요할 수 있다. 폐경기 이후 여성의 안구 건조 위험이 증가한다.
60세	백내장, 녹내장 및 황반 변성의 위험이 증가한다. 어두운 조명에서 볼 수 있는 능력이 줄어든다.	더 밝은 조명을 사용하여 책을 읽는다. 빛의 상태 변화에 적응하는데 더 많은 시간을 보낸다.
70세와 80세	이 연령대의 사람들은 이미 백내장을 앓고 있거나 발달할 것이다. 색각이 떨어지고 시야가 좁아지기 시작한다.	백내장 수술은 백내장을 치료하는 유일한 선택사항이다. 명암 대비를 높이기 위해 안경 또는 렌즈를 찾아본다.

인지 알리는 것은 작업치료사 및 물리치료사 모두에게 중요하다. 팔다리 인식 부족으로 인해 주방에서 낙상 위험과 안전 위험이 발생할 수 있다.

청력 Hearing

청력손실은 노인들에게 흔한 문제이다. 시끄러운 소음, 노화, 일부 유형의 질병 및 유전으로 발생할 수 있다. 청각은 귀로 소리를 감지하는 능력과 뇌가 소리를 해석하는 능력을 모두 포함하는 복잡한 감각이다. 청력손실은 매우 점차적으로 이루어지기 때문에 혹은 손실을 인정하는데 민감해서 어르신들은 듣기에 어려움이 없다고 말할 수 있다. 청력상실로 인한 기능적 제한에는 대화 참여, 전화로 듣기, 구두 지시 듣기 및 교통신호 듣기 등이 있다.

청력손실이 개인의 삶의 질에 부정적인 영향을 미치는 정도를 결정하는 요소에는 청력손실의 정도, 여러 주파수에 걸친 청력손실의 패턴, 한쪽 귀 또는 양쪽 귀 모두에 영향을 미치는지 여부, 음성 소리를 인식하는 능력, 시끄러운 소리와 환경에 노출된 이력, 청각에 유해한 약물과 관련된 독소 및 사람의 나이 등이 포함된다. 청력은 65세 이후로 다양한 일상활동의 수행을 방해할 정도로 크게 줄어든다. 청력손실의 발생률은 65세 이상인 경우 23%이다.

기술이 발전함에 따라 보청기도 향상되고 있다. 현재 4가지 기본 형태의 보청기가 권장된다. 보청기의 기본 형태에는 귀걸이형(귀뒤/BTE), 갑개형(귀내/TE), 외이도형(관내/ITC) 및 고막형(완전관내/CIC)이 있다. 보청기 형태는 보청기를 귀에 꽂는 위치와 방법을 나타낸다. 서로 다른 수준의 기술은 기존(아날로그), 개선(아날로그/프로그램 장치) 및 고급(완전한 디지털 프로그래밍 가능)으로 설명된다. 최고 수준의 보청기도 손상된 청력을 정상으로 되돌릴 수는 없다. 그러나 신기술은 이러한 장치가 청력손실을 보상하는 방식에 큰 차이를 가져왔다. 전통적인 보청기의 주요 문제 중 하나는 크고 작은 소리를 모두 증폭한다는 점이다. 이로 인해 보청기 사용자는 혼란과 좌절을 종종 겪는다. 최신의 가장 정교한 보청기는 자연스러운 청력손실 패턴을 보완하고 어려운 청취 환경에서 더 큰 유연성과 선명도를 제공하도록 조정할 수 있다. 적어도 한쪽 귀에 청력손실이 있는 노인의 약 70%가 보청기를 사용하면 잠재적으로 혜택을 받을 수 있지만, 보청기를 사용하지는 않는다 (Dillon et al., 2010).

균형 Balance

60세가 넘는 사람들의 주요 건강문제 중 하나는 낙상이다. 균형을 유지하는 능력은 뇌가 세 가지 다른 요소(눈, 근육 및 관절, 속귀 내의 안뜰기관)로부터 받는 정보에 의존한다. 이 세 가지 요소 모두 감각수용기, 특수 신경종말에서 뇌로 신경자극의 형태로 정보를 보낸다. 균형에 영향을 줄 수 있는 시력의 변화에 대해서는 이미 설명하였다. 해부학적 연구에 따르면 안뜰계의 신경세포 수는 약 55세부터 시작하여 나이가 들수록 감소한다.

균형감각은 세 가지 감각계통의 정보를 기반으로 하지만, 안뜰계는 다른 계통(시각 및 몸감각)의 감각과 비교하고 조정할 수 있는 절대 기준 계통이다(p. 236). 안뜰계 기능이 감소함에 따라 중추신경계는 시각 및 몸감각계통으로부터의 상충되는 정보를 다루기가 더 어려울 것이다. 이러한 상태는 **노인성 기립불능증(presbyastasis)**이라고 알려진 일부 노인들이 말하는 불안정한 감각의 원인이 된다고 믿어진다. 노인성 기립불능증은 노화와 관련된 안뜰기능 손상이다. 이 질환은 일반적이며 65~75세 사이의 3분의 1이 균형 문제가 삶의 질에 악영향을 미친다고 말했다(Dillon et al., 2010). 노인성 기립불능증은 종종 임상적으로 발을 넓게 벌려서 걷기, 비틀거림 및 불안정한 돌기로 보고된다.

노인성 기립불능증은 **낙상 공포증(fear of falling; FOF)**을 겪는 것으로 이어질 수 있다. 많은 노인들이 넘어지는 것을 두려워하며 나이가 들어감에 따라 두려움이 더 흔해진다. 낙상 공포증은 노인이 걷기, 쇼핑 또는 사회활동에 참여하는 등의 활동을 피하도록 한다. 낙상 공포증은 일반적으로 노인들 사이에서 보고되며 건강상태 악화 및 기능저하와 관련이 있다. 낙상 공포증에 권장되는 중재에는 교육, 환경 안전 고려사항, 위험 감수 행동에 대한 논의, 적극성 훈련 및 체력 향상이 포함된다(Legters, 2002).

맛과 냄새 Taste & smell

맛과 냄새의 화학적 감각은 나이가 들수록 덜 민감해지고 타액 흐름이 감소한다(Hayslip, Patrick, & Panek, 2011). 후각저하증은 후각계에서 발생하는 냄새에 대한 감수성이 감소되고, 미각저하증은 미각계에서 발생하는 맛에 대한 민감도가 감소된다. 맛과 냄새에 대한 인식이 감소하면 입맛이 당기지 않고 영양이 부족할 수 있다. 또한 노인은 (1) 상한 음식, (2) 조리 또는 난방 시 연료에서 나오는 독성 가스를 인식하지 못할 위험이 있는데 감각 저하로 경고 신호를 감지할 수 없기 때문이다. 이렇게 약화된 감각을 보상하기 위해 입맛 당기는 음식 선택을 위해 겉보기와 질감을 강조하고 식사 시간의 사회적 측면을 강조해야 한다.

몸감각 Somesthesia

몸감각(somesthesia)은 신체와 관련된 모든 감각계의 정보를 포함하여 신체의 인식 능력이다. 여기에는 접촉, 진동, 온도, 운동감각, 고유감각 및 통증의 민감도가 포함된다. 노화로 인해 사람들은 몸감각에 기여하는 각각의 감각이 감소한다. 이러한 변화의 기능적 결과에는 미세한 촉각 감소 및 압력/진동 감지가 포함된다. 신체 감각기관의 정보 손실로 인해 개인은 시력과 같은 다른 감각계에 더 의존한다. 또한 흔들림에 대한 근육반응이 지연되어 평형 및 보호 반응이 지연된다(Shumway-Cook & Woollacott, 2012).

신체기능 Physical functions

성인 초기에 시작되는 제지방량의 감소와 함께 체지방의 점진적인 증가는 성인 후기까지 계속된다. 또한 총 신체 수분량 또한 나이가 들어감에 따라 감소하며, 이는 수분공급이 적절한 경우에도 세포 내 탈수 또는 세포질량 감소로 나타난다. 탈수는 노인, 특히 운동 중에 빈번하게 발생하는 문제이다(Guccione, Wong, & Avers, 2011).

근골격계 Musculoskeletal system

골관절염을 유발하는 관절 표면의 퇴행 및 골다공증을 유발하는 뼈의 점진적인 광물질 제거는 17장에서 논의하였다. 골다공증은 조직 손실로 인해 뼈가 부서지기 쉽고 연약해지는 질환이다. 골다공증의 가장 큰 변화 중 일부는 척추뼈와 팔과 다리의 긴뼈에서 발생한다. 척추는 미네랄 함량의 일부를 잃어 각 뼈를 더 얇게 만든다. 이로 인해 척추가 구부러지고 눌리게 된다. 관절은 뻣뻣해지고 유연성이 떨어진다.

골다공증은 전 세계적으로 의료 및 경제에 영향을 미치는 주요 공중보건 문제이다. 골다공증으로 인한 골절은 만성통증, 장애, 심지어 사망으로 이어질 수 있다. 매년 미국에서는 뼈질량이 낮거나 골다공증으로 인한 골절로 43만 2천 건 이상 병원 입원, 약 250만 건의 진료소 방문 및 약 18만 건의 요양원 입원이 발생하였다(National Osteoporosis Foundation, 2012).

신체 무활동은 골다공증 발병의 원인이 되는 많은 요인 중 하나일 뿐이지만 변화를 가져오기 쉽다. 정상 활동 또는 운동 시 뼈에는 중력, 체중부하, 뼈에 작용하는 근육의 당기는 힘 등 3가지 요인이 작용한다. 뼈 감소는 체력과 체중부하가 감소될 때 발생한다. 신체활동은 운동을 하는 사람에서 뼈 조직의 광물질 제거를 증가시킨다(Guccione, Wong, & Avers, 2011).

운동범위 Range of motion

운동범위 감소 및 척추 유연성의 손실은 노인들에게 일반적으로 나타나는 자세 변화의 원인이 된다. 척추 유연성은 노화로 인한 관절가동범위의 가장 많은 감소를 보여준다. 85세까지 평균 유연성은 최대 50%까지 줄어든다. 이러한 척추 유연성의 손실은 신체질량 중심은 후방으로, 머리는 앞쪽으로 위치가 변하는 것을 포함하여 자세 변화 패턴을 초래하여 **척추뒤굽음증(kyphosis)** 자세가 나타난다. 척추뒤굽음증은 그림 18-2에 설명되어 있다. 척추뒤굽음증이 심하면 사람들은 신체의 전반적인 정렬을 회복하기 위해 이차성 척추앞굽음증을 일으킬 수 있다. 10장에서 설명한 대로, 척추앞굽음증은 몸통의 정상적인 정렬의 일부이다. 어떤 사람이 척추뒤굽음 자세를 가질 때 척추앞굽음은 허리 부위 척추의 비정상적인 앞쪽 굽힘을 더 심하게 만든다. 척추뒤굽음증은 균형장애, 보행 둔화, 계단 오르기 어려움, 기능적 도달 거리 단축 및 일상생활활동 수행 저하와 같은 기능장애를 초래할 수 있다. 다른 잠재적인 운동범위의 변화는 발목 유연성의 감소(여성의 경우 50%, 남성의 경우 35%)와 목의 회전 감소를 발생시킨다. 또한 골관절염과 통증은 모든 관절의 운동범위를 제한할 수 있다(Shumway-Cook & Woollacott, 2012).

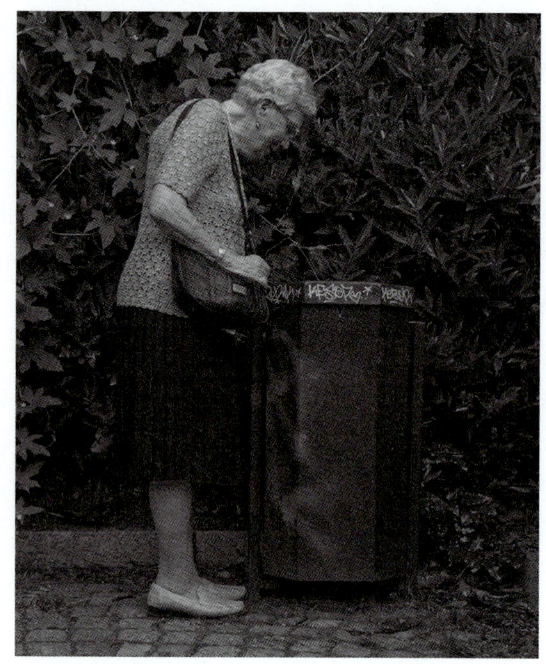

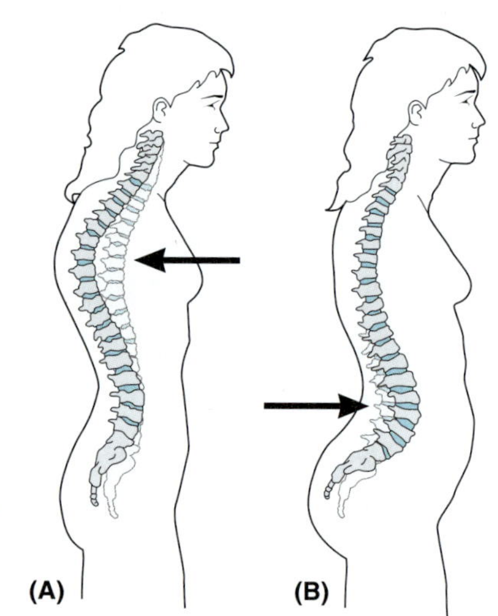

그림 18-2 척추뒤굽음증은 등의 극단적인 만곡이다. A. 척추뒤굽음증 B. 척추앞굽음증

근골격계 변화 Musculoskeletal changes

골격근은 개별 근섬유 묶음으로 구성된다. 이 근섬유는 주로 두 가지 유형으로 나눌 수 있다. **느린 연축(1형) 근섬유[slow twitch (type I) muscles fiber]**는 산소를 사용하여 더 오랜 시간 동안 지속적이고 연장된 근육 수축을 위해 더 많은 연료를 생성하는 데 더 효율적인 근육섬유와 혐기성 대사를 사용하여 연료를 생성하며 느린 섬유보다 짧은 강도의 힘의 방출 또는 속도를 생성하는 데 훨씬 효과적인 **빠른 연축 (2형) 근섬유[fast twitch (type II) muscle fibers]**로 나눌 수 있다. 그러나 빠른 연축 근섬유는 더 빨리 피로를 느낀다. 빠른 연축 근섬유는 일반적으로 수축 속도가 느린 섬유와 동일한 양의 힘을 생성하지만 더 빠르게 힘을 방출할 수 있기 때문에 이러한 명칭을 얻었다. I형(느린) 근섬유의 크기와 수는 나이에 따라 크게 변하지 않는다. 그러나 II형(빠른) 근섬유는 선택적 위축을 일으켜 근육 감소증을 일으킨다(Shumway-Cook & Woollacott, 2012).

근섬유는 운동단위의 한 부분으로 그림 18-3에 나와 있다. 운동단위의 다른 중요한 요소는 운동뉴런이다. 운동뉴런의 수는 또한 나이가 들어감에 따라 감소한다. "고립된" 근섬유의 일부는 곁가지 발아(collateral sprouting)를 통해 나머지 운동뉴런에 의해 다시 신경지배된다. 그 결과 노화에 따라 일부 운동단위는 더 커진다. 모순적으로 보이는 이 패턴에서 운동량은 커지지만(비대증, hypertrophy) 근육량의 전체 비율이 감소한다(근육감소증, sarcopenia).

이러한 변화의 잠재적인 기능적 영향은 근력 감소, 자세 정렬 변화, 균형장애, 보행장애 및 최대 운동속도의 감소이다(Bonder & Bello-Haas, 2009). 근력 운동은 노화가 근육에 미치는 영향을 늦추는 효과적인 방법으로 알려졌다(Hurley, Hanson, & Sheaff, 2011). 근력 운동 중재에는 지구력 훈련과 근력 훈련이라는 두 가지 주요 범주가 있다. 지구력 훈련은 체력(사람이 격렬한 활동을 유지할 수 있는 기간)과 산소량(aerobic capacity)을 향상시키는 운동을 뜻

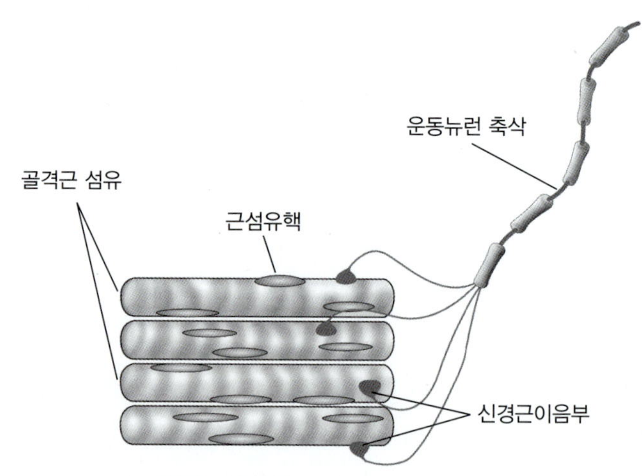

그림 18-3 골격 운동단위는 I 형 및 II 형 섬유와 신경근이음부 및 운동뉴런으로 구성된다.

표 18-2 노화 관련 생리학적 속성, 기능적 중요성 및 운동이 변화에 미치는 영향

노화와 관련 있는 변화	기능적 중요성	운동과 활동의 효과
	심혈관계 및 폐(Cardiovascular and Pulmonary System)	
안정심박수의 2~4bpm 감소	심박출량 감소-심장박동량이 증가되지 않을 경우	아무런 효과도 없어 보임
심근 및 심장부피 감소	심박출량의 최대 25~30% 감소 최대 심장박동량의 감소	감소가 지연되고 줄어듦
혈관의 탄력 감소	말초저항 감소 혈압 상승 심장 후부하 증가	감소 지연과 심혈관계 능력 향상
수축기 혈압 상승(10~40mmHg) 확장기 혈압 상승(5~10mmHg)	고혈압, 급성심근경색, 뇌졸중 위험률 증가	증가 시점부터 운동을 하면 노인에서 고혈압이 크게 감소됨
모세혈관/근섬유 비율 감소	근육과 관련 결합조직으로의 혈류량 감소	감소가 지연되고 줄어듦 운동으로 비율이 증가됨
폐활량의 40~50% 감소 잔류량 30~50% 증가	폐순응력 증가, 폐의 탄력 감소 숨가쁨	운동은 이런 변화를 늦추거나 제한을 줌. 그러나 질병이 없다면 이런 변화는 호흡기계의 큰 기능적 잔류량으로 보상됨
미토콘드리아 크기와 수 감소	근육 또는 생리적 활동에 필요한 에너지 생산율 감소	부피와 크기는 증가하지만 수는 그대로임 대사에너지 생산 증가 요구에 기여함
기능적 작업능력의 20~30% 감소	일상생활동작과 도구적 일상생활 수행능력 감소 평균 5~7METs 평균 2.5METs	운동은 작업능력 감소를 늦춰주고 기능적 기술 유지 여가활동 참여 능력 유지에 도움이 됨
	근골격계(Musculoskeletal System)	
뼈 무기질 함량 감소	여성: 0.75~1%/yr 감소. 30~35세부터 시작. 폐경기에서 이후 5년까지 2~3%/yr 감소. 70세까지 뼈 무기질 30% 감소 남성: 0.4%/yr 감소. 50세부터 시작. 80세까지 문제가 안 됨. 골절 특히 척추, 고관절, 손목 골절의 위험이 증가	운동은 뼈 무기질 함량 감소를 늦추는데 효과적이고, 저항운동은 뼈 무기질 밀도를 높여주기도 함
관절둘레 결합조직의 뻣뻣함 증가	유연성 20~30% 감소 관절 안정성과 운동성 감소	유연성과 운동성 증가됨
연골 수분함량 감소	연골의 영양분 교환능력 감소로 퇴행성 관절변화 증가 척추 길이 감소와 척추압박골절 및 뒤굽음증 증가	연골의 영양분 교환능력 증가됨 척추폄 운동은 척추압박골절의 위험률 감소와 변형 예방에 도움이 됨
	신경근계(Neuromuscular System)	
근부피 25~40% 감소	하지 근육량 감소가 상지보다 큼 말초 근육량 감소가 근위보다 큼 Type II(FT) 섬유 감소가 Type I(SO)보다 큼 근력과 지구력 감소	근력과 지구력 증가됨 저항운동으로 근비후가 일어나지만, 유산소 운동만으로는 어려움
신경전도속도 10~15% 감소	활동전위의 역치 증가 불응기 증가 시냅스 간격이 넓어짐 기능적 탈신경	운동은 움직임에 필요한 운동단위 활성도를 증가시킴 신경요인은 저항운동을 통한 초기 근력 증가를 담당함
정신운동속도 감소	반응시간 감소, 균형과 협응력 감소 낙상 위험률 증가	길 건너기 같은 활동 시에 기능적 반응시간의 감소를 지연시키고 보존해 줌

표 18-2 노화 관련 생리학적 속성, 기능적 중요성 및 운동이 변화에 미치는 영향 (계속)

노화와 관련 있는 변화	기능적 중요성	운동과 활동의 효과
	대사계통(Metabolic)	
기초대사율 15% 감소	신체활동 감소 근부피 감소는 노화로 인한 기초대사율 감소 때문임 에너지 공급에 필요한 칼로리 요구도는 점차 줄지만 영양 요구도는 변화 없음	기초대사율이 서서히 감소함 적당한 강도의 운동은 내장지방 축적을 감소시켜 줌
체지방 감소	근력 감소로 일상생활동작/도구적 일상생활동작 수행능력 감소 초래 낙상위험률 증가	저항운동은 근부피를 증가시킴 하지근육 강화는 낙상 위험률을 줄여줌
피하지방 증가	만성질환(죽상경화증, 고콜레스테롤혈증, 고혈압) 발생률 증가	적당한 강도의 유산소 운동은 체지방을 감소시켜 줌
내당능과 인슐린 반응도 감소	인슐린 비의존성 당뇨병 발병률 증가	유산소 운동은 내당능을 향상시키고 인슐린 의존성 당뇨병 발생을 예방해 줌
신장기능 30~50% 감소	대사산물 제거가 차차 감소됨 약물중독과 전해질 불균형 위험도가 증가됨	운동은 대사산물 제거능력을 높여줌
총 신체 수분량 감소	운동으로 탈수 위험 증가	운동 시에 적절한 탈수는 필요하지만, 운동은 노화와 관련된 총 신체 수분량 감소에는 영향을 미치지 못하는 것으로 보임

하고 반면에, 근력 훈련은 근육의 최대 힘 생성 능력을 향상시키는 운동을 말한다.

표 18-2는 노화 관련 생리학적 속성, 그에 따른 기능적 중요성 및 해당 속성에 따른 운동 훈련의 효과를 요약하였다.

심혈관과 폐 계통

Cardiovascular and pulmonary systems

체력 저하 및 고혈압을 포함한 심혈관 건강위험은 17장에도 소개하였다. 중년에 시작된 변화는 성인 후반에도 계속된다. 심장에는 심장박동을 제어하는 자연적인 박동조율 시스템[굴심방결절, sinoatrial (SA) node]이 있다. SA 노드도 일부 세포가 손실된다. 어떤 사람들은 이러한 변화로 인해 심박수가 약간 느려질 수 있다. 또한 심장의 크기, 특히 좌심실의 크기가 약간 증가한다. 심장벽이 두꺼워지므로 전체 심장 크기가 증가하더라도 심실이 보유할 수 있는 혈액량이 실제로 감소할 수 있다. 이러한 변화는 정상적이고 건강한 노인의 ECG는 건강한 젊은 성인의 ECG와는 약간 다르다.

혈관 변화 Blood vessel changes

17장에 설명된 죽상경화증은 혈관 내벽에 지방 플라크가 침착되는 것을 특징으로 하는 동맥혈관질환이다. 시간이 지남에 따라 이 플라크는 동맥을 막을 수 있고 보다 심각한 심혈관 문제를 발생시킬 수 있다. 압력수용기(baroreceptors)는 혈관의 압력 감지 수용기로 사람의 위치나 활동이 바뀔 때 항상 일정한 혈압을 유지하도록 혈액량을 변화시킨다. 압력수용기는 노화로 인해 민감도가 덜하다. 이로 인해 많은 노인들이 **기립성 저혈압(orthostatic hypotension)**을 갖게 되는데, 기립성 저혈압은 누워 있거나 앉아 있다가 바로 설 때 혈압이 떨어지는 상태이다. 이것은 뇌에 혈액이 덜 흐르기 때문에 어지러움을 유발한다. 자율기능 장애 증가로 인한 기립성 저혈압은 노인에서 더 흔하게 나타나며 노화와 관련해 취약한 건강 상태의 원인이 될 수 있다(Barantke et al., 2008).

또 다른 혈관 변화는 심장(대동맥)의 주요 동맥이 두껍고 단단해지며 유연성이 떨어진다는 것이다. 이것은 아마도 혈관벽의 결합조직 변화와 관련이 있다. 이로 인해 혈압이 높아지고 심장이 더 단단해져 심장근육이 두꺼워질 수 있다. 다른 동맥도 두껍고 딱딱해진다. 혈압은 순환계의 혈액 압력이다. 혈압은 심장박동의 힘과 속도, 동맥벽의 직경 및 탄성과 밀접한 관련이 있기 때문에 측정 가능하다. 60세 이상 미국인의 약 65%가 고혈압을 앓고 있다(U.S. Department of Health and Human Services, 2012). 성인 후기에 있는 사람들은 증가된 산소 요구를 견딜 수 없을 것이다. 육체노동은 심장의 작업부하를 증가시키는 가장 일반적인 방법이다. 일부 약물, 정서적 스트레스, 질병 및 부상으로 인해 심장 작업부하가 증가할 수도 있다. 그림 18-4는 노인이 삽으로 눈을 치우는 모습을 보여준다. 심혈관계에 많은 작업부하를 주는 눈 삽질과 같은 활동을 하면 통증, 불편함 또는 더 심각한 합병증이 발생할 수도 있다.

피부계통 Integumentary system

피부는 나이가 들어감에 따라 확실히 변한다. 표피는 얇아지고 평평해져 전단스트레스(shearing stress)에 더 취약해

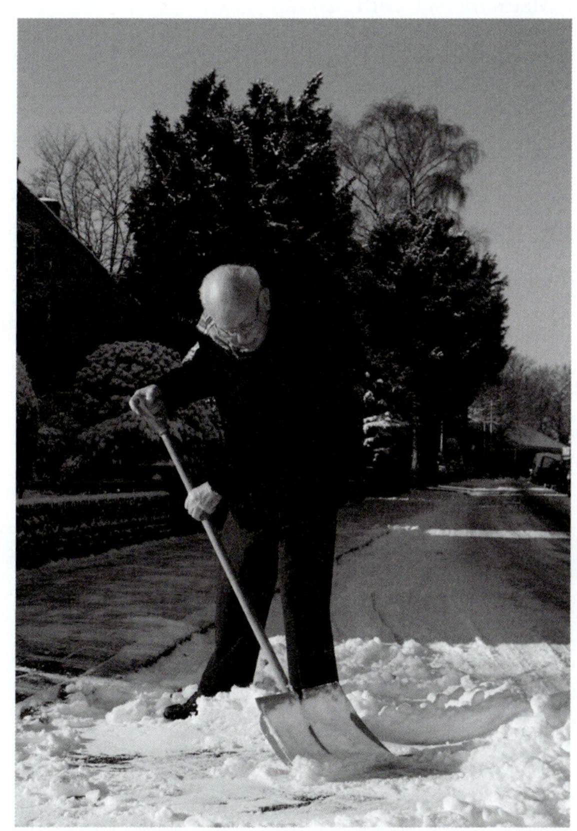

그림 18-4 성인 후기에 눈을 삽으로 치우는 것과 같은 육체노동은 효과적인 작업부하를 초과함으로써 심혈관계에 부담이 될 수 있다.

물집과 피부 찢김이 생길 수 있다. 진피 또한 위축되고 혈관분포가 감소된다. 콜라겐의 손실이 있으며, 남아 있는 모세혈관에 대한 조직 지지의 손실로 인해 쉽게 멍이 드는 경향이 있다(노인성 자반, senile purpura). 흑색점(lentigos, 편평한 노인성 색소침착 반점)은 태양에 노출되면 증가한다. 기름과 땀샘의 수와 크기도 감소하여 땀 생성이 줄어든다. 노화된 피부는 더 이상 새롭고 촉촉한 피부로 유지되지 않으며 개인위생 활동에 특별한 주의가 필요할 수 있다(Hutchison, 2011). 이러한 피부 변화는 그림 18-5에 설명되어 있다.

성인 후기의 건강상 위험
HEALTH RISKS IN LATE ADULTHOOD

심혈관 질환은 치료되지 않거나 해결되지 않은 상태로 방치될 때 종종 심장병으로 이어진다. 심장병은 미국에서 사망의 주요 원인이다. 심장병의 전조, 심혈관 건강 악화, 고혈압, 죽상동맥경화증, 고콜스테롤혈증은 성인 중기에 시작되는데, 이러한 문제는 성인 후기까지 지속된다. 65~74세 사이 남성의 30% 이상과 여성의 20%는 어떤 형태로든 심장병을 앓고 있다(CDC, 2012b).

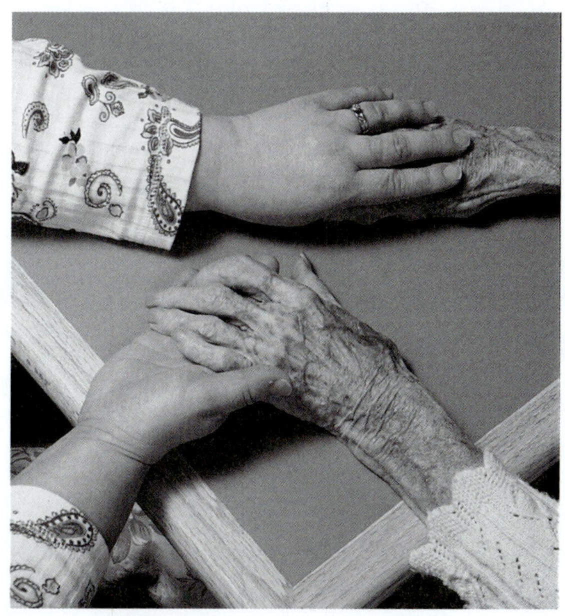

그림 18-5 노화에 따른 일반적인 피부 변화

나이와 관련된 일반적인 심혈관 질환은 관상동맥 심장질환이다. **관상동맥 심장질환(coronary heart disease; CHD)**은 관상동맥이 좁아져 심장에 대한 혈액과 산소공급이 줄어든다. CHD에는 일반적으로 심장마비라고 불리는 심근경색, 협심증 또는 가슴통증이 포함된다. "심장질환이 있는 성인은 일상생활활동, 즉 목욕, 옷 입기, 식사, 화장실 사용, 걷기, 침대로 이동하기 등의 활동에 훨씬 어려움을 겪을 가능성이 높다. 이러한 어려움은 노년층에서 가장 흔하다. 관상동맥 심장질환자 중 51~61세 사이의 약 1/3, 70세 이상의 약 절반이 일상생활활동에 어려움을 겪고 있다 (National Academy on a aging society, 2000a).

표 18-3은 미국의 64세 이상에서 보고된 만성 건강질환 5가지를 제시한다. 이 중 상위 4개는 17장에 제시되었다.

한 연구에 따르면 2040년까지 65세 이상 인구의 거의 1/4이 암 진단을 받을 것이라고 한다. 노인에서 가장 흔한 유형의 암은 전립선 암, 유방암 및 폐암이다. 새로운 암이 생긴 사례 외에도 암 생존자들이 겪는 건강과 기능장애는 성인 후기까지 지속된다.

우울증(기분장애라고도 하며 14장에 처음 설명)은 신체, 기분 및 생각을 포함하며 사람들이 먹고 자고 느끼는 방식에 영향을 주는 질병이다. 우울증은 65세 이상 미국인 3,500만 명 중 650만 명 이상에게 영향을 미친다(National Alliance on Mental Health, 2009). 노인의 우울증은 종종 다수의 질병을 치료하고 다수의 의약품을 복용하는데서 오는 영향과 흔히 혼돈된다. 우울증의 증상에는 성 관계를 포함하여 이전에 재미있어 하거나 즐겨하던 활동에 대한 관심 상실; 체중 변화와 함께 식욕 감퇴; 감정 표현 상실(정동둔마, flat affect); 끊임없이 슬프거나 불안하거나 공허한 기분; 절망감, 비관론, 죄책감, 무가치함 또는 무력감; 사회적 위축이 있다. 또한 우울증이 있는 노인은 비정상적인 피로를 느끼고 만성적으로 건강상태가 불량한 성인 후기를 에너지와 기분이 처져 있다고 보통 표현한다. 불면증이 있거나 집중력, 기억력 또는 의사결정에 어려움이 있을 수 있다. 우울증이 있는 어르신들은 일상적인 기능의 변화가 질병으로 인한 것이 아니라 노화와 관련이 있다고 가정하기 때문에 종종 도움을 구하지 않는다.

우울증은 노인의 심장병 위험을 두 배로 높이고 질병으로 인한 사망 위험을 높인다. 동시에 우울증은 노인의 재활 능력을 감소시킨다. 신체 질환이 있는 요양원 환자에 대한 연구에 따르면 우울증이 있으면 해당 질병으로 인한 사망 가능성을 크게 증가시킨다. 우울증은 또한 심장마비로 인한 사망 위험 증가와 관련이 있다. 국립정신건강연구소 (National Institute of Mental Health)에 따르면 65세 이상인 사람들은 우울증을 주요 공중보건 문제로 생각한다고 한다(MedicineNet.com, 2012).

건강한 활동을 하고, 질병 예방 의료서비스를 이용하며, 가족 및 친구와 계속 교류하는 어르신들은 건강을 유지하고 독립적으로 생활하며 건강 관련 비용을 지불하게 된다. 어르신들이 건강을 유지하는 데 필수적인 요소는 만성 질환을 예방하고 관련 합병증을 줄이는 것이다. 건강한 노년을 위한 작업치료와 물리치료의 적용은 이 인구 집단의 증가하는 요구를 반영한다. 교육 및 활동 지원을 통해 많은 노인들이 80대까지 건강을 유지할 수 있다.

표 18-3 성인 후기의 만성 질환

일반적인 명칭	의학적인 명칭	보고된 질환의 인구 백분율
고혈압	고혈압	58.4%
고지혈증	고콜레스테롤증	48.6%
당뇨	2형 당뇨	22.6%
암	암종	19.2%
우울증	우울한 정서 질환	15.7%

활동과 참여
ACTIVITIES AND PARTICIPATION

노화에 대한 새로운 종단 연구를 통해 이 삶의 단계에 대한 생각은 어느 때보다 훨씬 낙관적이다. **George Vaillant** (2002)는 그의 저서 '건강하게 늙기(Aging Well)'에서 사람들이 성인으로 성숙하기 위해 성공적으로 달성해야 하는 6가지 "성인 생활 과제"를 설명한다. 이들 과제는 단계가 아니며 도전에 더 가깝다. 이러한 "과제"를 자동적으로 완료하는 것은 아니다. 사람들은 이러한 작업 중 일부 또는 전부를 의도적으로 수행하도록 도울 수 있다. 과제는 계층적이지 않으며 한 과제는 이전 과제의 습득에 의존한다. Vaillant는 과제를 수행하지 못했던 사람들이라도 그 과제를 해결하는 것이 수년이 지난 후에도 가능하다고 말한다.

표 18-4에 Vaillant의 6가지 과제가 모두 나와 있다. 초점을 맞출 과제는 성인 후기의 **"의미 수호자(keeper of the meaning)"**이다. 의미 수호자는 과거의 전통을 다음 세대에 가르치고 공유한다. 이 작업은 생식에 의해 발생된 것보다 더 넓은 사회적 범위를 이끌어낸다. 성인 후기의 활동과 참여를 살펴보면 긍정적인 적응, 정신건강 및 회복성의 시선을 통해 살펴본다. 의미 수호자의 기반은 한 사람의 생활과 그 사람의 제도권 내 문화의 보호와 보존에 존재한다. 활동과 참여를 통해 우리는 이 역할이 수행되는 것을 살펴볼 수 있다. 그림 18-6은 조부모가 자랑스러운 신앙 전통을 손자와 공유하는 모습을 보여준다.

표 18-4 Vaillant의 6가지 성인 삶의 과제
1. 청소년은 부모와 분리될 수 있는 정체성을 발전시켜야 한다.
2. 그런 다음 청년은 친밀감을 키워야 하며, 이를 통해 자기애가 아닌 동반자와 상호 교류를 할 수 있다.
3. 중년인 성인은 자신의 경력을 완성시킨다. 이 과업을 숙달하면 어른은 사회에 가치가 있고 한때 놀이를 발견했던 것만큼 가치 있는 직업을 찾을 수 있다.
4. 성인 후기에는 자기 자신과 가족을 생각(generativity)하는 과제의 수행을 위해 한 사람이 다음 세대를 보살피는 더 넓은 사회공동체를 구축한다.
5. 성인 후기의 과제는 "의미 수호자"에 집중되어 과거를 미래에 연결하도록 한다.
6. 노년 말기의 과제는 자신의 삶과 전 세계에 대해 평화와 통일감을 얻는 것이다.

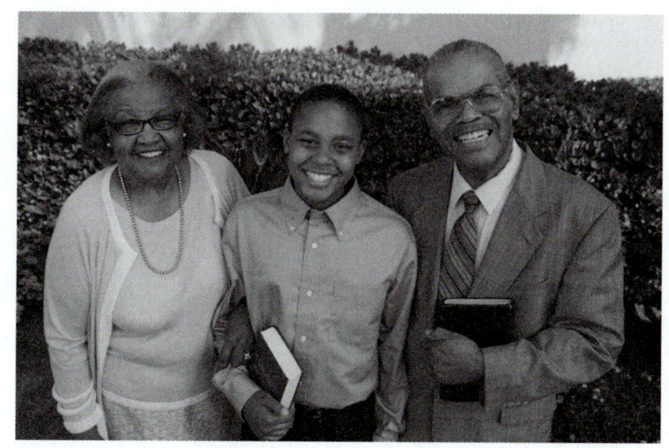

그림 18-6 젊은 세대와 신앙 실천을 공유하는 것은 "의미 수호자"로서 역할을 하는 방법이다.

스트레스와 다른 심리적 요구에 대처하기
Handing stress and other psychological demands

Vaillant(2002)의 중요한 발견 중 하나는 뇌질환이 없으면 정신건강이 나이가 들수록 향상된다는 것이다. 스트레스 요인이 남아 있지만 이러한 스트레스 요인의 전반적인 수와 심각성은 성인 후기에 감소하는 경향이 있다. 방어적 대처기전은 수년간 Vaillant 연구의 초점이었다. Vaillant(2011)는 성숙한 방어를 통해 만족을 극대화하고 감정, 생각 및 그 결과에 대해 상대적이고 의식적으로 인식하는 전략이라고 설명했다. 심리적 요구에 부응하는 성숙한 방어 전략의 예로는 이타주의, 억제 및 유머가 있다. 이 장의 앞부분에서 언급했듯이, 이 기간은 이전보다 스트레스가 많지는 않지만, 노인은 젊은 사람보다 스트레스가 높은 상태에서 회복하기가 더 어려울 수 있다.

자기 관리 Self-care

질병이나 장애가 없는 경우 대부분의 80세 이상의 어르신들은 독립적으로 일상생활활동을 지속한다. 이러한 ADL은 다르게 수행되거나 보조장치를 사용하여 노화와 관련된 변화를 보상할 수 있지만 독립성을 상실한 것은 아니다. 예를 들어, 욕실 보조장치(bath adaptation)는 노인이 스스로 씻는 것을 돕는 일반적인 보조장치이다. 손잡이 달린 샤워기 헤드 및 손잡이를 통해 어르신들이 목욕할 때 균형과 이동성의 상실을 보상할 수 있다. 욕실 공간에서 조명을 밝게 하면 피부, 치아, 머리카락 및 손톱 관리가 향상된다.

화장실 편의물품은, 특히 요절박(절박요실금) 또는 스트레스성 요실금이 있는 여성에게 필요할 수 있다. 젊은 여성이 사용하는 생리대와 매우 유사한 접착 패드는 현재 요실금이 있는 여성에게도 사용된다. 균형이 좋지 않은 사람을 위해서 변기 근처에 체중 지지를 위한 손잡이나 측면 레일을 설치할 수 있다. 골관절염 또는 기타 정형외과 문제가 있는 사람의 경우 변기 높이를 높이면 관절의 긴장이 줄어들고 변기에서 일어나는 것이 더 수월할 수 있다.

균형은 옷을 입고 벗는데 있어서 제한 요소가 될 수도 있다. 사람들은 앉아서 옷을 입는 것을 선택할 수 있고 한 손으로도 입기 편한 고무줄 바지를 선택할 수도 있다. 어떤 사람들은 신발에 특정한 문제를 가진다. 실내화는 편리하지만 낙상의 위험이 있을 수 있다. 균형 및 정형외과 문제가 있는 사람들에게는 긴 손잡이 구두주걱과 기능성 신발이 권장된다.

성인 후기에 있는 대부분의 사람들은 어떤 종류의 약물이나 영양 보조제를 섭취한다. 효과적인 의약품 관리를 위해 자신이 제공받는 의약품에 대한 기본적인 이해가 있어야 하고, 의약품에 물리적으로 접근할 수 있어야 하며, 처방받은 스케줄에 따라 약물을 복용해야 한다는 것을 기억해야 한다. 요일 및 오전/오후 단위로 알약을 지정해서 정리하는 것은 복약 순응도를 높이는데 도움이 될 수 있다. 도움이 필요한 경우 대부분의 약국은 큰 글자로 인쇄된 라벨과 쉽게 열 수 있는 약통을 제공한다.

의약품 조정(medication reconciliation)은 환자가 주문한 의약품을 환자가 복용한 모든 의약품과 비교하는 과정이다. 이 조정은 누락, 복제, 투여 오류 또는 약물 상호작용과 같은 약물 관련 오류를 피하기 위해 시행되고 있다. 의약품 조정은 일반적으로 주치의 또는 간호사가 관리하지만 다른 의료제공자가 관여할 수 있는 처리 과정이다. 지역사회를 기반으로 둔 어르신들은 이전의 질환으로 받은 의약품을 보관할 수 있으며, 현재의 약과 혼동하거나 스스로 약을 처방해서 복용할 수 있다(Marek & Antle, 2008). 약을 관리하는 것 외에도 노인들은 수분섭취에 주의를 기울여야 하며, 자신이 얼마나 물을 마셨는지 추적할 수 있도록 하루에 섭취할 물을 특수 컵에 넣어야 할 수도 있다.

권장 약물 프로토콜 준수에는 복잡한 문제들이 존재한다. 운전을 하지 않는 경우 처방전을 받거나, 받지 않는 것이 약물에 대한 낮은 순응도의 일반적인 원인이다. 배달 서비스를 제공하는 약국은 없으며, 어르신이 전화로 신용카드 정보를 알려주고 다른 사람들이 대신 약을 받도록 허용하지는 않는다. 국내법의 현재 초점은 의약품 비용 증가인데, 현재 국가 법률의 초점은 의약품의 비용 상승이다. 왜냐하면 약을 살 금전적 여유가 없는 것이 권장 의약품 제도를 지키지 않는 또 다른 일반적인 이유이기 때문이다. 약물 관리는 노인, 특히 혼자 사는 경우 특별한 관심과 계획이 필요할 수 있다.

중요하게 고려할 만한 또 다른 사항은 현재 50대 사람들이 이전 세대보다 약물 남용률이 더 높다는 점이다(Neergaard, 2012). Neergaard(2012)에 따르면 65세 이상 미국인 560만~800만 명이 정신건강 질환이나 약물남용 장애가 있다고 한다. 노인 인구수가 증가함에 따라 정신건강을 위한 도움이 필요한 노인들도 증가할 것이다. 베이비 붐 세대에서 약물남용 문제가 있는 사람들의 비율이 비례적으로 높아지면 정신건강 지원이 필요한 노인들의 비율이 거의 3배가 될 수 있다. Neergaard(2012)는 노인 환자를 돌보는 모든 보건직 종사자들은 노인 정신건강 문제의 징후를 인식하고 최소한 기본적인 치료를 제공하기 위해 어느 정도의 훈련이 필요하다고 언급한다. 앞에서 설명한 일상생활활동 과제에 대한 모든 보조장치는 **환경 수정(environmental modifications)**으로 여겨진다. 환경 수정은 가정 내부 및 외부의 물리적 보조장치이며 노인의 건강, 복지 및 안전을 보장한다. 표 18-5는 몇 가지 유형의 일반적인 환경 수정을 보여준다. 이러한 유형의 보조장치는 일반적으로 사소한 것이며 개인이 약사, 치료사, 기타 건강 및 복지 전문가에게 자신의 필요성을 확인하고 표현할 수 있는 경우 지역 공동체에서 이미 이용 가능하다.

가정생활 Domestic life

성인 후기는 작업 전환의 시기이다. **작업 전환(occupational transition)**은 "하나 이상의 작업이 바뀌거나 사라지고 다른 작업으로 대체되는 작업 목록의 큰 변화"이다(Christiansen & Townsend, 2010, p. 212). 예를 들어, 이 발달기간 동안 작업 요구는 일반적으로 감소 또는 상실되고, 일상생활활

표 18-5 일반적이 환경 수정

시력 손상

확대된 글자를 사용하고 글자 크기를 사용자가 지정할 수 있는 전자책과 같은 전자장치를 사용한다.
화면이 큰 시계, 손목시계, 달력 및 게임용 카드를 사용한다.
자주 사용되는 전화번호를 미리 저장하고 전화기에 높은 색 대비로 화면을 설정한다.
간접 조명 및 움직임 인식 야간 조명을 사용하여 작업 영역의 조명을 향상시킨다.
휴대폰 및 기타 전자장치의 눈부심 방지 스크린 프로텍터를 사용하면 눈부심을 방지할 수 있으며 광택 페인트 및 광택 바닥을 피한다. 밖에 있을 때는 선글라스 착용을 장려한다.

듣기

전화기 및 기타 전자장치에서 사운드 증폭기를 사용한다.
배경 소음이 주의를 산만하게 하는 경우, 흡음 천장 타일과 카펫은 내부 소음을 줄일 수 있다. 단열된 문과 창문 그리고 조경을 이용하여 교통 소음을 흡수함으로써 외부 소음을 줄일 수 있다. 경보음과 함께 깜박임을 제공하는 화재경보기가 권장된다.

균형

바닥에 러그 및 연장 코드를 포함한 장애물을 없앤다.
난간과 손잡이를 추가한다. 계단을 오르내려야 하는 출입구 그리고 사람들이 문턱을 넘거나 잠재적으로 습한 표면 위를 걸어야 하는 샤워 부스나 욕조는 이러한 보조장치를 설치하기 좋은 장소이다.
가능하면 집과 직장의 모든 영역에서 미끄럼 방지 타일을 사용한다.
불안정한 가구와 수건 선반이 주요 통로 밖에 있지 않도록 집을 정돈하여 넘어질 것 같을 때 이러한 것을 손으로 잡아서 지지하지 않도록 한다.
더 넓고 더 낮은 층계(8인치가 아닌 4인치)를 사용하고 계단 높이를 모든 층계 내에서 동일하게 유지한다.

기억

화재경보기가 올바르게 설치되어 있고 주방과 같은 잠재적인 문제가 있는 영역에 가까이 설치되어 있는지 확인한다.
요일과 시간을 제공하는 화면이 있는 시계를 사용한다.
휴대전화의 다양한 애플리케이션을 통해 제공되는 타이머 또는 스케줄 알림을 사용하여 의약품 먹는 시간 및 약속 시간을 기억한다.
개인의 재정 능력 내에서 경보 또는 자동 차단 기능이 있는 가전제품을 교체한다. 이러한 장치는 커피포트, 고대기 및 가스레인지에 적용할 수 있다. 재정 자원이 많은 사람들에게는 문을 너무 오래 열어두면 소리가 나는 냉장고와 문과 창문이 제대로 닫히지 않을 때 알려주는 가정용 경보 시스템을 설치할 수 있다.
약 복용을 돕는 사람은 약을 식탁과 같이 눈에 잘 띄는 곳에 두어 약 복용을 촉진하고 그날의 약물을 이미 복용했는지 여부를 상기시키는 역할을 한다.

동 및 도구적 일상생활활동이 중요해진다. 이러한 작업은 종종 수행하기가 어려워지고 나이가 들수록 점점 더 힘들어질 수 있다. 성인 후기 동안 많은 사람들은 우선적으로 자신의 집과 직장에서의 환경 수정이 필요하다. 캐비닛, 수납장 및 보관 장소를 재배치하여 가장 많이 사용하는 물품을 가장 쉽게 이용할 수 있도록 하는 것과 같은 일부 간단한 수정은 사람들이 독립적으로 작업을 수행하는 능력을 크게 향상시킬 수 있다. 어르신을 위한 일반적인 주택 개조는 집 안팎의 난간 및 손잡이 봉 설치, 접근의 용이성을 높이기 위한 출입구 확대 및 쉽게 드나들 수 있는 다양한 욕실 및 주방 개조, 추가 또는 조정을 포함한다. 수도꼭지 조작 및 작업대 관리 기능도 향상된다.

많은 노인들은 필수품을 사기 위해 자동차를 운전한다. 시력, 반응시간, 이동성 및 협응의 한계는 운전을 하는 노인들의 안전에 영향을 미친다. 65세 이상 운전자는 종종 방어적인 운전자이지만, 특히 교차로에서 연쇄차량 충돌에 연루될 가능성이 더 높다. 고령인 운전자는 충돌 관련 부상과 사망에 더 취약하기 때문에 75세 이후에는 운전자 사망사고의 위험이 급격히 증가한다. 이러한 통계는 특히 세 가지 행동 요인에 영향을 받을 수 있는데 좌회전을 하는데 있어서의 서투른 판단, 다른 차선으로 변경 그리고 예기치 못한 상황이나 급변하는 상황에 대한 대처 능력 감소를 포함한다(SmartMotorist.com, 2012). 카피트(CarFit)(AARP & AAA, 2012)와 같은 국가 운동은 노인들에게 자신의 차가 얼마나 "적합"한지 확인할 수 있는 기회를 제공하는 교육 프로그램으로서, 가정에서 독립적으로 활동하기 위해 운전해야 하는 노인들의 지속적인 안전운전 참여를 지원하는데 필요한 많은 도움을 준다.

주거 Housing

노인의 고용, 가족 요구 및 건강 변화에 직면함에 따라 그들은 종종 미래에 주거를 정하는 것에 대해 생각하기 시작한다. 현재 미국 노인의 95% 이상이 지역사회 환경에 살고 있으며 77%가 자신의 집을 소유하고 있다. 지역사회에 사는 노인 중 81%가 단독 주택에 살고 있다(Bonder & Bello-Haas, 2009). 우리는 요양원과 "돌봄"에 대해 많이 들었지만 노인들 중 소수만이 이러한 환경에 살고 있다.

미국 은퇴자 협회(American Association of Retired Persons; AARP)는 "50세 이상인 10명 중 9명은 가능한 한 오랫동안 집과 지역사회에 머물기를 원한다"라고 보고했다(2011). 은퇴자들은 봉급 근로자로부터 벗어나 현재 주택 상황을 재평가할 수 있다. 즉 어떤 사람들은 자신의 노부모를 돌보기 위해 이사를 계획하고, 어떤 사람들은 자녀와 더 가까이 사는 것을 선택하고, 어떤 사람들은 자신의 꿈을 따라 여행을 떠나거나 여행을 위한 레저용 차량을 구입하거나 더 좋은 기후를 찾아 이사를 결정하는 시기이다.

대부분의 사람들은 어려움이 있을 때까지 현재 집의 강점과 약점에 대해 논의하지 않지만, 노년 초기인 사람들은 주택 선택사항에 대해 고려할 것이다. 현재 집에 안전하게 머무르기 위해 노인들은 집의 접근성 문제를 해결하기 위한 집 개조에 투자해야 할 수도 있다. 주택 검토의 첫 단계는 유니버셜 디자인 기준으로 집 개조를 고려하는 것이다. 이러한 맥락에서 유니버셜 디자인은 장애가 없는 사람과 장애인이 모두 접근할 수 있는 가정과 환경을 구축하기 위한 광범위한 전략을 말한다. 노인들이 자택에 쉽게 접근할 수 있도록 도움을 주기 위해 AARP가 권장하는 몇 가지 필수 주택 디자인 기능이 표 18-6에 나와 있다.

표 18-6 주택을 위해 필수적인 유니버셜 디자인 특징
적어도 집 입구에는 계단이 없다.
36인치 너비의 출입문, 너비 34~36인치의 내부 문 그리고 42인치 너비의 통로
앉은 자세로 사람이 쉽게 접근할 수 있는 조명 제어 장치, 전기 콘센트 및 온도 조절 장치
본관의 모든 객실을 위험 없이 연결하고 계단이 없는 3피트 폭의 복도
레버식 문고리 및 수도꼭지는 작동하기 위해 꽉 잡거나 비틀지 않아도 됨
침실, 주방, 오락 공간과 욕실(조작 공간이 충분함)은 1층에 마련되어 있음
손잡이 봉을 추가할 수 있도록 강화된 욕실벽

이사를 원하거나 이사해야 하는 노인의 경우 노인을 위한 다양한 유형의 주택 선택으로 인해 혼란스러울 수 있다. 많은 요인들은 각 개인에게 적절하고 가능한 선택에 일부 영향을 미치지만 이 중 가장 중요한 요인은 재정이다. 많은 사람들은 자신의 필요를 충족하도록 개조한 현재 집에서 계속 사는 것을 첫 번째로 선택한다. 주택 개조는 비용이 많이 들 수 있으며 주택 가치보다 더 많은 비용이 들 수 있다. 재정적 자원이 있는 사람들이 집을 구입하는 경우, 좋은 선택은 **지속적 돌봄 은퇴 주거단지(continuing care retirement community)**가 될 수 있다.

지속적 돌봄 은퇴 주거단지는 일반적으로 아파트, 타운하우스를 포함하여 계획된 주거시설로 사교, 레크리에이션, 식사 및 집안일 서비스를 월 단위로 제공한다. 이러한 주거단지에는 독립 주택에서 요양간호에 이르기까지 다양한 주택 수준이 포함되어 있으므로 보다 전문적인 치료가 필요할수록 개인은 가능한 한 오랫동안 자신의 주거단지 내에서 머물 수 있다. 은퇴자 주거단지는 독립적인 주택만 제공하고 생활 보조 서비스 옵션을 포함하지 않는다는 점을 제외하면 비슷하다. 이 두 가지 옵션은 모두 비싸고 사회경제적 지위가 높은 사람들에게만 제공된다.

자연발생 은퇴자 공동체(naturally occurring retirement communities; NORCs)는 은퇴자 주거단지로 지어지지 않았지만 고령자 인구가 많은 구역이다. 그들은 아파트 건물, 이웃 또는 농촌 지역에 있을 수 있다. 이러한 공동체에는 노인뿐만 아니라 모든 연령의 사람들이 포함될 수 있다. NORC에서 사회복지기관은 거주자와 협력하여 노인이 계속 독립적으로 생활할 수 있는 자원을 제공한다.

보조 아파트(accessory apartment, 할머니 스위트라고도 함)는 더 이상 독립적으로 생활할 수 없고 자녀의 돌봄에 의존하는 어르신들에게 공통적인 해결책이 된다. 이 주거공간은 침실, 욕실, 생활공간이 포함되어 있는 아파트가 될 수 있고 주택의 별채가 될 수 있다. 이런 종류의 아파트에는 주방과 별도의 입구가 있다. 주거에 대한 오래된 아이디어지만 새롭게 이름 붙여진 형태를 ECHO(elder cottage housing opportunity; ECHO)라고 한다. ECHO는 단독 주택 근처에 배치된 소규모 독립 조립식 주택을 사용하는 주택 전략이다. 과거에는 소형 트레일러나 캠핑카가 사용되었다. 이제 완전한 ECHO 산업이 존재한다. ECHO 장치는 보조생활 센터와 비교할 때 상당히 저렴한 주택 선택이 될 수 있다.

집안일 Household tasks

환경 수정은 사람들이 중요한 집안일을 하는데 있어서 쉽게 이용 가능한 독립적인 상태를 유지하도록 돕는다. 예를 들어, 사람들이 자신의 집에서 독립적으로 생활하기 위해 필요한 가장 기본적인 집안 과제 중 하나는 식사 준비이다. 이 분야는 개인마다 기대치가 다르다. 어떤 사람들은 아주 적은 준비에 만족할 수도 있다. 다른 사람들은 식사 준비가 가족에서의 역할과 행복의 중심에 있다고 강하게 느낄 수 있다. 가장 일반적인 주방 개조 중 하나는 뜨거움이 표시되는 기기, 자동 꺼짐 스위치가 있는 전자기기 및 주방 타이머 사용이다. 큰 글자로 인쇄된 요리 책을 이용할 수 있으며 사람들은 인터넷 기반 레시피와 같은 전자정보 방식을 사용하여 특별한 식단을 충족시키고 있다. 레시피에 전자장치를 사용하면 사용자는 시각적 요구에 맞게 재료를 최적화하도록 화면을 조정할 수 있다.

집안일을 할 때 비슷한 환경 수정이 적용될 수 있다. 집안의 명확한 보행로 유지, 청소를 위한 가벼운 기기 또는 로봇청소기의 사용 및 가정 내에서 적절한 수준의 조명 유지는 집안일의 수행을 모두 돕는다. 쓰레기 처리 및 의류 세탁과 같은 일부 집안일은 집 밖으로 나가는 것을 포함할 수 있기 때문에 난간 및 기타 야외 안전 기능이 필요할 수 있다. 일부 사람들은 집 주변의 바깥 공간을 깨끗하게 유지하는 것을 생각할 것이다. 눈을 치우는(삽질) 일과 같은 힘든 일이 있는 경우 노인은 작업을 더 작은 부분으로 나누고 심혈관계의 과다 사용을 피하기 위해 자주 휴식을 취해야 할 수 있다. 가족과 지역사회 구성원이 제공하는 노인을 위한 가장 일반적인 유형의 도움 중 하나는 더 힘든 집안일을 돕는 것이다.

자기 관리의 기본 역량은 젊고 장애가 없는 사람들이 간과하는 삶의 역할이지만 개인이 나이를 먹음에 따라 중요한 관심사가 된다. 자기 자신을 돌볼 수 있는 능력은 개인적인 존엄의 원천이며 행복에 기여한다. ICF는 "타인을 돌보는 것"을 집안일로 포함한다. 많은 노인들은 풀타임 또는 파트타임으로 가족을 돌본다. 노인들은 배우자, 형제자매, 성인 자녀 또는 손자를 돌볼 수 있다.

사람 간 교류 및 인간관계

Interpersonal interactions & relationships

2장에서 우리는 인간발달을 위한 체계로서 생애주기 모델을 소개할 때 전환의 중요성에 중점을 두었다. 우리는 모든 연령대에 걸친 전환에 대해 논의했지만 학교에 가거나, 집을 떠나거나, 자녀를 키우는 등 많은 전환의 기간이 연장되었다. 그들은 전환을 고려하고 전환을 경험한 다음 적응하고 앞으로 나아갈 시기를 가졌다. 성인 후기에도 이런 전환은 계속된다. 퇴직 결정과 현재 집에 머무를지 또는 이사갈지에 대한 선택은 종종 장기적으로 고려되는 변경 사항이다. 두 가지 모두는 작업 행동의 한 패턴에서 벗어나 새로운 작업과 작업 행동을 받아들이는 작업 전환의 한 예이다.

그러나 이렇게 고려하고 계획한 작업 전환은 대부분의 사람들이 성인 후반에 경험하는 전환의 일부분일 뿐이다. 많은 사람들에게 갑작스러운 전환이 성인 후반에 집중된다. 갑작스러운 전환은 종종 린다의 뇌졸중과 같은 손상이나 심각한 질병으로 발생된다. 이러한 사고는 린다가 집으로부터 나와서 장기간 병원생활로 인해 의존적으로 변화한 뒤 새로운 신체적, 인지적 장애를 가진 상태로 자신의 집으로 돌아가게 만들었다. 린다의 남편 밥의 경우 건강은 손상되지 않았지만 이러한 사건과 관련된 전환의 무리(cluster)를 경험했다. 밥의 역할은 배우자에서 병원에서 린다를 위한 기본 간병인 및 간호조무사로 확대되었다. 그는 건강관리 팀과 함께 린다의 보호자 역할을 수행해야 했으며, 자신의 집에서 요리 및 집안일을 수행해야 했다. 린다가 장애에 적응하고 천천히 회복함에 따라 밥과 린다는 대인 관계의 변화를 겪을 것이다.

이러한 갑작스러운 전환은 일반적으로 강렬하고 종종 의학적으로 집중된 치료 및 회복 기간에 시작된다. 개인의 건강 또는 신체 능력의 변화를 수용하는 데 필요한 생활방식의 변화는 기술을 회복(또는 회복하지 못함)할 때 느리게 전개되어 생활방식의 변화 및 이에 따른 작업 전환을 겪는다. 갑작스러운 전환은 개인 및 그 가족들에게 때로는 더 어려움이 될 수 있다. 왜냐하면 이러한 전환은 갑작스럽고 그들이 바라고 계획했던 은퇴를 준비하는 것이 제한될 수 있기 때문이다.

가족과의 관계 Relationships with family

노인의 약 80%는 중년 자녀의 부모이다. 이들 노인 대부분은 성인 자녀가 서로 멀리 떨어져 있어도 종종 연락을 취한다고 응답했다. 성인 자녀와 긍정적 유대는 신체적 장애 및 배우자 사망과 같은 기타 손실이 심리적 안녕에 미치는 부정적인 영향을 감소시킨다. 예전부터 고령의 부모와 성인 자녀는 서로 가끔씩 평범한 형태의 도움을 제공했다. 오늘날의 어르신들에게 이 패턴은 변화될 수 있다. 자신의 집을 소유한 노인은 이제 도움을 받는 사람보다 도움을 주는 사람이 될 가능성이 높다. 이러한 균형으로 성인 자녀가 지원을 제공하는 자로 바뀌지만, 성인 후기로 갈수록 어르신들은 특히 재정 지원을 받기보다는 더 많이 준다(Grundy, 2005). 많은 조부모(그리고 일부 증조부모)도 가족의 젊은 성인들에게 육아나 주거를 제공한다.

다세대 가족 관계가 모든 당사자에게 이익이 된다는 것은 분명하지만, 부모가 건강을 유지하는 한 가장 큰 지지 패턴에는 나이 많은 부모부터 어린 가족 구성원까지가 해당된다. 나중에 어르신들은 인간관계가 줄어드는 것을 겪기 시작하면서 자녀들에게 정서적 지지를 점점 더 많이 찾는다. 나이가 많은 부모는 자녀의 사회적, 정서적 지지를 좋아하지만, 부모가 보통 집안일과 심부름을 도와주는 것은 신체적인 한계가 있다. 성인 후기 대부분의 미국인들은 독립성을 소중히 여기며 급하지 않는 한 자녀의 도움을 구하지 않는 경향이 있다. 나이가 많은 부모는 성인 자녀가 과잉보호를 하거나 자신이 응하지 않았는데 도움을 주는 것을 귀찮아할 수 있다(Berk, 2010).

새로운 경향 중의 하나는 노인이 자신의 가족과 함께하기 위해 소셜 네트워크 서비스(SNS)를 사용하는 것이다. 청년들은 부모와 조부모들이 자신을 감시한다고 생각해서 반대할 수도 있지만, 소셜 네트워크 서비스를 사용하면 노인들이 사랑하지만 자주 보지 못하는 사람들과 더 쉽게 연락하며 지낼 수 있다. "60세 이상의 조부모 중 20% 이상이 소셜 네트워크 서비스를 사용하며 대부분의 사람들은 페이스북을 하고 있다"(Warman, 2011). 어르신들이 소셜 네트워크 서비스를 하는 가장 흔한 이유 중 하나는 가족 중 젊은 사람들이 권했기 때문이다.

배우자 및 애인과의 관계 Relationship with spouse or partner

미국의 높은 이혼율로 인해 4~5건의 결혼 중 1건은 최소 50년 이상 결혼생활이 지속될 것으로 보인다(Berk, 2010). 결혼 관계 또는 동반자 관계의 중요성은 성인 후기로 갈수록 증가한다. Trudel(2008) 등은 은퇴 후 노인들은 주로 집과 동반자 또는 배우자 중심의 삶을 구성한다고 지적했다. 이러한 변화에 따라 인간관계는 가까운 지역의 사람들로 축소된다. 퇴직자에 대한 결혼 만족도가 퇴직 전에 결혼 만족도를 반영하는 경향이 있기 때문에 이것은 좋기도 하고 나쁘기도 하다. 관계가 긍정적이라면 퇴직 후 기간은 헌신적인 부부에게 매우 보람될 수 있다. 배우자 관계가 이미 특정 어려움을 겪고 있다면 은퇴 후 이러한 어려움이 증폭될 가능성이 높다(Trudel, Villeneuve, Anderson, & Pilon, 2008).

노인에게 배우자는 더 큰 아량을 느끼고 결혼생활이 스트레스를 예방하는 원천임을 알게 된다(Smith & Moen, 2004). Rabin과 Rahav(1995)는 전통적인 성 역할의 고정관념(주부와 가장)에 대한 기준이 느슨해지면 퇴직 후 결혼

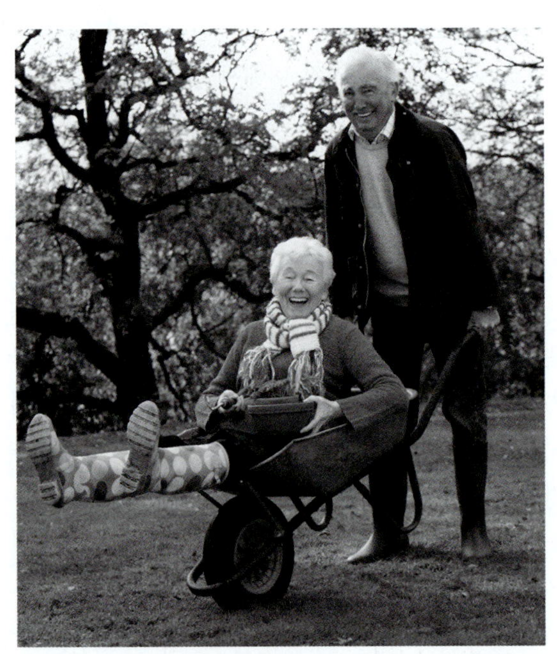

그림 18-7 웃음과 유머 감각은 긍정적인 사회적 교류를 형성하고 은퇴 후의 동반자 관계를 강화하는데 도움을 준다.

만족도를 높이는 또 다른 긍정적인 요인이 되었다고 지적했다. 또한 성에 대한 관심을 유지하고 성인 후반에 활발한 성생활을 선택하는 부부는 결혼 만족도 평가에서 삶의 질과 점수가 더 높다고 보고한다(Trudel et al., 2008).

나이가 많은 부부가 더 많은 시간을 함께 보내면서 유머 감각과 특정 대인 관계를 함께 공유하는 것은 자신의 인간관계에 만족하는 요인이 될 수 있다. Trudel(2008) 등은 유머 감각을 건강과 결혼 만족도에 긍정적인 영향을 주는 요소로 포함시켰다. 그림 18-7에 표시된 것과 같은 장난기 있는 상호작용은 노인 커플 사이에 더 강력하고 긍정적인 유대를 형성하는 데 도움이 된다.

과부/홀아비 Widowhood

배우자의 사망은 전 과정에서 가장 힘들고 강렬한 전환 중 하나로 여겨진다(Hutchison, 2011). 과부/홀아비가 되는 것은 살아남은 배우자에게 작업상의 큰 변화를 가져온다. 과부/홀아비는 낯설거나 불편한 집안일을 수행해야 할 수도 있다. 오랫동안 간병했던 배우자는 중요한 역할을 상실하게 되며 일상을 구성하는 데 어려움을 겪을 수 있다. 필요한 작업적 전환에 대한 사회적 지지와 도움은 최근에 배우자를 잃은 사람들이 직면한 스트레스를 크게 완화시킬 수 있다.

필요한 작업적 전환에 대한 사회적 지지와 지원은 최근에 사별한 사람들이 직면하는 스트레스를 크게 완화시킬 수 있다. 사별의 초기 단계에서의 사회적 연락은 성인 자녀들에게 집중되며 중요한 정서적 지지의 원천을 제공한다(Isherwood, King, & Luszcz, 2012). 그 이후에 사람들은 점차 다른 친구와 지인들의 지지와 연락을 제공받게 된다.

앞서 언급했듯이, 노인의 배우자는 종종 젊었을 때 유지했던 것보다 더 각별해지고 더 작은 인간관계를 갖는다. 종단 연구에 따르면 즉각적인 사별 기간 이후, 사회적 접촉이 아이들에게 집중된 경우 사별 후 매년 미망인의 사회활동 참여가 증가하여 5.8세에 정점에 이른다고 한다. Isherwood, King와 Luszcz(2012)는 "과부/홀아비 시절 높은 수준의 사회적 참여는 배우자 사별의 어려움을 성공적으로 극복하는 데 도움을 줄 뿐만 아니라 건강한 노화를 증진시킬 수도 있다"고 보고한다.

조부모의 역할 Grandparenting

"미국에는 손주와 함께 살고 있는 410만 가구의 조부모가 있으며 34%는 손주의 부모가 없다. 후자 중 조부모의 38.5%가 5년 이상 손주를 책임지고, 23%는 1년 미만 동안 책임지고 있다"(Musil et al., 2011 p. 86). 이 경향은 젊은 성인이 직면한 경제적 도전과 가족 구성원 사이의 강한 책임감을 반영한다. 대부분의 경우 손자를 돌보는 것은 할머니가 수행하는데, 이는 부분적으로 여성의 장수를 반영하고, 일부는 전통적인 성 역할을 반영한다. 이 관계는 손주에게는 악영향을 미치지 않는 것으로 보이며, 종종 지역사회에서 이용하는 서비스보다 더 안정적인 보살핌을 제공한다.

Musil(2013) 등은 육아가 할머니에게 미치는 영향에 대한 연구에 중점을 두었다. 이 연구자들은 손자를 키우는 할머니들은 육아 책임이 없는 할머니들보다 스트레스를 더 많이 받고, 보상은 더 적게 받는 것을 발견했다. 또 다른 걱정스러운 패턴은 손자를 키우는 할머니가 또래 노년층 사이에서 최악으로 자가 건강 평가를 하였고 대부분 우울증을 호소했다는 점이다.

작업치료사 및 물리치료사로서 이러한 발견은 중요하다. 조부모나 손자에게 건강관리 지원을 제공할 수 있다. 치료사들은 조부모에게 시행하도록 요구할 수 있는 어떤 운동 프로그램이나 다른 치료방법을 신중하게 고려할 필요가 있다. 게다가 치료사는 조부모를 대상으로 치료할 때 모두의 안전과 건강을 보호해야 한다.

친구와의 관계 Relationships with friends

성인 후기의 우정 패턴은 성인 중기의 패턴과 구조가 비슷하다. 추후 우정에서 유일하게 중요한 변화는 은퇴를 하면 대부분의 사람들은 인간관계의 축소를 겪게 되고, 즉 일상생활에서 새로운 사람들이나 친구들과의 일상적인 가벼운 접촉이 줄어든다는 것을 의미한다. 이는 특히 정년퇴직 시기에 접어들면서 서로에게 크게 의존하는 경향이 있는 결혼한 부부들에게 해당된다. 과부/홀아비에 대한 논의에서 언급했듯이, 사별한지 얼마 안됐을 경우 과부와 홀아비는 종종 우정과 인간관계를 재건한다. 이혼했거나 결혼하지 않은 사람들은 성인이 되었을 때와 같은 우정의 패턴을 유지하는 경향이 있다.

주요 삶의 영역 MAJOR LIFE AREAS

성인 후기의 주요 삶의 영역에서 참여 패턴은 변화하고 있다. 비록 여전히 많은 사람들에게 일은 여전히 중요하기는 하지만, 이 연령대의 사람들에게는 덜 중요하게 된다. 교육적 성취는 경력 발전이나 업무와 관련된 능력보다는 개인적인 관심에 의해 동기 부여될 가능성이 더 높다. 많은 사람들이 성인기에 보수가 있는 직업에서 은퇴하고 경제적 어려움에 직면할 수 있다. 레크리에이션과 여가는 노인들의 일상생활에서 더욱 두드러진 역할을 한다.

일 Work

유급 근로 시 퇴직 평균 연령은 2005~2010년까지 남성의 경우 61.6세, 여성의 경우 62세로 추정된다(Gendell, 2008). 그러나 이러한 통계는 단순하며 성인 후기에 근로 참여에 대한 완전한 그림을 제공하지는 않는다. 사람들은 관리할 재정 자원이 있거나 또는 직장 정책으로 인해 강제로 은퇴를 한다. 사회경제적 수준이 높은 사람은 조기에 퇴직할 가능성이 높고, 사회경제적 수준이 낮은 사람은 나중에 퇴직하는 경향이 있다.

또 퇴직자가 퇴직수당을 받는 정규직으로 퇴사했다가 생활습관을 유지하기 위해 아르바이트로 복귀하는 인력 재진입 추세가 확산되고 있다. 지난 20년간 경제 환경의 변화는 사회보장 혜택과 고용주가 지원하는 퇴직급여 모두를 낮추는 결과를 낳았다. 장수의 증가가 두드러짐에 따라 많은 근로자들은 노후생활 수준을 유지할 수 있을 만큼 충분한 자원을 축적하기가 점점 어려워지고 있다. 이는 근로자들이 25년 또는 그 이상 지속될 수 있는 은퇴를 준비해야 한다는 것을 의미한다(Gendell, 2008).

성인 후기인 사람들이 그 어느 때보다도 더 많이 고용되고, 그 어느 때보다도 다양한 직업과 은퇴의 패턴이 존재한다. 일부 사람들은 직장에서 5~15년 동안 일하는 시간을 줄일 수 있는 단계별 은퇴 프로그램(phased retirement program)에 참여하고 있다. 단계별 은퇴 프로그램은 근로자들이 더 적은 노동을 하도록 하여 고용인의 건강과 재정적 혜택을 유지할 수 있게 해준다.

직업을 바꾸는 많은 고령 직장인들, 특히 직업을 바꾸는 사람들은 이전 직업들보다 스트레스와 책임감이 덜하고 유연한 업무 스케줄을 가지는 시간제로 "하향 이동"한다. 많은 고령 구직자들은 결국 그들 자신을 위해 일하게 된다. 이러한 새로운 직업은 시간당 임금을 적게 지불하고 혜택을 제공할 가능성이 적다. 이러한 직업은 또한 이런 변화를 추구하는 고령의 근로자들이 가지고 있던 이전 직업들보다 사회적 지위가 떨어지는 경향이 있다. 대부분의 고령 구직자들은 새 직장이 급여도 제대로 지급되지 않고 건강보험과 같은 혜택을 제공할 가능성이 적음에도 불구하고, 예전 직업보다 새로운 직업을 더 즐긴다고 말한다(Johnson, Kawachi, & Lewis, 2009, p. viii).

징검다리 고용(bridge employment)은 개인이 은퇴하거나 연금을 받기 시작한 후의 모든 유급 고용이다(Hayslip, Patrick, 2011). 경력을 위한 징검다리 고용은 다른 조건, 다른 고용주, 다른 근무시간 등 다양한 조건에서 기존의 직업 분야에서 일하는 것을 말한다. 소아과 전문 아동 병원에서 퇴직을 하는 작업치료사를 예로 들 수 있다. 일을 계속하기를 원하지만, 일할 때 좀 더 여유롭고 보람이 있었으면 한다. 은퇴한 작업치료사는 만성질환이 있는 유아에게 가정 치료서비스를 제공하는 가정 의료서비스 기관에서 징검다리 고용을 얻는다. 이를 통해 그는 돈을 벌고, 여가와 관심사를 추구할 시간을 더 많이 가지며, 그가 소중하게 여기는 직업에 종사할 수 있게 된다. 이러한 은퇴자들의 나이, 업무 외의 관심, 자신의 능력을 활용하려는 욕망 그리고 더 많은 돈을 벌고자 하는 욕구는 모두 완전한 은퇴가 아닌 경력을 위한 징검다리 고용에 참여하기를 원하는 고용인들의 중요한 예측 변수들이다(von Bonsdorff, Shultz, Leskinen, & Tansky, 2009).

비경력 징검다리 고용은 은퇴 후 직업 분야와 상관없는 일을 하는 것을 뜻한다. 이것의 예로는 돈을 벌고 싶지만 더 이상 사무실 환경에서 일하기를 원하지 않는 은퇴한 은행장이 있을 수 있다. 이 사람은 육아나 요리사처럼 더 육체적인 직업을 선택할 수도 있다.

재취업은 노년층의 경력 변화를 의미한다. 2009년 한 연구에서 51~55세에 정규직으로 고용된 근로자의 27%가 65~69세까지 직업을 바꾸었다(Johnson, Kawachi, & Lewis, 2009). 재취업은 정규교육 수준이 낮은 근로자 사이에서 더 흔하다. 이러한 사람들은 더 이상 이전 직장을 신체적으로 감당할 수 없을 수도 있고, 새로운 분야에서 일할 자격을 주는 자격증을 얻기 위한 교육을 받을 수도 있다. 그림 18-8은 유연한 근무 시간 동안 적은 육체노동으로 일할 수 있는 직업인 측량사가 되기 위한 훈련을 받기 원하는 고령의 남자를 보여준다.

비록 많은 노인들이 퇴직하고 나서 징검다리 고용이나 재취업을 통해 노동력으로 복귀하지만, 노년층의 상당수는 실제로 퇴직한다. 은퇴 후 재원을 충분히 확보할 수 있었던 개인들을 위해 첫 번째 은퇴한 해를 해방 단계로 묘사한다. 해방 단계에서 은퇴자들은 일의 고달픔에서 벗어나 자유를 누린다. Braveman과 Page(2012)는 이 해방단계는 "단기"이며 은퇴자들은 향후 2년에서 15년 동안 근무 후 생활로 방향을 재설정하려고 노력한다(p. 180)."

미국은 노동지향적인 사회로, 많은 사람들에게 일은 사람들의 정신적, 육체적 건강의 중심이다. 계획된 은퇴 시에도 근로자의 역할을 상실하면 스트레스와 행복감 저하가 초래될 수 있다. 은퇴는 사람들의 삶의 많은 측면에 영향을 미치고, 그 영향의 일부는 예상치 못한 것이다. 정체성, 사회관계망, 물적 재산 그리고 심지어 퇴직 당일에 구조상의 손실을 입게 되면 은퇴한 근로자들은 환멸을 느끼게 되고, 노동력으로의 복귀나 자원봉사, 무급 노동에 대한 투자를 고려할 준비가 되어 있을 수 있다(Braveman & Page, 2012).

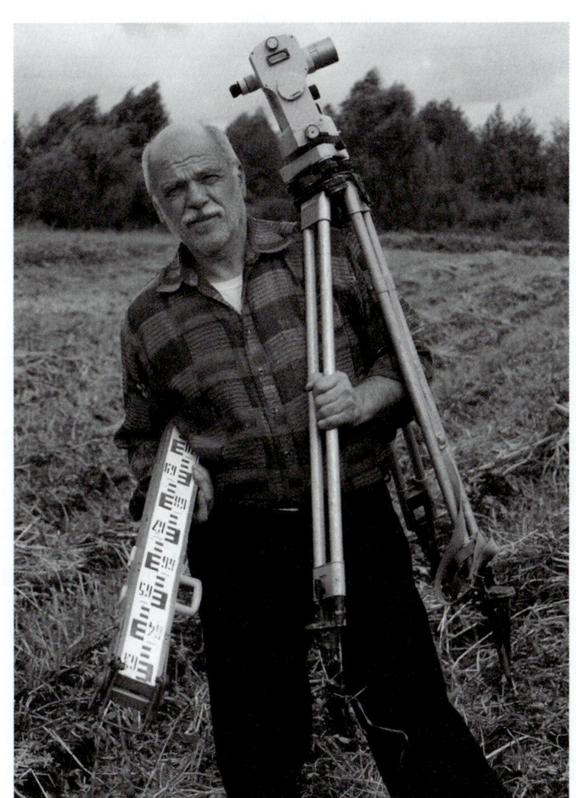

그림 18-8 고령의 성인은 종종 여러 분야에서 계속해서 일을 하며 육체적으로 덜 힘든 직업을 위해 추가적인 기술 훈련을 받고자 한다.

지역, 사회, 시민의 삶
COMMUNITY, SOCIAL AND CIVIC LIFE

성인 후기의 삶의 질에 관한 문헌 전반에 걸쳐 몇 가지 공통되는 주제가 있다. 신체적 건강과 사회적 참여는 지속적으로 행복감을 지지하고 스트레스, 심혈관 감소, 우울증으로부터 보호하는 역할을 한다. 성격은 성인기 내내 상당히 안정되며, 사회적으로 성인 중기의 사람들은 성인 후기를 거치며 계속 활동을 지속할 가능성이 높다. 배우자가 없고 자녀가 없는 사람들은 성인 생애주기의 어느 시점에서든 지역사회에 참여할 가능성이 가장 낮다(Berk, 2010).

지역에서의 삶 Community life

많은 노인들이 65~70세 사이 자발적으로 활동과 모임에 참여한다. 신체 건강 문제, 일상의 자기 관리에 소비되는 시간 증가, 운전 시 편안함의 감소로 인해 시간이 지남에 따라 자원봉사자로서의 참여시간이 줄어들게 된다. 성년 초기에 자원봉사자로 많이 참여했던 사람들은 그들이 할 수 있는 한 계속해서 봉사활동에 참여할 가능성이 있다. 사회적, 지역적, 서비스 프로그램에서 자원봉사를 할 기회가 있지만 대부분의 경우 노인들이 운전을 해야 한다. 노인회관 등 일부 단체는 노인 교통의 한계를 해소하기 위해 한 지붕 아래에서 봉사활동과 사회활동을 동시에 수행하고 있다.

많은 노인들이 성인기에 보살핌의 역할을 맡는다. 어떤 사람들은 지역사회에 돌봄 봉사를 한다. 미국에서 잘 확립된 프로그램 중 하나는 어르신 조합 프로그램(Senior Corps program)이다. 어르신 조합은 노년층과 그들의 기술이 필요한 사람들과 단체를 연결하기 위해 만들어진 독립 연방기관인 국가와 지역서비스를 위한 조합에 포함된 프로그램이다. 어르신 조합 프로그램 중 하나인 조부모 육아 프로그램은 자원봉사자들을 장애를 가진 어린이와 젊은이들과 연결시켜 준다. 어르신 동행 프로그램은 간단한 일상활동 과제에 어려움을 겪고 있는 지역사회의 어른들과 자원봉사자들을 한데 모은다. 자원봉사자들은 쇼핑과 가벼운 집안일을 돕거나, 의사들과 연락하거나, 아니면 단순히 집으로 놀러감으로써 개인적인 차원에서 도움을 준다.

노인들은 공식화된 조직 봉사활동 외에도 손주들을 보살피거나 장애가 있는 배우자를 도울 수도 있다. 친구나 이웃 사이인 어르신들은 서로 자주 전화를 걸어 능력과 도움을 주고받을 수도 있다. 어떤 사람은 은퇴하기 전에 미용사였지만, 어떤 사람은 운전하는 것이 편안할 수도 있다. 두 사람은 한 팀이 되어 집안에 갇혀 있는 친구들을 찾아가 바깥 소식을 전하고 미용 봉사를 할 수도 있다. 이 두 여성은 자신의 집안에서 다른 일로 도움이 필요할 수 있으므로, 그들은 돌봄을 동시에 주고받는 시기에 있다.

레크리에이션과 여가 Recreation & leisure

Janke, Davery와 Kleiber(2006)는 건강 대책과 여가활동 사이에 상당한 인과관계가 있다고 보고한다. 그럼에도 불구하고 미국인들은 여가에 대해 엇갈린 견해를 가지고 있다. 미국은 개신교적 직업윤리를 자랑스러워하는 노동 중심의 나라이다. 어린 시절부터 미국인들은 사회의 일원이 되고 공헌하는 사람들이 되도록 사회화된다. 이런 이유로 많은 사람들이 은퇴하기가 어려워지고 여가활동에 참여하기가 어렵다는 것을 깨닫게 된다. "나태함은 모든 악행의 시작이다"라는 민간의 지혜가 전달되면서, 많은 노인들은 즐기는 활동보다(육아 같은) 의무적인 활동을 추구한다. Berk(2010년)는 새로운 옵션을 시도하는 '밀월 기간'인 초창기 이후 많은 은퇴자들이 관심사와 능력이 갑자기 발전하지 않는다는 것을 알게 됐다고 말했다. 대신에 의미 있는 여가 및 지역사회 봉사활동은 대개 더 일찍 형성되고 은퇴 기간 동안 지속되거나 확장된다(p. 496). Braveman과 Page(2012)는 개인으로서 어떤 여가활동이 당신에게 의미 있고 보람이 있는지를 이해하는 것으로 **여가 능력(leisure competence)**을 설명한다. 그들은 여가 능력의 획득을 하나의 과정으로 묘사한다. 업무 중심인 사람들은 여가를 고려하거나 탐구하지 않고 성인기에 들어갈 수 있다. 다른 사람들은 추구할 수 있는 능력 안에서 분명한 관심사를 가지고 이 삶의 단계에 들어갈 것이다. 여가에 대한 관심사는 대학에서 브릿지 카드 게임을 시작했고 성인기 동안 가끔씩 카드놀이를 하는 것이 될 수 있다. 성인 후기에 들어설 때 갑자기 브릿지 달인이 되고 싶을 수도 있다. 때때로 사람들은 여행을 하거나 악기 연주를 배우는 것과 같이 오랫동안 미뤄뒀던 목표를 이루기를 바라면서 성인 후기에 들어간다. 이 그룹의 사람들을 위해 길거리 학습(Road Scholar) 프로그램과 같은 조직화된 그룹은 여행 및 교육 프로그램을 구축하여 사람들이 열정을 가지고 다른 사람들과 사교활동을 할 수 있도록 한다. 여가활동에는 여러 가지 형태가 있지만 여가 시간의 신체활동은 건강상의 이점으로 인해 노인 전문의에게 특별한 관심을 받아왔다. Janke, Davery와 Kleiber(2006)는 여가활동에 대한 여성의 참여는 시간이 지남에 따라 감소한 반면 남성의 참여는 80대 중반까지 비교적 안정적으로 유지되었다는 것을 발견했다. 질병예방센터(Centers for Disease Control)는 성인 후기인 사람들은 매일 최소 30분 가벼운 운동을 하는 것을 권장한다. 이러한 운동의 이점에는 인지기능 향상, 건강 및 행복 개선이 포함된다. 그러나 모든 공중보건 교육 노력에도 불구하고 65세 이상의 성인 중 29%만이 여가를 위한 신체활동에 참여한다. 실제로, 이 연령대에 있는 사람들의 약 58%가 완전히 정적인 생활을 한다(Dergance et al., 2003)!

Dergance 등은 성인 후기인 사람들이 신체활동이 적은 것에 대해 조사할 때 그들은 노인들이 정적으로 활동할 것이라고 예상되며 남의 시선을 의식해 눈에 띄는 것을 원하지 않는다고 말했다. 또한 대부분의 지역사회 기반 운동 프로그램은 많은 노인들이 즐기거나 감당할 수 없는 고강도 운동에 초점을 맞추는 경향이 있다. 이 연구에서 남의 시선의 의식, 시간 부족, 지식, 교우관계, 시설 등이 신체활동을 방해하는 보편적인 장애라고 밝혔다(2003, p. 865). 아마도 성인 중기인 현재 세대가 은퇴 시대로 접어들면서, 중년인 성인들의 대부분은 다양한 경험에 노출되어 있기 때문에 앞으로의 어르신들은 전통적인 체육시설과 운동 모델에 더 개방적일 것이다.

종교와 영성 Religion and spirituality

다른 생활 영역과 마찬가지로 성인 중기와 후기 사이의 종교적인 믿음이나 영성 수준에는 거의 변화가 없다. 왜냐하면 현재 노인 집단은 그들이 어렸을 때부터 종교적이었기 때문에 그들 중 대다수는 종교적 관심을 유지할 것이다. 성인 후기의 많은 사람들은 종교적 신념과 행동에 큰 가치를 부여하며, 종교적인 관습은 의미 수호자로서 그들의 역할에서 가장 일반적으로 강조되는 것 중 하나이다. 65세 이상의 미국인들 중 72%가 종교가 인생에서 매우 중요하다고 말하는데, 이는 전체 연령대 중에서 노년층이 종교를 가장 가치 있게 여긴다고 할 수 있다(Newport, 2006). 미국의 노인 절반 이상이 매주 종교 예배나 다른 행사에 참석하고, 거의 2/3가 종교 TV 프로그램을 시청하며, 약 1/4은 하루에 최소한 3번 기도한다(Princeton Research Center for the Study of American Relationship, 1999). 노인들은 종교가 그들에게 중요하다고 말하고 손실이나 어려움에 대처하거나 적응하는데 도움을 준다고 생각한다.

종교 참여는 신체적, 심리적 행복에 대한 인식 향상과도 관련이 있다. 또한 가족 배경, 건강, 사회 및 사망률에 영향을 미치는 것으로 알려진 심리적 요인이 통제된 후 체계적이고 비공식적인 종교 참여를 한 경우 모두 장수할 것으로 예측했다(Helm & Hays, 2000; Strawbridge, Shema, Cohen, 2001).

정치적 삶과 시민권 Political life & citizenship

1980년대부터 미국 은퇴자 협회(AARP)는 고령자 미국인의 정치력 증진에 앞장서는 단체였다. 성인 후기의 사람들은 국가 재산의 30%를 장악하고 있으며 의회와 대통령 선거 운동에 가장 큰 기여를 하고 있다. 투표는 성인 중기, 후기 모두 중요하며, 미국 투표에서 노년층의 72%가 투표한다(AARP, 2012). AARP를 포함한 많은 단체들은 그들의 정치 활동 위원회를 통해 강력한 정치적 영향력을 발전시켰다. 이 단체들은 회원들의 이슈와 우려를 대변하기 위해 로비스트를 고용한다. 이러한 강력한 정치적 로비로 인해 사회적 또는 정치적 목적이나 목표를 위한 노인들의 조직적인 영향력을 묘사하기 위해 1980년대에 **그레이 파워(gray power)**라는 용어가 만들어졌다.

젊은이들은 인터넷을 주요 정치 정보원으로 꼽을 수도 있고, 노인들은 TV에 더 많이 의존할 수도 있지만, 2012년에는 18~24세 그리고 55~64세 사이의 인터넷 사용의 차이는 7% 포인트에 불과했다. 또 다른 연령 관련 경향에서 노인들은 정당과의 연대보다 투표를 유도하는 문제가 더 중요하다고 여기는 경향이 있다(AARP, 2012).

노인들의 정치 참여에 가장 큰 걸림돌은 교통문제와 건강문제이다. 이 장에서 여러 차례 제기되는 교통문제는 무수히 많은 방법으로 노인들에게 영향을 미친다. 최근 몇 년 동안 미국의 많은 주들이 "조기 투표"를 허용했다. 지정된 단일 선거일이 아직 있지만 미리 등록된 유권자는 일반적으로 공식 선거일 2~4주 전에 투표를 일찍 할 수 있다. 이것은 노인들에게 더 많은 시간과 융통성 있게 교통편을 마련할 수 있게 해주기 때문에 큰 이점이 되었다. 그림 18-9에서 볼 수 있듯이, 고령의 자원봉사자들은 종종 투표소를 관리하는 것뿐만 아니라 자신의 관심을 유발하는 요소들을 위한 투표 및 캠페인에 참여한다.

비록 이 논의의 많은 부분이 AARP에 집중되어 있지만, 노인들이 속한 많은 그룹들 또한 정치에 참여한다. 노인들의 높은 종교적 참여는 정치적 활동에 영향을 미치는(조직하는) 집단에 참여하는 예가 된다. 노인들은 미국 시민의 삶에 큰 부분을 차지하고, 재정도 풍부하며, 적극적이기 때문에 성인 후기인 사람들은 미국 정치에 깊은 영향을 미친다.

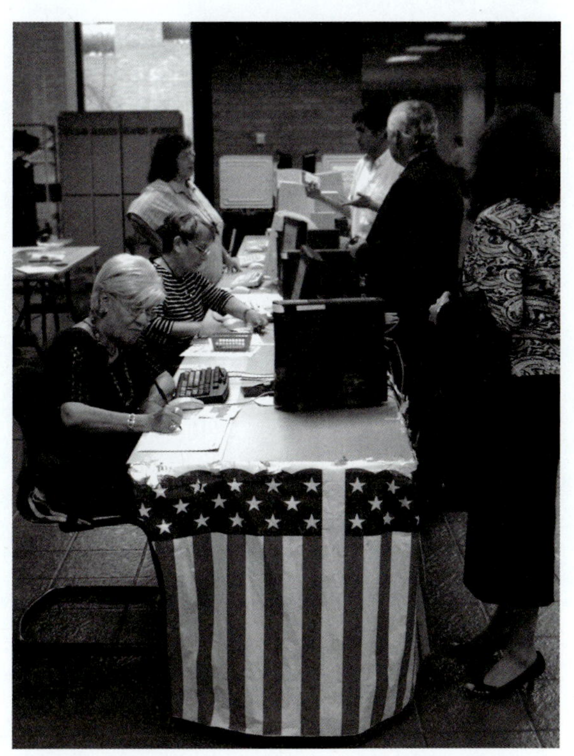

그림 18-9 시민의 책임은 고령의 성인이 자발적으로 정치 과정에 참여하고 젊은 시민보다 더 정기적으로 투표하도록 한다.

요약

65~85세 사이에 노인들은 자신의 건강을 비교적 긍정적으로 생각하는 경향이 있다. 그럼에도 불구하고 많은 노인들은 적어도 하나의 신체적 손상(시력장애, 청각장애 또는 정형외과 질환 또는 백내장)이나 만성적인 건강문제(심장질환, 고혈압, 폐기종, 만성 기관지염, 당뇨병 또는 관절염)를 가지고 있다. 성인 후기부터 만성질환이 지배적이며, 개인의 나이가 증가함에 따라 점점 더 심해진다. 대부분의 노인들은 이러한 질환을 감당해야 할 문제로서 우아하게 받아들이지만, 이는 그들의 삶의 초점은 아니다.

만성적인 질환이나 기능상의 한계에도 불구하고, 대부분의 노인들은 그들 자신을 건강하고 삶에 만족하는 것으로 본다. 노인들은 사회에 지대한 영향을 끼친다. 그들은 젊은 세대들의 지지의 중심이고, 가치와 전통을 전수하며, 유급 직업과 자원봉사에 적극적으로 참여하고 있으며, 시민참여에 가장 많이 관련된 연령 집단이다(Hayslip, Patrick & Panek, 2011).

미래에는 고령자들이 지역사회에서 활동하며 고용된 직장에 계속 머무르는 것을 볼 수 있을 것이다. 또한 더 많은 사람들이 혼자 살 것이고 집안 개조와 더 많은 지역사회 기반 사회 및 오락 활동에 지원이 필요할 것이다. 교회, 도서관 그리고 지역 공원 부서가 이 활기찬 어르신 집단을 위해 봉사하는 프로그램을 만든다면 모두 성공적일 것이다.

최근 자료에 따르면 특정 연령 이상의 장수에는 기능 저하, 만성 건강상태 증가, 장애 발생률 증가가 동반된다. 그래서 보건의료 전문가로서 만성질환과 장애를 극복하기 위해 우리가 할 수 있는 일에 집중해서 노인들이 가능한 한 독립적으로 살아갈 수 있도록 해야 한다.

사례 1 (계속)

린다

린다는 남편 밥과 함께 집으로 퇴원해서 두 개의 계단(난간 없음)이 있는 단층집에 살고 있다. 그녀는 이제 집에서 보행기로 이동하며, 높이 조절 의자, 샤워 의자 및 욕실의 안전손잡이를 설치했다. 린다는 혼자 옷을 입을 수 없어서 상하의를 입을 때 밥에게 모두 도움을 받아야 했다. 린다는 가정건강 치료 지원을 제공받으며 개선을 위한 의욕을 가지고 있다. 그녀의 일상생활활동과 치료 활동에 많은 시간이 걸리기 때문에 그녀와 밥은 사회에서 사교 관계를 유지하거나 지역사회에서의 관계를 유지할 능력이 거의 없다.

도움이 되는 질문

생각해 볼 몇 가지 질문들:

1. 질병이나 장애가 있는 고령자는 일반적으로 지역사회에서 더 고립된다. 지역사회에서 노인 센터나 노인 지원 서비스를 찾아본다. 린다가 회복하는 동안 밥과 린다는 그들이 참여할 수 있는 여가 또는 레크리에이션 활동을 찾을 수 있는가?
2. 건강한 노화를 지원할 수 있는 주택 개조에 대한 논의를 한다. 이 중 일부는 린다와 밥에게 도움이 될 수 있다. 주택 개조가 좋은 생각이라고 생각하는 이유와 그 아이디어를 선택한 이유를 열거하라.

사례 2

찰스

찰스는 만성 폐쇄성 폐질환(COPD)을 앓고 있으며 자신이 소유한 2층 주택의 1층에 사는 80세의 홀아비이다. 찰스의 딸인 챈텔은 자신의 어린 두 명의 자녀와 함께 2층에 산다. 찰스는 최근 호흡기 감염으로 입원했으며, 가벼운 활동 중에도 산소포화도가 90% 미만으로 떨어졌다.

찰스는 매우 염려하며 어떤 활동을 할 때도 숨 쉬는 것을 걱정한다. 그는 매우 철저하게 짜여진 일상생활을 하면서 그것을 벗어나는 것을 좋아하지 않았다. 그는 요양원이나 생활 보조시설에 가고 싶지 않다고 말했다. 찰스는 챈텔과 그녀의 가족이 자신의 아파트에서 혜택을 누렸다는 점을 자랑스럽게 생각하며 그들이 그 집을 저렴하게 이용하게 함으로써 모두의 행복에 기여했다고 느끼고 있다.

찰스는 낮에는 간헐적으로 산소요법을 받고 밤에는 산소마스크를 착용하며, 둘 다 스스로 관리할 수 있다. 그는 침대 안팎에서 독립적으로 움직일 수 있으며, 거실의 한 의자에서 하루를 보낸다. 그는 계속되는 활동에 어려움이 있다. 예를 들어, 샤워를 할 수 있지만 나중에 너무 지쳐서 한 시간 동안 휴식을 취해야 한다.

챈텔은 식료품, 세탁 및 가벼운 가사 일을 도와준다. 찰스는 하루를 TV와 신문을 보며 보낸다. 때때로 그의 교회에서 온 친구들이 방문한다. 찰스는 자신의 손주들을 가장 사랑한다고 말한다. 찰스는 2층에 자주 방문했지만 지금은 계단을 오르기가 너무 어렵다.

그의 목표는 피곤함 없이 샤워하고 면도하고 옷을 입는 것이다. 또한 딸, 손녀, 손자를 방문하기 위해 12개의 계단을 올라갈 수 있는 능력을 되찾고 싶어 한다. 한 달 뒤에 손녀의 다섯 번째 생일 파티에 초대받았기 때문에 특히 이 목표는 더 중요하다.

찰스는 평생 동안 산소가 필요하다는 것을 받아들이고 집에서 지낼 때는 충분히 편안하다고 말한다. 산소통 때문에 사람들이 그를 쳐다보고 있다고 느끼기 때문에 공공장소에 외출하는 것을 꺼려하고 주변을 돌아다니는 데 도움이 필요하다. 찰스는 교회 공동체에서 활동했으며 밴조 연주와 현지 민속 음악가들과 합주를 즐겼다. 그는 교회 회원들이 자신을 동정하는 데 집중하는 것을 원치 않았기 때문에 이제 많은 시간을 혼자 있다. 그는 여전히 공헌해야 할 일이 있다고 생각하고 가족을 위해 더 많은 일을 하고 싶어 하지만 대부분 외롭고 우울하다고 느낀다.

도움이 되는 질문

생각해 볼 몇 가지 질문들:

1. 찰스는 활동 기간과 휴식 기간을 번갈아 가도록 자신의 하루를 조정하는 법을 배워야 한다. 그가 이런 식으로 자신의 에너지를 절약한다면, 시간이 지남에 따라 신체활동을 더 많이 축적할 수도 있다. 그의 일상생활에서 어떤 개선이 피로를 덜고 일상생활활동을 완성하는 데 도움이 될 수 있는가?
2. 찰스는 우울증에 걸릴 위험이 있다. 찰스를 정서적으로 지원하는 데 도움이 될 만한 점이 무엇이라고 생각하는가?

소박한 것들에 대해 말하다

BARBARA HAASE, 정형외과, 신경재활 작업치료사
RICHARD HAASE, 재활 상담가 석사

그녀는 죽어가고 있다. 그녀의 남편은 39세로 그녀와 그녀의 가족들은 모든 것을 알고 있지만 아직도 가끔은 현실을 부정한다. 그녀는 병원에서 익숙한 간호사들로부터 보살핌을 잘 받았다. 하지만 그녀는 지금 생의 마지막 날을 자신의 집에서 맞고 있다.

호스피스에서 나온 분이 그녀를 잘 돌봐주었다. 매일 찾아와 침상목욕을 시켜주었고, 보충식이를 제공하였고, 모르핀 주사를 놓아주었으며, 그녀와 가족들을 위로하였다. 지난 사진을 보며 행복했던 날들을 추억할 때는 좋았었고, 매일 모르핀 주사를 맞을 때는 그렇지 않았다. 평온한 때도 있었고, 이야깃거리가 많을 때도 있었고, 눈물을 흘린 적도 많았다.

지금 같은 때는 작은 것들이 큰 의미로 다가온다. 나는 과연 죽어가고 있는 사람을 위해서 무엇을 해줄 수 있을까? 만약 그 사람이 내 엄마라면? 엄마는 충만하고 적극적인 삶을 살았다. 세 명의 자식을 키웠고 손주들을 보고 즐거워했다. 엄마는 전문 간호사였다. 엄마의 삶은 아름다웠고, 두려움 없이 우아하게 죽음을 맞이하였다. 내가 지난 며칠 동안 엄마 옆에 같이 있었던 것 말고 할 수 있었던 가장 큰 효도는 호스피스에게 부탁해 샤워 의자를 가져와 샤워를 할 수 있게 해 드린 일이다. 엄마가 얼마나 좋아했는지 모른다!

나는 작업치료사로서 여러 연령, 온갖 계층의 다양한 삶을 사는 사람들을 치료한다. 석사 때는 노화와 인지에 대한 연구를 했다. 노화의 임상적 측면에 대한 경험도 많다. 치료사로서 새로운 기술을 사용할 때 가끔 뿌듯함을 느끼곤 하는데, 내 능력을 임상에서 발휘할 수 있어서이다. 하지만 엄마를 보면서 첨단 기술이나 연구만 의미가 있는 것은 아니라는 사실을 알게 되었다. 사실 가장 중요한 것은 일상생활처럼 소박한 것들이다.

REFERENCES

AgingStats.gov. (2012). *Population.* Retrieved from http://www.agingstats.gov/Main_Site/Data/2012_Documents/Population.aspx

American Association of Retired Persons (AARP) and American Automobile Association (AAA). (2010). *Carfit: Helping mature drivers find their safest fit.* Retrieved from http://www.car-fit.org/

American Association of Retired Persons (AARP). (2011). *Home fit guide.* Retrieved from http://www.aarp.org/livable- communities/info-2014/aarp-home-fit-guide-aging-in-place.html

American Association of Retired Persons (AARP). (2012). *Politics and society: The power of the 50+ voter.* Retrieved from http:// www.aarp.org/politics-society/

American Psychological Association, (2014). *Memory changes in older adults.* Retrieved from http://www.apa.org/research/action / memory-changes.aspx.

Austad, S. (2009). Comparative biology of aging. *Journal of Gerontology and Biological Science Medicine, 64,* 199–201.

Ball, K., Wadley, V., & Edwards. J. (2002). Advances in technology used to assess and retrain older drivers. *Gerontechnology, 1,* 251–261.

Barantke, M., Krauss, T., Ortak, J., Lieb, W., Reppel, M., Burgdorf, C., & . . . Bonnemeier, H. (2008). Effects of gender and aging on differential autonomic responses to orthostatic maneuvers. *Journal of Cardiovascular Electrophysiology, 19*(12), 1296–1303.

Bedard, M., Parkkari, M., Weaver, B., Riendeau, J., & Dahlquist, M. (2010). Assessment of driving performance using a simulator protocol: Validity and reproducibility. *American Journal of Occupational Therapy, 64,* 336–340.

Benton, A., Eslinger, P., & Damasio, A. (1981). Normative observations on neuropsychological test performances in old age. *Journal of Clinical Neuropsychology, 3,* 33–42.

Berk, L. (2010). *Exploring lifespan development* (2nd ed.). Upper Saddle River, NJ: Prentice Hall.

Bonder, B., & Bello-Haas, V. (2009). *Functional performance in older adults* (3rd ed.). Philadelphia: F.A. Davis.

Braveman, B., & Page, J. (2011). *Work: Promoting participation & pro-ductivity through occupational therapy.* Philadelphia, PA: F.A. Davis.

Carrier, J., Cheyne, A., Solman, G., & Smilek, D. (2010). Age trends for failures of sustained attention. *Psychology and Aging, 25,* 569–574.

Centers for Disease Control and Prevention. (2012a) . *Chronic disease prevention and health promotion—Healthy aging.* Retrieved from http://www.cdc.gov/chronicdisease/resources/publications / AAG/aging.htm

Centers for Disease Control and Prevention. (2012b). *Selected measures of disability and health status among adults 65 years of age and over, by urbanization level and selected characteristics: United States, average annual, 2002–2004 through 2008–2010* (Table 58, p. 1 of 5). Retrieved from http://www.cdc.gov/nchs/data/hus /hus11.pdf#058

Chaves, M. L., Camozzato, A. L., Eizirik, C. L., & Kaye, J. (2009). Predictors of normal and successful aging among urban-dwelling elderly Brazilians. *Journal of Gerontology Series B: Psychological Science & Social Science, 64,* 597–602.

Christiansen, C., & Townsend, E. (2010). *Introduction to occupation: The art and science of living* (2nd ed.). New Jersey: Pearson.

Cosman, J., Lees, M., Lee, J., Rizzo, M., & Vecera, S. (2012). Visual search for features and conjunctions following declines in the useful field of view. *Experimental Aging Research, 38,* 411–421.

Craik, F., & Salthouse, T. (2007). *The handbook of aging and cognition* (3rd ed.). Taylor and Francis, Inc.

Dergance, J. M., Calmbach, W. L., Dhanda, R., Miles, T. P., Hazuda, H. P., & Mouton, C. P. (2003). Barriers to and benefits of leisure time physical activity in the elderly: Differences across cultures. *Journal of the American Geriatrics Society, 51*(6), 863–868.

Dillon, C., Gu, Q., Hoffman, H., & Ko, C. (2010) *Vision, hearing, balance, and sensory impairment in Americans aged 70 years and over: United States, 1999–2006.* NCHS data brief, no 31. Hyattsville, MD: National Center for Health Statistics.

Gallup Well-Being. (2012). Key chronic diseases decline in the United States. Retrieved from http://www.gallup.com /poll/152108/ key-chronic-diseases-decline.aspx

Gazzaley, A., Cooney, J., Rissman, J., & D'Esposito, M. (2005). Top-down suppression deficit underlies working memory im-pairment in normal aging. *Nature Neuroscience, 8,* 1298–1300.

Gendell, M. (2008). Older workers: Increasing their labor force participation and hours of work. *Monthly Labor Review,* 41–54.

Grundy, E. (2005). Reciprocity in relationships: Socioeconomic and health influences on intergenerational exchanges between third age parents and their adult children in Great Britain. *British Journal of Sociology, 56,* 233–255.

Guccione, A., Wong, R., & Avers, D. (2011). *Geriatric physical ther-apy* (3rd ed.). Philadelphia: Mosby.

Hayflick, L. (1974). Cytogerontology. In *Theoretical aspects of aging*, edited by M Rockstein (pp. 83–103). New York, Academic Press.

Hayslip, B., Patrick, J., & Panek, P. (2011). *Adult development and aging* (5th ed.). Malabar, FL: Krieger Publishing Company.

Helm, H., & Hays, J. (2000). Does private religious activity prolong survival? A six-year follow-up study of 3,851 older adults. *Journals of Gerontology Series A: Biological Sciences & Medical Sciences, 55A,* pp. M400–M405.

Henninger, D. E., Madden, D. J., & Huettel, S. A. (2010). Processing speed and memory mediate age-related differences in decision making. *Psychology and Aging, 25*(2), 262–270.

Hurley, B. F., Hanson, E. D., & Sheaff, A. K. (2011). Strength train-ing as a countermeasure to aging muscle and chronic disease. *Sports Medicine, 41*(4), 289–306.

Hutchison, E. (2011) *Dimensions of human behavior: The changing life course* (4th ed.). Thousand Oaks, CA: Sage Publications.

Isherwood, L., King, D., & Luszcz, M. (2012). A longitudinal analy-sis of social engagement in late-life widowhood. *International Journal of Aging and Human Development, 74,* 211–229.

Jackson, J. D., & Balota, D. A. (2012). Mind-wandering in younger and older adults: Converging evidence from the sustained attention to response task and reading for comprehension. *Psychology and Aging, 27*(1), 106–119.

Janke, M., Davey, A., & Kleiber, D. (2006). Modeling change in older adults' leisure activities. *Leisure Sciences, 28*(3), 285–303.

Jin, K. (2010) . Modern biological theories of aging. *Aging and Disease, 1,* 72–74.

Johnson, R., Kawachi, J., & Lewis, E. (2009). *Older workers on the move: Recareering in later life.* AARP Public Policy Institute. Retrieved from http://www.urban.org/uploadedpdf/1001272 _olderworksonthmove.pdf

Kennedy, K. M., & Raz, N. (2009). Aging white matter and cognition: Differential effects of regional variations in diffusion properties on memory, executive functions, and speed. *Neuropsychologia, 47,* 916–927.

Kumar, A., & Foster, T. (2007). *Neurophysiology of old neurons and synapses* (serial online). Ipswich, MA: MEDLINE.

Lee, P., Lan, W., & Yen, T. (2011). Aging successfully: A four-factor model. *Educational Gerontology, 37*(3), 210–227.

Legters, K. (2002). Fear of falling. *Physical Therapy, 82*(3), 264–272.

Loh, K.Y., & Ogle, J. (2004). Age-related visual impairment in the elderly. *Medical Journal of Malaysia*, *59,* 562–568.

Marek, K., & Antle, L. (2008). Medication management of the community-dwelling older adult. In R. Hughes (Ed.), *Patient safety and quality: An evidence-based handbook for nurses* (Chapter 18). Rockville (MD): Agency for Healthcare Research and Quality.

MedicineNet.com. (2012). *Depression in the elderly.* Retrieved from http://www.medicinenet.com/depression_in_the_elderly /article.htm

Montross, L. P., Depp, C., Daly, J., Reichstadt, J., Golshan, S., Moore, D., & Jeste, D. V. (2006). Correlates of self-rated successful aging among community- dwelling older adults. *American Journal of Geriatric Psychiatry, 14,* 43–51.

Musil, C. M., Gordon, N. L., Warner, C. B., Zauszniewski, J. A., Standing, T., & Wykle, M. (2011). Grandmothers and caregiv-ing to grandchildren: Continuity, change, and outcomes over 24 months. *Gerontologist, 51*(1), 86–100.

Musil, C. M., Jeanblanc, A. B., Burant, C. J., Zauszniewski, J. A., & Warner, C. B. (2013). Longitudinal analysis of resourcefulness, family strain, and depressive symptoms in grandmother caregiv-ers. *Nursing Outlook, 61*(4), 225–234.

National Academy on an Aging Society. (2000a). Heart disease, a disabling yet preventable condition. Challenges for the 21st century: Chronic and disabling conditions, 3. Retrieved from http://www.agingsociety.org/agingsociety/pdf/heart.pdf

National Alliance on Mental Health. (2009). *Depression in older per-sons fact sheet.* Retrieved from http://www.nami.org/Template.cfm?-Section=By_Illness&template=/ContentManagement /Content-Display.cfm&ContentID=7515

National Osteoporosis Foundation. (2012). *OVERVIEW: Clinician's guide to the prevention and treatment of osteoporosis.* Retrieved from http://nof.org/files/nof/public/content/file/344/upload/159.pdf /

Neergaard, L. (2012). Report: Too little mental health care for seniors. *USA Today*, July 11, 2012. Retrieved from http:// usatoday30.usatoday.com/news/health/story/2012-07-10 /aging-mental-health/56132426/1

Newport, F. (2006). Religion most important to blacks, women, and older Americans: Self-reported importance of religion decreases with education. *Gallup News Service,* November 6, 2006.

Princeton Research Center for the Study of American Religion. (1999). *Religion in America.* Princeton, NJ: Princeton University Press.

Rabin, C., & Rahav, G. (1995). Difference and similarities between younger and older marriages across cultures: A comparison of American and Israeli retired non-distressed marriages. *American Journal of Family Therapy, 23,* 237–249.

Reichstadt, J., Depp, C. A., Palinkas, L. A., Folsom, D. P., & Jeste, D. V. (2007). Building blocks of successful aging: A focus group study of older adults' perceived contributors to successful aging. *American Journal of Geriatrics, 15,* 194–201.

Reuter-Lorenz, P. A., & Park, D. C. (2010). Human neuroscience and the aging mind: A new look at old problems. *Journal of Gerontology: Psychological Sciences, 65B*(4), 405–415.

Rodríguez-Aranda, C., & Jakobsen, M. (2011). Differential con-tribution of cognitive and psychomotor functions to the age-related slowing of speech production. *Journal of the International Neuropsychological Society, 17*(5), 807–821.

Rowe, J. W., & Kahn, R. L. (1998). *Successful aging.* New York: Dell.

Russell, P. (2012). *Cancer rates among the elderly set to triple.* Boots-WebMD. Retrieved from http://www.webmd.boots.com/cancer / news/20120820/cancer-cases-among-elderly-set-to-triple

Shumway-Cook, A., & Woollacott, M. (2012). *Motor control: Translating research into clinical practice* (4th ed.). Philadelphia PA: Lippincott Williams & Wilkins.

SmartMotorist.com. (2012). *Older drivers, elderly drivers, seniors at the wheel.* Retrieved from http://www.smartmotorist.com/traffic -and-safety-guideline/older-drivers-elderly-driving-seniors-at -the-wheel.html

Smith, D. B., & Moen, P. (2004). Retirement satisfaction for retirees and their spouses: Do gender and the retirement decision -making process matter? *Journal of Family Issues, 25,* 262–285.

Sowell, E., Thompson, P., & Toga, A. (2004) . Mapping changes in the human cortex throughout the span of life. *Neuroscientist, 10,* 372–392.

Strawbridge, W., Shema, S., Cohen, R., & Kaplan, G., (2001). Religious attendance increases survival by improving and maintaining good health behaviors, mental health, and social relationships. *Annals of Behavioral Medicine, 23,* 68–75.

Sullivan, E. V., & Pfefferbaum, A. (2006). Diffusion tensor imaging and aging. *Neuroscience and Biobehavioral Reviews, 30,* 749–761.

Trudel, G., Villeneuve, V., Anderson, A., & Pilon, G. (2008). Sexual and marital aspects of old age: An update. *Sexual & Relationship Therapy, 23*(2), 161–169.

U.S. Census Bureau. (2011). Age and sex composition, 2010. *2010 Census Briefs.* Retrieved from https://www.census.gov /population/age/publications/

U.S. Department of Health and Human Services. (2012). *Who is at risk for high blood pressure?* National Heart, Lung, and Blood Institute. Retrieved from http://www.nhlbi.nih.gov/health /health-topics/topics/hbp/atrisk.html

Vaillant, G. (2002). *Aging well: Surprising guideposts to a happier life from the landmark Harvard study of adult development.* New York, NY: Hachette Digital, Inc.

Vaillant, G. (2011). Involuntary coping mechanisms: A psychodynamic perspective. *Dialogues in Clinical Neuroscience, 13,* 366–370.

von Bonsdorff, M., Shultz, K., Leskinen, E., & Tansky, J. (2009). The choice between retirement and bridge employment: A con-tinuity theory and life course perspective. *International Journal of Aging & Human Development, 69,* 79–100.

Warman, M. (2011). "One in seven" grandparents on Facebook. *The Telegraph*, June 22, 2011. Retrieved from http://www.telegraph.co.uk/technology/facebook/8589986/One-in-seven -grandparents-on-Facebook.html

Wood, J., Chaparro, A., Lacherez, P., & Hickson, L. (2012). Useful field of view predicts driving in the presence of distracters. *Optometry and Vision Science, 89,* 373–381.

CHAPTER 19

성인기의 가족 및 장애

Family and disablement in adulthood

학습목표

이 장을 끝낸 후 독자는 다음을 할 수 있어야 한다.

- 초년기, 중년기, 노년기, 후기 노년기의 일반적인 신체적, 정신적 장애 상태를 확인한다.
- 장애가 있는 성인이 겪는 가정폭력 및 학대와 관련된 위험과 문제를 확인한다.
- 장애가 언제 발생했는지, 장애가 눈에 보이는지 또는 보이지 않는지, 질환이 신체적인지 정신적인지 그리고 사람의 성별과 문화적 환경인지 고려하는 것의 중요성에 대해 논의한다.
- 장애가 교육, 인간관계 및 노동 참여와 같은 주요 생활활동 참여에 영향을 미치는 방식의 예를 제시한다.
- 성인 삶의 역할과 장애인 권리 운동에서 인지 및 정신장애를 지지하는 자기 결정과 자기 옹호를 정의한다.
- 장애인과 가족들이 직면하는 주택 및 유급 고용 문제를 포함한 특수한 어려움을 설명한다.
- 자신을 돌볼 수 없는 장애인을 위한 일반적인 주거 선택 사항에 대해 설명한다.

주요 용어

가정폭력 domestic violence

공동생활가정 group home

노인학대 elder abuse

류마티스 관절염 rheumatoid arthritis (RA)

만성 폐쇄성 폐질환 chronic obstructive pulmonary disease (COPD)

무시 neglect

발달틈새 developmental niche

보호 작업장 sheltered workshop

복지 welfare

본태떨림 essential tremor

아증후군 우울증 subsyndromal depression

안구 백내장 ocular cataract

알츠하이머병 Alzheimer's disease (AD)

외상성 뇌손상 traumatic brain injury

요양원 nursing home

울혈성 심부전증 congestive heart failure

자기 결정 self-determination

자기옹호 self-advocacy

장애인 권리 운동 disability rights movement

장애인 사기 disability fraud

칩거 homebound

통합 고용 integrated employment

파킨슨병 Parkinson's disease (PD)

허리 통증 low back pain

혈관성 치매 vascular dementia

호스피스 hospice

서론 INTRODUCTION

이 장에서 우리는 성인기에 선천적 및 후천적 질환을 가진 사람들의 경험을 통해 기본적인 문제를 소개할 것이다. 평균적으로 사람들은 55~65년을 성인기로 소비하기 때문에 이에 대한 내용은 초년기/중년기와 노년기/후기 노년기로 별도로 나누어서 제시할 것이다. 세계보건기구(WHO)는 "세계 인구의 약 15%가 어떤 형태의 장애를 겪고 있으며, 그 중 2~4%가 기능적으로 심각한 어려움을 겪고 있다"고 보고했다(WHO/WB, 2011, p. 7). 인구 내 노인의 비율이 증가함에 따라 장애인의 수도 증가하고 있다. 질병통제센터(Centers for Disease Control, 2012)에 따르면 매년 미국인 10명 중 7명이 만성질환으로 사망했다. 그들의 조사에 따르면 2005년에 2억 1천 5백만 명의 미국인(성인 2명 중 거의 1명)이 적어도 하나의 만성질환을 앓고 있다. 이 장에서는 성인의 장애에 영향을 미치는 상황적 요인의 일부를 살펴볼 것이다.

빈곤 및 건강정책과 같은 일부 보편적인 상황적 요인은 성인 작업과 장애 경험에 영향을 미친다. 보다 특수한 상황적 요인에는 장애 하위 문화, 과학 및 기술 영향, 사회지원 시스템이 포함된다. 일부 개인은 장애로 인해 일반적인 성인 작업에서 독립을 기대하거나 달성하지 못한다. 이 성인 그룹은 종종 적응과 외부 도움으로 완전히 활동적인 생활을 한다. "그럼에도 불구하고, 장애인과 비장애인 사이에는 계속해서 이해의 차이가 존재하는데, 모든 사람들에게 공통적인 강점과 욕망, 태도와 승리감을 가지고, 인간 사회에 완전히 참여한다고 알고 있지만, 장애인은 인간 경험의 경계에서 보통 현존하는 아웃사이더로 여겨진다"(Albrecht, Seelman, & Bury, 2001, p. 365). 주류와 구별되는 장애인에 대한 이러한 견해는 이 장에서 제시될 많은 투쟁에 기여하는 것으로 여겨진다. 어려움에는 희생, 고용 차별, 교육 차별 및 환경적 장벽이 포함된다. "비극적인 피해자는 결국 강력한 취업 후보자, 유능한 학습자, 현명한 소비자 또는 지역사회의 평등한 시민으로 여겨지지 않을 것이다. 또한 장애로 고통받는 사람들은 도움을 주는 이웃, 신뢰할 수 있는 친구, 매력적인 연인 또는 유능한 부모 또는 배우자로 환영받지 못할 것이다"(Albrecht, Seelman, & Bury, 2001, p. 365).

성인 장애의 흔한 원인 COMMON CAUSES OF DISABILITY IN ADULTHOOD

이 교재 전체에서 장애 질환의 예시가 제시되었다. 장애의 원인에는 여러 가지가 있다. 그 원인 중 일부는 자폐증과 같은 선천적 장애 그리고 일부는 척수손상과 같이 후천

표 19-1 10대 장애 발생원인

순위	질환	4억 7천 5백 만의 장애를 가진 미국 성인의 수
1	골관절염과 류마티스 관절염	8.6
2	허리 또는 척추 문제	7.6
3	심혈관계 질환	3.0
4	정신 및 감정 문제	2.2
5	폐 또는 호흡기 질환	2.2
6	제1 및 2형 당뇨병	2.0
7	청력장애 또는 청력 문제	1.9
8	팔다리의 뻣뻣함 또는 변형	1.6
9	시각장애 또는 시력 문제	1.5
10	뇌혈관 사고(뇌졸중)	1.1

Source: Centers for Disease Control and Prevention (CDC), (2011). 47.5 Million U.S. Adults Report a Disability; Arthritis Remains Most Common Cause. CDC Features. Retrieved from http://www.cdc.gov/Features/dsAdultDisabilityCauses/

적으로 획득된다. 성인의 모든 장애 원인을 다룰 수는 없지만, 이 장에서 가장 일반적인 원인을 살펴보고 이전 장에서 주의를 기울이지 않은 질환에 대해 특별히 살펴볼 것이다. 표 19-1에는 미국의 모든 성인 장애의 주요 원인이 나타나 있다. 열거된 장애의 모든 원인은 사람들이 노화됨에 따라 더욱 흔해진다.

관절염 Arthritis

18장에 골관절염을 설명하였다. 관절염의 다른 주요 형태는 류마티스 관절염으로, 때로는 류마티스라고도 한다. **류마티스 관절염(rheumatoid arthritis; RA)**은 관절뿐만 아니라 많은 조직과 기관에 영향을 줄 수 있는 만성 및 전신 염증성 질환이다. 류마티스 관절염은 장애를 발생시키고 통증이 있을 수 있으며 기능과 이동성을 상실한다. 류마티스 관절염은 모든 연령에서 발생할 수 있지만 중년부터 점차 보편화된다. 류마티스 관절염을 가진 대부분의 사람들은 발적(flare)이라고 불리는 강렬한 질병 활동을 간헐적으로 경험한다. 발적 내 체액은 관절에 축적되어 관절에 통증을 유발하고 전신에 염증을 유발한다. 즉 발적이 몸 전체에서 일어날 수 있다는 것을 의미한다. 발적은 관절 주변 캡슐의 염증 반응으로 이차적으로는 윤활세포(synovial cell)의 팽창, 윤활액의 과잉 및 활막에서의 섬유조직 발달이 발생된다. 시간이 지남에 따라 질병으로 인해 종종 관절연골의 파괴와 관절 굳음이 발생된다. 질병을 완화시키기 위한 조기 진단과 적극적인 치료는 관절 파괴, 장기적인 손상 및 장애를 피하는 가장 좋은 방법이다(Arthritis Foundation, 2012).

허리 통증 Low back pain

근골격계에서 일반적으로 노화와 관련된 변화는 척추의 유연성 및 척추 사이의 디스크 쿠션감을 감소시켜 등이나 척추에 문제를 발생시킨다. **허리 통증(low back pain)**은 급성이나 만성일 수 있는 흔한 근골격계 증상이며 허리에 영향을 미치는 다양한 질병과 장애에 의해 발생될 수 있다. 압박과 같은 다양한 허리 상태는 일시적이고 시간이 지남에 따라 해결된다. 만성 허리통증은 3개월 이상 지속되며 일상활동과 함께 장기간의 통증을 포함한다. 그림 19-1과 같이 척추가 지나치게 팽팽해지거나 압축되면 디스크가 파열되거나 탈출할 수 있다. 이러한 파열은 만성적인 허리 통증을 유발하는 척수뿌리신경 중 하나를 압박할 수 있다.

파열된 디스크의 합병증은 말총증후군(cauda equina syndrome)이 있으며, 이는 디스크가 척수로 밀려 나와서

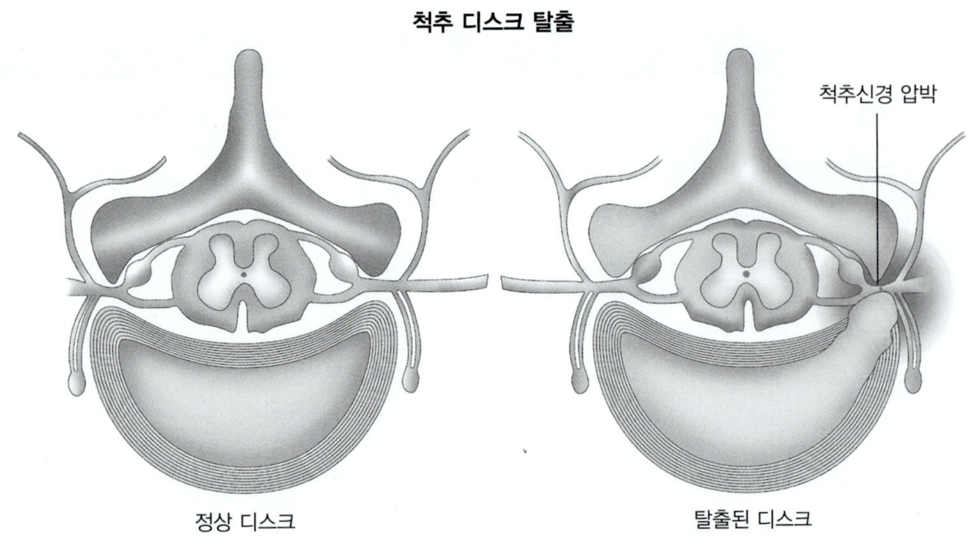

그림 19-1 척추 디스크 탈출은 성인의 만성 허리통증의 주요 원인이다.

허리 및 엉치신경 뿌리 다발을 압박할 때 발생한다. 이에 대한 예로 궁둥신경통(sciatica)을 들 수 있다. 궁둥신경통은 허리 디스크가 엉치신경을 압박하는 상태를 말한다. 이 압박은 허리 통증과 한쪽 다리로 통증이 내려가는 것을 발생시킨다. 추가적인 증상으로는 수면장애, 아침 뻣뻣함 및 불안이 있다. 척추옆굽음증, 척추뒤굽음증 및 척추앞굽음증을 포함한 골격 불규칙은 척추에 긴장을 유발하여 척추에 의해 지지되는 근육, 힘줄, 인대 및 조직에 통증을 유발할 수 있다. 허리 통증의 또다른 원인으로는 관절염, 골다공증, 바이러스 감염 및 척추의 선천성 이상이 있다. 손상된 허리가 스스로 치유될 때 생성된 흉터 조직은 정상 조직의 강도 또는 유연성을 가지지 못한다. 반복적인 부상으로 인한 흉터 조직의 형성은 결국 등을 약화시키고 더 많은 기능적 한계를 초래할 수 있다.

심혈관 질환 Cardiovascular disease

심혈관 질환의 기능적 영향은 일상생활에 미치는 영향을 통해 측정된다. 기능적 능력 1등급이라고 불리는 가장 경미한 경우는 심장병 진단을 받았지만 신체활동에는 제한이 없다. 이 단계에서 일반적인 신체활동은 과도한 피로, 축진, 호흡곤란 또는 가슴조임통증을 유발하지 않는다. 심혈관 질환은 만성적이며 치료가 없다면 진행성이다. 기능적 능력 4등급의 중증 심장병 환자는 불편함 없이 신체활동을 수행할 수 없다. 이 수준에서 심부전 증상 또는 협심증후군이 휴식 중에도 나타날 수 있다. 신체활동을 하면 불편함이 증가한다.

심혈관 질환에는 여러 유형이 있다. 가장 일반적인 유형의 심혈관 질환인 관상동맥 심장질환은 18장에 설명하였다. **울혈성 심부전(congestive heart failure)**의 또 다른 상태는 심장이 비효율적으로 작동하고 신체 내의 모든 장기를 통해 충분한 혈액을 펌핑하지 못하는 상태이다. 심장 재활 프로그램은 종종 관상동맥질환 및 울혈성 심부전을 가진 사람들에 초점을 맞춘다. 울혈성 심부전은 종종 과거에 심장병을 경험한 사람들이 겪는 말기 상태이다. 이 질환은 진행성이며 사망으로 이어진다.

정서 및 행동 질환

Emotional and behavioral conditions

행동 건강이라는 용어가 점점 더 많이 사용되고 있지만, 아동과 비교할 때 성인은 정신병을 가진 것으로 분류될 가능성이 더 높다. 분류된 행동 의약품의 사용이 증가한 이유는 정신질환이라는 용어의 편견 때문에 많은 사람들이 정신질환에 대한 도움을 구하지 않기 때문이다. 아동과 마찬가지로 성인의 가장 일반적인 행동 건강 질환은 불안과 기분장애이다. 불안장애는 중심 증상 또는 핵심 증상으로서 불안을 특징으로 하는 정신장애의 범주이다. 매년 약

2,800만 명이 불안장애로 고통받고 있다. 공황장애(panic disorders) 및 공포증(phobias)은 두 가지 특수한 유형의 불안장애로, 즉시 그리고 계기가 되는 사건(trigger event)이 다시 발생할 것에 대한 걱정을 유발한다. 강박장애(obsessive-compulsive disorder; OCD)는 성인의 경우 환자의 불안 또는 이를 통제하려는 시도를 나타내는 원치 않는, 거슬리는, 지속적인 생각 또는 반복적인 행동으로 표시되는 불안장애이다(Mayo Clinic, 2012).

이러한 유형의 불안장애는 모두 심각한 문제일 수 있으며 가치 있는 활동 및 성인 생활 참여를 크게 방해할 수 있다. 불안장애는 높은 비율의 알코올 및 물질남용 장애에 기여하는 것으로 여겨진다. 이러한 약물 남용 패턴은 불안장애가 있는 개인을 위한 "자가 치료"의 형태로 설명된다(NIMH, 2012).

폐와 호흡질환 Lung and respiratory condition

만성 호흡기 질환은 기도 및 폐의 다른 부분에서 나타나는 질병이다. 가장 흔한 증상 중 일부는 천식, 만성 폐쇄성 폐질환(COPD), 폐암, 낭포성 섬유증, 수면 무호흡증 및 직업성 폐질환이 포함된다. 호흡기 질환은 모든 연령대의 사람들에게 영향을 미치지만, 많은 질환과 마찬가지로 이 질환의 영향은 성인 후기에 증가하는 경우가 많다. 가장 흔한 호흡기 질환은 천식이다. **만성 폐쇄성 폐질환(chronic obstructive pulmonary disease; COPD)**은 만성 기관지염이나 폐기종이 발생하는 것으로, 기도가 좁아지는 폐에 공통적으로 공존하는 질병의 한 쌍이다. 이로 인해 폐로의 공기 흐름이 제한되고 호흡이 어려워진다. COPD에는 만성 기관지염(점액을 동반한 기침이 장기적으로 지속되는 것)과 폐기종(시간이 지남에 따라 폐가 파괴되는 것)의 두 가지 주요 형태가 있다(National Heart, Lung, and Blood Institute, 2012). COPD를 가진 대부분의 사람들은 두 가지 질환을 동시에 가진다.

COPD의 가장 흔한 증상 중 하나는 호흡곤란(dyspnea)이다. 이 상태는 울혈성 심부전과 마찬가지로 일반적인 조치로는 치료할 수 없는 만성 폐질환의 말기 반응을 나타낸다. 수년에 걸쳐 호흡곤란은 점차 악화되는 경향이 있으며, 이에 따라 활동 제한이 증가된다. COPD는 폐에서 염증반응을 유발하는 유해한 입자 또는 가스, 즉 가장 일반적으로 담배 연기의 장기 노출과 관련이 있다(Global Initiative for Chronic Obstructive Lung Disease, 2011). 재활 봉사자들은 종종 COPD를 가진 환자를 돕는데 관여한다.

성인 초기 및 중기에 장애를 받아들이는 경험

THE EXPERIENCE OF ACQUIRED DISABILITY IN EARLY AND MIDDLE ADULTHOOD

각각의 개인은 독특한 인생 이야기를 가지고 있으며, 장애는 이야기의 일부가 될 수도 있다. 그래서 우리는 Stephanie의 이야기로 이 부분을 시작할 것이다. Stephanie는 똑똑하고 아름답다. 그녀는 25살이고 물리치료 박사학위 취득을 거의 마쳤다. Stephanie는 플로리다에 살고 있고, 열렬한 스쿠버 다이버이자 테니스 선수로, 학위를 마치면 스포츠 의학 분야에서 일하고 싶어 했다. 그러고 나서 Stephanie는 교통사고를 당했다. 아름답고, 똑똑하고, 젊은 Stephanie는 하반신이 마비된 척수손상(SCI)을 가졌다. Stephanie는 평생 휠체어를 탈 것이다. Stephanie는 성인 초년기가 시작될 때 스스로 정의한 삶의 역할을 상실했다. 그녀는 여전히 똑똑하고 아름답지만, 많은 사람들은 그녀 자체를 보지 않고 그녀가 사용해야 하는 휠체어만 본다. 그녀는 부상 회복에 필요한 시간 때문에 학교도 졸업할 수 없었다. Stephanie는 많은 상실에 대처해야 하고, 그 와중에 그녀의 또래 친구들은 그들의 꿈을 향해 앞으로 나아가고 있다. 초기 성년기와 관련된 삶의 도전과 사회적 기대 때문에 Stephanie의 부상은 현재 그녀의 인생에서 가장 부정적인 영향을 미칠 것으로 예상된다.

이제 우리는 15년 후의 Stephanie의 이야기로 넘어갈 것이다. Stephanie는 자신을 받아들이게 되었고, 학교를 마치고, (장애인이나 노약자를 위한) 접근성 및 접근 가능한 디자인과 관련하여 기업들과 틈새 현장 컨설팅을 개발했다. 그녀는 많은 친구들이 있었고, 그녀 자신의 집을 소유하고 있으며, 보조장치를 통해 스쿠버와 테니스를 하는 법을 배웠다. Stephanie는 여러 면에서 성공한 사람이다. 그녀는 심지어 영감을 주기도 한다. 역경과 그 모든 것을 뛰어넘었다! 하지만 Stephanie는 여전히 장애를 가지고 있다.

Stephanie는 팔과 어깨를 이용해 휠체어를 밀어내는 데 15년을 보냈고, 자신이 지금 더 자주 아프고 통증을 느낀다는 것을 깨닫고 있다. 어깨 통증의 유병률은 척수손상 인구에서 정상보다 훨씬 더 높고 부상 후 시간이 지날수록 증가한다. 통증 때문에 Stephanie는 머리 위로 손을 덜 뻗고, 운전을 덜 하며, 휠체어를 덜 몰고 그리고 집안일을 덜 하기 시작했다. 그녀는 다시는 테니스를 칠 수 없다. Stephanie는 그녀의 척수손상에 의해서뿐만 아니라 일상생활에 의해 어깨가 닳고 찢어진 것 때문에 신체적으로 장애를 가졌다. Stephanie의 이야기는 계속되는데, 그녀는 계속해서 우여곡절을 겪게 될 것이다. 그녀는 결혼할지도 모르고 아이를 가질지도 모르며 자신의 인생 이야기를 출판할지도 모른다. 즉 많은 일이 일어날 수 있다. 그러나 어떤 것들은 좋지 않을 수 있다. Stephanie는 우울증에 걸리거나 골다공증에 걸릴 수 있다. 그녀의 인생 이야기는 대학 동료들과는 다르게 전개될 것이다. 비록 그녀는 장애를 가지고 있지만, 장애 그 자체 이외의 다른 요소들로 인해 결국 그녀의 삶의 질이 규정될 것이다.

Stephanie는 부상당하기 전까지 전형적인 발달경험을 했다. 그녀는 자신의 몸이 잘 회복될 수 있는 절정의 시기에 장애를 얻었고 Stephanie는 그 장애를 최대한 극복했다. 그러나 Stephanie가 자신의 자아개념을 재정의하기 위해 노력했지만 사회 상당수는 그녀 자체로 보지 않고 그녀의 휠체어에만 집중했다. 혜택받지 못한 소수의 사람들처럼 Stephanie는 편견, 선입견, 사람들의 기대에 대항해서 싸우거나 사람들의 편견을 피하기 위해 가족이라는 보호막에서 지내거나 둘 중 하나를 선택해야 한다.

장애는 항상 당신의 자아개념에 영향을 주고, 이러한 장애들은 항상 축적되며, 항상 당신의 세계관을 변화시킨다. 장애들이 생활방식에서 나타나는 시간은 장애가 당신을 어떻게 변화시키는지에 큰 영향을 미친다. Stephanie가 6살 때 하반신이 마비되었다면 그 장애를 새로 생겨나는 자기 개념으로 만들었을 것이다. 10세 이전에 발생하는 장애는 떠오르는 자아개념과 정체성 형성에 쉽게 통합되고, 성인 생활 전환을 계획하는 데 있어 고려사항의 일부가 된다. 사춘기 후반이나 성인 초기에 발생하는 장애는 정체성의 상실과 원하는 삶의 역할의 상실을 강요한다. 이 시기에 장애가 발생하면 상실감과 잠재적인 심리적 위험이 가장 크다. 만약 그 사고가 성인 후기에 일어났다면, 그것은 힘들기는 하지만, 이전 생애의 시기만큼 파괴적이지는 않았을 것이다. 후천적 장애는 항상 개인의 삶의 단계와 삶의 목표로 인해 개인에게 영향을 미친다.

여러분이 Stephanie의 이야기에 너무 싫증나기 전에 그녀의 이야기를 다시 들려주고 싶다. 이번에 그녀는 오히려 다발성경화증으로 진단을 받았고 척수손상은 없다. 다발성경화증(multiple sclerosis; MS)은 인체의 면역력이 떨어지는 질병으로 신경을 덮고 있는 말이집이 파괴되며 이로 인해 두뇌와 다른 몸 사이의 의사소통이 방해를 받는다. 다발성경화증은 근력이 약해지는 진행성 질병으로 치료법이 없다. Stephanie는 하루 동안 적은 시간 일하고, 임상 훈련 기간을 연장함으로써 자신의 상태에 적응할 필요가 있을지도 모르지만, 아마 그녀는 여전히 같은 학번 학생들과 함께 졸업할 것이고, 첫 번째 Stephanie와는 달리 그녀가 기대했던 직장에서 일할 수 있을 것이다. Stephanie는 보이지 않는 장애를 가지고 있으며 그녀가 말하지 않으면 사람들이 그녀의 질병을 모를 것이다. 사람들이 그녀보다 휠체어에 관심을 가지는 문제는 없지만, 다른 문제를 가지고 있다. 그녀는 매우 피곤해서 하루에 6시간 이상 일을 할 수 없다. 그녀의 왼쪽은 점점 힘이 약해져서 일상생활활동에 점점 영향을 미친다. 열이 그녀의 증상을 악화시키기 때문에 테니스를 계속할 수 없다. Stephanie에 대한 첫 시나리오에서 그녀에게 어려움은 있었지만, 놀랄 일은 없었다. 당신이 본 것이 당신이 가진 것이다. 그녀는 마비되었고 휠체어를 타야 한다. 즉 그녀의 상태는 모 아니면 도이다.

다발성경화증을 가진 Stephanie에게는 대인관계가 훨씬 복잡하다. 그녀는 이성 간의 사랑에 흥미를 가져야 할까? 만약 그녀가 결혼한다면, 그녀는 오랫동안 행복한 동반자 관계를 기대할 수 있을까? 아니면 모든 일생생활활동(ADL)과 도구적 일상생활활동(IADL)에 의존하게 될 정도로 그녀의 상태가 진행될까? 휠체어에 갇힌 Stephanie는 그의 장애를 극복했기 때문에 사회적으로 미덕과 인내의 모범으로 여겨졌다. 다발성경화증에 대처하는 Stephanie는 같은 사람이지만 피곤하고 통증을 느끼며 일을 잘할 수 없다. 그녀는 자신의 신체적인 한계를 볼 수 없기 때문에 동료들에게 게으름뱅이와 투덜이로 보여질 것이다. 우리는 Stephanie의 15년 후를 살펴보지 않을 것이다. 여러분의 상상으로는 가능하다. 장애를 가진 사람들을 위한 치료사로서, 당신의 직업의 중요한 부분은 그들의 미래를 들여다보고 장애가 진행되더라도 그들의 삶에 대한 관심을 유지하고 활동적으로 유지하는데 그들에게 도움을 주는 중재에 일찍 적용하는 것이다.

이 자료는 신체적 장애를 가진 성인들이 업무와 사회활동의 영역에서 장애가 없는 사람들보다 참여율이 떨어진다는 것을 보여준다. 그들이 경험하는 장벽은 접근하기 어려운 건물과 대중교통뿐만 아니라 정형화된 이미지와 같은 사회적 장애물도 포함된다(Meulenkampet al., 2013). 따라서 장애가 있는 성인의 참여를 지원하기 위해서는 항상 그 사람이 우선적으로 검토된다. 장애가 발생했을 때 이것은 변화에 의해 영향을 받는 삶의 어려움을 구성하기 때문에 중요하다. 그리고 장애가 보이는지 아니면 보이지 않는지가 중요한데, 왜냐하면 장애는 그 사람의 한계를 어떻게 인식하는가에 대한 사회적 반응에 영향을 주기 때문이다. 그 질환이 신체적인 문제인지 정신적인 문제인지에 따라 그 상황이 다른데 신체적인 문제는 논쟁의 여지가 없지만 사람들은 항상 정신적인 문제에 대해서는 믿지 않기 때문이다. 아무도 척수손상이 진짜인지에 대해 의문을 제기하지 않으며, 단지 자가 훈련만으로 극복할 수 있다고 생각하지 않는다. 정신장애가 항상 장애로 인정되는 것은 아니며, Stephanie의 다발성경화증보다 사회적으로 훨씬 더 잘 받아들여지지 않는다.

마지막으로, 문화는 중요하다. Stephanie(MS)는 필요에 따라 스스로 페이스를 조절하고 휴식을 취하면 살림하는 어머니로서 꽤 성공할 수도 있다. 만약 그녀가 여성에게 있어서 가정에서의 가치를 중요시하는 사회 출신이었다면, 질환으로 인해 여전히 쇠약해지겠지만, 이러한 점이 용인될 수도 있을 것이다. 휠체어에 갇힌 Stephanie인 경우 다발성경화증을 가진 Stephanie와 같은 문화로 받아들일 수 없을 것이다. 성별에 따른 역할을 포함한 사회적 역할 기대는 장애에 대한 개인의 적응에 영향을 미친다. 그 사람이 그 조건으로 원하는 역할을 계속할 수 있다면 가치 있는 역할의 상실이 있는 것보다 영향이 적다. 클라이언트 중심의 관리를 제공할 때 재활전문가는 전체 치료 프로그램의 구성요소로서 클라이언트가 가치 있는 역할로 회복하도록 도와야 한다.

주요 삶의 영역 MAJOR LIFE AREAS

장애는 ICF, 교육, 노동 및 고용, 경제생활에 설명된 주요 생활 영역에 널리 영향을 미친다. 성인 생활의 여러 역할은 이러한 주요 삶의 영역을 중심으로 하며 참여 능력의 제한은 성인 삶의 질에 부정적인 영향을 줄 수 있다. 만성장애가 있는 성인의 경우 주요 생활 영역에 참여하려면 종종 적응과 순응(accommodation)이 필요하다. 사람들이 일상적인 작업 수행에서 독립을 바랄 수 없는 경우, 가능한 한 다른 사람들로부터 최소한의 도움을 받고 운명을 개척할 수 있는 방법을 고려하도록 초점이 바뀌었다. 어디서 살 것인가, 무엇을 하면서 시간을 보내는가, 누구와 시간을 보낼 것인가, 언제, 어디서, 문제가 발생할 때 도움을 받는가와 같은 중요한 삶과 작업 문제를 개인이 선택할 수 있는 것을 자유라고 한다(Brown & Stoffel, 2011, p. 788).

교육 Edudation

성인으로서 교육을 받으려면 재정 지원과 교육을 위한 준비를 잘하는 것이 필요하다. Stephanie의 이야기에서 그녀는 교육을 잘 준비했으며 필요한 경우 학위를 변경하고 신체적 한계와 더 조화를 이루는 것을 공부할 수 있었다. 학업에 기초를 두지 않고 일과 직업 계획을 가진 많은 청년들이 존재한다. 고등교육을 받지 않고 장애를 겪은 젊은이는 Stephanie보다 훨씬 더 어려운 길을 걸을 수 있다. 이는 현재 세대를 살고 있는 장애를 가지고 전역한 군인이 많이 경험하고 있다. Tanielian(2008) 등은 고등 교육기관에 등록하고자 하는 200만 명의 재향 군인 중 약 20%가 외상성 뇌손상(TBI)을 겪을 것이라고 보고했다. **외상성 뇌손상(traumatic brain injury; TBI)**은 외부의 물리적 힘으로부터 뇌가 손상을 입는 것으로 비퇴행성, 후천성 질환으로 의식의 감소 또는 변경된 상태와 함께 인지적, 신체적, 심리사회적 기능의 영구적 또는 일시적 손상을 초래할 수 있다. 최근 전투 상황에서 이것은 일상 작업에서의 참여에 잠재적인 장기적 영향을 미치는 매우 일반적인 조건이다. 재향 군인의 약 20%가 외상후 스트레스 장애(PTSD) 또는 주요 우울증을 가지고 집으로 돌아간다. 외상성 뇌손상, 외상후 스트레스 장애 및 주요 우울증과 같이 재향 군인이 가지는 이러한 세 가지 질환은 모두 교육을 중시하는 직업뿐만 아니라 모든 형태의 유급 노동에 참여하는 사람의 능력에 영향을 미친다.

Cote(2011)는 지원 서비스를 받을 자격을 갖추기 위해 장애를 문서화하는 것과 관련된 문제를 논의하지만, 아무리 장애 문서가 좋아도 재향 군인이 학습 및 사고가 요구되는 교육 환경에 참여할 때까지 그들이 어떤 장애가 있는지 알 수가 없다. 외상성 뇌손상, 외상후 스트레스 장애 및 우울증과 관련된 기능장애에는 많은 유형의 실행 기능장애가 포함된다. 작업기억, 구성 및 계획의 어려움과 같은 실행기능 장애는 특히 고등교육을 제한하고 일대일 지원 없이 극복하기가 어렵다.

성인을 위한 교육 기회에 대한 접근은 재정적 자원, 개인의 기초 교육의 질, 고유한 능력, 사회 정책 및 개인의 관심과 의욕에 의해 영향을 받는다. 미국에는 장애인이 21세까지 무료로 공립 교육을 받을 수 있도록 하는 법률이 있다. 이 외에 교육에 대한 지원이 존재하지만, 대부분의 경우 기회는 더 제한적이며 선택한 연구 분야에서 만족스러운 발전을 이룰 수 있는 사람들의 능력에 근거한다. 인터넷을 통해 점점 더 자율적인 교육 과정을 이용할 수 있다. 이것은 의욕을 가진 사람들이 자신의 학습 속도에 맞고 가정에서도 학습할 수 있는 선택지를 제공한다. 재활전문가는 웹 기반 학습 플랫폼과 효과적으로 접속하도록 적응 및 수정을 확인하는 데 도움을 주는데 일부 역할을 할 수 있다.

초기 교육 환경에서 자기 기대가 낮거나 부정적인 경험을 가진 사람들은 성인으로서 더 이상의 교육을 받지 않을 수 있다. 교육은 사회 및 시민 참여를 위한 자원뿐만 아니라 근로 및 고용 기회에 중대한 영향을 미치기 때문에 이러한 결정은 성인 생활방식에 지속적이고 심오한 영향을 미칠 수 있다.

일과 고용 Work and employment

이전 장에서 언급했듯이 유급 노동에 대한 참여는 성인의 역할 개발과 사회참여를 촉진하는 데 중요한 역할을 한다. Pitts(2011)는 또한 업무 참여와 개인 건강, 특히 정신건강 사이에는 연관성이 있다고 지적했다. 이러한 중요한 작업은 유급 노동의 재정적 이점 외에도 하루의 시간 체계를 부과하여 개인을 돕고 개인의 사회적 지위 및 정체성에 대한 정의를 제공하며 개인이 종종 사회적 맥락에서 활동을 수행하도록 돕는데 그렇지 않으면 개인은 고립되고 고독해진다(Pitts, 2011). 2012년 7월, 장애가 없는 근로 가능한 성인 연령의 70%가 노동에 참여했다. 같은 기간에 장애인의 20.7%만이 노동에 종사했다(U.S. Department of Labor, 2012). 이러한 격차에 대해 더 많은 이해를 제공한 미국 상원 보건, 교육, 노동 및 연금위원회(2012b)는 다음과 같이 보고했다.

- 1990년 이래로 장애를 가진 사람들의 고용 결과가 향상되었다는 증거는 없으며, 참여율은 장애가 없는 사람들보다 계속해서 낮았다. 2012년 6월, 장애가 있는 근로자의 77.7%와 비교하여, 장애 근로자의 32.1%만이 노동에 참여하고 있었다.
- 2008년 7월과 2010년 12월 사이에 장애인 근로자는 장애가 없는 근로자보다 5배나 더 높은 비율로 일을 그만두었다. 비장애 근로자의 2.1%, 장애 근로자의 10.4%가 그 기간 동안 일을 그만두었다.
- 장애가 있는 개인은 낮은 고용 참여 및 소득률, 낮은 고용률 및 낮은 수준의 연방 장애 현금 혜택으로 인해 빈곤 수준이 불균형을 보였다. 2010년 미국의 근로 연령 성인의 빈곤율은 27.3%였으며 장애가 없는 근로 성인의 빈곤율은 12.8%였다(USSCHLP, 2012b).

장애인의 높은 실업률로 인해 공공복지 지원을 받는 장애인의 수가 많은 것은 당연한 결과이다. **복지(welfare)**라는 용어는 비소득 또는 저소득 미국인에게 혜택과 경제적 지원을 제공하는 정부 프로그램을 포함한다. 복지 프로그램을 설명하는 다른 용어는 정부 보조금 프로그램 및 공공지원이다. 미국에서 이용할 수 있는 복지 프로그램에는 저소득층 의료보장 제도, 소득 보장 보조금, 음식 도장, 주택 및 도시 개발(HUD) 프로그램 및 국민건강보험이 포함된다. 저소득층 의료보장 제도(Medicaid)는 의료서비스 지불 시스템이며, 저소득층 가족에게 의료비를 지원한다. 생활보조금(supplemental security income)은 재정적 필요에 따라 장애인에게 재정적 지원을 제공한다. 마지막으로, 사회보장 장애보험(social security disability insurance; SSDI)은 "보험"에 가입한 개인에게 혜택을 제공한다. 즉 장애가 발생하기 전에 충분히 오래 일했고 사회보장 세금을 납부했음을 조건으로 한다.

일부 사람들 사이에서 장애가 가지는 의학적 문제를 가장하거나 과장하는 사회적 신념이 널리 퍼져 있다. **장애인 사기(disability fraud)**는 실제로 장애가 없는 사람이나 장애 집단이 의도적으로 장애수당을 받거나 모으는 경우를 말한다. 장애 혜택 사기는 정치적 관심의 초점이 되어 왔으며, 그 발생률과 관련된 보고는 매우 다양하다.

재활 분야에서 일하는 사람들은 국가에서 장애 지원을 받고 있는 사람들의 전체 영역을 전반적으로 보게 될 것이다. 재활 종사자들은 자신의 질환을 가진 상태로 적절한 지원 없이는 안전하게 생활할 수 없는 영구적인 중증 장애를 가진 사람들을 치료할 것이다. 같은 날, 재활 종사자들은 다리를 절면서 걷는 환자가 진료소에서 걷는 동안 고통을 호소한 후 동일한 환자가 멀쩡하게 걸어서 차로 돌아가는 것을 볼 수도 있을 것이다. 복지 보조금을 받는 많은 사람들은 합법적인 지원이 필요하지만 예외적으로 어떤 사람들은 시스템을 남용할 것이다. 복지 수당은 가정학대의 원인이 될 수도 있다. 예를 들어, 장애가 있는 사람은 치료에 중점을 둔 재활 환경이 아닌 보호자의 집에서 지내면서 그 보호자의 가족이 장애인의 복지 수당을 대신 받을 수도 있다. 신체적 제약이 있는 사람들은 더 이상 이동이 독립적이지 않기 때문에 이러한 종류의 학대에 더 취약할 수 있다. 보건 전문가는 복지 사기가 발생했다고 믿을만한 이유가 있을 때 이를 법적, 윤리적으로 신고해야 한다.

지역, 사회, 시민의 삶

Community, social and civic life

성인 초기 및 중기에 있는 대부분의 사람들의 경우 지역, 사회 및 시민생활에 대한 참여가 증가한다. 이러한 증가는 학교, 종교 및 지역사회 자원봉사의 차원에서 가족 활동과 관련이 있을 수 있다. 이러한 유형의 참여는 종종 직장에서 구축된 관계의 확장으로 발생한다.

장애가 있는 성인은 역사적으로 삶의 영역에 참여하는 데 있어 사회적 · 신체적 장벽 모두를 겪어왔다. 1970년대부터 여러 장애 공동체가 편견에 대한 대중의 관심을 끌고 장애가 있는 사람들의 참여와 참여 가능성을 옹호하기 위해 등장했다(Brown & Stoffel, 2011). 장애 권리 운동 및 대중 인식 프로그램은 이러한 목표를 향해 계속 노력하고 있다. 이러한 유형의 특히 영향력 있는 노력은 장애인의 미디어를 통해서도 집중적으로 나타나고 있다. 지적발달장애인을 중심으로 한 Sprout Film Festival(Sprout, 2014)이나 심각한 정신질환자와 그 가족을 위한 소비자 옹호 단체인 전국 정신질환자연맹(National Alliance on Mental Illness, NAMI)의 영화 리뷰 등의 운동은 이러한 장애인에 대해 훨씬 정확하고 공감되게 그려내었다. 미디어를 통한 여러 장애인 운동은 개인 수준에서 더 큰 수용으로 이어질 수 있는 사회적 수준에 대한 인식을 높이는 데 도움이 될 수 있다.

지역 생활, 레크리에이션 그리고 여가

Community life, recreation and leisure

장애는 지역사회 봉사활동과 여가 참여에 여러 가지 장벽을 나타낸다. 일부 성인의 경우 장애가 발생함에 따라 이전에 소중히 해오던 여가 작업을 점진적으로 중단한다. 참여를 방해하는 것은 필요하거나 원하는 수준의 만족도에서 활동을 수행할 수 있는 능력 감소, 수많은 환경 장벽 특히 여행 그리고 사회활동 등에서 여가 및 인간관계 옵션에 대한 접근성의 부족으로 인한 차별이 포함될 수 있다.

지역사회 참여가 감소하는 것은 편견이나 차별뿐만 아니라 환경 및 교통 장벽 때문일 수 있다. 개인과 보호자가 필요로 하는 에너지와 노력의 양 또한 여가 참여를 감소시킬 수 있다. 접근 가능한 설계와 가시성 개선을 위한 현재의 경향은 어느 정도 도움이 될 수 있지만, 레크리에이션과 여가 관심은 매우 개인화된 경향이 있고 종종 개인화된 해결책이 필요하다. 여가 참여에 대한 장벽의 유형에 관계없이, 이전에 누렸던 활동의 상실은 장애인의 정체성과 대응의 중요한 원천의 상실을 의미한다.

많은 재활전문가들이 공식적인 재활 환경에서 여가 참여와 지역사회 재통합을 언급하지만, 이행이 제한되는 경우가 많으며, 지역사회 참여를 위한 자원이 매우 부족하다. 장애가 있는 소비자들은 동등한 접근을 요구하도록 장려되어야 한다. 일부 지역사회에는 장애물 없는 디자인의 원칙을 사용하는 공공 레크리에이션 장소를 가지고 있는데 즉 놀이터, 등산 코스, 공원 및 골프장의 출입이 가능하다(그림 19-2 참조). 이러한 접근 가능한 여가 장소는 제한되어 있고 모든 지역사회에서는 이용할 수 없다.

개인이 회복 과정을 통해 상태가 개선됨에 따라 재활전문가들은 여가 참여라는 주요 삶의 과제를 해결하기 위한

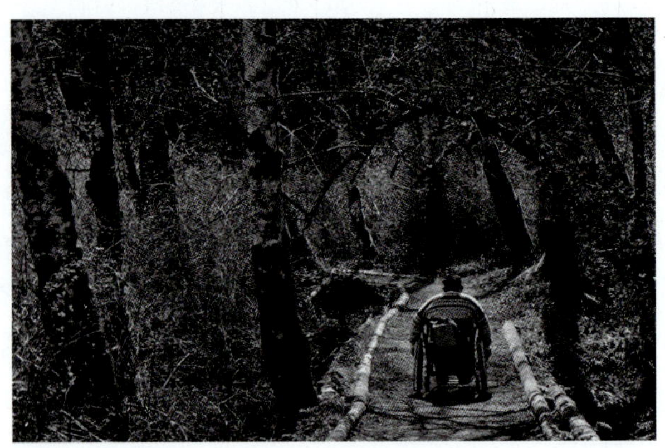

그림 19-2 돌가루로 덮여 있어 휠체어가 접근 가능한 자연 산책로는 휠체어를 타고 다니는 사람들이 다니기 좋다.

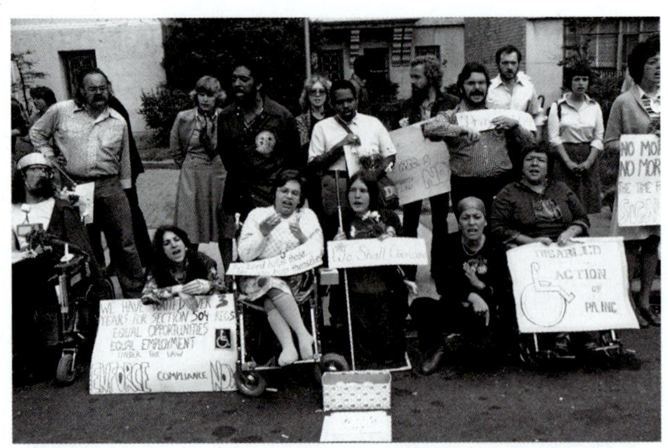

그림 19-3 이 사진은 1977년에 촬영되었으며 초기 장애인 권리 운동을 위한 대중 시위를 보여준다.

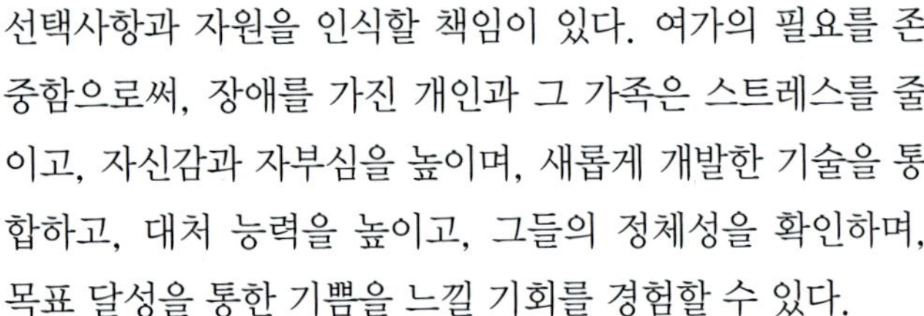

선택사항과 자원을 인식할 책임이 있다. 여가의 필요를 존중함으로써, 장애를 가진 개인과 그 가족은 스트레스를 줄이고, 자신감과 자부심을 높이며, 새롭게 개발한 기술을 통합하고, 대처 능력을 높이고, 그들의 정체성을 확인하며, 목표 달성을 통한 기쁨을 느낄 기회를 경험할 수 있다.

일부 지역에서는 장애인 집단의 대중교통 이용을 보장하기 위해 협력해왔다. 그림 19-3은 장애 권리 운동 초기에 찍은 역사적 그림으로, 장애인들의 요구를 신체 건강한 대다수의 사람들에게 분명하게 보여주기 위한 공개 시위를 보여준다.

많은 것들과 마찬가지로, 신체장애를 가진 사람들이 많은 스포츠 및 레크리에이션 활동에 참여할 수 있게 하는 적응이 있다. 이러한 적응의 다양성과 독창성은 장애인 올림픽에서 볼 수 있다. 장애인 올림픽은 올림픽과 유사한 게임이지만 장애가 있는 선수만이 참여한다. 일반적인 올림픽과 마찬가지로 장애인 올림픽은 여름과 겨울 게임을 둘 다 한다. 2012년에는 28개의 공식 장애인 올림픽 스포츠가 존재했다. 이러한 스포츠는 표 19-2에 나열되어 있다.

이러한 스포츠는 도전적이고 엘리트 수준의 경쟁 스포츠에 참여하는 기회를 제공한다. 그러나 이러한 기회는 신체적 장애를 가진 대다수 사람들의 요구를 충족시키지 못한다. 최근 공공장소 접근성에 대한 관심이 높아지고 있지만, 신체적 제약이 있는 성인이 공공 공원과 박물관에 보다 쉽게 접근할 수 있도록 하는 데 대한 관심은 감소했다. 일부 지역사회에는 원예에 관심이 있는 사람들을 지원하는 원예 숙련 프로그램이 있다. 이 단체는 공동 정원에서 함께 일하여 휠체어를 타는 사람들의 접근성을 높이기 위해 정원지를 높이고 넓은 통로를 추가할 수 있다. 그림 19-4에서 접근 가능한 공동 정원에서 일하는 열정적인 정원사를 볼 수 있다. 인터넷은 레크리에이션 및 여가 자원의 원천이 되

표 19-2 장애인 올림픽 공식 종목

알파인 스키	양궁	육상	배드민턴
보치(이탈리아식 볼링)	크로스 컨트리 스키	승마	미식축구, 5-a-사이드 축구
7-a-사이드 축구	골볼	아이스 슬레지 하키	유도
장애인 카누	장애인 사이클링	장애인 철인 3종 경기	역도
조정	항해	사격	좌식 배구
수영	장애인 탁구	휠체어 농구	휠체어 컬링
휠체어 댄스	휠체어 펜싱	휠체어 럭비	휠체어 테니스

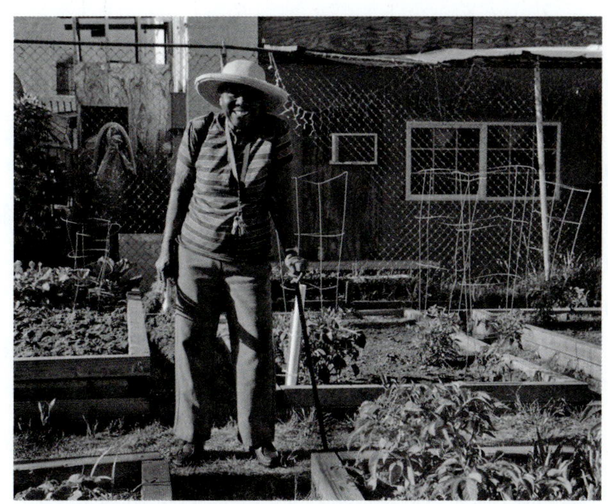

그림 19-4 통로를 정리하고 정원지를 제공하여 고령자나 신체적 장애가 있는 사람이 공동 정원에 접근하는 것을 도울 수 있다.

고 있다. 이 새로운 표현적 플랫폼은 많은 장애인들이 참여할 수 있는 기회를 제공한다. 온라인 게임, SNS, 쇼핑, 판매 및 블로그를 통해 모든 레크리에이션 및 여가 수단을 이용할 수 있다. 인터넷에는 경험이나 관심사를 공유하는 사람들의 전문화된 "커뮤니티"가 많다. 여가 및 레크리에이션 옵션을 고려할 때, 그 사람이 무엇을 소중하게 여기는지 폭넓게 보고 다양한 잠재적 여가 및 레크리에이션 수단을 개발하도록 돕는 것이 중요하다.

정치적 삶과 시민권 Political life and citizenship

장애인 권리 운동(disability rights movement)은 대중의 인식을 높이고 장애가 있는 사람들에게 동등한 기회와 권리를 보장하기 위해 조직된 정치적, 사회적 행동 운동이다. 이 운동은 50년 이상 활발한 활동을 하고 있으며, 상당히 의미 있는 인권법이 제정되었다. 미국에서의 이러한 입법 노력의 일부 예는 21장에 나와 있다. 이 장애 권리 운동은 미국에만 국한되지 않는다. 신체장애가 있는 사람들에게 접근성 및 안전은 이 운동이 개혁을 위해 힘쓰는 주요 문제이며, 이 영역에서 이 운동이 가장 효과적이었다. 엘리베이터, 자동문, 넓은 문과 복도, 대중교통 리프트, 휠체어 경사로, 보도를 따라 난간 설치 등 일부 지역에서는 눈에 띄는 변화가 있었다. 그림 19-5는 휠체어 사용자가 접근할 수 있도록 설계된 통근 열차 역을 보여준다.

인지 및 정신장애를 가진 사람들의 권리를 옹호하는 사

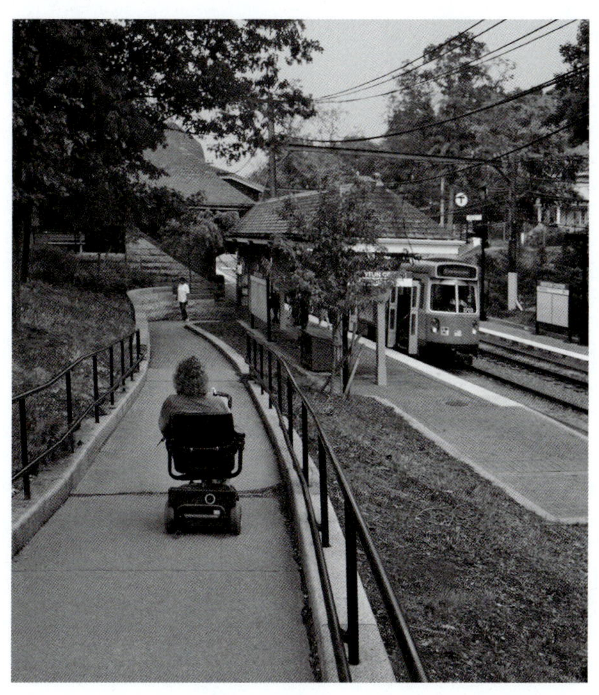

그림 19-5 접근성 향상의 예로 볼 수 있는 매사추세츠 내 기차역의 경사로와 엘리베이터

람들은 주로 자기 결정, 자기변호 및 개인이 독립적으로 살 수 있는 주택 이용에 중점을 두었다(Barnartt & Scotch, 2001). 장애 권리 그룹의 또 다른 초점은 교육 및 고용에 대한 접근이다. 학교와 가정에서 유급 도우미를 이용할 수 있게 된 것이 이 노력의 결과였다. 인지 및 정신장애를 가진 사람들은 학대 및 방치에 더 취약하기 때문에 장애 권리 운동은 의료, 학교 및 주택을 포함한 광범위한 사회 기관에 영향을 주어 클라이언트의 권리를 확인하고 인식할 수 있게 하였다. 이러한 변화의 일부 예는 치료에 대한 사전 동의, 치료 기록의 기밀 유지 실패에 대한 기소 및 건강관리 환경에서 물리적 및 화학적 제한 사용에 대한 엄격한 감독에 대한 법적 요구사항이다.

장애인 권리 운동에 의해 제시된 **자기 옹호(self-advocacy)**는 장애가 있는 사람들이 전문가나 당국이 자신의 운명을 결정하도록 하기보다는 스스로 말을 할 수 있도록 지원한다. 이 운동은 인지장애가 있는 경우에도 개인이 자신의 능력과 그들이 어떻게 지시받을지를 스스로 통제할 권리가 있음을 촉구한다. 장애 권리 운동이 큰 성과를 거두었지만 지적장애를 가진 사람들은 여전히 가장 취약하고 고립된 사회 구성원으로 남아 있다. 자기변호에 초점을 맞추려는 의도는 장애인의 고립을 줄이고 그들 자신의 삶을 스스로 더 잘 통제할 수 있는 도구와 경험을 제공하는 것이다(Wehmeyer, Bersani, & Gagne, 2000).

성인기의 선천적/발달장애 경험
THE EXPERIENCE OF CONGENITAL DEVELOPMENTAL DISABILITY IN ADULTHOOD

우리가 후천적 장애가 있는 사람들에서 선천적 장애가 있는 사람들로 초점을 바꿀 때 아동 초기부터 차이가 존재하거나 비정형적인 발달 궤적을 가진 사람들에 중점을 둔다. 앞선 예에 이어 이 발달 궤적은 사례를 통해 설명할 것이다.

선천다발관절굽음증(arthrogryposis multiple congenita; AMC)이라는 질환을 가지고 태어난 소녀 Rikki는 다중 관절 구축 및 근육 약화를 포함한 심각한 신체적 장애를 가지고 있다. 이 질병은 비진행성이지만, 어릴 때 골격계에서의 움직임과 구조적 완전성을 얻기 위해 몇 번의 고통스러운 정형외과적 수술 절차를 경험하게 된다. Rikki는 대부분의 자기 관리 및 지역 내 이동을 타인에게 의지하면서 성장할 수 있다. 선천다발관절굽음증은 매우 드물다. 일반적으로 인지 손상이 없는 이러한 신체적 제한 조건에서 성장하는 경험과 영향에 대한 대규모 인구 기반 연구는 존재하지 않는다. 의료서비스 제공자로서, 성인인 Rikki를 병원에서 만날 때는 그녀의 말을 반드시 경청하고 배워야 한다. 휠체어에 갇힌 Stephanie처럼 Rikki는 신체적 제약이 높으며 일상 활동을 수행하기 위해 특별한 장치와 도움이 필요하다. Stephanie가 말했듯이 그녀는 자신의 상태 때문에 경험하는 고립과 한계에 대해 우울하고 화를 낼 수 있다. Stephanie와 달리 그녀는 다른 삶을 알지 못한다. 그녀의 학습 생활, 희망과 기대는 모두 신체장애가 있는 자신에 대한 인식으로 구성되었다.

Rikki는 적절한 공립학교 교육을 무료로 이용할 수 있지만, 그럼에도 불구하고 Rikki와 같은 젊은이들은 교육, 업무 및 대인관계 측면에서 청소년기에 대한 기대가 낮다. 장애가 있는 개인의 고등교육 및 고용 수준은 터무니없을 정도로 낮다(Carter, Austin, & Trainor, 2012). 근로 연령의 장애인은 일반 인구보다 절반 이하의 비율로 노동에 참여하며, 고용된 사람들은 시간제로만 일할 가능성이 더 높다(USSCHELP, 2012a).

건강, 교육, 노동 및 연금에 관한 미국 상원위원회(2012a)의 보고서에 따르면, "유사한 교육을 받더라도 비장애인 근로자보다 장애인 근로자의 평균 임금이 낮다. 2010년, 16세 이상의 장애인 근로자의 연간 평균 소득은 $ 19,500였고 그해에 비장애인 근로자의 연간 평균 소득은 $ 29,997였다. 장애 근로자의 평균 소득은 장애가 없는 근로자의 평균 임금의 3분의 2 미만이다"(p. 9).

따라서 41세인 Rikki는 턱과 목의 통증으로 병원에 왔다. 그녀는 음성 인식과 적외선 광학 추적 장치로 마우스와 키보드 조작을 통해 의료기술사로 일하고 있다. Rikki는 부모와 함께 살며 걸을 수 있고 대중교통 수단을 이용할 수 있다. 그러나 일상생활활동, 의료 및 교통수단에 제한을 가지기 때문에 일주일에 30시간만 일할 수 있다. Rikki가 근로 시간을 더 단축해야 한다면 일을 중단하고 국가 장애 복지 수당을 받는 것이 재정적으로 더 낫기 때문에 매우 걱정하고 있다. 그녀는 일할 수 있고, 도전과 자율성을 누리고, 다른 사람들과의 정기적인 사회적 접촉을 좋아하기 때문에 일을 그만두고 싶지 않았다. 이 시점에서 Rikki는 Stephanie와 마찬가지로 "성공적인 사례"라는 명망을 얻고 있으며 이 지위를 잃고 싶지 않았다.

그녀가 직장을 그만두기로 선택하면 재정적으로 더 나아질 것이지만 감정적 · 사회적으로 어려움을 겪게 될 것이다. 그녀는 장애수당을 받으면서 자원봉사자로 일을 계속하며 사회적 관계를 유지하는 것을 선택할 수 있지만 이는 장애 사기로 여겨질 수도 있다. 만약 그녀가 직장에서 일한다면, 그 대가를 받을 수 있지만, 장애수당을 받는 것을 포기해야 한다. 이는 오늘날 장애인들이 직면하는 역설적인 상황 중 하나이다. 일을 하고 싶은 사람들의 욕구를 충족할 만한 대안은 충분치 않으며 전통적인 직업을 유지하는 것을 어렵게 만드는 한계를 가지고 있다.

앞서 언급한 동일한 보고서에서 "오늘날 미국에서 장애인이 되면 실직이나 실업 상태일 가능성이 매우 높아진다. 장애가 있는 성인의 경우 빈곤한 생활을 할 가능성은 장애가 없는 성인보다 훨씬 높다. 장애인이 교육을 받았고, 일하고자 하는 욕구와 능력 및 기술을 가지고 있음에도 불구하고, 오늘날 우리나라에서 너무 많은 사람들이 노동시장에서 성공하지 못했기 때문에 장애인들은 어려움을 겪고 있다. 국가 지원 프로그램과 혜택 수준은 종종 장애가 있는 사람들을 평생 빈곤에 처하게 하여 일하려는 노력을 방해하고 처벌하는 시스템에 갇히게 한다(USSCHELP, 2012a, p. 11)고 언급했다.

Meulenkamp(2013) 등은 신체적 장애가 있는 약 6,000명의 성인들의 데이터를 분석하여 3년 동안 연구를 진행했다. 이들은 나이와 교육 수준과 같은 개별적인 요인에 따라 참여하고자 하는 방식이 다양하지만, 대부분의 사람들이 직업에 참여하기를 더 원한다고 보고한다. 이들은 "지원이 필요할 때 클라이언트 중심 재활 접근법에 의해 주장되는 바와 같이, 그것은 맞춤화되어야 하고 특정한 개인적 필요에 적합해야 한다"고 언급했다."(p. 948). 재활 분야에서 일하는 사람들은 항상 장애인들을 지원하고 옹호하는 일선에 있어야 한다. Rikki는 부모님과 계속 살면서 장애 소득으로 살 수 있지만 삶의 질이 크게 떨어질 것이다. 재활 팀은 임상에서 "Rikki"를 돕기 위해 창의적인 방법으로 새로운 보조기술 혁신을 탐구하고 이해하는데 개방적이어야 한다. 임상의로서의 우리의 역할은 또한 지역사회 및 심지어 국가 차원에서 클라이언트를 위한 대변인 역할로 확장된다. Ricardo Pagán(2013)은 신체장애를 가진 사람들에 대한 광범위한 시간 활용 연구를 수행했다. 그는 자기 관리, 육아 및 가정 업무에 필요한 시간이 늘어남에 따라 신체장애가 있는 사람들이 정규직에 종사할 수 없게 되었다는 것을 알게 되었다. 그의 논의에서 일하기를 원하는 장애인들이 더 성공할 수 있도록 돕기 위한 사회 정책 변화에 대한 고려를 지지했다. 그는 "재활전문가와 장애인과 함께 일하는 사람들은 이들 집단의 시간 제약, 활동 패턴, 생활방식을 이해해야 하며, 따라서 치료를 통해 그리고 클라이언트, 치료사 관계의 만족도를 높임으로써 보다 균형 잡힌 프로그램을 제공해야 한다"고 언급했다(p. 91).

지적 및 발달장애

Intellectual & developmental disabilities

선천성 장애를 가진 사람들의 특수한 하위 그룹은 지적 및 발달장애를 가진 사람들이다. 많은 선천성 장애가 인지 및 인지발달의 차이를 포함하기 때문에 하위 그룹에 대해 다른 그룹보다 더 많은 연구가 가능하다. 이 부류에 속하는 사람들은 자신의 발달장애로 인해 고유한 여러 성인 생활 참여 문제를 가진다.

건강 Health

지적 및 발달장애가 있는 사람의 평균 수명은 일반 인구의 수명과 비슷하며, 사망 시 평균 연령은 50대 중반(중증 장애 또는 다운증후군의 경우)부터 경도 및 중등도 지적 및 발달장애를 가진 경우 70대 초반까지 다양하다(Bittles et al., 2002). 지적 및 발달장애가 있는 60세 이상 성인의 수는 2000년 641,860명에서 2030년에는 120만 명으로 거의 두 배가 될 것으로 예상된다(Minino, Su, Kochanek, & Tejada-Vera, 2009). 발달장애를 가진 성인은 일반적으로 발달한 또래들보다 고혈압, 심혈관 질환, 관절염, 당뇨병, 만성통증에 걸릴 확률이 훨씬 높았다(Havercamp, Scandlin, & Rot; 2004).

이에 대해 Havercamp, Scandlin과 Roth(2004)는 발달장애를 가진 성인들이 일반적으로 발달한 또래들보다 정적인 생활방식을 가질 가능성이 훨씬 더 높다고 보고했다. 지적 및 발달장애를 가진 사람들은 종종 성인 생활의 주류에서 분리되고, 계속해서 자신의 노부모에게 도움, 정서적 지원, 우정을 의지한다. 이런 사람들은 종종 운전을 하거나 대중교통을 이용할 수 없다. '자식'이라는 가족 역할에 머물러, 출신 가족 이외의 사회적 지지나 인간관계를 스스로 구축하지 않는다.

가정생활 Domestic life

지적 및 발달장애를 가진 성인의 부모들이 직면하는 어려움 중 일부는 ICF에 "가정생활"로 분류된 과제와 관련된 것이다. 이러한 과제들 중 첫 번째, 살 곳을 얻는 것은 지적 및 발달장애를 가진 사람의 결정이라기보다는 부모의 결정인 경우가 많다. 미국에서는 지적 및 발달장애를 가진 성인의 75% 이상이 가족인 보호자와 함께 살고 있으며, 보호자의 25% 이상이 60세 이상이다(Heller & Arnold, 2010).

부모가 나이가 들수록 달라지는 생활방식도 고려해야 한다. 미국에서 가장 흔한 두 가지 선택은 형제자매가 보호자 역할을 대신하거나 집단 보호시설에 지내는 것이다. **공동생활가정(group home)**은 지역사회 내에 위치한 소규모 주거시설로 만성장애를 가진 사람들에게 서비스를 제공하도록 설계되었다. 이 가정들은 보통 6명 이하의 거주자가 있고 훈련된 간병인들이 24시간 상주한다. 공동생활가정은 지적 및 발달장애를 가진 성인들이 지역사회에서 기능하는 데 필요한 기술을 개발할 수 있도록 하는데, 이러한 기술을 자신들의 가정에서는 배우지 못할 수도 있다. Bianco(2009) 등은 지적 및 발달장애를 가진 성인 자녀의 부모가 자녀들이 좀 더 독립적인 생활 상황으로 변화함에 따라 필요한 서비스를 파악하고, 예측하고, 계획하는 책임을 진다고 언급했다.

지적 및 발달장애를 가진 성인에게 덜 바람직한 선택은 **요양원(nursing home)**이다. 요양원이라는 용어는 24시간 관리감독을 제공하는 다양한 기관 기반 생활시설들을 총칭하는 말이다. 요양원은 필요한 서비스를 제공하지만, 대개 노약자를 돌볼 수 있도록 설계되어 있다. 요양원은 발달장애를 가진 건강한 젊은이들에게 잘 맞지 않는 경우가 많다.

'재화 · 서비스 획득'이라는 가정생활 과제에는 쇼핑과 생필품을 구매하는 것이 포함된다. 지적 및 발달장애를 가진 성인은 이전에 설명한 것과 동일한 교통 및 접근 문제를 가질 것이다. 그들은 또한 증가된 개인 안전의 문제를 가질 것이고 금전 및 성적 착취를 당하기 쉬울 것이다. Martorell과 Takanikos(2008)는 지적 및 발달장애를 가진 사람들은 평생 동안(가족에 의한 방치, 학대, 괴롭힘, 성희롱 등) 정신적 충격을 받을 가능성이 높다고 보고한다. 독립을 지지하는 것과 지적장애가 있는 사람들을 보호하는 것 사이에는 미묘한 균형이 존재한다.

대인 간 교류 및 인간관계

Interpersonal interactions & relationships

대부분의 어른들의 사회적 관계는 가족, 직장 그리고 지역사회 관계가 포함된다. 성인의 대인 간 사회적 관계는 그들이 변화에 대처하고 스트레스를 받을 때 심리적인 완충 역할을 하는 중요한 도구들이다(Hayslip, Patrick, & Panek, 2011). 지적 및 발달장애를 가진 성인들은 매우 제한된 사회적 관계를 가지고 있는 경향이 있고 종종 가족에게 의존한다. 지적 및 발달장애를 가진 경우 동료들의 지지와 우정의 가치가 높긴 하지만, 성인기 동안에는 유지되기 어렵다.

가족과의 관계 Relationships with family

앞서 언급한 바와 같이, 부모의 장애 적응은 부모들에게 복잡하고 평생 지속되는 과정이다. 이런 과정은 자녀가 어른이 되는 동안 계속된다. 많은 사람들에게 부모의 역할은 어릴 때와 다르지 않고, 부모가 성인이 된 자녀의 일상활동과 사회적 교류를 지도하고 지시한다. van Ingen과 Moore(2010)가 보고한 결과 중 하나는 지적 및 발달장애를 가진 성인의 부모들이 성인이 된 자녀들을 집 밖으로 데리고 나가거나 전문가들이 돌봄을 제공하는 다른 가정이나 기관으로 옮기는데 고통 및 정서적 어려움을 표현한다는 것이다. 보호자 역할을 포기할 수 없는 부모들은 그들 자신의 성장과 기회에 대한 제한을 느낄 수 있다. 즉 부모들은 '절대 자라지 않는 아이'의 끊임없는 보살핌에 얽매여 있다. 한편, 일부 부모들은 보호자로서의 역할에서 자신의 정체성을 정의할 수 있으며 지적 및 발달장애인의 요구보다 더 많은 지원을 제공할 수 있다. 이것은 부모의 필요성을 충족시키지만 지적 및 발달장애를 가진 성인을 더욱 미숙하게 만든다. 이것은 모든 부모들의 경험은 아니지만, 그들의 부모 자식 관계에 만족하는 사람들조차도 성인이 된 자녀를 불필요하게 격리시키고 부모가 더 이상 필요한 보살핌을 제공할 수 없을 때 불가피하게 이러한 역할을 전환하려고 할지도 모른다.

형제자매인 경우 지적 및 발달장애인 형제와 오랫동안 친밀한 관계를 유지하는 경향이 있으며, 대부분은 기꺼이 돌봄 역할을 맡는다(Heller & Arnold, 2010). 지적 및 발달장애를 가진 성인을 위한 가장 일반적인 생활방식은 부모나 형제와 함께 사는 것이다. 이것은 지적 및 발달장애인이 정신질환자나 행동장애가 있는 사람에게서 볼 수 있는 심각한 행동을 할 때 또는 보살핌의 요구가 너무 클 때 이러한 상황이 바뀐다. 시간이 지남에 따라 요구가 감소하기보다는 증가할 가능성이 있는 성인을 돌보는 것은 어렵다. 이것은 특히 형제자매가 시간이 지남에 따라 점점 더 독립하여 자신의 자녀를 갖는 경우에는 더 어렵다. 이러한 경우 형제자매들은 도움을 덜 줄 수 있고 돌봄의 역할을 맡으려 하지 않을 수도 있다. 이러한 경우 입주 관리 시설에서 지내도록 하는 것이 종종 고려된다.

친밀한 관계 Intimate relationships

지적장애를 가진 많은 사람들은 결코 가장 기본적인 수준을 넘는 학력을 얻지 못하기 때문에 그들은 종종 어른일지라도 아이 같이 보여진다. 그들을 영원한 아이로 보는 것은 그들에게 큰 해를 끼친다. 비록 사람들이 학문적 기술을 습득하지 못할지라도, 지적 및 발달장애를 가진 사람들은 평생 동안 배우고 발전한다. 성숙된 몸을 가지고 그들 공동체의 문화에 몰두하면서, 지적 및 발달장애를 가진 어른들은 낭만적이고 친밀한 관계에 관심을 가질 것이다. 그들은 또래들과 같은 방식으로 호르몬 분출 및 성적 매력을 경험하게 될 것이다. 이는 그 자신과 그들의 보호자에게 매우 어려운 일을 발생시킨다.

이 장의 저자는 한때 고등학교 환경에서 일하였는데, 프라더-윌리증후군(Prader-Wili syndrome)을 앓고 있는 18세 여학생을 보호하고 도움을 주는데 괴로움을 느낀 남성 특수 교사에 의해 저지당했다. 프라더-윌리증후군은 발달의 많은 측면에 영향을 미치고 강박적인 식습관과 관련이 있다. 이 특수 교사의 고민은 이 여학생이 일반적으로 발달하는 학생들과 함께 일부 수업을 같이 듣는다는 점이었다. 그녀는 매우 사교적이고 친구를 사귀는 데 관심이 있었지만, 우정 내의 사회적 경계를 이해하지 못했다. 교사가 불쑥 말했다, "그 학생 혼자 가게 내버려 둘 수 없어요. 그 학생은 사탕을 먹기 위해서는 무엇이라도 할 거예요" 그 여학생의 학업을 도우면서 동시에 성적 착취를 당하지 않도록 하는 것이 과제였다.

지적 및 발달장애를 가진 성인은 긍정적이고 보람 있는 로맨틱 및 성적인 관계를 형성할 수 있다. 다른 어른들처럼 지적장애인들은 비슷한 인생 경험을 가지고 있고 일상생활에서 만날 수 있는 파트너를 선택하는 경향이 있다. 그림 19-6과 같은 연인 관계의 성립은 여러 면에서 긍정적이며 일반적인 성인 활동에의 참여를 반영한다. 많은 공동생활가정과 요양원은 장애인 부부에게 부부생활 방식을 제공한다.

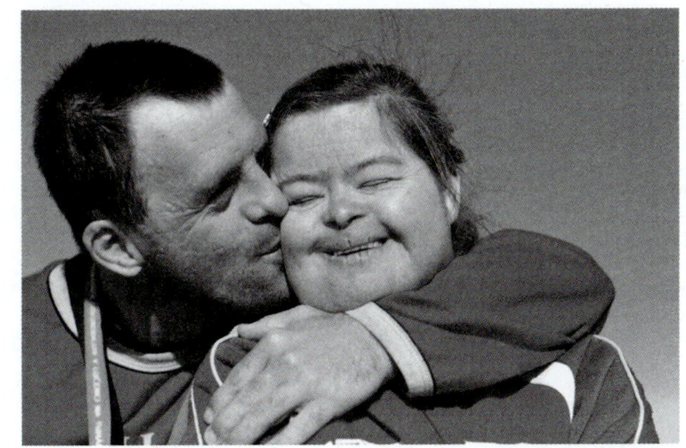

그림 19-6 지적장애를 가진 사람들 간의 로맨틱한 관계는 더 깊고 만족스러울 수 있다.

학대와 취약 Abuse and vulnerability

비록 더 이상 어린이는 아니지만, 지적 및 발달장애를 가진 사람들은 잠재적으로 아동과 같은 방식으로 지역사회 구성원들로부터 성적, 심리적, 신체적 학대를 받을 위험에 처하게 된다. **가정폭력(domestic violence)**은 결혼, 데이트, 가족, 동거와 같은 친밀한 관계에서 한 파트너가 다른 파트너에게 학대하는 패턴을 말한다. 가정폭력은 신체적 공격이나 폭행, 위협, 성적 학대, 통제 또는 지배 행위 그리고 협박을 포함한 다양한 형태를 가지고 있다. 지적 및 발달장애를 가진 성인들은 학대에 취약하고 다른 성인 하위 그룹보다 사회적 희생이 더 많이 일어난다. 보고된 피해 사례로는 돈/도난, 괴롭힘/사기, 성적 착취, 학대 등이 있다. 이러한 피해는 사람의 인지기능 수준과 직접적으로 관련이 있는 것 같지 않다. Fisher, Moskowitz와 Hodapp(2012)는 더 높은 수준의 기능을 수행할 수 있어서 취약한 상황을 더 잘 알고 있는 개인은 위험을 감지할 능력이 없는 사람들과 비슷한 비율로 피해를 당한다고 보고했다.

사회적 피해 외에도 발달장애인들은 성적 학대의 피해자가 될 위험이 높다. 연구에 따르면 발달장애를 가진 남성의 25%와 여성의 50%가 어떤 형태로든 성적 학대를 경험한다고 한다. 이러한 성적 학대의 가장 큰 확인된 가해자 그룹은 발달장애 서비스 제공자를 포함한다(Bowman, Scotti, & Morris, 2010). 이 문제는 너무나 널리 퍼져 있어서 많은 가정들이 성인이 된 자녀를 전문 서비스 제공업체들에 맡기지 않기 위해 신체적, 재정적 어려움을 견뎌내고 있다.

주요 삶의 영역 Major life areas

Hayslip, Patrick & Panek(2011)은 모든 성인들이 발달틈

새를 찾도록 제안한다. **발달틈새(developmental niche)**란 사람이 최적으로 기능할 수 있는 환경을 말한다. 발달틈새란 문화와 환경에 의해 정의되며, 개인의 기술과 능력과 일치한다. 일반적으로 발달하는 성인의 경우, 발달틈새는 흥미로운 도전을 제공하고 그들의 가치와 직업 목표와 일치하는 고용 환경일 수 있다. 지적 및 발달장애를 가진 사람들을 위한 긍정적인 발달틈새의 형성은 종종 개인, 가족, 잠재적 고용주, 사회 서비스 기관 및 지역사회 조직의 협력을 포함한다.

일과 고용 Work and employment

지적 및 발달장애를 가진 사람들이 보수가 좋은 업무에 종사할 수 있는 가장 흔한 두 가지 방법은 보호 작업장과 통합 고용을 통해서이다. **보호 작업장(sheltered workshop)**은 신체적 또는 정신적 어려움을 겪는 사람들이 직업기술과 직업경험을 습득할 수 있는 돕는 환경을 제공하는 시설 기반의 작업장이다. 작업장에서의 활동은 상대적으로 배우고 수행하기 쉽다. 일반적으로, 장애인들은 조립, 포장, 목공, 제조 또는 바느질과 같은 반복적인 작업과 농업과 관련된 작업에 종사한다(Migliore, Mank, Grossi, & Rogan, 2007). 작업장의 목표는 일반 노동시장으로의 전환을 위한 평가 및 재활에서부터 작업장에서 장기적으로 일하는 것까지 다양할 수 있다. 지적 및 발달장애를 가진 사람들은 보호 작업장 모델을 받아들인다. 이 모델은 대안으로 집에서 머물 수 있도록 하고 다른 사람들과 교류할 수 있는 능력을 제공한다. 보호 작업장에 참여하는 것이 일반적으로 정규 노동으로 이어지지 않는다는 사실은 가족이나 근로자들보다는 정책 입안자들에게 더 큰 고민이 되고 있다. 보호 작업장은 대부분 독립된 단체로 자발적으로 참여한다. 실제 근무환경이 반영되지 않고, 근로자가 모두 장애인이기 때문에 비판을 받고 있다. 이와 같은 시장성이 있는 공예품, 종이 공예 그리고 음식 서비스, 재료 재활용 서비스를 제공하는 보호 작업장은 주로 미국에서 민간 비영리 기업이다.

통합 고용(integrated employment)은 지역사회의 자연적 비율을 초과하지 않고 일반 노동시장에서 급여를 받는 것이다(보호 작업장과는 다름). 그림 19-7은 장식용 식물을 재배하는 지역 온실에서 통합 고용으로 일하는 여성을 보여준다. 지적 및 발달장애인은 통합 고용을 통해 정규직으로 일할 수도 있고 시간제로 일할 수도 있다. 일부 단체들은 주당 10~15시간밖에 되지 않는 일자리, 일반적인 노동자들에게 흥미가 없는 일자리 등을 지정했다. 통합 고용 환경에서의 임금은 최저 임금이다.

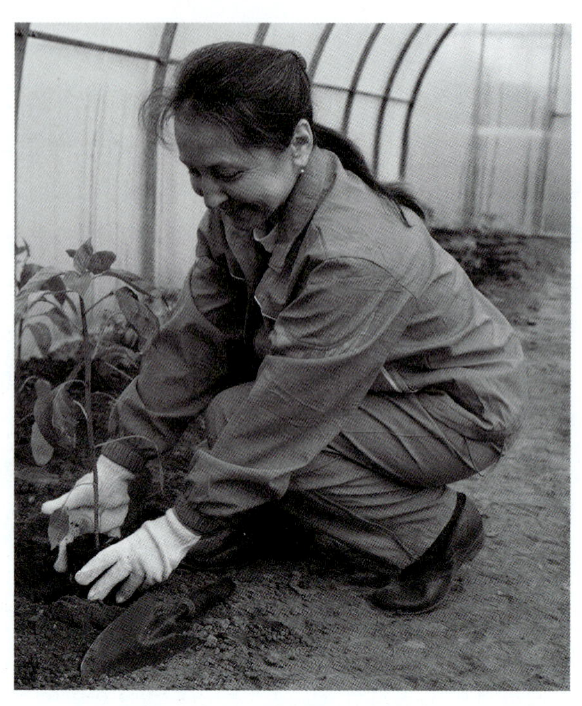

그림 19-7 장애를 가진 이 여성은 자신의 직업을 통해 바람직한 도움도 주고 돈도 벌 수 있다.

통합 고용이 보호 작업장보다 갖는 이점은 다음과 같다. (a) 장애인의 더 나은 재정적 결과, (b) 장애인의 개인적 성장의 기회 증가, (c) 사람들을 프로그램에 적응시키는 것부터 사람들의 요구에 맞게 서비스를 맞추는 것까지 과정의 이행, (d) 서구 민주주의 국가가 자신의 뿌리를 가지고 있다고 주장하는 사회정의의 가치에 충실, (e) 장애인의 선호 충족, (f) 가족 선호에 부합하는 만족, (g) 장애인의 사회적 통합 확대(Migliore et al., 2007, p. 7).

보호 작업장과 통합 고용 프로그램 모두 이용 가능성이 제한되어 있으며, 2010년에는 지적 및 발달장애를 가진 성인 인구의 약 20%만 이들 프로그램에 참여했다. 실업률이 높은 어려운 경제 환경에서는 통합 고용에 대한 선택권이 거의 없다. 이는 지적 및 발달장애를 가진 사람들이 성인기로 전환하면서 추가적인 훈련과 지원 없이는 생계를 유지할 수 없기 때문에 현재 이러한 영역에 대한 필요성은 점점 증가하고 있다.

문제 행동 Challenging Behaviors

성인의 발달 기반 지적장애와 관련된 가장 흔한 증후군은 자폐증, 다운증후군, 취약 X증후군, 태아 알코올 범주 장애(FASD)이다(The Arc, 2012). 지적 및 발달장애를 가진 사람들이 행동을 규제하고 성인 사회 환경에서 상호작용할 수 있는 능력은 고용 가능성과 지역사회 내 주거지에서 생활할 수 있는 능력을 예측하는 핵심 요소들이다. 포괄적인 교육 환경에서 가장 강력한 주장 중 하나는 이러한 기술의 개발이다.

문제적 행동은 어떤 상태의 일부일 수 있지만, 특히 자폐증과 태아알코올증후군을 가진 사람들에게 흔하다. 현재 자폐증의 초기 아동 치료의 중심적인 초점은 행동적 자기 통제이다. 이것은 비교적 새로운 경향이며, 오늘날의 성인들은 초기 생활에서 집중적인 행동 지지가 없었으며, 종종 문제적 행동과 함께 성숙해졌을지도 모른다. Manente(2010) 등은 자폐증을 가진 성인을 관찰했고 공격성, 자해성 행동, 재산 파괴, 의례적 행동, 혼란, 부적절한 발성, 이식증(다른 사람들)의 문제를 확인했다. 이들은 이 문헌을 검토하면서 자폐증을 가진 성인의 32%가 공격적인 행동을, 21%는 자해적인 행동을, 19%는 파괴적인 행동의 패턴을 나타낸다는 것을 발견했다.

이러한 문제적 행동의 관리는 대부분의 가정의 능력은 물론 대부분의 요양원의 능력을 능가한다. 이는 극단적인 문제이며 자폐증의 발생률이 현 세대에서 크게 증가함에 따라 그 문제가 급속히 증가하고 있다. 지속적인 문제 행동으로 인해 성인은 심한 신체적 제약을 받거나 의료서비스 종사자/낮 시간 프로그램 직원의 학대를 받거나 및 자해를 할 위험에 처하게 한다(Allen, Lowe, Moore, & Brophy, 2007).

어린 시절에 강한 행동적 지지를 받지 못한 사람들과 성인으로써 지속적인 행동적 지지를 받을 필요가 있지만 받지 못한 사람들은 일상생활 방식 및 취업 기회의 지원에 대한 지역사회 통합에서 제외될 가능성이 높다. 문제적 행동을 하는 성인의 돌봄은 매우 많은 노동력이 투입되며, 종종 약간의 제재를 가한 행동적 지지 접근법을 쓰기보다는 행동 제한을 위해 약물이 투여된다. Manente(2010) 등은 신체적 공격성과 다른 문제 행동이 행동을 통제하기 위한 향정신성 약물을 투여한다는 것을 밝혀냈다. Esbensen(2009) 등은 자폐증을 가진 성인과 청소년의 81%가 어떤 형태로든 약을 복용하고 있으며, 나이가 더 들고 자폐증이 더 심해지고, 지적장애가 더 심해지고, 가족과 떨어진 곳에 살 때 이러한 약물사용이 증가한다는 사실을 발견했다. 이러한 문제적 행동 때문에 성인의 자폐증은 두 번째로 많은 비용이 드는 장애로 알려졌다. 자폐증 환자를 평생 동안 경제적으로 지원하는 데 드는 비용은 약 320만 달러이다(Ganz, 2006).

레크리에이션과 여가 Recreation & leisure

지적 및 발달장애가 있는 성인은 신체적 장애가 있거나 없을 수 있다. 지적장애뿐 아니라 신체적 장애와 관련된 문제는 후천적 장애 범주에 설명된 문제와 동일하다. 즉 교통 및 접근과 관련된 문제이다. 비정형적인 행동과 열악한 사회화는 집단 레크리에이션 또는 여가활동에서 더욱 제한될 수 있다. 중증 자폐증 성인들은 신체적으로나 지적으로 이인용 브릿지 게임이나 프리스비 게임을 할 수 있지만, 집단에 적응하는 방식으로 사회적 행동은 하지 않을 수도 있다.

지적장애가 있는 사람들은 제한된 관심사를 가지고 있고 새로운 여가활동을 추구하지 않을 가능성이 더 높다. 장애인을 위한 사회 프로그램들, 특히 예술에 종사하는 사람들을 위한 사회 프로그램은 이러한 개인들의 여가 요구를 해결하는데 매우 전망이 좋았지만, 현재까지 이러한 프로그램들은 자금이 부족하고 제한된 지역에서만 이용 가능하다.

종교와 영성 Religion and Spirituality

신앙공동체는 모든 성인에게 사회적 지원과 인간관계를 제공한다. 이것은 발달장애를 가진 어른들에게도 해당된다. 문제적 행동 패턴은 다른 사람들과 마찬가지로 이러한 맥락에서 제한되지만, 신앙 공동체는 종종 발달장애를 가진 성인들에게 안전한 사회적 연결망을 제공한다.

정치 생활과 시민 의식 Political life and citizenship

지적 및 발달장애를 가진 성인은 시민이지만, 한계의 특성상 정치나 시민단체를 위한 하나의 세력으로 조직화되지는 않았다. 가족 구성원, 재활전문가와 기타 관련 성인들은 이러한 질환을 가진 사람들을 대변해야 한다. 발달장애인과 정신장애를 가진 사람들의 요구를 대변하는 대표적인 정치 행동단체는 표 19-3에 나열되어 있다.

노년기의 장애 경험

THE EXPERIENCE OF DISABILITY IN LATE ADULTHOOD

초기에 발생한 장애는 노년기에도 계속될 것이다. 이러한 이유로 말년에도 앞서 설명한 많은 장애 유형의 반복을 보게 될 것이다. 예를 들어, 류마티스 관절염의 발병 연령은 가변적이다. 초년기에 발병해서 노년기까지 계속되거나, 노년기에 처음 발생할 수 있다. 통계에 따르면 류마티스 관절염은 성인기의 후천적 장애 중 가장 흔한 질병과 관련된 원인이다. 류마티스 관절염은 또한 노년기 장애의 가장 흔한 원인이며, 노년기에 발병률이 증가한다. 노년기에 대한 이번 논의에서 우리는 장애의 모든 형태와 발달 패턴을 고려할 것이다.

65세 이상 노인은 성인(13.6%)보다 장애 발생률(53.9%)이 훨씬 높다고 보고된다(Erickson, Lee, & von Schrader). 미국 지역사회 설문조사(Erickson, Lee, & von Schrader, 2010)는 노인들의 기능장애 유병률을 연구했다. 이 조사는

표 19-3 발달 및 정신장애를 가진 사람들을 돕기 위한 정치적 옹호 단체

단체	단체의 미션에 대한 설명
미국 장애인 협회 (American Association of People with Disabilities) http://www.aapd.com	"미국 장애인 협회는 미국 최대의 장애인 전체 연합 조직이다. 우리는 장애인을 위한 동등한 기회, 경제력, 독립생활 및 정치적 참여를 장려한다." (www.aapd.com/what-powers-us/aapd-mission.html)
오늘날 장애로 인해 참여가 어려운 미국인을 위한 프로그램(Americans Disabled for Attendant Programs Today, ADAPT) http://www.adapt.org	"ADAPT는 장애 운동가들이 시민 불복종을 포함한 비폭력 직접 행동에 참여하여 장애가 있는 사람들의 시민적, 인권적 권리를 보장하고 자유롭게 살 수 있도록 조직하는 전국적인 풀뿌리 공동체이다." (http://www.adapt.org)
미국 아크 (The arc of United States) http://thearc.org	"아크는 지적 및 발달장애를 가진 사람들의 인권을 장려하고 보호하며 생애 동안 지역사회에 완전히 포함되고 참여할 수 있도록 적극적으로 지원한다." (www.thearc.org/page.aspx?pid=2345)
바젤론 정신 건강법 센터 (Bazelon Center for Mental Health Law) http://bazelon.org	"David L. Bazelon 판사 정신보건법 센터의 사명은 정신장애가 있는 성인과 어린이의 권리를 보호하고 향상시키는 것이다. Bazelon 센터는 정신질환이나 발달장애가 있는 사람들이 자신의 삶을 선택하고 지역사회에 완전히 참여할 수 있는 자원을 이용할 수 있는 미국을 추구한다." (http://bazelon.org/Who-We-Are.aspx)
장애 권리 교육 및 보호 기금 (Disability Rights Education and Defense Fund) http://www.dredf.org	"장애 권리 교육 및 보호기금의 임무는 법적 옹호, 훈련, 교육, 공공정책 및 법안 마련을 통해 장애인의 시민 및 인권을 증진시키는 것이다." (http://www.dredf.org/about/index.shtml)
NAMI: 정신질환에 관한 국가 동맹 (National Alliance on Mental Illness) http://www.nami.org	"정신질환에 관한 국가 동맹인 NAMI는 정신질환의 영향을 받는 수백만 명의 미국인을 위한 더 나은 삶을 만들기 위해 노력하는 전국 최대의 민중 정신건강 기관이다. NAMI는 서비스, 치료, 지원 및 연구에 대한 접근을 지지하며, 장애가 있는 모든 사람들을 위한 인식을 높이고 희망의 공동체를 만들기 위해 최선을 다하고 있다." (http://www.nami.org/template.cfm?section= About_NAMI)
전국 장애인기구 (National Organization on Disability) http://www.nod.org	"전국 장애인 기구(NOD)의 미션은 삶의 모든 측면에서 미국의 5,500만 명의 남성, 여성 및 장애아동의 참여와 기여를 확대시키는 것이다. 우리의 현재 초점은 미국의 3,300만 명의 장애가 있는 미국인의 고용 전망을 개선하는 데 있다." (http://www.nod.org/about_us/)
TASH http://www.tash.org	"35년 이상 장애 옹호를 선도해온 TASH의 미션은 지역사회의 모든 측면에서 중대한 장애를 가진 어린이와 성인의 완전한 참여를 촉진하고 인권을 약화시키는 사회적 불의를 제거하는 것이다." (http://www.tash.org/about/mission/)

표 19-4 65세 이상의 기능장애 유병률

시각장애	6.9%
청각장애	15.1%
보행장애	23.8%
인지장애	9.5%
자기 관리 장애	8.7%
독립생활 장애	16.2%

표 19-4에 나타난 기능장애의 6개 분류에 대해 설명하였다. 이러한 6가지 장애 분류는 다음과 같다. (1) 시각장애(안경을 착용해도 보이지 않거나 시야에 심각한 문제가 있음), (2) 청각장애(전혀 들리지 않거나 듣는데 상당한 어려움이 있음), (3) 보행장애(걷거나 계단을 오르는데 상당한 어려움이 있음), (4) 인지장애(신체적, 정신적, 감정적 문제로 인해 집중, 기억 또는 의사결정에 상당한 어려움이 있음), (5) 자기 관리 장애(옷 입기, 목욕하는데 상당한 어려움이 있음), (6) 독립생활 장애(신체적, 정신적 또는 감정적 문제로 병원에 가거나 쇼핑을 하는 것과 같은 혼자 심부름을 하는 데 어려움을 겪음)

노년기 기능적 제한의 일반적인 원인

Common cause of functional limitations in late adulthood

Bonder와 Bello-Hass(2009)는 노인이 직면하는 가장 심각한 건강문제 중 하나로 낙상을 꼽았다. 지역사회에 거주하는 노인의 경우 매년 28~35%가 낙상했다. 낙상의 가능성과 빈도는 연령에 따라 증가한다(Yoshida, 2007). 낙상은 신체 부상, 이동 불가, 심리사회적 장애, 노인 요양원 입소의 주요 원인으로 밝혀졌다. 노인이 더 허약해짐에 따라 낙상의 위험이 증가한다. 낙상은 시각장애, 신경장애, 심혈관 질환, 근골격계 질환, 정신/심리사회적 문제, 의약물 등과 관련이 있다(Bonder & Bello-Haas, 2009). 낙상 발생에 원인이 되는 각 요소에 대해 간략하게 논의할 것이다.

시각장애 Visual disorders

65~75세 사이의 모든 사람들의 약 50%에 영향을 미치는 가장 흔한 유형의 시각질환은 **안구 백내장(ocular cataract)**이다(Loh & Ogle, 2004). 백내장은 눈의 렌즈나 그 막(렌즈 캡슐)에서 발생하는 혼탁을 말하며, 경미한 것부터 완전히 불투명하게 되는 것까지 정도의 차이가 있다. 백내장의 종류는 구체적으로 여러 가지가 있지만, 가장 흔한 것은 노화로 인한 (또는 노인성) 백내장이다. 노화와 관련된 백내장의 진행 초기에는 근시를 경험할 수 있고, 그 다음에 점차 노랗게 되고 렌즈의 불투명도가 증가할 수 있다.

나이와 관련된 백내장은 전형적으로 천천히 진행되며 치료 가능성이 높다. 치료하지 않고 방치하면 백내장으로 시력을 잃고 결국 실명할 수 있다. 노화 관련 황반변성(macular degeneration; ARMD)은 60세 이상 고령자의 법적 실명 원인이며, 세계적인 공중보건의 위기를 반영한다(Loh & Ogle, 2004). 이 질환으로 중심시력은 상실되지만 주변 시력은 거의 항상 온전하게 남아 있다. 황반변성은 되돌릴 수 없으며 망막 위축, 흉터, 황반 출혈이 특징이다. 이 질환은 75세 이상인 고령자 중 약 30%에서 발생한다(Bonder & Bello-Haas, 2009).

치매 Dementia

치매(dementia)는 노인들에게 중요한 건강문제이며 낙상의 주요 원인이다. 치매는 일상생활에서의 지적 요구를 충족하기 어려운 인지기능 저하를 설명하는 일반적인 용어이다. 대부분의 치매는 뇌의 구조적인 변화의 결과물이다. 치매의 가장 흔한 원인은 (1) 알츠하이머병과 같은 퇴행성 신경질환, (2) 혈관질환, (3) HIV와 같은 중추신경계에 영향을 미치는 감염, (4) 만성적인 약물 복용, (5) 우울증 등이다(Cleveland Clinic, 2012). 퇴행성 신경질환 및 혈관질환과 관련된 치매는 대체로 가장 흔한 두 가지 유형이며 65세 이상의 사람들에게 가장 보편적인 유형이다.

알츠하이머병(Alzheimer's disease; AD)은 65세 이상 노인들 사이에서 가장 보편적인 형태의 진행성 치매이다. 알츠하이머병에서는 뇌세포가 퇴화하여 사망하므로 기억력과 정신기능이 꾸준히 저하된다. 알츠하이머병에는 몇 가지 하위 유형이 있지만, 일반적으로 알츠하이머병을 가진 사람들은 대개 정신기능이 점차적으로 저하되어 결국 직업을 유지할 능력 및 친숙한 업무를 계획하고 실행하는 능력을 상실하게 된다. 질병의 중후기 단계에서는 의사소통 능력, 기분, 성격도 영향을 받을 수 있다. 주로 노인들이 알츠하이머병을 가질 수 있으며, AD는 65~74세 사이의 사람들 중 약 3%, 75~84세 사이의 사람들 중 약 19%, 85세 이상의 사람들 중 약 47%가 이 병을 가진다(Naditz, 2003). 현재까지 알츠하이머의 진행을 멈추게 하는 효과적인 치료법은 없다. 콜린에스테라아제 억제제라고 불리는 약의 종류는 알츠하이머병을 가진 사람들의 인지와 일상생활활동 능력에 긍정적인 효과를 보였다(Pouryamout, Dams, Wasem, Dodel, & Neumann, 2012). 이러한 약물들은 간병인의 부담을 당분간 덜어줄 수 있지만 질병의 전체적인 진행에는 영향을 미치지는 않는다.

혈관성 치매(vascular dementia)는 뇌의 혈류장애로 인한 뇌손상이 원인이 되는 인지적 문제를 총칭한다. 뇌혈관 사고(CVA 또는 뇌졸중이라고도 함)는 혈관성 치매를 일으키는 가장 흔한 원인이다. 혈관성 치매는 또한 동맥경화증처럼 혈관을 손상시키고 혈액순환을 감소시키는 다른 질환에서 발생할 수 있다. 혈관성 치매는 노인에게서 알츠하이머병(AD) 다음으로 흔한 치매 유형이다(Battistin & Cagnin, 2010). 혈관성 치매는 최소한 부분적으로 예방이 가능하기 때문에 조기발견과 정확한 진단이 중요하다(American Academy of Neurology, 2007).

파킨슨병(Parkinson's disease; PD)은 노인이 갖게 되는 진행성 질환으로 주로 움직임과 인지에 영향을 미친다. 파킨슨병은 움직임을 둔화시키고(운동완만증, bradykinesia), 안정 시 떨림, 자세반사 손상으로 균형 문제를 일으키는 것이 특징이다. 질병의 초기 운동 증상을 관리하는 데 효과적인 치료법이 존재한다. 일반적인 형태의 운동장애는 **본태떨림(essential tremor)**이다. 본태떨림은 무의식적으로 떨리는 것이다. 본태떨림은 움직임에 따라 악화되고 감정적인 스트레스, 피로 그리고 극한의 온도에 의해 악화된다. 알츠하이머병과 달리 파킨슨병은 생활방식과 재활 중재에 효과가 있는 것으로 보인다. 이 외에도 유전자 기반 치료법, 운동 증상을 줄이기 위한 뇌심층 자극술, 줄기세포 이식 등이 파킨슨병을 가진 환자들에게 유망한 새로운 치료법이다.

우울증 Depression

우울증(depression)은 18장에서 노인들 사이에서 흔한 정신건강 문제로 설명되었다. 주요 우울증은 1차 진료 환경에서 노인들의 약 5~10%에서 나타난다(Lyness, 2012). 그러나 주요 우울증보다 훨씬 더 흔한 것은 우울증의 전체 진단 기준을 충족하지 못하지만 임상적으로 의미 있는 우울증 증상 패턴이다(Wittchen & Uhmann, 2010). 이러한 유형의 우울증은 가장 일반적으로 경증/아증후군(subsyndromal)인 우울증이다.

노인들의 **아증후군 우울증(subsyndromal depression)**은 젊은 사람들의 주요 우울증과 임상적으로 유사한 기능적 영향을 미친다(Lyness et al., 2006). 노년기 이런 종류의 후기 발병 우울증은 위험요소(예: 뇌혈관 사고, 파킨슨병, 관절염)이며 젊은 사람들과는 구분된다. 또 노인들의 우울증은 슬픔이나 무감각한 기분과 관련될 가능성은 적지만 수면장애와 관련될 가능성이 높다. 우울증의 비율은 입원 및 외래 치료를 포함하여 집중적인 치료가 필요한 노인 인구의 하위 집단에서 가장 높았다.

자기 관리 Self-care

자기 관리 기술의 제한은 사람들이 장애를 경험하는 나이와 상관없이 발생할 수 있다. 자기 관리 기술에 대한 어려움의 발생률은 사람들이 나이가 들수록 증가한다. 많은 대규모 인구조사 및 역학조사 연구에서 장애인에 대한 가장 보편적인 정의는 "일상생활의 기본적인 활동을 하는데 도움이 필요한 사람"이다(Burwell & Jackson, 1994). 일상생활활동 수행은 노화의 모든 일반적인 측면인 감각장애, 인지 저하, 이동성 제한, 유연성 감소 및 강도 감소에 의해 영향을 받는다. 참여가 수정되거나 도움을 받더라도 건강관리에 적극적으로 참여하는 것은 건강, 자존감, 사회적 관계 및 심리적 안녕에 도움을 준다(Brown & Stoffel, 2011).

자기 관리 장애는 매우 개인차가 크며 여기에서 일반용어로 설명하기에는 역부족이다. 작업적, 신체적 치료에서 중요하게 초점을 맞추는 것은 추가적인 장애를 예방하는 것이다. Daniels(2011) 등은 복합적인 자기 관리 지원이 장애 노인들의 임상결과를 개선하는 데 효과적이라고 보고한다. 이 연구원들은 많은 노인들이 자신의 능력에 대한 자신감이 부족하다고 지적했다. 많은 사람들은 또한 자신의 삶을 즐기거나 의미를 부여하는 활동이 부족하다고 느낀다. 그들의 연구에서 작업치료사들은 클라이언트와 함께 능력, 흥미, 의미 등이 있는 활동에 대한 만족을 탐구했다. 중재는 클라이언트가 고른 활동을 선택하고 수행할 수 있는 능력을 도왔다. 작업치료사 및 물리치료사는 모두 일상생활활동과 도구적 일상생활활동 과제의 성능을 향상시키기 위해 환경, 활동 또는 기술을 적응시키기 위해 클라이언트와 협력한다. 중재는 직무 수행을 위한 재교육 전략을 포함할 수 있고, 보조 기술의 사용을 포함할 수 있으며, 필요한 근력을 얻기 위한 기능적 운동 프로그램을 포함시킬 수 있다.

가정생활 Domestic life

일상생활의 필수품을 구매하는데 있어서의 어려움은 18장에서 설명한 것과 비슷하지만 그 한계가 더 클 수도 있다. 안전하고 신뢰할 수 있는 교통수단, 지역 내 이동성 및 보통 또는 더 나은 신체적 지구력에 대한 접근은 노인들이 이 분야에서 독립성을 유지할 수 있고 도움이 필요한 것을 예측할 수 있는 중요한 인자가 될 것이다. 가정생활 과제로 ICF에 포함된 수행 과제의 범주는 모두 장애가 있는 노인들에게 문제가 될 수 있다. 여기에는 쇼핑, 생활용품 수집, 식사 준비, 옷 세탁 및 건조, 요리 영역 및 기구 청소, 거실 청소, 가전제품 사용 및 쓰레기 처리가 포함된다. 이는 노인에게 특히 중요한 영역이다. 집안일을 하는데 어려움이 있는 경우 요양시설로 이동해야 할 수도 있다. 많은 작업 역할은 가정 주변의 활동과 관련이 있으며, 이러한 활동을 수행하는 데 어려움은 가치 있는 역할의 상실을 반영하기 때문에 고민이 될 수 있다.

대인 간 교류 및 인간관계 Interpersonal interactions & relationships

18장에 제시된 바와 같이 지지를 위한 사회연결망은 노년기에 행복과 건강을 향상시킨다는 강력한 근거가 존재하다. 장애는 사회적 관계의 발전과 유지를 방해한다. 이러한 관계를 유지하는 것이 이미 건강한 노화의 한 영역이기 때문에 장애를 가진 노인은 이 영역에서 특히 취약하다. 쇠약한 노인의 정서적, 신체적 요구는 오랫동안 긍정적으로 유지해왔던 관계를 유지하기 힘들 수 있다.

Cohen-Mansfield, Shmotkin과 Hazan(2010)은 칩거 노인을 연구했다. 저자들이 연구에서 칩거를 일주일에 한 번 또는 그 이하로 외출하는 것으로 정의했다. **칩거(homebound)**는 노인을 고립시키고 공동체, 사회 및 시민생활에 대한 접근을 제한한다. 이 연구에서 장애와 질병 전 정신건강 상태에 대한 통제조차도 바깥 출입을 못하는 인구에서 더 높은 수준의 정신질환이 있음이 밝혀졌다. 이들 저자는 집에만 있는 경우 우울증 발생률이 증가하고 집에만 있는 노인들이 외출할 수 있도록 자원을 제공하고 의료 및 사회복지 기관이 노인들의 고통, 우울한 정서 그리고 일반적으로 낮은 정신건강을 해결하기 위해 요구에 주의를 기울이는 것이 중요하다고 강조한다(p. 2362).

방치에는 충분한 감독, 영양분 또는 의료서비스를 제공하지 않거나 피해자가 스스로 해결할 수 없는 다른 요구를 충족시키지 못하는 경우가 포함될 수 있다. 이 용어는 어린이, 지적 및 발달장애를 가진 사람들 또는 쇠약한 노인들에게 적용될 수 있다. **노인학대(elder abuse)**는 가정폭력의 한 형태이다. 세계보건기구(2012)는 노인학대를 "노인에게 해를 끼치거나 고통을 줄 것이라 예상되는 관계 내에서 발생하는 단일 또는 반복적인 행위 또는 적절한 조치의 결여"라고 정의하고 있다. 노인학대는 신체적, 심리적 또는 감정적, 성적, 재정적 학대 등 다양한 형태로 나타날 수 있다. 의도적이거나 의도하지 않은 방치의 결과로 발생할 수도 있다. 학대는 고통이나 정신적 고통의 단일 또는 반복된 의도적인 가해일 수 있다. 또는 학대는 기본적인 욕구의 의도적인 박탈이 될 수 있다(Hayslip, Patrick, 2011).

노인학대는 특정 형태의 가정폭력이며, 노인학대 가해자는 신뢰, 통제 또는 권위를 가진 사람을 포함할 수 있다. 배우자, 파트너, 친척, 친구 또는 이웃, 자원봉사자, 유급 노동자 또는 신앙 공동체의 구성원을 포함하여 누구나 학대자가 될 수 있다. 어린이가 약물남용 병력이 있거나 다른 삶의 어려움을 겪은 친척과 함께 살 때 특히 학대에 취약하다(Hutchison, 2011). 다른 형태의 가정폭력과 마찬가지로 노인학대에는 신체적 학대, 정서적 학대 또는 이 둘을 합친 것이 포함될 수 있다. 착취(재정적 학대)는 신뢰할 수 있는 사람이 노인이나 노인의 소득이나 자원을 재정적 또는 개인적 이익으로 남용할 때 발생한다. 착취에는 돈이나 재산을 훔치거나 노인이 권리나 재산을 양도하도록 합법적으로

서명하도록 강요하는 등 광범위한 활동이 포함될 수 있다. 아동학대와 마찬가지로 방치도 노인학대이다. 방치의 경우, 노인 혼자 살거나 스스로 자기 관리를 할 수 없는 장애를 가진 사람이 정신적, 육체적 건강을 유지하는 데 필요한 서비스의 결핍으로 정의된다(Hayslip, Panek, & Patrick, 2011, p. 111). 유기는 보살핌이 필요한 사람의 건강이나 복지에 위해를 가할만한 시간 동안 아무도 없는 곳에 그 사람을 의도적으로 두고 떠나거나 유기하는 방치의 한 형태이다(Choi & Mayer, 2000). 그 예로 자식이 멀리 휴가를 떠나는 계획을 하는 동안 고령의 부모를 돌봐줄 도우미를 찾는 것을 실패한 경우를 유기의 한 예로 들 수 있다.

노인학대는 요양원 및 기타 전문기관 환경에서도 발생한다. 표 19-5는 미국 요양원의 노인학대에 관한 몇 가지 우려할만한 통계를 보여준다. 전문기관의 학대는 신체적 구속, 존엄성 박탈(예: 더러운 옷을 입힌 채 방치), 일상생활 선택, 의도적으로 불충분한 치료 제공(예: 욕창 발생 등), 과다 및 과소 약물치료, 정서적 방치 및 학대를 포함한다(WHO, 2011).

지역, 사회, 시민의 삶

Community, social and civic life

White(2010) 등은 공원, 산책로, 장애인 주차장, 대중교통의 이용 가능성이 장애인의 지역사회 여가 참여에 큰 영향을 미치는 지역사회의 특징이라는 것을 밝혔다. 7장에서 소개한 방문성 개념에 대해 다시 살펴보면, 시설이 방문성 기준을 확립했다면 노인은 놀이터와 박물관에서 손주를 포함한 다른 사람들과 더 많이 동행할 수 있을 것이다. 방문성의 많은 측면들은 비교적 간단하고 저렴하다. 예를 들어, 어린이 놀이 공간 근처나 산책로 중간 중간에 벤치나 다른 좌석을 배치하는 것은 장애가 있는 노인들에게 이러한 장소의 유용성을 크게 향상시켜 준다. 그림 19-8은 공원 벤치에 앉아 있는 고령의 부부를 보여준다. 노인들은 너무 피곤해질까 봐 외출을 제한하는 경우가 많다. 벤치나 쉴 곳이 있다는 사실은 야외 활동에 참여하는 것을 훨씬 더 쉽게 만들 수 있다.

Brown(2010) 등은 65세 이상인 19명의 노인들을 대상으로 지역 내 이동의 유형과 그들이 경험하는 어려움을 파악하기 위한 연구를 진행했다(표 19-6). 이 연구원들은 필수 방문 장소를 음식, 옷, 돈 그리고 건강관리를 포함한 기본적인 요구를 충족시키는 데 필요한 곳이라고 정의했다. 일부 범주 내 필수 장소로 일부 사람들은 필요하지만 다른 연구대상자들에게는 해당되지 않는 장소도 포함되었다. 필수적이지 않은 장소는 삶의 질을 위한 것으로 여겨질 수 있지만 기본적인 필요를 충족시키는 것과는 상관없는 장소이다. 비록 이 연구는 제한된 지역에 소수의 사람들만 포함시켰을 뿐이지만, 신체적 한계를 가진 노인들의 필요와 가치에 대한 지식을 제공한다.

Kono(2004) 등은 노인(평균 83.4세)의 외출 빈도를 연구했다. 이 연구에서 모든 노인들의 기능적 능력이 시간이 지남에 따라 감소하는 경향이 있음을 발견했다. 하지만 기준선에서 일주일에 한 번 미만으로 야외에 나가는 참가자

표 19-5 미국 보호기관 내에서의 노인학대

요양원 직원을 대상으로 한 조사에 기초함
지난해 적어도 36%의 직원이 노인 환자를 대상으로 한 신체적 학대를 목격함
적어도 10%의 직원은 노인 환자를 대상으로 한 학대를 인정함
40%의 직원은 환자를 심리적으로 학대했다고 인정함

Adapted from World Health Organization. (2011). Elder maltreatment Fact sheet N°357. Retrieved from http://www.who.int/mediacentre/factsheets/fs357/en/index.html

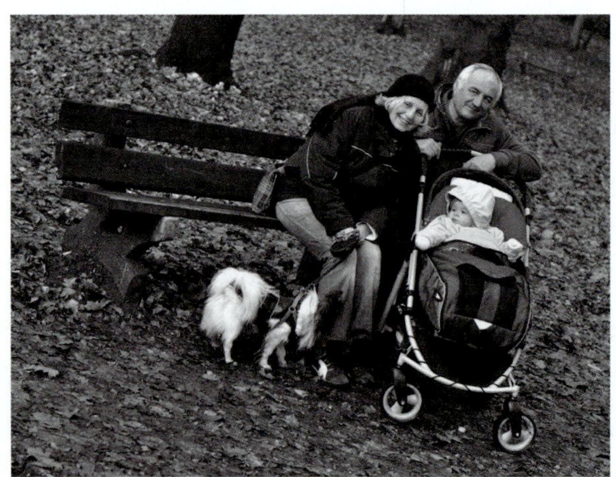

그림 19-8 중간 중간에 쉴 수 있는 벤치 덕분에 이 공원은 어르신들이 방문할 만하다. 이들 조부모는 과도한 피로를 걱정할 필요할 수 없이 산책을 즐길 수 있다.

표 19-6 고령의 성인은 어디에 가고 싶은가?

필수적인 장소	은행, 의원, 약국, 식료품점, 마트
기타 필수적인 장소	주유소, 교회, 우체국, 연구실 등 기타 병원 환경
비필수적인 장소	식당, 양로원, 쇼핑몰, 묘지, 미용실, 병원, 도서관

들의 기능적 능력 점수는 바깥에 더 자주 나가는 노인들보다 훨씬 많이 감소했다(p. 277). 이 연구자들은 "보행에 취약한 노인들 중 외출 빈도수는 기능적, 심리사회적 문제가 있는 노인 및 건강이 악화될 위험이 있는 노인을 예측하는 중요한 인자로 유용하고 간단한 지표가 수 있다고 결론지었다(p. 278).

환경적 상황 Environmental contexts

미국에서는 성인들이 일상생활활동과 도구적 일상생활활동을 지원받는 다섯 가지 주요한 방법이 존재한다. 이 방법에는 성인 낮 보호소, 가정 보건소, 호스피스, 요양원, 거주자 보호지역이 포함된다. 장애를 가진 성인에게 제공되는 돌봄의 약 2/3는 거주 환경(요양원 및 거주 돌봄 공동체)에서 제공된다(Harris-Kojetin, Sengupta, Park-Lee, & Valverde, 2013).

이러한 돌봄 시스템 중 가장 친숙한 시설은 요양원이다. 요양원, 전문 요양원(SNF), 요양소 및 노인의 집을 포함하여 요양원을 지칭하는 다양한 이름이 존재한다. 많은 사람들이 18장에 설명한 은퇴 공동체를 바람직한 생활방식으로 생각하지만, 요양원은 종종 최후의 수단으로 여겨지며 요양원 제도화는 부정적인 것으로 여겨진다. 이러한 이유로 요양원의 제도화를 방지하기 위한 많은 연구가 진행되었다. 이전에 열거한 다른 서비스는 부정적인 의미가 적지만 많은 지역사회에서 운영하는 데 비용이 많이 들며 특히 농촌이나 외딴 지역의 사람들은 보편적으로 이용할 수 없다.

요양원의 도움을 필요로 하는 확률은 나이가 들수록 증가한다. Hutchison(2011)은 65~74세 사이의 노인들 중 단지 1.1%만이 요양원에 살고 있다고 보고했다. 장애를 가진 노인을 포함하여 이 연령대 대부분의 사람들은 의료 또는 관리를 받는 생활환경보다는 지역사회에 살고 있다. 85세 이상인 경우에도 요양원에 살고 있는 비율은 18.25%에 불과했다(Hutchison, 2011). 기능적 장애와 행동적 장애는 노인들이 보호시설에 지내게 되는 가장 흔한 이유 중 하나이다. 건강 상실과 노화의 심화 또한 보호시설로 보내지는 것과 관련이 있다. Shumway-Cook과 Woollacott(2012)은 사람들이 공동 주택(community housing)에 머무르는 데 필요한 기능적 신체적 조건은 다음과 같다고 보고했다.

- 1,203피트(366.7m)를 걸어 지역 내에서 심부름을 할 수 있는 능력
- 1.2m/s의 보행 속도
- 평균 6.7파운드(3kg) 짐을 들고 다님
- 계단, 곡선, 경사, 자갈, 잔디, 고르지 않은 포장도로로 이동 가능
- 자세 전환 가능–머리 회전, 손 뻗기, 위로 보기, 몸을 뒤로 젖히기, 몸 비틀기

공동 주택에서 기능을 지속할 수 없는 노인의 경우, 물리적 이유든 인지적 이유든 간에 많은 개인적 상실을 깨닫는다. 이러한 상실은 일상생활 의사결정에 대한 통제력 상실, 사생활의 상실, 인간관계의 상실, 가족과 친구에게 도움을 제공하지 못함, 전반적인 활동 수준 감소를 포함한다. 이 장의 앞 부분에서 우리는 심각한 우울증이 약 5~10%의 노인에게서 나타나고, 아증후군 우울증은 10~25%의 지역 내 거주 노인들에게서 나타난다는 점에 주목했다. 요양원 거주자의 경우, 최대 31%까지 심각한 우울증이 나타났으며, 아증후군 우울증 증상은 그 인구의 75%까지 나타났다(Choi, Ransom, & Wyllie, 2008).

Choi, Ransom과 Wyllie(2008)는 요양원이 노인에게 환

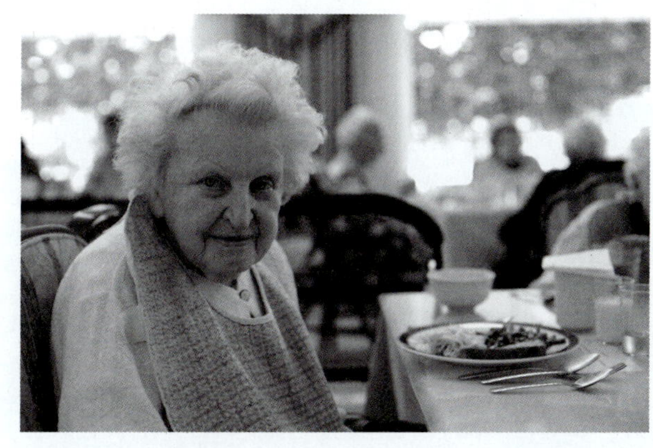

그림 19-9 요양원에서의 식사는 거주자의 음식 선호를 반영하지 않을 수 있다.

경 및 문화적 제약을 가한다고 보고했다. 이러한 제약은 건강 및 안전상의 이유로 필요하거나 많은 사람들을 관리하는 데 편리할 수 있다. 예를 들어, 많은 양로원에서 식사를 거의 선택하지 않는다. 또한 사람들은 테이블에 앉아 턱받이를 착용하고 음식이 나올 때까지 참을성 있게 기다려야 한다. 음식은 인종적으로 매력적이지 않을 수 있고, 많은 사람들이 유아용 턱받이를 하고, 주변 사람들이 식사를 하는 동안 앉아서 도움을 기다릴 때 모멸감을 느낄 수 있다. 그림 19-9는 매우 전형적인 요양원 식사 시간을 보여준다.

호스피스(hospice)는 환자의 생존 기간이 6개월 이내로 예상되고 자신의 질환에 대해 특별한 치료법을 찾지 않는 사람들을 위한 특수 치료 유형이다. 호스피스 간호는 가정이나 호스피스 또는 요양원과 같은 기타 독립형 시설에서 제공될 수 있다. 호스피스 간호의 목표는 안락함과 삶의 질을 최적화하는 것이다. Javier와 Montagnimi(2011)에 따르면 대부분의 완화 치료 환자는 질병이 진행되는 동안 신체적인 독립성을 유지하려는 욕구를 보인다. 호스피스 치료를 받는 사람들은 신체적, 정서적 어려움을 겪을 가능성이 높기 때문에 작업치료 및 물리치료는 가능한 한 오랫동안 개인이 최고 수준의 기능적 능력을 유지하는 데 적극적인 도움이 될 수 있다.

요약

이 장에서는 장애가 활동 및 성인 참여에 미치는 영향과 관련된 문제에 대해 전반적으로 설명했다. 이는 광범위하고 다양한 주제를 가진다. 의료서비스 제공자가 특히 관심을 가질 만한 많은 주제는 이 문제에 대한 지식을 제공하기 위해 간략히 다루었지만 장애가 있는 성인의 요구를 가장 잘 이해하고 해결하기 위해서는 추가 연구가 필요하다. 건강관리가 개선되고 노인들의 수명이 늘어남에 따라 쇠약한 노인들의 지역 및 사회적 통합은 앞으로 점점 더 강조될 것이다. 대중교통 옵션을 늘리고 가사일 돕기 및 여가 기회를 위한 지역사회 자원을 구축하면 가족들이 쇠약한 노인을 오랫동안 공동 주택에 지내게 할 수 있다.

또 다른 사회적 문제는 발달장애가 있는 노인을 돌보는 것이다. 향상된 건강관리는 많은 사람들의 수명을 연장시켜서 발달장애인의 수명도 정상 성인 인구의 수명과 비슷해졌다. 가정에서의 돌봄은 계속해서 발달장애인들을 위한 주요 지원 수단이지만, 요양원과 다른 지역사회 보호 주택은 이 인구를 돌보기 위해 제대로 설계되지 않았다. 자폐증의 발생률이 계속 증가함에 따라 이는 특히 우려되는 사항이다. 자폐증을 가진 사람들은 종종 비정상적인 행동 패턴을 가지고 있으며 현재의 간호환경에서 기대하는 행동에 부합하지 못할 수도 있다. 자신의 행동에 영향을 받는 질환을 가진 많은 노인들은 자신이 제도적 치료환경에 놓일 때 신체적 또는 화학적 제약에 직면한다. 물리치료사 및 작업치료사들은 쇠약한 노인들과 발달장애를 가진 노인들의 옹호자로서 그리고 임상가로서 중요한 역할을 할 것이다.

성인 초기/중기 사례

메리

메리는 5세, 8세, 10세의 세 자녀를 둔 40세 여성이다. 그녀는 3년 전에 류마티스 관절염 진단을 받았다. 최근까지, 그녀는 증상을 잘 관리하고 있었고 지역 도서관에서 아르바이트를 계속했고, 자녀를 돌보고, 온라인 과정을 통해 도서관학과 학위를 받기 위해 노력했다. 그러나 최근에 그녀의 질병이 악화된 후 그녀는 더 많은 기능을 상실했고 이제는 일을 하거나 운전할 수 없다. 메리는 관절염으로 인한 아침 강직(morning stiffness)으로 아침에 활동하기가 어렵다. 그녀의 아이들은 오전 8시 15분에 스쿨버스를 타야 하기 때문

성인 초기/중기 사례 (계속)

에 이것은 가족에게 중요한 문제이다. 메리는 모든 가사 활동, 특히 식사 준비 및 세탁에 어려움을 겪고 있다. 그녀의 시어머니는 매일 집안일을 도와준다. 메리는 시어머니의 도움에 감사하지만 그 둘은 성격 차이로 인해 매일 다투었다.

더 복잡한 사항은 메리의 질환은 남편과의 친밀한 관계에 부정적인 영향을 미쳤다. 메리는 자신의 상태가 점진적으로 진행됨에 따라 남편에게 골칫거리가 된 것 같다고 느낀다(그리고 시어머니에게도 마찬가지라고 느낀다).

보통 메리는 오전 7시에 일어나 약을 복용한다. 그녀는 짧게 스트레칭을 하고 아이들이 학교에 갈 준비를 시킨다. 아이들이 등교한 후 메리는 아침 식사를 한다. 그녀는 약 30분 동안 쉬고 집안일을 하기 시작한다. 그녀는 오전 11시까지 가끔 휴식을 취한다. 그 후 메리는 시어머니가 정오경에 올 때는 집안이 보기 좋아 보이기를 원하기 때문에 청소를 하기 위해 자기 방으로 돌아간다.

메리의 시어머니는 식료품 구매와 메리가 처리할 수 없는 모든 일을 담당한다. 그녀는 일주일에 여러 번 가족을 위해 저녁 식사 준비를 한다. 메리는 도움이 필요하다는 것을 알고 있지만 요리하는 것을 그리워하고 가족에게 식사를 제공할 수 없을 때 아내의 역할에 소홀하다고 느낀다. 메리의 남편인 미구엘은 이른 교대 근무를 마치고 오후 1시쯤 집에 돌아온다. 그는 피곤해하고 가족들이 함께 식사하는 오후 7시까지 잠자리에 든다. 그는 메리를 지지하고 가능하면 도와주고 싶지만, 그의 근무 시간은 아이들을 돌보는 데 많은 도움이 되지 않는다.

의사는 메리에게 본인의 질병 관리를 돕기 위해 정기적으로 운동해야 한다고 말했다. 메리는 이것이 어떻게 가능한지 알 수가 없었다. 그녀는 이미 학교와 직장을 그만두고 외부 도움 없이는 하루를 보낼 수 없다. 메리의 의사는 메리가 운전할 수 없기 때문에 가정 방문 치료 서비스를 추천했으며 메리는 주저했지만 이에 동의했다. 메리는 "장애인"으로 여겨지기를 원하지 않으며 자신에게 지시를 내릴 사람을 원하지 않는다.

도움이 되는 질문

생각해 볼 몇 가지 질문들:

1. 치료에 대한 전통적인 의학적 접근법은 질환에 대한 신체 관리에 초점을 맞출 것이다. 클라이언트 중심 접근방식은 클라이언트가 우선적인 중재를 구분할 수 있도록 한다. 메리의 경우 클라이언트 중심 접근방식의 장점은 무엇인가?
2. 관절염으로 인해 중단된 메리의 여러 성인 역할에 대해 생각해 보시오. 메리는 육아 및 집안일의 제한을 가장 고민하고 있다. 자신의 수행 기대치에 부합하지 못하는 데 따른 2차적인 영향을 미치는 활동은 무엇인가?

성인 후기 사례

에드

에드는 현재 혼자 사는 74세의 홀아비이다. 그는 조경 사업을 운영했으며 집 주변과 이웃을 위해 원예 및 수리 일을 즐겨했다. 그의 아내는 9개월 전에 사망했으며 그 이후로 에드의 기능적 능력은 현저히 떨어졌다. 그의 장성한 아들과 딸은 둘 다 그와 2시간 이상 떨어져 살지만 각 자녀와 가족은 그를 한 달에 한 번 찾아간다. 에드의 딸 사라는 공인 간호사이며 지난 두 달 사이에 에드에 대한 여러 가지 우려사항을 발견했다. 그녀는 에드가 적어도 20파운드(9kg) 체중이 빠졌고 냉장고에서 음식을 상하게 방치했음을 발견했다. 에드는 친구들과 아침 식사를 하기 위해 동네 카페에 가는 일과를 중단했다. 사라는 에드가 자신의 약을 올바르게 복용하지 않았으며 몇 번 낙상했다고 의심하지만, 에드는 이러한 우려를 모두 부인하면서 "정말 괜찮다"고 말했다. 에드의 아들 샘은 그의 아버지가 원래 관심을 가지고 있었고 곧 잘하던 정원일과 집안일을 하지 않는 것을 알게 되었다. 에드는 6년 전 중등도의 골관절염, 고혈압, 허리통증 및 심장마비 병력을 가지고 있다. 에드의 아내가 살아있을 때 에드는 건강관리를 할 의욕이 있었지만 이제는 그의 자식들이 건강을 더 챙기라고 재촉하면 "뭐가 달라지냐"라고 반문했다.

성인 후기 사례 (계속)

에드가 집에 있을 때 충분히 본인의 기능을 발휘하도록 도울 수 있는 방법은 매우 체계적인 하루 일정을 갖고, 건강한 음식을 먹고, 규칙적인 운동을 하고, 그에게 흥미를 주는 활동을 하는 것이다. 에드는 자신의 집에서 계속 살기를 원했으며, 재활 팀이 운영하는 운동 및 복지 프로그램 참석을 위해 노인 버스를 타고 매주 두 번 재활센터를 방문하기로 합의했다.

도움이 되는 질문

생각해 볼 몇 가지 질문들:

1. 아내를 잃는 과정에서 에드는 많은 대인 관계와 많은 가치 있는 역할을 상실했다. 치료전문가로서 어떻게 다른 사람들과 관계를 맺고 새로운 지지적인 사회적 관계를 구축하도록 도울 수 있는가?
2. 에드는 자신의 건강관리를 돕는 휴대전화나 "앱"에 관심이 없다. 에드가 식사를 하고 신체활동에 참여하는 것을 기억하는 데 도움이 되는 첨단기술 전략은 어떤 것들이 있는지 생각해 보라.

가족과 가정을 지키는 일에 대해 말하다

CRRIE A. MANCINELLI
맨치넬리 물리치료사 박사
웨스트 버지니아 대학교 65세 이상 클리닉의 고문 물리치료사

남편이 만성질환이 있는 아내를 더 이상 안전하게 부양하지 못하겠다고 이야기하기는 어렵다. 이것은 사실이며 놀랄만한 일도 아니고 치료사로서 내가 경험한 것이다.

A씨는 전엉덩관절치환술 주변에 골절이 있는 중증 관절척추염을 앓는 80세 남성 노인이다. 그의 부인은 파킨슨병을 앓고 있다. A씨는 골절이 될 때까지 부인을 돌보았다. 이러한 급성질환은 집에서의 A씨의 기능적 능력을 저하시켰다. 그는 더 이상 스스로를 돌볼 수 없었고, 부인은 혼자 있게 되었다. 그들은 두꺼운 카펫과 매우 작은 욕실이 있는 좋지 않은 환경의 아파트 1층에 살았다. 그녀는 대부분의 시간을 의자 차에서 과거를 회상하는 것으로 보냈다. 그는 보행할 수 있는 보행기가 있지만 그의 이동성은 눈에 띄게 제한적이었다. 그가 아내를 이동시키고, 목욕시키고, 옷 입히고, 음식 준비를 도와주는 것은 확실히 불가능했다. 입원하고 4개월이 지나, 급성환자를 위한 치료 병원과 재활시설에 뒤이어 가정보건과 외래환자 재활에서 A씨는 스스로를 위한 관리 준비를 충분히 했지만, 그의 아내를 위해서는 아니었다. A씨는 더 이상 노인보험의료제도 혜택을 받는 가정보건 서비스 대상자가 아니었다. 가능한 기능 증진에 제한이 있었기 때문이다. A씨와 부인 모두 사설 요양원으로부터 매일 도움 서비스를 받기에 적합하지 않았다. 그녀를 위한 마지막 치료 혜택은 가정 간호시설(extended-care nursing facility)이었다. A씨 부인은 더 이상 집에 있을 수 없음을 받아들이기로 했다. 그녀는 남편에게 짐이 되는 것을 원치 않았다. 반대로 그는 아내에게 도움을 줄 수 없음에 대해 힘들어했다. 그는 그들의 아파트에 둘 모두가 남겨지는 것이 안전하지 않다는 사실을 인정하고 싶지 않았다. 그는 마치 그가 "아내에 대한 사랑을 그만두는 것" 같다고 느꼈다. 어렸을 때부터 어떤 큰 문제가 생기더라도 가족을 돌보라고 가르침을 받아왔기 때문에 그의 가정에 대한 가치관은 무너져 가고 있었다. A씨는 목적의식을 잃어가고 있었다. 그는 매일 방문하는 외동딸을 의지해야 했고, 한편 요리를 하고 아내를 목욕시키고 잠자리를 만들어 주었다. 딸은 전일제로 일하며 10대 남자아이 2명의 엄마였다. 그녀는 필요한 집중치료를 제공하는 것에 지쳐버렸다. A씨는 단시간에 상황이 그의 딸과 불안정한 아내에게 좋지 못하게 흘러간다는 것을 알았다. 그는 가정 간호시설의 거주자가 되는 것이 A씨 부인을 위한 것이라고 인정했다. 그는 "지금 아내를 집에 있도록 하는 것은 이기적인 행동이다"라고 말했다.

가족과 가정을 지키는 일에 대해 말하다 (계속)

A씨와 A씨 부인은 50년 동안 함께 한 부부로서 집에서 함께 지내는 마지막 밤을 축하했다. 그들은 서로를 존중하고 깊은 사랑을 했다. A씨 부인은 다음날 간호 시설로 갔다. 지금 A씨는 부인을 자주 방문하고 매일 전화한다. 그는 아내가 없는 시간이 외롭게 느껴졌지만 그녀가 간호시설에 있는 것이 안전하다고 생각했다.

때때로 사람들은 위험한 가정환경을 알 수 없다. 그들은 그들 자신 또는 그들이 사랑하는 것들을 위해 장애라는 현실을 기꺼이 받아들이지 않기 때문이다. A씨는 아내를 보살피는 데에서의 무능력(disablement)에 대해 비현실적이었다. 건강관리 제공자(건강관리사)를 위해 가능한 한 가족의 가치와 전통을 존중하면서, 상해(손상)와 질병으로 불안정한 생활환경에 처해 있는 위험요소들을 살펴보는 것은 중요하다. 그는 아내가 남편의 전화와 방문을 기대하고 있다는 것을 알기 때문에 다시 한 번 목적의식을 되새긴다. 또한 그는 비록 자신이 아내의 신체적 요구를 돌보아줄 수 없더라도 아직까지 정서적 요구는 제공해 줄 수 있음을 배워왔다. 최근 전화 추적조사에서 그는 "아내에 대한 사랑은 나에 대한 아내의 사랑보다 더 크다"라고 말했다. 그는 단지 그의 저 말이 그가 관리(치료)를 이해하고 가족 지지에 크게 기여하고 있음을 보여준다는 사실을 알지 못했다.

REFERENCES

Albrecht, G., Seelman, K., & Bury, M. (2001). *Handbook of disability studies.* Thousand Oaks, CA: Sage Publications.

Allen, D. G., Lowe, K., Moore, K., & Brophy, S. (2007). Predictors, costs and characteristics of out of area placement for people with intellectual disability and challenging behaviour. *Journal of Intellectual Disability Research, 51,* 409–416.

American Academy of Neurology. (2007). Walking and moderate ex-ercise help prevent dementia. *ScienceDaily.* Retrieved from http://www.sciencedaily.com/releases/2007/12/071219202948.htm

Arthritis Foundation. (2012). *What is rheumatoid arthritis?* Retrieved from http://www.arthritis.org/types-what-is-rheumatoid-arthritis.php

The Arc. (2012). Intellectual disability. Retrieved from http://www.thearc.org/page.aspx?pid=2543

Barnartt, S., & Scotch, R. (2001). *Disability protests: Contentious politics 1970–1999.* Washington, D.C.: Gallaudet University Press.

Battistin, L., & Cagnin, A. (2010). Vascular cognitive disorder. A biological and clinical overview. *Neurochemistry Research, 35,* 1933–1938.

Bianco, M., Garrison-Wade, D. F., Tobin, R., & Lehmann, J. P. (2009). Parents' perceptions of postschool years for young adults with developmental disabilities. *Intellectual & Developmental Disabilities, 47*(3), 186–196.

Bittles, A., Petterson, B., Sullivan, S., Hussain, R., Glasson, E., & Montgomery, P. (2002). The influence of intellectual disability on life expectancy. *The Journals of Gerontology Series A: Biological Science and Medical Science, 57,* 470–472.

Bonder, B., & Bello-Haas, V. (2009). *Functional performance in older adults* (3rd ed.). Philadelphia: F.A. Davis.

Bowman, R. A., Scotti, J. R., & Morris, T. L. (2010). Sexual abuse prevention: A training program for developmental disabilities service providers. *Journal of Child Sexual Abuse, 19*(2), 119–127.

Brown, C., and Stoffel, V. (Eds.) (2011). Occupational therapy in mental health: A vision for participation. Philadelphia: F.A. Davis.

Brown, C., Bradberry, C., Howze, S., Hickman, L., Ray, H., & Peel, C. (2010). Defining community ambulation from the perspective of the older adult. *Journal of Geriatric Physical Therapy, 33,* 56–63.

Burwell, B., & Jackson, B. (1994). *The disabled elderly and their use of long-term care.* U.S. Department of Health and Human Services. Retrieved from http://aspe.hhs.gov/daltcp/reports/diseldes.htm#chap2

Carter, E., Austin, D., & Trainor, A. A. (2012). Predictors of post-school employment outcomes for young adults with severe disabilities. *Journal of Disability Policy Studies, 23*(1), 50–63.

Centers for Disease Control and Prevention (CDC). (2011). 47.5 million U.S. adults report a disability: Arthritis remains most common cause. *CDC Features.* Retrieved from http://www.cdc.gov/Features/dsAdultDisabilityCauses/

Centers for Disease Control and Prevention (CDC). (2012). Chronic diseases are the leading cause of death and disability in the U.S. *Chronic Disease Prevention and Health*

Choi, N. G., & Mayer, J. (2000). Elder abuse, neglect, and exploitation. *Journal of Gerontological Social Work, 33*(4), 5–25.

Choi, N. G., Ransom, S., & Wyllie, R. J. (2008). Depression in older nursing home residents: The influence of nursing home environmental stressors, coping, and acceptance of group and individual therapy. *Aging & Mental Health, 12*(5), 536–547.

Cleveland Clinic. (2012). *Types of dementia.* Retrieved from http:// my.clevelandclinic.org/disorders/dementia/hic_types_of _dementia.aspx

Cohen- Mansfield, J., Shmotkin, D., & Hazan, H. (2010). The effect of homebound status on older persons. *Journal of the American Geriatrics Society, 58*(12), 2358–2362.

Cote, F. (2011). Removing barriers to college education for disabled-veterans. *Rappaport Briefing* (August 24, 2011). Retrieved from http://rappaportbriefing.net/2011/08/24/removing -barriers-to-college-education-for-disabled-veterans/

Daniels, R., van Rossum, E., Metzelthin, S., Sipers, W., Habets, H., Hobma, S., van den Heuvel, W., & de Witte, L. (2011). A dis-ability prevention programme for community-dwelling frail older persons. *Clinical Rehabilitation, 25*(11), 963–974.

Erickson, W., Lee, C., & von Schrader, S. (2010). *Disability statis-tics from the 2008 American Community Survey (ACS).* Ithaca, NY: Cornell University Rehabilitation Research and Training Center on Disability Demographics and Statistics. Retrieved from www.disabilitystatistics.org

Esbensen, A. J., Greenberg, J. S., Mailick Seltzer, M., & Aman, M. G. (2009). A longitudinal investigation of psychotropic and non-psychotropic medication use among adolescents and adults with autism spectrum disorders. *Journal of Autism and Developmental Disorders, 39,* 1339–1349.

Fisher, M. H., Moskowitz, A. L., & Hodapp, R. M. (2012). Vulnerability and experiences related to social victimization among individuals with intellectual and developmental disabilities. *Journal of Mental Health Research In Intellectual Disabilities, 5,* 32–48.

Ganz, M. L. (2006). The costs of autism. In S. O. Moldin & J. L. R. Rubenstein (Eds.), *Understanding autism* (pp. 475–502). Boca Raton, FL: CRC Press.

Global Initiative for Chronic Obstructive Lung Disease. (2011). Global strategy for the diagnosis, management, and prevention of chronic obstructive pulmonary disease (rev. 2011). Retrieved from http://www.goldcopd.org/uploads/users/files/GOLD _Report_2011_Feb21.pdf

Guarascio, A., Ray, S., Finch, C., & Self, T. (2013). The clinical and economic burden of chronic obstructive pulmonary disease in the USA. *Clinicoeconomics and Outcomes Research: CEOR, 5*235–5245. doi:10.2147/CEOR.S34321

Harris-Kojetin, L., Sengupta, M., Park- Lee, E., & Valverde, R. (2013). *Long-term care services in the United States: 2013 over-view.* Hyattsville, MD: National Center for Health Statistics.

Havercamp, S., Scandlin, D., & Roth, M. (2004). Health dispari-ties among adults with developmental disabilities, adults with other disabilities, and adults not reporting disability in North Carolina. *Public Health Reports, 119,* 418–426.

Hayslip, B., Patrick, J., & Panek, P. (2011). *Adult development and aging* (5th ed.). Malabar, FL: Krieger Publishing Company.

Heller, T., & Arnold, C. (2010). Siblings of adults with developmen-tal disabilities: Psychosocial outcomes, relationships, and future planning. *Journal of Policy & Practice in Intellectual Disabilities, 7,* 16–25.

Hutchison, E. (2011). *Dimensions of human behavior: The changing life course* (4th ed.). Thousand Oaks, CA: Sage Publications.

Javier, N. C., & Montagnini, M. L. (2011). Rehabilitation of the hospice and palliative care patient. *Journal of Palliative Medicine, 14*(5), 638–648.

Kono, A., Rubenstein, L., Kai, I., & Sakato, C. (2004). Frequency of going outdoors: A predictor of functional and psychosocial change among ambulatory frail elders living at home. *Journals of Gerontology Series A: Biological Sciences & Medical Sciences, 59A,* 275–280.

Loh, K., & Ogle, J. (2004). Age related visual impairment in the elderly. *The Medical Journal of Malaysia, 59*(4), 562–568.

Lyness, J. M. (2008). Naturalistic outcomes of minor and subsyn-dromal depression in older primary care patients. *International Journal of Geriatric Psychiatry, 23*(8), 773–781.

Lyness, J. M., Moonseong, H., Datto, C. J., Have, T., Katz, I. R., Drayer, R., Reynolds, C., Alexopoulos, G., & Bruce, M. L. (2006) . Outcomes of minor and subsyndromal depression among elderly patients in primary care settings. *Annals of Internal Medicine, 144*(7), 496–504, W84.

Manente, C., Maraventano, C., LaRue, R., Delmolino, L., & Sloan, D. (2010). Effective behavioral intervention for adults on the autism spectrum: Best practices in functional assessment and treatment development. *The Behavior Analyst Today, 11,* 36–48.

Martorell, A., & Tsakanikos E. (2008). Traumatic experiences and life events in people with intellectual disability. *Current Opinion in Psychiatry, 21,* 445–448.

Mayo Clinic. (2011). *Post-traumatic stress disorder (PTSD).* Retrieved from http://www.mayoclinic.com/health/post-traumatic-stress -disorder/DS00246

Mayo Clinic. (2012). *Anxiety.* Retrieved from http://www.mayoclinic.com/health/anxiety/DS01187

Meulenkamp, T. M., Cardol, M., van der Hoek, L. S., Francke, A. L., & Rijken, M. (2013). Participation of People with Physical Disabilities: Three-Year Trend and Potential for Improvement. *Archives of Physical Medicine & Rehabilitation, 94, 5, 944-950.* doi:10.1016/j.apmr.2012.12.017

Migliore, A., Mank, D., Grossi, T., & Rogan, P. (2007) . Integrated employment or sheltered workshops: Preferences of adults with intellectual disabilities, their families, and staff. *Journal Of Vocational Rehabilitation, 26*(1), 5–19.

Miniño, A., Xu, J., Kochanek, K., & Tejada-Vera, B. (2009). Death in the United States, 2007. *NCHS Data Brief, 26.* Retrieved from http://www.cdc.gov/nchs/data/databriefs/db26.htm

Naditz, A. (2003, July). Deeply affected: As the nation ages, Alzheimer's will strike more people close to us. *Contemporary Long-Term Care,* 20–23.

National Heart, Lung, and Blood Institute. (2012) . Morbidity and mortality: 2012 chart book on cardiovascular, lung, and blood diseases. Retrieved from http://www.nhlbi.nih.gov/research / reports/2012-mortality-chart-book.htm

National Institute on Mental Health. (NIMH) (2012). *Anxiety dis-orders.* Retrieved from http://www.nimh.nih.gov/health/topics /anxiety-disorders/index.shtml

Pagán, R. (2013). Time allocation of disabled individuals, *Social Science and Medicine*, 84, 80-93.

Pitts, D. (2011). Work as occupation. In C. Brown & V. Stoffel (Eds.), *Occupational therapy in mental health: A vision for participation* (Chapter 50; pp. 695–710). Philadelphia: F. A. Davis.

Pouryamout, L., Dams, J., Wasem, J., Dodel, R., & Neumann, A. (2012). Economic evaluation of treatment options in patients with Alzheimer's disease: A systematic review of cost-effective-ness analyses. *Drugs, 72*(5), 789–802.

Shumway-Cook, A., & Woollacott, M. (2012). *Motor control: Translating research into clinical practice* (4th ed., pp. 1–20). Baltimore: Lippincott, Williams and Wilkins.

Sprout. (2014). *Sprout: Our mission.* Retrieved from http://gosprout.org/about-us/

Tanielian, T., Jaycox, L., Schell, T., Marshall, G. Burnam, M., Eibner, C., Karney, B., Meredith, L., Ringel, J., & Vaiana, M. (2008). Invisible wounds, mental health and cognitive care needs of America's returning veterans. *Rand Research Brief.* Retrieved from http://www.rand.org/pubs/research_briefs/RB9336.html

U.S. Department of Labor. (2012) . Current disability employment statistics, July 2012. Retrieved from http://www.dol.gov/odep/

U.S. Senate Committee on Health, Education, Labor, and Pensions (USSCHELP). (2012a). Unfinished business: Making employment of people with disabilities a national priority. Retrieved from http://harkin.senate.gov/documents /pdf/500469b49b364.pdf

U.S. Senate Committee on Health, Education, Labor, and Pensions (USSCHLP). (2012b). *HELP committee releases report, recom-mendations on disability employment.* Retrieved from http:// www.help.senate.gov/newsroom/press/release/?id=fbf20a90 -cad2-4ba8-a236-df6bbc623a8a

van Ingen, D., & Moore, L. (2010). How parents maintain healthy involvement with their adult children: A qualitative study. *Journal of Developmental & Physical Disabilities, 22*(6), 533–547.

White, D. K., Jette, A. M., Felson, D. T., Lavalley, M. P., Lewis, C. E., Torner, J. C., & . . . Keysor, J. J. (2010). Are features of the neighborhood environment associated with disability in older adults? *Disability & Rehabilitation, 32*(8), 639–645.

Winsor, J. (2012). State intellectual and developmental disabil-ity agencies' service trends. StateData. *Info Data Note, 38.* Retrieved from http://www.statedata.info/datanotes/datanote.php?article_id=337

Wittchen, H., & Uhmann, S. (2010). The timing of depression: An epidemiological perspective. *Medicographia, 32,* 115–125.

Wehmeyer, M., Bersani, H., & Gagne, R. (2000). Riding the third wave: Self -determination and self-advocacy in the 21st cen-tury. *Focus on Autism & Other Developmental Disabilities, 15*(2), 106–115.

World Health Organization. (2011). Elder maltreatment. *Fact Sheet, 357.* Retrieved from http://www.who.int/mediacentre /factsheets/fs357/en/index.html

World Health Organization. (2012). *Elder abuse: What is elder abuse.* Retrieved from http://www.who.int/ageing/projects/elder _abuse/en/

World Health Organization/World Bank (WHO/WB). (2011). *World report on disability.* Geneva, Switzerland: World Health Organization. Retrieved from http://whqlibdoc.who.int /hq/2011/WHO_NMH_VIP_11.01_eng.pdf

Yoshida, S. (2007). *A global report on falls prevention: Epidemiology of falls.* World Health Organisation. Retrieved from http://www.who.int/ageing/projects/1.Epidemiology%20of%20falls%20in%20older%20age.pdf

CHAPTER 20

안녕, 예방 및 건강증진

Wellness, prevention and health promotion

학습목표

이 장을 끝낸 후 독자는 다음을 할 수 있어야 한다.

- 건강 신념이 건강과 예방에 어떤 영향을 미치는지 설명한다.
- 일반적인 건강 상태 평가의 장점과 단점에 대해 논의한다.
- 의료서비스 클라이언트의 요구를 해결하는 데 있어 장애 역설과 건강 자가 평가에 대한 고려의 중요성을 설명한다.
- 당신의 직업과 관련된 인구집단 건강 계획의 예를 제시한다.
- 예방을 정의하고 이 장에 제시된 세 가지 예방 유형을 구별한다.
- 두 가지 건강 검사, 기대수명 및 건강 기대수명이 일반인과 건강전문가에게 끼치는 영향을 구분한다.
- 사회인지이론과 범이론모델이 당신의 직업에서 건강 및 예방 프로그램과 어떤 관련이 있는지 설명한다.

주요 용어

1차 예방 primary prevention
2020 건강한 사람들 Healthy People 2020
2차 예방 secondary prevention
3차 예방 tertiary prevention
건강 관련 삶의 질 health-related quality of life (HRQOL)
건강신념모델 health belief model
건강 자가 평가 self-assessed health
건강증진 health promotion
건강행동 health behavior
국가 예방전략 National Prevention Strategy
기대수명 life expectancy
발병률 incidence
범이론모델 transtheoretical model
사망률 mortality
사회인지이론 social cognitive theory
생활방식 재설계 lifestyle redesign
안녕 wellness
예방 prevention
예방 프로그램 prevention programs
유병률 prevalence
이환율 morbidity
인구집단 건강 population health
장애역설 disability paradox
환자 보호 및 부담적정보험법 Patient Protection and Affordable Care Act (ACA)

서론 INTRODUCTION

이 책 첫 장에서 독자들에게 인간 건강과 기능의 개념을 소개했다. 1장에 제시된 세계보건기구(WHO)의 국제 기능, 장애 및 건강분류(ICF, 2001)에 따르면 건강은 개인의 수명 동안 신체적, 정서적, 사회적 요인의 조합에 의해 결정된다. 건강의 개념은 개인과 인구 수준에서 중요하다. 가장 넓은 의미에서 건강한 개인은 삶과 사회에 참여한다. 그들은 사회적, 경제적 상호작용을 통해 배우고 일하고 지역사회에 기여한다. 이 장에서는 독자에게 안녕, 예방, 건강증진의 기본 개념을 소개하고 개인 및 인구집단에 이러한 개념의 적용을 강조할 것이다.

안녕(wellness)이라는 용어에 대해 보편적으로 인정되는 정의는 없다. 안녕은 "신체적, 정서적, 정신건강의 긍정적인 상태"이다. 이는 세계보건기구의 정의와 유사하지만, 특히 적절한 식이요법, 운동 및 기타 생활방식의 수정으로 유지되는 경우 안녕은 질병의 부재뿐만 아니라 삶에 관여하고, 자신의 행동에 대한 통제력을 가지고, 다른 사람들과 상호 교류하고 관계를 맺으며 그리고 아마도 가장 두드러지는 점은 건강이 자존감 및 자기 가치감을 향상시킨다는 것이다. 건강은 또한 신체적, 심리적, 영적 영역을 통합한 것으로 생각할 수 있다. 안녕은 모든 구성요소가 함께 작동되면 긍정적인 결과를 얻을 수 있는 삼각 구조 개념이다. 이 장에서 중요한 두 번째 정의는 **예방(prevention)**이다. 예방은 기능 및 참여를 최적의 수준으로 유지시키고 이를 위해 장애, 질병 또는 손상으로 이어질 수 있는 요인을 관리하는 것이다. 생애주기 이론(LCT)은 2장에서 오랜 시간에 걸쳐 인구집단의 건강 및 질병 패턴을 설명하는 개념적 체계이다. 생애주기 이론의 장기적인 시간적 관점은 건강 행동 및 발달 궤적에 초점을 맞출 수 있다. 개인과 인구 모두를 위해 강력한 예방에 초점을 맞춘다.

마지막으로 **건강증진(health promotion)**은 개인, 가족, 고용주 또는 지역사회 단체 등 소비자의 건강에 긍정적인 기여를 하는 정보를 제공하는 것이다. 건강증진은 또한 개인이 건강한 행동을 취하도록 동기를 부여하는 건강한 생각과 개념을 홍보하는 것이다. 세계보건기구(WHO, 2005)의 방콕 세계보건증진헌장은 건강증진을 "사람들이 건강과 그 결정요인에 대한 통제를 높이고, 결과적으로 건강을 증진시키는 과정"으로 정의하고 있다. 이는 행동 위험 요인을 변화시키는 데 초점을 맞춘 교육과 사회 마케팅뿐만 아니라 주거, 영양, 고용 등 건강의 전제 조건을 고려한 폭넓은 관점이다.

인구집단 건강 및 2020 건강한 사람들
POPULATION HEALTH AND HEALTHY PEOPLE 2020

Kindig와 Stoddart(2003)는 인구집단의 건강을 "한 집단 내의 결과 분포를 포함한 개별집단의 건강결과"로 정의한다. 인구집단은 세계 전체 인구만큼 크거나 시골 1학년 교실의 학생 집단만큼 작은 집단을 지칭할 수 있다. 인구 건강이라는 용어는 종종 "공동체 건강"과 동의어로 사용된다. 인구의 건강을 개선하거나 보호하는 프로그램은 광범위한 개인(예: 보건 제공자 또는 교사)과 조직(기업, 협회 및 정부)에 의해 후원, 설계 및 전달될 수 있다. 부상을 예방하기 위한 정부 프로그램의 한 예로 그림 20-1과 같이 자가용으로 이동하는 아동의 경우 아동 카시트를 의무적으로 사용해야 한다. 미국의 주마다 아동 카시트에 대한 법규가 다르기는 하지만, 이러한 정책은 전반적으로 0~5세 사이의 어린이 사망률을 현저히 감소시켰다(Houston, Richardson, & Neeley, 2001). 일부 장애아동은 표준 아동 카시트에 앉지 못할 수 있고 일반적으로 발달한 어린이보다 훨씬 더 자란 후에도 카시트가 필요할 수 있기 때문에 이는 의료 전문가들이 관심을 가질만한 문제이다. 마찬가지로, 장애가 있는 일부 부모들은 표준 아동 카시트를 관리하지 못할 수 있어 아이를 안전하게 옮기는 데 어려움을 겪을 수 있다.

인구 건강증진은 성공적인 노화를 지원하고 모든 사람들의 삶의 질을 향상시키는 데 도움이 되기 때문에 중요하다. 심장병, 당뇨병, 암과 같은 많은 만성질환의 재정비용이 어마어마하기 때문에 이는 더욱 중요하다. 예를 들어, 심혈관 질환으로 미국 사람들을 치료하기 위한 직접적인 의료비용은 2010년에 2,730억 달러였다(Heidenreich et al., 2011). 2030년에는 인구의 40% 이상이 어떤 형태로든 심혈관 질환을 앓을 것으로 예상되기 때문에 이 비용에서 세 배 정도 더 들 것으로 예상된다. 심각한 질병에 수반하는 생산성 손실을 고려한 심혈관 질환의 간접비용은 2010년에 1,720억 달러로 추정되었고 2030년에는 두 배로 증가할 것으로 예상된다(Heidenreich et al., 2011).

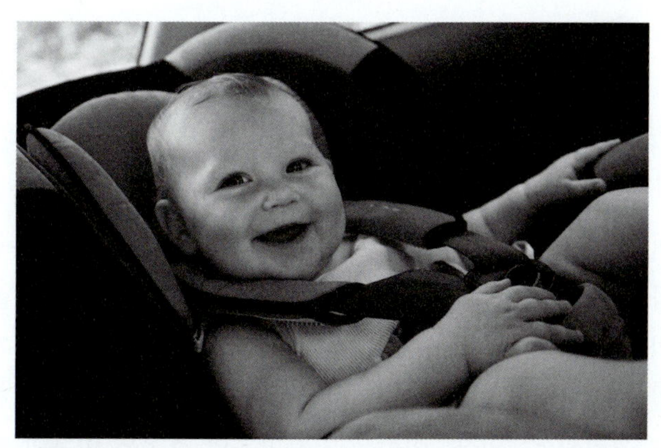

그림 20-1 아동 카시트는 미국 전역에 필수로 설치해야 한다.

미국에서 연방정부는 국가의 건강을 향상시키기 위한 노력을 집중하기 위해 "건강한 사람들(healthy people)"이라는 운동을 만들었다. 1979년, 미국 일반 외과 의사회에서 건강한 사람들: 건강증진 및 질병 예방에 대한 일반 외과의사의 보고서를 출판했다(U.S. Department of Health and Human Services, 2012). 초기 보고서는 연방, 주 및 지방 정부 기관과 수많은 국가 기구의 광범위한 연합을 통한 합의를 보여준다. 그 이후 10년마다 건강한 사람들에 대한 문서는 인구집단의 건강을 측정하고 향상시키기 위한 새로운 목표로 수정되고 업데이트되었다. **'2020 건강한 사람들(Health People 2020)'**의 최근 목표는 42개의 다른 주제 영역을 포함하는데 거의 600개의 목표를 포함한다(U.S. Department of Health and Human Services, 2012). 이 운동의 미션에는 (1) 전국적인 보건 개선 우선순위 파악, (2) 보건, 질병 및 장애의 결정요인에 대한 대중의 인식과 이해의 향상, (3) 국가, 연방주, 지역 수준에서 적용할 수 있는 측정 가능한 목표 및 그 목표의 적용을 제공, (4) 조취를 취할 수 있도록 다양한 분야에 참여하고 정책을 강화하고 가장 유용한 근거 및 지식을 통한 실제 임상 업무를 개선, (5) 중요한 연구, 평가 및 데이터 수집의 필요성 확인이 포함된다(U.S. Department of Health and Human Services, 2012). 2020 건강한 사람들의 주제 영역 및 목표의 전체 목록은 www.healthypeople.gov.에서 확인할 수 있다.

2020 건강한 사람들의 목표는 건강 상태, 건강 관련 삶의 질, 건강불균형 및 건강의 결정요인 등 4가지 범주에서 국가의 건강 개선을 도모한다(U.S. Department of Health and Human Services, 2012). 이 4가지 범주는 인구 규모에서 건강에 대한 더 큰 이해를 제공하기 위해 간략하게 설명될 것이다.

연방주의 건강 측정 Measures of health status

다양한 역학 통계는 인구의 건강 상태를 측정하고 설명하는데 사용된다. 이것들은 대체로 **사망률(mortality)**과 이환율(morbidity)의 척도로 분류된다. 사망률은, 즉 일정 기간 동안 사망하는 사람의 수를 말한다. 전체 모집단에 대해 사망률을 측정하거나 특정 부분 집단(예: 앞에서 설명한 유아사망률) 또는 질환(예: 암으로 인한 사망률)에 대해 측정할 수 있다. **기대수명(life expectancy)**은 특정 시점에 사람이 얼마나 오래 살 것으로 예상되는지를 추정하는 개념이다. 기대수명은 출생이나 특정 연령에서 추정할 수 있다. 예를 들어, 2009년에 태어난 아이의 평균 수명은 78.5세로 2009년에 65세가 되는 평균적인 사람보다 19.2년을 더 살 수 있을 것으로 예상한다(Kochanek, Xu, Murphy, Minino, & Kung, 2011). 더 새롭고, 중요하고, 밀접한 개념은 건강 기대수명(healthy life expectancy)이다. 건강 기대수명은 연령별 사망률 및 이환율이 평생 동일하게 유지될 경우 사람들이 생존할 것으로 예상할 수 있는 평균 건강수명이다. 이것은 특히 장기 인구 수준의 연구와 계획에 유용한 측정인데, 이는 사망률과 이환율의 장기적인 의미를 이해하는 데 도움이 되는 현재의 사망과 질병 패턴에 대한 "간략한 묘사"를 제공하기 때문이다(U.S. Department of Health and Human Services, 2012).

이환율(morbidity)에 대한 측정은 인구집단에서 질병의 부담을 반영한다. **발병률(incidence)**에 대한 측정은 특정 기간 동안 인구에서 발생하는 새로운 질환의 수를 측정한다. 예를 들어, 2008년 미국의 암 발병률은 462/100,000(U.S. Cancer Statistics Working Group, 2012)이었는데, 이는 그 해 미국 거주자 10만 명당 462명이 암 진단을 받았다는 것을 의미한다. 반면에, **유병률(prevalence)**은 특정 시점에 건강상 문제가 있는 사람들의 수를 측정한다. 2009년 말 현재 미국의 HIV 감염자 수(즉 HIV 감염자 수)의 추정 유병률은 110만 명이다(Centers for Disease Control and Prevention, 2012). 사망률과 마찬가지로 이환율 측정도 다양한 범주(연령 범위, 성별, 인종·민족성, 사회경제적 지위 등)에 따라 측정하고 보고할 수 있다. 시간에 따른 인구에서 이환율과 사망률을 측정하는 것은 건강문제를 확인하고 추적할 수 있게 해준다. 이것은 결국 정책 입안자들이 건강문제를 감소시키고 인구나 집단의 수명을 향상시키기 위한 목표와 우선순위를 정할 수 있게 한다. 2020 건강한 사람들의 많은 목표들은 역학적인 조치들에 기초한다. 일단 이러한 목표와 우선순위가 정해지면 목표를 달성하기 위한 노력이 개발될 수 있다.

건강 상태에 대한 또 다른 널리 사용되는 척도는 건강 자가 평가다. 건강 자가 평가는 사람들이 자신의 건강을 어떻게 인식하는지 보여주는 척도로써 훌륭함, 아주 좋음, 좋음, 보통, 나쁨으로 건강을 평가한다. 18장에서 제시된 흥미로운 발견 중 하나는 만성질환을 가진 많은 노인들이 스스로 건강을 평가하는 것이다. **건강 자가 평가(self-assessed health)**란 질병에 대한 객관적 평가보다는 자신의 전반적인 행복과 삶의 질에 대한 개인의 인식이다. 이 척도는 스스로 나쁘다고 진단한 건강 상태와 질병, 사망률, 신체적 장애를 포함한 다른 전통적인 건강 지표들 사이에 강한 연관성이 있기 때문에 널리 사용되고 있다(Cummings & Jackson, 2008).

물리치료사, 작업치료사와 특히 관련이 있는 2020 건강한 사람들에서 사용되는 마지막 건강 상태 측정은 활동의 한계(limitation of activity)이다. 활동의 한계는 사람들이 평상시 활동을 할 수 있는 능력을 장기간 감소시킨다고 알려진 것을 말한다. 이 건강지표는 노화에 대한 이해를 향상시키는 데 특히 도움이 되었다. 앞서 제시된 일상생활활동과 도구적 일상생활활동에 대한 노인들의 수행 패턴에 대한 많은 데이터는 활동의 한계를 측정하는 조사에 의해 수집되었다. 활동 제한은 신체적·정신적 건강문제가 있는 개인에 대한 활동 패턴과 참여에 대한 이해를 높이는 데 효과적이었다(Du Mont & Forte, 2014). 또한 활동 제한이 있는 사람들은 의료서비스에 대한 접근과 이용이 감소할 수 있다.

삶의 질과 관련된 건강

Health related quality of life

이 글의 앞부분에서 삶의 질은 일상생활에서 기본적 욕구와 복잡한 욕구 모두를 충족시키는 인식으로 정의되어 삶의 만족을 이끌어냈다. 건강전문가로서 우리는 종종 개인의 삶의 질에 초점을 맞춘다. 삶의 질은 다른 맥락에서도 고려될 수 있다. 이환율과 사망률의 측정은 인구의 건강의 양을 측정하는 척도로 볼 수 있다. **건강 관련 삶의 질**

(health-related quality of life; HRQOL) 측정은 건강 상태가 개인과 그룹 모두에서 삶의 질에 미치는 영향을 측정하고 설명하고자 한다. 건강 관련 삶의 질은 일반적으로 정신적 · 정서적 건강, 기능적 지위, 사회적 지원 및 사회경제적 지위를 포함한 여러 가지 질적 차원을 포함한다. HRQOL은 보다 전통적인 건강 대책의 초점이 되는 부정적인 측면뿐만 아니라 긍정적인 감정과 삶의 만족도 등 한 개인의 삶의 긍정적인 측면을 평가하기 때문에 특히 유용한 척도이다. HRQOL 척도의 또 다른 장점은 이전 연구들이 장애인의 삶의 질에 대한 자기 보고서와 대리 보고서 사이에 상당한 차이를 보인다는 점이다. Thompson(2012) 등은 "심각하고 지속적인 장애를 가진 성인의 50% 이상이 다른 개인이 최적이 아닌 것으로 간주할 수 있는 일상생활을 하고 있음에도 불구하고 양호하거나 우수한 HRQOL을 보고했다"고 언급했다. 자가 보고된 건강 및 타인에 의한 건강 평가 간의 이러한 차이를 **장애역설(disability paradox)**이라고 한다(Thompson et al., 2012). 이러한 역설은 안녕과 삶의 질에 대한 개인의 인식이 질병이나 장애가 없는 것 이외의 다른 것에도 영향을 받는다는 것을 강조한다. 삶의 질을 고려할 때 클라이언트인 개인의 관점을 이해하고 그들의 인식된 요구에 대응하는 것은 항상 중요하다.

향후 10년 동안 2020 건강한 사람들은 환자 보고결과 조치, 복지 조치, 참여 조치를 통해 미국의 HRQOL을 모니터할 것이다. HRQOL을 측정하는 데 사용되는 도구의 한 예는 짧은 양식[Short Form(36)] 건강조사(health survey) 또는 SF-36이다(Ware & Sherbourne, 1992). HRQOL과 관련된 이 조사도구 및 기타 사항은 본문 22장에 더 자세히 설명되어 있다. 건강한 사람들 운동은 개인 및 모집단 수준에서 HRQOL을 측정하는 다른 도구의 평가 및 개발과 관련된 목표를 포함한다.

건강결정요인들 Determinants of health

인구집단 건강은 여러 가지 요인에 달려 있다. 건강결정요인은 2020 건강한 사람들에 기술된 바와 같이 생물, 유전학, 개인의 행동, 건강 서비스 접근 그리고 출생, 생활, 학습, 놀이, 일, 노화 환경을 포함한 다양한 영향을 포함한다(U.S. Department of Health and Human Services, 2012). 건강한 사람들 운동은 생명, 사회적 요인, 보건서비스, 공공정책 및 개인의 행동에 대한 다섯 가지 광범위한 결정요인에 초점을 맞추고 있다. 표 20-1은 이러한 결정요인이 ICF 모델의 다양한 구성요소와 어떻게 관련되어 있는지를 보여준다.

표 20-1 건강결정요인과 ICF 모델 간 비교

건강결정요인	ICF 모델
생물학	건강 상태
사회적 요소	상황적 요소(외부)
의료서비스	상황적 요소(외부)
공공정책	상황적 요소(외부)
행동	상황적 요소(내부)

각 결정요인은 ICF 모델의 다양한 구성요소 사이의 상호작용과 유사하게 다른 결정요인에 영향을 미칠 수 있다는 점에서 유의한다. 노인들의 낙상 문제를 생각해 보자. 매년 65세 이상의 성인 3명 중 1명이 낙상하고(Hausdorff, Rios, & Edelberg, 2001), 5명 중 1명은 심각한 부상을 입는다(Stevens, 2006). 2010년 미국의 고령자 중 낙상으로 인한 직접적인 의료비는 300억 달러였다(Stevens, Corso, Finkelstein, & Miller, 2006). 노인들의 낙상은 수많은 상호 관련 요인에 의해 야기될 수 있다(Panel on Prevention of Falls in Older Persons, American Geriatrics Society and British Geriatrics Society, 2011). 생물학적 요인으로는 시력 저하, 근육 약화, 보행 및 균형장애 등이 있다. 환경적 요인은 낙상 위험에 크게 영향을 미친다. 실외 낙상 횟수는 실내 낙상(57.5% 대 42.5%)보다 많으며, 욕실에서 가장 많다(Bergland, Jarnlo, & Laake, 2003). 낙상하기 가장 쉬운 사람은 그림 20-2에서 나타난 것과 같이 이미 낙상 경험이 있거나 보행장애, 골다공증 등이 있는 사람들이다.

사회적 요인으로는 계단의 존재나 기타 구조적 장벽 등 환경의 특성, 가정에서의 사회적 지원 이용 가능성이 포함된다(Panel on Prevention of Falls in Older Persons, American Geriatrics Society and British Geriatrics Society, 2011). 의료서비스를 받을 자격이 없다면, 노인들은 낙상 위험에 대한 적절한 선별검사를 받지 못할 수도 있다. 이러한 선별이 없다면, 위험에 처한 노인들은 낙상 위

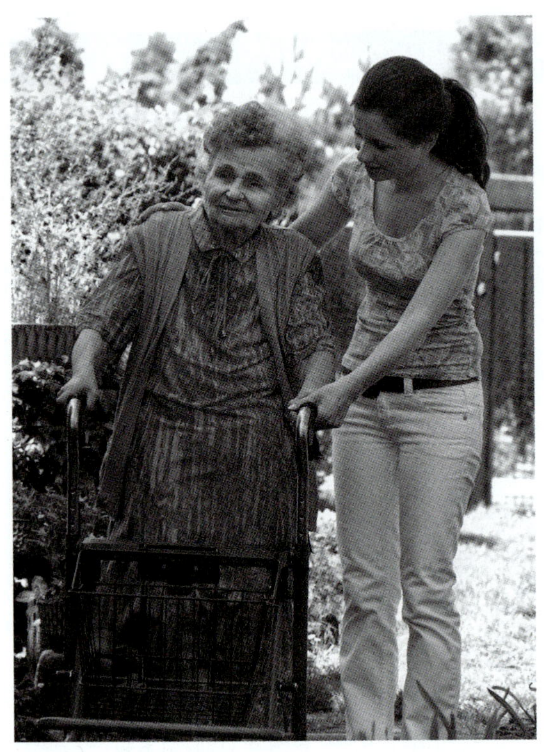

그림 20-2 어르신에게 실외 낙상은 실내 낙상보다 자주 발생된다.

험을 줄이기 위해 개별화된 프로그램을 설계하는 물리치료사나 작업치료사들을 접하지 못할 것이다. 여러 가지 약을 사용하는 것은 노인들의 낙상에 대한 위험요소로 확인되었기 때문에 의약품을 정기적으로 검토하는 것도 중요하다. 낙상 후 노인을 돌보는 비용은 정책 입안자들의 관심을 끌었고, 그래서 현재 의료 제공자들은 의료보험 시스템에 의해 재정적인 도움을 받아 노인들의 낙상 위험을 정기적으로 검사한다. 마지막으로, 개인은 자신 고유의 개인적 행동을 통해 그들 자신의 낙상 위험에 영향을 높일 수 있다. 정기적으로 운동을 하는 것은 낙상 위험을 감소시키는 것으로 나타났다(Panel on Prevention of Falls in Older Persons, American Geriatrics Society and British Geriatrics Society, 2011).

건강불균형 HEALTH DISPARITIES

앞에서 논의한 바와 같이 건강상의 차이는 인구집단이나 하위집단 간의 건강, 보건서비스 및 건강 결과의 차이로 인한 것이다. 간단히 말해서, 미국 인구의 일부는 다른 사람들보다 건강이 좋지 않다. 인종 · 민족성, 성별, 장애 상태, 시골과 도시 생활, 성적 지향은 종종 건강불균형과 관련된 집단 특성을 예로 들 수 있다(U.S. Department of Health and Human Services, 2012). 예를 들어, 아프리카계 미국인들은 다른 미국인들보다 심장질환으로 인한 사망률이 더 높은 경향이 있지만, 우회 수술, 혈관성형술, 심장재활과 같은 생명을 구하는 심장치료를 받을 가능성은 낮다(Mead, Cartwright-Smith, Jones, Ramos & Siegel, 2008). 이러한 차이는 부분적으로 사회경제적, 교육적 차이와 보건의료에 대한 접근 및 활용의 차이 때문일 수 있다. 2020 건강한 사람들은 우리 인구의 차이를 더 잘 이해하고 해결하는 것과 관련된 몇 가지 목표를 설정한다.

지역사회 건강증진
IMPROVING THE HEALTH OF COMMUNITIES

지역의 건강을 향상시키는 과정은 여러 면에서 재활치료사 자신이 환자를 치료할 때 사용하는 과정과 유사하다. 각 치료사는 검사를 수행하고, 클라이언트와 협력하여 목표를 고안하고 우선순위를 정하고, 치료적 중재를 계획하고 실행하며, 경과와 결과를 모니터링한다. 표 20-2에서는 물리치료 환자 · 클라이언트 관리 모델(미국 물리치료협회, 2003)을 지역사회 건강 프로그램 과정과 비교하였다.

많은 환경에서 전문팀들은 지역사회 건강 프로그램의 제공을 위해 협력한다. 지역사회 건강 프로그램 개발은 지

표 20-2 지역사회 보건 중재와 물리치료에서의 환자-클라이언트 관리 비교

환자-클라이언트 관리	지역사회 보건
검사(병력, 평가, 측정)	지역사회 요구 평가(지역사회 정보 수집, 기존 자료 검토 포함)
평가, 진단, 예후	목표와 우선순위 설정
중재	중재
재검사	모니터링
결과(활동 및 참여의 개선)	결과(이환율, 사망률 등의 개선)

* Basics of patient/client management. Guide to Physical Therapist Practice (revised 2nd edition) (2003). Alexandria, VA: American Physical Therapy Association.

역사회 파트너를 확인하고 지역사회 건강 향상에 관심이 있는 개인과 집단의 연합을 구축하는 것으로 과정을 시작해야 한다. 선택사항에는 개인 의료서비스 제공자, 병원 및 기타 의료기관, 고용주, 학교, 교회, 정부기관 및 공무원이 포함된다. 다른 전문가들과의 제휴는 지역사회 내에서 관계를 구축하고, 중복을 줄이고, 지역사회의 다른 분야에서 공동의 목표를 위해 자원을 모을 수 있도록 도움을 줄 수 있다. 각각 프로그램들은 노인을 위한 수중 운동 프로그램과 같이 개인에 매우 집중될 수 있으며, 공중보건 박람회에서의 선별 서비스 제공과 같이 보다 일반적일 수 있다. 프로그램은 사람들이 유용한 지역사회 자원을 찾도록 돕는데 초점을 맞출 수 있고, 낙상 예방과 같은 주제에 대한 클라이언트 정보를 제공할 수 있으며, 관계자들이 실제로 클라이언트들이 언급한 수중 운동 프로그램과 같은 곳에 등록할 수 있도록 지역 공동체 프로그램을 개발할 수 있다.

지역사회의 건강에 대한 흥미로운 접근은 건강한 습관과 행동을 만드는데 초점을 맞춘 작업치료 분야에서 개발된 중재 전략이다. **생활방식 재설계(lifstyle redesign)**는 훈련된 전문가가 이끄는 지역사회 기반 소규모 그룹을 통해 보다 건강한 생활방식을 구축함으로써 만성질환을 예방하고 관리하여 건강과 행복을 향상시키는 접근방식이다. 이 접근방식은 건강한 노인 연구의 연구를 통해 개발되었다(Clark & Azen, 1997; Clark et al. 2001).

이러한 전제는 직접적이고 사람들의 일상생활에서 건강을 증진시키는 습관과 일상을 습득하는 과정에 초점을 맞춘다. 구조화된 그룹 토론과 활동에 초점을 맞춘 이 소규모 그룹 기반 중재는 작업의 힘에 대한 소개, 노화, 건강, 직업, 교통, 안전, 사회적 관계, 문화적 인식, 재정 그리고 통합 요약 등 8가지 주제에 초점을 맞춘다. 건강한 노인 연구에서의 생활방식 재설계 중재에 참여하는 어르신들은 도시 거주자들이며 문화적으로 다양한 계층의 건강한 노인들과 나중에 건강불균형을 야기할 위험성이 높은 노인 그룹 둘 다 참여하였다. 두 연구 실험 모두 신체건강 증진, 정신건강 개선, 우수한 작업 기능 및 삶의 만족도 증가 분야에서 중재 그룹의 긍정적인 변화를 보였다(Clark & Azen, 1997; Clark et al. 2001).

낙상 예방 프로그램 및 생활방식 재설계 프로그램과 같은 건강 및 예방 프로그램을 수행하려면 임상가는 지역사회에서 파트너십을 구축하고 클라이언트 중심으로 상호 교류해야 한다. 파트너십 구축은 지역사회의 관점에서 지역사회의 요구를 확인하는데 도움이 된다. 지역사회에서 데이터를 수집하는 옵션에는 연구를 위한 설문조사, "핵심 정보 제공자" 또는 지역사회 지도자 인터뷰, 지역사회 토론회 또는 중심 집단 인터뷰 개최가 포함된다. 이 과정에서 수집된 정성적 정보는 기존의 정량적 데이터를 명확히 하고 보완하는데 사용될 수 있다. 지역사회 건강에 관한 기존 데이터는 연방, 주, 도 및 시 기관을 포함한 다양한 출처에서 수집할 수 있다. 미국 보건복지부(Department of Health and Human Services)의 소속 질병통제예방센터(Centers for Disease Control and Prevention)는 주 및 도 정부와 협력하여 다양한 급성·만성질환으로 인한 출생률, 사망률 및 질병 상태를 모니터링한다. 이 정보는 www.cdc.gov/DataStatistics/에 공개되어 있다. 대부분의 주 정부는 공중보건 데이터를 보고하는 웹사이트도 제공한다. 많은 주에서도 지방 정부 수준의 데이터를 제공한다. 카이저 가정 재단(Kaiser Family Foundation)의 웹사이트 www.statehealthfacts.org에서 기존 공중보건 데이터의 또 다른 좋은 자료를 제공한다. 이 사이트를 통해 사용자는 이환율, 사망률 및 사회경제적 지표에 대해 주와 국가를 비교할 수 있다.

일단 지역사회의 건강상 필요성이 확인되면, 우선순위와 목표를 개발할 수 있다. 목표는 프로그램의 의도에 대한 명확하고 측정 가능한 내용을 가진다. 예를 들어, 목표는 특정 선별검사를 받는 사람의 수를 늘리거나 모집단의 질병 발생률이나 유병률을 줄이려는 의도를 반영할 수 있다. 목표는 측정할 수 있어야 하고, 건강문제와 명확하게 관련 있어야 하며, 대중에게 전달될 수 있어야 한다. 목표는 중재전략을 명확하게 구별하고 프로그램 평가의 기초를 형성하는 데 도움이 될 것이다.

낙상 예방 및 생활방식 재설계와 같은 지역사회 프로그램은 클라이언트과 전문가인 치료사 간의 직접적인 상호 교류에 초점을 맞춘 전통적인 물리적·작업적 서비스 제공 모델을 반영한다. 이러한 예에서는 종종 장기간에 걸친 개인 또는 소규모 개인 그룹에 중재가 제공된다. 다른 모델을 적용하는 지역사회 중심의 건강운동의 예는 18장에 설명된 카피트(CarFit) 운동이다. 카피트는 AARP, 미국작업치료협회(American Occupational Therapy Association)

및 AAA와 협력하여 미국 노인사회단체(the American Society on Aging)에 의해 개발되었다(AARP & AAA, 2010). 카피트 모델은 지역사회 행사를 후원하거나 기존 지역사회 행사(예: 건강 박람회)에 참여하는 것이다. 카피트 행사는 일반적으로 2~4시간 소요되며 지역사회 내의 모든 사람들에게 개방된다. 카피트 프로그램은 각 개인 차량의 안전 기능을 효과적으로 사용하는 데 중점을 둔다. 카피트 행사에 참석한 사람들은 자동차 안전 기능에 대한 접근 및 사용을 검토하는 일련의 장소에 참여한다. 카피트의 초점은 안전이지만, 더 큰 목표는 안전 운전에 대한 토론과 고령 운전자를 위한 대안을 논의할 수 있는 지원 환경을 제공하는 것이다. 이는 건강한 행동을 지원하여 교육을 제공하는 건강증진 모델에 포함된다. 점점 증가하는 사회적 관심사를 해결하기 위해 전국 수준의 전문가 및 소비자 센터 조직 간의 협력이 필요하다.

지역사회 의료 중재
COMMUNITY HEALTH INTERVENTIONS

인구집단의 건강을 개선하기 위한 프로그램은 일반적으로 예방 프로그램이라고 한다. **예방 프로그램(prevention programs)**은 하나 이상의 건강결정요인을 해결할 수 있다(표 20-3 참조). 예방 프로그램은 해당 건강 상태와 관련한 중재 시기에 따라 1차, 2차 또는 3차로 분류될 수도 있다(그림 20-3 참조).

표 20-3 건강결정요인을 통한 지역사회 건강 중재의 예

건강결정요인	예
생물학	면역조치, 유방조영사진
사회적 요소	대중교통 개선, 환경적 위험 노출 감소
의료서비스	의료서비스 접근성 증가, 의료서비스 질 개선
공공정책	미성년자에 대한 담배 판매 규제법, 위험한 운전 습관에 대한 처벌(운전 중에 문자 보내기)
건강행동	안전, 건강한 식단 또는 신체적 활동을 교육하기 위한 프로그램

* US Department of Health and Human Services. (2012). Healthy people. Retrieved October 28, 2012 from http://www.healthypeople.gov/2020/default.aspx

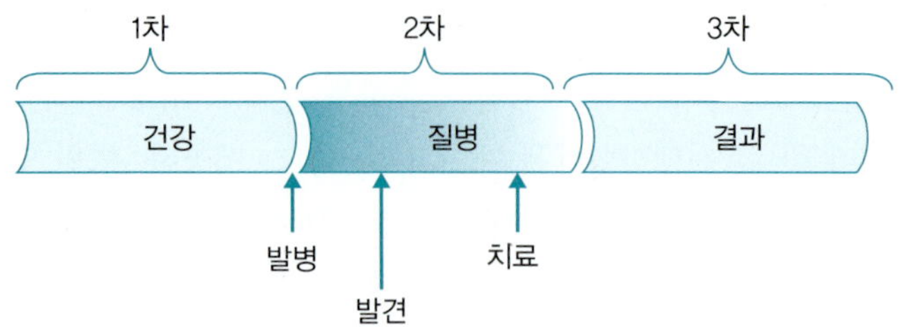

그림 20-3 예방의 수준

1차 예방(primary prevention)에는 사람들이 질병이나 부상을 입지 않도록 보호하기 위한 노력이 포함된다. 전염병 예방접종은 생물학적 건강위험을 해결하는 1차 예방의 전형적인 예이다. 백신은 감염성 유기체(또는 감염성 유기체와 유사한 유기체)에서 추출한 물질로 만들어진다. 백신은 체내에 주입되고 항체는 사람들의 면역계에 의해 형성된다. 예방접종을 한 사람들이 나중에 감염성 유기체에 노출되면 면역체계가 감염에 방어 반응을 일으킬 수 있다. 백신은 일반적으로 무해하지만 소수의 사람들에게 알레르기 반응이나 경미한 부작용을 일으킬 수 있다. 미국에서는 학령기 아동에게는 소아마비 및 홍역과 같은 질병 예방접종이 필요하지만, 노인에게는 인플루엔자 및 폐렴 구균 백신이 권장된다.

다른 일반적인 1차 예방 중재는 건강행동 또는 공공 정책을 목표로 한다. 뇌손상에 대한 대중의 인식을 높이고 자전거 헬멧 사용을 늘리기 위해 고안된 교육 프로그램이 행동 중재의 한 예이다. 어린이와 청소년이 담배 제품에 접근하는 것을 어렵게 만드는 법은 1차 예방을 목표로 하는 정책 활동의 예이다. 이 교재의 7장에서 논의된 주요 예방 프로그램은 유니버셜 디자인 운동이다. 유니버셜 디자인의 원칙은 계획과 실용적인 디자인을 통해 장애물로 인식하기 전에 장애물을 제거하거나 제한하는 것을 강조한다.

2차 예방(secondary prevention)은 질병 또는 장애의 지속 기간, 심각성 및 후유증을 줄이기 위한 노력을 말한다. 많은 질환에서 사람들은 보통 초기 단계에서 무증상일 수 있다. 이러한 질환의 예로는 암, HIV와 같은 전염병 및 고혈압, 당뇨병 및 심장병과 같은 만성질환이 있다. 이러한 질병이 발견되지 않고 치료되지 않을수록 건강상태, 삶의 질 및 비용과 관련된 결과가 더 심각하다. 따라서 2차 예방

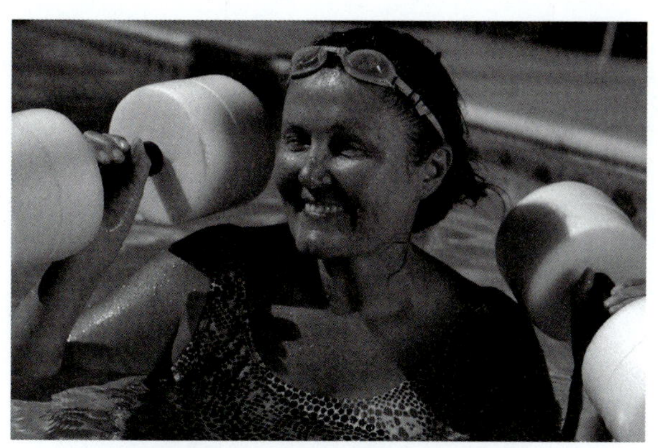

그림 20-4 아쿠아 운동은 골관절염을 가지고 있는 사람들에게 즐겁고 건강한 운동법이다.

노력은 종종 조기 발견 및 중재를 위한 조치를 개발하는데 목적이 있다. 유방암 검진을 위한 유방 촬영 사진, 정기 혈압 모니터링, 고콜레스테롤 혈액검사 등이 이에 해당한다. 검진은 건강 관리 제공자, 건강 박람회 및 기타 지역사회 행사를 정기적으로 방문하는 등 다양한 상황에서 발생할 수 있다. 선별검사가 효과적이기 위해서는 선별도구가 정확하고 저렴하며 쉽게 구할 수 있어야 하고 건강상태를 치료하기 위한 효과적인 중재가 필요하다. 물리치료 및 작업치료에서 2차 예방은 균형 선별검사 및 지역 건강 박람회에서 유용한 시야 검사를 포함할 수 있다.

3차 예방(tertiary prevention)은 질병 또는 부상 후 적용하는 재활, 적응 및 편의를 말한다. 재활전문가는 종종 이러한 수준의 예방에 도움을 준다. 3차 예방은 운동범위를 유지하는데 도움을 주기 위해 그림 20-4와 같이 맞춤식 교정적 치료 형태를 취하거나 관절염 환자의 필요에 맞는 수중 에어로빅 교실과 같이 더 일반적일 수 있다. 물리치료사와 작업치료사들은 환자들을 자기 삶의 역할에 적극적으로 참여시키는데 중점을 두기 때문에 이 작업들은 모든 수준의 예방과 건강에 걸쳐 인구 건강을 다루는 독특한 관점과 기술을 보유하고 있다.

안녕과 건강 행동

WELLNESS AND HEALTH BEHAVIORS

안녕(wellness)은 질병이 없을 뿐만 아니라 삶에 관여하고, 자신의 행동에 대한 통제력을 갖고, 다른 사람들과의 상호작용과 관계 맺기를 원하며, 아마도 가장 두드러지게 안녕은 우리의 자존감, 자기 가치 감각을 향상시킨다. 안녕은 또한 육체적, 심리적, 영적 영역이 혼합된 것으로 생각할 수 있다. 안녕은 모든 구성요소가 함께 작동하면 긍정적인 결과를 얻을 수 있는 삼각 개념이다.

건강행동(health behavior)은 건강을 지원하고 질병을 예방하기 위해 개인이 취하는 행동이다. 일부 일반적인 건강행동은 규칙적으로 운동하고 균형 잡힌 식단을 먹고 규칙적인 수면 습관을 유지하는 것이다. ICF 모델과 건강한 사람들 운동은 개인행동이 건강과 기능에 미치는 영향을 인식한다. 개인과 인구집단을 위한 예방전략을 계획할 때 건강행동에 대한 몇 가지 이론이 유용할 수 있다. 이 세 가지 이론에 대한 간단한 검토에 대해 아래에 언급할 것이다.

건강신념모델 The health belief model

건강신념모델(The health belief model; HBM)은 예방 건강 서비스의 활용을 연구하기 위해 Rosenstock에 의해 개발되었다(Rosenstock, Strecher, & Becker, 1988). 이 모델은 사람들이 자신이 충분히 위험한 질병이나 부상의 위험이 있다고 생각되면 행동을 바꿀 것이라고 제안한다. 새로운 행동을 채택하기로 결정하기 전에 사람들은 행동 변화에 방해되는 것과 이점을 평가할 것이다. "결정 균형"은 그 사람이 행동하기 전에 이점을 평가하는 것이다. 표 20-4는 건강신념모델을 요약한 것이다.

노인의 낙상 위험을 줄이기 위한 일반적인 중재는 클라이언트의 가정환경을 평가하는 것이다. 이 평가의 초점은 작은 융단과 잡동사니 같은 잠재적인 환경 내 위험을 줄이고 난간, 야간 조명 및 기타 보조 장비를 추가하여 문제

표 20-4 건강신념모델의 구성

구성	결정 균형 요소
민감성의 감지	나에게 위험한 것은 무엇인가?
심각성의 감지	질병 · 부상이 얼마나 위험한가?
이점의 감지	새로운 행동이 나의 삶을 얼마나 향상시킬 것인가?
장벽의 감지	내가 직면한 어려움은 무엇이고 그것이 어떠한 대가를 지불하는가?

영역을 개선하는 것이다(Panel on Prevention of Falls in Older Persons, American Geriatrics Society and British Geriatrics Society, 2011). 낙상 위험이 있는 178명의 노인을 대상으로 한 연구에서 Cumming(2001) 등은 많은 노인들이 집을 개조하는 것이 낙상 위험을 줄일 수 있다고 생각하지 않는다고 결론지었다. 이 신념은 작업치료사가 권고하는 것을 준수하는데 부정적인 영향을 미친다. 건강신념모델에 따르면 고령의 클라이언트는 이러한 변화(낙상 위험 감소)를 통한 이점이 인식된 장벽(비용, 불편함 등)을 능가한다고 생각하지 않는 한 집을 개조하지 않을 것이다.

사회인지이론 Social cognitive theory; SCT

사회인지이론(social cognitive theory; SCT)은 심리학자 Albert Bandura의 사회학습 이론에서 채택되었으며 다양한 건강 관련 개인행동에 적용되었다. 이 이론은 사람들이 기술을 재현하고 수행을 강화하고 다른 사람들을 관찰함으로써 기술을 습득하고 새로운 행동을 수행한다고 제안한다. 사회인지이론은 행동이 개인 및 환경요인에 영향을 주고받는다고 제안한다(Basen-Engquist et al., 2013). 이 관계에는 몇 가지 중요한 개념이 내포되어 있다. "자기 효능감"의 개념은 어떠한 행동을 잘 선택할 수 있는 능력에 대한 자신감의 정도를 나타낸다. 자기 효능감을 구축하려면 사회인지모델의 세 가지 요소 모두에 주의를 기울여야 한다. 전략적 학습에는 관찰 학습, 숙달 형성, 스트레스 관리, 언어적 독려, 설득이 포함된다(Glanz, Rimer, & Lewis, 2002).

사람들은 사회적 · 물리적 환경을 관찰하여 학습한다. 만약 어떤 클라이언트가 누군가가 행동을 성공적으로 실행하는 것을 관찰하면, 특히 클라이언트가 그 행위자를 역할 모델로 인식하는 경우, 클라이언트는 자신이 관찰한 행동을 시도할 가능성이 높다. 숙달의 형성은 관리 가능한 부분으로 복잡한 행동을 나누는데 클라이언트에게 도움이 되는 사려 깊은 지시사항을 통해 완성될 수 있다. 정서적 스트레스는 종종 새로운 습관을 들이는 데 동반된다. 어떤 경우에는 클라이언트가 신체적 불편함(예: 새로운 운동 일과로 인한 근육통)을 경험할 수도 있다. 재활치료사들은 클라이언트가 교육, 상담, 구두, 격려 및 설득을 통해 이러한 스트레스와 불편을 관리하도록 도울 수 있다. 그림 20-5의 어린 소년은 천식 약물요법의 숙달을 보여준다. 이 건강행동은 일반적인 또래 아동의 자기 관리보다 더 복잡하다. 그 아이는 교육과 지원, 칭찬을 통해 이렇게 필요한 건강행동을 습득했다.

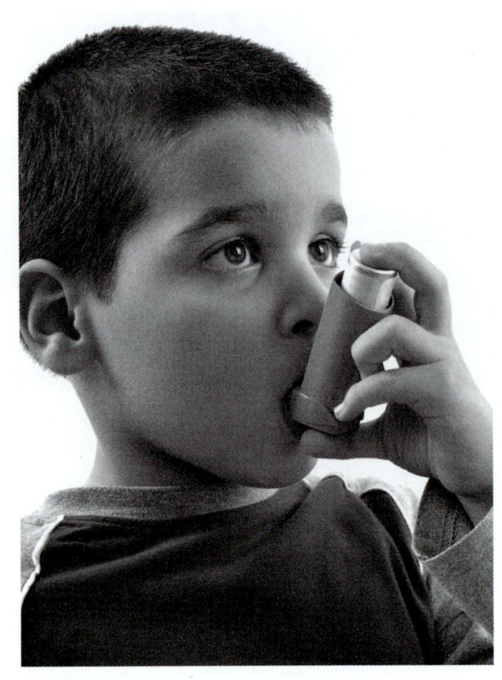

그림 20-5 천식을 관리하는 기술과 자신감은 아이가 건강 행동을 가지는데 중요하다.

낙상 위험에 처한 노인들의 자기 효능감을 높이기 위한 프로그램의 예는 균형의 문제이다. 이 프로그램은 유럽에서 개발되었으며(Tennstedt et al., 1998), 미국 노화 관리국(Healy, Peng, Haynes, McMahon, & Gross, 2008)의 보조금으로 미국에서도 적용하도록 수정되었다. 이 프로그램은 신체활동 증가와 환경 수정을 통해 낙상 위험과 낙상에 대한 두려움을 통제할 수 있다는 노인의 자신감을 키우는 데 중점을 둔다.

범이론모델 Transtheoretical model

범이론모델(the transtheoretical model)은 James Prochaska가 개발했으며 다양한 건강행동을 위해 널리 사용된다(Prochaska et al., 1994). 핵심 구성요소로 인해 종종 "변화단계" 모델이라고 한다. 변화의 단계 개념은 사람들이 계획 전, 계획, 준비, 실행 그리고 유지 관리와 같은 일련의 단계에서 새로운 건강행동을 채택하는 것을 제안한다. 계획 전 단계에서 사람들은 변화를 고려하지 않는다. 계획하면서, 그들은 변화에 대해 생각하고 있지만 아직 구체적인 조치를 취하지 않는다. 준비 단계에서 사람들은 새로운 행동을 채택하기 위한 예비 조치를 취한다. 여기에는 정보 찾기, 장비 구입 또는 건강관리 제공자와의 약속 예약이 포함될 수 있다. 실행 단계에서 사람들은 새로운 행동에 적극적으로 참여한다. 오랜 기간(예: 6개월) 동안 행동을 지속한 이후에는 유지 단계에 있다고 여긴다(Prochaska et al., 1994).

클라이언트가 한 단계에서 다음 단계로 이동하는 것을 돕기 위해 재활치료 전문가는 사람들의 현재 변화 단계에 맞는 전략을 이용한다. 이러한 전략에는 사회인지모델의 자기 효능감과 건강신념모델의 결정 균형 개념이 통합되어 있다(Prochaska et al., 1994). 예를 들어, 계획 전 단계에 있는 클라이언트의 경우 중재는 문제에 대한 인식과 새로운 행동 선택의 이점을 고취시키는데 중점을 두어야 한다. 이후 단계에서 중재는 자기 효능감, 장벽 극복 및 재발 방지에 중점을 두어야 한다. Lambert(2001) 등은 노인들이 낙상 위험을 줄이기 위해 환경 및 개인적 변화를 하도록 장려하기 위해 고안된 3가지 지역사회 프로그램을 설명한다. 저자는 가정환경 수정에 대한 권장사항에 대한 준수를 강화하기 위해 단계 맞춤 중재를 사용하도록 권장했다.

건강신념모델 및 사회인지이론과 함께 범이론모델은 인간의 건강행동을 변화시키는 것으로 사람들이 건강한 선택을 하도록 "교육"하는 것은 결코 간단하지 않다는 것을 인정한다. 건강 자체와 마찬가지로 건강행동은 다양한 내재적 요인과 외재적 요인의 상호작용에 의존한다. 미국 인구의 건강을 개선하기 위해서는 광범위하고 체계적인 접근이 필요하다.

건강 정책, 예방 및 미래
HEALTH POLICY, PREVENTION AND THE FUTURE

2010년 환자 보호 및 부담적정보험법(The Patient Protection and Affordable Care Act of 2010; ACA)은 1965년 노인의료보험제도(Medicare) 및 저소득층 의료보장제도(Medicaid)가 통과된 이후 미국 건강관리 시스템에 대한 가장 중대한 규제 변경을 나타낸다. 추가적인 의료 개혁은 의료서비스 결과를 개선하고 의료서비스 전달을 간소화하기 위한 것이다. 버락 오바마 대통령의 후원 하에 고안된 이 건강관리 개혁법은 인구건강 및 예방계획을 위한 광범위한 자금이 포함된다. 질병통제예방센터(2014)에 따르면 모든 성인의 약 절반이 하나 이상의 만성 건강 상태를 가지고 있다. 성인 4명 중 1명은 만성질환을 둘 이상 가지고 있다. 실제로 10명의 미국인 중 7명은 만성질환, 심장병 및 암을 가지고 있고 이들 질병으로 인한 사망이 전체 사망의 48%를 차지한다(CDC, 2014). 이들 질병은 미국에서 건강관리에 쓰인 돈의 3/4을 차지한다. 2009년 보고서(Trust for America's Health, 2009)는 예방에 1인당 $10를 지출하면 1~2년 사이에 매년 28억 달러, 5년 동안 1년에 165억 달러, 10년에서 20년 동안 185억 달러를 절약할 것이라고 결론지었다.

환자 보호 및 부담적정보험법은 국가 예방 우선순위 설정, 예방 운동 촉진, 예방 서비스에 대한 제한 감소, 공중보건 중재 및 인프라에 대한 실질적인 새로운 자금 제공을 통해 예방 및 공중보건을 강조한다(Shaw, Asomugha, Conway, & Rein, 2014). 오바마 대통령은 이 행정 계획을 감독하기 위해 17명의 연방 행정기관 대표들로 구성된 국가 협의회를 임명했다(National Prevention Council, 2011a). 의회는 2011년 6월에 **국가 예방전략(National Prevention Strategy)**을 발표했다. 그림 20-6에 요약된 이 전략은 인구 건강을 개선하고 건강관리 비용을 줄이기 위한 4가지 "전략적 방향"과 7가지 "전략적 우선순위"를 확인한다(National Prevention Council, 2011b).

환자 보호 및 부담적정보험법은 새로운 개인 보험설계와 저소득층 의료보장제도 프로그램을 확대시킨 연방주에서 무료로 정부 공중보건 옹호 단체 연합이 권장하는 일련의 임상 예방 서비스를 제공할 것을 요구한다. 미국 연방정부는 2013년 초 개인 보험설계에 대한 새로운 의무 적용 범위가 새로 추가된 7,100만 명의 사람들에게 비용 분담 없는 예방 서비스를 제공했다고 추정했다(Shaw, Asomugha, Conway, & Rein, 2014).

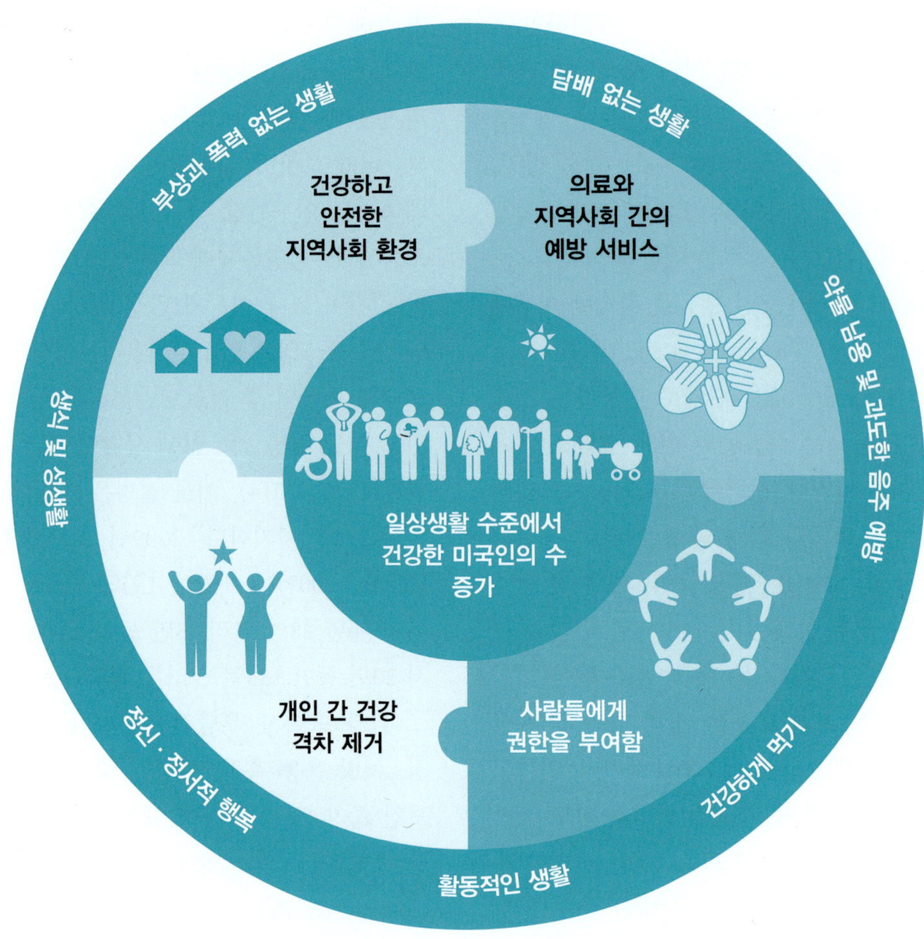

그림 20-6 국가 예방전략의 요약

요약

치료사로서 우리는 종종 질병과 장애에 대한 치료사의 노력을 우선적으로 생각하지만, 문제를 인식하지 못한 사람들에게 치료사가 중요한 영향을 끼칠 수 있으며 이를 통해 그들이 건강과 삶의 질 향상을 지속할 수 있도록 도움을 주는 생활 및 활동을 변화하게끔 한다. 이 장에서 설명하는 안녕과 예방 프로그램인 낙상 방지 및 생활방식 재설계와 같은 프로그램은 건강 유지와 삶의 질을 향상시키며 지역사회 건강 지원을 제공한다. 그리고 이 프로그램은 참여자에게 혜택을 주는 것뿐만 아니라 비용 효율성이 있다.

건강 및 예방 접근방식은 모든 연령, 지역 또는 건강 위험 그룹에 맞게 설계할 수 있다. 작업치료사와 물리치료사 모두 전통적인 환자 중재 실무를 "환자"가 아닌 질병 및 장애 예방에 관심 있는 지역사회 사람들을 대상으로 하는 프로그램과 결합해 왔다. 오늘날의 의료 종사자들은 이와 같은 영역은 임상실습과 사회적 책임 모두를 종종 간과한다.

사례 1

자비에

자비에는 기분장애, 주요 우울증 및 무릎 위 다리 절단을 진단받은 26세 남성이다. 자비에는 군대에서 복무했으며 두 번째 임무를 수행하는 동안 왼쪽 다리를 잃었다. 이제 군대에서 전역한 자비에는 첨단 마이크로프로세서로 제어되는 씨렉(C-leg), 다리 보철물 및 지팡이의 보조를 받으면서 걷는다. 그는 이 장치를 사용하는 것에 대한 자신감을 서서히 키웠다. 보철 다리(prosthetic limb)를 사용하는 법을 배우는데 어려움을 겪었고 그 외에도 우울증으로 인한 주의력과 작업기억에 약간의 장애를 가지고 있다. 이로 인해 과제를 지속하고, 스스로 자신의 수행능력을 모니터링하는 것이 어려웠고 과제 수행 중에 산만함을 보였다.

자비에는 어머니와 함께 살았으며 군대에서 전역한 이후로 일을 하지 않았다. 현재 자비에는 모든 일상생활활동을 독립적으로 관리할 수 있다. 그는 집안일을 돕지만 세탁 및 대청소는 할 수 없다. 그는 식사 준비, 돈 관리 및 컴퓨터 사용에서 독립적이다. 자비에는 쇼핑하는데 적절한 도움이 필요하며 대중교통을 이용하는데 어려움이 있다. 자비에의 어머니는 아들이 집안일을 돕는다고 하지만 그가 "사회로 돌아가는" 모습을 보고 싶어 한다. 부상은 회복되었지만 자비에는 자신의 건강이 보통이라고 말했다.

부상 전에 자비에는 농구와 사냥을 좋아했다. 그는 퇴원 후 자신의 오랜 농구 친구에게 연락하지 않았으며 요리 및 온라인 게임을 제외하고는 여가 활동을 하지 않는다. 자비에는 이제 준비가 되었다고 말한다. 자비에는 더 이상 치료를 원하지 않고 새로운 삶을 원한다. 그는 친구들과 어울리고 스포츠를 즐기고 보철물을 찬 상태로 운전하는 법을 배우고 싶어 한다.

도움이 되는 질문

생각해 볼 몇 가지 질문들:

1. 일반적인 젊은 성인의 발달경로를 고려할 때 자비에에게 어떤 유형의 건강증진 행동이 발달적으로 적합한가?
2. 자비에는 교육, 업무 및 여가와 같은 일상생활활동 등을 하는데 몇 가지 제한이 있다. 자비에가 이러한 성인 생활 역할로 복귀하는데 어떤 종류의 지원이 필요하다고 생각하는가?

안녕과 아동 정신건강에 대해 말하다

ANNE CRONIN, 작업치료사,
웨스트 버지니아주 모건 타운 대학교 작업치료학과

나는 나의 직업을 통해 공중보건의 발전을 충실히 따랐으며 낙상 예방, 생활방식 재설계 및 카피트와 같은 광범위한 프로그램의 긍정적인 영향을 자랑스럽게 생각한다. 이러한 프로그램들은 성인을 대상으로 한 훌륭하고 중요한 운동이다. 소아 재활치료사로서 나는 항상 건강과 예방 노력의 대부분이 아동 자신보다는 클라이언트의 부모에게 집중되어야 한다고 느꼈다. 그런 다음 작업치료사인 수잔 베이직 박사가 그녀의 기금 마련 프로젝트인 "매 순간이 중요하다: 하루 동안의 정신건강 증진"에 대해 이야기하는 것을 들었다 (Bazyk, 2011).

이 프로젝트는 교실 내에서 점심 식사, 쉬는 시간 및 방과 후 활동 중에 적용되는 학교 정신건강에 대한 여러 단계에 걸친 공중보건 접근법이다. 가장 광범위한 수준에서 이 프로그램은 긍정적인 행동과 정신건강을 장려하기 위해 학교 전체에서 발달과정을 고려한 적절한 정보를 제공한다. 여기에는 일상적인 학교활동에 포함된 사회적 · 정서적 학습활동이 포함된다. 또한 학교 전체에 긍정적인 행동 지원 체계가 포함되며 학생들이 긍정적인 정신건강을 발달시키고 유지하도록 돕는 특정 교육이 포함된다. 이러한 광범위한

안녕과 아동 정신건강에 대해 말하다 (계속)

피라미드 바닥 전략은 개인의 힘을 강조하고 정서적으로 긍정적인 학교 분위기를 조성하는 데 중점을 둔다.

다음 단계인 피라미드 중간은 장애, 과체중 · 비만, 빈곤, 외상 · 학대 등과 같은 다양한 상황 스트레스 요인으로 인해 행동 및 정신건강 문제의 위험에 처한 학생들을 대상으로 전략을 수립한다. 이 수준의 아동은 일반적으로 정신건강 문제가 있는 것으로 확인되지 않지만 조기 중재로 해결할 수 있는 준 임상 문제로 어려움을 겪고 있다. 이 그룹의 학생들을 위한 추가 예방 및 정서적 지원 전략에는 집단 괴롭힘 예방 교육, 우정 증진 및 유지에 관한 교육이 포함된다. 재미 있는 과외 활동 참여를 통해 정신건강에 긍정적인 도움이 될 수 있다. 2단계의 학생들은 중재 대상일 뿐만 아니라 보편적인 정신건강 증진 노력의 혜택을 받는다.

마지막으로 피라미드의 맨 위에는 정신건강 · 행동건강 문제가 확인된 학생들이 있다. 이 수준에서 학교 기반 중재는 하위 수준에서 제공되는 서비스보다 개별적이고 집중적이다. 3단계 중재에는 포괄적이고 통합된 정신건강 관련 서비스 및 지원이 포함되어 있다. 이 접근법은 청소년 역량 강화를 강조하고 청소년이 자신의 치료에 있어 의사결정 파트너가 될 수 있는 기회를 제공한다. 이 그룹의 또 다른 초점은 정신건강을 되찾는 것이다. 만성질환이나 장애에도 불구하고 행복감을 키우고 강화하는 데 도움을 준다.

나는 베이직 박사의 메시지가 중요하다고 생각한다. 첫째, 정신건강의 중요성을 잊지 마시오. 우리는 신체건강에 대해 많이 생각하지만 높은 수준의 삶을 유지하기 위해서는 정신건강이 중요하다. 둘째, 때때로 우리는 모든 일을 스스로 하기보다는 공동체 전체에 프로젝트를 적용해야 한다. 그리고 마지막으로 아동 스스로 안녕 및 예방 활동에 적극적으로 참여할 수 있도록 해야 한다.

REFERENCES

American Association of Retired Persons (AARP) and American Automobile Association (AAA). (2010). *Carfit: Helping mature drivers find their safest fit.* Retrieved from http://www.car-fit.org/

The American Heritage Medical Dictionary. (2007). Wellness. Boston, MA: Houghton Mifflin Co.

American Physical Therapy Association. (2003) Basics of patient /client management. *Guide to Physical Therapist Practice* (rev. 2nd ed.). Alexandria, VA: American Physical Therapy Association.

Basen-Engquist, K., Carmack, C. L., Li, Y., Brown, J., Jhingran, A., Hughes, D. C., & . . . Waters, A. (2013). Social -cognitive theory predictors of exercise behavior in endometrial cancer survivors. *Health Psychology, 32*(11), 1137–1148.

Bazyk, S. (Ed.). (2011). *Mental health promotion, prevention, and intervention for children and youth: A guiding framework for occupational therapy.* Bethesda, MD: American Occupational Therapy Association, Inc.

Bergland, A., Jarnlo, G. B., & Laake, K. (2003). Predictors of falls in the elderly by location. *Aging and Clinical Experimental Research, 15,* 43–50.

Centers for Disease Control and Prevention (CDC). (2012). Monitoring selected national HIV prevention and care objec-tives by using HIV surveillance data—United states and 6 U.S. dependent areas—2010. *HIV Surveillance Supplemental Report 2012, 17*(3, part A), October 28, 2012.

Centers for Disease Control and Prevention (CDC). (2014). Chronic diseases and health promotion. Retrieved from http://www.cdc.gov/chronicdisease/overview/

Clark, F., & Azen, S. P. (1997). Occupational therapy for independent-living older adults. *JAMA: Journal of the American Medical Association, 278*(16), 1321.

Clark, F., Azen, S. P., Carlson, M., et al. (2001). Embedding health-promoting changes into the daily lives of independent-living older adults: Long-term follow-up of occupational therapy intervention. *Journal of the Gerontology Series B: Psychological Sciences and Social Sciences, 56,* 60e3.

Cummings, J., & Jackson, P. (2008). Race, gender, and SES disparities in self-assessed health, 1974–2004. *Research on Aging, 30,* 137–168.

Cumming, R. G., Thomas, M., Szonyi, G., Frampton, G., Salkeld, G., & Clemson, L. (2001). Adherence to occupational therapist recommendations for home modifications for falls prevention. *The American Journal of Occupational Therapy, 55*(6), 641–648.

Du Mont, J., & Forte, T. (2014). Intimate partner violence among women with mental health-related activity limitations: A Canadian population based study. *BMC Public Health, 14*(1), 1–16.

Glanz, K., Rimer, B. K., & Lewis, F. M. (2002). *Health behavior and health education: Theory, research and practice.* San Francisco, CA: Wiley & Sons.

Hausdorff, J. M., Rios, D. A., & Edelberg, H. K. (2001). Gait variability and fall risk in community-living older adults: A 1-year prospective study. *Archives of Physical Medicine and Rehabilitation, 82*(8), 1050–1056.

Healy, T. C., Peng, C., Haynes, P., McMahon, E., & Gross, L. (2008). Feasibility and effectiveness of translating A Matter of Balance into a volunteer lay leader model. *Journal of Applied Gerontology, 27*(1), 34–51.

Heidenreich, P. A., Trogdon, J. G., Khavjou, O. A., Butler, J., Dracup, K., Ezekowitz, M. D., . . . Council on Cardiovascular Surgery and Anesthesia, and Interdisciplinary Council on Quality of Care and Outcomes Research. (2011). Forecasting the future of cardio-vas-cular disease in the united states: A policy statement from the American heart association. *Circulation, 123*(8), 933–944.

Houston, D., Richardson, L., & Neeley, G. (2001). The effectiveness of child safety seat laws in the fifty states. *Policy Studies Review, 18,* 163–184.

Kindig, D., & Stoddart, G. (2003). What is population health? *American Journal of Public Health, 93*(3), 380–383.

Kochanek, M. A., Xu, J., Murphy, S. L., Minino, A. M., & Kung, (2011). Deaths: Final data for 2009. *National Vital Statistics Report*, 60, 3. Hyattsville, MD: National Center for Health Statistics.

Lambert, C., Sterbenz, D. E., Womack, L. T., Zarrinkhameh, L. T., & Newton, R. A. (2001). Adherence to a fall prevention program among community dwelling older adults. *Physical & Occupational Therapy in Geriatrics, 18*(3), 27–43.

Mead, H., Cartwright-Smith, L., Jones, K., Ramos, C., & Siegel, B. (2008). *Racial and ethnic disparities in U.S. health care: A chart book.* Retrieved from http://www.commonwealthfund.org/usr _ doc/Mead_racialethnicdisparities_chartbook_1111.pdf

National Prevention Council. (2011a). *2011 Annual status report.* Washington, DC: U.S. Department of Health and Human Services, Office of the Surgeon General.

National Prevention Council. (2011b). *National prevention strategy.* Washington, DC: U.S. Department of Health and Human Services, Office of the Surgeon General.

Panel on Prevention of Falls in Older Persons, American Geriatrics Society and British Geriatrics Society. (2011). Summary of the updated American Geriatrics Society/British Geriatrics Society clinical practice guideline for prevention of falls in older per-sons. *Journal of the American Geriatrics Society, 59*(1), 148–157.

Prochaska, J. O., Velicer, W. F., Rossi, J. S., Goldstein, M. G., Marcus, B. H., Rakowski, W., Fiore, C., . . . Rossi, S. R. (1994). Stages of change and decisional balance for 12 problem behav-iors. *Health Psychology, 13*(1), 39–46.

Rosenstock, I., Strecher, V., & Becker, M. (1988). Social learn-ing theory and the health belief model. *Health Education & Behavior, 15*(2), 175–183.

Shaw, F., Asomugha, C., Conway, P., & Rein, A. (2014). The Patient Protection and Affordable Care Act: Opportunities for pre-ven-tion and public health. *Lancet, 384*(9937), 75–82. doi:10.1016/S0140-6736(14)60259-2

Stevens, J. A. (2006). Fatalities and injuries from falls among older adults—united states, 1993–2003 and 2001–2005. *Morbidity and Mortality Weekly Report, 55,* 45.

Stevens, J. A., Corso, P. S., Finkelstein, E. A., & Miller, T. R. (2006). The costs of fatal and non-fatal falls among older adults. *Injury Prevention: Journal of the International Society for Child and Adolescent Injury Prevention, 12*(5), 290–295.

Tennstedt, S., Howland, J., Lachman, M., Peterson, E., Kasten, L., & Jette, A. (1998). A randomized, controlled trial of a group intervention to reduce fear of falling and associated activity restriction in older adults. *The Journals of Gerontology.Series B, Psychological Sciences and Social Sciences, 53*(6), P384–P392.

Thompson, W. W., Zack, M. M., Krahn, G. L., Andresen, E. M., & Barile, J. P. (2012). Health-related quality of life among older adults with and without functional limitations. *American Journal of Public Health, 102*(3), 496–502.

Trust for America's Health. (2009). Prevention for a healthier America: Investments in disease prevention yield significant savings, stronger communities. Retrieved from http://healthyamericans.org/reports /prevention08/Prevention08.pdf

U.S. Cancer Statistics Working Group. (2012). United States cancer statistics: 1999–2008 incidence and mortality web-based report. Retrieved from http://www.cdc.gov/uscs

U.S. Department of Health and Human Services. (2012). Healthy people. Retrieved from http://www.healthypeople.gov/2020 /default.aspx

Ware, J. E., Jr., & Sherbourne, C. D. (1992). The MOS 36-item short-form health survey (SF-36): Conceptual framework and item selection. *Medical Care, 30*(6), 473–483.

World Health Organization. (2001). *ICF: International classification of functioning, disability and health.* Geneva, Switzerland: World Health Organization.

World Health Organization (WHO). (2005) . *The Bangkok charter for health promotion in a globalized world.* Geneva, Switzerland: World Health Organization.

PART 3

인간발달과 수행에 대한 특론

Special Topics in Human Development and Performance

CHAPTER 21

공공정책과 의료서비스

Public Policy and Health Care

학습목표

이 장을 끝낸 후 독자는 다음을 할 수 있어야 한다.

- 장애인의 권리에 관한 유엔 협약의 의도와 건강관리 전문가를 위한 장애인에 대한 세계 보고서의 잠재적 영향에 대해 논의한다.
- 차별 금지법과 특수한 자격 프로그램의 차이점을 설명하고 공공정책에 대한 이 두 가지 접근방식의 장점과 약점을 설명한다.
- 사회적 장애 모델이 정책에 미치는 영향과 대조적으로, 장애의 의료 모델이 정책에 미치는 영향을 설명한다.
- 모든 유형의 임상 의사소통에 영향을 미치는 1996년 미국 건강보험 양도 및 책임에 관한 법(HIPAA)을 검토한다.
- 공공정책 옹호에서 건강전문가의 역할을 확인한다. 공공정책이 임상실무에 영향을 미칠 수 있는 세 가지 방법을 설명한다.
- 사회정의의 개념과 그것이 정치적 옹호와 어떤 관련이 있는지 논의한다.

주요 용어

공공정책 원칙 public policy doctrine

급성기 이후 묶음 수가 post-acute care bundling

기관 간 동의 interagency agreements

노인의료보험제도 Medicare

로비 활동 lobbying

미국 건강보험 양도 및 책임에 대한 법 Health Insurance Portability and Accountability Act of 1996 (HIPAA)

미국 장애인법 Americans with Disabilities Act (ADA)

보조기술 장비 assistive technology device

생활 보조금 supplemental security income (SSI)

세계 장애보고서 World Report on Disability

원격의료 telehealth

장애인교육법 Individuals with Disabilities Education Act (IDEA)

장애인 권리를 위한 유엔 협약 United Nations Convention on the Rights of Persons with Disabilities

장애인 사회보장보험 social security disability insurance (SSDI)

재활서비스 rehabilitation services

저소득층 의료보장제도 Medicaid

정치적 옹호 political advocacy

정치 활동 위원회 political action committee (PAC)

질병 및 건강문제에 대한 국제 통계 분류 ICD-10 (the International Statistical Classification of Diseases and Related Health Problems)

필수 건강 혜택 essential health benefits

환자보호 및 부담적정보험법 Patient Protection and Affordable Care Act (PPACA)

훈련 서비스 habilitation services

1973년 재활법 Rehabilitation Act of 1973

서론 INTRODUCTION

보건전문가에게 공공정책이 중요한 이유는 무엇인가? ICF(World Health Organization, 2001)는 환경적 상황에 대한 논의에서 지역, 국가 및 국제적 수준에서의 공공정책의 중요성을 반영한다. 공공정책은 사회제도 내의 정책뿐만 아니라 법률을 포함하는 광범위한 범주이다. 교재 앞 부분에서 우리는 입법 문제가 생애과정의 어떤 지점에서 영향을 주는지에 대해 설명했다. 예를 들어, 미국의 경우 장애인법(Individuals with Disabilities Act; IDEA)으로 알려진 법률은 장애가 있거나 3세 미만의 장애 위험을 가지고 있는 아동 및 그 가족에게 납세자 지원 및 무료 치료서비스를 제공한다. 앞서 언급했듯이 신경계는 가장 가소성이 크고 나이가 어릴수록 기능을 최적화시킬 기회를 가진다. 이러한 이유로 이 법안은 장애아동을 가진 가족에게 강력하고 중요한 자산이 된다. 또 다른 예는 운전면허법에 대한 오랜 논의를 포함하고 청소년과 노인 모두에게 미치는 영향을 반영하는 기능을 위한 환경적 배경에 대한 논의를 제공한다.

ICF가 서비스, 시스템 및 정책의 측면으로 설명한 많은 부분이 사회적 관행과 기대의 기초를 제공하기 때문에 우리는 종종 정책이 주는 영향에 대한 중요성을 간과한다. 이 때문에 표 21-1에 제시된 서비스, 시스템 및 정책에 대한 ICF 설명자의 요약을 통해 본 장을 시작한다. 표 21-1에 제시된 정책 및 법률의 많은 예는 이 장 뒷 부분에서 더 자세히 논의될 것이다. 여기에서 중요한 점은 이 장의 범위가 광범위하고 의료전문가와 관련된 보다 특정한 문제뿐만 아니라 서비스를 제공하는 사람들의 사회정의 문제도 포괄한다는 것이다.

사회정의 SOCIAL JUSTICE

사회정의(social justice)란 사회 내에서 혜택을 공평하게 분배하는 것과 관련된 말이다. 사회정의는 모든 인간이 동등한 경제적, 정치적, 사회적 권리와 기회를 가질 자격이 있다는 일련의 믿음에 기초한다. 대부분의 경우 사회정의에서 강조되는 것은 사회 내부의 형평성이다. 1장에서는 건강

표 21-1 서비스, 시스템 및 정책

서비스, 시스템 및 정책의 분류	설명	미국 정책의 예
소비재의 생산을 위함	사람들이 소비하거나 사용하는 의료기기 및 제품을 규제하고 승인	FDA(Food and Drug Administration)는 특정 식품 안전, 처방전 및 처방전 없이 구입할 수 있는 의약품, 백신, 의료기기 및 기타 소비자 관련 제품의 규제 및 감독을 통해 공중보건을 보호하고 촉진한다(21 U.S.C. 9장).
건축과 건설	건물, 공공 및 민간 설계에 대한 국가 접근성 표준을 설정	1968년 건축 차별 금지법(Architecture Barriers Act)은 미국 정부가 공급하는 자금으로 설계, 건설, 변경 또는 임대된 시설에 장애인이 쉽게 접근하고 사용할 수 있도록 건물의 설계, 건축 및 변경에 대한 통일된 기준을 충족해야 한다(42 USC §4151 et seq.).
개방된 공간 설계	농촌, 교외 및 도시 환경에서 국유지 및 사유지의 계획, 설계, 개발 및 유지 보수	미국 장애인법(Americans with Disabilities Act)은 대중에게 개방된 개인 소유의 놀이 공간을 포함한 공원, 야외 놀이 공간 같은 공공장소의 물품, 서비스, 시설 또는 숙박시설을 완전하고 균등하게 즐기는 것과 관련하여 장애를 이유로 차별을 받지 않도록 한다(Pub. L. No. 101-336).
주거	대피소 제공, 거주지 또는 사람들을 위한 숙박 정책에 대해 설명	공평주거권리법(Fair Housing Act)은 주택/주택 임대인을 주택/집주인 차별로부터 보호한다. 장애가 있는 사람을 대상으로 매매, 임대, 협상을 거부하는 것은 일차적으로 불법이다. 임차인은 자신의 비용으로 임대인이 구내 시설을 즐길 수 있도록 필요한 편의 시설을 적절하게 제공할 수 있도록 정책 및 절차를 진행해야 한다(42 U.S.C. §3,601 이하).
시설	물, 연료, 전기, 위생, 대중교통 및 필수 서비스와 같은 공개적으로 제공되는 시설에 대한 정책	수질오염방지법(Clean Water Act)은 다량의 유독물질이 물로 배출되는 것을 없애고, 추가적인 수질오염을 제거하며, 표층수(surface waters)가 인간의 스포츠와 레크리에이션에 필요한 기준을 충족시키도록 하는 목표를 설정하였다(Pub. L. 100-4).
의사소통	정보 전송 및 교환에 대한 정책	1996년 통신법(Telecommunications Act)은 방송 및 범위 할당에 인터넷을 포함하도록 이전의 법률을 개정했다(Pub. L. No. 104-104).
교통	사람이나 물품을 한 곳에서 다른 곳으로 이사가거나 이동할 수 있음	미국 장애인법(Americans with Disabilities Act)은 지역(즉 학군, 시, 도시, 카운티) 및 주 차원의 모든 공공 단체의 장애 차별을 금지한다.
국민 권한 보호	사람과 재산을 보호하는 것을 목표로 함	FEMA (Federal Emergency Management Agency)는 주지사가 긴급 상태를 선언하고 공식적으로 지원을 요청할 때 발생한 재난에 대한 대응에 협조한다.
법적 관리	국가의 입법 및 기타 법률	미국에는 국가 문제에 대한 연방 헌법이 있다. 각 주에는 또한 주의 정책을 규제하는 헌법이 있다.
협회 및 조직적인 서비스, 시스템 정책	비영리적 공통 관심사를 추구하기 위해 함께 참여한 사람들의 집단과 관련	미국 은퇴자 협회 및 장애인 권리 옹호 그룹과 같은 광범위한 영역의 옹호 그룹이 본문의 앞 부분에서 논의되었다. 이 장에서는 "로비"에 대한 논의를 참조하라.
미디어	라디오, 텔레비전, 신문 및 인터넷을 통한 대중 통신 제공에 대한 감독	미연방 통신위원회는 라디오, 텔레비전, 유선, 위성 및 케이블을 통해 주간 및 국제 통신을 규제한다.
경제	상품 및 서비스의 전체 생산, 유통, 소비 및 사용 시스템	중소기업청은 영세기업 소유자에게 단일 접근 지점에서 연방, 주 및 지방 정부 자원에 대한 접촉 권한을 제공한다.
사회보장	일반 세금 수입이나 기부금으로 자금을 조달하는 공공 지원을 통해 연령, 빈곤, 실업, 건강 상태 또는 장애로 인해 도움이 필요한 사람들에게 소득 지원이 제공	사회보장국은 사회보장으로 알려진 퇴직, 장애 및 유족 보조금의 형태로 구성된 미국 사회보험 프로그램을 관리한다.
건강서비스	건강 문제 예방 및 치료, 의료 재활 제공 및 건강한 생활습관 증진을 위한 서비스, 시스템 및 정책	환자보호 및 부담적정보험법(ACA)은 주로 비보험 미국인의 수를 줄이고 전반적인 의료서비스 비용을 줄이는 것을 목표로 한다(Pub. L. No. 111-148).
교육 및 훈련	지식, 전문 지식 및 직업적 또는 예술적 기술의 습득, 유지 관리 및 개선을 지원	2001년의 아동 낙오 방지법(No Child Left Behind Act)은 높은 기준을 설정하고 측정 가능한 목표를 설정하면 교육의 개별 결과를 향상시킬 수 있다는 전제에 기초한 표준 기반 교육 개혁을 지원한다(20 U.S.C.A. §6301 et seq.).

표 21-1 서비스, 시스템 및 정책 (계속)

서비스, 시스템 및 정책의 분류	설명	미국 정책의 예
노동 및 고용	실직자 또는 다른 직업을 찾고 있는 사람들을 위한 적합한 취업활동 및 승진을 원하는 이미 고용된 개인을 지원하는 것과 관련된 서비스, 시스템 및 정책이다.	시민권법(Civil Rights Act)은 공공 및 민간 고용주, 노동 단체 및 교육 프로그램에 의한 불법 고용 차별을 금지한다(42 U.S.C. §1971 et seq.).
정치 서비스	국가, 지역 및 지역사회와 국제 정치 조직의 투표, 선거 및 관리에 관한 정책이다.	미국에서의 투표 자격은 연방법과 주법에 의해 결정된다. 시민권자만 미국 선거에 투표할 수 있으며 시민권은 연방법에 따른다. 연방법 또는 헌법 개정안이 없는 경우, 각 주마다 자국의 관할권 내에서 참정권 및 후보 자격을 확립하기 위해 상당한 재량권이 부여된다.

의료 모델과 건강 사회 모델 사이의 구분을 보여주었다. 이러한 구분은 사회정의에 대한 논의와 유사하게 적용할 수 있다.

의료서비스 제공자로서, 우리는 종종 옹호자로서 우리의 지지로부터 혜택을 받을 수 있는 사람들과 인간관계를 맺는다. 개인적인 수준에서, 우리가 장비나 필요한 서비스의 정당성에 대한 글을 쓸 때마다 우리 클라이언트를 옹호한다. 이는 윤리적 임상실무의 중요한 측면이지만, 사회정의에 대한 책임을 반영하지는 않는다. 사회정의를 지지하기 위해 의료서비스 제공자들은 개인뿐만 아니라 공동체에 초점을 맞출 필요가 있다. 사회정의를 위해 일하는 예로는 접근 가능한 인도와 놀이터를 포함하는 새로운 지역 개발 사업을 위해 지역 의원들과 만나는 것을 포함한다. 만약 당신이 성공한다면, 당신의 행동은 당신의 클라이언트 기반을 넘어 사회 전체의 많은 사람들에게 기회를 주는 것이다. 이 장에서 주목받게 될 사회정의의 두 분야는 인구집단 건강 지원 정책과 사회 참여 지원 정책이다.

2006년 **장애인 권리를 위한 유엔 협약(United Nations Convention on the Rights)**을 공포했다. 이 조약은 모든 유엔 회원국들이 장애인들의 권리와 존엄성을 존중하고 지지하는 것을 약속하고 행동을 촉구하였다. 이 협약의 지침 원칙은 표 21-2에 제시되어 있다. 유럽연합, 캐나다, 호주를 포함한 158개 이상의 대표 단체들이 이 문서를 승인했다. 흔히 "협약(convention)"이라고 하는 이 조약은 세계적으로 사회 내에서의 장애인 위치를 향상시키기 위한 사회정의 차원에서의 노력이다.

세계보건기구는 이 협약에 대응하여 **세계 장애보고서 (World Report on Disability)**(WHO/WB, 2011년)를 도입했다. 도입부에서 "장애가 있는 많은 사람들은 의료, 교육, 고용기회를 평등하게 이용할 수 없으며, 그들이 필요로 하는 장애 관련 서비스를 받을 수 없으며, 일상생활활동에서 배제되는 것을 경험한다"(p. xxi)라고 언급했다. 세계 장애보고서는 행동에 대한 요구를 제시하고 장애인들이 직면하는 참여 장벽을 확인한다. 이 장벽들 중 첫 번째는 불충분한 정책과 기준이다. 이 보고서는 정책 설계가 항상 장애인의 필요성이나 기존 정책을 고려하는 것은 아니라는 우려를 보여준다. 또한 기준이 존재하지만, 종종 아무도 그것을 시행하지 않는다는 것을 발견했다. WHO는 또한 서비

표 21-2 장애인의 권리에 관한 협약의 일반원칙

고유의 존엄성, 개인 선택의 자유를 포함한 개인의 자율성 및 개인의 독립성에 대한 존중
비차별
사회에 완전하고 효과적인 참여 포함
인간의 다양성과 인간성의 일부로서 장애인의 차이와 수용에 대한 존중
교육에 대한 권리
의료에 대한 권리
기회균등
접근성
남녀평등

Source: the evolving capacities of children with disabilities and respect for the right of children with disabilities to preserve their identities.

스 제공에의 문제를 발견했다. 이러한 문제들은 서비스들 간의 부실한 협조, 불충분한 직원 배치 그리고 장애가 있는 사람들에게 적절한 서비스 질을 제공할 수 없는 직원의 훈련 부족이 포함됐다.

사회정의를 뒷받침하기 위해 재활전문가들은 지역, 지방, 국가적인 수준에서 적극적으로 목소리를 높여야 하며, 지역사회 생활에 적극 참여할 수 있는 기회를 늘리기 위해 필요한 정책들을 요구해야 한다. 당신은 개인으로서, 시민단체의 일원으로 또는 미국 작업치료협회나 미국 물리치료협회와 같은 주 및 국가 전문기관과 협력하여 이 옹호 활동에 참여할 수 있다.

국제적 규모의 정책
POLICY ON AN INTERNATIONAL SCALE

법률은 그 법이 존재하는 사회의 가치에서부터 나온다. 국제법은 여러 나라가 지지하는 협의와 가치로부터 구체화된다. 모든 법 체계는 법률과 정책의 개발, 시행, 사법적 검토를 포함한 종종 **공공정책 원칙(public policy doctrine)**이라고 언급되는 것을 포함한다. 공공정책은 기존의 사회적 기대를 강화하거나 건설적인 변화를 장려하기 위해 행동을 규제하는 법률의 개발 및 검토의 기반을 제공한다. 공공정책 원칙은 한 사회를 하나로 묶는 사회적, 도덕적, 경제적 가치, 즉 서로 다른 문화에 따라 달라지고 시간이 지남에 따라 변하는 가치들을 고려한다. 예를 들어, 한때 미국에서는 다른 인종의 사람들이 결혼하는 것이 일부 주에서는 불법이었다. 그 법을 검토하면서 미국 대법원은 무엇보다도 이러한 법이 공공정책에 위배되는 것을 발견했고 그 법을 삭제했다[Loving v. Virginia, 388 U.S. 1 (1967)].

국제적으로 지도자들은 종종 공인된 사회 규범과 사회의 집단적 도덕성을 반영하기 위해 공공정책에 기초한 대응을 촉진한다. 시간에 따라 최근 사건이나 발달 중인 사건은 공공정책을 기반으로 한 대응을 촉발할 수 있다.

1장에서는 ICF를 소개하면서 ICF를 재활실무를 위한 임상 문제 해결 도구로 사용하는 것을 소개했다. ICF의 주요 목적은 보건 및 보건 관련 조건을 지침의 기초로서 그리고 공공정책 원칙의 기능을 설명하는 표준 언어와 체계를 제공하는 것이다. ICF는 WHO 국제 분류군에 속하며, 그 중 일부는 1장에서 설명했다.

WHO 분류체계 중 가장 잘 알려진 것은 ICD-10(질병 및 건강문제에 대한 국제 통계 분류, The International Statistical Classification of Diseases and Related Health Problems)이다. ICD-10은 질병, 장애 및 기타 건강 상태를 분류하는 도구이다. WHO는 ICD-10과 ICF를 상호 보완적 도구로 개발하여 함께 사용함으로써 개인과 인구 수준 모두에서 겪는 건강문제에 의미를 부여할 수 있도록 했다(WHO, 2002). ICD-10은 사망률 및 이환율 통계에 대한 국제 건강정보 표준이다. 점점 더 많은 임상의와 연구자들은 병을 정의하고 질병 패턴을 연구하기 위해 이 분류 도구를 사용하고 의료서비스를 관리하고 결과를 모니터하며 자원을 배분한다. 표 21-3은 ICD-10의 조기 이용자를 보여주며, 이들 이용자는 의료서비스에서 보상 및 자원 배분을 안내하기 위해 ICD-10을 사용한다. 원래 ICD-10 문서는 영어로 출판되었으며, 국가별 수정사항의 상당 부분은 번역 및 문화적 적응을 포함시킨다. ICD-10의 국제판은 43개 언어로 번역되어 약 110개 국가에서 보건 상태의 주요 지표인 사망률 데이터를 보고하는 시스템으로 이용된다(WHO, 2014).

이 목록을 보면 미국이 ICD-10을 채택하는 것이 더디다는 것을 알 수 있다. 미국은 2014년까지 이 데이터 시스템을 완전히 적용하는 것을 완성하지 못했다. 이것은 건강정책에 대한 반성의 기회를 제공했다. 이 제도의 조기 이용자로 열거된 모든 나라들은 정부를 통해 관리되는 국영 의료시스템을 가지고 있다. 이들 국가의 통일된 청구와 지불 시스템은 빠르고 쉽게 변화를 줄 수 있다. 미국의 의료시스템은 예를 들어, 노인의료보험제도(medicare), 저소득층 의료보장제도(medicaid), 재향군인 건강보험, 군사 건강보험 및 아동 건강보험 프로그램(CHIP)과 같은 수많은 국가 프로그램을 통해 의료서비스를 제공하고 있으며, 모두 다르게 적용된다. 또한 정부가 제공하는 일부 의료보험은 민간보험 사업자를 청구 및 결제 과정에서 중개자로 참여시켜 ICD-10의 조기 이용자들과는 달리 정부가 제공하는 의료 프로그램과 상당한 불일치를 보인다.

미국은 건강정보의 통일성을 높이기 위해 노력해 왔다. 1996년 미국 의료 소비자의 사생활을 보호하기 위한 법률

표 21-3 ICD-10 조기 이용자

국가	ICD-10의 다른 이름	적용 날짜
네덜란드	ICD-10-nl	1994
스웨덴	ICD-10의 임상적 개정	1997
호주	ICD-10-AM(호주 개정)	1998-1999
캐나다	ICD-10-CA	2000
한국	ICD-10-KM(한국 개정)	2008
프랑스	ICD-10 임상적 부록	2005
독일	ICD-10-GM(독일 개정)	2002
태국	ICD-10-TM	2007

인 **HIPAA(미국 건강보험 양도 및 책임에 대한 법; Health Insurance Portability and Accountability Act of 1996; HIPAA)**에도 환자가 의료 정보로부터 사생활을 보호받는 동시에 환자의 건강정보를 전달하는 방법을 표준화하기 위한 규정이 포함되었다. HIPAA는 (1) 이직하는 경우 이전 조건에서 대기 기간 없이 연속으로 의료보험을 적용함, (2) 의료정보 관리, (3) 의료보험 행정의 단순화, (4) 의료보험의 낭비, 사기 및 남용 방지 등의 조치를 요구한다. 의회는 여러 의료서비스 제공자가 환자의 전자 건강 기록을 의미 있게 사용하는 것을 포함하여 전자 의료서비스 거래에 대한 국가 표준을 확립하기 위해 이 법률을 개정했다. ICD-10을 적용하기 위해 가치 있는 사용으로 전환하는 과정에는 여러 공급 업체를 대상으로 하는 일련의 규제를 통해 HIPAA 준수를 위한 광범위한 수정이 포함된다. 이 문제는 이 장 뒷부분에서 설명할 2010년 환자보호 및 부담적정보험법(AAC)의 국회 통과와 함께 ICD-10 코드 단위를 적용하기 위한 준비를 더욱 복잡하게 만들고 있다.

국내 정책 NATIONAL POLICY

주 및 연방 정부는 법률, 규정, 법원 결정 및 자금 조달 방법을 통해 표현하는 공공정책 개발에 주요한 역할을 한다. 예를 들어, 지난 10년 동안 부모들의 강력한 지지에 부응하여 주정부는 개인 건강보험에 따라 자폐증을 가진 사람들에게 특정 서비스를 보장하도록 법률을 통과시켰다. 일부 사람들이 선호하는 조기 집중 행동 지원 프로그램인 응용 행동 분석(applied behavior analysis; ABA) 치료는 매우 고가이다. 2012년 일부 가족은 자폐증 관련 치료에 연간 5만 달러 이상을 소비하는 것으로 추정된다(National Conference of State Legislatures, 2012). 민간 건강보험 회사는 응용 행동 분석 및 기타 자폐증 관련 서비스에 대한 청구를 의학적으로 필요하지 않다는 이유로 지불하지 않았다. 많은 부모와 치료 전문가의 강력한 주장 후에 2014년 현재 37개 주와 콜롬비아 특별 지역은 보험 회사가 자폐증 치료를 보장하도록 법을 제정했다(Autism Speaks, 2014). 또한 7개 주가 비슷한 법을 따르고 있다.

모든 정책이 입법화된 것은 아니다. 미국 정신의학회(American Psychiatric Association)는 진단 및 통계 편람(Diagnostic and Statistical Manual; DSM)에서 정신질환 및 정신건강 상태를 설명하고 정의하는 표준을 개발했다. 긴 검토 과정에 따라 갱신 및 수정된 DSM-5는 다른 질환 중에서도 자폐증 진단 표준을 변경했다. 이 변경의 목적은 진단을 명확히 하고 연구 및 학술적 발견과 일치하게 만드는 것이다. 몇몇 옹호 단체들과 다른 사람들은 변화된 기준이 DSM IV-R에서 자폐증을 가진 것으로 여겨지는 아동의 40%를 배제시킬까봐 두려워하기 때문에 이러한 변화에 반대했다. 경증 자폐아동의 부모와 옹호자들은 자녀가 새로운 기준에서 벗어남으로써 학업, 행동 및 기타 서비스에 대한 접근성을 상실하게 될 것이라고 우려했다(Tanner, 2012). 이 경우, 미국 정신의학회는 다양한 배경을 가진 임상의가 정신의학 측면에서 누군가를 진단하는 방법을 관리하는 정책 결정 기관이다.

자폐증과 관련된 이 두 가지 정책은 자폐증이 있는 개인에게 서로 반대로 영향을 미친다. 자폐증 보험 법안은 잠재적으로 자폐스펙트럼장애(ASD)를 가진 사람들을 위한 서비스의 가용성을 증가시킨다. 그러나 DSM-5에서의 진단 기준 변경이 새로운 보험 혜택을 받을 자격이 있는 개인을 지정하지 않았기 때문에 해당 서비스를 받을 자격이 있는 개인의 수를 잠재적으로 제한한다.

공공정책을 위한 또 다른 방법은 사법부, 즉 법원을 통한 것이다. 미국 대법원은 심리를 갖거나 갖지 않기로 결정한 사건에 대해 의사결정을 내릴 때 정책을 만든다. 예를 들어, Olmstead v. LC(1999)에서 법원은 장애가 있는 개인이 서비스를 받기 위해 분리된 주 기관에 거주할 것을 요구할 수 없다고 판결했다. 법원에 따르면, 국가는 장애가 있는 개인이 지역사회 생활에 참여하는 것을 사회가 방해하지 않도록 지역사회에 다양한 서비스를 제공해야 한다. 즉 장애와 상관없이 개인이 기회를 가질 수 있다.

법은 스스로 변화하지 않는다. 작업치료사 및 물리치료사는 자신이 서비스를 제공하는 사람들을 돕기 위한 공공정책을 지지하는 데에서 주요한 역할을 수행할 수 있었다. 전문가로서, 독자는 자신이 서비스를 제공하는 사람들에게 영향을 미치는 공공정책 입법안에 익숙해지도록 노력해야 하며, 이러한 문제를 지속적으로 다루어야 한다. 여기에서는 재활전문가가 정규적으로 작업을 하는 공공정책 일부를 살펴볼 것이다. 이러한 공공정책은 공평주거권리법(Fair Housing Act), 장애인교육법(Individuals with Disabilities Education Act; IDEA), 미국 장애인법(Americans with Disabilities Education Act; ADA), 저소득층 의료보장제도, 환자보호 및 부담적정보험법(PPACA)을 포함한다. 이 장은 독자들에게 배경 정보를 제공하지만, 독자들은 이전의 예에서 보여지듯이 새로운 법률 및 규정의 통과 및 항소법원 판결에 따라 이러한 정책이 변경될 수 있음을 명심해야 한다.

차별금지법
ANTIDISCRIMINATION LEGISLATION

다양한 형태의 차별금지법은 차별의 잠재적 배경을 확인하고 보호 영역을 제공하는 역할을 한다. 이러한 법률 중 몇 가지가 표 21-4에 나와 있다. **1973년 재활법[(Rehabilitation Act of 1973)**, 재활법(Rehab Act)이라고도 함]은 장애인을 위한 최초의 중요한 인권법 중 하나였다(Albrecht, Seelman, & Bury, 2001). 재활법 제504조는 연방 기금을 받는 모든 프로그램(공공 교육 포함)에서 장애인의 차별을 금지하는 언어를 포함하고 있기 때문에 종종 인용된다.

1990년에 미국 의회는 차별 금지법의 범위를 확대하면서 **미국 장애인법(Americans with Disabilities Act; ADA)**을 통과시켰다. 미국 장애인법은 고용, 주 및 지방 정부 서비스, 공공 편의시설, 교통 및 전기 통신의 장애를 근거로 한 차별을 금지한다(Americans with Disabilities Act, 1990). 의회는 미국 장애인법을 제정함으로써 재활법(Rehab Act)의 공공정책 목표를 비정부, 민간단체로 그 범위를 확대했다. 표 21-5에는 미국 장애인법의 다섯 가지 항목이 나열되어 있다.

미국 장애인법의 첫 번째 항목은 민간, 비정부 고용주가 고용하는 데 있어서 장애가 있는 개인을 차별하는

표 21-4 차별 금지법의 예

법 이름	법의 의도
재활법	연방 기관이 수행하는 프로그램, 연방 재정 지원, 연방 고용 및 연방 계약자의 고용 실무에서 장애로 인한 차별을 금지한다. 미국 장애인법이 제정된 이후, 재활법과 장애인법은 고용 차별을 구분하기 위해 동일한 기준을 적용한다.
미국 장애인법	미국 장애인법은 고용, 주 및 지방 자치 단체 서비스, 공공 숙박, 상업 시설, 교통 및 통신 장애에 근거한 차별을 금지한다.
공평주거권리법	인종, 피부색, 종교, 성별, 장애, 가족의 지위 그리고 국적에 근거한 주택 차별을 금지한다. 민간 주택, 연방 재정 지원을 받는 주택, 주 및 지방 정부 주택이 포함된다. 주택을 판매하거나 임대하는 어떤 측면에서 차별하거나, 개인의 장애 때문에 구매자나 임차인에게 주거지를 거부하는 것은 불법이다. 그 지역에서 완전한 즐거움을 누릴 수 있도록 정책을 수정하지 않는 것은 불법이다.
항공수송기 접근법	이 법은 국내 항공사와 외국 항공사가 신체적 또는 정신적 장애가 있는 개인을 차별하는 것을 금지한다. 이는 일반 대중에게 정기적으로 예약 서비스를 제공하는 항공사에만 적용된다.
정부시설 내 시민권법	이 법은 미국 법무장관이 주 정부 및 지방 정부 시설(교도소, 구치소, 청소년 교정 시설, 공개적으로 운영되는 양로원, 정신과 발달장애가 있는 사람들을 위한 기관 등)의 감금 상태를 조사할 수 있도록 한다. 법무장관은 기관 내 수감자들의 건강과 안전을 심각하게 해치는 광범위한 결함을 밝혀내고 고칠 수 있도록 한다.
장애인교육법	이 법은 공립학교에서 장애를 가진 모든 아동들이 제한적인 환경에서 개인적 요구에 적합한, 적절한 공교육을 무료로 제공받도록 한다. 장애인교육법은 공립학교 시스템이 각 아이들을 위한 적절한 개별화된 교육 프로그램을 개발할 것을 요구한다. 각 개인 교육 프로그램(IEP)에 설명된 특별 교육과 관련 서비스는 각 학생의 개별화된 요구를 반영한다.

표 21-4 차별 금지법의 예 (계속)

법 이름	법의 의도
전기통신법	이 법은 통신장비 제조업체와 통신 서비스 제공업체가 장애인들이 관련 장비와 서비스에 접근하고 이용할 수 있도록 보장한다.
건축 장애 금지법	이 법은 연방 기금으로 설계, 건설 또는 개조되거나 연방 기관이 임대한 건물과 시설이 물리적 접근성에 대한 연방 표준을 준수하도록 한다. 건축 장애 금지법의 요건은 신축 및 리모델링된 건물과 새로 임대된 시설의 건축 기준으로 적용된다.
노인과 장애인의 투표소 접근법	이 법은 연방 선거를 위해 장애인들이 미국 전역의 투표소에 신체적으로 접근할 수 있도록 한다. 투표소로 접근 가능한 장소를 사용할 수 없는 경우, 그 선거구는 선거 당일에 투표를 할 수 있는 대체 수단을 제공해야 한다.
국내 유권자 등록법 (모터보터법으로도 알려져 있음)	이 법은 장애인에 대한 서비스를 주로 제공하는 국가 재정 지원 프로그램의 모든 사무소에 대해 모든 프로그램 신청자에게 투표 등록 양식을 제공하고, 양식 작성을 지원하며, 완성된 양식을 해당 국가 공무원에게 보내도록 규정하고 있다.

Source: U.S. Department of Justice, Civil Rights Division, Disability Rights Section (2009)1–

표 21-5 미국 장애인법의 다섯 가지 항목

항목 1	고용
항목 2	연방 주 및 지방 정부 서비스 기간 및 교통
항목 3	공공 편의
항목 4	전자통신
항목 5	부칙

것을 금지하고 있다(University of Alabama v. Garrett, 2001). 차별의 정의에는 자격을 갖춘 장애인에게 합당한 편의를 제공하지 못한 것도 포함된다. 재활 전문직 종사자들은 종종 고용 사례에 투입되는데 재활전문가의 능력은 직장 내 더 나은 기능을 장려하고 요구되는 합당한 편의(accommodation)를 결정하는 것을 돕는다.

일부는 미국 장애인법이 사업 운영을 방해하고 고용주가 원하지 않는 일을 하도록 강요한다고 우려한다. 그러나 미국 장애인법은 고용주가 고용 신청서를 작성하는 모든 장애인을 고용하도록 강요하지 않는다. 오히려 미국 장애인법은 공평한 경쟁의 장을 목표로 하며 장애인이 핵심 기능을 수행할 수 있고 자격을 갖춘 직무에 취업할 수 있는 기회를 제공한다. 따라서 고용주는 직무를 수행할 수 없거나 직무를 수행할 자격이 없는 장애인을 고용할 필요가 없다. 모든 직원이 직장 내 편의를 제공받을 자격이 있는 것은 아니다. 표 21-6에 표시된 바와 같이 직원이 편의를 필요로 하는지 또는 편의를 받을 자격이 있는지를 결정하는 공식적인 3단계 조회 과정이 존재한다.

첫 번째 질문은 근로자가 장애를 가진 개인인지 여부이다. 장애에 대한 세 가지 정의가 있으며 근로자는 그 중 하나를 충족해야 한다. 근로자는 하나 이상의 주요 생활활동, 그러한 장애의 이력 또는 현재 그러한 장애가 있는 것으로 간주되는 신체적 또는 정신적 장애가 있음을 보여주어야 한다. 근로자가 이러한 정의를 충족시키는 경우 다음 질문은 해당 직종에 대한 자격 여부이다. 마지막으로, 장애가 있고 해당 자격을 갖춘 개인인 경우 최종 질문은 요청된 편의가 합당한지 여부와 관련 있다.

미국 장애인법의 두 번째 항목은 주 및 지방 정부가 제공하는 서비스의 적용이다. 주 및 지방 정부는 장애인이 이용할 수 있는 프로그램 및 서비스를 제공해야 한다. 예를 들어, 공립 대학에서 제공되는 수업, 투표, 공원 및 레크리에이션 프로그램에 대한 접근성이 포함될 수 있다. 미국의 경우, 미국 장애인법에 따라 식당 및 쇼핑몰과 같은 공공장소는 휠체어를 이용할 수 있는 욕실을 제공해야 한다. 이러한 ADA 요건은 박람회 및 스포츠 경기장과 같은 모든 공공장소에 적용된다. 그림 21-1에 표시된 것과 같은 임시 화장실은 야외 행사에서 일반적으로 사용된다. 이러한 임시 행사일지라도 휠체어를 이용할 수 있어야 한다. 이를 통해 휠체어 사용자는 지역사회 생활 내 주요한 모든 유형의 공공 모임에 참여할 수 있다.

미국 장애인법의 세 번째 항목은 개인 소유의 공공편의

표 21-6 합리적인 편의 결정 과정

1단계: 근로자는 장애를 가진 개인인가?
1. 하나 이상의 주요 생활활동을 실질적으로 제한하는 신체적 또는 정신적 장애
2. 그러한 손상을 입은 이력이 있는 경우 또는
3. 그러한 손상을 입은 것으로 간주된다.
***근로자가 장애를 가진 개인이 아니라면 고용주는 이를 수용할 필요가 없다.
2단계: 근로자는 장애를 가진 자격을 갖춘 개인인가?
1. 개인은 직무에 필요한 기술, 경험, 교육 및 기타 직무 관련 요구사항을 충족한다.
2. 개인은 적절한 시설을 갖추거나 갖추지 않은 상태에서 해당 위치의 필수적인 기능을 수행할 수 있다.
***근로자가 장애를 가진 자격을 갖춘 개인이 아니라면 고용주는 이를 수용할 필요가 없다.
3단계: 편의가 합리적인가?
1. 사업의 규모와 예산과 관련하여 편의비용은 얼마인가?
2. 요양시설에 대한 세금 공제, 공제 또는 외부 자금 조달 출처가 있는가?
3. 요양시설이 업무 운영을 방해하는가, 아니면 업무를 수행하는 다른 직원의 능력을 방해하는가?
***만약 그것이 합리적이지 않다면, 고용주는 수용할 필요가 없다. 미국 장애인법 자문위원의 허가와 함께 적용된다.

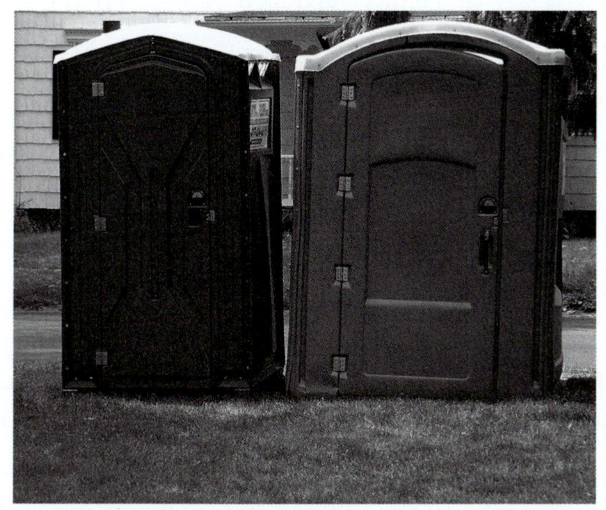

그림 21-1 오른쪽의 이동식 화장실은 더 넓고, 지면과 같은 높이이며, 휠체어를 타는 사람들을 수용하기 위해 내부에 손잡이 봉이 있다.

(public accommodations)에서 상품, 서비스, 시설 및 대중에게 제공되는 혜택에 장애를 가진 개인이 접근할 수 있도록 규정한다. 극장, 병원 진료실, 골프장, 호텔, 소매점, 어린이집, 주유소 및 병원 등이 여기에 해당된다. 미국 장애인법의 이 부분은 의료서비스를 제공하는 사람들이 지역사회 생활에 참여하도록 도와준다. 공공편의는 장애인을 위한 합당한 편의를 제공해야 하므로 장애인들은 대중에게 제공되는 이러한 편의를 누릴 수 있다. 이러한 개인 소유의 공공편의는 장애를 가진 개인에게 서비스를 거부할 수 없으며 장애를 가진 개인을 차별할 수 없다.

미국 장애인법의 네 번째 항목은 청각장애가 있는 개인을 위한 통신 시스템을 설정한다. 중계 서비스(relay service)는 청각장애인용 통신 장비(TDD)를 통해 청각장애가 없는 사람들과 의사소통할 수 있도록 한다. 이 문자 전화기를 사용하면 청각장애가 있는 사람이 전화 서비스에 접속할 수 있다. 실시간 통역을 통한 통신 접속(Communication Access Realtime Translation: CART) 시스템이라고 하는 새로운 의사소통을 통해 청각장애인이 컴퓨터 화면이나 청각 방식으로 제공된 기타 장비 정보를 통해 읽을 수 있다. 자막 방송은 CART 기술을 적용한 예이다. 네 번째 항목은 연방 정부가 지원하는 공공 서비스 발표에 자막을 요구한다.

전 세계의 다른 국가에서도 유사한 유형의 차별 금지법이 있다. 이러한 예로는 장애인차별금지법(호주), 인권법

(뉴질랜드, 캐나다), 장애인법(인도) 등이 있다. 이러한 각각의 법률에는 차별에 대한 자체 정의와 합당한 편의를 다루거나 다루지 않는 자체 조항이 포함된다.

이들 및 기타 장애 차별법에는 하나의 중요한 결함이 존재하는데 이들 법은 불만을 발생시킨다. 준수 여부를 확인하는 미국 장애인법 전담 경찰은 없다. 이는 개인이 자신의 권리를 이해하고 그러한 권리를 집행하는 방법을 파악해야 하는 부담을 가지는 것을 의미한다. 이는 정부 기관에 행정 불만을 제기하거나 소송을 제기할 변호사를 찾거나 둘 모두를 의미할 수 있다. 비록 행정 절차를 이용할 수 있지만 많은 사람들이 그 절차를 적대적인 것으로 인식하고 있으며, 해당 기관은 불만을 적절히 조사할 시간이 없을 수 있다. 개인은 사법 영역에서의 어려움을 겪고 스스로를 방어해야 한다. 이것은 개인이 이용할 수 있는 재정적, 시간적, 정서적 자원을 위태롭게 할 뿐만 아니라 그 이상이 될 수도 있다(Albrecht, Seelman, & Bury, 2001).

자격 프로그램 ENTITLEMENT PROGRAMS

자격 프로그램은 특정 인구 집단에게 혜택(즉 재정 혜택, 주택 또는 건강보험 혜택)을 보장하는 정부 프로그램이다. 미국 연방 차원의 자격 프로그램의 예로는 사회보장, 실업 급여, 푸드스탬프, 저소득층 의료보장제도(Medicaid) 및 생활 보조금이 있다. 환자보호 및 부담적정보험법(ACA), 노인의료보험제도(Medicare) 및 저소득층 의료보장제도(Medicaid)는 이 장에서 나중에 설명할 특정 자격 건강 프로그램이다.

생활 보조금(supplemental security income; SSI)은 시각장애인, 장애를 가지거나 또는 65세 이상의 저소득층에게 재정적 지원을 제공하는 프로그램이다. 이 프로그램에서 "장애는 사망으로 이어질 수 있거나 지속적이거나 지속될 것으로 예상되는 의학적으로 확인 가능한 신체적 또는 정신적 장애로 인해 12개월 이상 실질 유급 활동(substantial gainful activity; SGA)에 참여할 수 없음"을 의미한다(Social Security Administration, 2005).

또 다른 자격 프로그램인 **장애인 사회보장보험(social security disability insurance; SSDI)**은 사회 보장국이 관리하는 연방 보험 프로그램이다. 이 프로그램은 생활 보조금과 동일한 장애 기준을 충족하는 사람들에게 보험 지불 형태로 재정 지원을 제공한다. 그러나 생활 보조금과 달리 사회보장 장애보험은 소득 기반 프로그램이 아니라 보험 프로그램이다. 사회 보장국의 장애 정의에 따른 자격 이외에도, 사분기(1년) 또는 10년 동안 일한 경험이 있어야 한다(Social Security Administration, 2005). 이 두 자격 프로그램 모두 제한이 존재한다. 첫째로, 자격 프로그램은 도움을 제공하지만 문제의 원인을 해결하거나 편의 및 포용적인 문화를 조성하지는 않는다(Albrecht, Seelman, & Bury, 2001).

또한 생활 보조금을 받는 장애인들은 다른 사람들이 그들을 사회의 기여자가 아닌 복지혜택을 받는 사람으로 간주하기 때문에 사회적 편견에 직면할 수 있다. 반대로, 19장에서 언급했듯이, 어떤 사람들은 장애 지원을 받기 위해 꾀병을 부리거나 장애를 조작하기도 하지만 이는 꽤 드물다. 대부분의 보조금 청구는 최초 신청 시 거부되며, 최초 신청서 재심 요청도 대개 거부된다. 대부분의 청구인들은 혜택을 받기 위해 청문회에 가야 한다. 개인이 변호사 없이 생활 보조금 혜택을 받는 것은 매우 어렵다. TV 보도에서 생활 보조금 제도에 연루된 양심 없는 변호사들이 존재한다는 것을 암시하는데, 이는 장애인 사기가 흔한 일이라는 확신을 강화시킨다.

의료보험 정책 HEALTH CARE POLICY

2010년 의회에서 통과된 환자보호 및 부담적정보험법(Patient Protection and Affordable Care Act; ACA라고 함)은 보험회사가 기존의 조건이나 성별에 관계없이 모든 지원자를 대상으로 동일한 비율로 혜택을 제공하도록 요구한다. 주정부, 기업 등이 법정에서 해당 법에 이의를 계속적으로 제기할 것으로 보인다.

ACA 이전에 대부분의 미국인들은 민간 보험회사를 통해 단체보험을 구입한 고용주를 통해 건강보험을 취득했다. 고용주가 고용주에 기초한 의료보험을 제공하지 않는다면, 대부분의 사람들은 저렴한 개별 보험 혜택을 받을 수 없었다. 3천만 명 이상의 미국인들이 건강보험 혜택을 받지 못했다. 동시에 건강관리 비용도 계속 증가했다.

이것은 국가적인 문제를 야기시켰는데, 즉 해당 법이 비록 그들이 보험에 들지 않았더라도 심각한 병을 앓고 있는 사람들을 치료하도록 병원에 요구했기 때문이다. 병원들은 보험에 들지 않은 사람들을 치료함으로써 빚을 졌다. 병원 측은 이 빚을 환자 치료비를 지불하는 수수료에 포함시켰고, 이로 인한 의료비와 건강보험료의 상승으로 상황이 악화되었다. 의회는 보험 혜택을 받는 미국인의 수를 늘리기 위해 ACA를 통과시켰고, 이를 통해 전반적인 의료비용을 절감했다(Elmendorf, 2011). 표 21-7은 ACA 조항의 개요를 제공한다. 이 표에는 ACA에 대응하여 제정된 국민의료보험 및 저소득층 의료보장제도와 관련된 구체적인 변경사항이 포함되어 있지 않다.

노인의료보험제도(Medicare)는 1965년 사회보장법 제18호로 만들어졌다. 연방 정부가 65세 이상의 개인과 65세 미만의 영구장애인을 대상으로 실시하는 건강보험 프로그램이다. 노인의료보험제도에는 네 가지 부분이 있다: A부는 병원 보험이다. B부는 의료보험을 말한다. D부는 처방약을 다룬다. C부라고도 하는 노인의료보험제도 혜택 설계(Medicare Advantage plan)는 가입자가 개인 건강보험 설계를 통해 노인의료보험제도 혜택을 받을 수 있도록 한다. ACA는 이러한 노인의료보험제도 혜택 설계에 따라 보장을 제공하는 민간 보험회사에 지급하는 보조금액을 줄인다. 또한 ACA는 노인의료보험제도 수혜자에게 통합 치료를 제공하기 위해 "묶음 수가(bundled payments)"를 평가하는 노인의료보험제도 시험 프로젝트를 제공한다[ACA § 2704(a) (1)]. 이는 노인의료보험제도가 현재 가지고 있는 "각 진료별 지불 비용" 환급과는 다르다. 이러한 "묶음 수가" 개념은 많은 의료전문가와 관련이 있으며 이 장의 뒷부분에 더 자세히 설명할 것이다.

1965년 사회보장법(Social Security Act)의 19번째 항목으로 제정된 **저소득층 의료보장제도(Medicaid)**는 약 3천 6백만 명의 의료 소외계층에게 기본적인 의료서비스를 제공하는 연방/주 공동 프로그램이다. 이들 개인은 소득이 빈곤선(poverty level)보다 낮거나, 일부 주에서는 자녀 또는 부모가 장애가 있거나, 생활 보조금(SSI)과 같은 공공 지원 프로그램에 대한 자격이 있는 경우 저소득층 의료보장제도를 받을 자격이 있다. 저소득측 의료보장 프로그램은 빈곤층

표 21-7 ACA 조항

이 법은 의료보험 사업자가 기존의 의료 조건에 관계없이 동일한 연령과 지리적 위치에 있는 동일한 신청자에 대해 동일한 비용 또는 프리미엄 금액의 보험료를 부과하도록 함으로써 새로운 제도에서 차별을 방지한다. ACA를 통해 보험회사는 고령자 및 흡연자에 대해 더 높은 할증료를 부과할 수 있다(ACA § 1201(1)).
ACA는 고용주 건강보험, 저소득층 의료보장제도, 노인의료보험제도 또는 기타 공공 보험 프로그램이 적용되지 않는 모든 개인이 가입하는 것을 의무화하고, 개인 보험 보장을 구매하거나 위약금을 지불한다(해당 개인이 국세청이 면세를 인정하는 공인된 종교 단체의 회원이 아닌 경우 또는 재정적 어려움을 겪는 경우는 제외함). 이것을 "개인의 권한"(Kaiser Family Foundation, 2014a)이라고 한다.
주와 연방 정부는 2013년에 각 주에 건강보험 거래소나 시장을 설립하여 개인과 중소기업에 보험 혜택과 보험료를 비교하고 보험을 구매할 수 있는 수단을 제공했다(정부 보조금 또는 세금 공제 포함). 보험 시장은 향후 보험 보장 구매를 위해 계속될 것이다(Centers for Medicare and Medicaid Services, 2014).
연방 내 빈곤층(FPL)의 138%까지 소득이 있는 모든 노인을 제외한 성인은 저소득층 의료보장제도를 확대한 27개 주 중 하나에 거주하는 경우 저소득층 의료보장제도로 혜택을 받을 자격이 있다. FPL 대비 최대 400%의 소득을 가진 개인은 시장에서 보험을 구매하기 위해 미리 지불할 수 있는 세금 공제를 받을 수 있다. FPL 대비 소득이 100~250%인 개인은 시장을 통해 구매한 계획에 대한 자기 부담금과 공제액을 지원하기 위해 추가 보조금을 받을 자격이 있다(Angeles, 2013; Kaiser Family Foundation, 2014b).
보건복지부는 보건보험 정책에 대한 최소 기준을 설정했다. 여기에는 특히 재활, 훈련 및 내구성 의료장비를 포함한 10가지 필수 혜택이 포함되어 있다. ACA는 또한 보험 적용 범위에 대한 연간 및 생애 한도를 삭제했다(ACA §2711; Jost, 2013).
이 법은 정부가 직원들에게 보험 구매를 위한 보조금을 제공해야 하는 경우 50명 이상의 직원을 고용하는 사업체가 직원에게 건강보험을 제공하거나 벌금을 내야 하는 것을 의무화한다. ACA는 소규모 사업체에 교환 또는 시장을 통해 직원의 보험 구매 비용을 상쇄하기 위한 보조금을 제공한다(Internal Revenue Service, 2014; Kaiser Family Foundation, 2013).
ACA는 저소득층 의료보장제도 및 새로운 개인 계획에 따라 제공되는 많은 예방 건강 혜택에 대한 공동 부담금, 공동 보험 및 공제액을 삭제했다(ACA §4103; Kaiser Family Foundation, 2011).

에게 의료서비스를 제공하지만 노인의료보험제도와 같은 보험 프로그램이 아니기 때문에 노인의료보험제도와 달리 저소득층 의료보장제도 수혜자는 노인의료보험제도 수혜자가 지불하는 보험료를 지불하지 않는다.

ACA의 1331 부분에는 기본 건강 프로그램(basic health program; BHP)을 구성하는 선택사항이 나와 있다. 기본 건강 프로그램은 연방 빈곤선(저소득층 의료보장 자격이 없는 계층) 138~200% 사이의 소득을 가진 사람들을 위한 건강보험 혜택 프로그램이며, 그렇지 않으면 보험 거래소/시장을 통해 혜택을 구매할 자격이 있다. 기본 건강 프로그램은 주정부 내 저소득층 주민들에게 보다 저렴한 보험 혜택을 제공하고 의료 연속성을 향상시킬 수 있는 유연성을 제공한다. 저소득층 의료보장제도 및 기본 건강 프로그램 혜택 모두 ACA에 명시되어 있으며 이 장의 뒷부분에서 설명하는 10가지 필수 건강 혜택을 포함해야 한다(Cassidy, 2014).

옹호 및 정치적 활동
ADVOCACY AND POLITICAL ACTION

장애를 가진 사람들은 인구 내에서 분리된 소수 집단을 구성한다. 또한 다양한 한계와 제한된 자원 때문에 장애를 가진 사람들은 종종 사회에서 소외된 부분에서 기능한다. 앞서 언급했듯이, 미국에서 만성적 노숙자 중 상당수는 정신질환을 가진 사람들이다. 지적 및 발달장애를 가진 사람들은 그들 자신을 발전시키거나 사회 지도층이 되기 위해 전략적으로 사고하거나 계획하는데 필요한 기술이 부족할 수 있다. 오늘날 우리 사회에서 장애라는 용어는 역량이 부족한 개인의 극복(의료적 개입), 보상(재활) 또는 구호품 수령(참여 프로그램)을 반영한 의료 모델 정신에 적용된다(Albrecht, Seelman, & Bury, 2001). Areheart(2008)는 "의료 모델은 생리학적 질환 자체를 문제로 본다. 즉 개인은 장애의 근원이다(p. 186)". 이 개념에서 장애란 "개인적이고 의학적인 문제로서, 개별화된 의료적 해결이 필요하다; 장애를 가진 사람들은 사회로부터 야기된 '집단' 문제에 직면하지 않거나 사회정책은 이러한 문제를 개선시킨다(Johnson, 2003 as cited in Areheart, 2008 p. 186).

장애에 대한 이러한 의학적인 관점은 장애인을 생리적인 특성으로 구별하는데 초점을 맞춤으로써 장애인 공동체를 분열시키는 역할을 한다고 본다. 장애 사회 모델은 이러한 접근방식을 거부하고 장애인들이 공유하는 일반적인 사회적 장벽에 초점을 맞춘다. 사회 모델에서, "장애인"이 되는 것은 사회적으로 형성된 정상 상태로부터의 일탈을 뜻한다. 사회 내에서 장애가 있는 사람들은 사회 구성의 방식, 건물이 건설되는 방식, 지역사회 공동체에서 기대하는 것들 때문에 고립된다. 장애를 가진 사람들은 사회가 그들을 포함시키려고 노력하지 않기 때문에 차별에 직면한다. 7장에서 설명한 유니버셜 디자인 운동은 장애인 옹호에 대한 사회적 대응 결과이다. 이 운동은 가상 및 물리적인 모든 새로운 사회 기반 시설의 사용을 위한 접근성을 돕는다. 이 운동은 많은 산업과 제조업체에 큰 영향을 미쳤다. 이러한 예로, 그림 21-2는 휠체어로 쉽게 접근할 수 있고 필요 없을 때 숨겨서 보관할 수 있도록 설계된 "접이식 식탁(Pull-Out Table)"이라고 불리는 상업용 주방 수납장(KraftMaid)을 보여준다. 장애인 인권 운동은 19장에 기술된 장애의 사회적 모델로부터 발달되었으며, 장애인들이 정치적 옹호집단을 조직하는 곳으로 성장하였다.

권리 모델은 사회 모델을 보완한다. 유엔은 장애인 권리 협약에서 유엔의 4차 권리 모델을 적용했다. 권리 모델은 모든 인간이 차별 없이 고유한 인권을 가질 권리가 있다

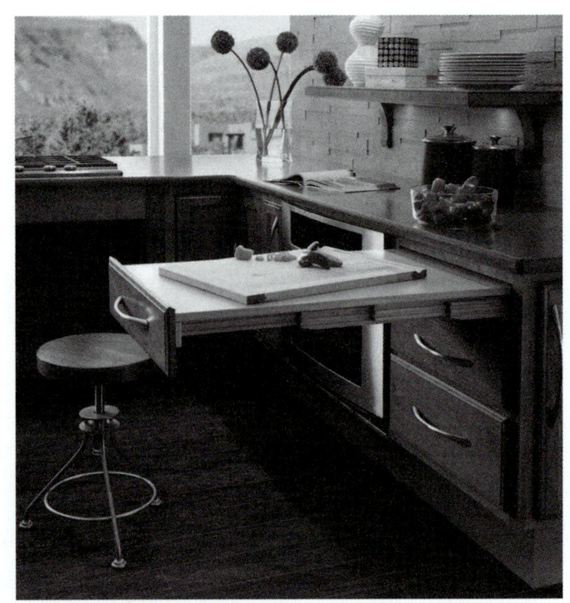

그림 21-2 유니버셜 디자인은 모든 사람이 공간을 더 잘 이용할 수 있는 제품을 디자인하도록 독려한다.

고 주장하는 것이다. 장애가 있는 사람들은 다른 사회 구성원들과 마찬가지로 자신의 삶을 결정할 권리가 있는 "권리 보유자"이다. 여기에는 예를 들어 살 곳, 일할 곳 및 먹을 것을 결정할 권리가 포함된다. 건축상 장애물과 같은 사회 내의 장애인에 대한 제한은 기본 인권 침해에 해당한다(Landmine Survivors Network, 2007).

정치적 옹호 Political advocacy

정치적 옹호(political advocacy)는 긍정적인 변화를 만들기 위해 고안된 과정이다. 개인 또는 이해 집단의 옹호는 공공정책 및 자원 분배 결정에 영향을 미치는 행동을 조직하고 계획한다. 이러한 유형의 옹호는 정치, 경제 및 사회 시스템에 영향을 줄 수 있다. 일반적인 정치 옹호 활동에는 미디어 또는 소셜 미디어 캠페인, 대중 연설, 연구 위원회 활동 및 출판, 유권자의 탄원서 발의가 포함된다.

로비 활동(lobbying)은 옹호자들이 입법자들에게 직접 접근하여 문제나 우려를 해결하는 일종의 옹호이다. 개인 또는 단체는 로비활동을 할 수 있다. 우리는 직업 및 전문적으로 로비하는 사람들을 로비스트로 부른다. 전문 로비스트는 단체나 개인을 대신하여 입법에 영향을 미친다. 전문 로비스트는 미국 정치에서 매우 영향력 있는 역할을 수행하며 각 의료전문가를 대표하는 국가기구는 전문 로비스트를 고용하여 자신의 전문 분야에 영향을 미칠 입법 문제를 확인한다.

전문 로비스트에 대한 자금 지원을 포함하여 정치적 옹호 운동을 조직하고 재정을 마련하기 위해 미국의 의료기관은 종종 **정치 활동 위원회(political action committee; PAC)**라는 법적 독립 단체를 형성한다. 정치 활동 위원회(PAC)는 정치 후보, 투표 발의 또는 법안을 재정적으로 지원하거나 반대하는 조직이다. PAC는 연방법을 준수해야 한다. 19장에서는 발달, 정신건강 및 지적장애가 있는 사람들을 지원하는 정치적 옹호 단체를 소개했다. 이들 그룹은 PAC를 후원하여 선거구의 정치적 이익을 지원할 수 있다.

장애가 있는 사람들을 위한 옹호 단체 외에도, 전문 단체는 클라이언트와 실행 영역을 모두 지원하기 위해 정치적으로 활동해야 한다. 재활전문가를 위한 몇 가지 중요한 정치 활동 위원회는 표 21-8에 나와 있다. 선거와 정치 과정은 미국의 의료 정책 방향에 중대한 영향을 미치기 때문에 전문가 및 기타 옹호 단체는 정치 활동 위원회의 기여를 중요하게 여긴다.

재활전문가들과 관련된 정책 문제들
POLICY ISSUES FOR PEHABILITATION PROFESSIONALS

ACA에 의해 제기된 건강 정책의 변화가 장기적으로 작업치료 또는 물리치료의 실무에 어떤 영향을 미치는지 아무도 모른다. 이러한 이유로 전문가 조직(미국 작업치료협회

표 21-8 전문가들의 정치 활동 위원회의 예

전문가 조직	정치 활동 위원회(PAC) 설명	2012년 선거 기간 후원금
미국 작업치료협회(AOTA, 2013) AOTPAC 자료표	AOTPAC의 목적은 개인 혹은 연방 공직에 대한 선택, 지명, 선출 또는 임명에 영향을 미치거나 AOTA의 회원인 작업치료사, 작업치료 보조원 또는 작업 치료학과 학생들이 어떤 수준의 공직에 선출되도록 하여 더 나은 입법 목표로 나아가는 것이다. 위원회는 어떤 정당과도 관련이 없다.	$205,950
미국 물리치료협회(n.d.) PT-PAC 관련	PT-PAC는 연방 차원에서 물리치료의 입법 이익을 옹호하기 위해 국회의 접근 및 영향력을 제공하는 유일한 기금 조성 기관이다.	$772,850
미국 언어청각협회(2012) ASHA	ASHA-PAC는 미국 언어청각협회를 위한 정치 활동 위원회이다.	$88,000
전국 재활치료 제공자 및 단체 협회(2012)	전국 재활치료 제공자 및 단체 협회-정치 활동 위원회(NARA-PAC)는 NARA 회원과 재활기관 산업 및 환자에 대해 관심 있는 기타 관련된 개인들로 구성된 자발적 및 비영리위원회이다. PAC는 NARA의 모토인 "PT, OT 및 언어청각 사업의 성공에 헌신함"과 일치한다.	N/A

및 미국 물리치료협회)은 보건복지부(HHS)가 규정을 공포하고 다양한 조항이 적용될 때 해결해야 할 관심 영역을 확인하기 위해 노력하고 있다. 우리는 전문가들이 우려하는 몇 가지 문제를 제시할 것이다.

필수 건강 혜택 Essential health benefits

ACA는 건강보험 "거래" 또는 "시장"을 형성하여 보험 이용, 선택, 비용 및 보험 적용 범위를 개선하는 데 도움을 준다. 보험 거래 또는 시장은 일반적으로 특정 주 내에서의 참여 자격에 대해 ACA에서 정한 연방 표준을 충족하는 보험 설계를 확인하는 웹 포털 사이트이다. 최소한의 표준 서비스를 보장받으면 자격을 갖춘 보험 설계가 필요하다. 이러한 최소 수준 보장을 **필수 건강 혜택(essential health benefits)**이라고 한다. ACA는 10가지 필수 건강 혜택을 의무화했다. 여기에는 환자 서비스, 응급 서비스, 입원, 임산부 및 신생아 치료, 정신건강 및 물질 사용 장애(substance use disorder) 서비스(행동 건강 치료 포함), 처방약, 재활 서비스(및 장비), 검사 서비스, 예방 및 건강관리 서비스(만성질환 관리 포함), 소아과 서비스, 구강 및 시력 관리가 포함된다(CMS, 2013).

필수 건강 서비스의 범위에 대한 연방 지침이 있지만 궁극적으로 각 주에서는 독자적으로 제공할 필수 건강 혜택의 범위를 결정한다. 재활서비스는 필수 건강 서비스의 지정된 범주 중 하나이다. ACA는 의학연구소(Institute of Medicine; IOM)의 필수 건강 혜택을 연구하고 10가지 혜택을 이행하는 방법에 대해 보건복지부 장관에게 권고할 것을 제안한다(IOM, 2012a). 미국 작업치료협회와 미국 물리치료협회는 이러한 권장사항을 개발하기 위해 의학연구소의 진행 과정에 투입되었다. 의학연구소는 이와 관련된 용어를 다음과 같이 정의했다.

- **재활 서비스(rehabilitation)**: 사람이 기능을 회복하도록 돕기 위해 고안된 의료서비스. 이러한 서비스에는 다양한 입원 환자 또는 외래 환자 환경에서의 물리치료 및 작업치료, 언어 병리 및 정신 재활 서비스가 포함될 수 있다.
- **훈련 서비스(habilitation services)**: 재활과 구별되는 이 의료서비스는 사람들이 기능을 회복하도록 하는 것이 아니라 특정 기능을 먼저 달성하도록 돕기 때문에 재활과 구별된다. 발달이정표상 나이에 아직 걷거나 말하지 못하는 아동을 위한 치료가 그 예이다. 훈련 서비스에는 물리치료 및 작업치료, 언어 병리 및 다양한 입원 또는 외래 환자인 장애인을 위한 기타 서비스가 포함될 수 있다(IOM, 2012a).

미국 보건복지부는 필수 건강 혜택 이행에 관한 의학연구소의 보고서에 따라 규칙을 발표했다. 이 규칙에서 주정부는 기존의 벤치마킹된 보험 설계를 선택하여 보험 교환/시장에서 설계를 제안하는 것을 시범적으로 보일 것을 요구했다. 보건복지부는 자격을 갖춘 건강보험 설계에서 재활 서비스는 필수 항목으로 요구하지만 혜택은 주마다 다르다. 그 결과 50개 주와 콜롬비아 특별구에서 그 혜택 정의가 다르다. 주별 보험 설계에는 현재 고용주가 지불하는 보험 설계와 같이 연간 병원 진료 한도, 치료비용 상한액이 포함될 수 있다. 따라서 주정부 전문가 협회는 주정부가 치료를 보장할 수 있도록 노력해야 한다.

급성기 이후 묶음 수가 Post-acute care bundling

ACA는 "묶음 수가"에 대한 자발적인 국가 시범 프로그램과 "묶음 수가"에 대한 시범 프로젝트를 시행하도록 한다. 서비스를 제공하는 시설이 이 프로그램에 참여하기로 선택한 경우 급성 후 훈련 및 재활서비스가 포함된다. 묶음 수가란 노인의료보험제도가 각 서비스(물리치료, 작업치료, 엑스레이 등)에 대해 별도로 비용을 지불하지 않고 뇌졸중 또는 고관절 교체와 같은 치료 과정에 걸쳐 제공되는 서비스에 대한 수가를 한꺼번에 지불하는 것을 의미한다.

ACA는 치료 협조를 개선하고 의료 제공자의 재정적 인센티브를 변경하여 각 치료 사례의 비용을 통제하기 위해 묶음 수가 조항을 포함시켰다(Dummit, 2011). 노인의료보험제도는 일괄 지급으로 환자가 진료 기간 동안 받는 모든 서비스에 대해 향후 또는 소급해서 일시불로 지급한다. 예를 들어, 다수의 의료 제공자(외과의, 마취의사, 방사선 전문의, 병원, 물리치료사, 직업치료사 등)로부터 복수의 청구가 발생되는 엉덩관절 골절의 치료에서 노인의료보험제도는 하나의 묶음 수가로 팀 전체에 그 비용을 지불한다.

원격의료 TELEHEALTH

원격의료(telehealth)는 전자 정보 및 통신기술을 사용하여 장거리 의료서비스를 지원한다(IOM, 2012b). ACA는 비용 효율적인 치료를 제공하기 위한 전략으로 원격의료 제공 모델 개발을 장려한다. 원격의료 프로그램에는 "통신 및 정보기술을 통해 제공되는 평가, 상담, 예방 및 치료서비스의 적용"이 포함된다(Cason, 2012, p. CE1). 원격의료에 잠재적으로 사용되는 통신기술에는 화상 회의, 문자 메시지, 블로그, 스트리밍 미디어(streaming media), 스카이프, 구글 행아웃 통신 및 스마트 폰 기반 통신을 포함한 다양한 형태의 가상 통신이 포함된다.

임상의는 화상회의(실시간 원격의료)와 같은 임상에 원격의료를 통합하여 전문가 간 또는 전문가와 가족 간 서비스 제공을 지원할 수 있다. 일부 미연방 서비스 기관은 원격의료 서비스를 이용하여 건강 격차를 해소한다(HRSA, 2012). 예를 들어, 웨스트 버지니아 농촌에서는 의료전문가의 접근이 제한되어 있다. 자폐아동의 치료를 위한 전문 지식을 갖춘 작업치료사는 원격의료 화상 회의를 통해 아동을 실시간으로 관찰하면서 가족과 상담할 수 있다. 실시간이 아니라도 유사한 애플리케이션을 통해 자폐아동의 가족은 식사 시간 참여와 같은 가정사를 비디오로 녹화할 수 있다. 완료되면 가족은 그 비디오를 치료사에게 보낼 수 있고 전화 회의가 이어질 수 있다.

원격의료에는 질병 관리(원격 모니터링)를 위한 의료 데이터 전송도 포함된다. 그림 21-3은 혈당 측정기를 사용하는 사람을 보여준다. 혈당 측정기는 건강을 평가하고 유지하는 데 사용되는 많은 기술 중 하나이다. 이러한 유형의 장치의 데이터는 원격 건강관리 실무에 쉽게 적용된다.

재활 및 훈련 실무를 위해 성장하고 있는 영역으로서의 원격의료 서비스는 고객이 서비스에 대한 접근 장벽을 극복하는 데 도움이 되는 독보적인 새로운 방법을 제공한다. 서비스 제공 모델로서의 원격의료는 특히 예방 및 건강 프로그램을 장려하는 데 적합하다(Cason, 2012). 원격의료가 기존의 중재와 비교할 때 효과적(또는 그 이상)이라는 일관되고 강력한 근거가 존재한다(WHO/WB, 2011). 미국 작업치료협회(American Occupational Therapy Association)는 원격의료를 새로운 실무 틈새시장이라고 인식한다. 원격의료는 전 세계(WHO) 및 국가 정책 운동 결과로 등장한 모든 의료서비스 제공 업체에서 새로운 영역이다. 선천성 또는 후천성 장애가 있는 개인의 관리를 위한 원격 건강관리의 특정 애플리케이션을 "원격 재활(telerehabilitation)"이라고 한다. 원격 재활은 뇌졸중을 포함한 다양한 질환을 관리할 수 있는 잠재적인 신생 도구이다. 뇌졸중 이후 원격 재활에 대한 코크런의 연구보고서(Laver et al., 2013)에서 이러한 중재가 특히 소외된 지역에서 치료서비스의 제공에 대한 가능성을 보여준다고 제시했다. 또한 이 보고서에서 현재 원격 재활이 일상생활활동의 독립과 같은 여러 차원의 기능에서 "보통 치료"보다 우수하다고 동의하지 않는다. 이 보고서에서는 원격 재활이 일반적인 치료보다 우월하다고 볼 수만은 없지만 그 결과는 비교할만하다고 지적한다. 그러나 이 보고서는 특히 전통적인 서비스 제공 수단에서 드는 비용과 비교하여 원격 재활에 대한 보다 엄격한 연구를 요구한다.

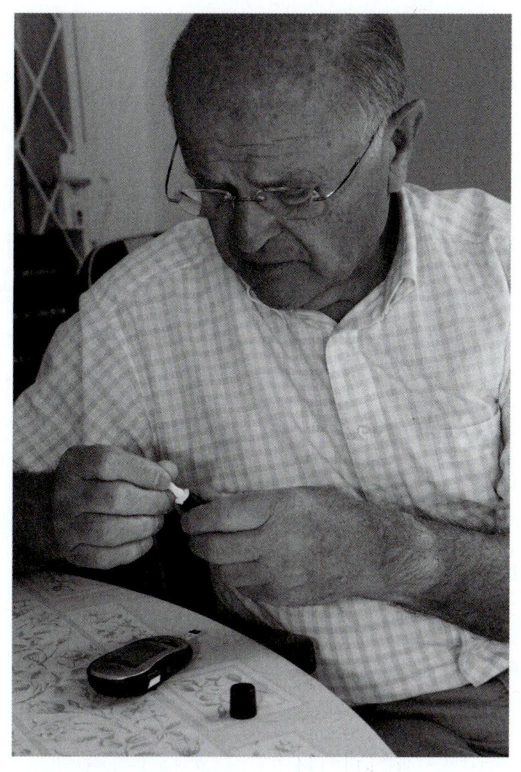

그림 21-3 이 남성은 혈당 측정기로 혈당을 측정하고 있다. 혈당 측정치를 통해 활동 또는 운동의 수정이 적시에 이루어질 수 있다.

장애인교육법
INDIVIDUALS WITH DISABILITIES EDUCATIONS ACT; IDEA

장애인교육법(IDEA)은 15장에 소개되었다. 의회에서 이 정책을 만든 이후로 많은 학생들이 학교 환경 내에서 교육 관련된 서비스를 통해 혜택을 받고 있다. 또한 이 법안은 많은 치료사들이 공공 서비스 분야에서 관련 서비스 제공 업체로서의 역할을 하도록 했다. 이러한 고용 기회의 증가는 치료 전문가가 의료 모델 외부에 기여할 수 있는 부분에 대한 새로운 인식을 가져왔다.

의회는 1990년에 모든 장애아동교육법(Handicapped Children Act)을 개정하여 일반적으로 IDEA라는 약어로 불리는 **장애인교육법(Individuals with Disabilities Education Act)**으로 명칭을 변경했다. 표 21-9는 이 법의 입법 주요 이력을 보여준다. 이 법의 범위는 처음부터 수십 년 동안 크게 확대되었지만 연방 정부가 실제로 법률에서 제시하는 것보다 적은 자금을 지원한다는 점에 주목해야 한다(Aron & Loprest, 2012). 현재의 정치적 초점이 지출을 줄이는데 집중되어 있는 상황에서 이 법안은 계속해서 어려움에 직면할 가능성이 높다.

일부는 작업치료사 및 물리치료사가 특히 관심을 가지고 있는 두 가지 영역과 관련해 IDEA를 비판한다. 첫째, 지난 40년간의 데이터는 특수 교육 프로그램의 학생들이 노동에 더 많이 참여한다는 것을 보여주지 못한다(Aron & Loprest, 2012). 많은 사람들이 그 이유에 대해 추측하지만, 중증 장애가 있는 어린이조차도 IDEA 하에서 교육 서비스를 받을 자격이 있다. 이는 영구 식물 상태의 어린이들조차도 전문 교사 및 치료사와 함께 학교 환경에 참여한다는 것을 의미한다. 예상되는 교육 과정이 매우 제한되어 있기 때문에 일부 입법자와 납세자는 이러한 어린이들이 덜 비싼 환경에서 적절한 보살핌을 받을 수 있다고 주장할 수 있다. 분명히, 이러한 장애아동들은 아마 학교나 지역사회 환경에 적극적으로 참여하지 않을 것이다.

두 번째 관심 분야는 IDEA가 학생들이 교육 환경에 접근하고 참여할 수 있도록 필요한 관련 서비스의 제공을 의무화하는 것이다. IDEA 관련 서비스의 정의에는 물리치료, 작업치료, 언어병리학과 심리치료 등이 포함되지만 이에 국한되지는 않는다. 이러한 관련 서비스는 IDEA를 통해 의무화된 가장 비싼 서비스 중 하나이다. 이것은 무엇이 의학적으로 필요한지 그리고 무엇이 교육과 관련이 있는지 해석하는 것이 주관적이기 때문에 논쟁을 낳는다. 예를 들어, 아킬레스건이 짧은 아동이 자신의 질환을 치료하고 보행과 이동을 개선시키기 위해 물리치료가 필요할 수 있다. 짧은 아킬레스건은 학교 수업, 교육 자료 또는 학교 환경에서 상호 교류하는 아이의 능력을 제한하지 않는다. 이런 관점에서 학교는 아이에게 물리치료 서비스를 제공할 책임이 없다. 만약 아이가 학교 내에서 필요한 이동을 잘할 수 없거나 짧은 아킬레스건으로 인해 적응을 위한 체육 프로그램에 참여하는 것이 방해된다면, 물리치료가 교육과 관련

표 21-9 IDEA의 입법 역사

1975	장애아동을 위한 교육 법안이 제정됨
1990	장애인교육법으로 이름이 바뀜(Pub. L. No. 101-476, 104 Stat. 1142). 1991년 IDEA가 일부 개정됨(Pub. L. No. 102-119, 105 Stat. 587).
1997	이 법은 3~21세 사이의 어린이들을 포함하도록 확대되었다. 학부모가 소송을 시작하기 전에 중재를 통해 학교 및 지역 교육 기관과의 분쟁을 해결하기 위한 절차를 확립했다. 이 개정안은 또한 장비, 장애인 영유아, 부모 훈련 및 전문성 개발에 대한 추가 보조금을 승인했다(Pub. L. No. 105-17, 111 Stat. 37).
2004	IDEA는 현재 IDEIA로 알려진 2004년 장애인 교육 개선법에 의해 개정되었다. 몇몇 조항들은 IDEA를 2001년의 '아동낙오방지법(No Child Left Behind Act)'에 따라 수정했으며 15개 주에서 3년 동안 개인 교육 프로그램(IEP)을 시행하도록 승인했다. 의회는 특수 교육 학생에 대한 규율, 특수 교육을 받지 않은 학생들을 위한 중재반응 모델 수용, 개인 교육 프로그램의 기능적 목표를 발달시키기 위해 현재 수준의 기능 수행을 사용하는 것에 대한 구체적인 요구사항과 관련된 조항을 추가했다(Pub. L 108-446, 118 통계 2647).
2009	미국 경기부양법은 IDEA을 위한 $1220억 추가 기금을 할당했다.

이 있다고 주장할 수 있다.

지역 학군에 대한 부모에 의해 시작된 많은 소송은 자녀의 서비스 접근과 관련이 있다(Wright & Wright, 2012). '교육 관련' 결정은 학군마다 달라 학군마다 관련 서비스를 권장하는 데 신중한 태도를 보인다.

마찬가지로, IDEA는 학교가 학생들이 학교 환경에 접근하고 참여할 수 있도록 보조기술을 제공할 것을 요구한다. IDEA는 **보조기술 장비(assistive technology device)**를 "장애를 가진 아동의 기능적 능력을 증가, 유지 또는 향상시키는 데 사용되는 모든 품목, 장비 또는 제품 시스템"으로 정의한다[20 U.S.C. 1401(1)]. 보조기술은 단순하고 저렴한 장비부터 복잡한 고가의 장비까지 다양하다. 고가의 보조기술 장비의 한 예는 그림 21-4에 나타낸 것과 같은 맞춤형 전동 휠체어이다. 공립학교는 이 비싼 장비를 구입해야 하는가? 일부 학군들은 이것과 다른 비싼 보조기술 장치를 구입할 것이다. 반면에 다른 학군들은 그렇지 않을 수도 있다. 단 구매 시 조건부 구매가 있을 수 있다. 만약 학교가 이 장비를 구입한다면, 그것은 그 장비의 사용을 학교 시설이나 학교 활동 내에서 제한할 수 있다. 그림 속 여학생은 학교 밖의 다른 환경에서 이 장비를 사용하고 싶어 할 것이다. 전국의 학군마다 이러한 딜레마를 겪을 것이며, 다른 장비에 대한 다른 정책을 만들 수도 있다.

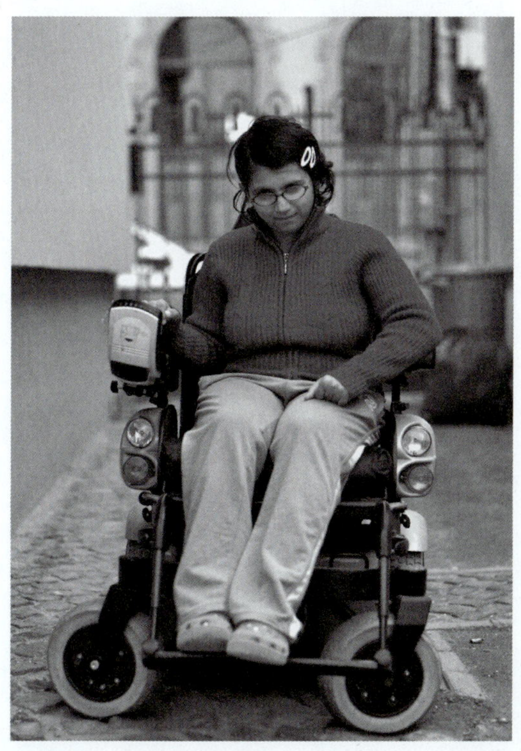

그림 21-4 이 청소년은 공립학교에 등교하기 위해 전동 휠체어가 필요하다.

IDEA 1997을 통해 강화된 관련 서비스 및 보조기술 장비의 보증 및 자금조달을 위한 주요 방법 중 하나는 자녀의 교육을 담당하는 공공기관과 연방 주 내의 기타 비교육 공공기관 사이의 **기관 간 동의(interagency agreement)**이다. 즉 기관 간 동의는 다른 정부 기관들 간의 자원 공유를 뜻한다. 기관 간 동의는 저소득층 의료보장제도와 같은 주의 의료 인프라 내의 기관이 포함된다. 법률 개정안은 "비교육 공공기관은 위에서 기술한 바와 같이 해당 서비스가 학교 환경에서 제공되기 때문에 저소득층 의료보장제도를 통해 상환받을 자격을 상실할 수 없다"고 명시되어 있다[34 C.F.R. §300.142(b)(1)(ii)]. 마찬가지로 학교는 "의료적으로 필요한" 맞춤형 전동 휠체어 시스템 구입을 연기할 수 있으며, 연방 주의 의료보험 프로그램을 통해 기기를 구입할 수 있다. 이러한 방법은 학생은 그 기기를 소유할 수 있고 어떤 환경에서든 사용할 수 있다는 이점이 있다.

Wright(2012) 등은 학교 환경에서 공공보험의 사용에 대한 제한을 확인한다. 예를 들어, 학교는 부모들이 자녀들이 적절한 공교육을 무료로 받기 위해 공공보험 프로그램의 가입 및 등록을 요구하지 않을 수 있다. 학교는 부모들이 서비스에 대한 청구서를 제출하기 위해 공제 금액이나 보험금과 같은 부가비용을 부담하지 않도록 할 수도 있다. 마지막으로, 만약 가족이 공공보험 프로그램을 적용하지 않고 학교 밖에서 아이에게 필요한 서비스에 대한 비용을 지불하게 하거나, 가정과 지역사회 기반 서비스에 대한 자격을 잃게 할 경우 학교들은 공공보험 프로그램에 따라 아동 수당을 사용하지 않을 수 있다.

이 방법이 매우 명확해 보이지만, 많은 주들은 저소득층 의료보장제도 혜택을 받는 사람들의 치료방문 횟수를 제한했기 때문에 그 혜택은 학교에 다니는 동안 소진되어 그 가족들은 여름 방학 동안 치료서비스를 받을 수 있는 선택권을 상실할 수도 있다. 가족들은 IDEA와 저소득층 의료보장제도 하에서 어떤 혜택을 받을 수 있는지 알고 그들의 자녀와 가족에게 어떤 것이 최선인지 고려할 수 있도록 도움을 받아야 한다. 의료 자금 조달 및 자금 조달의 변경은 의료장비 및 보조기술 장비에 대한 자금 지원을 위협한다. 작업 및 물리치료사들은 이러한 문제들에 대해 계속 관심을 가질 것이며 시간이 지남에 따라 ACA를 시행하는 과정에서 이 문제들을 면밀히 추적할 필요가 있을 것이다.

요약

작업 및 물리치료사들은 미국에서 정책과 법의 정치로부터 분리된 채 임상에서 활동하지 않는다. 특정한 법은 우리의 권리를 보호한다. 전문가들로서, 치료사는 치료 활동 및 우리가 치료하는 환자의 삶에 영향을 미치는 법, 정책에 익숙해지는데 직업적 책임이 있다. 이러한 법을 옹호하는 것은 우리의 클라이언트와 환자들의 독립을 촉진시키며 우리의 직업적 책임의 일부분이 된다.

사례 1

미나 존슨 부인

고관절 골절로부터 회복 중이던 존슨 부인은 다발경화증이라는 진단을 받았다. 작업치료사는 그녀의 가족에게 아파트의 욕실 내에 안전손잡이와 높은 화장실 변기를 설치할 것을 권했다. 물리치료사는 그녀의 제한적인 지구력으로 인해 아파트에서 가까운 곳에 주차할 것을 권했다. 존슨 부인을 위한 가정 프로그램이 만들어졌으며 이는 아파트 내 수영장에서 운동할 수 있도록 하는 것이었다. 수영장 내에서 도움을 필요로 했기 때문에 그녀가 다니는 교회 신도 중 한 사람이 그녀를 돕기 위해 자원했고, 치료사는 이 교인에게 교육을 시켜 존슨 부인을 돕도록 했다. 퇴원하기 바로 전 그녀의 가족은 집주인이 안전손잡이를 설치하는 것을 거부했다고 보고했다. 그리고 그는 존슨 부인에게 단지 내에서 '전용' 주차공간을 가진 사람이 없다는 이유로 가까운 주차공간도 주지 않겠다고 말했다고 했다. 또한 아파트 내의 수영장은 주말에는 외부인에게 개방이 되지 않으며 평일 오후 3시 이전까지만 외부인 출입을 허용하는데, 이 시간은 존슨 부인의 교회 동료가 부인의 수중 운동 프로그램을 도울 수 없는 시간이었다. 모든 이들이 만들어진 계획을 실행할 수 없는 것에 대해 좌절하였고 화가 나 있는 상태였다.

하지만 모든 것을 할 수 없는 건 아니다. 1988년 FHAA는 존슨 부인의 집 주인의 행위가 주거기회에서 장애인에 대한 차별 행위인 것으로 판단했다. 작업치료사와 물리치료사는 이런 상황에서 자신의 클라이언트를 대변하여 도움을 줄 수 있었다. 이러한 변론은 사람들의 삶에 중요한 변화를 가져왔고, 어떤 경우에는 가정간호 혹은 다른 시설에서 생활하거나 독립적으로 생활하는 데 중요한 변화를 가져왔다.

이 사례 연구에서 존슨 부인에 대해 수영장 이용 규칙을 변경하여 '외부인 출입통제' 시간에 교회 동료가 그녀를 도와 수영장에서 봉사를 할 수 있도록 해 주면 합당한 편의를 제공하는 것이 될 것이다. 또한 안전손잡이를 설치하여 부인이 수영장에 들어가거나 나올 때 편리하게 이용할 수 있도록 해 줄 수도 있을 것이다. 또한 존슨 부인에게 지정 주차공간을 주는 것도 합리적인 방법일 것이다. 이러한 편의를 제공하지 않는 것은 차별인 것이다. 존슨 부인이 이러한 규제를 받는다면 다음의 기관에 차별에 대한 고소를 할 수 있다. US Department of Housing and Urban Development, http://www.hud.gov/complaints/housediscrim.cfm

도움이 되는 질문

생각해 볼 몇 가지 질문들:

1. 치료 중재의 목표와 관련해서 자신의 상황을 어떻게 느끼는가?
2. 이 상황에서 "적절한" 편의 혹은 "적절하지 못한" 편의의 비교하고 대조하라.
3. 치료 그리고 다른 의료전문가에게 장애인 옹호가 왜 중요한 임무인가?

사례 2

낸시

낸시는 소아마비 후 증후군과 관절염을 앓고 있는 간호사로, 자신이 직장에서 쉽게 지친다는 것을 알게 되었다. 그녀는 고용주에게 움직임을 많이 필요로 하는 일에 대해 이를 줄여줄 수 있는 편의 설비를 요구했다. 그녀는 근무 시 스쿠터를 이용하면 많이 걷는 것을 줄일 수 있다고 제안했다. 간호 감독은 '휠체어에 앉아 있는 간호사'는 상상할 수 없는 일이라면서 그 제안에 대한 반대 입장을 분명히 했다. 이러한 편의시설을 제공하지 않으려는 고용주를 상대로 낸시는 평등고용기회위원회에 고용차별에 대한 고소장을 제출하였다. 인력관리위원회는 이러한 고소에 대해 관심을 기울였고 작업치료사에게 직장 내 합리적인 편의시설을 만드는 방법에 대한 조언을 구했다. 작업치료사는 낸시의 직업을 분석하고, 스쿠터는 안전한 설비로서 낸시의 욕구를 충족시키고 응급상황을 제외한 상황에서 그녀의 직업 수행능력을 방해하지 않는 수단이라는 결정을 내렸다. 간호 관리자들과의 협상 끝에 병원 측은 낸시가 비응급상황 시에만 스쿠터를 이용하여 간호사 일을 수행할 수 있도록 해주었다. 작업치료사는 차트를 좀 더 편한 위치로 재배치할 것을 권했다. 이 마지막 권고사항은 낸시가 사물함에 열쇠를 놓아둘 수 있게 하여 열쇠를 찾기 위해 병실과 간호사실을 왔다갔다할 필요가 없도록 해주었다. 낸시의 고소는 합의가 되었으며 그녀는 여전히 간호사로서 일을 하고 있다.

도움이 되는 질문

생각해 볼 몇 가지 질문들:

1. 미국 장애인법의 통과는 낸시가 처한 상황에 어떤 영향을 미쳤는가?
2. ADA는 중요한 국민권한 법안으로 알려져 있다. 이것이 무엇을 의미하는지 논의하고, 당신이 알고 있는 다른 국민권한 법안과 비교하라.
3. 낸시의 사례에서 ADA에 대한 동료 직원 및 상사의 불만스러운 태도는 어떻게 장벽 또는 촉진제로 작용했는가?

아! 건강보험 정책에 대해 말하다

HUGH MURRY, 물리치료사, DMDT 헌팅턴 물리치료 회장

오래 전 물리치료학과를 막 졸업했을 때 나는 미래에 대한 희망으로 차 있었다. 나는 탄탄한 지식 기반을 보유하고 있었다. 그러나 이 기반은 거의 모든 것에 대한 소량의 정보였다. 많은 것을 배울 기회가 시시각각으로 다가왔다. 나는 삶에 대해서, 좀 더 많은 지식을 얻는 것에 대해서 그리고 환자들의 회복을 돕는 것을 성공적으로 수행할 수 있음에 대해 기대에 차 있었다. 나는 환자를 성공적으로 치료하고 좀 더 많이 배울 수 있다는 목적을 향해 나아가고 있었고, 누가 나를 방해하지도 내가 게으르지도 않았다. 나는 급성환자 치료 병원에서 일하고 있었다. 물리치료 부서는 응급실과 방사선실 사이에 위치하고 있었다. 이는 좀 더 많은 것을 관찰하고 나의 배움을 향상시킬 수 있는 좋은 위치인 것이다.

내 인생에서 보건에 대한 핑크빛 인식을 획기적으로 바꾸어 놓았던 몇몇 사건들이 있기 전까지는 모든 것이 순조로웠다. 나는 내가 마치 오아시스인 것처럼 환자들을 평가하고 치료할 수 있을 것이라고 생각했다. 보건계의 오아시스! 내가 받은 최고의 교육과 약간의 경험 그리고 최근에 접한 몇 건의 연구를 통해 환자를 평가하고 치료하는 것은 내 인생에서는 걸작이었던 것이다. 그것은 나의 전문가적인 행로였다. 이 행복하고 작은 화물 열차는 곧 행로에서 벗어났다. 여기 몇 가지 예를 들어 보겠다.

- 화가 난 한 환자가 이른 아침에 찾아와, 내가 그의 담당의사에게 보낸 "계약 불이행-요구에 순응하지 않음" 편지로 인해 근로

아! 건강보험 정책에 대해 말하다 (계속)

자 보상 혜택을 받지 못하게 됐다고 말하였다.

- 한 의사가 내가 환자에게 디스크 문제가 있다고 말한 것으로 인해 화가 나 있었다. 진단이라는 것이 도대체 무엇인가? 내가 이렇게 할 권리가 있는가? 이것은 의사에게만 한정되어 있는 것인가?
- 부서장이 나를 만나 '현장 연수'를 시키려고 했는데 이는 노인의료보험제도(Medicare)의 규정이 변경되어 특정 치료는 배상이 안 되기 때문이었다. 이젠 돈을 받지 못하기 때문에 나는 이 서비스를 제공할 수 없는 것이다. 하지만 나는 이것이 배상을 받을 수 있는가보다는 나의 전문가적인 판단에 의한 최상의 치료를 제공해야 한다고 생각했다.
- 병원에 노동조합이 결성되었고 동료 직원들은 파업에 들어가기로 결정하였다. 그들은 파업을 시작하여 28일 동안 돌아오지 않았다. 어떤 직원들은 스케줄로 인해 9달 동안 돌아오지 않은 경우도 있었다(나는 환자 수가 줄어서 중앙 공급실에서 28일 동안 12시간씩 근무했다). 관리팀은 물리치료 직원들로 하여금 노조에 합류하길 원했다. 그것이 나에게 개인적으로 의미하는 바는 무엇인가? 이러한 행동이 전문가적인 입장에서 윤리적인 것인가?
- 입법부는 현명하게도 척추 지압사(chiropractor)가 물리치료를 제공하도록 결정하였고, 이는 반대로 물리치료사가 척추교정(chiropractic) 서비스를 제공하지 못하도록 하였다. 그러는 동안 정치 활동 위원회(PAC)는 물리치료사에게 3,000달러를 인상하였고 PAC에 대해서는 40,000달러를 인상하였다. 나는 이러한 결정이 입법 발의와 무슨 관련이 있는지 궁금했다.
- 우리 주의 시술 행위는 2009년의 "검토"에 달려 있다. 우리는 그때쯤이면 모두 무면허가 될 수도 있다. 노인의료보험제도(Medicare)는 하나의 건강관리 제공자로서 언어치료와 물리치료에 대해 최고 1,500달러 및 독립적인 치료자로서 작업치료사에게는 1,500달러를 지불 한도로 정했다. 어떻게 그런 일이 일어날 수 있는가?

나는 물리치료 학교에서 이러한 정치에 대해 교육을 받은 적이 없었다. 나는 그동안의 세월에서 이러한 모든 경험을 겪은 후에도 여전히 물리치료사라는 직업을 사랑한다. 하지만 지금 내가 아는 것은 나의 시술에서 오아시스는 어디에도 존재하지 않는다는 것이다. 그것은 나의 미신이었다! 나는 치료를 하는 내 능력에 영향을 미칠 뿐만 아니라 법적으로 제공할 수 있는 한도 내에서 치료를 하는 데 영향을 받는 거대한 정치적 체계의 일부였던 것이다. 이러한 이유로 인해 나는 정치적으로 정보를 전달받고 정치적으로 행동하도록 수년 동안 노력했다. 이것이 우리 모두가 받아들여야 할 책임감이라고 생각한다. 나는 삶에 대해 그리고 지속적으로 지식을 얻는 것과 환자들과의 관계에서 성공적인 치료를 하는 것으로 인해 여전히 기대에 부풀어 있기 때문에 이러한 참호 속에 남아 있다.

하지만 아! 건강보험 정책이여!

REFERENCES

Albrecht, G., Seelman, K., & Bury, M. (2001). *Handbook of disability studies.* Thousand Oaks, CA: Sage Publications.

Americans with Disabilities Act. (2008). Pub. L. No. 101-336 (1990), as amended by Pub. L. No. 110-325 (ADAAA).

American Occupational Therapy Association. (2013). *AOTPAC fact sheet.* Retrieved from http://www.aota.org/en/Advocacy-Policy/AOTPAC/Fact.aspx

American Physical Therapy Association. (n.d.). *About PT-PAC, mis-sion.* Retrieved from http://www.ptpac.org/about_ptpac/mission

American Speech and Hearing Association. (2012). *ASHA-PAC: Your voiceonCapitolHill.*Retrievedfromhttp://www.asha.org/advocacy/federal/pac/

Angeles, January. (2013) . Making health care more affordable: The new premium and cost-sharing assistance. Center on Budge and Policy Priorities. Retrieved from http://www.cbpp.org /cms/?fa=view&id=3190

Architectural Barriers Act, Pub. L. No. 90-480, codified at 42 U.S.C. §4151 et seq. (1968)

Areheart, B. (2008). When disability isn't "just right": The en-trench-ment of the medical model of disability and the Goldilocks dilemma. *Indiana Law Journal, 83,* 181–232.

Aron, L., & Loprest, P. (2012). Disability and the education system. *Future of Children, 22*(1), 97–122.

Autism Speaks. (2014). Autism Speaks 2014 State Initiative Map! Retrieved from http://www.autismspeaks.org/sites/default/files / docs/gr/states_may.2014_md.pdf

Cassidy, A. (2014). Health policy brief: Basic health program. *Health Affairs*, updated April 17, 2014. Retrieved from http://www.healthaffairs.org/healthpolicybriefs/brief.php?brief_id=113

Cason, J. (2012). Continuing education article: An introduction to telehealth as a service delivery model within occupational therapy. *OT Practice* (April 23). 17(7), CE1–CE7.

Centers for Medicare and Medicaid Services (CMS). (2013) Essential health benefits. Retrieved from http://www.cms.gov/CCIIO / Resources/Fact-Sheets-and-FAQs/ehb-2-20-2013.html

Centers for Medicare and Medicaid Services. (2014). Health insur-ance marketplaces. Retrieved from http://www.cms.gov/CCIIO /Programs-and-Initiatives/Health-Insurance-Marketplaces/

Civil Rights Act of 1964, 42 U.S.C. §1971 et seq. (1964).

Dummit, L.A. (2011). Medicare's bundling pilot: Including post-acute care services. *National Health Policy Forum Issues Brief,* Retrieved from http://www.nhpf.org/library/issue-briefs /ib841_bundling-postacutecare_03-28-11.pdf

Education for All Handicapped Children Act of 1975, 20 U.S.C. 33 §1401 et seq. (1975).

Elmendorf, D. (2011). *CBO's 2011 long-term budget outlook.* Congressional Budget Office, p. 44. Retrieved from http://cbo.gov/sites/default/files/cbofiles/attachments/06-21-Long-Term _Budget_ Outlook.pdf

Fair Housing Act Amendments Act of 1988, 42 U.S.C. § 3601 et seq. (1988).

Federal Food, Drug, and Cosmetic Act, 21 U.S.C. Chapter 9 (2013).

Health Insurance Portability and Accountability Act of 1996 (HIPAA), Pub. L. No. 104-191, 110 Stat. 1936 (1996)

Health Resources and Services Administration (HRSA). (2012). *The role of telehealth in an evolving health care environment.* Retrieved from http://www.hrsa.gov/ruralhealth/about/telehealth/

Individuals with Disabilities Education Act. 20 U.S.C. 33 §1401 et seq. (1990).

Individuals with Disabilities Education Act Amendments of 1997, codified at 20 USC 33 § 1401 et seq. (1997).

Individuals with Disabilities Education Act (IDEA), 20 U.S.C.§ 1400 (2004).

Institute of Medicine (IOM). (2012a). *Essential health benefits: Balancing coverage and cost.* Washington, DC: The National Academies Press.

Institute of Medicine (IOM). (2012b). *The role of telehealth in an evolving health care environment: Workshop summary.* Washington, DC: The National Academies Press.

Internal Revenue Service. (2014). Affordable Care Act tax provisions. Retrieved from http://www.irs.gov/uac/Affordable-Care -Act-Tax-Provisions

Johnson, M. (2003). *Make them go qway: Clint Eastwood, Christopher Reeve and the case against disability rights.* Louisville, KY: The Avocado Press, Inc.

Jost, Timothy. (2013). Implementing health reform: The essen-tial health benefits final rule. *Health Affairs* (blog). Retrieved from http://healthaffairs.org/blog/2013/02/20/implementing -health-reform-the-essential-health-benefits-final-rule/

Kaiser Family Foundation. (2014a). The requirement to buy cover-age under the Affordable Care Act. Retrieved from http://kff.org/infographic/the-requirement-to-buy-coverage-under-the -affordable-care-act/

Kaiser Family Foundation. (2014b). How will the uninsured fare under the Affordable Care Act? Retrieved from http://kff.org / health-reform/fact-sheet/how-will-the-uninsured-fare-under -the-affordable-care-act/

Kaiser Family Foundation. (2013). Employer responsibility under the Affordable Care Act. Retrieved from http://kff.org/infographic / employer-responsibility-under-the-affordable-care-act/

Kaiser Family Foundation. (2011). Preventive services covered by private health plans under the Affordable Care Act. Retrieved from http://kff.org/health-reform/fact-sheet/preventive-services -covered-by-private-health-plans/

Landmine Survivors Network. (2007). *Disability rights advocacy workbook* (2nded.).Retrievedfromhttp://www.handicap-international.fr/kit-pedagogique/documents/ressourcesdocumentaires /apadoption/DisabilityRightsAdvocacyWorkbook2007.pdf

Laver, K. E., Schoene, D., Crotty, M., George, S., Lannin, N. A., & Sherrington C. (2013). Telerehabilitation services for stroke. *Cochrane Database of Systematic Reviews* 12, CD010255. doi:10.1002/14651858.CD010255.pub2

Loving v. Virginia, 388 U.S. 1 (1967).

National Association of Rehabilitation Providers and Agencies. (2012). *The NARA political action committee (NARA-PAC).* Retrieved from http://naranet.org/the-nara-political-action -committee-nara-pac/

National Conference of State Legislatures. (2012). *Insurance coverage for autism.* Retrieved from http://www.ncsl.org/research/health / autism-and-insurance-coverage-state-laws.aspx

No Child Left Behind (NCLB) Act of 2001, 20 U.S.C.A. § 6301 et seq. (2002).

Olmstead v. L.C., 527 U.S. 581 (1999).

Patient Protection and Affordable Care Act (ACA), Pub. L. No. 111-148, 124 Stat. 119 (2010).

Section 504 of the Rehabilitation Act, 29 U.S.C. 701. (1973).

Social Security Administration. (2005). *Supplemental Security Income (SSI).* Publication No. 05-11000.

Tanner, L. (2012). Doctors want to redefine autism; parents wor-ried. *USA Today*. Retrieved from http://www.usatoday.com /news/health/story/2012-04-05/doctors-change-autism-definition /54047994/1

Telecommunications Act of 1996, Pub. L. No. 104-104, 110 Stat. 56 (1996).

United Nations. (2006). *International convention on the rights of persons with disabilities.* Retrieved from http://www.un.org/disabilities / convention/conventionfull.shtml

University of Alabama v. Garrett, 531 U.S. 356 (2001).

Water Quality Act of 1987, Pub. L. No. 100-4, 101 Stat. 7 (1987).

World Health Organization. (2001). *ICF: International classification of functioning and disability.* Geneva, Switzerland: World Health Organization.

World Health Organization (WHO). (2002). Towards a com-mon language for functioning, disability and health ICF: The International Classification of Functioning, Disability and Health. Retrieved from http://www.who.int/classifications/icf /training/icfbeginnersguide.pdf

World Health Organization. (2014). *International classification of dis-eas-esdatasheet.* Retrievedfromhttp://www.who.int/classifications / icd/factsheet/en/

World Health Organization/World Bank (WHO/WB). (2011). *World report on disability.* Geneva, Switzerland: World Health Organization. Retrieved from http://whqlibdoc.who.int /hq/2011/WHO_NMH_VIP_11.01_eng.pdf

Wright, P., & Wright, P. (2012). FAQs: Related services. Wrightslaw. Retrieved from http://www.wrightslaw.com/info/relsvcs.faqs.htm

CHAPTER 22

생애에 걸친 인간 수행의 평가

Assessment of human performance across the life span

학습목표

- 이 장을 끝낸 후 독자는 다음을 할 수 있어야 한다.
- 개인 평가에 사용되는 하향식 및 상향식 모델의 장단점을 설명한다.
- 임상 상황에서 적절한 평가도구 결정에 사용되는 임상추론 과정을 포함하여 정성적 평가와 정량적 평가를 구별한다.
- 효과적인 선별 평가에서 필요한 품질에 대해 논의한다.
- 규준 참조 검사와 준거 참조 검사를 비교 및 대조한다.
- 평가과정에서 임상추론을 사용하는 방법을 설명한다.
- 구조화된 관찰, 자연주의 관찰 및 이동 분석의 세 가지 정성적 평가전략 간의 차이를 구별한다.
- 임상결과로서 참여에 중점을 두는 이유에 대해 논의하고, 이러한 수준에서 객관적인 평가도구의 개발에 대한 과제를 논의한다.

주요 용어

가능성 이론 enablement theory
결과 측정 outcome measures
구조화된 관찰 structured observation
규준 참조 검사 norm-referenced test
기능적 독립성 평가 Functional Independence Measure (FIM)
동작 분석 movement analysis
민감도 sensitivity
발달평가 developmental assessment
상향식 평가 bottom-up assessment
선별과정 screening process
신뢰도 reliability
임상추론 clinical reasoning
자연주의적 관찰 naturalistic observation
정량적 평가 quantitative assessment
정성적 평가 qualitative assessment
준거 참조 검사 criterion-referenced test
치료 이론 treatment theory
캐나다 작업 수행 평가 Canadian Occupational Performance Measure (COPM)
클라이언트(환자) client
타당도 validity
특이성 specificity
평가 assessment
표준화 검사 standardized test
하향식 평가 top-down assessment

서론 INTRODUCTIONS

세계보건기구(WHO)는 대부분의 국가에서 채택한 건강관리 문서 표준에 통합된 건강 코드 및 분류체계를 제공하므로 설명 및 비교 분석에 균일한 데이터를 사용할 수 있다. 21장에 설명된 ICD-10(질병 및 건강 문제에 대한 국제 통계 분류)은 이러한 건강 코드 및 분류 시스템 중 가장 널리 알려져 있다. ICD-10은 의학적 진단 또는 질환에 관한 코드이다. 이 교재 전체에서 사용된 기준 체계는 다른 주요 WHO 분류 시스템, 즉 ICF(international classification of functioning, disability and health)의 체계이다. ICF는 의료 진단에 포함되어 있지 않고 건강 결과의 구조/기능, 활동/참여 차원에서 설명한다. 이 두 가지 도구의 사용은 전 세계적으로 건강, 질병 중재에 대한 분석 및 연구를 개선하기 위한 것이다. ICD-10은 건강 상태에 대해 의료 모델을 기반으로 한 고려사항이며 ICF는 통합된 생명정신사회학 모델을 제공한다. 그림 22-1은 1장에 제시된 그림이다. 의료 및 사회 모델에 대한 논의는 생애에 걸쳐 인간의 수행에 대한 임상 적용을 고려할 때 특히 중요하다.

미국 의료서비스 시스템 내에서 결과의 문서화는 임상 데이터의 축적 및 해석 과정의 결과물이다. 물리치료 실무 안내서 3(미국 물리치료협회, 2014)은 이 과정을 특징 짓기 위해 다음과 같은 용어를 사용한다. 검사란 주관적(문진,

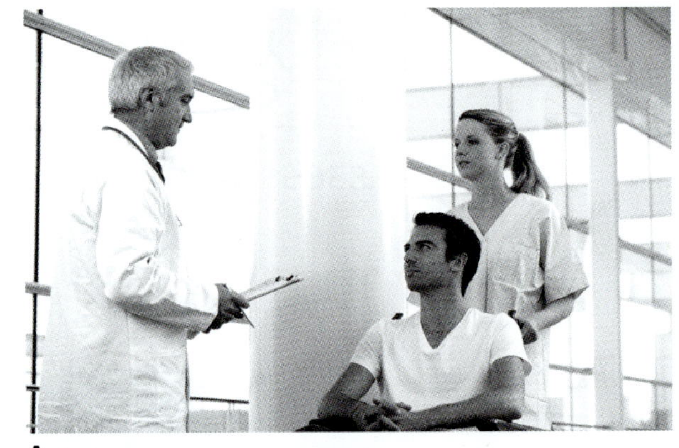
A

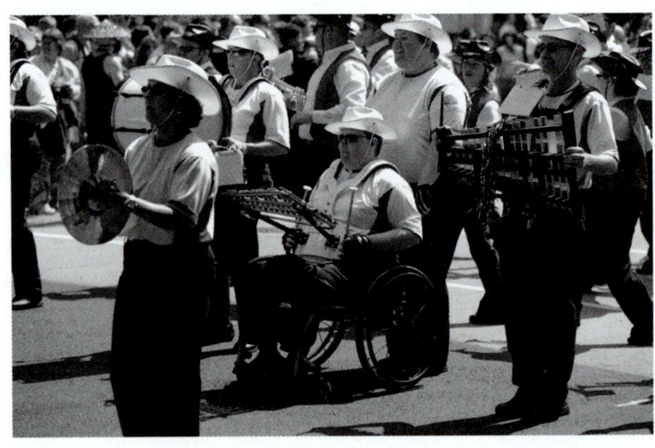
B

그림 22-1 A. ICD-10은 질병을 분류하기 위한 도구를 제시한다(의료 모델). B. ICF는 기능 및 참여를 분류하기 위한 도구를 제시한다(사회적 모델).

병력)인 도구와 객관적(검사 및 평가)인 도구를 모두 사용하여 환자 또는 클라이언트로부터 데이터를 얻는 것을 말한다. 검사 및 평가는 클라이언트의 상태를 객관적으로 문서화하기 위한 도구이며 신뢰할 수 있고 타당해야 한다. 검사 및 평가의 예에는 각도 측정(goniometry), 근력 검사, 균형 척도와 같은 다양하고 친숙한 임상도구가 포함된다(American Physical Therapy Association, 2001). 평가는 문제의 본질이 물리치료 실무의 범위 내에 있는지 여부를 판단한 후 진단, 예후 및 치료계획을 수립하기 위한 검사결과와 임상추론의 통합이다.

예를 들어, 한 여성의 까치발 보행을 치료하는 것에 대해 언급할 경우 검사결과에 따라 운동범위, 강직 등의 범위가 제한되어 있는지 확인할 수 있다. 평가(evaluation)는 임상 지식을 기반으로 이러한 결과를 고려하여 특발성 까치발 보행 또는 경증 뇌성마비와 같은 임상 가설에 도달하게 한다. 작업치료 실무체계: 영역 및 과정(occupational therapy practice framework; OTPF) (AOTA, 2014)은 클라이언트가 원하는 것과 수행해야 할 것을 결정하는 데 초점을 둔 초기 및 모든 후속 방문 시 발생하는 평가과정을 설명한다. **평가(assessment)**는 전체 과정 또는 구성요소를 포함하는 포괄적인 용어이다. 평가는 임상추론의 기초를 제공한다. 평가의 특성은 특정 평가 환경, 목적, 클라이언트 상태 및 사용 가능한 자원을 포함한 다양한 요소에 따라 다르다. 평가과정은 강점과 요구사항을 설명하고 적절한 중재 계획과 전략을 개발하고 개인의 변화를 결정하기 위해 포괄적인 전략과 도구를 사용하는 것이 특징이다. **클라이언트(client)**는 의료서비스 상호 교류의 주요 대상이다.

표 22-1 누가 클라이언트인가?

클라이언트의 종류	설명
사람	가족, 간병인, 교사, 고용인, 기타 관계자를 포함
집단	지역사회 지원 단체, 사업, 산업 또는 기관을 포함
인구 집단	노숙자가 된 난민, 재향 군인과 같은 하위집단 그리고 만성질환을 가진 사람

Source: American Occupational Therapy Association. (2014). Occupational Therapy Practice Framework: Domain and process (3rd ed.) Bethesda, MD: AOTA Press.

일반적으로 클라이언트를 개인으로 생각하지만 클라이언트는 그룹 또는 인구집단일 수도 있다. 표 22-1은 작업치료 실무체계(AOTA, 2014)에 제시된 클라이언트의 정의를 나타낸다. 클라이언트에 대한 이러한 광범위한 견해는 특히 건강 및 공중보건 분야에서 일하는 임상가에게 중요하다.

평가 모델 MODELS OF ASSESSMENT

평가(assessment)는 재활전문가에게 중요한 활동을 특징짓는 데 사용되는 광범위한 용어이다. 평가전략에는 다양한 목적, 기준 체계 및 범위가 존재할 수 있다. 그러나 평가의 결과는 클라이언트가 환경적 상황에서 자신의 연령에 맞는 생활을 수행할 수 있는 능력을 장려하는 중재계획이 포함되어야 한다.

선별 대 집중 평가
Screening versus focused assessment

평가 모델은 그 목적에 따라서 선별 또는 집중 평가로 설명할 수 있다. **선별과정(screening process)**은 손상을 확인하고 추가 평가가 필요한지 결정하기 위해 사용되는 간단한 일반적인 평가이다. 일반적으로 선별과정은 간단해야 하며 그 검사는 다양한 사람들(의사, 치료사, 간호사, 교사 및 경우에 따라 부모)이 쉽게 다룰 수 있어야 한다. 선별의 목적은 의뢰 및 추가 평가의 필요성을 결정하는 것이기 때문에 선별도구는 민감도와 특이성이라는 특징을 가지고 있어야 한다. **민감도(sensitivity)**는 발달지연과 같은 질환이 있는 개인을 확인하고 인구집단과 크게 구별할 수 있는 선별도구의 한 기능이다. 선별검사 도구의 민감도는 질환이 있는 사람을 간과하는 가부정적 판단을 방지한다. **특이성(specificity)**은 선별도구가 개인의 상태를 매우 정확하게 구별하여 가긍정적 판단을 방지하는 것이다. 특이성이 없는 검사는 많은 어린이들이 발달지연이 있는 것으로 판단하여 과도한 우려와 비용을 발생시킬 수 있다. 실제로 확인된 대부분의 어린이는 추가 평가 시 문제가 없었다. 따라서 여러 가지 이유로 선별검사는 높은 민감도와 특이성을 갖는 것이 중요하다.

집중 평가는 평가 과정의 일부로 해석될 수 있으며, 이는 일반적으로 초기 심사 이후 더 복잡한 과정을 거친다. 병원 기반 진료의 경우와 같은 공식적인 선별검사가 완료되지 않은 경우 비공식 의료 차트 검토 및 클라이언트 문진이 평가의 출발점이 될 수 있다. 평가과정에는 개인, 가족, 집단 또는 지역사회에서 발생하는 실제 또는 잠재적 건강 문제/생애 과정에 대한 과거 정보, 현재 검사결과 및 임상 판단이 포함된다. 평가과정은 주기적으로 진행되는 절차로서 문제가 해결되면 모든 단계에서 종료될 수 있다. 전문 임상의가 필요하다고 생각하는 데이터와 참여가 제한되는 환경을 바탕으로 평가에 대한 특정 접근방식이 결정되므로 **임상추론(clinical reasoning)**은 평가과정에서 중요한 역할을 한다. 임상추론은 "특정 사례보다 일반적인 사례에 대한 과학 및 기술 연구 기반 지식의 배경을 요구하는 상황 및 실무 기반의 추론 형식이다. 또한 임상추론에는 일반적인 과학 및 기술 지식과 관련된 증거의 관련성과 특정 환자에게 적용되는 방법을 확인할 수 있는 실무 능력이 필요하다. 임상가는 환자의 특정 임상 궤도, 관심사 및 선호 사항, 특정한 취약성(예: 여러 동시이환을 가짐) 및 치료 중재에 대한 민감도(예: 알려진 약물 알레르기, 기타 상충되는 동시이환 질병, 상충되는 치료, 임상결정 또는 결론을 내릴 때 과거 치료에 대한 반응)를 고려해야 한다"(Benner, Hughes, & Sutphen, 2008, p. 4).

상향식 대 하향식 Bottom-up versus top-down

평가전략은 종종 상향식 또는 하향식으로 설명된다. **상향식 평가(bottom-up assessment)**는 수행 장애에 영향을 줄 수 있는 근본적인 병리를 결정하기 위해 주요 호소(chief complaint) 증상 및 과거 병력을 통해 징후와 증상을 종합한 것이다. 상향식 접근법은 개별 손상을 먼저 상세하게 설정한다. 그런 다음 요소들을 서로 연결시켜 더 큰 진단 범주를 형성한다. 예를 들어, 관절염과 같은 질환의 치료를 받는 사람이 있다면 상향식 평가는 먼저 근력, 운동범위 및 심혈관 상태에 대한 정보를 수집한 다음 이러한 목표가 활동 및 참여에 미치는 영향을 도출한다. 상향식 평가전략은 신체구조 및 기능에 관한 정보를 수집한다. 이 평가전략은 진단 처방이고 이는 특정 영역에서 손상 또는 장애로 설명되며 이러한 손상을 교정하도록 설계된 프로그램으로 이어진다. 이 전략은 (1) 수행에서 문제가 되는 근본 원인

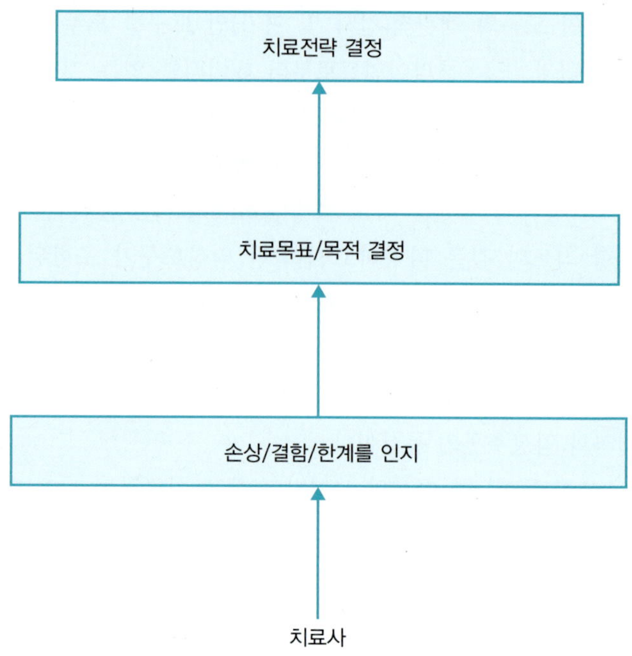

그림 22-2 상향식 평가전략의 궤도

을 평가하고, (2) 관절운동범위 감소 또는 근육 약화와 같은 장애를 위한 치료중재를 설계하는 데 가장 적합하다. 그림 22-2에 나와 있는 이 모델은 개인의 일상생활에서 증상을 개선하는 데 필요한 기능 지향적 중재계획을 설계할 때는 덜 유용하다.

반대로 **하향식 평가(top-down assessment)**는 일상생활 상황에서 참여를 고려하는 사회적 모델 접근방식이다. 하향식 평가는 근본적인 문제를 고려하기 전에 먼저 큰 그림으로 시작한다. 예를 들어, 하향식 평가에서 치료 전문가는 클라이언트에게 어떤 활동/참여 차원이 어려움의 원인인지 묻는다. 클라이언트가 자기 관리(self-care)에 어려움이 있다고 말하면 평가는 이유를 찾는데 중점을 둔다. 예를 들어, 평가에서 근력, 운동범위 또는 심혈관 내구력이 부족하다고 판단할 수 있다. 하향식 평가전략에서 치료사는 활동 영역 및 클라이언트 본래의 환경 참여에 대한 정보를 수집한다. 치료 프로그램은 기능지향적이며 개별적으로 확인된 결과 달성에 맞춰져 있다. 그림 22-3에 설명된 하향식 모델에서 평가과정은 원하는 결과에 맞춘다. 이는 팀(클라이언트, 부모, 간병인 및 전문가)은 개인에게 어떤 일이 일어나기를 원하는지를 설명한다. 결과는 일반적이거나("Anna는 돌아다니고 싶어 해요") 또는 구체적("O'Mara는 침대에서 화장실로 걸어가야 해요")일 수 있다. 어느 한 예

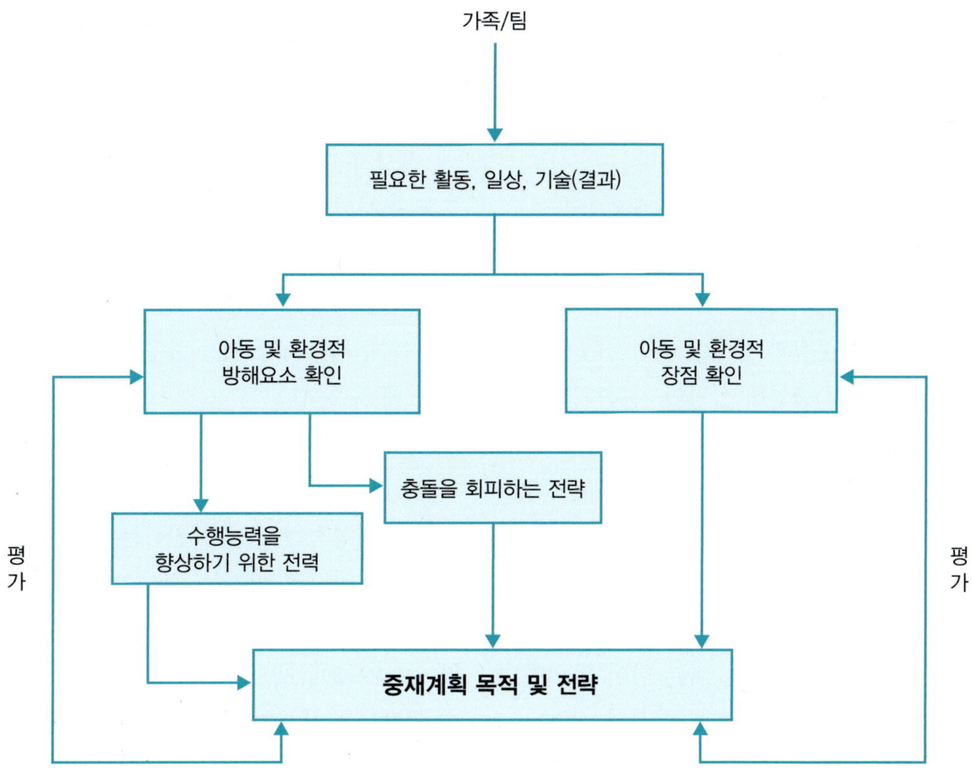

그림 22-3 하향식 평가전략의 궤도

표 22-2 ICF와 일치하는 평가를 위한 접근법

	활동 장애		참여 제한	
	상향식 평가		하향식 평가	
집중 영역	병리학	행위적	참여	
상태	해부학적, 심리학적, 정신적	수행 능력 결함	수행 패턴 결함	역할 수행 결함
중재	의료 및 훈련/재활 치료		적응력 및 환경적 개선	지원 서비스 및 사회 정책

에서, 평가의 목적은 개인이 원하는 활동과 참여를 달성할 수 없는 이유를 결정하는 것이다.

표 22-2는 ICF 및 ICD-10과 관련하여 이 두 가지 평가 방법을 제시한다. 평가과정은 의료 및 사회 모델 모두에 의해 제공된다. 보건의료인으로서 우리는 두 모델 모두에 익숙해야 하며 평가에 대한 각각의 장단점을 이해해야 한다.

물리치료 실습은 의료 모델로부터 나왔기 때문에 역사적으로 물리치료에 된 많은 평가절차가 이 모델을 반영한다. O'Neil(2006) 등의 연구에 따르면 뇌성마비 환자의 활동과 신체구조 · 기능 대상으로 하는 많은 평가가 존재하지만, 소수의 평가만이 참여를 위해 적합하다는 것이 밝혀졌다. 작업치료는 역사적으로 참여에 대한 강력한 관점을 가지고 있다. 그러나 서비스 및 특정 의료 기반으로 한 위탁처리에 대한 의료 상황은 작업치료 실무에서 유사한 의료 모델 기반 상향식 평가도구를 사용하도록 한다.

정량적 대 정성적 Quantitative versus qualitative

평가도구는 정량적이거나 정성적일 수 있다. **정량적 평가**

(quantitative assessment)는 운동범위, 거리, 반응 시간 또는 수행 평가와 같은 측정 가능한 특성을 사용하여 인체의 완전함과 기능에 대한 정보를 제공하는 평가방식이다. 정량적 평가는 객관적이고 반복 가능하며 사람들이 신뢰할 수 있는 방식으로 측정값을 제공하도록 구체적으로 훈련할 수 있기 때문에 높은 가치가 있다. 또한 정량적 평가는 진단, 발달의 편차 확인, 치료 서비스의 적격성 결정 및 치료결과 문서화에 유용하고 손상과 장애에 관여하는 많은 구성요소와 상황을 이해하기에 충분히 설명이 가능하고 심도 있는 정보를 제공하지 않을 수 있다. 이러한 정량적 평가의 한계는 그림 22-4에 나타낸 병뚜껑을 여는 과제를 관찰하는 것을 예로 들 수 있다. 악력계와 같은 정량적 측정 도구를 사용하여 쥐는 힘에 대한 데이터를 얻기는 쉽지만, 쥐기 강도 측정은 개인이 일상생활에서 가능한 것과 불가능한 것을 설명할 수 있는 것은 아니다. 쥐는 힘이 없으면 병뚜껑을 여는 데 있어서 이 여성의 능력이 확실히 제한될 것이다. 그러나 쥐는 힘이 좋다고 해도 이러한 과제를 수행할 수 있다고 보장하지는 못할 것이다. 치료사들이 흔히 사용하는 악력계 등의 검사 및 측정은 이 장의 후반부에서 더 심도 있게 논의될 정량적 평가의 예이다(Watter et al., 2008).

정성적 평가(qualitative assessment)란 차트 검토, 중재, 움직임 패턴에 대한 시각적 평가, 생태학적 평가 등 비표준 평가도구와 연계하여 관찰, 지식 및 임상추론을 이용하는 평가를 위한 접근법이다. 정성적 평가는 자연주의적인 경향이 있고, 개인의 일상적인 환경 설정에 내재되어 있으며, 수행의 최적화에 도움이 되도록 지침 및 시연에서 다양성을 적용하는 경향이 있다.

정성적 평가는 검사결과가 균일하지 않고 검사의 타당도는 검사의 제공 및 해석 능력에 따라 다르다는 점에서 정량적 평가와 다르다. 또한 정성적 평가는 검사절차가 타당하도록 심리학적 특성보다는 임상추론에 의존한다. 정성적 평가는 신체구조와 기능 수준 이상의 기능과 참여를 결정하는 데 유용하다.

작업치료사 및 물리치료사 교육에 공통적인 해부학, 생리학, 운동치료, 인간발달 및 운동 조절에 대한 광범위한 교육은 정성적 평가를 지원하는 임상추론의 기초를 제공하는 반면, 정량적 평가는 검사의 진행을 위한 개별 훈련을 통해 제공된다. 그림 22-5에서 어린 소녀는 부츠를 신고 있다. 표 22-3에 제시된 움직임 분석과 같은 정성적 평가는 이 과제를 수행하기 위해 사용하는 전략을 설명한다.

관찰은 작업 및 물리치료사를 위한 중요한 정성적 평가도구이다. **구조화된 관찰(structured observation)**은 치

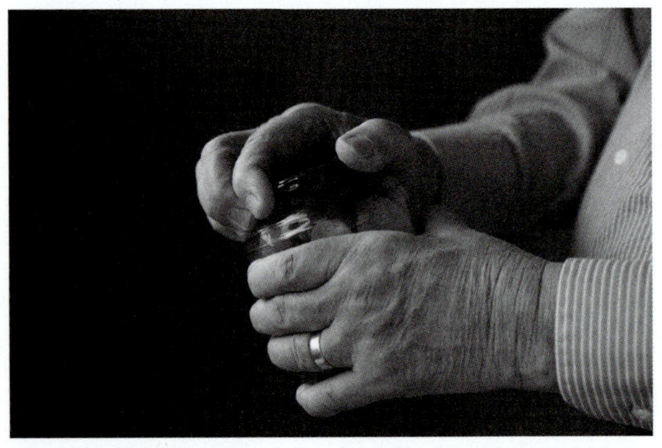

그림 22-4 병뚜껑을 여는 과제를 수행할 때 손의 근력이 필요하다. 하지만 근력만 측정하는 것이 일상적인 작업을 수행하는데 근력을 사용하는 것과 항상 연관 있는 것은 아니다.

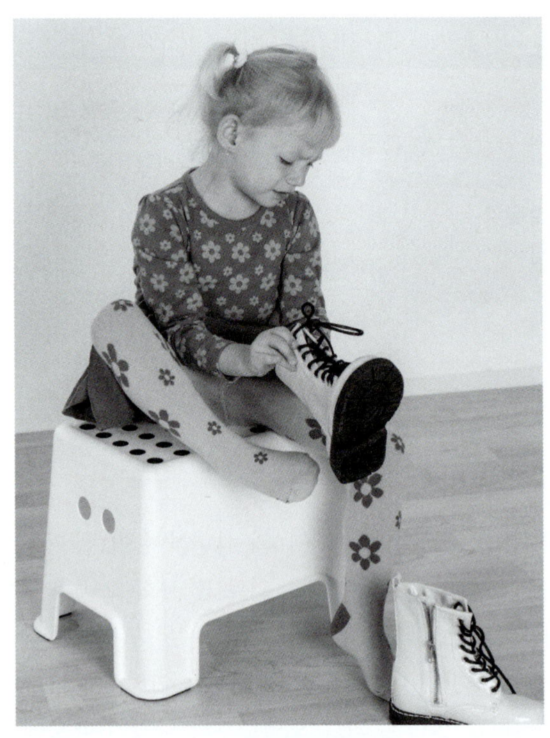

그림 22-5 어린 여자아이가 부츠를 신고 있다. 아이가 사용하는 패턴에 대한 정성적 평가는 자세 조절, 근력, 예측, 흐름과 같은 매개 변수 정보를 제공한다.

표 22-3 4가지 연령 집단에 걸쳐 수행능력을 비교한 움직임 분석의 예

관찰된 과제: 행거에 옷걸이 걸기	
클라이언트의 연령	**대상자가 사용하는 움직임 패턴의 질적 측면을 몇 가지 문장으로 묘사하시오.**
4세	아이는 움직임을 준비하는 동안 옷걸이를 정적으로 들고 있다. 아이의 지지면(BOS)은 어깨너비만큼 떨어져 있고 무게중심(COG)은 자신의 정중선을 따라 남아 있다. 준비 단계는 아이가 행거에 한 걸음 더 가까이 다가가면서 몸무게가 앞으로 이동하는 것으로 시작된다. 아이의 팔꿈치는 구부러지고 어깨는 해부학적으로 중립 위치에 있는 동안 아이는 옷걸이를 잡는다. 아이가 앞으로 나아감에 따라 아이의 지지면은 약간 좁아지고 약간 균형이 흐트러진다. 행거에 더 가까이 다가가면 무게중심도 앞으로 이동된다. 이 운동 단계에서 행거를 붙잡기 위해 작은 근육 활동이 일어난다. 그러나 행거에 더 가까이 이동하려면 몸통 및 안뜰감각 조절이 필수적이다. 운동의 중간 단계는 아이가 팔을 들어 올려 옷걸이를 행거에 거는 것과 관련이 있다. 아이가 옷걸이를 어디에 걸어야 하는지 알 수 없기 때문에 위치를 잡는데 오류가 발생하고 행거에 옷걸이를 정확하게 맞추기 위해 고유수용감각에 의존한다. 이 운동은 어깨의 굽힘과 팔꿈치, 손목 및 손의 굽힘, 폄을 통한 근력에 의해 달성된다. 발생하는 동작은 열린 사슬이며 몸쪽에서 먼쪽으로 발생된다. 행거에 옷걸이를 걸기 위해 팔을 뻗을 때 무게중심은 훨씬 더 앞쪽으로 이동하고 지지면이 상당히 좁아져 아이가 보다 역동적인 움직임을 할 수 있도록 하는 불안정한 자세를 허용한다. 움직임의 마지막 단계는 팔을 원래 시작 위치로 되돌리는 것으로 마무리된다. 아이는 팔에 더 이상 옷걸이의 무게를 느끼지 않기 때문에 이 단계에서는 근육 활동이 거의 발생하지 않는다. 아이의 무게중심은 몸의 중앙에서 뒤쪽으로 위치하며 지지면은 안정적으로 유지된다. 몸감각 활동은 옷걸이를 만지고 행거에 옷걸이를 거는 것을 느끼고 바닥으로부터 지지면을 느끼는 것을 포함한다. 아이의 움직임의 흐름은 매우 빨랐으며 예측되는 조절이 잘 이루어지지 않았다.
10세	아이는 움직임을 준비하는 동안 옷걸이를 정적으로 들고 있다. 아이의 지지면은 어깨너비만큼 떨어져 있으며 움직임의 초기 단계에서 근육 활동은 거의 동원되지 않는다. 준비 단계는 체중을 앞으로 이동시키고 팔꿈치 폄과 짝을 이루는 손가락 굽힘으로 옷걸이를 쥐는 것이 특징이다. 손목과 어깨는 중립 위치를 유지한다. 체중 이동이 발생하면 무게중심이 앞으로 이동한다. 지지면은 고정되어 있지만 움직임은 안뜰감각 조절이 더 필요하다. 이 운동 단계에서는 근력이 거의 필요하지 않는다. 운동의 중간 단계는 행거에 옷걸이를 걸기 위해 어깨의 굽힘과 약간의 팔꿈치 굽힘이 나타나는 것이 특징이다. 이 움직임은 시각적으로 안내되며 이 동작은 몸쪽에서 먼쪽으로 발생하는 열린사슬 운동이다. 이 단계에는 많은 양의 힘이 필요하다. 운동의 마지막 단계는 어깨를 뒤로 당겨 중립 위치로 되돌리면서 마무리한다. 팔이 중립으로 돌아오면 무게중심이 지지면의 초기 위치로 다시 돌아가 자세 조절이 회복된다. 이 운동 단계에서는 적은 양의 근육활동이 동원된다. 움직임의 흐름은 잘 예측되었지만 빠르게 발생한다. 운동 전반에 걸쳐 작용하는 저항력은 아이의 팔 힘과 옷걸이의 무게이다. 기본면인 시상면에서 움직임이 발생했다. 몸감각 활동은 옷걸이를 만지고 행거에 옷걸이를 거는 것과 바닥으로부터 자신의 지지면을 느끼는 것을 포함한다.
23세	대상자인 학생은 운동을 준비하면서 정적으로 서 있다. 학생의 지지면은 바닥에 안정적으로 위치해 있으며 무게중심은 몸의 정중선에 있다. 팔꿈치는 90° 굽힘, 손목과 어깨는 중립, 손은 굽힘으로 오른손에 옷걸이를 쥐고 있다. 작은 근육 활동이 필요하다. 운동의 준비 단계는 학생이 몸을 앞으로 기울이고 행거로 한 걸음 다가가고 몸을 앞으로 이동시킨다. 오른쪽 팔 자세에는 변화가 없다. 체중 이동이 발생하면 무게중심도 앞으로 이동하고 앞으로 나아갈수록 지지면은 변경된다. 운동 전반에 걸쳐 균형을 유지하려면 안뜰감각 조절이 필요하다. 운동의 중간 단계는 옷걸이를 행거에 걸기 위해 학생의 팔꿈치 폄과 어깨의 굽힘에 관여하는 것이 특징이다. 손과 손목의 내재근과 외재근도 시각적 안내를 사용하여 옷걸이를 잡고 놓을 때 활동한다. 이것은 열린 사슬 운동이며, 이 운동은 몸쪽에서 먼쪽으로 발생한다. 이 운동 단계는 옷걸이와 학생의 팔의 저항력을 극복하기 위해 옷걸이를 들어 올릴 때 가장 큰 힘이 필요하다. 옷걸이를 행거에 정확하게 걸기 위해 이 단계에서는 고유수용감각이 중요하다. 학생은 목표물을 살짝 보았지만 시선을 유지하지 않으며 고유수용감각의 안내를 통해 많은 움직임이 발생하도록 했다. 움직임의 마지막 단계는 행거에 옷걸이를 걸은 후 학생은 팔을 다시 제자리에 당겨서 놓는다. 팔꿈치는 약간의 굽힘을 통해 이동한 다음 폄 자세로 돌아간다. 어깨는 중립 위치로 돌아가도록 펴진다. 지지면은 정지된 상태이며 무게중심은 원래 위치로 돌아간다. 이 단계에서는 근활성화가 거의 필요하지 않는다. 움직임의 흐름은 빠르지만 예측이 잘 되었다. 몸감각 활동은 옷걸이를 만지고 행거에 옷걸이를 거는 것을 느끼고 바닥으로부터 지지면을 느끼는 것과 관련이 있다.
71세	환자는 정중선에서 자신의 무게중심 내로 정적으로 서기 시작한다. 환자는 손의 내재근과 외재근을 사용하여 옷걸이를 잡고 팔꿈치를 거의 90° 굽힌 상태에서 손목을 약간 구부렸다. 움직임의 준비 단계는 환자가 옷장으로 몸을 기울이기 위해 두 걸음을 내딛으며 앞으로 체중 이동이 일어나면서 시작된다. 환자의 지지면은 좀 더 역동적인 움직임이 일어나도록 변형된다. 환자의 무게중심도 앞으로 이동한다. 균형을 유지하기 위해서는 안뜰감각 조절이 필요하며, 일부 자세근육의 활성이 동원된다. 움직임의 중간 단계에는 행거에 옷걸이를 걸기 위해 팔꿈치의 폄 및 어깨의 굽힘이 일어난다. 손과 손목의 내재근과 외재근도 시각적 안내를 통해 옷걸이를 잡고 놓을 때 활성화된다. 비록 그녀가 시각적 안내와 고유수용감각을 사용하지만, 처음 옷걸이를 1인치 정도 높이 들어 올릴 때 옷을 거는 위치가 약간 어긋난다. 그리고 나서 환자는 옷걸이를 적절한 위치에 정확하게 놓기 위해 옷걸이를 다시 내린다. 이 단계는 옷걸이와 그녀의 팔의 저항력을 극복하기 위해 가장 많은 근활성이 필요하다. 이것은 열린 사슬 운동이며, 동작은 몸쪽에서 먼쪽으로 일어난다.

표 22-3 4가지 연령 집단에 걸쳐 수행능력을 비교한 움직임 분석의 예 (계속)

	움직임의 마지막 단계는 어깨를 당겨서 제자리에 놓는 것이 특징인데 이때 뒤쪽 삼각근은 중립인 시작 자세로 돌아가고 팔꿈치는 위팔 두갈래근을 이용해 90° 굽힘으로 돌아간다. 무게중심은 지지면 상단에 있는 시작 위치로 되돌아간다. 그녀는 정적인 자세로 되돌아간다. 이 시기에는 근활동이 거의 사용되지 않는다. 움직임의 흐름은 고르지 않았고, 활동하는 동안 살짝 멈췄다. 젊은 사람에 비해 동작도 다소 느렸다. 옷걸이를 손으로 만지고 행거에 거는 느낌과 발밑의 지지면을 느끼는 것 등의 몸감각 활동이 포함되었다. 다른 연령대에서 볼 수 있는 것보다 훨씬 더 많은 시각적 주의력이 이 과제를 수행하는데 집중되었다.
요약	
모든 연령 집단은 운동 패턴에서 비슷한 결과를 보였다. 그러나 유아의 준비 단계는 다른 연령 집단보다 훨씬 덜 안정적이었고 조절능력이 낮았다. 모든 연령대는 옷장으로 들어가는지 여부에 관계없이 준비 단계에서 체중을 앞쪽으로 싣는다. 무게중심은 체중과 상관없이 이동했고 지지면에서 덜 안정적이고 역동적인 움직임이 발생했다. 아이와 어른은 옷걸이를 옷장에 거는 데 아무런 어려움이 없었지만, 유아와 노인은 조금 힘들었다. 유아는 행거의 높이로 인해 시각적 안내를 효과적으로 사용할 수 없었으며 눈높이에 가까운 옷장 막대로 더 효과적으로 수행할 수 있다. 운동의 흐름은 유아에게 빠르고 고르지 않게 발생하는 반면, 어린이와 성인은 운동에서 더 많은 조절과 일관성을 보여주었다. 노인 운동의 흐름은 느리게 진행되었지만 잘 조절되었다. 안뜰감각 조절은 각 대상에서 형성되어 유지되었다. 그러나 유아는 걸음 수를 늘리거나 옷걸이를 행거에 걸기 위해 팔을 사용할 때 안정성을 높이기 위해 조금 더 많은 보상이 필요했다.	

료사가 분석해야 할 움직임 패턴이나 행동의 단계를 수반하는 평가전략으로서, 이를 주의 깊게 관찰하고 충분한 정보가 수집될 때까지 필요에 따라 반복한다. 그림 22-8에 표시된 균형 평가는 구조화된 관찰의 한 예이다. 체계적인 관찰은 많은 평가절차의 한 측면이다. **자연주의적 관찰(naturalistic observation)**은 임상의의 입장에서 중재를 시도하지 않고 자연스러운 환경에서 일어나는 행동을 관찰하는 전략이다. 자연주의적 관찰은 클라이언트 자신의 도구나 재료를 사용하여 클라이언트에게 친숙한 환경에서 일어난다는 점에서 구조화된 관찰과는 구별된다. 클라이언트에게 임상 환경에서 걷기를 요청하는 것은 구조화된 관찰인 반면, 그림 22-6에서와 같이 사람이 공원을 걷는 것을 지켜보는 것은 자연주의적 관찰일 것이다.

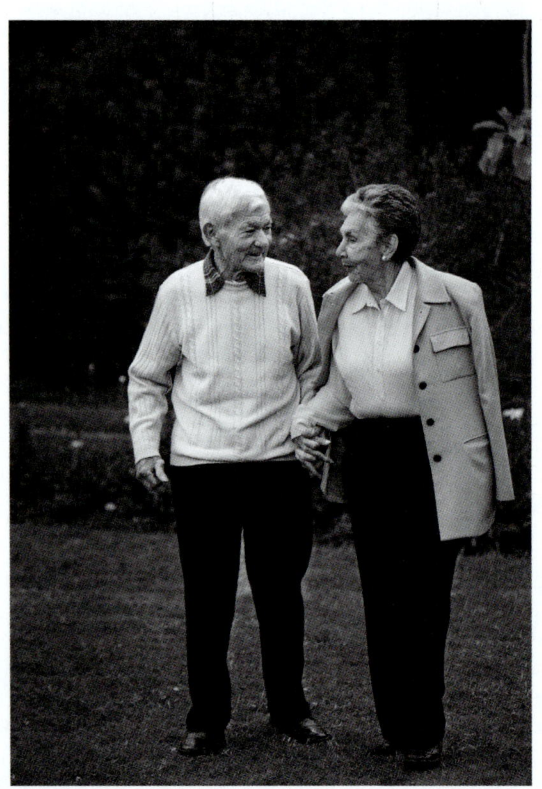

그림 22-6 부부가 공원을 걷는 것을 관찰하는 것은 보행에 대한 자연주의 관찰의 한 예이다.

일반적으로 물리치료사 및 작업치료사를 위한 초기 교육 과정에서 가르치는 특정 유형의 정성적 평가는 **움직임 분석(movement analysis)**이다. 동작 분석은 특정 이동 패턴을 설명, 해석 및 문서화하는 심층적인 방법이다. 동작 분석에는 관찰할 움직임에 대한 간단한 설명이 포함된다. 일반적으로 관찰자는 움직임의 네 가지 측면을 설명하고 동작이 발생하면 이를 단계별로 설명한다. 고려되는 동작의 첫 번째 측면은 중력의 영향, 균형에 대한 대응 및 정렬을 포함한 자세 구성이다. 두 번째 측면은 근력이 어디에 필요한지, 힘이 어떻게 변화하는지, 과제에 적합한 활동의 정도 또는 조절을 포함하는 움직임 측정이다. 세 번째 측면은 흐름이다. 흐름에는 타이밍, 속도, 방향 및 움직임의 질이 포함된다. 흐름은 움직임 협응에 반영된다. 마지막 측면은 감각적 · 지각적 측면이다. 운동 분석의 감각적 · 지각적 측면에서, 초점은 안정 위치에서의 자세에 대한 배경적 인식보다는 감각정보의 변화 또는 사용에 초점을 둔다. 동일한 운동 과제를 수행하는 동안 네 가지의 개별 수행능력을 비교한 완성된 동작 분석의 예가 표 22-3에 나와 있다. 표 22-3의 동작 분석은 건강하고 정상적으로 발달 중인 개인의 운동 수행에 있어서 노화에 따른 변화를 반영하기 위한 것이다. 정상적인 운동 패턴을 잘 이해하면 임상추론의 기초를 제공할 수 있으며, 동작 분석은 손상 또는 장애가 있는 사람들에게 효과적인 정성적 평가전략이 될 수 있다. 움직임 분석은 표 22-3에 제시된 예와 같이 자연주의 관찰이 사용될 수도 있고 또는 임상적 환경에서의 구조화된 관찰이 사용될 수도 있다.

기준으로써의 ICF 체계 ICF frame of reference

참여 수준에서의 결과에 대한 관심이 점점 높아지고 있지만, 앞서 논의한 바와 같이 평가과정은 신체구조 · 기능, 심지어 활동을 강조하지만 참여는 강조하지 않는 모델에 뿌리를 두고 있다. 의료서비스의 맥락에서 **결과 측정(outcome measure)**은 중재에 대한 최종 결과의 평가 기준인 의료서비스의 질을 측정하는 것이다. 지역사회 참여를 반영하는 더 나은 결과 측정의 필요성은 재활 공동체에서 널리 인식되고 있다. 지역사회 기능의 특정 측면을 살펴보기 위해 일부 평가도구가 개발되었으며, 신체구조의 개선과 기능 및 활동 · 참여 간의 관련성을 문서화하려는 연구가 늘어나고 있다. 기관 환경, 즉 병원과 외래 진료소에서 진료하는 치료 전문가들이 실제 환경에 대한 참여를 직접 평가할 수 없어 예전부터 환자의 말을 통해 참여를 결정했기 때문에 이에 대한 전반적인 문제는 더욱 복잡해진다.

신체구조 및 기능의 개선이 활동 및 참여 제한을 감소시킨다는 광범위한 임상적 믿음이 있지만, 이것은 문헌에서 설득력 있게 입증되지 않았다. Sullivan과 Cen(2011)은 참여에 대한 손상의 직접적인 영향은 통계적으로 유의하지 않았다고 보고했다. 그러나 활동을 통한 간접 효과는 유의했다. Darrah(2008) 등은 뇌성마비 아동의 중재가 평가로부터 발생된 목표에 의해 어떻게 유도되었는지에 대해 논의했다. 이들 저자는 치료사의 78%가 기능 또는 참여 강화 수준에서 목표를 인식했다고 보고했다. 그러나 그들은 3세 미만의 어린이들과 함께 일하는 치료사들이 신체기능 · 구조 수준에서 목표를 세울 가능성이 더 높다고 보고했다. Darrah 등의 연구에서 흥미로운 발견 중 하나는 치료사들이 결과의 해석을, 즉 근력이나 운동범위(신체기능)의 증가가 보행 향상과 같은 활동 수준의 목표로 바뀐다는 가정하에 보고했다는 점이다. 이러한 가정은 다각적인데, 즉 치료사들은 때때로 근력과 운동범위를 유지하기 위한 활동 수준에서 목표를 설정했다. 하지만 ICF의 활동 및 참여 차원에서 이러한 경우 활동의 변화가 자동으로 참여의 변화를 가져오지 않을 수 있다. Watter(2008) 등 및 Ptyushkin(2012) 등은 재활 서비스를 제공하는 환경에 사용되는 분야별 평가의 광범위한 사용을 언급하고 있다. Watter 등은 이러한 분야별 검사를 검토하고 검사 사이에 중복이 거의 없으며 "임상실무의 의미는 여러 분야 간 그리고 ICF 영역 간에 다양한 평가가 발달 협응 장애가 있는 어린이의 수행에 대한 최적의 해석을 제공하며 이는 최적의 중재계획에 필수적이다"라고 보고한다(Watter et al., 2008, p. 347). 비록 다각적 관점의 필요성은 인정되지만, Ptyushkin 등(2012)은 다양한 측정 및 다양한 전문가들로부터 시행되는 것이 결과 측정을 더 어렵게 만든다는 점에 주목했다. 이들은 결과 측정의 표준화를 허용하는 통일된 ICF 용어의 가능성에 대해 동의했다. Simeonsson(2003) 등은 ICF가 환자의 생활방식과 기능 수준을 정확하게 나타내는 체계를 제공하여 아동장애 평가를 위한 적절한 측정도구를 개발하는 데 도움이 될 수 있다고 밝혔다. 저자들은 또한 ICF 체계가 궁극적으로 장애를 가진 아이들이 최상의 권리를 가질 수 있도록 도와줄 수 있다고 생각한다.

검사와 측정 TESTS AND MEASURES

개인 및 그룹 수준에서 중재의 효과에 대한 증거를 제공하려면 측정이 필수적이다. 이를 위해 측정은 **신뢰도(reliability)**와 **타당도(validity)**를 기준으로 시행해야 한다. 신뢰도는 다른 평가자 및 다른 시간대에 걸친 측정의 안정도와 동일한 것으로 생각할 수 있다. 전자의 신뢰도는 평가자 간 신뢰도라고 하며, 이는 두 사람이 측정을 수행할 때의 측정치의 차이를 의미한다. 검사-재검사 신뢰도는 몇 시간 또는 며칠 동안 측정이 얼마나 안정적인지를 반영한다. 이러한 유형의 신뢰도는 측정의 정상적인 변화와 실제 임상 변화를 구분하기 때문에 중요하다. 신뢰도는 일반적으로 다른 개인에 의해 또는 다른 시간에 시행된 두 측정 간의 상관관계로 표현된다. 타당도는 일반적으로 측정기가 측정해야 하는 대상을 측정하는지 여부를 나타낸다. 타당도에는 몇 가지 유형이 존재한다. 타당도의 한 예는 구조적 타당도이다. 통증의 평가는 다차원 개념이기 때문에 구조적 타당도를 얻기 어려운 예 중 하나이다. 그러나 통증척도가 유효한지 여부를 결정하는 한 가지 방법은 땀이나 근육 긴장과 같은 통증의 물리적 지표와 비교하는 것이다.

간단한 것부터 복잡한 것까지 다양한 종류의 검사와 측정이 훈련 및 재활 환경에서 사용된다. 예를 들어, 근력과 같은 일반적 기능의 측정에 대해 생각해 보자. 근력은 맨손근력검사로 측정할 수 있으며, 이 검사는 사람의 중력과 저항에 대항해 움직일 수 있는 능력을 기준에 따라 평가한다. 근력계(dynamometer)와 같은 기본 측정도구를 사용하여 근력을 측정할 수 있다. 근력 측정 가능성의 범위는 킨컴(KinCom) 또는 바이오덱스(BioDex)와 같은 등속성 장비를 포함한 근력의 정교한 기술 검사까지 장비를 통한 검사로 확장된다. 그림 22-7은 악력계를 사용하여 쥐기 강도를 검사하는 여성을 보여준다. 이 도구는 근력이 약한 것을 진단하고 치료 진행 상황을 측정하는 데 사용할 수 있는 신뢰할만한 도구이다. 학생 치료사들이 근력계에서 측정값을 사용하고 해석하는 법을 배우는 데 필요한 지시는 거의 없다. 근력계는 상향식 평가의 예를 제공한다. 표준 잡기 패턴으로 근력을 측정한다. 이 정보는 그림 22-4에서와 같이 류마티스 관절염을 가진 이 여성이 병뚜껑을 열 수 없는 이유가 근력 때문인지 확인하는 데 사용될 수 있다. 근력계 및 이와 유사한 도구가 항상 작업 및 물리치료사 모두에게 주요한 검사도구가 될 것이라는 데는 의심의 여지가 없다.

균형은 다양한 측정도구를 가진 또 다른 예이다. 가장 기본적인 수준에서, 사람이 한쪽 다리로 서 있을 수 있는 시간을 재는 것과 같이 간단하게 균형을 평가할 수 있다. 그림 22-8은 치료사가 여성의 균형 반응을 평가하는 것을 보여준다. 치료사는 여성이 이 자세를 유지할 수 있는 시간(초)을 숫자로 세거나 시간을 잴 수 있다. 치료사는 이 자세를 유지하도록 요청하고 여성이 균형을 잡지 못하는 경우 여성의 안전을 확보한다.

균형 평가는 그림 22-9에 표시된 가상현실 시스템만큼 정교할 수도 있다. 가상현실 시스템은 신체구조와 기능의 기본 매개 변수를 측정하지만 실제 참여를 나타내는 활동을 시뮬레이션하기 때문에 인기가 있다. 가상현실 시스템의 또 다른 장점은 자연환경과 달리 가상 환경에서 안전 위험이 최소화된다는 것이다. 그러나 가상현실 시스템은 여

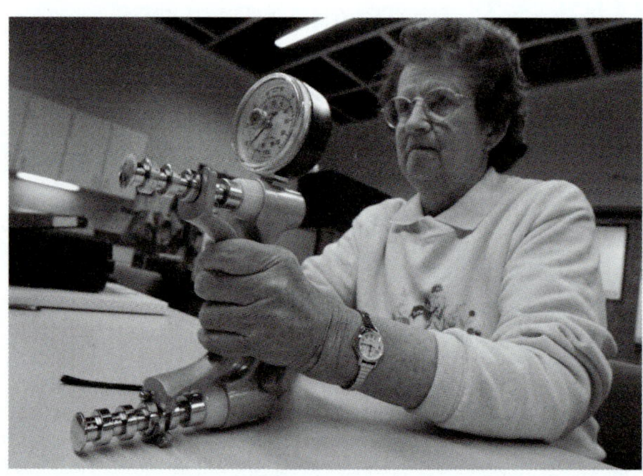

그림 22-7 뇌졸중을 가진 이 여성은 왼손 근력을 회복하기 위한 작업치료를 받고 있다. 악력계를 사용함으로써 치료사는 이 여성의 쥐기 강도를 정량적으로 측정할 수 있다.

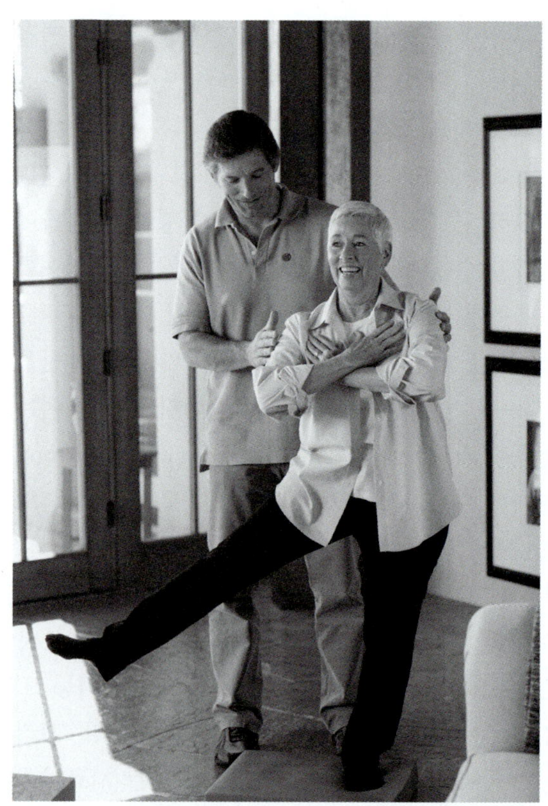

그림 22-8 물리치료사는 정성적 평가 및 시간 재기 과제와 같이 간단한 정량적 측정을 사용해 그림 속 여성의 균형 능력을 평가하고 있다.

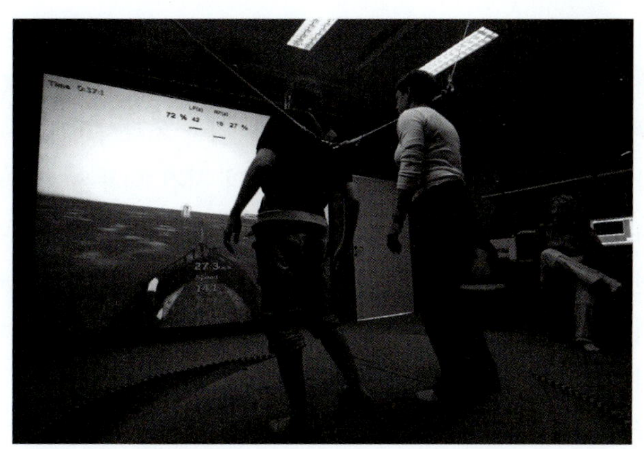

그림 22-9 뇌손상을 가진 이 젊은 남성은 균형 능력에 어려움이 있다. 그는 가상현실 시스템을 통해 치료를 받고 있다. 이러한 가상현실 시스템을 통해 치료사는 그에게 높은 수준의 수행 능력에 대해 자세한 정보를 제공할 수 있다. 가상현실 시스템은 보통 상황적으로 더 구체적이다.

전히 매우 비싸고 간단한 평가보다 훨씬 더 많은 정보를 제공하는 지에는 의문이 제기된다. 이러한 시스템은 가상 기술에 대한 비용이 감소함에 따라 앞으로 더 일반화될 수 있다.

근력 측정 및 균형 검사와 같은 측정은 독립적인 매개변수를 측정하지만 표준화된 검사는 수많은 측정을 종합하도록 설계된 측정도구이다. **표준화 검사(standardized test)**는 일관된 또는 "표준" 방식으로 관리되고 점수가 매겨지는 검사이다. 표준화된 검사는 모든 검사 대상자에게 동일한 방식으로 제공된다(Richardson, 2001). **규준 참조 검사(norm-reference test)**는 기준이 되는 표본 역할을 하는 많은 개인에게 제공되는 일종의 표준화 검사이다 (Richardson, 2001). 규준 참조 검사를 사용하는 치료사는 비슷한 특성을 가진 다른 "기준이 되는 "개인과 비교하여 검사받는 개인의 성과를 비교할 수 있다. 규준 참조 검사의 기본 구성은 기준이 되는 표본을 포함하는 개인의 점수 분포의 종형 곡선이다. 기준이 되는 표본이 모집단을 대표하는 것이 중요하다. 예를 들어, 70세의 여성이 달성한 점수는 젊은 남성 성인을 대상으로 한 기준에 따라 적합하지 않기 때문에 동력 측정을 위한 정상 점수 분포는 연령 및 성별로 분류되어야 한다. Peter(2011) 등은 연령과 성별로 구분된 표준 동력 측정의 성인의 표준 수치를 발표했다. 이런 식으로 그림 22-7에서 한 여성을 치료하는 치료사는 그 여성의 수행능력을 나이에 따른 평균 수행능력과 비교할 수 있다.

표준화 검사는 종종 더 심층적인 평가가 필요한지 여부를 결정하기 위해 객관적인 정보를 제공하기 때문에 선별과정에서 종종 사용된다. 표준화 검사는 균일한 측정 정보를 얻을 수 있기 때문에 **결과 측정(coucome measure)**으로 종종 사용되며 이러한 검사는 개인뿐만 아니라 치료적 접근 및 재활 프로그램 분석에 유용하다. 일반적으로 사용되는 일부 표준화 검사는 **준거 참조 검사(criterion-referenced test)**이다. 준거 참조 검사는 일반적으로 모집단의 표준 표본에 의해 수행되는 항목 또는 기준의 목록을 개발하고 이러한 기준을 통해 개인을 평가한다. 준거 참조 검사는 치료목표에 대한 개인의 진행 상황을 문서화하는데 매우 유용하다. 널리 사용되는 준거 참조 검사의 예는 **기능적 독립성 평가(functional independence measure;**

표 22-4 표준화 검사의 장점과 단점

장점	단점
데이터의 정량적 측면 때문에 데이터 분석이 쉽다.	검사 상황은 인위적이고 고도로 체계화되어 있다. 이러한 검사는 자연스러운 환경 내에서의 수행과 비교해 다를 수 있다.
인구 집단에 걸친 일반적인 측정과 비교할 수 있다.	준비물 및 훈련비용이 비쌀 수 있다.
강력한 심리 측정 속성을 가진다(높은 타당도를 가짐).	검사 대상자가 검사를 수행하기 위한 지시사항을 이해해야 한다.
준거 집단 데이터에 대한 가용성을 제공한다.	질환을 가진 사람에게는 적용하지 못할 수 있다.
검사는 승인되었고 절차를 따른다.	검사 점수는 주관적이다. 추가적인 해석 없이는 의미가 없을 수 있다.
개인별로 비교할 수 있고 연구에 이용할 수 있는 데이터를 제공한다.	이러한 검사는 개인의 고유한 특성을 파악하는데 한계가 있다.

FIM)이다(Keith, Granger, Hamilton, & Sherwin, 1987; Granger, 1990). FIM은 ICF와 일치하는 장애에 대한 일정한 측정 체계를 제공하는 18개의 간단한 항목을 포함한 검사이다. FIM은 개인의 장애 수준을 측정하고 개인이 일상생활활동을 수행하는 데 얼마나 많은 도움이 필요한지를 나타낸다. 표 22-4는 표준화 검사의 장점과 단점을 보여준다.

많은 표준화 검사는 일련의 표준화 검사 자료 및 양식이 포함된 "세트"로 제공된다. 표준화 검사 세트에는 검사의 목적 및 대상을 자세히 설명하는 사용 설명서가 포함되어 있다. 검사 설명서에는 도구의 신뢰도와 타당도를 조사한 연구결과가 포함되어야 한다. 또한 수행 및 채점 절차에 대해 자세히 설명한다. 작업치료사 및 물리치료사 모두가 널리 사용하는 검사 세트의 예로는 브뤼닌크스-오서렛스키 운동 적합성 검사(Bruininks-Oseretsky Motor Proficiency), Second Edition (BOT-2)가 있다(Bruininks & Bruininks, 2005). BOT-2는 어린이와 청소년을 위한 운동 적합성 검사이다. 이 검사는 4세에서 21세 사이의 개인에 대한 기준 데이터를 기반으로 한다. 이 검사에는 균형봉 및 테이프 측정을 포함한 특정 검사 준비물이 포함된다. 이것은 수행의 차이가 검사를 수행하는 준비물의 차이로 인한 것이 아님을 확실히 하기 위한 것이다.

BOT-2는 표준화 검사의 강점과 약점을 설명하는 데 유용한 도구이다. BOT-2는 강력한 정신측정학적 특성을 가지고 있다(높은 측정 타당도). 검사의 첫 번째 버전은 두 번째 버전의 개발 이전에 25년 이상 사용되었다. 이 검사는 정상 및 임상 집단 모두에서 널리 사용되고 보고되었다. 두 번째 버전의 중요한 개정 중 하나는 2000년 미국 인구조사를 반영한 준거 집단 표본을 사용하여 미국 청소년의 일반적인 수행능력을 반영하는 것이다. 운동 능력은 흥미롭고 새로운 게임과 같은 과제를 통해 검사된다. 검사 대상이 가장 높은 기술 수준을 발휘하도록 동기 부여를 원하기 때문에 적절한 난이도를 맞추는 것이 중요하다. 사전 학습된 운동 패턴이 아닌 운동 능력을 검사하기 때문에 새롭게 느끼는 것이 중요하다. 이 검사는 진단 및 연구에 널리 사용된다.

이 검사의 약점은 검사 상황이 인위적이고 고도로 구조화되어 있다는 것이다. 양손으로 매트 위에 동전을 놓게 하여 검사 진행자가 양손 운동 조절에 대한 많은 정보를 알 수 있도록 하지만 필기 또는 옷 입기와 같은 중요한 양손 기술에 대한 성능을 예측할 수는 없다. BOT-2는 비싸다. 채점 소프트웨어가 포함된 전체 검사 세트 비용은 약 1,000달러이다. 이 비용에는 검사 진행을 위한 치료사의 교육비나 검사 진행에 소요되는 45~60분의 시간 비용은 포함되지 않았다. 검사 항목은 생소하기 때문에 검사 대상자는 사전 지식에 의존하기보다는 검사 수행에 대한 지침을 이해해야 한다. 검사 중에는 구두로 지시하는데 복잡하지는 않지만 기본적인 언어 수용 능력, 주의력, 작업기억 및 모방능력이 필요하다. 자폐증 환자와 같은 일부 임상의 대상에게는 언어, 주의력 및 모방 요구가 너무 극단적일 수 있다. 이 경우, 아이들은 운동능력이 충분하더라도 매우 낮은 검사 점수를 획득한다.

마지막으로, BOT-2의 시험점수는 객관적이다. 앞에서 설명한 자폐증이 있는 어린이를 고려하더라도 어린이의 점수는 표준화된 방식으로 수행할 수 있는 능력을 측정하는 데 유효한 척도이다. 이 검사는 아동의 수행능력이 왜 부족한지에 대한 설명을 제공하지 않는다. 편마비 뇌성마비 아동은 자폐증 아동과 비슷한 점수를 가질 수 있다. 이 아동은 좋은 언어, 주의력 및 모방 기술을 가지고 있을 수 있지만 양손 과제를 수행할 수는 없다. 두 경우 모두 표준화된 시험점수는 추가 해석 없이는 의미가 없으며 개별 아동의 고유한 기능과 한계를 반영하지 않는다.

ICF 차원의 일반적인 평가의 검토
OVERVIEW OF COMMON ASSESSMENTS BY ICF DIMENSION

작업 및 물리치료사는 수백 가지의 도구를 사용하여 개인의 신체구조 및 기능, 일상활동 및 지역사회 참여에 대한 정보를 수집할 수 있다. ICF에서 설명하는 세 가지 기능 범주 각각에 대한 일반적 평가의 일부 예들이 다음에 제시될 것이다.

신체구조 및 기능 Body structures & functions

근력계를 사용한 쥐기 강도 검사 및 가상현실 기반 동작 분석 시스템을 사용한 균형 검사 그리고 구조화된 관찰을 사용한 검사는 모두 신체기능에 대한 측정 전략이다. 각도 평가 또는 운동범위(ROM), 통증척도, 허리둘레 측정 및 기타 근력 측정을 포함하여 일반적으로 많이 사용되는 측정들이 이러한 ICF 차원에서 평가된다.

일상생활활동/도구적 일상생활활동의 평가

Activities of daily living/instrumental activities of daily living assessments

기능적 독립성 평가(Granger, 1990)는 이 장의 앞부분에서 소개되었다. FIM과 이 검사의 소아 버전(WeeFIM, Granger et al., 1991)은 다양한 일상생활활동에서 개인의 독립성을 평가한다. 항목에는 자기 관리, 이동성, 의사소통, 사회적 조정 및 문제 해결이 포함된다. FIM은 재활 환경에서 널리 사용되며 종합적인 결과 데이터베이스 관리 시스템의 일부이다. 대규모 문헌 자료는 FIM의 유용성에 대해 설명한다. 이러한 연구는 치료 부담 예측(Granger, Hamilton, & Gresham, 1988), 재활 후 수행능력 변화 측정(Heinemann, Linacre, Wright, Hamilton, & Granger, 1994), 뇌졸중에 따른 결과 예측(Oczkowski & & Barreca, 1993)을 포함한다. 이에 반하여 WeeFIM에 대한 정보는 적다.

소아에게 널리 사용되는 자가 치료 평가는 소아장애 평가(Pediatric Evaluation of Disability Inventory; PEDI)이다(Haley, Coster, Ludlow, Haltiwanger, & Andrellas, 1992). PEDI는 기능적 능력과 성과를 결정하고, 기능적 수행 능력의 진행 상황을 모니터링하며, 장애아동의 치료 또는 재활 프로그램 결과를 평가한다. 또한 6개월에서 7세의 장애가 없는 어린이에게도 사용할 수 있다. PEDI는 강력한 심리학적 측정 특성을 갖춘 규준 참조 검사이다. 이 검사는 기능적 능력에 초점을 맞춘 자기 관리, 이동성 및 사회적 기능이라는 세 가지 하위 검사로 나뉜다. 또한 추가적으로 환경 수정(environmental modifications) 및 간병인 지원 금액이 체계적으로 기록된다. 부모의 보고, 체계적인 문진 또는 자녀의 기능적 행동에 대한 전문적인 관찰을 통해 정보를 얻을 수 있다. PEDI는 인지 및 신체장애가 심각한 어린이의 기능적 수행 능력에 대한 신뢰도와 타당도를 가진 평가이다.

아급성기 재활 환경과 요양원에서 볼 수 있는 성인 인구를 위해 설계된 자기 관리 평가 구성은 멜빌 널슨 자가 목표 확인 평가(Melville–Nelson Self–Identified Goals Assessment; SIGA)와 자기 관리 평가(Melville–Nelson Self–Care Assessment; SCA)이다. SIGA는 환자가 치료에 대한 의미 있는 목표를 식별하고 그러한 목표 진행에 대한 평가를 내리는 것을 돕기 위해 고안되었다. SCA는 평가를 위한 국민의료보험 지침의 범위 내에서 자기 관리의 객관적인 분석을 위해 설계되었다. SIGA와 SCA는 동시에 또는 따로 사용될 수 있다.

발달평가 Developmental assessment

평가의 또 다른 중요한 범주는 종합적인 발달평가이다. 발달평가는 모든 발달 영역에서 아동의 상태를 확인하기 위한 종합적인 표준화 평가이다. 이것은 운동조절 또는 자기 관리 기술과 같이 특정한 것에 초점을 둔 앞에서 설명한 검사와는 다르다. 발달평가의 주요 목표는 아동의 능력 및 요구에 대한 특정 패턴을 판단하는 것이다. 발달평가는 발달 문제의 조기 확인에 중요한 역할을 하는 여러 영역의 발달

표 22-5 표준화 측정 도구들

규준 참조(Norm–Referenced)	준거 참조(Criterion–Referenced)
표준화된 득점 점수	분리점수
단체에 대한 개인 수행을 평가함	표준화에 대한 수행
치료적 혹은 도구적 내용과 관련 여부	내용에 구체적임
점수의 정규분포	점수의 다양성이 요구되지 않음
개인들 간의 차이를 최대화시킴	구별적
진단적 기술을 요구함	중재계획에 대한 정보 제공
치료효과에 민감하지 않음	치료효과에 민감함
작업분석에 관여하지 않음	작업분석에 의존함
가중적임	형성적임

기준에 중점을 둔다. 대부분의 발달평가는 학제 간 평가 접근법을 권장한다. 일반적으로 발달평가는 준거 참조 검사이다. 표 22-5는 준거 참조 검사 및 규준 참조 검사의 표준 측정 도구를 비교한다.

IDEA 법안은 아동이 조기 중재 서비스를 받을 자격을 얻기 위해 종합적인 발달평가가 필요하다고 명시했다. 이러한 이유로 우수한 많은 발달평가를 이용할 수 있다. 발달 프로파일 3(developmental Profile 3; DP-3) (Alpern, 2007)은 11개월부터 12세 사이의 어린이를 평가하도록 설계되었기 때문에 여기에 소개되었으며, 일반적인 발달검사에서 가장 광범위한 유효 연령 범위를 가진 검사 중 하나이다. 많은 발달평가들은 5세까지의 아동만 평가하므로 이 검사의 추가적인 연령 범위는 장점이 될 수 있다. DP-3은 각각 특정 능력을 반영하는 180개의 항목을 포함한다. 응답자, 일반적으로 부모는 자녀가 해당 능력을 숙달했는지 여부를 간단하게 대답한다. 많은 발달검사와 마찬가지로 DP-3은 전체 일반 발달점수와 5개의 독립 척도 각각의 점수를 산출한다. DP-3의 신체적 척도는 크고 작은 근육 조정, 강도, 체력, 유연성 및 순서에 따르는 운동 능력을 평가한다. 적응 행동 검사(adaptive behavior scale)는 아동의 일상생활활동을 포함하여 환경에 독립적으로 대처할 수 있는 능력을 평가한다. 사회적 · 정서적 척도는 자녀가 친구, 친척 및 성인과 교류하는 방식을 포함하여 대인 관계 능력, 사회적 · 정서적 이해 및 사회적 상황에서의 기능적 수행능력을 측정한다. 인지 척도는 지적 능력과 학업 사전 능력을 측정한다. 마지막으로, 의사소통 척도는 표현적이고 수용적인 의사소통 기술을 측정한다. 각 척도 내에서 기초 점수와 상한 점수가 사용되므로 180개 항목을 모두 진행할 필요는 없다. DP-3의 각 척도는 자체 기준을 가지고 있어 이 척도들을 개별적으로 또는 한 번에 처리할 수 있다.

앨버타 영아 운동 검사(Alberta Infant Motor Scale; AIMS) (Piper & Darrah, 1993)는 정량적 성과뿐만 아니라 정성적 요소의 일부를 포함하는 발달 획득에 중점을 둔 표준화 검사의 예이다. AIMS는 18개월까지의 영아의 발달지연을 검사하며 선별도구 또는 시간 경과에 따른 총 운동 능력 성숙도를 측정하기 위한 평가의 일부로 사용할 수 있다. AIMS의 개발자는 18개월 미만으로 기능을 수행하는 장애 아동을 대상으로 검사를 하거나 장애 아동의 치료 진행 과정을 모니터하는데 이 검사를 사용해서 안 된다고 명시한다.

발달평가에는 대부분의 ICF 분류법이 포함되며, 아동의 전반적인 기능에 대한 광범위한 견해를 제공할 수 있다. 성인을 대상으로 한 발달평가 검사는 거의 없다. 캐나다 작업수행능력 평가(이 장의 뒷부분 설명)와 같은 평가는 질적인 형식이지만 소아 발달평가에서 제공하는 기능의 범위를 다루는 것과 가장 유사하다. ICF를 채택한 이래로 장애가 있는 성인을 위한 유사한 포괄적인 종합평가에 대한 관심이 높아지고 있다. FIM과 같이 잘 설계되고 심리적으로 엄격한 검사조차도 퇴원 후 클라이언트 결과의 예측 변수로서의 효능을 입증할 만한 적절한 연구가 없다(Armstrong, Glenny, Stolee, & Berg, 2010; Chumney et al., 2010).

참여에 대한 평가 Assessments of participation

일반적인 의료 평가에 대한 불만으로 인해 개발된 건강 상태에 대한 초기 평가 중 하나는 단축형(36) 건강 조사[Short Form(36) Health Survey; SF-36]이다. SF-36은 1980년대에 미국에서 렌드사(RAND Corporation) 건강보험의 시범 상품으로 개발 및 개선되었으며 환자의 건강에 대해 보고된 측정값을 얻도록 설계되었다. SF-36의 범주에는 신체기능, 사회기능, 정신건강, 역할 제한(신체 및 정서), 체력 및 활력, 통증 및 일반 건강인식(Jenkinson, Coulter, & Wright, 1993)이 포함된다. SF-36은 동종업계 최초의 평가도구 중 하나로서 많은 질환에서의 재활 치료효과를 포함하여 수많은 연구에 사용되었다. 이해 당사자는 SF-36 사용 권한을 얻을 수 있는 웹 사이트(www.sf-36.org)를 통해 평가도구의 심리적 특성을 검토하고 관련 평가도구를 검사할 수 있다.

학교 기능 평가(school function assessment; SFA) (Coster, Deeney, Haltiwanger, & Haley, 1998)는 유치원에서 6학년까지의 장애가 있는 학생을 위한 기능 평가와 프로그램 계획을 위해 교육환경 안에서 사용된다. 참여 수준, 과제 보조 혹은 수정 정도로 나누어진 비학문적 과제와 인지적 혹은 신체적 과제의 수행 수준이 교사와 교육환경에서 서비스를 제공하는 사람에 의해 평가된다. SFA는 교육에 관련된 많은 사람들로부터 아동의 전형적인 수행에 대한 정보를 모으기 위해 판단 기반 형식을 이용한 준거 참조 검사이다. 이는 학생을 잘 아는 이들로부터 협력을 요구하는 영역과 환경들 안에서 상세한 정보를 산출한다. SFA는 특별히 교육 환경을 대상으로 한다. 수집된 정보는 본질적으로 학업 기능의 비학문적 요소에서 지시되고 사정 결과는 개별화 교육 프로그램(IEP) 개발로 명확하게 연결된다.

캐나다 작업 수행 평가(Canadian Occupational Performance Measure; COPM) (Law, Baptiste, et al., 1994)는 클라이언트의 자기 관리 상태뿐만 아니라 생산성, 여가 및 사회적 참여에 대한 인식을 가지도록 설계되었다. 반구조화된 면담의 이용에서 COPM은 클라이언트 그리고(또는) 가족 구성원에게 자연스럽게 일어나는 활동과 일상에서 그들의 어려움, 요구, 목표를 확실히 말하는 것을 돕는다. 이 도구는 치료서비스를 받는 클라이언트에게서 시간에 따라 적어 놓은 수행과 개인적 만족도의 변화에 반응하는 것으로 보인다(Law, Polatajko, et al., 1994).

Resnik과 Plow(2009)는 장애를 가진 성인을 대상으로 한 자가 보고 평가에 포함된 참여 관련 항목을 결정하기 위해 문헌 및 내용 분석을 광범위하게 검토했다. 이들은 분류 시스템의 전체 범위를 포함하여 ICF의 9개 범주 모두와 관련된 항목을 포함한 5가지 평가도구를 확인했다. 이 5가지 평가는 모두 여기에 소개할 것이다. 이 검사는 지역사회 생활능력 검사, 생활습관 척도 평가, 메이요-포트랜드 적응력 검사, 급성기 이후 치료를 위한 참여도 평가, 마지막으로 질병에 대한 심리사회적 적응 검사가 있다.

지역사회 생활능력 검사(community living skills scale; CLSS) (Smith & Ford, 1990)는 프로그램 서비스가 기능에 미치는 영향을 평가하는 척도로 심리사회적 재활(psychosocial rehabilitation; PSR) 프로그램의 클라이언트를 대상으로 개발되었다. CLSS는 개인적인 관리, 사회화 및 관계, 활동, 여가 및 직업 활동 능력 영역에서 기능을 측정하는 자가 보고 평가도구이다. 이 검사는 특정 기능 영역에서의 참여 빈도(또는 참여하는데 문제가 발생하는 빈도)에 대해 묻는다.

이 장의 앞부분에서 제시된 일부 검사와 비교하여 이 검사는 심리학적 측면을 충분히 가지고 있지만 장점이라고 할 수는 없다. CLSS는 50명의 정신건강 클라이언트 집단을 대상으로 검사하였다. 이 검사는 정신건강 환경과 관련하여 개발되었지만 발달장애가 있는 성인과 뇌손상 또는 치매 환자와 같이 인지장애가 있는 사람을 평가하는 데 유용한 도구가 될 수 있다.

생활습관 척도 평가(LIFE-H)는 생활습관과 사회적 참여를 평가하기 위해 개발되었으며, 장애인의 이와 관련된 능력 평가에 중점을 둔다(Noreau, Fougeyrollas, & Vincent, 2002). LIFE-H에는 영양, 건강, 개인 관리, 의사소통, 주거, 이동성, 책임, 대인 관계, 공동체 생활, 교육, 고용 및 리크리에이션의 12가지 범주가 있다. 이 검사는 척수손상이 있는 사람을 대상으로 고안되었으며 이 평가를 통한 심리 검사도 이 인구 집단을 대상으로 사용되었다. CLSS와 마찬가지로 LIFE-H는 자가 보고 검사이다. 과제의 난이도와 필요한 지원 유형은 성취 점수를 도출하기 위해 가중된다.

메이요-포트랜드 적응력 검사(Mayo-Portland Adaptability Inventory)는 뇌손상을 가진 개인의 지역사회 복귀에 대한 인지적, 신체적, 행동적 장애의 범위를 평가할 뿐만 아니라 지역사회 복귀를 위한 재활 프로그램의 효과를 평가하도록 설계되었다. 능력, 적응 및 참여를 포함하여 세 가지 지표의 하위 요소를 포함한다. 8가지 항목의 참여 지수는 사회적 참여 척도를 의미한다. 메이요-포트랜드 적응력 검사는 4판(2005년 말)까지 나왔다. 급성기 이후 치료를 위한 참여도 평가(Participation Measure for Post-Acute Care; PM-PAC)는 ICF 체계를 염두에 두고 특별히 개발된 최신 평가이다. PM-PAC는 9개의 영역에 대한 참여를 평가하는 자가 보고 설문조사이다. 참여를 평가하기 위해 궁극적인 목표를 가지고 컴퓨터로 조정된 이 도구를 통한 예비 심리 검사가 수행된다(Gandek, Jette, Sinclair, & Ware, 2006). 질병 척도에 대한 심리사회적 적응 검사(psychosocial adjustment to illness scale)는 Derogatis(1986)에 의해 개발되어 환자와 그 가족의 질병에 대한 심리적 · 사회적 적응력을 평가한다. 이 척도는 암과 같은 심각한 질병을 가진 인구 집단의 건강 관련 삶의 질에 대한 많은 연구에 사용되었다.

치료 지침으로써의 평가
ASSESSMENT AS A GUIDE TO TREATMENT

이 장에서 설명하는 평가는 좋은 임상 평가이다. 이들 평가는 장애 및 기능적 한계를 진단하는 과정을 돕는다. 또한 치료계획 진행을 지원한다. 이들 평가는 즉각적인 치료 대상인 클라이언트에게 변화를 줄 수 있는 기전을 구체화시키는데 도움이 된다. 이들 평가의 접근방식은 치료 이론을 기반으로 한다. Whyte와 Barrett(2012)는 치료 이론을 다음과 같이 설명한다. "**치료 이론(treatment theory)**은 제안된 치료가 즉각적 치료 대상을 변화시키는 기전을 구체화시킨다(p. S103)." Whyte와 Barrett은 무게를 이겨내는 반복적인 근육 수축(이 예에서는 치료)을 통해 클라이언트(치료 대상)의 근력을 증가시키는 운동의 예를 들어 이 모델을 더 자세히 설명한다.

이들이 지적한 것은 치료 이론은 기능의 특정 측면에 대한 근육 강도 증가의 영향을 다루거나 고려하지 않는다는 점이다. 근력 강화를 위한 치료 운동의 예를 확장한 Whyte와 Barrett(2012)은 치료 이론에서 향상된 근력은 "보행과 같은 기능의 넓은 측면에 미치는 영향을 다루지 않는다"고 언급했다. 실제로, 다리 근육 강화가 보행에 미치는 영향은 광범위한 다른 공존 능력 및 장애(예: 균형, 시각 인식)는 물론 환경적 요소(예: 지표면, 조명), 심지어 사회적 요소(안전한 집안 환경)에 달려 있다. 이러한 요소들은 근력 강화 운동이 영향을 미치지 않는다(S103). 표 22-6은 치료 이론 적용의 특정 예를 나타낸다.

치료 이론의 한계는 참여 수준 결과가 아니라 임상 결과와 관련이 있다는 점에 있다. 점점 더 의료서비스 소비자와 의료서비스 납부자는 치료가 의미 있는(그리고 측정 가능한) 방식으로 참여에 영향을 미치는 근거를 찾는다. 대안적인 접근방법인 **가능성 이론(enablement theory)**은 개인을 강조하고 해당 개인에게 스스로 건강과 재활을 관리할 수 있는 적절한 체력, 수단, 기회 또는 권한을 제공할 것을 제안한다. 가능성 이론은 다른 수준의 변수들 사이의 인과관계에 초점을 맞춘다. Whyte(2011)가 제안한 이 이론은 ICF의 다양한 수준에서 변수를 고려하는 데 적합하다. 가능성 이론 접근법을 통해 "근력이 향상되면 ICF 분류체계 중 어떤 부분에 영향을 미칠 것으로 예상되는가?"라는 질문에 답할 수 있다. 이 모델에서 치료목표(임상 관련 결과)는 종종 치료의 대상에서 넓은 측면이 될 수 있다. 이 검사에서는 이러한 관계가 단순화되었지만 그림 22-10은 가능성 이론을 적용하여 다리 근력 강화가 지역사회에서의 보행과 인과 관계가 있는 이유를 설명한다. 가능성 이론은 주로 ICF 체계에서 서로 다른 영역을 연결하고 어떤 인과 관계의 가중치가 존재하는지와 관련 있다.

재활 임상가로서 우리는 이러한 연관성을 직관적으로 볼 수 있지만 직관적인 임상추론에 결함이 있을 수 있다. 여러분이 기억하는 바와 같이, 추론을 하는 사람의 경험 및 훈련을 통해 임상추론은 향상된다. 임상추론은 표준화된 제품이 아니며 과학적 근거로 뒷받침되지 않는다.

실무를 위해 근거 기반 접근방법을 사용하는 책임 있는 임상가가 되려면 치료 이론 및 가능성 이론을 모두 이해하고 적용할 수 있어야 한다. 치료 이론은 ICF 체계 내에서 무언가를 변화시키려는 우리의 노력을 지지하고 이끌어내지만, 그 변화의 본질적인 영향은 예측하지 않는다. 가능성 이론은 우리가 무언가를 변화시키려고 할 때 ICF 체계의 다른 영역에서 어떤 일이 일어날지 예측할 수 있지만, 변화를 위한 도구는 제공하지 않는다. 이러한 차이는 평가 및 치료에 동일하게 적용된다.

이 장의 앞부분에 제시된 평가는 역사적으로 치료 이론

표 22-6 치료 이론의 예시

치료	대상	필수 구성요소
점진적 저항 운동	근력	저항 증가를 통한 반복적인 수축
옷 입기 훈련	적당한 시간 동안 독립적 옷 입기	신체적 전략에 대한 오류 되먹임을 통한 반복적인 수행
브랜트-데로프 안뜰기관 재위치 운동	균형 감각 향상	반고리관의 이동면 내 반복적 움직임
컴퓨터를 기반으로 한 인지 훈련	향상된 작업 및 단기기억, 주의력, 정신적 처리 속도	개별화된 컴퓨터 게임

Source: Whyte, J. (2011). Distinguishing treatment and enablement theory, Program book: Accelerating Clinical Trials and Outcomes Research Conference. American Occupational Therapy Association and American Occupational Therapy Foundation.

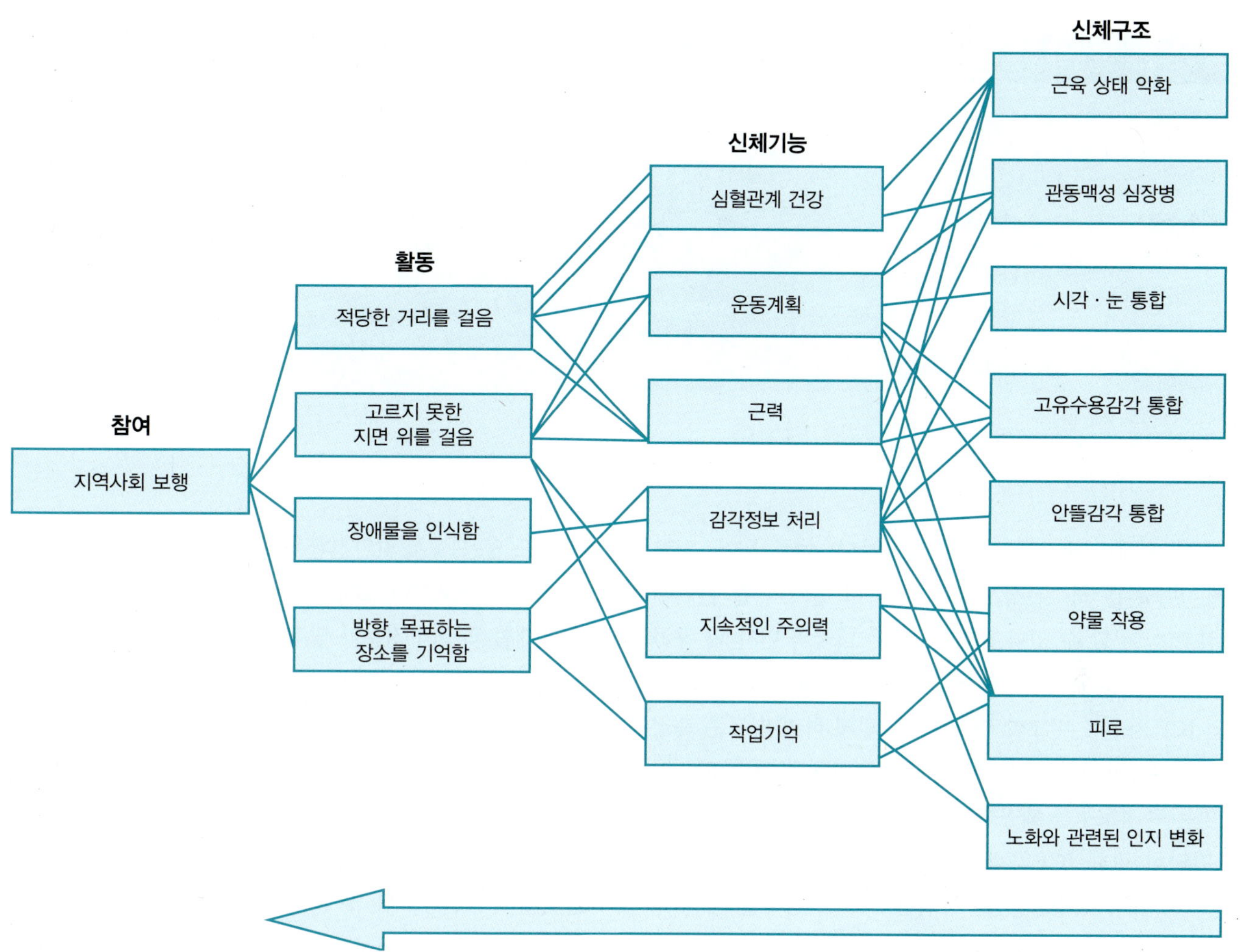

그림 22-10 이 모식도는 가능성 모델 내에서 인과 관계의 부분적 표시를 포함한다. 치료 대상(이 예에서는 근육의 상태 악화)은 치료 목표(지역사회 보행)와 거리가 있다는 점에 유의한다.

에 기반을 두고 있다. 표 22-7에 설명된 바와 같이 치료 이론은 신체구조 수준에서 결과를 평가하기 위한 적절한 지침이다. 그러나 평가 수준이 신체구조에 집중되어 있고 예상 결과가 활동 또는 참여 영역에 있는 경우, 평가는 원하는 결과를 효과적으로 측정하지 못할 것이다. 앞서 언급했듯이 Darrah(2008) 등은 소아 치료사들이 구조 · 기능 수준에서 설정된 목표가 자동으로 참여를 촉진시킨다고 가정했다고 언급했다. 가능성 이론은 이것이 잘못되었으며, 치료가 참여 수준에서 원하는 결과를 가능하게 한다는 것을 정당화하기 위해 치료계획에서 그림 22-10에서 보여주는 인과 관계를 발전시켜야 한다고 제안한다. 표 22-7은 치료 이론을 반영한 결과 수준에서의 평가를 보여주지만, 원하는 결과가 평가의 목표와 다른 수준에 있다면 가능성 이론은 평가와 결과 사이의 인과 관계를 발전시켜야 한다. 점점 더 많은 작업치료사 및 물리치료사는 특히 치료적 중재의 결과를 측정하는 도구인 이러한 접근법들의 이면을 보고 있다. 특히 소아 인구에 대한 몇 가지 참여 평가가 개발되었다. 앞서 논의한 SF-36 및 COPM과 같은 참여 평가는 가능성 이론의 개념을 포함한다.

ICF, 의료 결과 및 의료 정책

THE ICF, HEALTH OUTCOMES, AND HEALTH POLICY

이 책은 기능, 장애 및 건강의 국제분류에 대한 논의로 시작했으며 ICF를 주제로 했다. 그러므로 ICF를 이론 틀로 생각할 뿐만 아니라 개인과 사회 차원에서 결과를 보고하

표 22-7 평가의 수준

		결과의 수준			
		신체구조	신체기능	활동	참여
평가 수준	신체구조	*	↓	↓	↓
	신체기능		*	↓	↓
	활동			*	↓
	참여				*

*치료 이론으로 충분함
↓ 치료 이론 및 가능성 이론이 필요함

기 위한 체계로 생각하는 것이 중요하다. 예를 들어, 의료 정책 연구원은 척수손상으로 인한 마비 환자의 결과에 대해 알고 싶어 할 수 있다. 이 연구원은 미국과 민간 및 공공 납부자가 혼합된 캐나다와 국가 보건시스템을 갖춘 두 국가의 ICF 차원을 비교할 수 있다. 그렇게 하려면 표준 측정값을 기록해야 한다. 이러한 방식으로 사용될 때 ICF는 이에 맞는 측정도구를 제공한다.

간단히 말해 ICF의 모든 구성요소(신체구조 및 기능, 활동 및 참여, 환경요인)는 동일한 척도로 점수를 매길 수 있다. 0은 "문제 없음", 1, "가벼운 문제", 2, "보통 문제", 3, "심각한 문제", 4는 "완전한 문제"를 나타낸다. "지정되지 않음"의 경우 8 및 "해당 사항 없음"의 9도 사용할 수 있다. 이것은 코드 시스템에서 첫 번째 한정자(qualifier)로 여겨진다. 신체구조에는 구조의 변화 없음을 뜻하는 "0"부터 신체 부위의 상실, 편위, 변형 및 질적 변화에 대해 지정된 점수를 통한 두 번째 한정자가 존재한다. 신체구조의 세 번째 한정자는 위치 한정자로, 즉 오른쪽, 왼쪽, 팔, 다리, 몸통 등이다. 환경적 요소의 경우 점수는 0(장애 없음, 도움이 필요 없음)에서 4(완전한 장애 또는 도움이 완전히 필요함)까지 있다(WHO, 2001). 2001년 WHO가 ICF를 승인한 이후 재활 과정의 전문가 및 관련 이해 관계자는 평가, 문서화, 중재 및 결과 보고의 지침을 위한 수단으로 ICF를 적용하기 위해 노력해왔다. 이러한 작업은 현재 진행 중이다.

그러나 ICF의 적용이 평가에 영향을 미쳤으며 평가를 평가하는 새로운 기준을 제공한다는 데는 의견이 일치한다(Rauch, Sieza, & Stucki, 2008). 이를 설명하기 위해 2013년 7월 국민건강보험 및 저소득층 의료보장제도 서비스 센터(Centers for Medicare and Medicaid Services; CMS)는 치료 전문가가 지불받기 위해 제출한 모든 청구에 대해 필수 기능 보고서를 적용했다. G코드라고 하는 이 코드는 10일 단위로 그리고 퇴원 시 기능 수행 상태에 대한 평가를 반영한다. G코드 범주에는 이동성 및 자기 관리와 같은 익숙한 ICF 활동 · 참여 차원이 포함된다. 수정자(modifier)는 ICF 코드 시스템의 첫 번째 한정자와 매우 유사하다(Medicare Learning Network, 2013).

요약

지난 20년 동안은 운동장애가 있는 사람에게 치료적 중재를 제공하는 데 중대한 변화들이 있어왔다. 이 변화들은 내담자의 기능적 상태에 대한 정보를 모으고 적절한 기능 지향적인 서비스의 전달 방법에서 처음으로 나타났다. 치료사는 전통적 서비스 전달에서 포괄적인(inclusive) 환경 내에서 통합된 치료서비스 제공이 강조되고 있음을 반영하는 것으로 바뀌어가고 있다. 물리치료사와 작업치료사의 운동발달, 기능과 다른 발적 영역에서의 감각운동 기술의 효과에 대한 전문적인 지식과 그들의 과제 분석능력은 모든 연령의 클라이언트 이익에 좀 더 넓게 적용되고 있다.

이 장은 영아, 어린이, 청소년과 성인을 평가하고 사정하기 위해 치료사가 사용하는 정보수집 모델의 윤곽을 보여준다. 또한 물리치료사와 작업치료사에 의해 사용되는 몇몇 측정 도구들을 재검토했다. 도구들은 (1) 잠재적 염려에 대해 개인이 선별, (2) 진단을 결정하거나 서비스에 대한 적합성을 결정하기 위해 개인을 평가 또는 (3) 치료적 중재를 계획하기 위해 또는 중재의 효과를 결정하기 위해 클라이언트를 사정하는 측정 과정의 한 요소로써 이용된다. 치료사는 한 도구를 선택하기 전에 각 도구의 목적과 그들이 얻고자 하는 정보의 목적을 알아야 한다. 그들은 선별, 평가 또는 사정 목적에 맞추기 위해 다양한 도구들을 사용해야 할 수 있다.

치료사는 신경운동, 감각운동과 기능적 상태의 사정이나 평가가 클라이언트와 중요한 다른 사람들, 환경과 개인의 신경행동학적 상태와의 상호작용에 의해 영향받을 수 있음을 인정하는 것이 필요하다. 이것은 아주 어린 영아를 대상으로 할 때 특히 중요하고 중재의 순서, 결과물 및 목표와 전략의 수립 시에도 중요하다. 가족 구성원, 다른 전문가, 보호자와 함께 협력하는 것은 최상의 발달의 방해물을 선별할 뿐 아니라 환경에서 현재의 능력과 강점을 반영하고 개인의 역량을 발휘할 수 있도록 하는 치료사의 잠재력을 증가시킬 것이다. 클라이언트의 기술의 개별화된 사정은 감각처리와 발달적 기술 습득과 더불어 기능적 활동 안에서 운동 패턴, 운동 요소 그리고 움직임 사용을 포착해야 한다.

정보수집 절차를 개발하는 동안 당신의 전략이 현재의 서비스 전달의 가이드라인에 맞는지를 결정하는 것은 중요하다. 표 22-8에 있는 평가 기준을 위한 체크리스트는 클라이언트, 가족, 다른 팀 구성원들과 관련된 사정 체계를 만드는 데 쓰이며 의미 있는 치료 프로그램을 만드는 데 쓰일 수 있는 일련의 질문들이다.

표 22-8 평가 기준을 위한 체크리스트

타당성의 영역	질문
치료적 (treatment)	1. 평가가 적당한 목표와 목적을 확인하는가? 2. 평가 정보가 치료 모델이나 접근의 선택이나 사용에 도움을 주는가? 3. 평가가 중재의 효과를 평가하는 데 기여하는가?
사회적 (social)	1. 평가가 가치 있고 적절하다고 판단되는 목표와 목적인지를 확인하는가? 2. 평가방법과 재료가 참가자에게 받아들여질 만한가? 3. 평가가 변화의 중요성을 찾아내는가?
종합적 (convergent)	1. 몇 가지 유형의 평가자료 및 접근법을 사용하고 있는가? 2. 정보는 여러 설정과 자원, 특히 가족 구성원 및 기타 보호자로부터 수집되고 있는가? 3. 평가는 한 번 이상 실시되는가?
합의적 (consensual)	1. 정보가 모이고 관점이 공유되는가? 2. 팀의 역할이 협력과 협상에 호응하는가? 3. 결정들이 진심으로 교감되는가?

사례 1

앤드류

앤드류는 선천적 심장결손을 가지고 태어났으며, 영아 때부터 치료를 받았다. 그는 건강해졌고 영아 이후 다른 심장 관련 문제들은 없었다. 그러나 그는 심각한 강직성 양측마비(spastic diplegia)와 언어처리 결손을 진단받았다. 그는 보행기(walker)를 사용하며 발목발보조기(AFOs)를 착용한다. 그의 부모인 치과의사 킹(King)과 건축가인 해머(Hammer)는 이제까지 앤드류의 학교에서의 수행을 자랑스러워한다. 취학 전과 초등학교 저학년 동안 그는 초등학교 특수교육 영역에서 독립적이고(self-contained) 자유롭게(noncategorical) 프로그램에 참여했다. 그는 그곳에서 대단히 잘 했으며 그 후 일반적으로 성장하는 친구들과 같이 3학년이 되었다. 지금 앤드류는 다른 학년의 아이들과 운동장에 있다. 그는 견학을 하고, 미술, 체육과 음악을 위해 교실 밖으로 나가고, 더 많은 숙제를 한다. 그는 취학 전부터 지금까지 계속 같은 치료사를 통해 치료를 받았다. 자유로운(noncategorical) 프로그램에 있는 동안 치료사는 그를 치료실에서 주 2회, 회당 45분 치료했다. 그는 협력적인 상담(collaborative-consultation) 모델을 이용한 치료를 받고 있다. 앤드류의 특성화 교육 계획(individualized education program; IEP)의 3개월 재조사가 다가왔다. 치료사는 그 재조사 팀의 일원이 되었다.

앤드류는 자신의 질환을 진단받았고 그가 특수교육 그리고 연관된 서비스에 적합하다는 결정을 받았다. IEP 재조사에서 그의 운동기술 습득 지연과 신경운동 상태의 정도를 문서화하는 것은 불필요했다. 이 시점에서는 교실 및 학교환경에서 앤드류의 수행능력에 대한 정보를 모으는 것이 중요했다. 이러한 종류의 정보는 재활 팀이 그의 현재 환경 내에서 기대를 맞추기 위해 필요한 추가적인 서비스와 지지가 필요한지 결정하는 것을 가능케 했다. 학교 기능 평가(school function assessment; SFA)는 이러한 종류의 정보를 평가하기 위해 고안되었고 그러한 요구를 측정하기 위해 팀에 우수한 정보를 제공할 수 있다. 이 검사는 하루종일 앤드류를 관찰하는 팀 구성원들에 의해 완료될 것이다. 이 검사를 통해 앤드류가 가진 기대가 얼마나 잘 충족되고 있는지가 팀 구성원의 관점으로부터 나타날 것이다. 구성원은 그가 과제를 성공하기 위해 필요한 도움과 수정의 종류 그리고 그가 학교에서 모든 활동에 참여하고 있는지 여부를 밝힐 것이다. SFA에서 얻은 정보는 팀이 장점과 필요한 영역의 윤곽을 그리도록 돕고 그의 IEP를 더욱 다듬을 것이다.

도움이 되는 질문

생각해 볼 몇 가지 질문들:

1. 이 경우 평가절차의 목표는 중재계획을 개발하는 것이며 앤드류가 서비스를 받지 않도록 하는 것이다. 평가의 목적이 평가전략의 선택을 어떻게 결정할 수 있는지 논의하시오.
2. 치료사가 앤드류의 발목발보조기(ankle-foot-orthosis; AFO)에 대한 상태 변화나 보톡스의 잠재적 필요성과 관련하여 앤드류의 주치의에게 연락할 필요가 있다면, SFA는 의사에게 아무런 의미가 없을 것이다. 앤드류의 요구를 의사에게 전달하는 데 적절한 몇 가지 검사와 측정의 예를 제시하라.
3. SFA는 준거 참조 검사이다. 준거 참조 검사가 의미하는 바를 정의하고 이러한 검사가 중재를 이끌어 내는데 어떻게 사용되는지 설명하라.

사례 2

빌

빌은 72세로 세 아이의 아버지이자 2살 소녀의 할아버지이다. 그는 지난 25년간 일해 온 회사에서 파트타임으로 법무 일을 한다. 그는 대도시 주변 교외에서 고등학교 교장인 아내와 산다. 이 부부는 매우 활동적인 생활습관을 가지고 있다. 그들은 골프, 테니스(빌

사례 2 (계속)

은 연령 대비 출중한 실력을 가졌다), 자전거 그리고 가족과 친구들과 함께 사교를 즐긴다. 40대 중반일 때 그는 심혈관 우회 수술을 받았다. 최근까지는 후유증이 없었다. 그러나 이후 출혈성 심부전을 진단받았다. 그는 입원해 있을 때 한 물리치료사와 작업치료사를 만났다. 물리치료사는 빌을 철저히 검사했으며, 제한된 지구력과 전반적인 근력 약화를 포함하는 몇몇 손상들을 확인했다. 작업치료사는 빌의 일상생활활동 상태를 평가했고 피로 때문에 옷 입기와 목욕에 활동 제한이 있는 것을 발견했다. 그는 더 이상 일상적인 집안일이나 여가활동에 참여할 수 없다. 빌은 법무 컨설턴트로 계속해서 일하지만 더 이상 이 일을 할 수 있을지 걱정하고 있다.

빌은 일상생활에 참여할 수 있으려면 많은 의학적 중재가 필요하다는 점에 주목하면서 그의 전반적인 삶의 질을 형편없다고 평가했다. 또 빌은 집중하는데 다소 어려움을 겪었고, 일상 업무를 수행할 때 항상 안전하지 않다고 느낀다고 밝혔다. 그는 자신의 신체능력에 있어서 100점 만점에 겨우 36점을 주었으며, 신체능력을 가장 큰 손상 영역으로 나타냈다. 그는 심리적 안녕과 독립성 면에서 모두 100점 중 56점을 획득해 이들 분야에서도 상당한 제한를 나타냈다. 이러한 평가를 통해 작업치료사와 물리치료사는 빌의 환경이 그에게 굉장한 도움을 주지만, 그는 신체활동을 통한 참여의 가치를 높게 여기고, 그의 장애가 그의 삶의 질에 매우 부정적인 영향을 끼친다는 정보를 주었다.

자기 관리와 여가 분야에서 그의 장애는 그를 덜 괴롭혔지만, 이러한 부분은 그의 전반적인 삶의 질에 부정적인 영향을 끼쳤다. 빌을 치료하는 작업치료사와 물리치료사는 이러한 제한적 패턴과 그것이 그의 삶의 질에 미치는 영향을 추론했을지 모르지만, WHOQOL-BREF를 사용함으로써, 그들은 치료계획뿐만 아니라 그가 활동적인 생활로 돌아가도록 돕기 위해 추가적인 치료 지원을 정당화하는 데 도움이 될 만한 객관적인 수단을 갖게 된다.

도움이 되는 질문

생각해 볼 몇 가지 질문들:

1. 이 사례의 지구력과 일생생활활동의 독립성과 같은 측면에서 WHOQOL-BREF 평가가 다른 검사 및 측정과 어떻게 다른 정보를 제공했는지 논의하라.
2. 평가는 치료효과를 결정하는 수단을 제공해야 한다. 치료사들은 목표를 세우고 치료효과를 결정하기 위해 앞서 언급한 평가를 어떻게 이용할 수 있는가?
3. WHOQOL-BREF가 참여를 평가한다. 이러한 수준의 평가가 활동 및 기능의 평가와 어떻게 다를 수 있는지 포함하여 참여 수준에서 평가의 중요성에 대해 논의하라.

측정할 수 없는 것을 측정하는 것에 대해 말하다

ANNE CRONIN
작업치료학 박사, 소아 작업치료사

나는 종종 교육과 임상실무 사이에 단절이 존재한다는 얘기를 종종 듣는다. 즉 강의실에서 가르치는 것들이 매번 학생들이 임상실무를 준비하는데 충분하지 못하며, 임상 환경에서의 요구가 항상 평가 기간의 연장으로 이어지는 것은 아니다. 가장 중요한 목표는 기능적 성과와 관련 있으며 많은 검사, 심지어 일상생활활동 체크리스트도 기능적 성과를 진정으로 반영하지 못한다. 따라서 평가를 완전히 포기하는 것을 선택하거나, 치료계획 및 측정 가능한 기능적 성과를 돕는 평가방법을 찾아내는 것을 선택해야 할 것이다.

불행히도 내가 소아과 직업치료사로서 가장 신경 쓰는 점은 다소 주관적이고 측정하기 어렵다. 여러 의문들을 예로 들면, 교실 환경에서 그룹 상호작용 시 학생의 사회적 참여가 개선되었는가? –일대일 치료 시간 동안 그 학생은 내가 하는 어떤 검사에 응답하

측정할 수 없는 것을 측정하는 것에 대해 말하다 (계속)

지 않을 것이다. 교실에서 그를 관찰하기 위해 시간을 잡아야 하는가? 선생님께 부탁해도 될까? 나의 관찰이 치료시간으로 간주될까? 이것은 내가 이 아이와 함께 보내는 일주일에 40분을 잘 사용하는가? 이러한 문제는 계속된다.

그 이후 나는 Mailloux 등이 GAS라고 하는 평가전략을 소개하는 기사를 읽었다. GAS는 목표를 향한 개인적 향상을 평가하는 기술이다. GAS는 측정하기 어려운 성과에 대한 훌륭한 접근방법이다. 그것은 클라이언트 중심적이고 기능적이다. GAS는 일련의 표준화 단계를 포함하는 기능적 행동의 체계적인 분석이다. 이 단계들은 다음과 같다:

1. 바람직하지 않은 행동의 구성이 최소화되어야 하거나 바람직한 행동의 구성이 증가되어야 하는 영역을 구분한다. 이는 당신 목표의 기초가 될 것이다.
2. 3~5개의 우선순위 목표에 초점을 맞추고 결과 목표에 대한 현재 또는 초기 성과를 결정한다.
3. 가능한 결과의 연속체를 지정한다(예: 예상 결과보다 낮은 최악의 예상 결과 = −2, 예상 결과보다 이하의 예상 결과 = −1, 예상 결과 이상의 예상 결과 = 0, 예상 결과 = +1, 최고 예상 결과 = +2);
4. 특정 기간 동안 중재한다.
5. 각 목표에 대해 달성한 성과를 결정한다.
6. 달성 정도를 평가한다.

GAS에서 결과는 모호하지 않아야 한다; 성과들은 측정할 수 있고 구체적이어야 한다. 치료사들은 너무 쉽게 달성되거나 너무 어려운 목표를 설정하지 않도록 주의해야 한다. 다음은 교실 내에서 그룹 활동에 대한 사회적 참여를 위한 GAS 목표의 예이다.

+ 3 = 협조적으로 또래와 상호작용함, 활동을 모방함
+ 2 = 성숙하고 체계적인 놀이를 통해 다른 아이들과 80% 상호작용함
+ 1 = 집단 내 상호교류 놀이, 한 아이 또는 성인과 50% 미만으로 상호작용함
0 = 홀로 놀이, 교사나 도우미의 도움으로 부모와 수분 내에 분리됨; 운동장과 교실에 즐거운 마음으로 들어가며, 어른의 간헐적인 도움과 격려가 필요함
− 1 = 홀로 놀이, 상당한 시간이 지나야 부모로부터 분리됨, 교사나 도우미의 체계적인 지원과 교사나 도우미와 친해지는 시간에 따라 운동장과 교실로 들어가며, 전적으로 성인의 지원과 격려에 의존함
− 2 = 홀로 놀이, 부모로부터 분리되지 않음, 자발적으로 운동장이나 교실에 들어가지 않음, 전적으로 부모에게 의존함
− 3 = 모든 사회적, 놀이적 접촉 및 상호작용으로부터 자신을 격리함

GAS는 모든 실무 영역에서 성공적으로 적용되었으며 결과 연구에서 측정도구로 점점 더 많이 사용되고 있다(Mailloux et al., 2007). 임상 환경에서 클라이언트(또는 클라이언트의 부모)는 목표 달성의 목표 설정과 분석에 모두 관여한다. 이 접근법은 전문적인 대화를 위한 명확한 의제를 제공하고 문제 정의, 평가, 계획 및 보고를 위한 구조를 제공한다.

항상 클라이언트의 임상적 요구를 충족시킬 수 있는 더 나은 방법을 찾는 것이 중요하다. 긍정적이고 객관적이며 측정 가능한 기능적 성과는 치료 접근법을 인정받고 효과적으로 만들 수 있다. 더 전통적인 방법에 기초한 목표가 지속적인 치료를 지원하기에 충분하지 않을 때 사람들은 이러한 평가를 통해 계속해서 치료를 받을 수 있다. 임상가로서의 지속적인 역량은 최신 치료기술뿐만 아니라 최신 평가기술을 따라 잡는데 있다는 점을 기억해야 한다.

REFERENCES

Alpern, G. (2007). *Developmental Profile 3 (DP-3).* Los Angeles, CA: Western Psychological Services.

American Occupational Therapy Association. (2014). *Occupational Therapy Practice Framework: Domain and process* (3rd ed.) Bethesda, MD: AOTA Press.

American Physical Therapy Association. (2014). Guide to physical therapist practice 3.0 (3rd ed.). Alexandria, VA: American Physical Therapy Association. Retrieved from: http:// guidetoptpractice.apta.org. Accessed October 30, 2014.

Armstrong, J., Glenny, C., Stolee, P., & Berg, K. (2010). A com-parison of two assessment systems in predicting functional outcomes of older rehabilitation patients. *Age & Ageing, 39*(3), 394–399.

Benner, P., Hughes, R. & Sutphen, M. (2008). Clinical reasoning, decision making, and action: Thinking clinically and critically. In R. G. Hughes (ed.), *Patient safety and quality: An evidence-based handbook for nurses* (pp. 1–23). Rockville, MD: Agency for Healthcare Research and Quality.

Bruininks, R., & Bruininks, B. (2005). *Bruininks-Oseretsky test of motor proficiency* (2nd ed.). San Antonio, TX: Pearson Education.

Chumney, D., Nollinger, K., Shesko, K., Skop, K., Spencer, M., & Newton, R. A. (2010). Ability of Functional Independence Measure to accurately predict functional outcome of stroke-specific population: Systematic review. *Journal of Rehabilitation Research & Development, 47*(1), 17–29.

Coster, W., Deeney, T., Haltiwanger, J., & Haley, S. (1998). *School function assessment.* San Antonio: Therapy Skill Builders.

Darrah, J., Wiart L., & Magill-Evans, J. (2008). Do therapists' goals and interventions for children with cerebral palsy reflect prin-ciples in contemporary literature? *Pediatric Physical Therapy, 20*(4), 334–339.

Derogatis, L. (1986) The psychosocial adjustment to illness scale (PAIS). *Journal of Psychosomatic Research, 30*(1), 77–91.

Gandek, B., Sinclair, S., Jette, A., & Ware, J. (2006) . Development and initial psychometric evaluation of the Participation Measure for Post -Acute Care (PM- PAC). *American Journal of Physical Medicine and Rehabilitation, 86,* 57–71.

Granger, C. (1990). *Functional independence measure.* Buffalo, NY: Uniform Data System for Medical Rehabilitation, State University of New York.

Granger, C., Braun, S., Griswood, K., Heyer, N., McCabe, M., Msau, M., & Hamilton, B. (1991). *Functional independence measure for children.* Buffalo, NY: Uniform Data System for Medical Rehabilitation, State University of New York.

Granger, C. V., Hamilton, B. B., & Gresham, G. E. (1988). The stroke rehabilitation outcome study—Part 1: General description. *Archives of Physical Medicine and Rehabilitation, 69,* 505–509.

Haley, S., Coster, W. J., Ludlow, I. H., Haltiwanger, J. T., & Andrellas, P. (1992). *Pediatric evaluation of disability inventory.* Boston: PEDI Research Group, Department of Rehabilitation Medicine, New England Medical Center Hospital.

Heinemann, A. W., Linacre, J. M., Wright, B. D., Hamilton, B. B., & Granger, C. V. (1994). Prediction of rehabilitation outcomes with disability measures. *Archives of Physical Medicine and Rehabilitation, 75,* 133–143.

Individuals with Disabilities Education Act (IDEA). (2004). 20 U.S.C.§ 1400.

Jenkinson, C., Coulter, A., & Wright, L. (1993). Short form (SF-36) health survey questionnaire: Normative data for adults of working age. *British Medical Journal, 306,* 1437–1440.

Keith, R., Granger, C., Hamilton, B., & Sherwin, F. (1987). The functional independence measure: A new tool for rehabilita-tion. *Advances in Clinical Rehabilitation, 1,* 6–18.

Law, M., Baptiste, S., Carswell, A., McColl, M. A., Polatajko, H., & Pollack, N. (1994). *Canadian occupational performance measure.* Toronto, Canada: CAOT Publications.

Law, M., Polatajko, H., Pollack, N., McColl, M. A., Carswell, A., & Baptiste, S. (1994). Pilot testing of the Canadian Occupational Performance Measure: Clinical and measurement issues. *Canadian Journal of Occupational Therapy, 55,* 63–68.

Malec, J. (2005). The Mayo-Portland Adaptability Inventory. *The Center for Outcome Measurement in Brain Injury.* Retrieved October 3, 2012 from http://www.tbims.org/combi/mpai

Mailloux, Z., May-Benson, T. A., Summers, C. A., Miller, L. J., Brett-Green, B., Burke, J. P., et al. (2007). The issue is—Goal attainment scaling as a measure of meaningful outcomes for children with sensory integration disorders. *American Journal of Occupational Therapy, 61,* 254–259.

Medicare Learning Network (MLN) (2013). MLN Matters: Outpatient therapy functional reporting requirements. Retrieved from www.cms.gov/outreach-and-education /medicare-learning-network -mln/mlnmattersarticles /downloads/se1307.pdf. Accessed 10/30/2014

Noreau, L., Fougeyrollas, P., & Vincent, C. (2002). The LIFE-H: Assessment of the quality of social participation. *Technology & Disability, 14*(3), 113–118.

Oczkowski, W. J., & Barreca, S. (1993). The functional indepen-dence measure: Its use to identify rehabilitation needs in stroke survivors. *Archives of Physical Medicine and Rehabilitation, 74,* 1291–1294.

O'Neill, M., Fragala-Pinkham, M., Westcott, S. L., Martin, K. Chiarell, L., Valvano, J., & Rose, R. (2006). Physical therapy clinical management recommendations for children with cerebral palsy-spastic diplegia: Achieving functional mobility outcomes. *Pediatric Physical Therapy, 18,* 49–72.

Peters, M. H., van Nes, S. I., Vanhoutte, E. K., Bakkers, M., van Doorn, P. A., Merkies, I. J., & Faber, C. G. (2011). Revised normative values for grip strength with the Jamar dynamom-eter. *Journal of the Peripheral Nervous System, 16*(1), 47–50.

Piper, M., & Darrah, J. (1993). *Motor assessment of the developing infant.* Philadelphia: W. B. Saunders.

Ptyushkin, P., Vidmar, G., Burger, H., & Marincek, C. (2012). Use of the International Classification of Functioning, Disability, and Health in traumatic brain injury rehabilitation: Linking issues and general perspectives. *American Journal of Physical Medicine and Rehabilitation, 91*(13), 548–554.

Rauch, A., Cieza, A., & Stucki, G. (2008). How to apply the International Classification of Functioning, Disability and Health (ICF) for rehabilitation management in clinical prac-tice. *European Journal of Physical and Rehabilitative Medicine, 44*(3), 329–342.

Resnik, L., & Plow, M. A. (2009). Measuring participation as defined by the International Classification of Functioning, Disability and Health: An evaluation of existing measures. *Archives of Physical Medicine and Rehabilitation, 90,* 856–866.

Richardson, P. (2001). Use of standardized tests in pediatric practice. In J. Case-Smith (Ed.), *Occupational therapy for children* (pp. 217–245). St. Louis: Mosby.

Simeonsson, R.J., Leonardi, M., Lollar, D., Bjorck-Akesson, E., Hollenweger, J., & Martinuzzi, A. (2003). Applying the interna-tional classification of functioning, disability and health (ICF) to measure childhood disability. *Disability and Rehabilitation, 25*(11-12), 602–610.

Smith, M. K., & Ford, J. J. (1990). A client- developed functional level scale: The Community Living Skills Scale (CLSS). *Journal of Social Service Research, 13*(3), 61–84.

Sullivan, K. J. & Cen, S. Y. (2011) Model of disablement and recovery: Knowledge translation in rehabilitation research and practice. *Physical Therapy, 91*(12), 1892–1904.

Watter, P., Rodger, S., Marinac, J., Woodyatt, G., Ziviani, J., Ozanne, A. (2008). Multidisciplinary assessment of children with developmental coordination disorder: Using the ICF framework to inform assessment. *Physical & Occupational Therapy in Pediatrics,* 28, 331–352.

Whyte, J. (2011). Distinguishing treatment and enablement theory, *Program book: Accelerating Clinical Trials and Outcomes Research Conference* Bethesda, Maryland:AOTA. American Occupational Therapy Association and American Occupational Therapy Foundation.

Whyte, J., & Barrett, M. (2012). Advancing the evidence base of rehabilitation treatments: A developmental approach. *Archives of Physical Medicine and Rehabilitation,* 93, S101–S110.

World Health Organization (2004) The World Health Organization Quality of Life (WHOQOL-BREF). Retrieved from http://www

.who.int/substance_abuse/research_tools/en/english_whoqol.pdf

World Health Organization (WHO). (2001). *ICF: International classification of functioning, disability and health.* Geneva, Switzerland: World Health Organization.

용어 해설

abnormal development 비정상 발달 질적 그리고 형태에 있어서 정상 패턴과 다른 행동 습득 패턴 또는 순서

absolute threshold 절대적 문턱값 자극을 감지할 수 있는 가장 낮은 수준을 나타내는 신경과학 용어

abstract symbols 추상적 기호 의사소통에 사용되는 픽토그램과 알파벳은 그들이 나타내는 것과 물리적으로 유사하지 않은 방식으로 개념, 품질 또는 추상적인 생각을 나타내기 위해 사용

accessibility 접근성 필요할 때 가까이 접하는 능력 또는 쉽게 접근하거나 들어갈 수 있는 특성. 환경에서 접근성을 제공하는 것은 활동 제한이 있는 사람들이 해당 환경에서 이용 가능한 서비스, 제품 및 정보의 사용으로부터 차단되는 장벽을 제거하는 것을 의미

accommodation 조절, 순응 Jean Piaget의 인지발달 이론에서 환경에 따른 기능의 변화 또는 도식 변형

acculturation 문화적 적응 외부인이 자신의 민족적 · 문화적 배경으로부터 핵심적인 문화적 가치를 유지하면서 사람들의 현재 모습에 익숙해지는 과정

achieving stage 성취 단계 이 단계는 이전에 습득한 지식을 자기 정체성을 확립하기 위해 세상에 적용하는 Schaie의 초기 성인 단계

activity 활동 개별적 과제의 실행, 관련된 개념으로 능력(capacity)이 있음

activity limitation 활동 제한 ICF에서는 장애를 이 단어로 대체했다. 이 용어는 구조적, 기능적 또는 상황적 요소에 의한 한계로 활동과 참여의 제한을 의미

acitivities of daily living; ADL 일상생활활동 개인의 어떠한 일상 환경(집, 여가, 일 등) 내 자기 관리 활동을 매일 하는 것. 휠체어나 개조 차량과 같은 특수 장비들은 일상생활활동을 돕기 위한 추가적인 예시가 됨

acquisitive stage 습득 단계 Schaie가 설명한 인지발달의 첫 단계인 이 단계는 모든 아동기와 청소년기에 걸쳐 정보를 습득하는 과제에 초점을 맞춤

activities and participation 활동과 참여(ICF) 개인의 생활 상황과 연관된 과제의 범위와 행동을 다루는 인간행동의 측면

acute poverty 급성 빈곤 절대적 빈곤은 예를 들어 실직 또는 심각한 질병과 같이 개인이 문제가 해결됨에 따라 자신의 환경을 개선할 수 있을 것으로 예상되는 특정 사건에 의해 발생되는 빈곤을 의미

adaptive coping 적응 대처 상황에 완벽히 적응하거나 상황을 처리하기 위해 자원을 확장하는 것을 목표로 하는 문제 해결에 대한 접근. 개인이 변화에 영향을 줄 현실적인 기회가 있다고 생각할 때 주로 대처기전으로 사용됨

aerobic capacity 산소량 신체의 최대 에너지는 심혈관계의 기능적 능력을 나타내는 호기성 과정(aerobic process)을 통해 발생

affective domain 감정적 영역 행복, 슬픔, 분노 등 감정이 개입되는 인간 경험의 모든 부분

affordance 어포던스 사물에 대한 인지 또는 실제 속성, 주

로 사물을 어떻게 사용할 수 있는지 결정하는 기본 속성

age-associated memory impairment; AAMI 노인성 기억장애 50세 이상 건강한 사람에게 일어나는 기억 기능의 적절한 소실. 일상활동에 나타나는 기억 손상을 초래함

age-normative influence 연령 관련 영향 실제 연령에 따른 발달 측면으로 많은 나이와 관련된 변화는 생리학적이며 유기체의 성숙을 반영

aging-associated disease 노화 관련 질병 이는 건강한 노화의 한 부분이 아니라 진짜 질병으로 나이가 들어감에 따라 빈도수도 증가함

aging in place 살던 곳에서 노후 보내기 연령, 소득 또는 능력 수준에 관계없이 자신의 가정과 지역사회에서 안전하고 독립적이며 편안하게 생활할 수 있는 능력

agonist 주동근 움직임의 주요한 동력으로 간주되는 근육

Ainsworth, Mary 메리 에인스워스 애착 이론 개발뿐만 아니라 "낯선 상황"에서의 초기 정서적 애착에 대한 연구로 알려진 발달 심리학자. Bowlby와 함께 초기 사회 경험이 성격에 미치는 영향을 연구하고 낯선 상황 실험 패러다임을 개발했으며 애착 행동 방식을 분류함

allele 맞섬유전자 특정 염색체에서 특정 위치를 차지하는 한 쌍 또는 일련의 유전자의 한 구성

Alzheimer's disease; AD 알츠하이머병 65세 이상에서 가장 많이 발생하는 진행성 치매이다. 알츠하이머병에서 뇌세포는 퇴화되어 죽으며 기억과 정신기능이 꾸준히 감소함

American Sign Language; ASL 미국 수화 얼굴 표정과 신체 자세를 포함하여 손과 다른 움직임으로 만든 표시를 사용하는 완전하고 복잡한 언어이다. 이는 많은 북미 청각장애인의 언어이며, 청각장애인이 사용할 수 있는 여러 가지 의사소통 옵션 중 하나임

Americans with Disabilities Act; ADA 미국 장애인법 1991년 법이 통과되었고, 소수집단 우대정책(affirmative action)과 물리적 장벽 철폐를 통하여 장애인의 사회적 제약을 타파하는 방향 제시

animal-assisted therapy; AAT 동물 보조요법 사회적, 정서적 또는 인지장애가 있는 사람들을 위한 중재 또는 지지의 형태로 동물을 포함시키는 치료법

anorexia nervosa 신경성 식욕부진증 진단 및 통계 매뉴얼 5(DSM-5)에 정의된 청소년 소녀와 젊은 여성에게 주로 영향을 미치는 심각한 정신건강 장애로 음식 섭취의 과도한 제한으로 나타나는 비만에 대한 병리학적 두려움이 특징

antagonist 길항근 주동근의 동작에 대응하여 움직이는 근육

anticipatory control 예상적 조절 환경에서 어떤 상호작용이 일어나기 이전에 미리 운동 프로그램을 수정 혹은 조정함

anticipatory grief 예상된 슬픔 실제로 상실이 일어나기 전에 분명하게 예상되는 슬픔이나 이탈과 같은 애도 과정의 특징

anxiety disorders 불안장애 중심 또는 핵심 증상으로서의 불안을 특징으로 하는 정신장애 분류

Applied behavior analysis; ABA 응용 행동 분석 행동주의 이론을 적용하여 학습 또는 치료 과정의 일부로 인간 행동을 수정하는 심리적 접근. 표적 행동과 환경 사이의 관계를 기능적으로 평가함으로써 ABA의 방법을 사용하여 그 행동을 변경할 수 있음

articulation 조음 개별적인 말소리를 분명한 소리로 만들어 내고 단어를 정확하게 조합해 내는 능력

arthritis 관절염 하나 이상의 관절 내 염증과 관련된 질환. 관절염에는 100가지가 넘는 유형이 존재함

assessment 평가 강점과 요구를 기술하고, 적절한 중재 계획과 전략을 개발하고, 개인의 변화를 결정하기 위한 포괄적인 전략과 도구를 사용함

asset 자산 개인이 소유하고 사용할 권리를 갖는 돈, 상품, 재산 및 기타 귀중품과 같은 경제적 교환을 위한 상품 또는 물건

assimilation 동화 현재 인지구조나 도식에 적합하도록 환경의 요인을 변화시키는 과정

assistive technology; AT 보조공학 보조공학에는 장애가 있는 사람의 기능을 향상시키도록 개조되거나 특별히 설계된 제품, 기기, 장비 또는 기술이 포함됨

assistive technology device 보조공학 장치 장애가 있는

개인의 기능적 능력을 증가, 유지 또는 향상시키는 데 사용되며 상업적으로 구매, 수정 또는 고객 맞춤으로 제작된 물품, 장비 또는 제품 시스템

associations 연합 선천적 결함과 관련하여 둘 이상의 결함이 함께 나타나는 경향이 있지만 동일한 원인을 공유하지 않는 경우 이를 연합이라고 함

associative learning 연합학습 연상 작용을 통해 관계를 예측하고 장기기억을 도출하도록 배우는 학습. 고전적 조건화, 조작적 조건화, 서술적 학습 및 절차적 학습을 포함함

associative play 연합놀이 2살짜리 어린이들에게 흔한 행동으로 아동이 다른 아동들과 즐겁게 어울리지만 그 놀이가 조직화된 것은 아님

astasia 못섬증, 기립불능증 원시 자세 근긴장의 통합과 수의적 사지조절의 출현 시기에 유아가 다리로 체중을 지지할 능력이 없는 상태

asymmetrical tonic neck reflex; ATNR 비대칭성 긴장성 목반사 출생 시 시작되어, 생후 첫 2개월이 지나서 정점에 이르는 전형적인 자세. 한쪽으로 머리를 돌리는 자극을 주면 유아가 보고 있는 쪽(얼굴 쪽)의 상지와 하지가 폄되고 반대로 머리 뒤쪽(두개골 쪽)의 상지와 하지는 굽힘되는데, 이러한 자세가 펜싱의 앙가르드(en guarde) 자세와 비슷하다고 하여 이 패턴을 펜싱자세라고도 함

asynchronous development 불균형적 발달 정상 발달과정이 매우 불균등하게 일어나는 상황을 설명함

atherosclerosis 죽상동맥경화증 플라크(plaque)라는 물질이 동맥벽에 쌓일 때 발생하는 질환이다(American Heart Association, 2014). 죽상경화증은 동맥을 좁게 만들어 혈액이 통과하기 어렵게 하여 잠재적으로 심장마비나 뇌졸중으로 이어짐

attention 주의 태아기부터 시작되며 어떤 것에 동시에 집중할 때 덜 중요한 정보를 배제시키는 정신기능. 정보처리과정에서 문을 여는 열쇠 역할을 하며, 중요하거나 필요한 외부 환경자극을 탐색하고 적응하는 과정

attention deficit hyperactivity disorder; ADHD 주의력결핍 과잉행동장애 주의력결핍 또는 과잉행동 및 충동으로 인해 심각한 어려움을 겪거나 또는 이 두 가지 증상의 조합이 나타나는 증상이 7세 이전에 발생하는 것을 특징으로 하는 신경행동 장애

attitudinal environment 태도적 환경 문화, 습관, 이상, 가치, 기준, 사실, 종교적 믿음에 기초한 중요한 신념에 영향을 미침

attitudinal racism 태도적 인종주의 일련의 편견, 느낌, 신념 및 한 집단의 사람들에 대한 태도에 근거한 행동

attractor well 유인인자 우물 운동조절 시스템 이론에서 보다 선호하는 패턴. 유인인자 우물이 깊어질수록 패턴의 필요성은 더욱 증가

attunement play 조율놀이 신생아와 어머니 사이의 관계 설정과 같이 장난스러운 사회적 교류

augmentative/alternative communication; AAC 강화/대체 의사소통 심각한 표현 및 언어 이해 장애가 있는 개인의 손상 및 장애 패턴을 일시적 또는 영구적으로 보상하고 용이하게 하려는 임상, 연구 및 교육 실무 영역

autism spectrum disorder; ASD 자폐스펙트럼장애 아동이 사회화와 의사소통에 중등도에서 중증의 문제를 겪으며 행동이나 관심의 양상이 제한될 때 진단되는 신경학적 발달질환

autonomic nervous system; ANS 자율신경계 말초신경계의 한 부분으로 의식 수준 이하에서 통제 시스템의 역할을 하며 내장 기능을 제어함

avoiding reaction 회피반응 반사적인 행동으로 손을 만지면 영아가 손가락은 빼고 벌리면서 손가락을 펴는 반응을 보임. 이 반사 패턴은 손가락 폄을 용이하게 하는 자동화 기전으로 사용되어 종종 비자발적 또는 자동적인 놓기가 발생함

Ayres Sensory Integration 에어스 감각통합 적절한 감각정보 구성요소를 통해 의도적인 방식으로 상호작용하고 반응할 수 있도록 하는 두뇌 행동 관계 이론. 이 이론에 기초한 중재는 일반적으로 치료 전문가가 어린이에게 특정 감각 및 운동 문제를 제시할 수 있도록 특별히 설계된 치료 환경 내에서 이루어지며, 시간이 지남에 따라 점차 복잡성을 증가시킴

balance 균형 중력과 신체의 움직임에 대해 자세정렬을 유

지하는 능력

Bandura, Albert 앨버트 밴두라 모델링 개념으로 잘 알려진 20세기 사회학습 이론가

barrier 장벽 낮은 사회경제적 지위 등의 요인으로 개인의 건강에 도움이 되는 요소에 대한 접근이 제한됨

behavioral genetics 행동 유전학 행동 유전학은 인간을 포함한 모든 동물의 행동 유전학의 역할을 조사하는 연구 분야이다. 행동 유전학자는 행동 특성의 유전을 연구한다. 인간의 경우 행동 유전학은 쌍둥이 연구나 입양된 사람들의 연구에서 가장 자주 볼 수 있음

behavioral state 행동 상태 태아의 휴식 기간 동안 중단되는 조절된 활동 기간으로 이 상태는 신생아에서 행동에서 가장 중요한 측면 중 하나이다. 환경 자극에 대한 반응을 조정하는 유아의 각성 수준을 의미

behaviorism 행동주의 모든 행동은 조건의 원리에 의해 설명될 수 있다는 개념이 있는 이론적 관점

benign senescent forgetfulness; BSF 양성 노인성 건망증 주의산만과 착란에 의해 야기되는 짧고 일시적인 인지감소

bimanual coordination 양손 협응 한손을 우세손으로, 다른 손을 보조손으로 동시에 사용하여 물체를 조작하는 과정

biological age 생물학적 나이 시간에 따른 흐름보다는 생리학적으로 결정되는 노화에 대한 접근방법. 생물학적 나이는 개인의 장기 및 신체계통의 상태뿐만 아니라 운동기술 및 감각인식에 대한 수행 능력 변화를 나타낸다. 활동적이고 규칙적으로 운동을 한 사람은 실제 나이가 더 젊지만 더 정적인 생활습관을 가진 사람보다 심혈관계가 더 젊을 가능성이 높음

biological risk 생물학적 위험 유아에게 잠재적으로 유해한 결과를 미친다고 알려져 있는 어머니 혹은 유아와 관련 있는 요인. 어머니 또는 유아의 유전적 문제, 질병 및 장애, 모성 연령, 임신기간 중 모성흡연 및 약물사용, 자궁내 성장장애(IUGR), 조산 등이 포함됨

birth defect 선천적 결손 출생 시 존재하는 신체적 이상

blastocyst 주머니배 임신 첫 주 동안의 다세포 생성물. 배아조직(내세포덩이)이 배아 외 조직(태아의 막과 태반)으로부터 처음으로 분화됨

body functions 신체기능 정신기능, 심혈관 기능 또는 운동 관련 기능과 같은 기능적 시스템에 의해 구성된 인간의 생리학적 측면

body image 신체 이미지 일반적으로 개인이 사회적 환경에 있는 다른 사람과의 관계에 있어서 자신의 신체적 모습과 신체적 능력에 대한 개인적 감각

body mass index; BMI 체질량지수 키와 몸무게를 사용하여 체지방을 측정하는 계산법

body-on-head righting reaction; BOB 체간에 대한 체간 정위반응(몸 위에 몸 바로 세우기) 일생 동안 유지되고 자세 조절을 보조하는 이동성 움직임 패턴. 엎드린 자세와 같이 자신의 자세가 수직이 아닐 때 개인은 머리를 신체 정렬에서 벗어나 수직 방향으로 위치

body schema 신체 도식 자신의 신체 자세와 신체 부분들의 관련성을 지각하는 것

body structures 신체구조 신경계 또는 움직임과 관련된 구조와 같은 신체 부위 및 해부학적 구조

bone remodeling 뼈 재형성 뼈 조직의 흡수(뼈파괴 기능)와 새로운 뼈의 동시 침착(뼈모세포 기능) 간의 동적 균형

boomerang generation 부메랑 세대 잠깐 동안 독립한 이후 부모와 함께 거주하기로 선택한 청년들을 지칭하는 용어

bottom-up assessment 상향식 평가 특정 영역의 결함 또는 손상을 설명하고 이러한 결함을 개선하도록 설계한 프로그램 모델로 이어지는 방법

Bowlby, John 존 보울비 행동학적 연구를 비롯해서 아동의 사회학적 발달과 애착을 연구한 정신의학자. 어머니와 아동의 격리에 대한 영향을 연구함

bridge employment 징검다리 고용 개인이 퇴직하거나 연금을 받기 시작한 이후의 유급 노동

bronchopulmonary dysplasia; BPD 기관지폐형성이상 폐의 점진적 흉터, 많은 요인에 의해 발생하지만 폐기종과 같은 미숙한 폐의 장기간 환기와 가장 밀접하게 관련이 있을 수 있음

bulimia 폭식증 신경성 폭식증(bulimia nervosa)이라고도

하며 폭식증은 DSM-5에서 정신질환으로 정의되며 적어도 1주일 동안 비정상적인 폭식 후 구토 유도 또는 설사제 사용이 뒤따른다(American Psychiatric Association, 2013). 폭식증을 가진 많은 사람들은(전부는 아님) 신경성 식욕부진을 동반함

bullying 괴롭힘 특정 피해자를 향해 반복적인 힘이나 강요를 통해 개인이나 집단에 의해 지속되는 공격적인 행동의 한 형태

caculation functions 계산 기능 ICF 분류에 포함되는 수학적 상징 및 처리에 대한 측정, 근사치, 조작

calibration 예측 작업을 수행하는 데 필요한 힘, 속도, 방향 조절에 대한 판단

Canadian Occupational Performance Measure; COPM 캐나다 작업 수행 평가 반 구조화된 인터뷰를 이용한 정성적 평가도구. 이 평가는 치료 서비스를 받는 고객의 시간이 지남에 따라 수행에 대한 개인의 만족도의 변화에 따른 반응을 보여줌

cancer 암 비정상 세포가 분열되어 신체 내에 비정상 세포가 통제할 수 없이 성장하는 질병을 지칭할 때 사용하는 용어. 암은 하나의 질병이 아니라 다양한 질병이다. 모든 연령대의 사람들이 주요 건강문제로 100가지가 넘는 유형의 암에 직면함

capacity 수용력 재활 환경과 같이 통제된 환경에서 작업을 수행할 수 있는 개인의 능력과 관련된 구성요소이다. 수용력은 용어에서 알 수 있듯이 외적 요인을 통제하여 최적의 환경에서 개인이 할 수 있는 일을 나타냄

cardiopulmonary system 심폐계통 행동, 특히 운동 행동을 매개하는 주요 생리학적 시스템; 지구력과 같은 운동 수행의 특성을 도움

cardiovascular fitness 심혈관 건강 심장, 폐 및 혈관계통의 총 효율성은 작업 근육조직에 산소를 전달하여 장기적인 신체 작업을 유지할 수 있다. 규칙적으로 운동을 하면 심장이 혈액과 산소를 몸으로 끌어올려 보내는데 더 효율적이게 되고 신체가 산소를 효율적으로 사용할 수 있게 되어 심혈관 건강을 향상시킬 수 있다.

career 경력 장기간에 걸친 직업에 대한 체계적인 경로

Case, Robbie 로비 케이스 Piaget의 인지발달이론을 심화시킨 발달심리학자. 사회와 문화의 영향과 더불어 타고난 능력을 강조함

causal attributions 인과 귀인 사람들이 주변 세계를 이해하고 특정 사건에 대한 이유를 찾도록 돕는 설명을 위한 귀인. 귀인은 설명이 될 수 있는데, 즉, "열심히 공부했기 때문에 시험을 잘 쳤다"라고 할 수도 있고 또 대인관계와 연관시킬 수도 있는데, 즉 "옆집 사람이 너무 시끄럽게 해서 잠을 잘 못자서 시험을 망쳤다"라고 할 수도 있음

central nervous system; CNS 중추신경계 뇌와 척수; 머리뼈와 척추라는 보호 덮개에서 벗어나지 않는 신경계통의 한 부분

cephalocaudal 머리꼬리쪽 신체의 긴 축을 따라 이어지는 머리에서 꼬리 방향과 관련 있음

cerebral palsy; CP 뇌성마비 유아기에 근골격계 손상을 유발하는 비진행성, 전염성이 없는 운동질환을 포괄하는 포괄적 용어. 신경학적 용어로 뇌성마비는 단일 상태가 아니라 많은 종류의 뇌손상에 이차적으로 나타나는 증상임

Chess, Stella 스텔라 체스 Alexander Thomas와 함께 기질을 묘사하고 분류하는 고전적인 시스템을 개발한 이론가

children with special health care needs 특수 의료서비스가 필요한 아동 만성적으로 신체적, 발달적, 행동적 또는 정서적 질환을 가졌거나 가질 위험이 큰 아동 또는 일반적인 아동이 필요한 것 이상의 의료 또는 기타 서비스의 종류 및 양이 요구되는 아동을 대상으로 하는 정책 및 의료서비스 접근을 위한 법적 정의

chondroskeleton 연골뼈대 임신 후 10~11주에 머리뼈, 척주, 갈비뼈, 날개뼈, 팔다리에서 볼 수 있는 잘 형성된 연골성 골격

chronic disease/health problem 만성질환/건강문제 오랫동안 지속되는 질병 또는 심각한 건강상태. 만성질환은 미국 건강통계센터의 정의에 따라 3개월 이상 지속되는 질환

chronic obstructive pulmonary disease; COPD 만성 폐쇄성 폐질환 만성기관지염이나 폐기종이 발생하는 것으로, 기도가 좁아지는 폐의 공통적으로 공존하는 질병의 한 쌍

chronic poverty 만성 빈곤 개인이 자신의 상황이 개선될 것이라는 희망을 거의 갖지 못할 때 발생하는 삶의 방식으로서 빈곤이 예상됨을 의미

chronic sorrow 만성적 슬픔 부모가 자녀의 지속적인 장애로 인한 한계에 반복적으로 직면할 때 발생하는 슬픔

chronic stressor 만성 스트레스 요인 만성 스트레스는 개인이 자신의 요구가 그 요구를 충족시킬 수 있는 능력보다 크다고 인식하는 장기적 또는 연속적 신경 흥분 상태이다. 만성 스트레스 요인에는 사람들이 일상생활에서 계속해서 직면하는 지속적인 문제, 갈등 및 위협이 포함됨

civic engagement 시민 참여 지역사회의 시민생활을 변화시키고 그 차이를 만들기 위한 지식, 기술, 가치 및 동기의 조합을 개발하기 위해 노력한다. 이는 정치 및 비정치 절차를 통해 지역사회의 삶의 질을 향상시키는 것을 의미

classical conditioning 고전적 조건화 반응을 유발하는 자극과 어떤 중립적인 자극을 짝을 이루어 반복적으로 제시함으로써 학습하는 과정

client 고객 의료서비스 상호작용에 대한 관심의 초점. 우리는 일반적으로 고객을 개인으로 생각하지만, 고객 또한 집단, 조직 또는 인구일 수 있음

client-centered care 클라이언트 중심 치료 전문가와 고객 모두가 협업 방식으로 협력하여 고객의 요구를 충족시키는 역동적 전략

clinical reasoning 임상추론 특정 사례가 아닌 일반적인 사례에 대한 과학적 및 기술적 연구 기반 지식의 배경이 요구되는 추론에 대한 실무 기반의 형식. 또한 일반적인 과학 및 기술 지식과 관련된 근거의 관련성과 특정 환자에게 적용되는 방법을 구분할 수 있는 실질적인 능력이 요구된다. 임상가는 임상 결정 또는 결론을 내릴 때 환자의 특정 임상 궤도, 그들의 우려와 선호, 환자의 특정한 취약성(예: 여러 질환을 동시 가지고 있음) 그리고 중재에 대한 민감성(예: 알려진 약물 알레르기, 상충되는 동시이환 질환, 호환되지 않는 치료법 및 과거 치료에 대한 반응)을 고려해야 함

closed-loop theory 닫힌회로 이론 Jack A. Adams가 감각되먹임 고리를 기반으로 운동기술 발달을 설명하기 위해 제안한 이론

cognitive appraisal 인지적 평가 감정적 반응을 결정할 때 사건이나 질병에 대한 개인의 사적인 해석을 신뢰하는 처리 과정

cognitive domain 인지적 영역 사고를 포함. 글과 말로 자신을 표현하기, 읽고 생각하는 능력, 계획에서 성취까지 과제 수행 능력을 포함

cognitive flexibility 인지적 유연성 대안을 고려하고 문제에 대한 전략 또는 접근방식을 변경하는 능력. 작업기억과 관련이 있음

cognitive map 인지도 원하는 과제에 덧붙여진 감각경험 기억에 대한 정신적 조작

cognitive monitoring 인지적 관찰 현재 하고 있는 일, 다음에 할 일, 의도한 목적을 달성하기 위해 활동이 얼마나 효과적으로 수행되는지에 대한 자가 진단이 포함된 일종의 상위인지

cohabitation 동거 합법적으로 결혼하지 않은 두 성인이 성적인 관계를 맺고 가정 과제와 책임을 공유하는 생활방식

coincidence-anticipation timing 동시적 예측 타이밍 미리 설정한 차단 지점에 움직이는 물체가 도착함에 따라 동작 패턴을 시작하고 완성하는 능력

collectivistic cultural characteristics 집단주의 문화적 특성 보통 정부의 감독하에서 실시되며, 집단에 의한 생산 및 분배 방식의 통제와 소유권에 대한 원칙이나 제도

communication 의사소통 기본적인 욕구, 욕망, 소망, 생각과 같은 요소를 공유하게 하는 수단을 사용하여 상호작용하는 인간 능력을 망라한 용어

communication bill of rights 의사소통 권리 법안 삶의 질을 위해 의사소통의 중요성을 강조하는 "심각한 장애를 가진 사람들의 의사소통 필요성"이라는 국가 합동위원회에 의해 만들어진 법안

comparator 비교측정기 운동조절 이론에서 소뇌와 같은 신경체를 지칭하는 데 사용되며, 운동 프로그램에 대한 예상 또는 프로그래밍 됐거나 실제 또는 수신된 감각입력 모두에 접근할 수 있음

competence promotion 역량 증진 역량 증진에는 회복력을 높이기 위해 설계된 교육 및 공중보건 운동이 포함됨

conceptional age 임신 연령 조산아의 나이를 계산하는 것과 관련된 일반적인 용어. 임신후연령(postconceptual age)이라고도 함

concrete operations 구체적 조작기 Piaget의 인지발달이론의 세 번째 단계이며, 전형적으로 학령기 아동에서 나타나는 것과 대체로 동일하다. 이 단계의 아동은 조직적인 인지구조를 사용하여 환경에서 도수조작을 수행함. 이 단계 아동에게 볼 수 있는 중요한 특징은 행동의 가역성과 보존과제(conservation task)의 숙달임

concrete symbols 구체적 기호 의사소통에 도움을 주기 위해 실제 물건, 제스처(예: 자신을 선택하라고 팔을 들어 올림) 및 소리(예: 개를 의미하는 짖기 등)를 사용함

congenital infections 선천성 감염 신생아, 영아 감염은 어머니로부터 또는 태어날 때부터 발병

congestive heart failure 울혈성 심부전증 심장이 비효율적으로 작동하여 신체 내의 모든 장기를 통해 충분한 혈액을 퍼내서 공급하지 못하는 상태

consciousness 의식 전반적인 정신기능; 환경에 대한 반응으로 가능한 각성 수준을 포함

consolidation stage 공고화기 Super(1985)의 직업탐색과 발달의 8단계 가운데 5번째 단계. 여기서 개인은 실제 작업 경험에 반응함. 만족을 얻을 최선의 기회를 제공하는 직업진로를 선택함

constructive play 구성 놀이 무엇을 만들고 조립하는 형태의 놀이. 3~4세에 발달되고 조작 및 소근육 운동기술 그리고 계획하기, 순서화 및 오류 발견 같은 실행기능(executive function)의 발달과 거의 일치함

constructivist theories 구성주의 이론 일련의 개별 구성을 통해 사람들이 세상의 의미를 만들어내는 방식에 중점을 둔 학습 이론과 교육적 접근법

contextual factors 배경적 요소 ICF에서 사람이 주어진 조건에 반응할 수 있는 방법에 영향을 주는 내적(개인적), 외적(환경) 요소

continuing care retirement community 지속적 돌봄 은퇴 주거단지 일반적으로 아파트, 연립주택을 포함하여 계획된 주거단지는 사회, 레크리에이션, 식사 및 청소 서비스를 포함하며 월 요금이 부과된다. 이러한 주거 단지에는 독립 주택에서 요양간호에 이르기까지 다양한 주택 수준이 포함되어 있으므로 보다 전문적인 돌봄이 필요할수록 개인은 가능한 한 오랫동안 사회 공동체 내에 남아 있을 수 있음

continuous career path model 지속적인 직업 경로 모델 정식 교육의 종료에서 퇴직까지의 경력 경로를 고려하는 Ginzberg 및 Super와 같은 경력 개발 모델

control parameters 제어 매개 변수 과제가 실행될 때 존재하는 조건. 제어 매개 변수는 동적 시스템 이론에서 고려되는 하위조직 중 하나의 변화 기능일 수 있음

Convention on the Rights of Persons with Disabilities 장애인의 권리에 관한 협약 유엔(UN)을 통해 만들어진 문서로, 모든 유엔 회원국이 장애인의 권리와 존엄성을 보호할 것을 촉구하는 행동을 요구

co-occupation 공동작업 공동작업은 한 개인의 직업과 두 사람의 직업을 순차적으로 형성하는 다른 개인과의 직업 사이에 지속적인 상호작용이 특징이다. 육아 작업을 포함한 많은 성인 작업들은 공통의 의미를 형성하는데 적극적이며 필요하거나 선택된 작업의 수행에 있어 공통의 목표를 가진 두 명 이상의 사람들이 참여하는 것이 공동 작업

cooperative play 협동놀이 집단 정체성을 가지고 집단 환경 내에서 사회적 교류가 존재하는 팀 게임과 같이 아동 중기의 전형적인 행동

coping 대처 스트레스나 갈등을 극복하거나 최소화하는 방식으로 개인 및 대인관계 문제를 해결하기 위해 의식적인 노력을 기울임

co-regulation 공동 규제 한 사람(예: 아동)이 다른 사람의 행동(부모의 요청)에 따라 행동(영양가 있는 점심을 구매함)을 취하는 것. 이 예에서 부모와 자식 모두 일상적인 행동을 통제함

coronary heart disease; CHD 관상동맥 심장질환 관상동맥의 협착으로 인한 연령과 관련된 심혈관 질환으로 인해 심장에 혈액 및 산소공급이 감소한다. CHD에는 일반적으로 심장마비, 협심증 또는 가슴통증이라고 하는 심근경색이 포함

criterion-referenced test 준거 참조 검사 개인이 성공적

으로 성취할 수 있는 항목 수나 척도를 규준집단에 의해 획득된 표준과 비교함으로써 평가하는 형성평가 유형. 중재에 민감하고 치료의 지침이 될 수 있음

critical period 중요한 시기 발달과정이 중단되거나 변경될 경우, 발달 중인 유아가 선천성 기형 또는 발달 장애의 위험이 가장 큰 기간; 또한 발달 사건이 발생할 수 있는 제한된 시간, 즉 유기체가 특정 종류의 행동을 가장 배우는 시간을 의미

cruising 돌아다니기(순회하기) 원하는 방향으로 이동하기 위해 옆으로 발걸음을 옮기면서 가구 또는 기타 환경적 특징을 따라 손을 이동하는 유아 이동 패턴

crystallized intelligence 결정적 지능 개개인이 획득하고 축적된 교육, 지식과 기술을 반영하는 지능

crystallization (stage of career choice) (직업 선택의) 결정기 Super의 이론. 직업에 대한 단지 일반적인 사고가 형성되는 초기 청소년기의 특징적 단계

cultural awareness 문화적 인식 동일한 시나리오를 보는 다른 방법이 있다는 인식

cultural broker 문화 중개사 갈등을 줄이거나 변화를 주기 위해 다른 문화적 배경을 가진 사람들이나 집단을 연결하거나 중재하는데 힘쓰는 의사전달자

cultural competence 문화적 유능성 시스템, 단체 또는 전문가 사이에 함께 모여서 해당 시스템, 단체 또는 전문가들이 각 문화 간 상황에서 효과적으로 일할 수 있도록 하는 적절한 행동, 태도 및 정책 구성. 종종 현재 더 정확한 용어로 문화적 효과로 종종 대체됨

cultural fluidity 문화적 유동성 문화적 차이 및 일상의 작업에서 어떻게 문화적 차이가 나오는지에 대한 이해. 즉 자신이 속한 일차적인 문화를 기준점으로 생각하는 개인이 새로운 가치와 신념을 통해 문화적 차이를 고려하고 이해할 수 있도록 함

culture 문화 인간의 작업에 의미를 부여하는 경험, 가치, 신념, 이상, 판단 및 태도의 합을 포함하는 복잡한 구성요소. 사람들은 사회생활의 복합성을 경험하면서 문화를 배운다. 많은 문화가 의식적이지만 시간이 지남에 따라 문화는 성격에 깊이 스며들고 무의식 상태가 됨

cumulative impact 누적 효과 고려되는 발달기간 동안 증가하거나 빈번한 효과 때문에 발생하는 영향

deafness 청각장애 소리에 대한 증폭이 있더라도 청각을 통해 말을 이해할 수 없는 청각 상태 정도

deceleration stage 감속 단계 Super의 성인 경력 개발 단계의 4번째 단계. 개인의 태도가 그들의 위치를 강화하기보다 일의 최소 요구를 만족시키는 데 머무르는 은퇴준비 단계이다. 결국 노동시장을 떠나게 됨

declarative learning 서술적 학습 개인이 의식하고 있고, 유지하도록 의식적인 노력을 하는 학습. 사람이 어떤 나이든 새로운 기술을 배우려고 시도하게 되면 우수해지며, 과제의 자각과 주의집중 모두가 필요함

degrees of freedom 자유도 모든 시스템에서 자유롭게 변할 수 있는 요인의 수이다. 이 책에서는 운동 프로그램의 유연성을 자유도라고 함

dementia 치매 판단력, 집중력, 특히 기억력과 같은 지적능력이 저하되는 질병 상태

depression 우울증 몸, 기분 및 생각과 관련된 정신건강 질환으로 종종 에너지 부족과 삶에 대한 집중 또는 관심 유지에 어려움이 있다. 기분장애라고도 하는 이 질환은 일상생활에서의 정상적인 기능을 방해하며 이 질환을 가진 사람과 그를 돌보는 사람들 모두에게 어려움을 겪게 함

determinants 결정요인 생물학적 요인, 행동, 사회적 · 신체적 환경 및 공공정책과 중재를 비롯한 건강과 복지에 총체적 영향을 미치는 요인들

development 발달 성숙 과정에 의해 크게 영향을 받는 수행 능력의 변화

developmental assessment 발달평가 모든 발달 영역에서 아동의 발달 상태를 확인하기 위한 종합적이고 표준화된 평가

developmental delay 발달지연 나이에 적합한 표준 행동의 습득에 실패한 경우를 말함. "따라 잡을 수 있는" 능력을 의미한다. 발달지연은 전반적이거나 일부분일 수도 있다. 경우에 따라 모든 발달 영역 또는 지연이 운동 또는 언어발달과 같은 일부 영역으로 제한될 수도 있음

developmental disability 발달장애 일반적인 발달이정표

의 습득 패턴에 있어서 전반적이고 만성적인 발달지연

developmental milestone 발달이정표 문화적 범주 내에 있는 특정 연령 집단의 전형적 기술. 아동의 판별에 유용하지만, 신경운동에 근거한 것인지 혹은 환경적 원인에 근거한 지연인지 결정하는 정보를 제공하지 못함

developmental niche 발달틈새 발달틈새는 관습, 아동 양육 관행, 부모의 생애에 대한 부모의 신념 등 생애를 통해 개인의 발달궤적에 역동적으로 영향을 미치는 개인의 신체적, 사회적, 문화적 환경의 상호작용이다. 발달틈새의 각 측면은 역동적이며 개인의 연령, 성별, 기질, 발달 수준 및 재능에 따라 적용됨

developmentally appropriate care 발달상 적절한 간호 영아가 보내는 신호에 대한 보호자의 민감성을 증가시켜 미숙아의 의인성 영향을 최소화하고자 하는 신생아를 돌보는 방법

developmental systems theory 발달 계통 이론 생물학적 발달과 진화 모델을 합한 이론. 삶의 체계와 과정에 대해 설명하고 현대의 진화에 대한 고려사항이 유전자와 자연적 선택에 있다고 주장하는 이론

developmental theory 발달이론 환경 경험보다는 성숙으로 인한 변화에 대해 상대적으로 더 많이 다루는 이론

developmental theory of vocational choice 작업 선택의 발달이론 어린 시절부터 시작하여 성인 초기에 이르는 발달적 진행에 따른 지속적인 직업 선택 과정을 설명하는 이론으로 Ginzberg(1951) 등이 제안한 이론

Dewey, John 존 듀이 학습의 생물학적, 사회적 근거를 믿었고 사회 발전의 기관으로 학교를 강조한 이론가. 미국 교육제도에 중대한 영향을 미친 이론가

diabetes mellitus 당뇨병 신체가 충분한 인슐린을 생산하지 못하거나 세포가 생성된 인슐린에 반응하지 않아서 고혈당을 가지는 있는 대사질환 그룹

difference threshold 차별 문턱값 사람이 감지할 수 있는 가장 작은 자극 변화를 설명하기 위해 신경과학에서 사용되는 용어

disability 장애 신체 및 정신적 장애로 인해 삶의 과제 및 역할을 추구할 수 없는 불능 상태

disability fraud 장애인 사기 장애가 있는 사람이 받아야 되는 보조금을 받지 말아야 하는 사람이 수령하는 것

disability paradox 장애역설 자가 보고된 건강상태와 타인에 의한 건강평가의 차이점. 심각한 장애를 가진 개인은 스스로를 "불능"이라고 규정하지 않을 수 있으며, 행복과 삶의 만족에 대한 개인적인 인식과 지지적인 환경요인에 기초하여 높은 수준의 삶의 질을 가진다고 보고할 수 있음

disability rights movement 장애인 권리 운동 장애인에 대한 대중의 인식을 높이고 평등한 기회와 권리를 보장하기 위해 조직화된 정치 및 사회 운동

disablement 장애화 인간의 기능에 대한 질병이나 장애의 영향을 설명하기 위해 사용하는 일반적인 사회적 개념으로, 건강 상태와 관련 있는 기능적 상황이 자신의 상태와 동일하지 않다는 것을 인식함

discontinuous career paths 불연속 경력 경로 자녀 양육 그리고 추가적인 교육, 장애 및 기타 가족 요구에 의해 경력 경로가 중단되거나 지연되는 경우가 점점 더 일반화되고 있음

discriminative touch 분별촉각 물체가 얼마나 단단하고, 매끄럽고, 구부러져 있는지 우리가 의식적으로 생각하는 촉각 양상

domestic violence 가정폭력 결혼, 데이트, 가족 또는 동거와 같은 친밀한 관계에서 한 파트너가 다른 파트너를 상대로 하는 학대 행위

Down syndrome 다운증후군 상당히 일반적인 유전성 발달장애로, 특히 21번 염색체에 의해 유발된다. 신체적 특징과 정신지체는 일반적으로 이 증후군과 관련 있음

ductus arteriosus 동맥관 폐동맥과 대동맥 사이의 경로로 태어난 후 처음 몇 시간 안에 일반적으로 닫힘

dynamic postural stability 동적 자세 안정성 멈춤이나 균형 소실 없이 움직임을 바꾸도록 적절하게 조절하는 활동의 유형. 약 5세에 시작

dynamic system theory 동적 시스템 이론 복잡한 입자의 자기 구성을 말하는 인간 물리학 이론을 근간으로 함. 시간 안에 주어진 어떤 시점에서 행동은 다수의 복잡한 시스템의 다양한 상호작용의 결과로 출현한다고 주장함

early intervention 조기 중재 IDEA의 파트 C의 맥락에서 이 정책은 분명히 질환을 가지고 있다고 여겨지는 아동, 신체 또는 정신질환을 가진 것으로 진단 및 평가된 아동(발달지연을 초래할 가능성이 높은 아이), 지연이 있거나 발달을 지연시킬 수 있는 문제의 위험성이 발견된 아동을 대상으로 서비스, 교육 및 지원을 하는 절차

early programming 조기 프로그래밍 생애주기 이론의 개념적 핵심. 인간발달 관련 문헌은 초기 경험이 개인의 미래 건강과 발달을 "프로그램"할 수 있음을 보여준다(USHHS, 2010a). 이 조기 프로그래밍은 개인의 건강에 긍정적 또는 부정적인 영향을 줄 수 있음

eating disorder 섭식장애 신경성 식욕부진 및 신경성 폭식증을 포함하여 비정상적인 식습관을 특징으로 하는 다양한 정신장애

ectoderm 외배엽 3개의 일차배아세포층 중 세포의 표면층인 피부를 형성하는 층

effector system of motor control 운동조절 효과기 계통 근골격계. 운동행동을 실행하는 열쇠

efficacy 효능 스스로 삶의 역할에서 유능하고 권한이 있다고 느끼는 개인적인 감각

egalitarianism 평등주의 권위관계의 절충을 위하여 개인의 존재를 우선시함

elder abuse 노인학대 신뢰가 기대되는 관계 내에서 단일 또는 반복된 행동 또는 적절한 행동의 결여로 인해 고령자에게 해를 끼치거나 고통을 유발하는 일이 발생한다. 노인학대는 신체적, 심리적, 정서적, 성적, 재정적 학대와 같은 다양한 형태로 나타날 수 있음

elder cottage housing opportunities; ECHO 노인주거 보장 어르신들이 제도권하의 기관에 머물지 않고 가족 및 보호자 근처에 살 수 있도록 고안된 임시 이동식 주택

embodied cognition 체화된 인지 정신이 신체적 행동에 영향을 미치는 것처럼 능동적인 움직임과 신체적인 "움직임"은 우리의 인지에 영향을 줌

embryonic period 배아기 임신 8주 말까지 기간. 거의 모든 인체의 주요 구조가 형성되는 시기

emergent control 우발적 조절 운동조절 이론에서 현재의 환경적 상황에 맞추어 작업수행 방법을 바꾸는 능력

emerging adulthood period 초기 성인기 청소년과 본격적인 성인 단계 사이의 생애 과정 단계로 자녀가 없고 재정적으로 완전히 독립할 만큼 충분한 소득이 없는 개인에게 주로 적용

emotional function 감정기능 개인의 사회적, 환경적 배경 안에서 적합한 정신적 조절 및 감정의 수준을 포함하는, 개인의 느낌과 감정 반응에 관계된 특정 정신기능을 포함하는 기능

empiricist school 경험주의 학파 다양한 감각들 간의 연합 형성이 지각의 기초라는 믿음을 근간으로 함

enablement theory 가능성 이론 이 이론은 개인을 강조하고 개인에게 자신의 건강과 재활을 관리할 수 있는 적절한 수단, 기회 또는 권한을 제공할 것을 제안하는 건강정책 및 평가에 대한 접근방법이다. 가능성 이론은 다른 수준의 변수들 사이의 인과 관계에 초점을 맞춤

energy and drive functions 에너지 및 추진기능 개인의 에너지 수준, 동기 부여, 식욕, 갈망(남용될 수 있는 물질에 대한 갈망 포함) 및 충동 조절을 초래하는 생리적, 심리적 기전을 포함하는 ICF 기능

engrossment 전념 아버지가 자신의 신생아에게 하는 전념, 몰두, 관심

entrainment 엔트레인먼트 출생 시 나타나는 행동적 및 사회적 변화와 연결된 기초적인 변화

environmental constraint 환경적 제약 실행되어야 하는 움직임이 형성되도록 돕는 우세한 환경적 조건

environmental factor 환경적 요소 사람이 생활하고 그들의 삶을 이끌어가는 물리적, 사회적, 태도적 환경을 형성하는 특징

environmental modifications 환경 수정 건강, 복지 및 안전을 보장하는 데 도움이 되는 가정에서의 내외부 신체적 적응

environmental risk 환경적 위험 낮은 사회경제적 환경(SES), 불충분한 부모의 양육, 무시나 학대, 불충분한 영양 등 유아에게 잠재적으로 악영향을 미칠 수 있는 유아의 환경과 관련된 요인

epiblast 배아덩이위판 외배엽을 만드는 포배의 외부 층

epigenesis 후성설 후성설은 유기체가 발달시간 동안 상대적으로 구조화되지 않은 상태에서 보다 질서 있고 차별화된 상태로의 이동을 통해 유기체의 발전을 설명함

epigenetics 후생 유전학 기본 DNA 서열의 변화 이외의 메커니즘에 의해 유발되는 유전자 발현 또는 세포 표현형의 유전적 변화에 대한 연구

epiphysis 뼈끝 긴뼈의 끝부분이며, 처음에는 연골의 한 부분에 의해 뼈몸통(diaphysis)으로부터 분리됨

Erikson, Erik 에릭 에릭슨 소수의 실제 수명 이론가들 중 한 명. 그의 심리사회적 이론 관련 발달단계는 일련의 삶의 과제 또는 해결해야 할 위기에 대한 것

essential health benefits 필수 건강 혜택 2010년 부담적정보험법(Affordable Care Act)은 개인 및 소규모 기업에 판매되는 건강보험설계에서 "필수 건강 혜택"이라고 하는 10가지 범주의 최소 의료서비스 패키지를 제공할 것을 요구한다. 그러나 보건복지부 서비스(HHS)는 이러한 혜택에 대한 국가 표준을 확립하기보다는 각 주가 해당 주의 벤치마크 계획으로 사용할 일련의 계획에서 선택할 수 있도록 함

essential tremor 본태떨림 손이 자주 무의식적으로 떨림. 본태떨림은 움직이면 더 심해지고 정서적 스트레스, 피로 및 극한의 온도로 인해서도 악화됨

equilibrium reactions 평형반응 균형을 유지하기 위해 신체 축을 따라 회전하는 움직임을 수반하는 복잡한 패턴은 초기 원시 및 과도기 운동 패턴의 통합을 나타내기 때문에 신경학적으로 성숙된 것으로 간주

establishment stage 확립 단계 Super의 경력 개발의 세 번째 단계. 이 단계에서 개인은 실제 업무 상황에 있으며, 적절한 분야를 선택한다. 선택한 경력에서 장기적인 위치를 확보하기 위해 노력

ethnicity 민족성 일반적으로 행동에 따른 인종과 문화의 영향을 다루거나 공유하고 있는 특성, 관습, 언어, 종교 및 역사를 나타냄

ethnocentric 민족 중심 자신의 (문화) 집단이 우월하다는 태도를 특성으로 가지거나 이러한 특성에 기반

evaluation process 평가과정 개인, 가족, 그룹 또는 지역사회에서 발생하는 실제 또는 잠재적인 건강문제/생애과정에 대한 과거 정보, 현재 검사결과 및 임상 판단을 포함하는 주기적이고 지속적인 절차

evolutionary psychology 진화심리학 진화심리학은 인간의 뇌가 행동의 원천으로서 환경 속에서 유기체가 접하는 반복적인 문제를 해결하기 위해 진화한 특수한 기전을 가진다는 개념을 포함한다. 진화생물학을 심리학에 적용됨

executive attention 집행적 주의력 특히 여러 가지 반응이 가능한 갈등 상황에서 개인이 반응을 조절할 수 있는 능력

executive stage 실행 단계 Schaie의 네 번째 단계로 개인 영역에서 공동체 또는 사회 수준으로 초점을 넓히는 단계이다. 일반적으로 중년 성인의 책임 단계보다 늦게 발생하지만 모든 성인에게 반드시 나타난다고 할 수 없음

experience of self and time functions 자기 경험 및 시간 기능 ICF를 기반으로 한 특정 정신기능으로 자신의 환경 및 시간 내에 자아 정체성, 신체, 위치를 인식하는 것과 관련 있음

exploration stage 탐색 단계 Super의 경력 발달 모델의 첫 번째 성인 단계로 사람들이 경력을 구체화하고 선택하기 시작한다. 다른 역할이 시도되고 다양한 직업 선택이 탐색됨

expressive communication 표현적 의사소통 사고, 생각 또는 감정을 전달하기 위해 언어를 사용한다. 표현적인 의사소통은 말, 신호 또는 글이 될 수 있음

expressive/overt communication 표현적/공개적 의사소통 제스처, 말소리, 신호, 글 또는 증강 통신장치를 통해 생성될 수 있는 다른 사람들과의 의사소통. 표현적 의사소통은 가장 일반적으로 언어의 사용을 포함함

eye-hand coordination 눈과 손의 협응 시각 지도 아래에서 능숙한 손사용. 섬세한 손과 눈 조절 발달이 선행함

facilitator 촉진제 건강한 참여를 지원하는 요소

failure to thrive; FTT 성장장애 불충분한 체중 증가 또는 부적절한 체중 감소를 나타내는 진단 용어

family-centered care 가족 중심 관리 서로를 존중하는 가족 및 전문가 간의 파트너십을 통해 아동과 그 가족의 건

강과 안녕을 보장하는 유아 및 어린이의 건강관리에 대한 접근. 이 관리는 이 관계와 관련된 모든 사람의 장점과 문화, 전통과 전문성을 존중한다. 가족 중심 관리는 양질의 서비스를 제공하는 실천의 기준임

family development theory 가족 발달이론 가족 발달이론은 시간의 흐름에 따른 가족의 진화를 강조한다. 가족 발달 이론의 핵심 정의는 개인보다는 가족에 초점을 둔다는 점에 있음

fast twitch (type II) muscle fibers 빠른 연축 (유형 II) 근육섬유 혐기성 대사를 사용하여 연료를 생성하는 근육 섬유는 느린 근섬유보다 짧게 분출하는 근력 또는 속도를 생성하는 데 훨씬 효과적이다. 그러나 이들 근섬유는 더 빨리 피로해짐

fear of falling; FOF 낙상 공포증 노인의 발병률이 높은 다인성 문제; 건강 상태 악화 및 기능 저하와 관련이 있음

fetal alcohol syndrome; FAS 태아알코올증후군 임신 중 알코올의 과도한 소비로 인한 증후군; 일반적으로 아동의 소두증, 발달지연 및 형태이상증을 포함

fetal period 태아기 임신 후 출생의 순간까지 약 9주째부터 태아가 발달하는 가장 긴 기간. 이 기간 동안 배아시기에 형성된 복잡한 구조, 조직, 기관, 기관계통이 생리학적으로 정교하게 될 뿐만 아니라 광범위한 성장이 일어남

fetal viability 태아 생존력 태아가 자궁 밖에서 살아갈 정도로 충분히 발달된 상태

figure-ground perception 전경-배경 지각 주어진 환경으로부터 주요 사물을 분리하는 능력

fine motor control 소근육 운동조절 눈, 손, 입의 근육들의 수의적, 협응적 움직임

finger dexterity 손가락 기민성 매우 작은 물체를 사용하거나 조작하기 위해 한손 또는 양손의 손가락을 정확하게 조절하는 기능

flexibility 유연성 근골격계 용어로, 유연성은 기능적 활동 중에 관절 사용이 가능한 운동 범위

flow 흐름 운동의 부드러움과 유동성을 설명하는 데 사용되는 용어

fluid intelligence 유동적 지능 단기기억을 활용하고, 개념을 만들고, 복잡한 관계를 인지하고, 추상적인 추론을 적용함으로써 낯선 문제를 해결하기 위한 독창적인 사고를 할 수 있는 능력

foramen ovale 타원구멍 출생 후 처음 2주 내에 통상 닫혀 있는 심장의 2개의 심방, 심실 사이의 열린 공간

formal relationships 공적인 관계 상호 교류 또는 목표로 인해 연결된 두 당사자 간의 고용 또는 사회적 상호작용을 기반으로 한 관계. 종종 이러한 관계는 권위를 가지는 지위에 있는 사람들과 관련이 있지만, 부하 및 평등한 관계일 수 있음

frame of reference 이론의 틀 클라이언트 관리에 대한 접근을 위해 고안된 이론적 관점 및 견해. 고객 관리에 대한 접근방식을 구성하는 이론적 관점 또는 관점

Freud, Sigmund 프로이트, 지그문트 정신분석학의 아버지. 원자아, 자아, 초자아 같은 심리학적 중재의 창시자 중 한 사람

function 기능 사람 또는 사물이 특별히 맞게 사용되거나, 적절히 관여하는 활동이나 능력

functional independence measure; FIM 기능적 독립 평가 ICF와 일치하는 장애에 대한 균일한 측정 시스템을 제공하는 간단한 18개 항목 검사. FIM은 개인의 장애 수준을 측정하고 개인이 일상생활활동을 수행하는 데 얼마나 많은 도움이 필요한지를 나타냄

gag reflex 구토반사 연구개 부분 혹은 혀의 뒤쪽에 접촉했을 때 일어남. 유아의 섭식 발달에 중요한 역할을 함

games with rules 규칙 있는 놀이 모든 참석자들에게 분명하게 합의된 규칙들을 가지는 놀이 활동으로 적어도 2명 이상의 인원으로 하는 협력적인 놀이

gastroesophageal reflux; GER 위식도 역류 위 내용물이 식도로 역류하여 조산아에게 흔하게 발생하는 가슴앓이 같은 상태; 삼키기, 먹기 싫어함, 삼키기, 수유 거부 및 등이 활 모양 되기의 부조화로 인해 이러한 행동들이 유발될 수 있음

gender identity 성 정체성 외모, 행동 또는 인간의 생활 양상에서 나타나는 남녀의 구별 기준

Generation Y Y 세대 1980년대와 1990년대에 태어난 세대로 일반적으로 디지털 및 전자기술에 점점 더 친숙함

genomics 유전체학 유전체학은 게놈에서 유전자 코드를 연구하는 것

genotype 유전자형 유전자형은 세포, 유기체 또는 개별의 유전자 구성(즉 개체의 특정 맞섬유전자 구성)임

germinal (pre-embryonic) period 배종(배아 전)기 임신 후 약 2주간 단세포 접합체가 자궁에 이식되어 신체의 모든 장기와 조직을 생산할 수 있는 복잡한 다세포 유기체인 배아가 된 기간

Gesell, Arnold 아놀드 게젤 미국의 아동발달이론가로 널리 알려진 예일대의 아동발달센터장. '자연'학교 혹은 성숙주의의 강력한 지지자 중 한 사람

Gestalt school 게슈탈트 학파 지각은 세상을 완벽하게 사진으로 나타내지 못하며, 감각의 합도 아니며, 세상과 일치하지 않지만 세상을 표현하는 심리적인 형태를 가지고 있다는 믿음을 특징으로 하는 학파

gestational age 임신 나이 (월경 나이와 동일) 산모의 최종 월경일에서 임신 기간을 직접 계산

Gibson, Eleanor 깁슨, 엘레노어 지각 발달을 연구했고 지각은 자극의 두드러진 특징에 주의를 기울이는 학습의 기능이라고 믿었던 지각 이론가

global mental function 일반적 정신기능 의식, 에너지, 추진(drive)을 포함한 정신활동은 인간의 행동에 중요하며, 그들 또한 재활요소에서 중요한 예측요소가 됨

global psychosocial functions 일반적 심리사회 기능 개인이 사회적 경험, 성격, 감정의 측면을 통합하여 대인관계 기술 형성의 기반을 제공할 수 있는 필수적인 정신적 능력

graphomotor skill 그리기 기술 개념적 및 지각적 운동기술의 조합. 그리기, 쓰기와 연관

gray power 그레이 파워 1980년대에 특히 사회적 또는 정치적 목적이나 목적을 위해 노인들이 집단으로 행사하는 조직적 영향을 설명하기 위한 문구

group homes 공동생활가정 지역사회 내에 위치한 소규모 주거시설로 만성장애를 가진 사람들에게 서비스를 제공하도록 설계되었다. 이 주택에는 보통 6명 이하의 거주자들이 있고 훈련된 간병인들이 24시간 상주

habilitation services 훈련 서비스 사람들이 일상생활에 필요한 기술과 기능을 유지, 학습 또는 개선하도록 돕는 의료서비스

habits 습관 의식적 사고 없이 수행하는 몸에 배인 행동

hand dominance 우세한 손 기능적이고 숙련된 작업에서 선호하는 손을 일관되고 능숙하게 사용

haptic perception 촉각지각 촉감, 옷감, 형태, 온도 등의 기억. 다른 사람에게 백 원을 주려고 할 때 무게나 시각적 확인 없이 백 원을 줄 수 있음

Hayflick limit 헤이플릭 한계 인간의 세포분열과 복제 능력은 유전적으로 예정된 양(amount)의 한계가 있다. 이를 헤이플릭 한계라고 한다. 세포재생 능력은 노화와 함께 감소됨

health 건강 허약 또는 질병이 없는 것이 아니라 완전한 육체적, 정신적, 사회적 행복의 상태(WHO, 1948년). 그것은 삶에 참여하려는 동기, 자신의 행동에 대한 통제력 그리고 다른 사람들과 상호작용하고 관계를 맺으려는 욕구를 포함하며, 아마도 가장 중요한 것은 개인의 자존심을 갖는 것임

health behavior 건강행동 건강에 도움이 되거나 질병을 예방하는 결과를 발생시키는 개인의 행위. 일부 일반적인 건강행동들은 규칙적으로 운동하고, 균형잡힌 식사를 하고, 규칙적인 수면 습관을 유지하는 것

health belief model 건강신념모델 이 모델은 예방 의료서비스의 활용을 연구하기 위해 개발되었다. 이 모델은 사람들이 위험성을 충분히 느낄 만큼 질병이나 부상의 위험에 처해 있다면 자신의 행동을 바꿀 것이라고 제안

health disparity 건강불균형 건강불균형은 인종, 민족 및 사회경제 집단에 걸친 질병 발생률, 건강결과 또는 의료 접근성의 차이를 포함하는 다양한 모집단에 걸친 건강관리 및 의료서비스 품질의 차이를 말함

health equity 건강형평성 다양한 모집단에 걸친 건강관리 및 의료의 질적 차이에 대한 연구

Health Insurance Portability and Accountability Act of 1996; HIPAA 1996년 미국 건강보험 양도 및 책임에 대한 법 의료 소비자의 사생활을 보호하기 위해 고안된 미국 법률. HIPAA는 (1) 이직하는 경우 개인에 대한 의료보장 범위의 연속성, (2) 의료정보 관리, (3) 의료보험 행정의 단순화, (4) 의료보험의 낭비, 사기 및 남용 방지 등의 조치를 요구한다. 전자 의료 전송을 위한 국내 기준을 만들기 위한 법적 측면을 가짐

health literacy 건강 문해력 개인이 질병을 예방하거나 치료하는 데 필요한 적절한 건강결정과 서비스를 수행하는 데 필요한 기본적인 건강 정보에 대한 습득, 처리 및 이해 능력을 가진 정도

health promotion 건강증진 개인, 가족, 고용주 또는 지역사회 단체 등 소비자의 건강에 긍정적인 기여를 하는 정보의 제공한다. 건강증진은 또한 개개인이 건강한 행동을 선택하도록 동기를 부여하기 위한 건강한 생각과 개념을 촉진시키는 것임

Health Traditions Model 건강 전통 모델 가족의 다양한 건강신념 및 사회적 기대를 이해하는 접근법

health trajectory 건강 궤도 건강 궤도는 개인이 발달하고 성숙함에 따라 내부와 외부의 영향을 받을 가능성이 있는 건강이나 장애에 대한 예측된 패턴이다. 건강 궤도는 개인의 생애주기에 따라 시작되고 바뀔 수 있다. 생애주기 이론은 건강 궤도를 개인뿐만 아니라 인구집단 및 지역 공동체와 같은 집단의 궤도도 고려함

health-related quality of life; HRQOL 건강과 관련된 삶의 질 신체적, 정신적, 감정적, 사회적 기능과 관련된 영역을 포함하는 다차원 개념이다. 인구보건, 기대수명, 사망원인 등의 직접적인 측정치를 넘어 건강상태가 삶의 질에 미치는 영향에 초점을 맞춤

Healthy People 2020 2020 건강한 사람들 미국의 건강증진을 위한 노력에 초점을 맞춘 미국 일반 외과 전문의 운동. 2020 건강한 사람들은 5가지 주요 목표를 가진 42개의 주제 영역을 포함하는 거의 600개의 목표를 포함한다. 여기에는 (1) 전국적인 보건 개선 우선순위 파악, (2) 보건, 질병 및 장애의 결정요인에 대한 대중의 인식과 이해의 향상, (3) 국가, 연방주, 지역 수준에서 적용할 수 있는 측정 가능한 목표 및 그 목표의 적용을 제공, (4) 조취를 취할 수 있도록 다양한 분야에 참여하고 정책을 강화하고 가장 유용한 근거 및 지식을 통한 실제 임상 업무를 개선, (5) 중요한 연구, 평가 및 데이터 수집의 필요성 확인이 있다(미국 보건 복지부, 2012년).

hearing impairment 청각장애 경도에서 중증 청력손실을 가진 사람을 포괄하는 광범위한 용어. 청각장애는 언어의 다른 요소들에 중요한 영향을 미친다. 대뇌반구의 특수성(뇌의 편측화라고도 함), 대뇌반구가 개별적으로 효율적으로 작동할 수 있게 하는 뇌 성숙의 최종 결과

heritability 유전 가능성 이 용어는 유전자형에 기인한 표현형의 변이성을 설명하는 데 사용됨

hierarchical models 계층 모델 발달이정표 획득을 뇌 성숙 수준에 연결시키는 이론; 이 모델은 대뇌겉질이 궁극적으로 인간 운동의 형태와 기능을 결정하다는 점을 통해 인간 운동 행동을 설명

high-risk infant 고위험 영아 조산아를 포함하여 의학적 문제가 있는 영아는 신생아 집중치료실(NICU)에서 약간의 시간을 보낸 다음 가정으로 돌아갈 수 있다. NICU에서 퇴원을 준비하는 영아는 추가적인 건강문제 또는 발달문제에 취약한 심각한 건강문제 또는 건강 상태가 계속 유지됨

hippotherapy 승마치료 근력, 균형과 자세를 향상시키려는 목적으로 말 등에 타는 방법을 치료에 적용함

history-normative influences 역사 관련 영향 어떠한 시점에 집단에 영향을 미치는 발달에 대한 사회적 · 환경적 영향

home establishment and management 집안관리와 유지 개인 재산(의류 및 가정용품)의 유지 및 수리를 포함하여 개인 및 집안 물건 및 환경(예: 가정, 마당, 정원, 가전제품, 차량)을 확보 및 유지하며 도움을 구하는 방법 또는 누구에게 연락을 취해야 하는지 아는 것

homebound 홈바운드 일주일에 한 번 이하로 집 밖으로 외출하는 것

HomeFit 홈핏 미국 은퇴자 협회(American Association of Retired Persons)와 미국 작업치료협회(American Occupational Therapy Association) 사이의 협력 운동으로 유니버셜 디자인 컨셉을 통해 50세 이상의 사람들과

가족들을 대상으로 집안을 더 "살기 좋은" 곳으로 만드는 방법을 교육하도록 계획

hospice 호스피스 6개월 이내로 살 것으로 예상되고 자신의 질환에 대한 치료법을 찾지 않는 사람들을 위한 특수 의료서비스 유형

hypertension 고혈압 때때로 동맥고혈압이라고도 하며 동맥의 혈압이 상승하는 만성질환

hypotonia 저긴장증 골격근의 긴장이 감소되며, 근육의 저항이 감소되어 있는 상태. 중추신경계의 기능장애, 유전적 장애 또는 근육장애

hypoxic ischemic encephalopathy; HIE 저산소성 허혈성 뇌병증 산소의 결핍으로 인한 질식은 미숙아의 신경계 손상의 원인이 될 수 있음

Iatrogenic health problems 의원성 건강문제 의학적 치료로 인한 의료적 또는 심리적 문제

identity formation 정체성 형성 사회와 생활에서 새로 형성된 지위를 확인하는데 도움이 되는 개인의 뚜렷한 성격의 확립

incidence 발병률 특정 기간 동안 모집단에서 새롭게 발생하는 질병의 사례 수를 측정

inclusion 통합 장점, 단점 관계없이 학교의 모든 학생들이 학교 공동체의 일부라는 철학

inclusive design 포용적 디자인 가능한 광범위한 사용자에게 서비스를 제공할 수 있을 만큼 충분히 유연한 시스템, 제품 또는 웹 사이트 개발. 그것은 장애를 가진 사용자들에게 접근성을 제공하고 모든 사람들이 잘 사용할 수 있도록 함

Individuals with Disabilities Education; IDEA 장애인 교육법 장애인교육법(IDEA)은 주 및 공공 기관이 장애아동에게 조기 중재, 특수 교육 및 관련 서비스를 제공하는 방법을 규정하는 미국 연방법이다. 이는 출생부터 21세까지 장애아동의 교육적 요구를 다룸

infant mortality rate 영아 사망률 1,000 명의 출생 시마다 영아 사망자 수의 추정치이다. 이 통계는 종종 국가의 건강과 복지를 측정하는 지표로 사용되기 때문에 자주 중요하게 보고됨

inferior pincer grasp 비숙련된 집게 잡기 발달적으로 엄지는 대립되고 자뼈측 손가락은 억제되어 엄지손가락과 집게손가락의 측면을 사용하는 쥐기 발달 패턴

in-hand manipulation 손 안 조작기술 효율적인 두기나 놓기에 맞게 물체를 조절하도록 한손을 사용하는 과정. 손안 조작 동안 물체는 그 손 안에 남아 있고 대체로 바닥에 닿지 않음

instrumental activities of daily living; IADL 도구적 일상생활활동 전형적으로 일련의 연속적인 인지적 행동이 포함된 일상생활활동. 가령 식탁 차리기, 장난감 집기, 채소 씻기, 빨래 개기 같은 도구나 기구를 사용하는 복잡한 작업을 종종 포함

integrated employment 통합 고용 통합 고용은 지역사회의 자연 비율을 초과하지 않는(보호 작업장과는 다름) 장애인을 고용하는 일반 노동 시장에서 급여를 받는 것

intellectual disability; ID 지적장애 현재 이 용어는 미국의 정신지체를 대체할 용어로 제안되었다. 3가지 기준을 충족해야 지적 장애 진단을 내릴 수 있다. 즉 사람은 IQ가 70 미만이고 18세 이전에 이러한 문제가 시작되었고 적응 기능이 어렵다는 것을 증명해야 함

intellectual function 지적기능 정신기능의 모든 형태로부터 정보를 구조적으로 통합하고 이해하기 위해 개인에게 요구되는 기술; 생애를 거쳐 변화, 발전하며 경험, 환경적 배경, 학습에 영향을 받는 기능

intelligibility 명료도 청취자가 쉽게 이해할 수 있는 발표자의 말소리 비율. 일반적인 발달과정에서 아이들은 말하기를 배우면서 말소리를 듣는 것뿐만 아니라 주변 사람들이 더 잘 이해하도록 말소리를 냄

intentional behavior 의도적인 행동 일반적으로 3~8개월 사이의 어린이가 발달하는데 사용되는 의사소통 전략. 이 상태는 여전히 의도하지 않은 의사소통으로 간주된다. 비록 자녀가 의도적으로 행동을 하지만 그 행동을 통해 의사소통하는 것은 보호자의 해석을 통해 결정되어야 하기 때문임

interactive behaviors 상호작용 행동 다른 사람들의 관심을 끌기 위해 하는 모든 주도적인 행동

interagency agreement 기관 간 동의 정부 기관 내 자원

공유, 여기에는 저소득층 의료보장제도(Medicaid) 및 장애인교육법(IDEA)이 포함된 연방주 의료서비스 인프라가 포함됨

interdependence 상호 의존 친밀감은 모든 관계의 열쇠라는 신념을 뒷받침하는 문화적 가치

International Classification of Functioning and Disability; ICF 국제 기능장애 건강분류체계 장애에 중점을 두지 않고 건강을 강조하여 건강 상태와 관련된 기능적 상태를 이해하고 연구하기 위한 과학적 근거를 제공하기 위해 세계보건기구(WHO)가 발표한 분류체계

International Statistical Classification of Diseases and Related Health Problems; ICD-10 질병 및 건강 문제에 대한 국제통계분류 ICD-10은 질병, 장애 및 기타 건강 상태를 분류하는 도구이다. ICD-10과 ICF는 함께 사용될 때 개인과 인구 수준에서 건강 상태에 대한 의미 있는 그림을 그리는데 상호보완적인 도구가 되도록 고안됨

interprofessional education; IPE 전문가 간 교육 계획적이고 체계적인 만남을 통해 공동작업 및 치료의 질을 향상시키기 위해 두 명 이상의 전문가가 서로 가르치고 배우는 교과 과정 기반 정책

interuterine growth retardation; IUGR 자궁내 성장지연 자궁 내에서 산과적 성장 기준에 도달하지 못한 영아를 뜻하는 용어

intraventricular hemorrhage; IVH 뇌실내 출혈 뇌실 근처에서 취약한 혈관이 파열됨으로써 조산아의 신경계 손상에 원인이 될 수 있음

jaundice 황달 빌리루빈의 증가는 유아의 피부에 황색을 띠게 함

kangaroo care 캥거루 케어 조산아 관리 중 하나로 아이를 부모의 옷 안에 넣고 피부에 닿게 하여 부모의 피부 온도를 통해 아이를 따뜻하게 하는 개념; 온식(warming) 인큐베이터 또는 조산아 보육기(isolette)를 대체

keeper of the meaning 의미 수호자 Vaillant의 6가지 성인 생활과제 중 하나이다. 이 과제에는 과거의 전통을 다음 세대로 전달하는 것이 포함된다. "의미 수호자"는 과거와 미래를 연결시킬 수 있음

kernicterus 핵황달 과도한 빌리루빈 수치로 인해 뇌의 특정 부위가 손상될 수 있음

kinkeeper 친족 지킴이 가족 구성원들과의 연락을 유지하거나 가족 구성원들이 서로 연락을 유지하도록 하는 가족 구성원. 가족에게 일어나는 일에 대해 다른 사람들에게 정보를 제공하고 모임을 조직하며 직접적인 상호작용을 장려하는 역할을 한다. 친족을 지키는 것은 가족 관계의 구성원이 서로 쉽게 다가갈 수 있도록 함

kinesthetic perception 운동 지각 신체 일부의 위치, 공간에서 신체의 위치 그리고 자세와 움직임 인식에 관한 정보 해석

knowledge of performance; KP 수행지식 운동학습/조절 이론에서 움직임의 특성에 대한 이해

knowledge of results; KR 결과지식 운동학습/조절 이론에서 움직임의 결과에 대한 지식. 그러므로 운동학습에 필수적임

Kohlberg, Lawrence 로렌스 콜버그 Piaget의 제자로, 도덕발달이론으로 유명함

kyphosis 척추뒤굽음증 등이 휨으로 인해 척추의 굽이가 생기는 것으로 전방 숙임 또는 구부정한 자세가 될 수 있음

labyrinthine righting reactions 미로정위반응 중력 또는 지지면에 대하여 신체를 정렬시키거나 신체 부위를 서로 정렬하도록 회전시키는 여러 상위 뇌줄기 간 조절된 반응을 포함하는 반중력 행동을 중재함으로써, 구르기에서와 같이 개인이 자세를 변경할 수 있게 함

language 언어 필요와 욕구를 표현하고 의사소통을 가능케 하는 규칙의 학습된 부호 혹은 시스템

language decoding 언어해독 단어 표현을 인식하는 능력. 해독을 통해 학습자는 단어를 나타내는 글자 패턴에 대한 지식을 포함하여 글자-말소리 관계에 대한 이해를 발전시킨다. 언어해독의 발달을 통해서만 알파벳 기호가 무한히 다양하게 결합하여 언어로 표현할 수 있음

language disorder 언어장애 언어요소 형태론, 통사론, 의미론, 어용론의 이해와 산출에 관련된 문제

language impairment 언어장애 의사소통하는 방식의 차이가 있지만 방해가 되지 않는 언어 코드의 이해 또는 산

출(말하기)의 차이 또는 제한

lateral grasp 가쪽 잡기(가위 잡기라고도 함) 노쪽 손가락의 측면과 엄지손가락 사이에 작은 물체를 잡는 패턴

learned helplessness 학습된 무력감 반복적인 실패 경험 후 익숙하지 않은 과제 시도 시 수동적인 실패를 가져오는 사회학습의 무능 유형

learning 학습 되먹임과 연습을 비롯해서 환경적 노출에 큰 영향을 받는 새로운 행동의 습득

learning disability; LD 학습장애 뇌의 정보처리 및 반응 능력에 영향을 미치는 신경학적 장애. 이 진단명은 전 세계 일부 지역에서 더 광범위하게 사용되지만 미국에서는 어린이의 성취 수준이 지능 수준에서 예상되는 수준보다 실질적으로 낮을 때 이 용어를 적용

leisure 여가 즐거움을 위해 사용하며, 특별한 일이나 목적과 관련 없는 시간. 여가시간은 생애에 걸쳐 연령대에 따라 매우 다른 특징을 가짐

leisure competence 여가 능력 어떠한 여가활동이 의미가 있고 자신에게 보상을 주는지에 대한 이해

life course health development model 생애주기 건강 발달 모델 Halfon과 Hochstein(2002)은 이 제안한 이 모델은 건강을 질병이 없는 것 이상으로 그리고 인생의 여러 결정요인에 의해 영향을 받는다고 여김

life course theory; LCT 생애주기 이론 생애주기 이론은 사람들의 삶, 구조적 상황 및 사회적 변화에 대한 연구를 위한 여러 방면의 양식

life expectancy 기대수명 사람이 특정 시점까지 얼마나 살지에 대한 예측

lifestyle redesign 생활방식 재설계 건강한 노인 연구를 통해 개발된 것으로 훈련된 리더가 이끄는 지역사회 기반의 소그룹을 통해 보다 건강한 생활방식을 구축하여 만성질환을 예방하고 관리함으로써 건강 및 행복을 개선하기 위한 저작권이 있는 접근법이다(Clark & Azen, 1997; Clark et al. 2001). 이 접근법은 노인 이외의 다른 많은 인구집단으로 확장됨

limbic system 둘레계 욕구, 충동, 매우 오래된 선천적 행동을 조절하는 뇌의 부분으로 대뇌겉질의 안쪽 심부에 위치

linguistic competence 언어적 유능성 영어 능력이 부족한 사람들, 문해력이 부족하거나 글을 읽을 수 없는 사람들, 장애인들을 포함하여 다양한 청중이 쉽게 이해할 수 있는 방식으로 효과적으로 의사소통하고 정보를 전달할 수 있는 능력

literacy 문해력 글을 읽을 수 있는 능력

lobbying 로비 활동 문제 또는 우려사항에 대해 국회의원에게 직접 접근하는 옹호(advocacy)의 한 형태. 로비는 개인과 단체에 의해 이루어질 수 있음

locomotor pattern 보행 패턴 공간에서 몸 전체가 움직이거나 옮겨지는 이동 패턴의 유형

long-term memory 장기기억 일시적 형태의 단기기억을 통해 정보를 저장하고 유지하는 것. 기억은 두뇌에서 광범위하게 전달됨

lordosis 척추앞굽음증 허리뼈 및 목뼈에서의 정상 만곡각도의 증가

low vision 저시력 시력이 20/70 수준이거나 일반적인 안경으로 완전히 시력이 교정되지 않음

maintenance stage 유지 단계 Super의 성인 경력 단계 중 세 번째이다. 이 단계는 지속성을 특징으로 한다. 즉 특징으로 (1) 버티기(기다리기 또는 유지하기) 또는 지속하기(개선하기 또는 유창하게 하기)가 있다. 지속성, 스트레스, 안전성, 안정성이 기준이 되는 경향이 있음

malingering 꾀병 개인의 이득을 위해 의도적으로 속이거나 신체적, 심리적인 증상을 과장하는 행동

marriage 결혼 친족 관계를 합법적으로 확인하고 일반적으로 친밀하고 성적인 관계를 인정하는 배우자라고 불리는 사람들 간의 사회적 결합 또는 법적 계약

Maslow, Abraham 에이브러햄 머슬로우 가장 기본적인 신체적 욕구에서 자아실현에 이르기까지 욕구의 위계이론을 개발한 이론가

maturation 성숙 시간이 지남에 따라 생물학적, 사회적, 감정적으로 개별 성장하는 과정으로 단순한 기능에서 더 복잡한 기능 수준으로 점차 변화

mature rotary neck righting; NOB 성숙한 목 돌림 정위 일생 동안 유지되고 자세조절을 돕는 변천하는 움직임 양상. 이 양상에서는 머리와 목이 몸통 중심에서 회전할 때 어깨, 몸통이 분절 회전한 다음 골반이 초기 움직임 후 회전함

McGraw, Myrtle 머틀 맥그로우 유전 대 교육의 영향력에 관해 평가했다. 쌍둥이 Johnny와 Jimmy 연구를 포함하여 운동발달에 대해 연구한 이론가

meconium 배내똥 두껍고 검은 물질로 보통 출생 직후 자궁에서 처음 며칠간 배설됨

Medicaid 저소득층 의료보장제도 1965년 제정된 사회보장법 19조로, 의료적으로 어려운 사람들에게 기초 의료서비스를 제공하는 연방/주 정부 프로그램. 2010년 환자보호 및 부담적정보험법은 오래된 저소득층 의료보장 프로그램을 그 해당 범위에 흡수시킴

medical model 의학적 모델 환자와 장애의 원인으로서 환자의 손상을 강조함. 이는 재활 분야에 전통적인 접근법으로 제시됨

Medicare 노인의료보험제도 65세 이상을 위한 연방 건강보험 프로그램으로 1965년 18항 사회 보장법(Social Security Act)이라는 이름으로 만들어졌다. 2010년 환자보호 및 부담적정보험법에 따라 노인의료보험제도의 환급은 "수수료"에서 "묶음 수가"로 변경됨

medication reconciliation 의약품 조정 환자가 처방받은 의약품과 환자가 복용하는 모든 약물과 비교하는 과정

medication toxicity 약물 독성 혈류에 약물이 너무 많이 축적되어 신체에 악영향을 미칠 때 발생하는 질병 상태

meme 밈 의사소통을 통해 한 개인에서 다른 개인으로 전달될 수 있는 문화나 행동 체계의 요소. 밈은 쓰기, 말하기, 제스처, 동영상 또는 다른 형태의 의사소통을 통해 한 사람에게서 다른 사람에게로 전달될 수 있음

mental functions of language 언어의 정신적 기능 ICF에서 기호를 인식하고 사용하며 기호가 언어와 관련될 때 이를 인식하고 사용하는 것으로 설명

mental function of sequencing complex movements 복잡한 움직임의 순서를 정하는 정신적 기능 ICF에서 복잡하고 의도적인 움직임을 배열하고 조정하는 정신적 측면으로 정의

mental health disorder 정신건강 장애 개인의 정상적인 인지, 감정 또는 행동 기능의 손상을 특징으로 하며, 감염이나 머리 외상 같은 사회적, 심리학적, 생화학적, 유전적 또는 기타 요인에 의해 발생되는 모든 질환

mesenchymal cell 중간엽 세포 중배엽에서 기시하는 세포로 결합조직, 혈액, 림프와 혈관을 연결

mesoderm 중배엽 많은 근육을 형성하는 배엽층, 순환계 및 배설계 그리고 진피, 골격계 그리고 다른 지지조직과 결합조직들을 형성한다. 중배엽에서 척삭(notochord)이 발생됨

metabolic equivalent unit; MET 대사평형단위 기능용량의 측정. 1MET는 1kg의 몸무게가 분당 산소 3.5ml(ml O_2/kg/min)의 사용과 거의 동일

metacognition 상위인지 매일의 기능적 작용을 하도록 학습된 기술의 전이와 일반화를 위해 기초를 제공하는 인지기술의 사용과 관련. 우리의 하루하루 생활을 계획, 조직, 관리 그리고 평가하도록 돕는 감독기능 및 관리기능 포함

metacognitive knowledge 상위인지 지식 개인이 자아, 과제, 문제해결 측면에서 자신과 타인에 대해 무엇을 아는지에 대한 것

metacognitive process 상위인지 처리 사고의 규제 및 통제

metalinguistic awareness 상위언어 인식 자신이 사용하는 언어를 반영하는 내적 과제에 관여할 수 있는 능력

metamemory 상위 기억력 기억력에 대한 의식적인 인식과 기억을 돕기 위한 의도적인 사용 전략을 수반하는 변형 유형

minimal-stimulation protocols 최소 자극 프로토콜 의료서비스 제공자들은 조산아나 질병을 가진 유아가 평온한 행동 상태로 지속하고 휴식과 방해 사이에 휴식을 취할 수 있는 능력을 갖도록 돌봄 절차의 통합을 시도함

mixed-use development 복합용도개발 주거, 상업, 고용, 오락 등 2종 이상의 토지 용도를 근접하게 결합한 지역 개발 전략

modeling 모델링 Bandura의 사회학습 이론의 일부분으로, 아동은 특정한 사회적 기술을 학습하도록 직접적으로 강화시키기보다 눈으로 보고 대리적인 강화 과정을 보고 받아들이면서 배울 수 있음

morbidity 이환율 인구집단 내에서 질병이나 장애가 발생하는 비율

Moro reflex 모로반사 모든 신생아가 신경학적으로 온전한지를 평가하는데 사용되는 중요 패턴. 아이의 머리가 뒤로 젖혀지면 속귀의 안뜰계통을 자극하여 두 팔은 벌림이 나타난 뒤 팔을 모음하면서 가슴으로 앞으로 팔짱을 낌

morphology 형태론 단어 의미의 변화에서 단어 구조의 변화를 포함하는 단어 구조 연구 분야

mortality 사망률 주어진 인구 집단에서 사망이 발생하는 비율

motor behavior 운동행동 관찰과 기록이 가능한 어떤 움직임의 수행

motor control 운동조절 인간 움직임에 대한 신경생리학적 과정 연구

motor learning 운동학습 과제나 환경과 함께하는 개인의 상호작용에서 나타나는 운동해결을 위하여 모색하는 방향을 안내하는 손상 후 치료중재의 접근법 및 특정 학습 유형

movement analysis 움직임 분석 특정 움직임 패턴을 설명, 해석 및 문서화하는 심층적인 방법

multitrauma 다중 외상 심각한 화상 외에 심각한 두부손상 등 다발성 외상환자의 상태를 설명하는 의학용어

mutation 돌연변이 유전자나 유기체의 염색체 내의 DNA 서열의 변화로 부모 형태에서는 찾아볼 수 없는 새로운 특성이 생성

myelination 말이집형성 섬유를 절연하여 신경섬유가 보내는 메시지가 도중에 소실되지 않도록, 신경에 수초가 형성되어 발달되는 과정

National Prevention Strategy 국민 예방전략 건강과 복지 향상을 위한 가장 효과적이고 달성 가능한 방법으로 국민을 지도하려는 목적으로 하는 미국외과 전문의 협회의 운동. 이 전략은 개인, 가족, 사회의 모든 부분에서 건강의 가치를 인식하고 모든 미국인들이 더 건강하기 위해 함께 노력하는 예방 중심의 사회를 구상

nativist school 자연주의 학파 인지발달을 유전적 경향과 선천적인 능력으로 넓게 설명하는 견해

naturalistic observation 자연주의적 관찰 임상의 한 부분인 중재 없이 자연스러운 환경에서 발생하는 행동을 관찰하는 전략

naturally occurring retirement community; NORC 자연발생 은퇴자 공동체 원래 노인들을 위해 설계된 것이 아니라 자연적인 변화로 인해 현재 60세 이상의 거주자들이 많이 살고 있는 지역 공동체

neglect 방치 여기에는 충분한 감독, 영양공급 또는 의료서비스를 제공하지 못하거나 피해자가 무력하여 스스로 다른 필요를 충족하지 못하는 경우가 포함될 수 있다. 이 용어는 아이, 지적 및 발달장애를 가진 사람 또는 몸이 약한 노인에게 적용할 수 있음

negotiability 통행 가능성 특정 환경에 접근하여 개인이 수용할 수 있는 방식으로 의도한 목적에 따라 그 환경을 이용할 수 있는 능력

neonatal abstinence syndrome; NAS 신생아금단증후군 자궁 내 약물에 노출된 신생아에 대한 산후 행동 및 생리적 영향을 반영하는 질환이다. NAS로 태어난 영아는 사망률과 이환율이 더 높음

neonatal intensive care unit; NICU 신생아 집중치료실 심폐소생술과 기계적 환기를 필요로 하는 신생아를 보살피기 위해 마련된 특별한 양육 시설

neonatal neck righting reaction 신생아 목 정위반사 바로 누운 자세에서 엎드린 자세로 이동하는 것처럼, 한 자세에서 다른 자세로 이동함에 따라 유아기 발달에 요구되는 첫 번째 회전 정위 반응

neonatal period 신생아기 출생 후 첫 4주 기간

neural connectivity 신경 연결성 공통의 발달 궤적을 공유하는 뇌의 영역 사이의 물리적 연결. 뇌 연구는 신경연결이 높은 부위가 과제 중에 함께 활성화된다는 것을 보여줌

neural plate 신경판 척삭 바로 위에 위치해 있는 배아의 외배엽세포 부분

neural tube defect 신경관 결함 신경관의 비정상적인 발달로 인한 주요 선천적 결함으로, 신경관은 중추신경계에 발생시키는 배아 생애에 존재하는 구조로, 이 결함은 유아사망과 심각한 장애를 초래하는 가장 흔한 선천적 결함 중 하나

neurogenesis 신경조직 발생 새로운 신경세포가 발생되는 과정

neuromotor behavior 신경운동 행동 신생아의 특징을 가장 잘 규정하는 것. 중추신경계의 직접적인 반사반응인 신생아의 행동을 포함

neuroplasticity 신경가소성 경험의 결과로 인간의 두뇌가 변화하는 능력, 즉 뇌는 가소성 및 가변성이 있으며, 뇌의 구조적 및 기능적 변화는 환경적 경험에 의해 이루어짐

nonassociative learning 비연합 학습 개인의 감각경험과 연관된 기억이나 과거 경험에 의존하지 않는 학습. 신체적 학습과 운동기술이 중요하며, 따라서 운동장애의 재활뿐만 아니라 시냅스 수준에서 일시적 및 장기적 변환이 초래

nonnormative 비정상인 예를 들어, 질병이나 장애에 적응하는 것이 인구집단 내에서 보이는 일반적인 패턴 및 경험과 일치하지 않는 방식으로 이루어질 때 발달 과제나 도전이 비정상이라고 할 수 있음

nonnormative influences 비정상적인 영향 인간의 발달과 노화가 실제 나이나 과거 시간과 반드시 관련 있지는 않지만 빈곤, 질병, 신체적 학대 또는 부상과 같은 발달에 중요한 역할을 함

normalization 표준화 표준화는 활동 제한과 관련된 특화된 습관 및 일상이 일반적인 개인 및 가족 작업으로 통합되는 정도까지 내면화된다. 표준화 과정은 기능을 향상시키기 위해 일상의 작업에서 활동 제한들을 성공적으로 통합시키는 것을 보여줌

normative 표준적 발달과제 또는 도전은 걷기 또는 읽기 학습과 관련된 일반적인 시기 및 순서와 같이 인구 내에서 보이는 일반적인 패턴 및 경험과 일치하는 방식으로 달성될 때 표준적인 것으로 간주됨

norm-referenced test 규준 참조 검사 표준집단 또는 대중으로부터 얻은 점수의 표준편차에 대해 개별성과를 평가하는 요약 평가; 점수는 일반적으로 종 모양 곡선을 기준으로 표준점수, Z 점수들, 9단계 평가법의 한 구분들, 벨-모양 커브로 매겨진다. 진단에는 유용하지만 중재 효과에는 민감하지 않음

notochord 척삭 결합조직 세포가 외배엽과 내배엽 층 사이에서 위로 움직일 때 태아의 정중앙에 형성되어 있는 속빈 다발. 척추는 이 막대같은 구조 주위에 형성. 축삭은 태아에게 안전성을 제공하고 또한 태아발달의 '일차적인 유도자'로서 제공됨

nursing home 요양원 24시간 보호 관리를 제공하고 거주를 목적으로 하는 다양한 보호시설

obesity 비만 주어진 키에서 일반적으로 건강하다고 여겨지는 것보다 더 무거운 체중 범위에 있을 때 사용하는 용어. 체질량지수(BMI)는 체중을 판단하는 데 사용되는 기준이다. BMI가 30 이상인 성인은 비만이라고 할 수 있음

object play 사물놀이 외부적으로 강요된 목적에 초점을 맞추지 않고 내부적으로 동기화된 활동에서 사물을 조작하는 것

occupation 작업 인간의 생활환경에서 의미 있는 활동

occupation balance 작업 균형 개인의 작업 패턴이 자신의 가치와 목표를 모두 만족, 성취시키며 양립될 수 있다고 인식하는 정도

occupational deprivation 작업적 박탈 어떠한 외부적 조건으로 인해 가치 있는 작업에 참여할 수 있는 기회가 제한된 경우

occupational engagement 직업 참여 개개인이 충분한 노력, 추진력, 관심을 가지고 직업 활동을 수행하는 과정

occupational identity 작업 정체성 선택된 과제에 참여하기 위한 주관적인 능력 및 효율성. 직업 정체성은 사람들이 흥미롭고 만족스러워 하는 것들, 참여를 통해 유지되는 역할과 관계 그리고 선택한 생애 과정과 관련된 일상에 대한 편안함과 친숙함을 포함

occupational model 작업적 모델 인간 작업에 요구되는 수행 능력에 초점을 맞춘 이론적 모델

occupational roles 작업 역할 문화적으로 정의되고 개인이 적극적으로 발견하는 행동 패턴. 작업 역할은 특정 상

황에서 예상되는 행동과 책임에 대한 지침을 제공하며 개인의 바람과 직업 경로 선택에 영향을 미침

Occupational Therapy Practice Framework 작업치료 실습 프레임 워크 고객 분류, 수행 기술, 작업 분야, 수행 패턴 및 상황으로 구성되는 미국 작업치료협회(American Occupational Therapy Association)의 분류체계

occupational transition 작업 전환 개인의 작업 수단의 큰 변화. 이 변환은 건강한 노화와 같이 점진적이거나, 장애나 질병을 겪는 것처럼 갑작스럽게 진행될 수 있다. 모든 경우에 작업 전환은 하나 이상의 직업을 바꾸거나 그 직업이 사라지거나 다른 직업으로 대체되는 생활방식 변화의 기간

ocular cataract 안구 백내장 눈의 수정체나 막(수정체 피막)에서의 혼탁함. 불투명한 정도가 약간에서 완전하게까지 다양하게 존재함

oligohydramnios 양수과소증 때로 태아의 신장문제와 결부되어 나타나는 불충분한 양의 양수액

onlooker play 방관자적 놀이 아동이 놀이활동에서 스스로 행동하여 개입하지 않고 다른 아이들 놀이를 볼 때 나타나는 행동

open-loop theory 열린회로 이론 Richard Schmidt가 제안한 운동학습 이론은 운동을 지시하기 위한 일련의 규칙으로 구성된 운동반응 도식이 존재한다고 주장한 되먹임을 통해 얻은 실제 감각결과는 도식 및 반응 특정화(response specification)의 일부로 생성된 예상 감각결과와 비교됨

operant conditioning 조작적 조건화 행동반응이 강화에 의해서 증가되는 행동적 양상의 형태

optical right reaction 시각 정위반응 일생 동안 지속되는 시각 의존적 전환 운동 패턴. 시야가 기울어진 것처럼 보일 때 개인은 시각정보를 사용하여 신체의 수직 방향을 찾는다. 이 반응은 일부 환경에서 안뜰/중력 매개 정위반응과 충돌하여 방향감각 상실을 유발할 수 있음

orientation function 지남력 ICF에서 지남 기능을 자신, 타인, 시간 및 주변 환경과의 관계를 알고 확인하는 일반적인 정신기능으로 정의한다. 지남력에는 시간, 장소 및 사람에 대한 인식기능이 포함된다. 이는 자신과 다른 사람들에 대한 지남력과 시간, 장소 및 사람에 대한 혼란이 포함됨

orofacial clefts 입얼굴갈림증 갈라진 입술이나 입천장을 포함한 일반적인 선천적 결함 패턴. 입술갈림증 및 입천장갈림증은 아기의 입술이나 입이 제대로 형성되지 않을 때 발생하는 선천성 결손

oral motor reflexes 구강 운동반사 입과 구강 영역 근육활동의 특유한 반사작용

organogenesis 기관형성 배아기에 발생하는 심장, 폐 같은 주요 기관과 기관계통의 발달

orthostatic hypotension 기립성저혈압 사람이 일어설 때 혈압이 비정상적으로 감소하는 것으로 실신으로 이어질 수 있음

ossification 뼈되기 뼈의 형성

osteoarthritis 뼈관절염 관절연골과 뼈의 퇴화로 인해 발생하는 질환으로 중년 이후로 가장 흔하게 나타난다. 특히 고관절, 무릎 그리고 검지에서 통증 및 뻣뻣함을 유발

osteoporosis 뼈엉성증 신체가 새로운 뼈를 충분히 형성하지 못하거나 너무 오래된 뼈가 재흡수될 때 또는 두 가지 경우 모두로 인해 질병이 발생한다. 이 질환은 뼈재흡수와 뼈형성의 불균형으로 인해 골절에 취약한 여성에서 특히 발병률과 유병률이 높음

outcome measure 결과 측정 중재의 최종 결과가 평가되는 표준 의료서비스 질 측정

palliative care 완화 치료 질병 증상의 심각성을 줄이는 데 중점을 두고, 질병이 있을 때 긍정적인 삶의 질을 지지하는 건강관리에 대한 접근법. 이는 이상적으로 심각한 질병과 함께 발생하는 신체적, 감정적, 정신적, 사회적 우려를 해소함으로써 환자와 가족 모두를 지지하는 다원적 접근법

palliative coping 완화 대응 정서 중심 형태의 대응. 주요 목적은 심리적 혹은 신체적 영향에서 스스로 벗어나기 위해, 스트레스 상황에 대한 정서적 반응에 대한 관리를 통해 보다 나은 느낌을 가지는 것

palmar grasp 손바닥 잡기 엄지손가락을 쓰지 않고 물건을 손바닥으로 들기 위해 손을 엎치고 모든 손가락을 굽히는

것이 특징인 가장 초창기 수의적 잡기

palmar grasp reflex 손바닥 잡기반사 불수의적인 패턴으로 손바닥에 압력을 가할 때 잡는 것처럼 아기가 손가락을 굽혀서 검사자의 손가락을 감싸는 반응이 발생

paralanguage 준언어 문화적 맥락에서 의미를 수정하고 감정을 전달하는 데 사용되는 비언어적 의사소통 요소

paralinguistic communication 준언어적 의사소통 특정 의미를 전달하기 위한 말하기 방식의 사용

parallel play 평행놀이 아동이 다른 아동과 지속적이고 충분한 상호작용이 성숙되지 못했을 시기인 2~4세의 발달상 전형적인 놀이. 아동은 장난감을 가지고 다른 아동 근처에 와서 놀지만, 아직 놀이는 독립적임

parenting 육아 유아기부터 성인기까지 어린이의 신체적, 정서적, 사회적 및 지적 발달을 촉진하고 지원하려는 의식적인 결정

parenting stress 육아 스트레스 부모가 자식을 돌보는 것과 관련하여 자신의 능력을 넘어서 부담스럽다고 느끼는 특정 유형의 심리적 스트레스. 육아 스트레스는 부모에게 영향을 미치는 정상적(청소년의 위험한 행동) 및 비정상적(아동 질병 또는 장애) 요인과 관련 있을 수 있다. 육아 스트레스는 종종 부모가 대처해야 할 일이 쌓이는 것과 관련이 있음

Parkinson's disease; PD 파킨슨병 운동과 인지에 영향을 주는 노인들에게 주로 발생되는 진행성 질병. 파킨슨병은 느린 움직임(운동느림증), 안정 시 떨림 및 자세반사 손상으로 인해 균형 문제를 특징으로 함

Part B of the Individuals with Disabilities Education Act 장애인교육법 B 부분 B 부분은 3~21세까지의 특수교육 서비스를 통해 교육적 추구를 위한 모든 장애아동의 교육 지원

Part C of the Individuals with Disabilities Education Act 장애인교육법 C 부분 C 부분을 통해 평가 및 특수서비스는 무료로 영유아에게 제공된다. 영아가 의료적으로 안정적이고 가정에 거주하는 경우, 아이의 집에서 영아를 위한 가족 교육, 지원 및 치료를 포함하는 작업치료 및 물리치료를 제공함

participation 참여 ICF 맥락에서의 참여는 대체로 일반적인 삶의 과제 및 활동과 관련된 생활에 관여하는 것을 말함

participation restriction 참여 제한 ICF의 검증자(qualifier), 참여에 있어서 부정적 검증자로 개인이 지속적인 기능적 활동에 있어서 부분적 장애를 가지는 것으로 나타남

patent ductus arteriosus; PDA 동맥관열림증 동맥관 닫힘 결손, 조산아에게서 종종 볼 수 있음

Patient Protection and Affordable Care Act; ACA 환자 보호 및 부담적정보험법 이 법안은 보험 가입을 하지 않은 미국인의 수를 줄이고 의료서비스의 전체 비용을 줄이는 것을 목표로 하였다. 추가 개혁은 의료서비스 결과를 개선하고 의료서비스 제공을 간소화하기 위한 것이다. PPACA는 보험회사가 기존의 질환이나 성별에 관계없이 모든 이의 신청을 받도록 하고 동일한 보험료를 지불하도록 함

Pavlov, Ivan 이반 파블로프 고전적 조건화 패러다임을 설명한 러시아의 심리학자(Pavlove의 개)

perceptual function 지각기능 개인의 감각 환경으로부터 사용한 정보에 의해 의미와 감각을 일치시키는 정신 과정을 포함하고 있는 기능

perceptual motor skills 지각 운동기술 감각지각에 역동적인 방식으로 반응하는 조절된 의지적 움직임

performance skills 수행 기술 환경 내에서의 신체적 수행 능력을 포함하며 목표 달성, 정확성 및 속도와 같은 속성으로 측정할 수 있는 기술

peripheral nervous system; PNS 말초신경계통 중추신경계통 조절중추를 근육, 땀샘 또는 피부와 같은 외부 부위에 연결시키는 신경 및 신경뿌리에 주로 분포

periventricular leukomalacia; PVL 심실내 백질연화증 뇌 백색질의 괴사와 공간형성을 특징으로 하며, 혈관 손상 후에 심실 사이의 출혈, 차단, 신경조직 손상 등으로 발전할 수 있음

persistent fetal circulation 태아순환 지속증 분만 전후기 이후에 혈액의 문합이 지속될 때 발생하며, 체외막성 산소화(extracorporeal membrane oxygenation; ECMO)나

특수 인공호흡기를 통한 집중적인 산소공급으로 치료

persistent pulmonary hypertension 폐동맥고혈압 지속증 폐혈관계에서 높은 혈관 긴장은 태아의 순환이 폐에서부터 도관과 타원구멍을 통해 이동하는 데 도움이 된다. 일반적으로 출생 시, 이 혈관상은 산후에 열려 있어 혈액이 폐로 흘러 산소가 공급되도록 해야 한다. 그렇지 않으면 폐동맥고혈압 지속증이라고 할 수 있음

personal factors 개인적 요소 성별, 나이, 기질, 성격과 같이 내재되어 기능과 활동 제한에 영향을 미치는 것

phasic bite reflex 초기 물기반사 치아나 잇몸에 압력이 가해질 때 강하게 입을 다무는 반응이 나타나는 것

phenotype 표현형 유기체의 관찰 가능한 특성 또는 행동 및 행동의 합성물. 표현형은 유기체의 유전자 발현뿐만 아니라 환경적 요인의 영향과 이 둘 사이의 상호작용에서 나타남

phonology 음운론 의미를 가지는 단어를 만들기 위해 음운을 결합하는 법칙

physical environment 물리적 환경 사람이 점유한 공간으로 인공적인 것이 특징

physical play 신체적 놀이 신체적(육체) 놀이에는 활발하고 거칠고 구르는 활동 및 소근육 운동 등이 포함된다. 아동의 전신, 손, 눈의 협응력 발달과 관련된 운동 활동도 이 범주에 속함

physiologic immaturity 생리적 미숙 조산은 유아의 폐 발달에 나쁜 영향을 미침. 출생 전 마지막 3개월은 출생 후에도 성공적으로 적응할 수 있도록 자궁 내에서 중요 장기들이 발달하게 되기 때문에 이 시기에 출산하게 되면 폐 발달에 악영향을 미치게 됨

Piaget, Jean 장 피아제 가장 널리 인정받은 인지발달이론 중 하나를 소개한 20세기 심리학자. 후대 심리학과 교육계에 많은 영향을 미침

placing reaction 놓기 반응 아동을 선 자세에서 테이블 가장자리에 발등을 닿게 하면 하지의 굽힘과 함께 폄이 도출되면서 테이블 위에 발이 놓이게 됨. 마찬가지로 아동의 손등을 테이블 가장자리에 접촉시키면 팔의 굽힘과 함께 손이 테이블 위에 놓이게 됨

plagiocephaly 쏠린머리증 이마 영역 맞은편 머리뼈 돌출과 함께 머리뼈 한쪽이 평편하게 된 것을 나타내는 용어

plantar grasp reflex 발바닥 잡기반사 발바닥에 접촉과 압박을 가하면 발가락이 굽힘되는 반응

plasticity 가소성 내부 또는 외부의 환경변화에 대한 신경계의 반응이나 행동을 수정하는 능력

play 놀이 개인 차이와 선호도를 반영하는 즐거움이 보장된 자발적인 인간 활동이며, 나이가 들수록 보다 복잡해짐

play with objects 물건 가지고 놀기 일부 외부에서 설정한 목표에 초점을 맞추지 않고 스스로 동기 부여한 활동에서의 물건 조작

pluripotent cell 만능분화 줄기세포 조직의 여러 특수한 형태로 분화할 수 있는 원시세포

political action committee; PAC 정치 활동 위원회 정치 입후보자, 국민 발의 또는 입법을 위한 재정적 지원 또는 캠페인을 하는 단체의 주요 조직

political advocacy 정치적 옹호 개인 또는 관심 그룹이 공공정책 및 자원 할당 결정에 영향을 미치는 활동을 조직하고 계획하는 절차이다. 이러한 유형의 옹호는 정치, 경제 및 사회 체계에 영향을 줄 수 있음

polyhydramnios 양수과다증 양수의 과잉상태. 태아로부터 양막주머니로의 체액의 누수와 관련 있을 수 있음

population health 인구집단 건강 집단 내에서 여러 결과의 분포를 포함하여 개별집단의 건강결과

positive stress 긍정적인 스트레스 단기간 어려움을 경험한 것으로 인해 느끼는 중압감. 긍정적인 스트레스는 학습 및 긍정적인 발전으로 이어질 수 있음

positive support reactions 양성지지반응 서 있을 때 보이는 중요한 패턴 중의 하나로 유아를 수직으로 세워서 발을 표면 위에 두었을 때 하지에서 폄이 일어남. 체중지지 없이 발생하고 제대로 된 무게감과 보행이 일어나면서 통합됨

post-acute care bundling 급성기 이후 묶음 수가 환자 보호 및 부담적정보험법에 따라 제안된 상환 전략으로 단편적 치료를 포함한 전체 회복 기간을 위한 치료범위를 포

괄하여 한 번 지불함

postconceptional age 임신 후 연령 조산아의 연령을 추정하는 데 사용되는 일반적 용어

poster child 포스터 속 아이 질병 극복을 위한 기금 마련을 위해 포스터에 그려진 그 질병을 가진 아동

post-traumatic stress disorder; PTSD 외상후 스트레스 장애 정신적 외상을 발생시키는 어떠한 사건에 노출된 뒤 발전할 수 있는 심각한 불안장애

postural control 자세 조절 공간 내에 신체 위치를 조절할 수 있는 능력으로 즉 걸을 때 지면의 변화가 있어도 몸을 계속해서 똑바로 세우는 것

postural equilibrium 자세 평형 자세 조정을 통한 자세 유지 과정으로 지지면 위의 질량 중심

postural set 자세 설정 그 당시 주어진 시점에서의 신체 정렬

postural stability 자세 안정성 신체 균형 및 정렬을 유지하는 능력

postural support reaction 자세 지지 반사 유아가 수직으로 약간 떠 있을 때 발이 지면에 닿는 것을 말한다. 긍정적인 지지 반응은 하지를 폄시키는 것임

posture 자세 생체역학과 신경운동 요소를 모두 포함한 주어진 시점에서 몸의 정렬

poverty 빈곤 충분한 기본 생활 자원을 보유하지 못한 상태

power grasp 강하게 잡기 손바닥 전체를 사용하고 엄지손가락을 굽힘하거나 다른 손가락은 벌림하여 조절

pragmatics 어용론 언어를 이용하여 의사소통을 이해하는 정신적 기능

praxis 실행 일련의 생소한 행동을 고안, 조직 및 수행하는 뇌의 능력. 운동계획이라고도 함

pre-academic skills 학업 전 기술 보다 복잡한 학문적 기술(읽기, 수학 및 철자법)을 배우기 전에 아동이 배워야 하는 기술(예: 모양 또는 색깔 맞추기, 일대일 대응 및 기타 개념)

precision grasp 정밀한 쥐기 손바닥의 도움 없이 손목폄(wrist extension) 상태에서 발생. 대표적인 쥐기에는 세점쥐기(tripod grips)와 손끝 쥐기(pincer grasp; 두 손가락 끝부분이 서로 마주보는 상태), 가쪽쥐기(lateral prehension)가 있음

prefrontal cortex 이마앞 겉질 뇌 이마엽의 앞부분으로 이마앞 영역은 높은 신경연결성을 가진다. 즉 둘레계통과 줄무늬계통 간의 강한 연결을 포함

prehension 파악(집기) 물건을 쥐고, 들고, 조작하기 위해 손을 사용함

pre-intentional behavior 의도하기 전 행동 0~3개월 사이인 아동의 일반적인 발달에서 나타나는 의사사소통 표준양식으로 자신이 행위를 스스로 통제할 수 없음에도 불구하고 일반적인 상태(배고픔)를 나타내며 보호자는 아동의 움직임 얼굴표정, 소리를 통해 그 의미를 해석함

prelinguistic period 언어 이전 시기 인지운동이 발달되어 변화하고 사회 영역이 발생하는 출생~12개월까지의 기간. 기간이 지나면 아동은 사물을 언급하는 단어를 사용

presbyastasis 노인성 기립불능증 명백한 질병이 없음에도 균형과 현기증으로 인해 나타나는 불균형

presbycusis 노인성 난청 연령이 증가함에 따라 양측 귀에 일어나는 진행성 청력 감퇴

presbyopia 노안 노인에게 가장 흔한 시각 문제. 가까운 물체에 초점을 맞추는 능력 소실

presymbolic communication 상징 전 의사소통 단어나 기호와 같은 기호를 사용하지 않는 의사소통으로 이런 종류의 의사소통은 타인과 공유할 만한 의미가 존재하지 않음

Pretense/sociodramatic play(social play) 가장/사회극 놀이(사회 놀이) 이들 놀이에는 옷차림 및 역할 놀이를 포함한 모든 형태의 가장 놀이가 포함된다. 가장 놀이는 일반적으로 아이들의 언어 능력이 그들의 상상력을 뒷받침할 만큼 성장함에 따라 2세 때 단독놀이 중에 나타난다. 학령전기 동안 아이의 가장 놀이는 다른 사람들을 자신의 가상 세계로 끌어들이면서 확대되고 사회적으로 변함

preterm infant 조산아 임신 37주 이전에 태어난 영아

prevention 예방 손상, 질병, 장애로 이어질 수 있는 요소들을 관리하여 적절한 기능 및 참여 수준을 유지 및 지원

prevention program 예방 프로그램 특정 프로그램은 개별 프로그램의 참여자가 위험한 상태인지에 대한 사전 선별 검사 없이 대규모 그룹을 대상으로 한다. 건강에 대한 특정 목표로는 대중에게 알려진 위험을 다루는 것으로 고안된 프로그램에 보통 초점을 맞춤

prevention science 예방과학 발달, 지역 공동체, 임상 심리학, 정신과, 공중보건, 역학, 정신 병리학 등의 분야에 뿌리를 둔 학제 간 분야

primary prevention 1차 예방 사람들이 질병이나 부상을 입지 않도록 보호하기 위한 노력. 전염병 예방접종은 생물학적 건강 위협을 해결하는 1차 예방의 일반적인 예

primitive stepping 초기 걸음마 한쪽 다리의 자발적이고 상호적인 굽힘과 다른 쪽 다리의 폄 교대 패턴 반응으로 유아가 앞으로 조금 움직이는 것. 진정한 체중 부하 없이 발생하고, 반드시 이러한 동작들이 통합되어야만 진정한 체중 부하가 가능하고, 보행이 일어남

procedural learning 절차학습 악기 연주나 스포츠 영역에서 이루어지는 기술의 발달과 같이 자동적으로 실행되는 과제의 학습. 서술적 학습이 완료된 후 일어남

process skills 처리 기술 이전에 미리 학습된 과제를 새롭거나 바뀐 상황에 변화시키고 적응하는 기술

products and technology 제품 및 기술 개인이 접할 수 있는 수집, 발명, 생산 또는 제조된 자연적 또는 인공적 제품, 장비 및 기술로 어떠한 제품 또는 기술도 활동 제한이 있는 개인의 기능을 개선하는데 사용될 수 있으며 따라서 이는 "보조 공학"이 됨

programmed aging theories 노화 예정 이론 수명은 특정한 분열 횟수가 정해진 세포로 인해 미리 결정된다는 노화 이론

proprioceptors 고유수용감각기 공간에서 몸의 위치와 운동에 관한 정보를 제공하는 근육, 건, 관절, 인대에 위치하고 있는 감각수용기

protective factor 보호요인 위험요인의 반대. 보호요인은 위험요인의 잠재적인 부정적 영향을 차단하거나 약화시키는 사람 혹은 환경인자

protective reaction 보호반응 이동의 국소적 반응 또는 예상하지 못한 자세 변화에 대해 자세 조절로 보호하는 반응. 이들 반응은 이동의 정도에 따라 특정 팔다리에서 전신 반응까지 다양하다. 보호반응은 벌림 및 폄 패턴을 포함

proxemics 근접학 개인이 본능적으로 유지하는 공간 분리의 본성, 범위 및 효과와 이러한 분리가 환경적, 문화적 요인과 어떻게 관계가 있는가에 대한 연구

proximodistal 몸쪽에서 먼쪽 중심 또는 정중선에서부터 바깥쪽으로 움직임

psychological age 심리적 나이 나이 먹음을 실제 연령보다 개인의 적응, 문제 해결, 생활 사건을 다루는 능력으로 결정하는 방법

psychomotor ability(psychomotor function; 정신운동 기능) 정신운동 능력 심리 및 운동기술을 통제하는 정신 기능. 조직(계획)과 움직임 초기화(시작), 진행의 감독 및 동작 적응, 의식적 지도 없이 학습된 과제를 자동적으로 수행 그리고 활동 요구에 따른 움직임의 속도, 한계 및 종료에 대한 능력을 포함

psychomotor domain 정신운동 영역 움직임을 필요로 하고 공간을 넘어서 개인이 통제할 수 있는 모든 활동. 인지능력, 동기부여, 감정을 통하여 인지와 정서적 행동 범위 모두를 포함

public policy doctrine 공공정책 원칙 이 원칙은 기존의 사회적 기대를 강화하거나 건설적인 변화를 장려하기 위해 행동을 규제하는 법률의 개발 및 검토의 기반을 제공한다. 공공정책 원칙은 한 사회를 하나로 묶는 사회적, 도덕적, 경제적 가치, 즉 서로 다른 문화에 따라 달라지고 시간이 지남에 따라 변하는 가치들을 고려함

pulmonary hypertension 폐동맥고혈압 폐동맥의 높은 혈압과 관련된 질환. 시간이 지남에 따라 폐동맥이 좁아져서 좁아진 동맥으로 혈액을 공급하기 위해서는 더 높은 압력이 필요하기 때문에 심장의 오른쪽에 무리가 감

purposeful sensory experience 의도적인 감각 경험 정보나 경험을 얻기 위해 의도적으로 감각을 사용하는 행위

qualitative assessment 정성적 평가 의료 차트 검토, 중재, 움직임 패턴의 시각적 평가 및 생태학적 평가와 같은 비표준 평가도구와 함께 관찰, 지식 및 임상추론을 사용하는 평가방법

quality of life 삶의 질 삶의 질이라는 용어는 일상생활에서 기본적인 요구와 복잡한 요구를 모두 충족시켜 삶의 만족을 얻는 것에 대한 인식을 의미

quantitative assessment 정량적 평가 동작 범위, 거리, 반응시간 또는 성능 측정과 같은 측정 가능한 속성을 사용하여 인체의 통합과 기능에 대한 정보를 제공하는 평가 방법

racism 인종차별 인종이 인간의 특성과 능력을 결정하는 주요 요인이며 인종 차이가 특정 인종의 고유한 우월성을 만들어 낸다는 믿음. 인종 차별 행위는 다른 인종 및 민족 출신의 사람을 차별하는 행위

radial digital grasp 노쪽 손가락 잡기 물체를(손바닥이 아닌 손가락으로) 손가락으로 잡는데 아이는 엄지, 검지 및 가운데손가락으로 물체를 잡는 초기 잡기 패턴

raking 긁기 손바닥으로 작은 물건을 잡기 위해 긁어모으는 동작에서 손가락 모두를 다 사용하는 발달상의 잡기 패턴으로 이 잡기는 1년 이상 된 정상발달 아동에게는 나타나지 않음

random error theories 무작위 오류 이론 이 이론 그룹(확률 이론이라고도 함)은 시간이 지남에 따라 발생하는 임의의 사건을 바탕으로 하는 이론으로 구성되며, 자유 라디칼 생성, 점진적인 마모 및 시간 경과에 따른 돌연변이 및 대사율의 차이를 포함

reaction time 반응시간 자극의 제시와 자극에 대한 운동반응 간의 지연 시간

Rebuilding Together 공동 재개발 이것은 미국의 저소득 주택 소유자에게 중요한 주거지 수리, 수정 및 개선을 제공하는 비영리 단체 이름

receptive communication 수용적인 의사소통 언어적 · 비언어적 메시지를 받고 해석할 수 있는 개인의 능력

reference group 준거 집단 청소년들이 자기 자신과 자신의 행동을 판단할 수 있는 사회적 기준을 제시하는 집단

reflex 반사 주어진 자극에 대한 전형적인 반응

Rehabilitation Act of 1973 1973년 재활법 처음으로 장애가 있는 개인을 위하여 제정한 의미 있는 시민법 중 하나. 504절은 국립 교육기관과 교통기관처럼 연방정부 자금조달을 받는 기관의 어떤 프로그램에서도 장애가 있는 사람을 차별하지 못하도록 하였다. 이 법은 1973년 통과된 이래로 몇 번이나 개정되고 수정됨

rehabilitation services 재활서비스 사람들이 아프거나 다쳤거나 장애로 인해 상실 또는 손상된 일상생활 기술과 기능을 유지, 회복 또는 향상시키는 데 도움을 주는 의료서비스. 이러한 서비스에는 다양한 입원 또는 외래환자 환경에서의 물리치료 및 작업치료, 언어 병리 및 정신 재활 서비스가 포함될 수 있음

reinforcement 강화 활동이 반복될 가능성을 수정하는 행동의 결과

religion 종교 종교적인 신념과 복종을 위한 헌신 또는 몰두

reliability 신뢰도 검사기기 또는 평가도구의 안정성. 신뢰할 수 있는 도구는 검사가 짧은 시간 동안 반복되거나(시험-재시험) 다른 평가자(평가자 간)에서 수행될 때 유사한 점수를 산출하는 것

religiosity 독실함 개인을 조직화된 특정 신앙 관행에 연결시키는 태도 및 행동

resilience 회복력 스트레스 및 변화하는 시기에도 불구하고 원하는 결과가 나타나는 것을 설명하는 개념. 중단 및 재통합 등 각 시기를 극복하는 능력은 개인이 그 다음 변화를 보다 잘 대처할 수 있게 함

respiratory distress syndrome 호흡곤란증후군 조산으로 인해 나타나는 유아의 미성숙한 폐 상태. 거의 모든 조산아에게 나타나고, 계면 활성제의 부족에서 기인함

responsible stage 책임 단계 샤이(Schaie)의 3단계에서 성인은 주로 중년기에 가장 일반적으로 경험하며 가족을 보호, 지지 부양하며 경력을 쌓는 데 관심을 가짐

restrained formal communication 제한적이고 형식적인 의사소통 정서적 만족 없이 전통적인 정확성의 기준에 대한 집착과 감정이나 열정의 통제를 특징으로 하는 의사소통 형식

retinopathy of prematurity; ROP 미숙아 망막장애 산소투여 정도와 관련 있으며 눈의 비정상적인 혈관 생성에 의해 질환이 발생된다. 경증에서 중증까지의 범위로 나타나며, 가장 심한 경우 시력을 완전 상실하게 됨

retirement community 은퇴자 공동체 일반적으로 자신을 돌볼 수 있는 노인을 위해 설계된 주택 개발. 이러한 공동체는 연령이 제한되며 식사 준비 및 가사도우미 서비스와 같은 공용 서비스 또는 편의시설을 제공

rheumatoid arthritis; RA 류마티스 관절염 관절 이외에도 많은 조직과 기관에 영향을 줄 수 있는 만성 및 전신 염증성 질환. 류마티스 관절염으로 인해 장애 및 통증을 겪을 수 있으며 기능과 이동성을 상실

righting reaction 정위반응 움직임과 자세변화 시 중력을 고려하여 수직정렬을 유지하도록 돕는 전이 동작 형태의 한 범주

risk factor 위험요인 ICF(세계보건기구, 2002)에서 정의하는 바와 같이 개인이 위험에 처하거나 상해, 질병, 손상 또는 사망에 노출되어 있는 개인적 또는 환경적 요인

risk reduction 위험감소 위험요소 감소와 관련된 예방과학 개념

role strain 역할 긴장 역할에 대한 요구와 관련하여 충돌이 있을 때 개인이 자신의 역할 수행에 대한 다른 사람들의 평가에 동의하지 않거나 자신의 능력을 벗어난 역할을 받아들이는 데 발생하는 불안과 긴장감

romantic relationship 연인 관계 감정적 · 성적 목적 모두를 가진 두 파트너 간의 관계

rooting reflex 먹이찾기 반사 입 주위의 자극으로 유발됨. 신생아가 눈을 감은 채 어머니의 젖꼭지를 찾아내는 선천적인 초기 유형으로 나타남

routine 일상 규칙적으로 따라야 할 규정된 세부적인 일련의 행동으로 개별적 관습

rule of thirds 3등분 법칙 Sloan(1992)이 제안한 노화에 대한 접근. 이 개념에서 노화는 (1) 정상적인 연령 관련 변화, (2) 안 쓰는 것(disuse)의 영향, (3) 노화 관련 질병의 영향 세 가지의 조합이라고 생각한다. 이 3등분 법칙에서 성공적인 노화에 대한 현대적 견해의 중심이 되는 체력에 대한 관심이 높아짐

sandwich generation 샌드위치 세대 인구 중에서 노인과 젊은이 사이인 중년기의 성인 역할을 샌드위치로 묘사하는 기간. 부모의 성숙한 자식이자 자녀에게는 부모인 두 역할을 동시에 수행해야 하는 중년기의 성인이 이에 해당됨

sarcopenia 근육감소증 노화에 따른 근력과 근부피의 감소

school readiness 학교준비도 학교 환경 적응을 위한 전제조건이 되는 발달기준에 대한 숙달; 합의된 기준은 없지만 일반적으로 아동은 신체적으로나 정서적으로 건강해야 함

screening process 선별과정 손상을 확인하고 추가적인 평가가 필요한지 결정하기 위해 사용되는 간단한 전체 평가

Sears, Robert 로버트 시어스 행동과 정신분석학을 포함한 다양한 견해를 결합한 사회적 학습 이론가. 강화(reinforcing)로 인해 아이가 어머니를 모방한다는 이론을 내세움

secondary prevention 2차 예방 질병 또는 장애의 지속, 심각성, 후유증을 줄이는데 노력

self-actualization 자아실현 Maslow의 단계 중 가장 높은 수준의 사람이 될 수 있는 모든 가능성에 대한 요구라고 정의

self-advocacy 자기 옹호 장애인 권리 운동에서 볼 수 있듯이, 이 용어는 장애인들이 전문가나 권위자가 자신들의 운명을 결정하도록 하기보다는 자기 자신을 위해 말을 할 수 있어야 한다는 것을 나타냄

self-assessed health 자가 건강 평가 자신의 전반적인 안녕과 삶의 질에 대한 개인의 인식

self-concept 자기 개념 이 개념은 자신의 고유한 정체성, 가치, 능력, 제한에 대한 개인의 생각, 느낌, 태도로 구성

self-determination 자기 결정권 모든 개인이 자신의 삶을 통제할 수 있는 권리를 가진다는 신념을 반영하는 개념이다. 고등학생에서 성인으로 생활방식이 전환될 때 적용된다. 자기 결정 능력을 가진 사람은 직업, 집안 관리 그리고 대인 관계에서 성공할 가능성이 매우 높음

self-disclosure 자기 개방 타인에 대한 사적인 감정과 같이 개인 정보를 밝히는 행동

self-efficacy 자기 효능감 낯설고, 예측이 불가능하거나 스트레스 받을 수 있는 상황에 대처하는 효과적인 전략을 구성하고 적용하여 변화시킬 수 있다는 스스로에 대한 믿음

self-management skills 자기 관리 능력 목표 달성을 위한 자신의 행위를 효과적으로 통제할 수 있는 방법, 기술 및 전략으로 목표 설정, 의사결정, 집중, 계획, 일정 관리, 과제 추적, 자기 평가, 자기 중재 포함

self-regulation 자기 규제 내부 또는 사회적 기대에서 비롯된 일부 기준, 꿈 또는 목표에 따라 행동을 변화시킬 수 있는 개인의 능력

self-representation 자기 표상 집단 내 개인의 가치에 대한 그 집단의 전반적인 평가

semantic memory 의미기억 개념 및 단어의 의미에 대한 기억

semantics 의미론 맥락 내에서의 의미를 나타내는 언어의 매개 변수

senescence 노화 생물학적 노화 과정을 설명하는 용어

sensitive period 민감한 시기 개인이 특정 유형의 환경적 자극을 특히 잘 받아들이게 되어 학습에 더 익숙해지는 연장된 발달 시기

sensitivity 민감도 선별검사와 같은 평가에서는 발달지연 등 목표한 조건을 가진 개인을 모집단에서 제외시켜 가부정적 판단(false negatives)을 방지할 수 있다. 매우 민감도가 높은 계측기는 모든 대상자를 확인한다는 것을 의미

sensorimotor praxis (motor planning) 감각운동 실행(운동계획) 익숙하지 않은 일련의 행동을 받아들이고, 구성하고, 진행하도록 하는 두뇌 능력

sensorineural hearing loss 감각신경성 난청 속귀 또는 청각기관 내의 문제로 인한 청각상실

sensory modulation disorder; SMD 감각조절 장애 개인이 감각입력에 대해 비정상적인 방식으로 반응하여 종종 무해한 자극을 거슬리거나 불쾌하거나 고통스럽게 인식하게 하는 감각처리 장애의 하위 유형

sensory perceptual memory 감각적 지각기억 기억처리의 첫 번째 단계로 중요하지 않은 정보를 걸러내고 중요한 정보 처리를 진행하는 지각 분석을 가능하게 함

sensory processing 감각처리 신경생리학적 기능의 복합 구성으로 신체 내에서 그리고 개인이 속한 환경 내에서 어떤 일이 일어나는지 두뇌가 알 수 있도록 함

service animals 봉사 동물 주인이 하지 못하는 과제와 관련된 특정 수행 능력을 훈련받아 봉사하는 개

sexual interest 성적 관심 성적 행위를 하고 싶은 개인의 욕망과 관련 있는 심리적 경험으로 성적 관심은 성적 활동, 성적 행위에 실질적으로 참여하는 행위와는 구분됨

sexual orientation 성적 지향 타인에 대한 정서적, 낭만적, 성적 또는 이러한 요소들의 조합들과 관련 있는 지속적인 성적 관심 유형

sexuality 성 정체성 신체적 행위뿐만 아니라 감정, 심리적 충동, 임신, 피임, 성병과 같은 복합적인 요소들을 포함하는 성적 상태

sheltered workshop 보호 작업장 신체적 또는 정신적 어려움을 겪는 사람들이 직업기술과 직업경험을 습득할 수 있도록 돕는 환경을 제공하는 시설 기반의 작업장

sick role 환자의 역할 병든 사람은 일하기 같은 정상적인 사회적 역할의 책임이 면제된다는 Talcott Parsons(1959)가 설명한 사회적 역할

situated learning 상황학습 학습된 행동이 필요한 상황에서 목적을 가진 감각 경험을 통해 발생되는 학습

skill 기술 학습을 통해 획득되는 행동

Skinner, B. F. B. F. 스키너 유명한 행동주의학자. 행동조절의 방법으로 강화 이론을 만듦

sleep functions 수면기능 특징적인 생리학적 변화와 함께 당면한 환경에서 가역적 정신 이탈 기간

sleep hygiene 수면위생 수면의 시간과 질에 영향을 끼칠 수 있는 습관, 환경적 요소, 관례

slow twitch(type 1) muscle fibers 느린 연축(1유형) 근육섬유 장기간에 걸쳐 지속적인 근육 수축을 위한 더 많은 에너지를 생산하기 위해 산소를 사용하는 것이 더 효율적인 근육섬유

small for gestational age; SGA 저체중아 임신기간에 비해 몸무게가 10% 이하로 출생한 유아

social age 사회적 연령 시간의 실질적인 경과보다는 습관,

신념, 태도를 통해 노화를 판단하는 접근법. 예를 들어, 젊은 성인이 10대일 때부터 가족을 부양하는 역할을 맡아야 했고, 사회적, 경제적으로 어려움을 겪고 있다면 그는 훨씬 나이가 많은 사람만큼 조심스럽고 보수적인 행동을 할 수도 있음

social capital 사회적 나이 사회 관계망 내에서 가치 있는 어떤 유형 자원 및 소유자에게 자원을 처리할 우선권을 제공할 수 있는 어떤 자원의 존재(또는 부재)

social cognitive theory 사회인지이론 이 이론은 사람들이 기술을 재현하고, 수행능력을 강화하고, 다른 사람들을 관찰함으로써 기술을 습득하고 새로운 행동을 수행한다고 제안한다. 사회인지 이론은 행동이 개인 및 환경요인에 영향을 주고받는다고 제시

social competence 사회적 역량 다양한 사회적 맥락을 거쳐 역동적인 방법을 적용하는, 원만한 사회적 기술의 결과

social knowledge 사회적 지식 사회적 의미를 해석하고 이해함. 최선의 반응을 모색하고 선택함. 그리고 바른 활동에 참여를 포함한 적절한 사회적 행동의 이해

social learning 사회학습 사회적인 맥락에서 행동의 획득

social model 사회적 모델 장애를 사회가 유발한 문제라는 관점으로 개인보다 사회에서 문제를 찾으려는 모델

social referencing 사회적 참조 또래와 자신을 비교함. 종종 학령기 아동에게 시작됨

Social Security Disability Insurance; SSDI 장애인 사회보장보험 사회 보장국에서 관여하는 연방 보험제도. 이 제도는 신체적 장애로 인해 취업이 제한된 사람들에게 소득보조금을 제공

societal-level risk factors 사회적 위험요인 10대의 임신, 산모의 약물 및 알코올 남용 같은 위험요인

solitary play 단독놀이 같은 공간 속에서 서로에게 방해를 주지 않고 각자 독립해서 노는 형태

somatic awareness 몸감각 인식 신체의 상태에 관한 정보(촉각, 압각, 온도, 고통 등)

somatosensory 몸감각 촉각이나 압각처럼 신체로부터 중추신경계로 입력되는 일반적인 감각

somesthesia 몸감각 신체감각 신체 지각 능력은 신체와 관련된 모든 감각계통의 정보를 포함

spatial awareness 공간 인식 자기 주변의 근 · 원거리 공간에 대한 이해. 즉 공간에서 도구의 위치를 찾는 정확성을 평가함

Special Olympics 장애인 올림픽 장애를 가진 성인 및 아동에게 스포츠 훈련과 성취를 통하여 보다 건강한 신체를 가지고, 존경을 받고, 생산적인 존재가 되도록 하는 국제적 프로그램

special senses 특수감각 시각, 청각, 미각처럼 뇌신경이 지배하는 특정 감각

specific mental function 특정 정신기능 기억, 언어 및 계산 기능. 전반적 기능보다 쉽게 수량화되며, 흔히 뇌손상 이후 중재의 초점이 됨

specificity 특이성 선별평가에서 발달지연과 같은 조건을 가진 대상자를 전체 모집단에서 정확하게 구분하여 가긍정적 판단을 피하는 기술이다. 매우 특이성이 높은 계측기는 사실과 다르게 개인에게 문제가 있다고 하지 않는 것을 의미

speech 말하기 언어의 구어적 형태

speech disorders 말하기 장애 말소리 장애(음운학), 목소리 장애(목소리 내기). 유창성 장애(말을 더듬음)

spirituality 영성 삶과 삶의 선택을 위한 의미, 목적, 방향을 제시하는 내적 신념

stability limit 안정성 한계 자신의 지지면(BOS)을 변경하지 않고 질량 중심을 최대로 이동할 수 있는 거리

standardized test 표준화 검사 정보의 수집과 채점을 진행하는 과정이 검사자 간에 동일하게 이루어지는 측정 도구

static postural stability 정적 자세 안정성 신체가 정지해 있을 때 최적의 자세를 유지할 수 있는 능력. 지지하려고 몸을 기대거나 앉지 않고 줄을 서서 기다리고 있을 때처럼 가만히 서 있거나 혹은 의자에 앉아 있는 동안에 똑바른 자세를 유지하는 능력

static visual acuity 정지시력 사람과 목표물이 정지해 있을 때 세부 사항을 식별하는 능력. 뻗어서 물건 잡기와

유아와 초기 학령전기에 요구되는 기초 손기술에 유익하기 때문에 눈-손협응 발달을 허용함

statutory blindness 법정 실명 더 나은 눈의 최대 교정시력이 20/200 이하이거나, 시야의 가장 넓은 직경이 20° 이하인 시야 제한

stereotypy 자동 반복증 반복적인 형태의 내재화된 목적 없는 움직임

stigma 낙인 특정 환경, 질 또는 사람과 관련된 불명예스러운 사회적 표시

stranger anxiety 낯가림 낯선 사람에 대한 내적 불신과 경계심

stress 스트레스 정서적 상태로 자신이 가진 자원을 넘어서서 부담스럽고 자신의 안녕을 위태롭게 한다고 판단되는 어려운 상황에 직면할 때 사람들이 겪는 불쾌함이라고 할 수 있음

stress hardiness 스트레스 강성 스트레스 상황과 사건의 부정적인 영향에 저항하는 태도

striatal system 줄무늬계 운동경로의 계획 및 조절에 영향을 미치고, 실행기능 과정을 지원하며, 보상 및 새로운 또는 강렬한 자극(새줄무늬체 또는 줄무늬핵이라고도 함)에 의해 활성화됨

structured observation 구조화된 관찰 치료사가 분석해야 할 움직임 패턴 또는 행동의 단계를 포함하는 평가전략으로 충분한 정보가 수집될 때까지 필요에 따라 신중하게 관찰을 반복할 수 있음

subculture 하위문화 어떤 식으로든지 지배적인 문화 그룹과 차별화된 문화 하위 그룹

substance abuse 약물남용 중독성 물질, 특히 알코올 또는 마약에 지나치게 탐닉하거나 의존함. 임신 중에 약물과 알코올을 섭취하면 유아에게 장기적으로 부정적인 효과를 일으킴

subsyndromal depression 아증후군 우울증 우울장애에 대한 전체 진단 기준을 충족할 만큼 심각하지 않은 우울 증상의 패턴

successful aging models 성공적 노화 모델 성공적인 노화를 위해 적응 및 정서적 행복의 중요성을 강조한 모델. 대부분의 노인들에게 질병의 부재, 신체적, 정신적 건강과 관련된 다른 객관적인 측정보다 주관적인 삶의 질이 더 중요

suck-swallow reflex 빨고 삼키기 반사 영양섭취와 관련된 가장 기초적인 신생아 운동행동

suckling 빨기 우유를 먹기 위해 양압 또는 압착 과정을 이용하여 경구개로 유두나 젖병을 빠는 과정

superior pincer grasp 숙련된 집게 잡기 정밀함을 위해 자뼈측 손가락을 억제하고 엄지를 반전시켜서, 엄지와 다른 손가락의 끝을 사용하는 발달상 집기 패턴

supplemental security income; SSI 생활 보조금 노인(65세 이상), 시각장애인, 장애를 가지거나 또는 65세 이상의 저소득층에게 재정적 지원을 제공하는 제도

supported employment 고용 지원 장애인들이 경쟁력 있는 노동 시장에 참여할 수 있도록 지원하여 의미 있는 직업을 찾도록 도와주며 전문가 팀의 지속적인 지원을 제공

sustainability 지속 가능성 인간과 자연이 생산적으로 조화롭게 존재할 수 있는 조건을 생성하고 유지시키는 것

symbolic communication 상징적 의사소통 발신자와 수신자 간의 공유된 메시지와 관련된 의사소통

symbolic play 상징 놀이 이 놀이는 아이가 언어기술을 습득함에 따라 학령전후기에 나타난다. 상징 놀이는 언어를 이용한 놀이이다. 상징 놀이는 생각, 감정 및 경험을 표현할 수 있는 어린이의 능력 발달을 돕는다. 이 표현은 언어, 칠하기, 그리기, 음악 및 공예 활동을 포함한 모든 매체에서 가능

symmetrical tonic neck reflex; STNR 대칭성 긴장성 목반사 STNR은 유아의 머리 위치에 따라 일어나는 긴장성 반사임. 머리와 목이 펴될 때 폄근 긴장이 상부체간과 상지에 증가하고, 하지는 굽힘이 증가함. 반대로 머리와 목이 굽힘될 때 굽힘근 긴장이 상부체간과 상지에 증가하고, 하지는 폄이 증가함

synaptic pruning 시냅스 가지치기 사용하지 않는 시냅스 연결을 점차적으로 제거하면서 가장 많이 사용되는 신경세포, 시냅스 및 가지돌기를 보존하는 처리과정

synaptogenesis 시냅스형성 신경세포가 해당 세포와 의사소통하는 특수 접합 구조

syndrome 증후군 선천적 결함이라는 상황에서 유사한 원인을 가지고 여러 선천성 결함의 유형이 동반

syntax 통사론 언어의 단어 순서를 정하는 규칙

systemic family development model; SFD 체계적 가족발달 모델 시스템 이론에 기초한 과정 중심 모델이다. 이 모델은 모든 가정이 공통된 발전 과정을 공유한다는 것을 인정한다. 그러나 개별 가정 내에서 이 과정이 어떻게 나타나는지에 따라 차이가 존재

technology-dependent children 기술 의존 아동 기계 환기나 전립 영양제 같은 의료기술 없이는 생존할 수 없는 어린이들. 이러한 기술에 의존하는 아이들은 의학적으로 더 불안정하며, 후속 치료로 더 빈번한 의료 방문과 병원 입원이 필요할 것이고, 부모와 다른 가족 구성원들의 더 많은 보살핌이 필요

telehealth 원격의료 장거리로 임상적 의료서비스를 지원하기 위해 전자 정보 및 통신기술을 사용하는 것

temperament 기질 성격과 밀접하게 관련 있는 상황에 대해 특유한 방식으로 반응하는 개인의 타고난 성향

temporal awareness 시간 인식 계획 세우기, 순서화 및 움직임 변화에 관여하는 시간에 대한 지각

temporal discounting 시점 할인 사람들이 의사결정의 장기적 영향을 과소평가할 때 즉각적인 보상에 초점을 맞춤

teratogen 테라토겐, 기형유발물질 태아발달에 신체적 결손의 발생을 야기하는 인자 또는 물질. 즉 생체에 섭취 또는 흡수되어 기형을 초래하는 물질을 말함

term infant 만삭아 임신 나이가 37주 혹은 그 이후로 태어난 신생아

tertiary prevention 3차 예방 3차 예방은 질병 또는 부상 이후 적절한 기능 및 참여 수준을 돕기 위해 적용하는 재활, 적응 및 순응을 포함하는 노력

Thomas, Alexander 알렉산더 토머스 스텔라(Stella), 체스(Chess)와 더불어, 기질을 설명하고 범주화하기 위해 고전적 체계를 발달시킨 이론가

thought function 사고기능 속도, 내용 및 형식의 관점에서 생각의 조절을 강조하며 사고의 발달과 관련 있는 특정 기능

toddling 아장아장 걷기 민첩하고, 지지면이 넓으며, 어깨와 골반 간의 제한된 회전동작이 특징인 미성숙한 걸음걸이 패턴

tolerable stress 견딜만한 스트레스 긍정적인 스트레스를 발생시키는 것보다 더 강하지만 여전히 단기간 삶의 어려움을 극복하는 것이다. 견딜만한 스트레스의 예로는 부모의 사망, 자연 재해 또는 끔찍한 사고가 있음

tonic labyrinthine reflex 긴장성 미로반사 공간에서 머리(신체)의 위치를 기준으로 신생아의 중력 의존을 조절하는 역할을 하는 반사. 중력의 당김 작용으로 인해 유아가 엎드리면 구조적으로 굽힘이 촉진되고, 바로 누우면 구조적으로 폄이 촉진됨

top-down assessment 하향식 평가 원하는 결과를 유도하는 전략을 쓰는 평가

torticollis 기운목 목빗근의 선천성 손상은 근육의 단축 또는 과도한 수축을 초래하여 회전 및 측면 목 굽힘 모두에서 운동 범위가 제한됨

toxic stress 유해한 스트레스 장기간에 걸쳐 지속될 수 있는 극심하게 어려운 경험으로 인한 스트레스. 이러한 스트레스 유형은 아동학대 또는 만성적인 방치와 관련이 있다. 이러한 상황에서 아동은 스트레스를 효과적으로 처리할 수 없으며 스트레스 반응 시스템이 오랫동안 활성화된다. 유해한 스트레스는 뇌 발달에 영구적인 변화를 일으킬 수 있음

transfer pattern 이동 패턴 눕기에서 앉기처럼 개인이 한 자세 구성에서 다른 자세 구성으로 움직일 수 있는 이동 패턴 유형

transient developmental delay 일시적인 발달지연 이러한 유형의 지연은 종종 출생 전후기 과정에서 어려움을 겪은 유아에서 볼 수 있으며 뇌뿐만 아니라 다른 신체계통도 회복하는 데 시간이 걸릴 수 있음

transtheoretical model 범이론모델 Prochaska가 개발한 이 모델은 다양한 건강 행동을 위해 널리 사용된다(Prochaska et al., 1994). 의도적 행동 변화의 과정을 개념

화하는 통합적, 심리사회학적 모델

Trauma-Informed Pediatric Care 외상 정보 소아치료 외상에 대해 의학적으로 치료하면서 외상 또는 스트레스를 받는 아동 및 가족의 외상성 스트레스가 주는 영향에 대한 이해를 포함하는 소아 및 유아 치료전략

traumatic brain injury; TBI 외상성 뇌손상 외부의 기계적 힘으로 인한 뇌의 비퇴행성, 비선천성 손상으로 인해 의식, 신체 및 심리사회적 기능이 영구적 또는 일시적으로 손상될 수 있음

treatment theory 치료 이론 제안된 치료에 의한 특정 기전이 현재 치료 목표를 변화시키는 건강 및 질병에 대한 의학적 접근법 – 치료 목표라고도 함

trimester system 3분기 체계 임신기간을 각각 1/3에 해당하는 3개월 간격으로 분할시킨 체계

trophoblast 영양세포 임신 첫 주 동안에 태반과 다른 조직으로 성장할 주머니배의 외막

type 2 diabetes 제2형 당뇨병 세포가 인슐린을 제대로 사용하지 못하는 상태인 인슐린 저항성으로 인해 발생하는 질병으로 때로는 절대적 인슐린 결핍이라는 용어와 병용된다. 이 형태는 이전에 비인슐린-의존성 당뇨병(NIDDM) 또는 "성인 발병 당뇨병"으로도 언급

uncertainty in illness theory; UIT 질병 이론의 불확실성 1988년 멀 미쉘(Merle Mishel)이 개발한 UIT는 급성질환자의 불확실성이 어떻게 발생하고 환자가 이 불확실성을 처리하는지 방법을 설명

United Nations Convention on the Rights of Persons with Disabilities 장애인 권리를 위한 유엔 협약 유엔은 2006년에 이 국제 협약을 모든 유엔 회원국이 장애인의 권리와 존엄성을 존중하고 지지할 것을 촉구하고자 공포

universal design 유니버셜 디자인 개인주택 같은 곳에서 연령과 신체능력이 다양한 모든 사람들이 쉽게 접근할 수 있도록 하는 물리적 환경의 설계

unoccupied play 비참여 놀이 아이들이 적극적으로 놀지 않는 가장 초기의, 가장 미성숙한 종류의 놀이. 아이는 관찰하거나 한 지점에 서 있거나 무작위로 움직일 수 있음

use-dependent brain plasticity 사용 의존적 뇌 가소성 개인의 활동 패턴과 환경 요구에 따라 두뇌가 스스로를 리모델링할 수 있는 능력. 사용 의존적 뇌 가소성은 뇌손상 후 기능 회복에 중요한 역할을 하며 노화와 관련된 인지 변화의 패턴을 설명하는 데 도움이 됨

useful field of view; UFOV 유효시야범위 눈이나 머리 움직임 없이 정보를 한 눈에 추출할 수 있는 시각적 영역으로 나이가 들어감에 따라 사람들은 집중력이 감소하고 주의력이 떨어지고 주의를 산만하게 하는 정보를 무시하는 능력이 감소

George Vaillant 조지 베일런트 성공적인 노화와 인간의 행복에 관심이 있는 의사이자 과학자. 그는 건강한 노화 연구에 큰 영향을 미쳤던 건강하게 늙기(Aging Well)라는 책을 집필

validity 타당성 검사도구 또는 평가도구에서 계측기는 측정해야 하는 대상을 측정하여 검사 대상인 개인의 수행능력을 정확하게 나타낸다는 것을 의미

values 가치 적절한 행동 과정 또는 결과에 관한 광범위한 선호도

vascular dementia 혈관성 치매 인지 문제를 발생시키는 뇌혈관 장애를 나타내는 일반적 용어

vascularization 혈관신생 산소 및 영양공급의 결과로 조직 또는 기관 속에 혈관이 생성됨

ventricular septal defect 심실중격 결손 좌심실과 우심실 사이의 비정상적인 구멍

very-low-birthweight infant 극저체중아 1,500g 이하의 체중으로 출생한 유아

virtual play 가상 놀이 오락을 목적으로 텔레비전, 비디오 게임 또는 컴퓨터 같은 전자제품을 사용하는 내적으로 동기 부여된 활동

virtual environment 가상 환경 컴퓨터 또는 기타 테크놀로지가 주도하는 실제 사회적 네트워크 혹은 공동 집단이나 대규모 집단 수준의 가상의 인간 상호작용. 전통, 문화, 사업, 즐거움, 정보교환, 제도적 단체, 법률 절차, 관리방식, 인간적 개선, 사회진보, 정신적 계몽, 기타 여러 다른 이유들에 의해 운영됨

visitability 방문의 용이성 개인의 능력과 상관없이 쉽게 접

근할 수 있도록 개별 주택과 상업 건물을 설계하고 건설하는 국가적인 추세이다. 이 개념에서 가정집은 다음 세 가지 요구사항을 충족해야 한다. 즉 하나의 출입문은 적어도 계단이 아예 없어야 하고 입구는 최소 32인치 정도 여유가 있어야 하며 주요 층에 휠체어를 이용할 수 있는 화장실이 하나 이상 있어야 함

visual accommodation 원근 조절 뚜렷하게 보기 위해 멀거나 가까운 물체에 초점을, 눈을 맞추는 동안 일어나는 과정

visual discrimination 시각구별 시각적 섬세함, 깊이 지각, 공간 관계, 방향 지각을 식별하는 능력

visual disorder 시각장애 시력과 시야상실의 원인이 될 수 있는 눈, 시각세포, 시각신경로 또는 두뇌의 비정상적인 상태

visual scanning 시각탐색 단속적 안구운동으로도 알려져 있으며, 시야의 한 지점에서 다른 지점으로 짧고 빠르게 일어나는 주시의 변화

vocation 직업 "소명" 또는 "삶을 위한 일"로, 이 용어는 일반적으로 경력에 대한 애착을 나타내는 데 사용됨

voice 목소리 목소리는 폐의 공기가 해부학, 호흡패턴 및 학습의 산물로 인후두를 통해 공기가 밀려 들어오는 소리이다. 강화/대체의사소통의 맥락에서 이는 전자통신 장치의 음향 출력 및 개인이 의사소통을 하기 위한 노력을 나타냄

Vygotsky, Lev 레프 비고츠키 인지발달에 대한 사회문화적 영향을 강조한 러시아 이론가

Watson, John 존 왓슨 최초의 미국 행동주의학자. 자극-반응 관계를 유기체와 환경 사이의 필수적인 관계로 봄

welfare 복지 비소득 또는 저소득 미국인에게 혜택과 경제적 지원을 제공하는 정부 제도를 설명하는 용어

wellness 안녕 신체적, 심리적, 영적 건강 및 복지를 포함한 삼각 개념

white coat syndrome 화이트 코트 증후군 의료서비스 환경에서 의사 및 다른 관계자들(흰색 가운 착용)을 대하는 것에 대한 두려움 또는 스트레스의 증가

work 일 사회에서 자신의 지위를 정의하는 데 도움이 되고 의미 있는 활동은 창의성을 위한 창구이며 사회적 자극의 원천이며 성취를 제공

work-life balance 일과 삶의 균형 자신이 일하고 휴식하는 데 어떻게 시간을 보내며 둘 중 무엇에 자신의 에너지를 쓰는지에 대한 인식

working memory 작업기억 과거 사건과 현재 사건과의 관련성에 대한 인간 기억 유형

World Report on Disability 세계 장애보고서 유엔 장애인 권리 협약에 따라 개발된 보고서이다. 장애를 가진 사람의 참여에 방해가 되는 요소를 식별하는 행동을 촉구함

zone of proximal development; ZPD 근접 발달 영역 Vygotsky의 이론으로 환경으로부터 최소한의 지원이 학습으로 이어지며 아동의 학습준비와 관련이 있음

찾아보기

가

나

다

사

아

자

차

A

B

C

G

H

N

O

P

Q

R

S

T

U

V

W

Y

Z

기타